Pflege lernen – Band 1
Im Beruf orientieren

Gabriela Bergmann

Frank Arens

Katja Boguth

Antje Braumann

Liselotte Cochu

Dorothee Dolkemeyer

Dr. Elin Guski

Petra Hundt

Bettina von Itzenplitz

Roswitha Kaiser

Angelika Kaluza

Christa Krauss

Ariane Marschke

Silke Mathes

Michael Mayer

Barbara Müller

Imke Müller

Sandy Ott

Ulrike Rebscher

Heinrich Recken

Petra Scholz

Christine Seebohm

Dr. Peter Waltner

Matthias Westerholt

westermann

1. Auflage, 2008
Druck 1, Herstellungsjahr 2008

© Bildungshaus Schulbuchverlage
Westermann Schroedel Diesterweg Schöningh Winklers GmbH, Braunschweig
www.westermann.de

Projektleitung:	Marion Grunert
Lektorat:	Marion Fichtner, Hannover
Redaktion:	Susanne Stucki
Bildredaktion:	Annette Möhle
Satz und Layout:	schmidtundweber Konzept-Design, Kiel
Umschlaggestaltung:	boje5 Grafik & Werbung, Braunschweig
Druck und Bindung:	westermann druck GmbH, Braunschweig

ISBN 978-3-14-239650-7

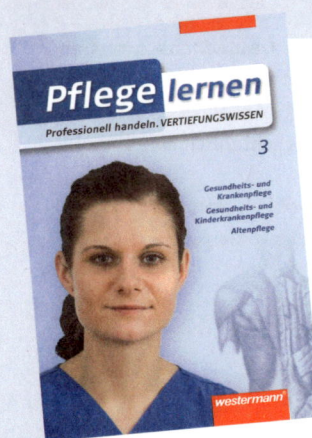

Band 3
Professionell handeln. Vertiefungswissen
978-3-14-239654-5

Dieser Band bietet vertieftes Wissen zu allen Themen des Bandes „Professionell handeln. Basiswissen". Außerdem enthält er ein Kapitel zur Schwangerschaft und Neuge-borenenpflege.

Band 4
Bei Diagnostik und Therapie mitwirken
978-3-14-239658-3

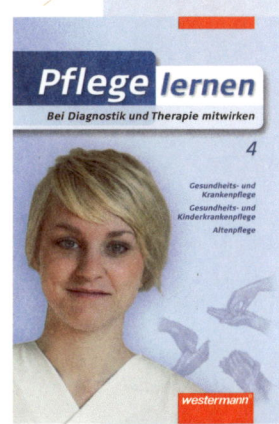

In diesem Band stehen die Assistenz und die eigenständige Durchführung von Diagnostik und Therapie im Mittelpunkt.

Themen:
– Zusammenarbeit mit Ärzten und Assistenz bei Diagnostik und
  Therapie sowie die selbstständige Durchführung von diagnostischen
  und therapeutischen Maßnahmen
– in Notsituationen handeln
– Patienten mit Infektionskrankheiten pflegen
– mit Medikamenten umgehen
– physikalische Therapie durchführen
– prä- und postoperativ pflegen
– Wunden versorgen

Band 5
Kommunizieren und interagieren
978-3-14-239656-9

Dieser Band vermittelt das Wissen über kommunikative Aspekte sowie das personen- und umfeldbezogene Pflegen.

Themen:
– Kommunikationsstörungen
– Gesundheitsförderung
– psychiatrische Pflege
– personenbezogenes Begleiten
– Pflege von an Demenz Erkrankten
– ethische Entscheidungsprozesse
– zielgruppenorientiertes Schulen
– ambulante Pflege
– Behindertenpflege
– kultursensible Pflege

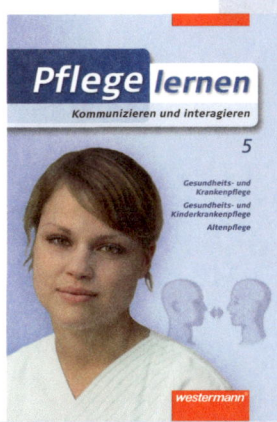

Vorwort

Warum ein neues Lehrbuch für die Pflegeausbildung?

Pflege befindet sich in stetem Wandel. Dadurch ist auch die Ausbildung in den Pflegeberufen in der heutigen Zeit dynamisch und ständig in Bewegung. Der Entwicklung hin zu einer integrierten oder generalistischen Ausbildung für die Pflegeberufe und zum Ansehen der Pflege als eigenständigem Beruf im Gesundheitswesen folgend hat das Autorenteam – bestehend aus Pflegenden, Lehrern für Gesundheits- und Pflegeberufe, Pflegewirten, Pflegepädagogen, Pflegewissenschaftlern, Praxisanleitern – anhand der Prüfungsverordnungen und vorliegender Curricula der Bundesländer Inhalte, Aspekte und Aufgabenfelder zusammengestellt. Abgedeckt werden damit die unserer Ansicht nach notwendigen und wünschenswerten Fachkenntnisse und Kompetenzen der angehenden Pflegefachkräfte für die Patienten/Klienten/Bewohner aller Altersgruppen. Ziel bei unserer Konzeption der vorliegenden Buchreihe für die Pflegeausbildung war es zudem, den pflegegesetzlichen und berufspolitischen Veränderungen in Deutschland Rechnung zu tragen.

Für die Mitwirkung bei der Konzeptionsentwicklung danken wir an dieser Stelle: Thomas Amend, Elke Frodl, Petra Hundt, Angelika Kaluza, Veerle Krilla, Ursula Kuhlmann, Silke Mathes, Barbara Müller, Prof. Dr. Annette Nauerth, Evi Neuwirth und Sandy Ott.

Um die umfangreichen Lerninhalte handhabbarer zu machen, haben wir sie in fünf Themenschwerpunkten gebündelt. Entstanden ist daraus eine Reihe von fünf Pflegebüchern, die sich an den Bedürfnissen der Lernenden ausrichtet. Der integrative und der handlungsorientierte Ansatz werden ebenso umgesetzt wie eine konsequente Theorie-Praxis-Verknüpfung, die durch eine für Pflegebücher neuartige Kapitelstruktur gewährleistet wird.

Da die Bände alle Ausbildungsinhalte für Pflegefachkräfte komplett abdecken, sind sie sowohl im Unterricht als auch für das selbstständige Lernen und ebenso als Nachschlagewerk über die Ausbildung hinaus anwendbar. Unabhängig von allen Curricula folgen wir damit der zukünftigen Anforderung des eigenverantwortlichen, lebenslangen Lernens.

Jedes Kapitel ist in sich geschlossen, jedes Buch ist eine thematische Einheit, alle Bände zusammen ergeben ein „logisches Ganzes". Weder die Reihenfolge der Bände noch die der Kapitel eines Bandes ist demzufolge zwingend. Je nach den Erfordernissen des Unterrichts oder den Bedürfnissen des Lernenden kann auf das Kapitel zugegriffen werden, dessen Inhalte man benötigt. Will sich der Lernende zu einem dort kurz besprochenen Sachverhalt umfassender informieren, kann er mithilfe der umfangreichen Querverweise in den Randspalten mühelos Kapitel mit den vertiefenden Informationen auffinden.

Um bestmögliche Lernvoraussetzungen zu schaffen, ist die Kapitelstruktur didaktisch aufgebaut.

- Als Einstieg in die Thematik ist jedem Kapitel eine Praxissituation vorangestellt, erlebt von Tim (Krankenpflege), Olga (Altenpflege) oder Pia (Kinderkrankenpflege), drei Pflegenden in der Ausbildung, die die Lernenden durch alle fünf Bände begleiten. Die Situation schließt mit einigen Leitfragen ab, die zur Reflexion anregen und eine Fragehaltung an die Thematik provozieren.

- Das nachfolgende Fachwissen wird lernmethodisch aufbereitet vermittelt. Merksätze, Tipps, Definitionen, Hinweise auf Bezugswissenschaften und Fallbeispiele, die durch ihr eigenes Layout den Text auch optisch strukturieren, erleichtern das Einordnen und Behalten, ein Transfer auf andere/eigene Situationen wird unterstützt.

- Das Faktenwissen wird am Schluss jeder Lerneinheit durch Fragen wiederholt und vertieft, deren Antworten unter www.westermann.de zur Eigenkontrolle eingesehen werden können. Zusätzlich werden zu jeder Lerneinheit Arbeitsaufträge angeboten, um die Lernenden zu eigeninitiativen Projekten aufzufordern, die mithilfe der erworbenen Handlungskompetenzen fundiert gestaltet werden können und den Transfer des Gelernten festigen.

- Als Angebot für interessierte eigeninitiative Lerner schließen weiterführende Leseempfehlungen und informative Internetadressen jedes Kapitel ab.

Dieser erste Band führt Sie in neun Kapiteln in die Berufsausbildung zu Ihrem angestrebten Berufsziel ein. Ihre möglichen Fragen und Unsicherheiten stehen im Mittelpunkt der Kapitel, die Sie durch die Organisation der Schule und der Praxisstandorte führen und Ihnen die wichtigsten Grundlagen für Ihr berufliches Handeln aufzeigen. Sie helfen Ihnen nicht nur ein berufliches Selbstverständnis und Sozialkompetenz zu entwickeln, sondern fördern Sie sowohl in Ihrer fachlichen als auch in Ihrer persönlichen Entwicklung.

Kopf, Hand und Herz werden gebraucht, wenn Sie auf der Grundlage wissenschaftlicher Erkenntnisse individuell Pflege planen, durchführen und evaluieren möchten. Sich selbst, den Pflegeempfänger und die Anforderungen der Pflege in einem sich stetig verändernden gesellschaftlichen und ökonomischen Rahmen wahrzunehmen ist die große Herausforderung, der sich dieser Band stellt.

Als bandverantwortliche Autoren und Mitglieder des Konzeptionsteams wünschen wir Ihnen im Namen der Autoren und des Verlags viel Spaß und Erfolg beim Erlernen Ihres Berufes! Über Rückmeldungen und Anregungen würden wir uns freuen.

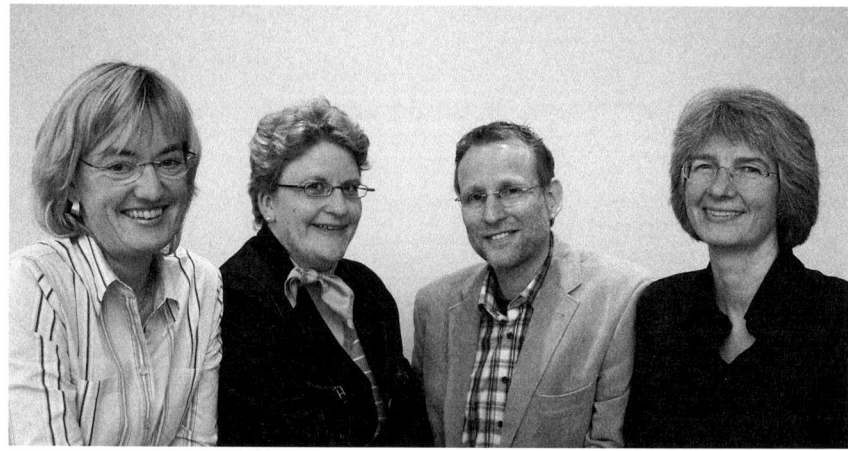

Gabriela Bergmann, Bettina von Itzenplitz, Andreas Müller-Röpke, Ulrike Rebscher

Inhalt

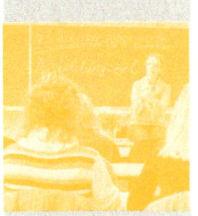

A   Herzlich willkommen!
Pflegerisches Selbstverständnis entwickeln *11*

1   Berufliches Selbstverständnis in der Pflege *13*
1.1   Der erste Schultag *14*
1.2   Biografiearbeit *24*
1.2.1   Ziele der Biografiearbeit *26*
1.2.2   Zielgruppen der Biografiearbeit *27*
1.2.3   Möglichkeiten und Grenzen der Biografiearbeit *28*
1.2.4   Methoden der Biografiearbeit in der Pflege *29*
1.3   Menschenbilder *32*
1.3.1   Erlösungshoffnung im Christentum *33*
1.3.2   Ergebenheit und Vertrauen im Islam *34*
1.3.3   Wege der Selbsterlösung in Hinduismus und Buddhismus *36*
1.3.4   Chinas praktische Philosophie: Konfuzianismus und Taoismus *39*
1.3.5   Der westliche Mensch und das plurale Angebot an Spiritualität *41*
1.4   Arbeiten mit Leitbildern *43*
1.5   Mehr als ein Haus mit sieben Siegeln: Lernort Schule *50*
1.5.1   Schulische Ausbildung im Gesundheitswesen *50*
1.5.2   Integratives, lernfeldorientiertes Ausbildungskonzept *51*
1.5.3   Schulordnung – Hausordnung *52*

2   Lehrjahre sind Ihre Herrenjahre *55*
2.1   Alles, was Recht ist – die gesetzlichen Rahmenbedingungen der Ausbildung *56*
2.1.1   Altenpflege *56*
2.1.2   Gesundheits- und Krankenpflege *59*
2.1.3   Gesundheits- und Kinderkrankenpflege *60*
2.1.4   Berufsbildungsgesetz *60*

2.2   Job, Beruf oder Berufung? *61*
2.2.1   Das Bild des Pflegeberufs in der Öffentlichkeit *62*
2.2.2   Berufsbild der Zukunft *64*

3   ... ohne meinen Anwalt – das Arbeitsrecht *65*
3.1   Arbeitsvertrag (§ 611 Bürgerliches Gesetzbuch) *65*
3.1.1   Probezeit (§ 622 Bürgerliches Gesetzbuch) *67*
3.1.2   Befristeter Arbeitsvertrag (Teilzeit- und Befristungsgesetz) *67*
3.1.3   Teilzeitbeschäftigung (Teilzeit- und Befristungsgesetz) *68*
3.2   Besondere Rechte und Pflichten *69*
3.2.1   Arbeitszeiten und Pausen (Arbeitszeitgesetz) *69*
3.2.2   Entgelt und Entgeltfortzahlung im Krankheitsfall (Entgeltfortzahlungsgesetz) *72*
3.2.3   Mutterschutz (Mutterschutzgesetz) *74*
3.2.4   Jugendschutz (Jugendarbeitsschutzgesetz) *75*
3.2.5   Urlaub (Bundesurlaubsgesetz) *76*
3.2.6   Arbeitsschutz *78*
3.2.7   Gesetzliche Unfallversicherung und Berufsgenossenschaft *82*
3.2.8   Schweigepflicht (§ 203 Strafgesetzbuch) *83*
3.3   Konflikte im Arbeitsverhältnis *85*
3.3.1   Kündigung (Kündigungsschutzgesetz) *85*
3.3.2   Betriebsübergang (§ 613 Bürgerliches Gesetzbuch) *86*
3.3.3   Ausstellung eines Zeugnisses (§ 630 Bürgerliches Gesetzbuch) *87*
3.3.4   Auszubildende und Schülerinnen (Berufsausbildungsgesetz) *87*

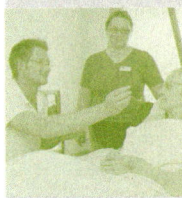

B   Endlich ab in die Praxis
Sich am Praxisstandort zurechtfinden *93*

1   Moment – wo finde ich ...? *95*
1.1   Arbeitsplatz Pflegeeinrichtung *95*
1.2   Organigramme der verschiedenen Einrichtungen *104*
1.3   Arbeiten im Schichtdienst *108*

2   Lernen in der Praxis – damit's gelingt! *114*
2.1   Schön, dass Sie für mich da sind! *114*
2.1.1   Wozu eine Praxisanleitung? *114*
2.1.2   Erwerb der Pflegekompetenz *116*
2.1.3   Welche Ausbildung haben Praxisanleiterinnen? *118*

2.1.4   Zuständigkeit der Praxisanleiterinnen *120*
2.2   Organisation des Stationseinsatzes *122*
2.3   Lernzielvertiefung und Lernzielkontrollen *127*
2.4   ... damit ich weiter komme als bisher – Beurteilungen *132*

3   Im Mittelpunkt der Mensch *135*
3.1   Der Patient, Kunde, Klient, Bewohner und sein Umfeld *135*
3.2   Wie geht es Ihnen? *143*

3.3	Sie geben mir die Aufgabe und das Recht, Sie zu pflegen *147*		3.3.2	Rechtliche Rahmenbedingungen – das SGB *148*
3.3.1	Aufgaben des Gesundheits-wesens *147*		3.3.3	Gesundheits- und Heilberufe *150*
			3.4	Grundlagen betriebswirtschaft-lichen Handelns *151*

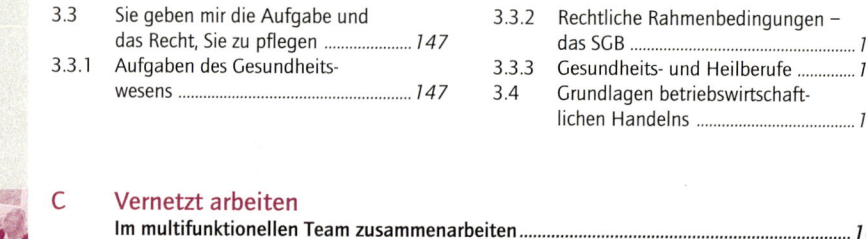

C Vernetzt arbeiten

Im multifunktionellen Team zusammenarbeiten 163

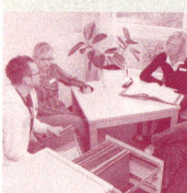

1	**Zusammen sind wir stark – Arbeiten im Team** **165**		2.2.1	Schnittstelle soziales Netzwerk – Angehörige, Zugehörige und Freunde *185*
1.1	„Wir sind ein Team!" *165*		2.2.2	Schnittstelle Ehrenamt *186*
1.2	Typische Teamprozesse *169*			
1.3	Wer ist hier verantwortlich? *174*		**3**	**Unterstützungssysteme für Pflegende** **189**
1.4	Führung und Führungsstile *175*		3.1	Supervision *189*
			3.1.1	Einzelsupervision *191*
2	**Eine Vielzahl von Berufen** **178**		3.1.2	Teamsupervision *191*
2.1	Was macht eigentlich ... – Berufsbilder im multiprofessio-nellen Team *178*		3.1.3	Fallsupervision *192*
			3.1.4	Gruppensupervision *192*
2.1.1	Arbeiten in einem multipro-fessionellen Team *183*		3.1.5	Balintgruppen *193*
			3.2	Kollegiale Beratung *193*
2.1.2	Ein spezielles multiprofessionelles Team – Pflege als Ko-Therapeut *184*		3.3	Wie wählt man das richtige System aus? *195*
2.2	Kontakt nach „draußen" *185*			

D Zurückblicken und nach vorn schauen

Pflege in ihrem gesellschaftlichen Umfeld sehen 197

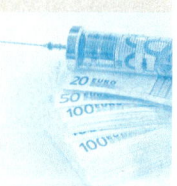

1	**Blick in die Vergangenheit: zwischen Wärter, Diener und fortschrittlichem Denken** **199**		1.5.1	Grundsätze nationalsozialistischer Gesundheitspolitik *213*
			1.5.2	Organisatorische Veränderungen in der Pflege *214*
1.1	Neubeginn der Pflege im 19. Jahrhundert *200*		1.5.3	Krankenpflegerische Einsatzfelder *216*
1.1.1	Ordenspflege *201*		1.5.4	Auslese und Vernichtung *217*
1.1.2	Diakonissen *203*		1.5.5	Verstrickungen der Pflege in die nationalsozialistische Vernichtungspolitik *218*
1.1.3	Schwesternschaften des Roten Kreuzes *204*			
1.2	Entstehung der freiberuflichen Pflege *206*		1.6	Nach 1945: Die Pflege geht unterschiedliche Wege *220*
1.2.1	Berufsorganisation der Kranken-pflegerinnen Deutschlands *206*		1.6.1	Restauration und verspäteter Neubeginn der Krankenpflege in der BRD *220*
1.2.2	Schwesternschaft der Reichssektion Gesundheitswesen *208*		1.6.2	Entstehung des Altenpflegeberufs und seine Entwicklung *221*
1.3	Veränderungen gesellschaftlicher Rahmenbedingungen *209*		1.6.3	Reorganisation der Pflege in der DDR *224*
1.3.1	Frauenbilder im 19./20. Jahrhundert *209*		1.7	Pflege auf dem Weg zur Profession *225*
1.3.2	Hausarbeitsnähe der Kranken-pflege und Arztassistenz *210*			
1.3.3	Veränderung des Medizin-verständnisses: von Hippokrates zu Virchow *211*		**2**	**Pflege heute: veränderte Gesellschaft – veränderte Pflege?** **228**
1.4	Entwicklung der Krankenpflege bis 1933 .... *212*		2.1	Gesellschaftliche Veränderungen *229*
			2.1.1	Demografischer Wandel *229*
1.5	Krankenpflege ab 1933: zwischen Gleichschaltung und gesellschaftlicher Anerkennung *213*		2.1.2	Multimorbidität *230*
			2.1.3	Migranten *230*

2.1.4	Rückgang der Geburten	230
2.2	Staat und Politik	231
2.2.1	Staatsziele	231
2.2.2	Gesetzgebung in der Bundesrepublik Deutschland	232
2.2.3	Europäische Union (EU)	234
2.3	Sozialstaat	235
2.3.1	Finanzierung der Sozialversicherungen	236
2.3.2	Träger und Leistungen der fünf Sozialversicherungen	237
2.3.3	Soziale Sicherung in der Europäischen Union	241
2.4	Gesundheitswesen	241

2.4.1	Aufbau und Aufgabenverteilung	241
2.4.2	WHO	242
2.5	Veränderungen in der Pflege	244
2.5.1	Pflege und Wirtschaftlichkeit	244
2.5.2	DRGs – neue Vergütungsform in der stationären Versorgung	244
2.5.3	Vergütungsformen der Pflegeversicherung	244
2.6	Berufung – Beruf – Profession	245
2.6.1	Von der Berufung zum Beruf	245
2.6.2	Pflege organisiert sich	246
2.6.3	Professionalisierung in der Pflege	247

E Auf dem Weg zum Experten

Pflegekompetenz erlangen 251

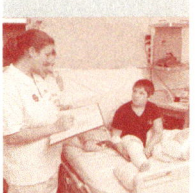

1	Pflegeprozess	254
1.1	Methodisches Arbeiten in der Pflege	255
1.1.1	Entwicklung des methodischen Arbeitens	255
1.1.2	Anwendung des Pflegeprozesses in Deutschland	257
1.1.3	Beziehungsprozess	258
1.1.4	Zusammenhang von Pflegeprozess und Theorien und Modellen der Pflege	259
1.2	Informationssammlung/ Anamnese	260
1.21	Rahmenbedingungen der Informationsammlung	260
1.2.2	Informationsquellen und -formen	262
1.2.3	Durchführung der Informations- sammlung	263
1.3	Erkennen von Problemen und Ressourcen	266
1.3.1	Formen pflegerelevanter Probleme	266
1.3.2	Ressourcen	267
1.3.3	Durchführung der Problem- und Ressourcenformulierung	268
1.3.4	Stellen von Pflegediagnosen	269
1.4	Pflegeziele	271
1.4.1	Formen von Pflegezielen	271
1.4.2	Durchführung der Zielformulierung	272
1.5	Planung der Maßnahmen	273
1.6	Durchführung der geplanten Pflege	275
1.7	Evaluation	278

2	Gut, wenn man Bescheid weiß!	281
2.1	Dokumentation	281
2.1.1	Gründe für eine Dokumentation	281
2.1.2	Regeln für eine effektive Dokumentation	282
2.1.3	Inhalte eines Dokumentations- systems	283
2.1.4	EDV-unterstützte Dokumentation	284

2.2	Datenschutz	285
2.2.1	Schutz der Privatsphäre	285
2.2.2	Schutz der Sozialdaten	286
2.2.3	Datenweitergabe	288
2.2.4	Datenschutz unter Kollegen und Kolleginnen	289
2.3	Übergabe	290
2.3.1	Schichtübergabe, Übergabe am Bett	290
2.3.2	Übergabe von Station zu Station	290
2.3.3	Postoperative Übergabe	291

3	Pflegeklassifikationssysteme	293
3.1	Bedeutung der Klassifikationen in der Pflege	293
3.2	Historische Entwicklung	294
3.3	Klassifikation der Pflegediagnosen – NANDA	296
3.3.1	Medizinische und pflegerische Diagnosen	296
3.3.2	Aufbau und Struktur der NANDA- Pflegediagnosen	297
3.4	Klassifikation der Pflege- interventionen – NIC	300
3.4.1	Pflegeinterventionen	300
3.4.2	Aufbau und Struktur der NIC	301
3.5	Klassifikation der Pflegeergebnisse – NOC	302
3.5.1	Pflegeergebnisse	302
3.5.2	Aufbau und Struktur der NOC	303
3.6	Internationale Klassifikation der Pflegepraxis – ICNP	304
3.6.1	Pflegephänomene, Pflegeinter- ventionen und Pflegeergebnisse	304
3.6.2	Aufbau und Struktur der ICNP® Version 1	305

4	Pflegeorganisationssysteme	308
4.1	Organisationen	309
4.2	Funktionspflege	310
4.3	Bereichspflege	311
4.4	Bezugspflege und Primary Nursing	312

5	**Ganzheitlich pflegen** *315*	5.1.3	Pflegetheorie der Ganzheitlichkeit
5.1	Individuell und umfassend		(Holismus) *321*
	pflegen *317*	5.2	Autonomie und Würde
5.1.1	Menschen- und Weltbild *318*		des Pflegebedürftigen *323*
5.1.2	Lebensqualität *320*		

F   Pflege, die Wissen-schaf(f)t

Sich über Forschung, Lehre, wissenschaftliche Ansätze informieren *327*

1	**Theorie geleitet pflegen** *329*	2.3.5	Entwicklung des Forschungs-
1.1	Wissen als grundlegende Quelle *330*		designs *387*
1.2	Pflege als wissenschaftliche	2.3.6	Datenerhebung *388*
	Disziplin *332*	2.3.7	Datenanalyse *388*
1.2.1	Entwicklung der Pflegewissenschaft	2.3.8	Ergebnisse interpretieren und
	in Deutschland *333*		publizieren *388*
1.2.2	Geschichtliche Entwicklung	2.4	Bedeutung und Anwendung
	der Theoriebildung *334*		von Forschungsergebnissen
1.3	Theorien und Modelle der Pflege *337*		in der Pflegepraxis *389*
1.3.1	Theorie und Konzept *338*	2.4.1	Richtiges Lesen von Forschungs-
1.3.2	Theoriebildung *340*		artikeln *390*
1.3.3	Modelle *340*	2.4.2	Beurteilen eines Forschungs-
1.3.4	Konzeptuelle Modelle der Pflege *342*		artikels *391*
1.3.5	Zusammenhang von Phänomenen,	2.4.3	Anwenden von Forschungs-
	Konzepten, Modellen und Theorien		ergebnissen in der Praxis *393*
	in der Pflege *343*		
1.4	Ausgewählte Pflegetheorien und	**3**	**Pflegequalität** *396*
	konzeptuelle Modelle der Pflege *343*	3.1	Was ist Qualität in der Pflege? ... *397*
1.4.1	Theorie des systemischen	3.1.1	Qualitätsmanagement (QM)
	Gleichgewichts von Marie-Luise		im Wandel *398*
	Friedemann *345*	3.1.2	Sinn und Nutzen eines QM-Systems
1.4.2	Selbstpflegemodell nach		in sozialen Einrichtungen *399*
	Dorothea Orem *354*	3.1.3	Aufbau eines Qualitäts-
1.4.3	Ganzheitlich-fördernde Prozesspflege		management-Systems (QMS) *400*
	nach Monika Krohwinkel *361*	3.1.4	Qualitätsdimensionen *401*
		3.1.5	Umgehung von Fehlerquellen
2	**Pflegeforschung** *370*		im QM-System *402*
2.1	Warum müssen wir forschen? *371*	3.1.6	Gesetzliche Grundlagen für ein
2.2	Methoden der Pflegeforschung *374*		QM-System in der Pflege *403*
2.2.1	Qualitative Pflegeforschung *375*	3.2	Qualitätszirkel *404*
2.2.2	Quantitative Pflegeforschung *381*	3.2.1	Themen für Qualitätszirkel (QZ) *406*
2.3	Forschungsprozess *383*	3.2.2	Teilnehmer und Moderator *406*
2.3.1	Forschungsinteresse *384*	3.2.3	Vorbereitung eines Qualitäts-
2.3.2	Problemformulierung und		zirkels *407*
	Forschungsfragen *384*	3.2.4	Durchführung eines Qualitäts-
2.3.3	Literaturrecherche *385*		zirkels *407*
2.3.4	Festlegung des theoretischen		
	Rahmens *386*		

G   Wecke, was in dir steckt!

Das Lernen lernen *409*

1	**Entwicklung und Ausbau**	2.2	Das Handwerkszeug – wie verfasse
	von Lernkompetenz *411*		ich Berichte, Protokolle usw.? *421*
1.1	Wie lernt man eigentlich? *411*	2.2.1	Markieren und Exzerpieren
1.2	Arbeitsplatzgestaltung *414*		von Texten *421*
1.3	Richtiges Zeitmanagement *415*	2.2.2	Bericht *422*
1.4	Tipps für Klausuren *417*	2.2.3	Protokoll *423*
		2.3	Vorbereitung eines Referats *424*
2	**Erarbeitung und Verwertung**	2.4	Freier Vortrag eines Referats –
	von Informationen *419*		Präsentationstricks und -tipps *425*
2.1	Informationen beschaffen *419*		

2.4.1 Überzeugen durch klare
Gliederung *425*

2.4.2 Überzeugen durch Stimme
und Körper *426*

2.4.3 Handouts − Serviceleistung
für den Zuhörer *427*

2.5 Ideen kreativ erarbeiten und
strukturieren *427*

2.5.1 Brainstorming *427*

2.5.2 Cluster *429*

2.5.3 Mindmap *431*

3 Projektarbeit − selbsterfahrendes
Lernen üben *433*

4 Effektive Prüfungsvorbereitung *435*

5 Pflege als Weg beruflicher
und persönlicher Entwicklung *438*

5.1 Fortbildung *439*

5.2 Weiterbildung *440*

5.3 Akademisierung der Pflegeausbildung *441*

5.4 Studienstruktur in Deutschland *443*

5.5 Pflegeausbildung in Europa *445*

H Danke, es geht mir gut!
Selbstpflege als Voraussetzung der Fremdpflege akzeptieren *447*

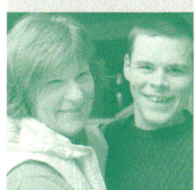

1 Selbstpflege −
nur etwas für „Egos"? *449*

1.1 Was ich anderen rate,
gilt auch für mich *449*

1.2 Gesund oder krank −
eine Frage des Blickwinkels *450*

1.3.1 Das gibt es nicht:
gesund oder krank *451*

1.3.2 Kohärenz − der Schatz,
der in mir ruht *452*

1.3.3 Herausforderungen und
Widerstandsressourcen −
im Wechselspiel des Lebens *453*

1.4 Selbstpflege − Voraussetzung
für die Pflege anderer *454*

2 Mit persönlichen Krisen und
Konfliktsituationen konstruktiv
umgehen *455*

2.1 Wenn wir von Stress reden *455*

2.1.1 Was passiert in unserem Körper? *456*

2.1.2 Eustress und Disstress *458*

2.1.3 Stressprävention und
Stressbewältigung *459*

2.2 Helfersyndrom *461*

2.2.1 Helferpersönlichkeit *461*

2.2.2 Ursachen für die Entstehung
des Helfersyndroms *461*

2.2.3 Folgen einer „Helferbeziehung"........ *462*

2.3 Burnout *463*

2.3.1 Burnout als Prozess *463*

2.3.2 Faktoren, die die Entwicklung
eines Burnouts fördern *466*

2.3.3 Wie kann ein Burnout
verhindert werden? *466*

2.3.4 Mein Weg zu einem gesunden
Leben *467*

3 Bei Ethik geht's nicht nur
um Mord und Totschlag *469*

3.1 Was ist Ethik? *470*

3.1.1 Ethik und Moral *470*

3.1.2 Werte und Normen *473*

3.1.3 Ziele und Aufgaben der Ethik *476*

3.1.4 Ethikkommissionen,
Nationaler Ethikrat *477*

3.2 Ethik in der Pflege *479*

3.2.1 Ethische Herausforderungen
in der Pflege *480*

3.2.2 Ethische Prinzipien −
Ethikkodex für Pflegende *483*

3.2.3 Ethischer Entscheidungsprozess *487*

3.2.4 Unterstützung durch Ethikkomitees und Ethikforen *489*

4 Gewalt in der Pflege *491*

4.1 Ist das denn schon Gewalt? *492*

4.2 Wie kommt es zu Gewalt? Analyse
einer komplexen Situation *494*

4.2.1 Pflege ist Beziehungsarbeit *494*

4.2.2 Krankheitsbedingte Ursachen
für Aggression und Gewalt *495*

4.2.3 Die erlebte Situation *496*

4.2.4 Institutionelle Rahmenbedingungen *497*

4.2.5 Gesellschaftliche Aspekte *498*

4.3 Pflege zwischen Zwang und
Fürsorge *498*

4.4 Professionell mit Gewalt umgehen
− handeln statt misshandeln *501*

4.4.1 Maßnahmen zur Gewaltprävention
und Minderung von Aggression
in Pflegeeinrichtungen *502*

4.4.2 ... und wenn es doch zu Aggression
und Gewalt kommt? *502*

4.4.3 Nachsorge nach einem Gewaltübergriff *503*

5 Ekel und Scham in der Pflege *505*

5.1 Ekel − Reaktion auf einen Reiz? *506*

5.1.1 Wer ekelt sich wovor? *507*

5.1.2 Dem Ekel begegnen *508*

5.2 Ich schäme mich so *509*

5.2.1 Scham − was ist das? *509*

5.2.2 Behutsam pflegen und gepflegt
werden *510*

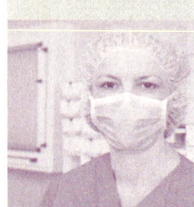

J ... steril, bis es zu Boden fiel ...

Gesundheit durch Hygienemaßnahmen schützen *513*

1	**Bedeutung und rechtliche Vorgaben** **515**	
1.1	Was ist Hygiene? *515*	
1.2	Rechtliche Vorgaben *516*	
1.2.1	Biologische Arbeitsstoffe *517*	
1.2.2	Gefahrgut *518*	
1.2.3	Umwelthygiene/ Abfallbeseitigung *519*	
1.2.4	Lebensmittelhygiene *520*	
1.2.5	Infektionsschutzgesetz *524*	
1.3	Bedeutung von Hygiene in den unterschiedlichen Pflegeeinrichtungen *525*	
1.3.1	Krankenhaus *525*	
1.3.2	Altenpflegeheime *526*	
1.3.3	Häusliche Pflege *526*	
1.3.4	Behinderteneinrichtungen *526*	
2	**Verfahren in der Hygiene** **528**	
2.1	Reinigung *528*	
2.2	Desinfektion *529*	
2.2.1	Desinfektionsmethoden *529*	
2.2.2	Zubereitung von Desinfektions- mitteln *532*	
2.3	Sterilisation *533*	
2.3.1	Sterilisationsmethoden *534*	

2.3.2	Qualitätskontrolle der Sterilisation *534*	
2.3.3	Umgang mit Sterilgut *535*	
3	**Eigenschutz und Personalhygiene** **536**	
3.1	Persönliche Hygiene *536*	
3.2	Schutzkleidung *538*	
3.3	Handschuhe *538*	
3.4	Sonstige Schutzmaßnahmen *540*	
3.5	Händehygiene *541*	
3.5.1	Hände als Keimträger *541*	
3.5.2	Händewaschen *542*	
3.5.3	Hygienische Händedesinfektion *543*	
3.5.4	Chirurgische Händedesinfektion *544*	
4	**Schutz der Patienten und Bewohner** **546**	
4.1	Aseptisches Arbeiten *546*	
4.2	Isolierung *547*	
4.2.1	Standardisolierung *547*	
4.2.2	Strikte Isolierung *548*	
4.2.3	Protektive Isolierung *549*	
4.3	Nosokomiale Infektionen *550*	
4.4	Multiresistente Erreger *551*	

Anhang **553**
Autorenverzeichnis *554*
Glossar *555*
Stichwortverzeichnis *562*

Wegen der besseren Lesbarkeit wird in diesem Buch manchmal nur die weibliche oder nur die männliche grammatische Form benutzt. Das andere Geschlecht ist selbstverständlich immer mit gemeint.

Herzlich willkommen

Pflegerisches Selbstverständnis entwickeln

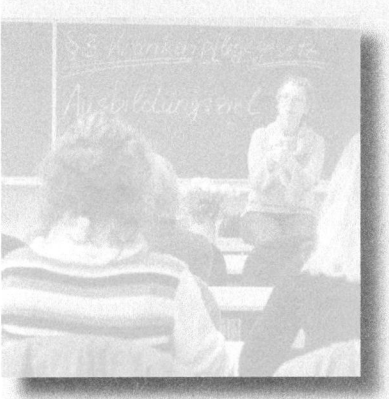

A

1   Berufliches Selbstverständnis in der Pflege

1.1   Der erste Schultag

1.2   Biografiearbeit

1.3   Menschenbilder

1.4   Arbeiten mit Leitbildern

1.5   Mehr als ein Haus mit sieben Siegeln:
        Lernort Schule

2   Lehrjahre sind Ihre Herrenjahre

2.1   Alles, was Recht ist – die gesetzlichen
        Rahmenbedingungen der Ausbildung

2.2   Job, Beruf oder Berufung?

3   … ohne meinen Anwalt – das Arbeitsrecht

3.1   Arbeitsvertrag (§ 611 Bürgerliches Gesetzbuch)

3.2   Besondere Rechte und Pflichten

3.3   Konflikte im Arbeitsverhältnis

„Mann, wer hätte sich das so vorgestellt!" Tim liest verwundert den vor ihm liegenden Brief durch. „Was die alles für die Einstellung brauchen", stöhnt er, „ein Führungszeugnis, Passbilder, eine beglaubigte Geburtsurkunde, das letzte Schulzeugnis, ein Gesundheitszeugnis und so weiter und so fort … eigentlich dachte ich nicht, dass ich eine Ausbildung bei der Polizei mache", schmunzelt er.

Aufmerksam nimmt Tim nun seinen Ausbildungsvertrag unter die Lupe. Hierin findet er nicht nur seine Rechte, sondern auch seine Pflichten aufgeführt. Und – „das gleicht sich wenigstens aus!", grinst Tim – auch die Rechte und Pflichten seines neuen Arbeitgebers sind darin beschrieben.

In dem großen Briefumschlag finden sich noch mehrere weitere Schreiben: Da ist sowohl das Leitbild der Schule als auch das des Krankenhauses Gutleben, die Schul- und Hausordnung, ein Willkommensschreiben zum ersten Schultag mit einer Liste, was er alles mitbringen soll, und dann noch eine Informationsbroschüre zur Riesterrente … So weit hat er überhaupt noch nicht gedacht! „Mit meinem erstverdienten Geld werde ich nun also selbst meinen Beitrag für meinen Ruhestand leisten." Tim hat das Stöhnen seiner Eltern im Ohr, wenn sie über die monatlichen Abzüge jammern.

„Das kann ja heiter werden", denkt er, „mit meiner Ausbildung betrete ich ein Haus mit sieben Siegeln – die große unbekannte Welt des Arbeitnehmers und Auszubildenden …"

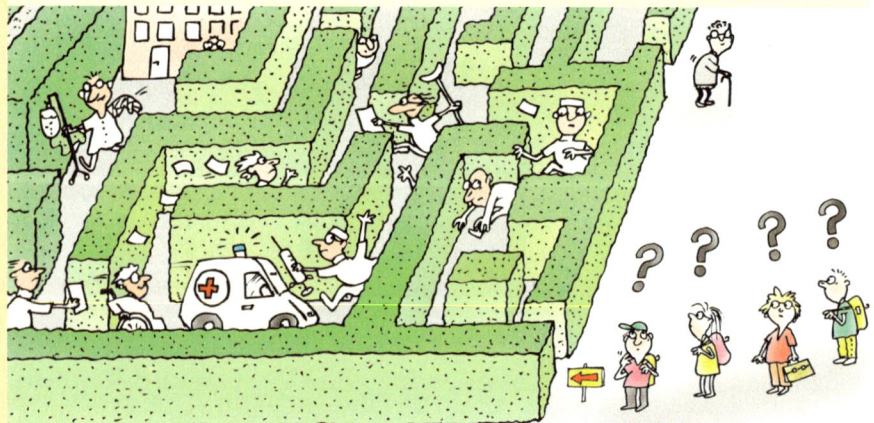

1   Die Ausbildung an einer Berufsfachschule unterscheidet sich in der Organisation und in den Erwartungen von einer allgemein bildenden Schule. Welche wesentlichen Unterschiede fallen Ihnen spontan ein?

2   In dem großen Umschlag zum Ausbildungsbeginn findet Tim u. a. das Leitbild seiner Schule und des Krankenhauses. Welche Aspekte würden Sie in ein Leitbild für eine Schule aufnehmen?

3   Sicher kennen Sie den Spruch: „Lehrjahre sind keine Herrenjahre" von Ihren Eltern. Seit der Zeit, in der Ihre Eltern eine Ausbildung gemacht haben, hat sich vieles verändert. Ist dieser Spruch Ihrer Meinung nach mittlerweile überholt?

1   Berufliches Selbstverständnis in der Pflege

Olga hat ein Treffen zum Brunch mit ihrer Freundin Lucia ausgemacht. Gemütlich sitzen die beiden in einer Konditorei und schauen dem Treiben in der Stadt zu.

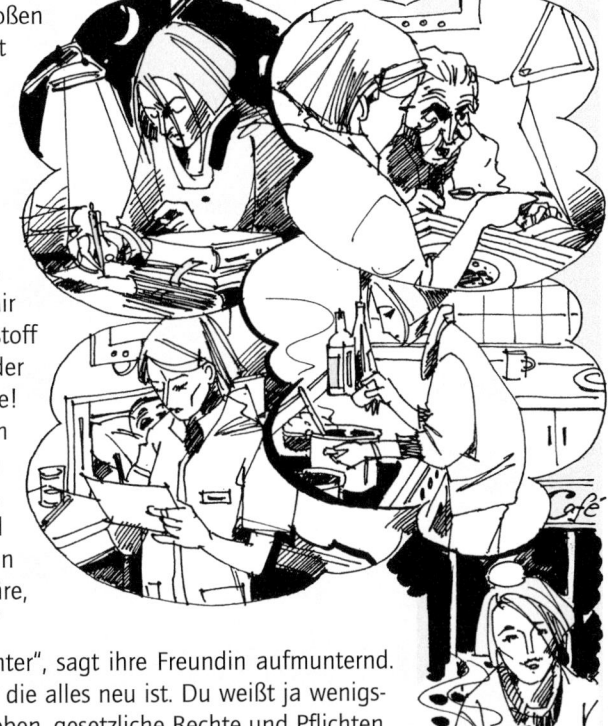

„Na, wie gehts dir denn vor dem großen Tag?", fragt Lucia. „Ich kann dir gar nicht sagen, wie aufgeregt ich bin!", antwortet Olga. „Mir kommt es vor, als ob ein völlig neuer Lebensabschnitt beginnt – es ist fast wie der erste Schultag in der ersten Klasse. Schon seit ein paar Tagen kann ich kaum mehr schlafen. Was da auf mich zukommt – und wie wohl die anderen in der Klasse sind? Mir graut es schon vor dem vielen Lernstoff und ich hoffe, dass ich das alles mit der Familie irgendwie unter einen Hut kriege! Und dann der erste Tag auf Station: Von nichts eine Ahnung und gleich mit den hilfsbedürftigen Menschen umgehen ... und alles ist eben total aufregend und neu! Es ist wahnsinnig spannend! Wenn doch nur der erste Tag schon vorbei wäre, dann ginge es mir bestimmt viel besser!"

„Ach, jetzt schraub doch mal wieder runter", sagt ihre Freundin aufmunternd. „Du bist ja morgen nicht die einzige, für die alles neu ist. Du weißt ja wenigstens schon, wie es so zugeht im Arbeitsleben, gesetzliche Rechte und Pflichten, Umgang mit Vorgesetzten, Arbeitsschutz und so. Stell dir bloß mal die vor, die bisher nur auf der Schule waren und noch keine Ahnung davon haben, wie es ist zu ‚arbeiten' ... Ich finde es jedenfalls toll, dass du diese Ausbildung machst! Du hast wirklich Glück, dass du diese Chance bekommst – schließlich ist es heute alles andere als leicht einen Ausbildungsplatz zu finden und dann noch in deinem Traumberuf! Und keine Angst, ich werde schon dafür sorgen, dass du vor lauter neuen Leuten und ‚lernen müssen' deine alten Freunde nicht vergisst. Jetzt lass uns mal anstoßen auf deinen neuen Lebensabschnitt!"

1.   Worauf freuen Sie sich, jetzt am Anfang Ihrer Ausbildung?
2.   Können Sie spontan fünf Gründe nennen, warum Sie sich für eine Ausbildung in einem Pflegeberuf entschieden haben?
3.   Wie wünschen Sie sich das Lehrerteam und die zukünftigen Mitschülerinnen an der Schule Ihrer Wahl?
4.   Was erwarten und erhoffen Sie sich von den Kolleginnen und Vorgesetzten an Ihrer zukünftigen Einrichtung?
5.   Was wissen Sie schon von Ihren Rechten und Pflichten während der Ausbildung?

1.1 Der erste Schultag

In den Informationsschreiben, die die Schulen vor Ausbildungsbeginn verschicken, steht so oder ähnlich:

> „Sie haben vor längerer Zeit die Zusage für einen Ausbildungsplatz zum 1. Oktober 2007 erhalten. Jetzt ist es endlich so weit. Bitte kommen Sie am
>
> 1. Oktober 2007 um 9:00 Uhr
> in das **Ausbildungszentrum für Gesundheit und Pflege**
> in 54321 Gutleben."

Dann werden noch verschiedene Dinge erwähnt, die mitgebracht werden sollen – Versicherungskarte, Rentenausweis usw. –, und am Schluss steht, dass die Schülerinnen eine Menge Neugier und Motivation mitbringen sollen. Das Schulteam freue sich auf die Zusammenarbeit mit ihnen.

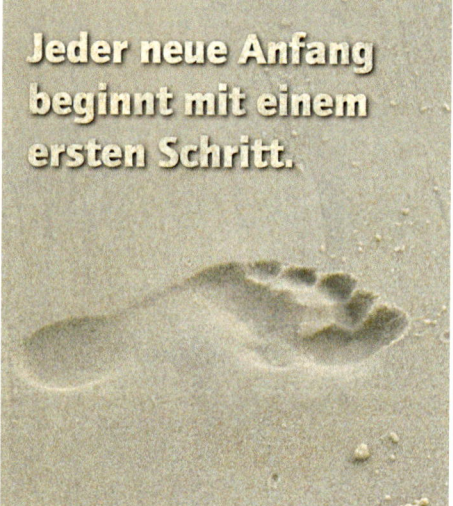

Jeder neue Anfang beginnt mit einem ersten Schritt.

Jede **Berufsanfängerin** sieht mit Spannung und vielleicht auch etwas Wehmut und Angst diesem ersten Tag in einem für sie neuen Lebensabschnitt entgegen.

Nun ist es so weit, heute ist ihr erster Tag und sie ist ab jetzt

- Gesundheits- und Krankenpflegeschülerin
  oder
- Gesundheits- und Kinderkrankenpflegeschülerin
  oder
- Altenpflegeschülerin.

Ist sie wirklich Schülerin? Nein, denn sie erhält ein Ausbildungsgehalt! Also ist sie Auszubildende? Nein, denn sie wird nicht nach dem Berufsbildungsgesetz (in der Altenpflege gibt es da Ausnahmen) ausgebildet! Was ist sie dann?

> Sie ist etwas ganz Besonderes!

Ausbildungs-
gesetze
Band 1, A 2.1

Die Pflegeberufe selbst und auch die Ausbildung in den Pflegeberufen befinden sich derzeit in Deutschland in einer Umbruchsituation. Seit In-Kraft-Treten der Bundesgesetze über die „Ausbildung in den Pflegeberufen" am 1. Januar 2004 bzw. des „Altenpflegegesetzes" am 1. August 2003 hat sich neben den Ausbildungsinhalten und der Ausbildungskonzeption auch die Ausbildungsfinanzierung geändert.

Während zuvor die Ausbildung über den Pflegesatz finanziert wurde, wird sie heute über eine Fondbildung bezahlt. Es gibt in Deutschland sowohl Schulen, die die drei Ausbildungsgänge nach wie vor als getrennte Ausbildungsberufe anbieten, als auch, wie in unserem Fall in Gutleben, Schulen mit „integrativer Pflegeausbildung".

Die wohl älteste Schule dieser Art ist am Robert-Bosch-Krankenhaus in Stuttgart angesiedelt; sie wird über die Robert-Bosch-Stiftung finanziert und nennt sich „Integrative Pflegeausbildung: Das Stuttgarter Modell©". Diese Schule bietet die integrative Pflegeausbildung in dreieinhalb Jahren Ausbildungszeit an. Die Ausbildung selbst ist so konzipiert, dass in den ersten beiden Ausbildungsjahren für die drei Berufsbilder Gesundheits- und Krankenpfleger/-in, Gesundheits- und Kinderkrankenpfleger/-in und Altenpfleger/-in eine gemeinsame Grundausbildung stattfindet. Danach wird differenziert und in den noch verbleibenden 1 ½ Jahren kommen jeweils die in den drei Berufen spezifischen Inhalte dazu. Die entsprechend gewählte Ausbildung führt jeweils zu den oben genannten Abschlüssen. Außerdem „Stuttgarter Modell" gibt es inzwischen eine ganze Reihe anderer Modellvorhaben und Modellversuche, z. B. Ausbildungsgänge, die gleichzeitig zum Erwerb der Fachhochschulreife führen. Pflegeschulen mit Modellcharakter oder herkömmlich geführte Pflegeschulen haben jedoch eines gemeinsam: Alle müssen ihre Ausbildungsplanung und deren Umsetzung an den gesetzlichen Vorgaben orientieren!

Ausbildungsplanung
Band 1, A 1.5

Zugangsvoraussetzungen zur Berufsausbildung

◆ Schulabschluss:
  – mindestens ein mittlerer Bildungsabschluss, also Realschulabschluss oder ein gleichwertiger Abschluss nach 10 Schuljahren
  – oder ein Hauptschulabschluss
    ▪ entweder mit einer daran anschließenden mindestens zweijährigen Ausbildung mit erfolgreicher Berufsabschlussprüfung
    ▪ oder mit einer mindestens einjährigen Ausbildung zur Pflegehelferin mit staatlichem Abschluss
◆ gesundheitliche Eignung für Pflegeberufe muss durch ein ärztliches Attest nachgewiesen werden
◆ Praktika:
  sind durch den Gesetzgeber nicht gefordert, allerdings erwarten bzw. empfehlen die Ausbildungsstätten sie dringend
◆ Altersbegrenzungen: gibt es vom Gesetzgeber weder nach unten noch nach oben. Die Ausbildung kann begonnen werden
◆ – sowohl direkt nach dem Schulabschluss
  – als auch als Weiterqualifizierung oder Umschulung aus einem bereits ausgeübten anderen Beruf

rechtliche
Grundlagen
der Ausbildung
Band 1, A 2.1

Erwerb von Schlüsselqualifikationen

Schlüsselqualifikationen = „die erwerbbaren allgemeinen Fähigkeiten, Einstellungen, Strategien und Wissenselemente, die bei der Lösung von Problemen und beim Erwerb von Kompetenzen in möglichst vielen Inhaltsbereichen von Nutzen sind, sodass eine Handlungsfähigkeit entsteht, die es ermöglicht, sowohl individuellen Bedürfnissen als auch gesellschaftlichen Anforderungen gerecht zu werden" (Bildungskommission NRW)

Diese Schlüsselqualifikationen wiederum lassen sich in vier Kompetenzbereiche einordnen: Sozial-, Methoden-, Personen- und Fachkompetenz.

Sozialkompetenz = Kenntnisse, Fertigkeiten und Fähigkeiten, die dazu befähigen, in den Beziehungen zu Menschen situationsadäquat zu handeln, z. B. Kommunikationsfähigkeit, Kooperationsfähigkeit, Konfliktfähigkeit, Einfühlungsvermögen, emotionale Intelligenz

Gerade dieser Teil ist für Pflegepersonal äußerst wichtig. *Kommunikation* wird während der gesamten Berufstätigkeit als Pflegekraft eine ganz wichtige Rolle spielen. Pflegende werden in ihrer Arbeit daran gemessen, wie gut ihre Kommunikationsfähigkeit ist, natürlich vorrangig mit den Patienten/Bewohnern, aber auch mit Kolleginnen und Mitarbeitern anderer Berufsgruppen, mit denen sie kooperieren werden, wie z. B. Ärzten, Mitarbeitern aus Physiotherapie/Ergotherapie/Radiologie/Labor, Mitarbeitern von Küche/Hauswirtschaft, sozialem Dienst, mit Klinikpsychologen, Theologen usw.

Einfühlungsvermögen ist für die Tätigkeit in einem Pflegeberuf eine unbedingt notwendige Fähigkeit. Den „anderen", z. B. die Pflegende, verstehen zu können bedeutet für den Patienten/Bewohner verstanden zu werden.

Um das Einfühlungsvermögen zu schulen, gibt es verschiedene Methoden und auch Lernspiele, die innerhalb der Klasse durchgeführt werden können.

Beispiel: Die Schülerinnen bilden Paare, die sich innerhalb einer vorgegebenen Zeit (nicht länger als 10 Minuten für jeden) gegenseitig befragen und so über das Leben und die Persönlichkeit des anderen möglichst viele Informationen sammeln. Danach schlüpfen sie, gedanklich gesehen, in die Rolle ihrer Gesprächspartnerin: Sie stellen sich dicht hinter sie, erzählen ihre Lebensgeschichte und lassen alle Anwesenden an ihrem Wissen über die befragte Schülerin teilhaben. Dann gibt es den Rollentausch, jetzt erzählt die zweite Schülerin die Lebensgeschichte der ersten.

Biografiearbeit
Band 1, A 1.2

Jede Schülerin versetzt sich so in eine andere Person, erfährt aber auch, wie merkwürdig sich die eigene Lebensgeschichte manchmal darstellt, wenn sie durch die Augen eines anderen gesehen wird.

In den nächsten drei Jahren werden die Pflegeschülerinnen über 2 000 Stunden zusammen in der Schule verbringen. Da ist es gut, wenn man sich nicht ganz fremd ist. Es erleichtert das Zusammenarbeiten und das Lernen und man kann einander besser einschätzen, fördern oder auch mal konstruktiv kritisieren.

Ähnlich wie in der Schule muss es auch das Bestreben der Pflegenden sein, die Menschen, die ihnen als Patienten/Bewohner anvertraut sind, besser kennen zu lernen. Nur so können sie ihnen in ihrem Anspruch auf Berücksichtigung der eigenen Individualität gerecht werden und ihr Vertrauen gewinnen.

Methodenkompetenz = Kenntnisse, Fertigkeiten und Fähigkeiten, mit deren Hilfe man Aufgaben und Probleme bewältigen kann durch die Auswahl, Planung und Umsetzung sinnvoller Lösungsstrategien

Das können z. B. sein: Analysefähigkeit, Kreativität, Lernbereitschaft, Denken in Zusammenhängen, abstraktes und vernetztes Denken, Rhetorik.

Selbstkompetenz/Personenkompetenz = Fähigkeiten und Einstellungen, in denen sich die individuelle Haltung zur Welt und insbesondere zur Arbeit ausdrückt

Hier handelt es sich um Persönlichkeitsmerkmale, die nicht nur im Arbeitsprozess Bedeutung haben, z. B. Leistungsbereitschaft, Engagement, Motivation, Flexibilität, Kreativität, Ausdauer, Zuverlässigkeit, Selbstständigkeit.

Fachkompetenz = die fachliche Qualifikation und das Vorhandensein berufsspezifischer Eigenschaften

Diese Kompetenz ergibt sich aus der Schnittmenge der drei oben genannten Kompetenzbereiche. Die individuelle Handlungs- bzw. Fachkompetenz einer Person bedeutet in diesem Zusammenhang die Befähigung eines Menschen, sich situativ angemessen zu verhalten, selbstverantwortlich Probleme zu lösen, bestimmte pflegerische Leistungen zu erbringen und mit anderen Menschen angemessen umzugehen.

Im Fall von Olga, Tim und Pia handelt es sich beim Erwerb der Fachkompetenz um das Wissen und Handeln zum Thema „Pflege". An den Anforderungen zur Abschlussprüfung in den Pflegeberufen ist klar das Ausmaß der geforderten Kompetenzen abzulesen.

Berufsausbildungsgesetz Band 1, A 3.3.4

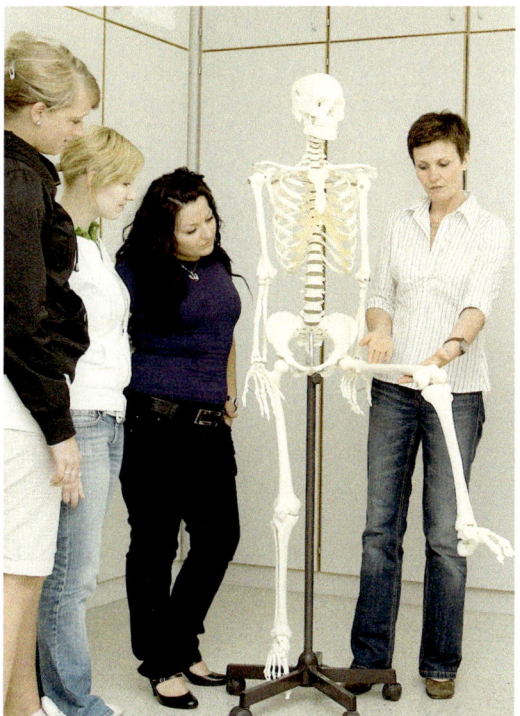
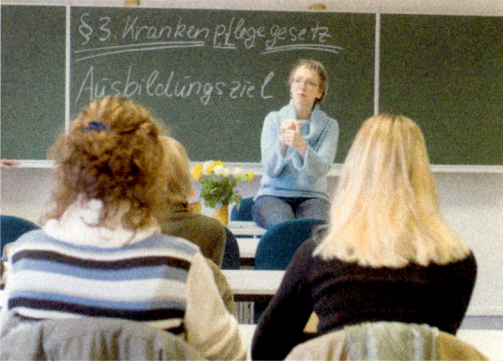
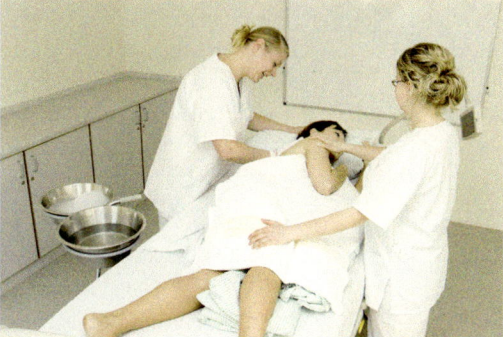

Ausbildungsinhalte zum Erwerb von Fachkompetenz

Der schriftliche Teil erstreckt sich auf folgende Themenbereiche:

1. Pflegesituationen bei Menschen aller Altersgruppen erkennen, erfassen und bewerten.
2. Pflegemaßnahmen auswählen, durchführen und auswerten.
3. Pflegehandeln an pflegewissenschaftlichen Erkenntnissen, Qualitätskriterien, rechtlichen Rahmenbestimmungen sowie wirtschaftlichen und ökologischen Prinzipien ausrichten.

Der mündliche Teil der Prüfung sieht folgende Themenbereiche vor:

1. Unterstützung, Beratung und Anleitung in gesundheits- und pflegerelevanten Fragen fachkundig gewährleisten.
2. Berufliches Selbstverständnis entwickeln und lernen, berufliche Anforderungen zu bewältigen.
3. Bei der medizinischen Therapie und Diagnostik mitwirken und in Gruppen und Teams zusammenarbeiten.

Im praktischen Teil der Prüfung übernimmt der Prüfling eigenverantwortlich die Pflege einer Gruppe von Patienten/Bewohnern einschließlich der Planung und der Dokumentation. Er muss sein Pflegehandeln erläutern, begründen und reflektieren und so seine berufliche Kompetenz nachweisen.

Damit die Pflegeschülerinnen diese anspruchsvollen Ziele erreichen können, wird die Ausbildung vom Kollegium der Pflegeschule bestens organisiert. Das **Schulteam** besteht aus Lehrerinnen und Lehrern für Pflegeberufe; es sind Pflegepädagogen und nebenberuflich arbeitende Dozenten. Sie alle haben eines gemeinsam: Sie wissen, wovon sie sprechen, denn sie kommen entweder aus einem Pflegeberuf oder sie arbeiten als Ärzte, Psychologen, Juristen usw. in oder mit den entsprechenden Einrichtungen; sie sind also Spezialisten.

Organisation der Ausbildung Band 1, A 1.5.

Am Anfang der Ausbildung steht ein Theorieblock, in dem **lernfeldorientiert** unterrichtet wird. Im Unterricht bedeutet dies, dass Inhalte im Zusammenhang und in Kombination mit Bezugswissenschaften unterrichtet und erarbeitet werden. Am Beispiel eines Themas ganz zu Anfang der Ausbildung, der „Körperpflege", können z. B. einige Körperpflegeprodukte hergestellt und bewertet werden.

Lernfeldkonzept Band 1, A 1.5.2

♦ Anatomie/Physiologie: Haut und pflegewissenschaftliche Erkenntnisse zu Hautpflegemitteln und deren Anwendung werden thematisiert.

♦ In einer Projektarbeit werden handelsübliche Pflegeprodukte auf ihre Inhaltsstoffe hin analysiert und „gute" von „schlechten" unterschieden.

♦ Es werden eigene Produkte hergestellt und bewertet.

♦ Die Grundlagen der Basalen Stimulation sind Unterrichtsinhalt, verbunden mit fachpraktischem Unterricht, d. h., es werden Demonstrationen durch den Lehrer durchgeführt, eigene Übungen gemacht und die Erfahrung der eigenen Wahrnehmung thematisiert, wenn z. B. Pia bei Olga Basale Stimulation durchführt.

♦ Außerdem werden Möglichkeiten des Hautschutzes erlernt, das Dekubitusrisiko anhand von Kriterien z. B. der Norton-Skala eingeschätzt und entsprechendes pflegerisches Verhalten auch unter Berücksichtigung des „Expertenstandards Dekubitus" ausprobiert.

♦ Es werden Hauterkrankungen und deren Therapie abgehandelt. Außerdem wird das Thema Dokumentationspflicht durchgenommen.

Bezugswissenschaften: Anatomie/Physiologie – Haut, Krankenpflege: Körperpflege, Dekubitusprophylaxe, Basale Stimulation;

Gesetzeskunde: Dokumentation des Pflegeprozesses

Um Olga, Pia und Tim nach ca. acht Wochen Blockunterricht eine gute Basis auf ihren ersten praktischen Weg mitzugeben, haben die Lerninhalte im Einführungsblock immer einen praktischen Bezug:

◆ Themen wie „ermitteln, beurteilen und dokumentieren der Vitalzeichen";

◆ prophylaktische Maßnahmen wie „verhindern einer Thrombose, einer Pneumonie, eines Dekubitus";

◆ alles um das Pflegebett wie „Handhabung Betten machen, Betten beziehen";

◆ alles um die Körperpflege und Mundpflege;

◆ alles um die Mobilisierung im und aus dem Bett.

Und selbstverständlich sind auch in Pflegeschulen Leistungsnachweise zu erbringen, also Klausuren zu schreiben.

Leistungs-
nachweise
Band 1, A 1.5
und A 3.3.4

... und endlich ab in die Praxis!

Für alle Pflegeschülerinnen ist es spannend, an welchen Orten und in welchen Einrichtungen der praktische Einsatz stattfinden wird. Werden Pia, Tim und Olga zuerst auf einer chirurgischen oder einer internistischen Station des „Städtischen Klinikums Gutleben GmbH" arbeiten oder werden sie im „Seniorenzentrum Gutleben" auf einer Abteilung beginnen oder gar bei der „Lebenshilfe Gutleben e.V."? Unser TOP-Team wird im Lauf des fünfbändigen Lehrwerks authentische Stationen verschiedener Beispielbetriebe durchlaufen:

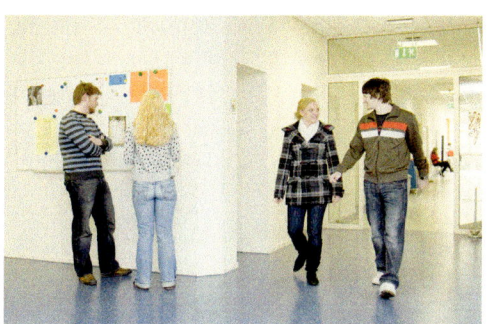

Ausbildungszentrum für
Gesundheit und Pflege
Breite Straße 102–107
54321 Gutleben

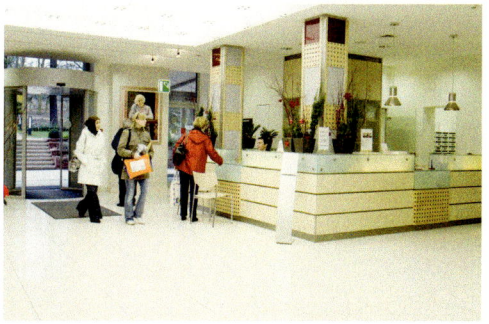

Städtisches Klinikum Gutleben
Am Park 27–35
54321 Gutleben

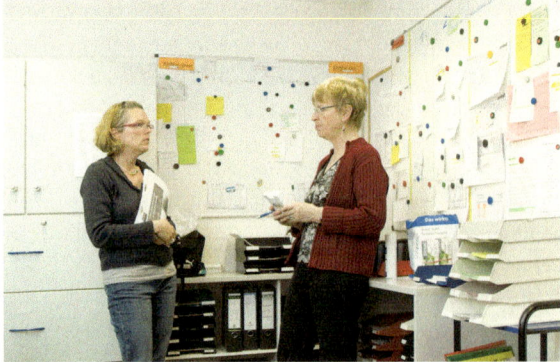

Ambulanter
Pflegedienst Lenz
Buchenweg 8
54321 Gutleben

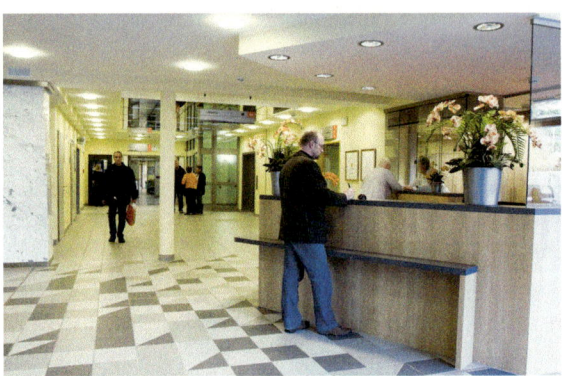

Städtische
Rehabilitationsklinik
Gutleben GmbH
Am Weiher 1
54321 Gutleben

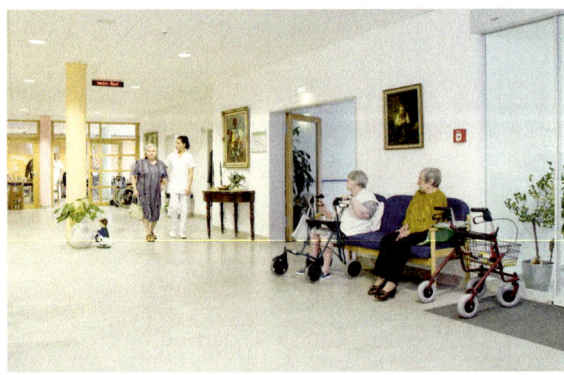

Seniorenzentrum
Gutleben
Sonnenhang 23
54321 Gutleben

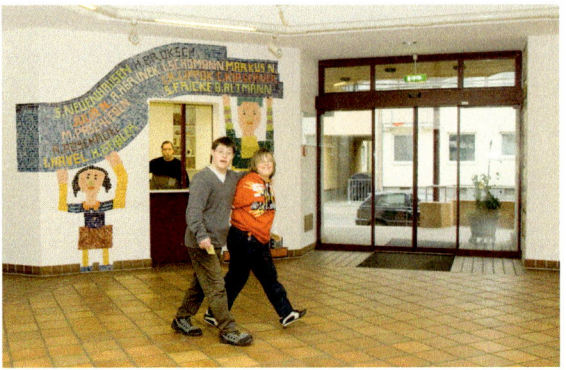

Lebenshilfe
Gutleben e. V.
Lerchenweg 81
54321 Gutleben

Wo auch immer der erste praktische Einsatz von Olga, Tim und Pia sein wird, sie sind nie auf sich allein gestellt. Sie werden von **Praxisanleiterinnen** betreut, Pflegefachkräften, die in 300 Stunden Zusatzqualifikation gelernt haben, wie sie am effektivsten die neuen Schülerinnen in ihre Aufgaben in der Praxis einführen können. Sie haben gelernt sie zu begleiten, zu korrigieren und natürlich zu loben. Sie werden in bestimmten Situationen Pflegehandlungen demonstrieren oder die Aufgaben gemeinsam mit der Schülerin lösen z. B. bei der Mobilisation – und das so lange, bis sich „die oder der Neue" selbst darin sicher fühlen. Bis zum Ende der Ausbildung werden es unzählige Tätigkeiten[l] sein, die beherrscht werden müssen.

Praxisanleiter
Band 1, B 2.1

Pflegeschüler haben sich für eine Berufsausbildung entschieden, die unbestritten schwer sein wird. In der Schule erwarten sie eine große Menge Stoffinhalte, die sehr anspruchsvoll sind und die die Hälfte ihrer Gesamtausbildungszeit ausmachen werden. Gleichzeitig werden sie wachsen mit ihrem Wissen und im Erkennen von Zusammenhängen werden sie Freude daran haben, dieses Wissen zum Wohl von Menschen einsetzen zu können. Ihre praktische Ausbildung wird ihnen so viel Abwechslung bringen, wie es kaum ein anderer Ausbildungsberuf kann. Sie lernen Arbeitsbereiche kennen,

- in denen Prävention (Vermeidung/Verhütung von Krankheiten) im Vordergrund steht.
- in denen Kurativmaßnahmen (Therapie/Heilung) den Mittelpunkt der Arbeit darstellen.
- in denen die Rehabilitation (Wiederherstellung/Wiedereingliederung) die Hauptaufgabe sein wird.
- in denen Palliativmedizin (lindernde, auf Symptome begrenzte Therapie) betrieben wird.

Diese unterschiedlichen Aufgabenbereiche, verbunden mit den vielfältigen Menschen, mit denen sie als Patienten, Kunden, Bewohner, Klienten zusammenarbeiten bzw. die sie betreuen werden, macht den Pflegeberuf zwar überaus anstrengend, aber auch richtig spannend und interessant.

Selbstpflege
Band 1, H 1

Immer aber werden sie begleitet sein von den Lehrkräften der Schule, auch in der Praxis. Mit den Lehrerinnen zusammen wird **„Klinischer Unterricht"** geplant und durchgeführt und dies trägt dazu bei, dass sich z. B. Olga absolut sicher fühlt, wenn sie einen Verbandwechsel macht, da sie diese Tätigkeit bereits im theoretischen Unterricht, im fachpraktischen Unterricht und dann auch noch im klinischen Unterricht gelernt hat.

Klinischer Unterricht wird ca. dreimal pro Ausbildungsjahr durch die Lehrkräfte der Schule am jeweiligen praktischen Einsatzort durchgeführt. Er wird dem Ausbildungsstand des Schülers entsprechend geplant und umfasst ein

- **Vorgespräch** über die Aufgabenstellung,
- diesem folgt die **Durchführung**, die je nach Aufgabe bis zu sechs Stunden dauert,
- zum Schluss das **Nachgespräch** über die Handlung mit positiver und negativer Kritik durch Schüler und Lehrer, eventuellen Verbesserungsvorschlägen
- und am Ende eine **Beurteilung** durch den Lehrer. Über den klinischen Unterricht wird vom Lehrer ein Protokoll angefertigt.

Die Aufgabenstellung reicht von einer grundpflegerischen Tätigkeit beim ersten klinischen Unterricht bis zu einer umfassenden Pflege von mehreren Patienten inklusive der Pflegeplanung gegen Ende der Ausbildung. Durch die Durchführung des klinischen Unterrichts wird dem Lehrer die kompetente Betreuung des Schülers bis zum Erlangen seiner Fachkompetenz im theoretischen und praktischen Bereich ermöglicht.

Bereits in der Schule kommt die Vielfalt der Menschen zum Tragen. Verschiedene Lehr- und Lernmethoden werden durch die verschiedensten Persönlichkeiten dargebracht. Nicht alle Methoden, nicht alle Lehrer sprechen alle Schüler gleich an. Und damit nicht genug: Auch die Inhalte sind manchmal nicht auf alle Patienten anwendbar – immer wieder werden die Pflegekräfte und -schülerinnen gefordert sein, Alternativlösungen zu entwickeln. Das wird sicher oft Diskussionsgrundlage in den Unterrichtsstunden werden. Die Lehrkräfte wünschen sich aufmerksame und kritische Schüler/-innen, die ihnen Fragen stellen und versuchen Lösungen zu entwickeln.

> Wenn etwas für Sie unklar, fragwürdig oder nicht nachvollziehbar ist, versuchen Sie es zu klären. Lassen Sie niemals Fragen offen, die von einer Ihrer Bezugspersonen geklärt werden könnten.

Organisation der Ausbildung Band 1, A 1.5 Weiterbildung Band 1, G 3

Erwachsenenbildung bedeutet **Eigenverantwortung für seinen Lernfortschritt** zu übernehmen. Vielleicht anders als bisher wird nun von den Schülerinnen erwartet, dass sie sich selbst um die Information kümmern, die sie brauchen. Damit gestalten sie die Qualität ihrer Ausbildung entscheidend selbst mit und nicht jeder in der Klasse wird daher eine gleich gute Ausbildung haben. Dieser Grundsatz soll die Schülerinnen auf ihr späteres Berufsleben vorbereiten, in dem wiederum sie selbst dafür verantwortlich sind sich fortzubilden und ihre fachliche Kompetenz zu steigern.

Durch dieses Lehrwerk werden Sie stellvertretend drei Pflegende in der Ausbildung begleiten mit verschiedenen Biografien, unterschiedlichem familiären Hintergrund, verschiedenen Zielen und Auffassungen von der Welt, ihrem Beruf und ihrer Zukunft: unser TOP-Team Tim, Olga und Pia. Sie haben sich in der Schule zu Beginn ihrer Ausbildung kennen gelernt:

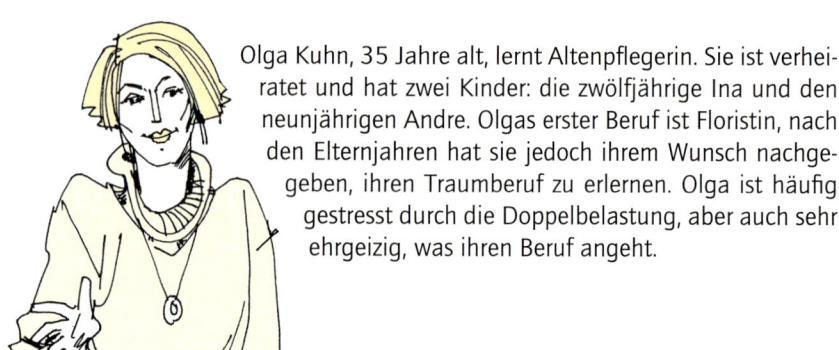

Olga Kuhn, 35 Jahre alt, lernt Altenpflegerin. Sie ist verheiratet und hat zwei Kinder: die zwölfjährige Ina und den neunjährigen Andre. Olgas erster Beruf ist Floristin, nach den Elternjahren hat sie jedoch ihrem Wunsch nachgegeben, ihren Traumberuf zu erlernen. Olga ist häufig gestresst durch die Doppelbelastung, aber auch sehr ehrgeizig, was ihren Beruf angeht.

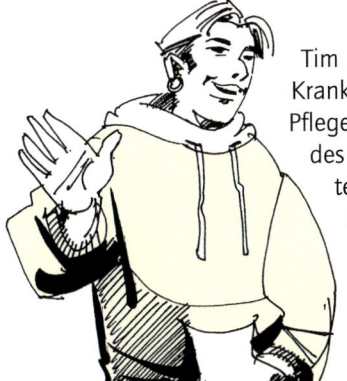

Tim Ziegler, 22 Jahre alt, lernt Gesundheits- und Krankenpfleger. Er ist über den Zivildienst auf die Pflege gekommen. Obwohl er in der Sekundarstufe des Gymnasiums ein Schuljahr wiederholt hat, reichte der Notendurchschnitt seines Abiturs nicht für den Numerus clausus – denn Tims eigentliches Ziel ist das Medizinstudium.

Pia Ritter, 17 Jahre, ist ein eher schüchterner, zurückhaltender Mensch. Sie lernt Gesundheits- und Kinderkrankenpflegerin, das ist ihr Wunschberuf, so lange sie sich erinnern kann. Pia ist die Älteste in einer vierköpfigen Geschwisterreihe. Ihre jüngste Schwester, die fünfjährige Maike, hat Trisomie 21.

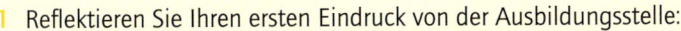

1 Reflektieren Sie Ihren ersten Eindruck von der Ausbildungsstelle:
   a) Welches Gefühl haben Sie, nachdem Sie wissen, wer Ihr Klassenlehrer sein wird?
   b) Was erwarten Sie von der Schulleitung?
   c) Welche Mitschülerinnen sind Ihnen nach der Vorstellungsrunde besonders sympathisch und warum?
   d) Empfinden Sie Skepsis und worin sehen Sie für sich eventuell Probleme?

2 Was wissen Sie über „Integrative Pflegeausbildung"?

3 Beschreiben Sie Tätigkeiten bzw. Situationen Ihrer Berufstätigkeit, die in Ihnen, wenn Sie daran denken, Unsicherheit und/oder Angst auslösen.

4 Wo oder bei wem könnten Sie bei Bedarf Hilfe und Rat erhalten, um diese Probleme zu lösen?

5 Eruieren Sie, ob Sie an Ihrer Schule regelmäßig Klausuren, Zwischenprüfungen usw. machen müssen/dürfen.

6 Erfragen Sie, wie oft während der Ausbildung für Sie „Klinischer Unterricht" durch Lehrkräfte geplant ist.

7 Erkundigen Sie sich, wie viele Praxisanleiterinnen und Klinische Unterrichtskräfte Ihr Ausbildungsbetrieb beschäftigt und ob es für sie eine Freistellung von der eigentlichen Arbeit für die Schüleranleitung gibt.

1.2 Biografiearbeit

Berufswahl und Biografie

Angehende Pflegekräfte ergreifen häufig einen Pflegeberuf aus biografischen Erfahrungen heraus. So haben viele junge Menschen einen Pflegeberuf gewählt, weil sie in der eigenen Familie über Pflegeerfahrungen mit einem Familienmitglied verfügen, beispielsweise mit einem Großelternteil oder einer behinderten Schwester (wie Pia aus unserem TOP-Team) oder weil ein Elternteil ebenfalls in der Pflege tätig ist. Männliche Pflegekräfte finden meist über den Zivildienst den Weg in die Pflege, entwickeln erst während dieser Zeit ihr Interesse für die Pflegeberufe. Es gibt aber auch viele angehende Pflegekräfte, die bereits über eine abgeschlossene Berufsausbildung in einem anderen Berufsfeld, z. B. in einem technischen Beruf, verfügen und dort nicht die berufliche Erfüllung gefunden haben; sie entscheiden sich nun für einen Pflegeberuf, was ebenfalls ein biografisches Ereignis darstellt. Auch gibt es viele Personen in der Lebensmitte, die im Anschluss an eine Familienphase gern wieder berufstätig werden möchten und sich dann beispielsweise für eine Altenpflegeausbildung entscheiden. An diesen Beispielen können wir erkennen, dass unsere Entscheidung gerade für einen Pflegeberuf auch biografisch begründet sein kann.

Berufswahl-
motivation
Band 1, A 2.2

Biografie und Krankheit

In den Pflegeberufen hat die Orientierung an der Biografie der zu pflegenden Menschen einen großen Stellenwert eingenommen.[II] Dies gilt insbesondere für die Arbeit mit alten Menschen. Im Alltagsverständnis werden die Begriffe Biografie und Lebenslauf häufig synonym (= bedeutungsgleich) verwendet. Aus pflegewissenschaftlicher Perspektive ist eine Unterscheidung jedoch sinnvoll.

Biografien sind subjektive Selbstbeschreibungen, in denen die einzelnen Personen während des Erzählens oder Schreibens ein Selbstbild von sich konstruieren. Die Biografie zeigt nicht, was wirklich ist, sondern das, was von der Person als wirklich erfahren und erinnert wird.

In einer Biografie wird also höchst selektiv die persönliche Entwicklung über Raum und Zeit und als lebensgeschichtliche Erfahrung präsentiert. Häufig erfolgt die Konstruktion einer Biografie an lebensgeschichtlichen Ereignissen, die jedoch nicht chronologisch (= zeitlich geordnet) mit dem Lebenslauf einhergehen müssen.

Biografien sind persönliche Beschreibungen von erinnerten Erfahrungen, Erlebnissen und Empfindungen, die in Form von Lebensgeschichten dargestellt werden.

Beispiel: So beschreibt sich Lore Meyer, die nach einem Schlaganfall im Jahr 2004 von dem „Ambulanten Pflegedienst Lenz" betreut wird, als lebenslustige Frau, die immer gern mit ihrer Familie in die Berge nach Österreich gereist war. Dort hatte sie auf den gemeinsamen Wanderungen mit den Kindern und ihrem Mann viele Naturerlebnisse, von denen sie heute noch spricht. Insbesondere die Berglandschaften haben es ihr sehr angetan, „da wir so etwas Gewaltiges in Gutleben ja nicht kennen", wie sie immer sagt.

Ein Lebenslauf ist demgegenüber ein Gesamtbild von Ereignissen, Erfahrungen und Empfindungen mit einer unendlichen Zahl von Elementen.

Der **Lebenslauf** beschreibt das Leben in chronologischer Reihenfolge. Hier werden die objektiven Daten eines Menschen in den Mittelpunkt gestellt.

Beispiel: Lore Müller wurde am 27. Januar 1947 in Gutleben geboren. Dort besuchte sie von 1953 bis 1956 die Grundschule und ging anschließend auf die Realschule. Nach ihrem Schulabschluss 1963 absolvierte sie eine Ausbildung zur Damenschneiderin. Nach der Ausbildung heiratete sie am 12. August 1966 August Meyer, mit dem sie 1967 und 1969 zwei Kinder bekam.

Biografiearbeit kann als ein Konzept zur methodischen Erfassung oder Bearbeitung von Biografien pflegebedürftiger Menschen verstanden werden. Sie ist somit Gegenstand beruflicher Pflege und damit Teil der Arbeit mit Klienten / Patienten / Bewohnern.

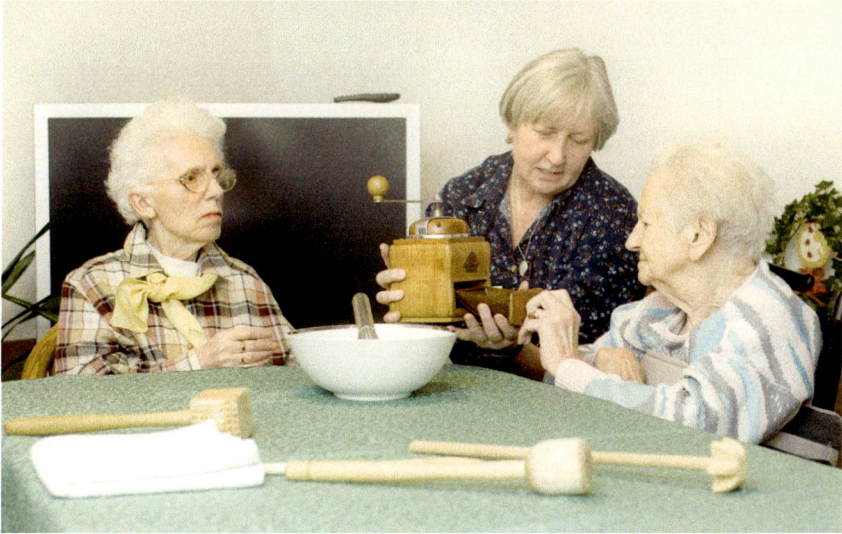

Biografiearbeit in einem Altenpflegeheim

Für die Arbeit in der Pflege ist die Biografiearbeit wichtig geworden, da in den subjektiven Selbstbeschreibungen die persönlichen Erfahrungen und Erlebnisse abgebildet werden, die für das Verständnis und die individuelle Förderung dieser Personen hilfreich sein können, z.B., wie mit Gesundheit, Krankheit und Behinderungen umgegangen und wie diese erlebt werden.

Biografiearbeit stellt somit die methodische Bearbeitung von Lebensgeschichten dar. Dabei ist zu berücksichtigen, dass eine Lebensgeschichte immer individuelle und historisch-kollektive Erfahrungen beinhaltet:

Coping, aus Patientensicht Band 5, J 3.8

♦ Individuelle Erfahrungen sind Ausdruck der einzigartigen Persönlichkeit, z. B. „Wie erlebe ich eine chronische Erkrankung?"

♦ Demgegenüber sind historisch-kollektive Erfahrungen immer Ausdruck einer Gruppe oder Kohorte[1] von Menschen. Dies bedeutet, dass die Erinnerung an geschichtliche Ereignisse, wie z. B. ein Krieg oder ein politischer Umbruch wie „die Wende", immer von einer bestimmten Gruppe von Menschen geteilt wird, während z. B. jüngere Generationen nicht über diese Erfahrung verfügen. Dies ist in der Biografiearbeit in der Pflege zu berücksichtigen, da gerade in der stationären Alten- und Behindertenhilfe Menschen mit kollektiven Erfahrungen leben, die von den Pflegenden nicht geteilt werden, z. B. langjährige Hospitalisation in der Behindertenhilfe.

Beispiel: Kriegserfahrungen können sich bei Heimbewohnern in der Altenhilfe oder auch bei traumatisierten Migrantenkindern aus Kriegsgebieten als nachhaltig prägend erweisen: Das Sammeln von Essen in den Möbelschubladen könnte eine Fortführung des überlebensnotwendigen Essensammelns während des erlebten Kriegs sein.

1.2.1 Ziele der Biografiearbeit

Mit der Biografiearbeit werden verschiedene Ziele verfolgt:

♦ Stärkung von persönlicher Eigenart und Eigenständigkeit: Die Beschäftigung mit der eigenen Biografie kann sowohl individuelle Besonderheiten klären helfen als auch Anpassungsprozesse verdeutlichen, z. B.: „Wie gehe ich mit Gesundheit und Krankheit um?"

♦ Betonung von Eigenverantwortung für den persönlichen Lebensweg: Eigenverantwortung meint die konkrete Erfahrung, dass es möglich ist, individuelle Antworten auf Lebensfragen zu finden, z. B.: „Welche Gründe hatte es, dass ich immer geraucht habe?"

♦ methodische Anregung für die selbstständige Weiterarbeit: Da die vorangegangenen Ziele methodisch unterstützt werden können, bedarf es der Begleitung und Anregung für einen individuellen Lernprozess, z. B.: „Welche Funktion kann ein Tagebuch für meine Gesundheit und mein Wohlbefinden haben?"

♦ Verbindung von Vergangenheit, Gegenwart und Zukunft: Dies ist ein wesentliches Ziel, da unter Biografiearbeit häufig leider auch lediglich das „Plaudern" über Geschichten aus der Vergangenheit verstanden wird. Dies wäre jedoch eine bedauernswerte Begrenzung der Möglichkeiten, die Biografiearbeit leisten kann. Insbesondere in Krisensituationen der Gegenwart, z. B. Krankenhausaufenthalt oder Heimeinzug, benötigen Menschen Angebote, mit diesen Situationen umzugehen. Hierzu können die Vergangenheit und die dort mit ähnlichen Situationen gemachten Erfahrungen hilfreich sein, um die Gegenwart zu gestalten, z. B.: „Wie habe ich früher einen Umzug bewältigt?" Des Weiteren ist die Zukunft gerade in der Gesundheits- und Krankenversorgung für viele Menschen von großer Bedeutung. Dies wird deutlich in der Frage: „Was wird aus mir?" Hier können die betroffenen Personen mithilfe der Biografiearbeit Zukunftsperspektiven entwickeln, die sich mit ihren bisherigen Erfahrungen vereinbaren lassen.

---

1 Kohorte, die = eine nach bestimmten Kriterien ausgewählte Personengruppe, deren Entwicklung und Veränderung in einem bestimmten Zeitablauf soziologisch untersucht wird

Zusammenfassend kann man sagen: In der Pflege von Menschen verschiedener Altersgruppen kann die Biografiearbeit dazu dienen,

♦ die Bedürfnisse und Wünsche der Menschen wahrzunehmen,

♦ einen Zugang zum anderen Menschen zu finden,

♦ eine empathische, einfühlsame, verständnisvolle Kommunikation herzustellen,

♦ den Respekt vor diesen Menschen zu wahren,

♦ Sicherheit und Geborgenheit zu vermitteln,

♦ die Identität der zu pflegenden Personen zu stärken,

♦ den Menschen in seiner Ganzheit wahrzunehmen – mit seiner Lebensgeschichte, seiner Vergangenheit und seiner Gegenwart.

Die Biografien können als Bestandteil der Informationssammlung in der Pflegeprozessplanung erfasst werden.

ganzheitlich pflegen
Band 1, E 1
Pflegeprozess-planung
Band 1, E 1.5

1.2.2 Zielgruppen der Biografiearbeit

Insbesondere in der Pflege von alten Menschen in der ambulanten und stationären Altenhilfe hat sich die Biografiearbeit etabliert. In der Pflege von Menschen mit Demenz gibt es zum Beispiel große Bemühungen, die Biografien zu erfassen, um mit den alten Menschen in Beziehung treten zu können und Verhaltensweisen, die biografisch gewachsen sind, zu verstehen.

Pflege-beziehung
Band 5, A 1, 2

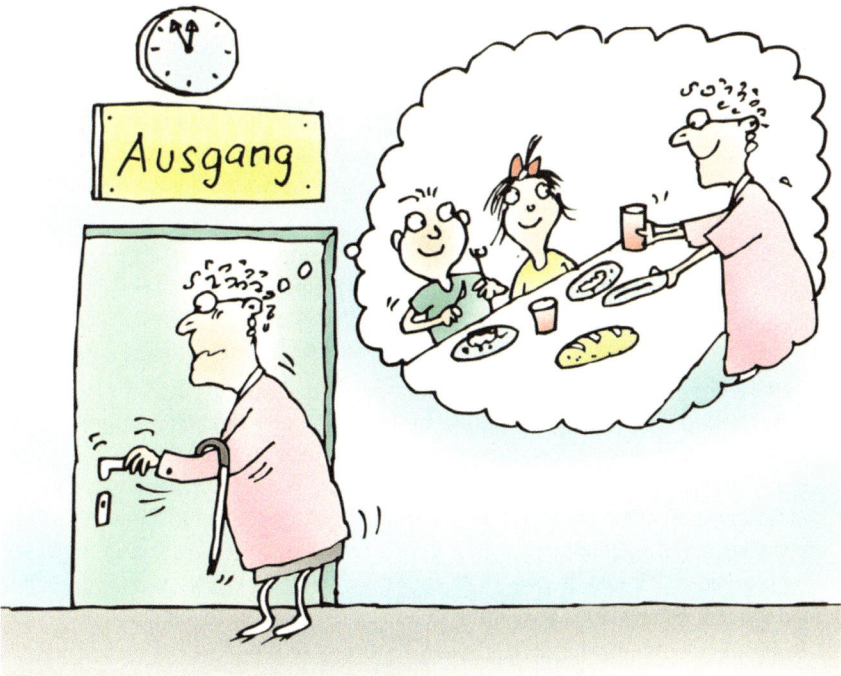

So können Pflegende den Wunsch vieler Frauen mit Demenz, am Abend nach Hause gehen zu wollen, besser verstehen, wenn ihnen bewusst wird, dass diese Frauen in früheren Jahren für die Versorgung von Kindern und Ehemännern verantwortlich gewesen sind und dieser Verantwortung weiterhin nachkommen wollen.

Pflege von Menschen mit Demenz
Band 5, C 5.2

Daneben kann Biografiearbeit in der stationären Krankenpflege von Bedeutung sein, wenn Pflegende die Lebens- und Verhaltensweisen von akut und chronisch kranken Menschen verstehen wollen. So kann Gesundheitsrisikoverhalten, z. B. Rauchen oder Alkoholmissbrauch, vor dem Hintergrund lebensgeschichtlicher Erfahrungen gedeutet werden, wenn beispielsweise Frauen und Männer zur Entlastung von Arbeitsstress rauchen.

Diese Bewältigungsstrategien können wir zwar kritisieren, müssen sie jedoch vor dem Hintergrund der individuellen Lebensgeschichte zunächst zu verstehen versuchen, um daraus alternative Bewältigungsstrategien anbieten zu können.

Daneben gibt es erste Bemühungen, auch in der Betreuung und Pflege von Kindern sowie Menschen mit Behinderungen, insbesondere geistigen Behinderungen, die Biografiearbeit einzusetzen.

In der Behindertenhilfe wurde bis vor kurzem die These vertreten, Menschen mit geistiger Behinderung orientierten sich nicht an Jahreszahlen oder Altersangaben. Mit dieser These würden ausschließlich objektive Daten des Lebenslaufs zugelassen, subjektive Erfahrungen der Lebensgeschichte schienen demgegenüber nicht zu interessieren. Diese Vorstellungen ändern sich langsam, da auch Menschen mit Behinderungen sich an lebensgeschichtlichen Ereignissen orientieren, z. B., wenn sie über ihre Erfahrungen und Erlebnisse in der Werkstatt für behinderte Menschen berichten.

Die Biografiearbeit mit Kindern befindet sich ebenfalls in einem sehr frühen Stadium der Entwicklung.

Dabei kommt der Biografiearbeit auch in diesem Tätigkeitsfeld der Pflege eine große Bedeutung zu, da die Kinder häufig ihre aktuelle Lebenssituation nicht ausreichend verstehen und diese mit ihren bisherigen Lebenserfahrungen in Verbindung zu bringen versuchen. So ist es z. B. für Kinder im Krankenhaus wichtig, dass sie sich ihrer Familie gewiss sind und sich über ihre Krankheit klar werden können. Hierzu kann die Biografiearbeit einen wichtigen Beitrag leisten.

1.2.3 Möglichkeiten und Grenzen der Biografiearbeit

Neben den zahlreichen Möglichkeiten, die die Biografiearbeit für die Pflege bietet, hat sie auch ihre Grenzen, die von Pflegenden berücksichtigt werden sollten, wenn die Biografiearbeit für alle beteiligten Personen erfolgreich verlaufen soll:

♦ Die Sammlung der zahlreichen Daten kann den zu pflegenden Menschen zu einer „gläsernen" Person werden lassen. Hier gilt es, die Intimsphäre zu wahren, um keine seelischen Verletzungen zu erzeugen. Ebenso sollten auch die Pflegenden etwas aus ihrer Biografie erzählen, um einer Asymmetrie in der Pflegebeziehung zu begegnen.

♦ Im Rahmen der Biografiearbeit kann es bei ungenügender Gesprächsführung zu geheucheltem Interesse, beschämendem Nachbohren, unangemessenen Fragen sowie der Konfrontation mit Defiziten kommen. Ebenso können starke Gefühle wie Wut, Trauer, Angst sowie unangenehme Erinnerungen geweckt werden. Hierauf sollten Pflegende durch eine angemessene Gesprächsführung und durch ein echtes Interesse an der Lebensgeschichte der zu pflegenden Menschen reagieren.

Gesundheitsförderung
Band 5, D

Pflege von Menschen mit Behinderungen
Band 5, G

Pflegebeziehung
Band 1,
E 1.1.3, H 4.2.1

Gesprächstechniken
Band 5, A 4

asymmetrische Kommunikation
Band 5, A 7

1.2.4   Methoden der Biografiearbeit in der Pflege

Methoden der Biografiearbeit können unterschieden werden nach aktivitätsorientierten, gesprächsorientierten und dokumentationsorientierten Methoden.

Aktivitätsorientierte Methoden

Aktivitätsorientierte Methoden sind alle Methoden, in denen die Biografie mit aktiven Formen zum Ausdruck kommt. So können die Teilnehmer an einem Ausflug teilnehmen und biografisch bedeutsame Orte aufsuchen, z. B. ihren alten Wohnort. Ebenso ist denkbar, dass Rollen- und Theaterspiele durchgeführt werden, in denen lebensgeschichtliche Ereignisse zum Ausdruck gebracht werden. Diese Methode könnte sich insbesondere für Kinder anbieten, da hier auf spielerischem Weg der Umgang mit ihrer derzeitigen Lebenssituation bearbeitet werden kann.

Gesprächsorientierte Methoden

Erzählende Methoden sind alle Methoden, in denen in erzählender Form die Biografie dargestellt wird. Die klassische Form ist das erzählende Interview, bei dem die zu pflegende Person aus ihrer Lebensgeschichte berichtet, während die Pflegeperson durch gezieltes Nachfragen sowie geeignete Erzählimpulse die Erzählung aufrechterhält. Daneben können beispielsweise Lieder gesungen, Bildbände sowie Erinnerungsgegenstände betrachtet, Briefe und andere Texte, z. B. Zeitungsartikel, gelesen werden, um hierüber dann in ein Gespräch zu kommen. Eine klassische Methode ist auch das Erzählcafé, in dem mehrere Personen zusammenkommen und sich über ein lebensgeschichtlich bedeutsames Thema austauschen, z. B. Kindererziehung früher und heute.

Arbeitsblatt zum biografischen Interview (Beispiel)

Dokumentationsorientierte Methoden

Hierbei handelt es sich um Methoden, in denen Erinnerungen visualisiert werden. Dies kann in Form von Bildermalen, Tagebuchschreiben, Collagen- und Stammbäume-Erstellen, Wohnbiografien- und Lebenslinien-Zeichnen erfolgen.

Bei der Erstellung einer **Wohnbiografie** wird die alte Wohnung in Form eines Grundrisses mit wichtigen Möbeln usw. gezeichnet. Hier können dann z. B. Lieblingsplätze gekennzeichnet werden. Die **Lebenslinie** kann in Form einer Straße mit Kurven und Geraden dargestellt werden, wobei links und rechts wichtige Ereignisse und Erlebnisse eingezeichnet werden können, beispielsweise die Einschulung oder die erste Arbeitsstelle. Ebenso ist denkbar, dass lebensgeschichtlich bedeutsame Gegenstände gesammelt und z. B. in einer Schachtel, Truhe oder einem Koffer aufbewahrt werden. Diese Gegenstände können dann im Rahmen von gesprächsorientierten Biografiemethoden eingesetzt werden und Erzählanlässe bieten.

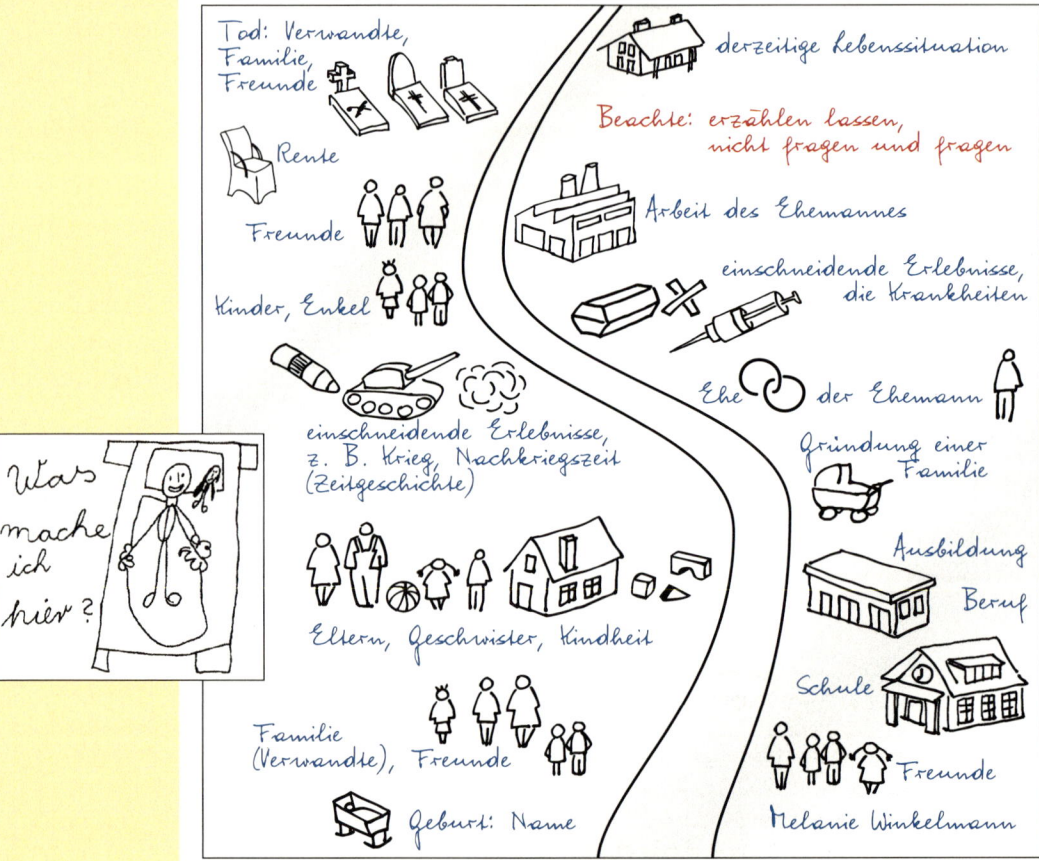

Der Einsatz kann je nach Methode geplant oder auch ungeplant erfolgen. So muss ein Ausflug sicherlich ausführlich geplant werden, während z. B. gesprächsorientierte Methoden AUCH während der pflegerischen Versorgung und Betreuung, bei der morgendlichen Körperpflege beispielsweise, also „nebenbei" eingesetzt werden können. Die Dokumentation der neuen Erkenntnisse sollte in jedem Fall selbstverständlich sein, um die Kolleginnen und Kollegen an den Ergebnissen der Biografiearbeit teilhaben zu lassen.

Darüber hinaus ist die Einbeziehung von Angehörigen in die Biografiearbeit – insbesondere in der Pflege von Kindern oder Menschen mit Demenz – wichtig, weil über diesen Personenkreis ergänzende biografische Aspekte in Erfahrung gebracht werden können z. B.. wenn die pflegebedürftige Person nicht mehr sprechen kann oder wenn Teile der Biografie auf Nachfrage nicht mehr erinnert werden können.

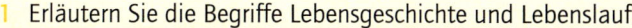

1 Erläutern Sie die Begriffe Lebensgeschichte und Lebenslauf.

2 Erklären Sie die individuellen sowie die historisch-kollektiven Erfahrungen in der Lebensgeschichte.

3 Nennen Sie die Ziele der Biografiearbeit.

4 Beschreiben Sie die Zielgruppen der Biografiearbeit mit ihren individuellen Besonderheiten.

5 Beschreiben Sie die Grenzen der Biografiearbeit und entwickeln Sie Möglichkeiten, diese Grenzen zu überschreiten.

6 Nennen Sie für jeden Bereich der Methoden der Biografiearbeit geeignete Beispiele zur Durchführung.

1 Erstellen Sie in der Pflegepraxis eine Biografie von einer zu pflegenden Person, indem Sie eine dokumentationsorientierte und eine gesprächsorientierte Methode der Biografiearbeit einsetzen. Werten Sie die Biografien anschließend in der Klasse aus, indem Sie historische und individuelle Ereignisse und Beschreibungen gegenüberstellen und miteinander vergleichen.

2 Erkundigen Sie sich bei Kolleginnen und Kollegen in der Pflegepraxis über deren Einschätzungen zur Relevanz von Biografiearbeit in der Pflege. Erstellen Sie aus den gewonnenen Ergebnissen eine Präsentation und veröffentlichen Sie diese z. B. in der Schule oder der Pflegepraxis.

3 Planen Sie mit der Klasse eine Veranstaltung, z. B. ein Erzählcafé, in dem die eingeladenen Personen aus ihrer Biografie berichten können.

Arens, Frank / Harjehusen, Heidemarie: Das Erzählcafé als biografische Methode. Ein Projekt in der Berufsfachschule Altenpflegehilfe. Aus: Die berufsbildende Schule 3–4/2006, S. 95 ff.

Arens, Frank: Projekt in der Altenpflegeausbildung: Essen und Trinken – mehr als Vitamine. Aus: Pflegezeitschrift 11/2005, S. 708 ff.

Geiger-Beck, Birgit: Geschichten des Lebens. Schüler der Altenpflegeschule Backnang haben ein interessantes Projekt zur Biografiearbeit durchgeführt. Aus: Altenpflege 2/2005, S. 27 ff.

Käse, Petra / Vering, Birgit: Gelebtes Leben. Richtig angewandt und vernünftig eingesetzt, kann Biografiearbeit das pflegerische Handeln erleichtern. Altenpflege-Schüler aus Hofgeismar haben interessante Erfahrungen mit der nicht ganz unumstrittenen Methode gemacht. Aus: Altenpflege 8/2004, S. 30 ff.

Ruhe, Hans Georg: Methoden der Biografiearbeit. Lebensgeschichte und Lebensbilanz in Therapie, Altenhilfe und Erwachsenenbildung. Juventa, Weinheim und München 2003

1.3   Menschenbilder

Bedeutung von
Leid, Tod und
Sterben in
verschiedenen
Religionen
Band 5, E 4

Religion, Weltanschauung, Kultur prägen unser Denken, Fühlen und Verhalten. Sie prägen unser Leben im Alltag auch dann, wenn es nicht um religiöse Fragen, **ethische** Entscheidungen oder kultische Handlungen geht. Sie formen „ihren" Menschen. Sie wirken in ihm selbst dann noch, wenn er glaubt, sich von ihren Vorstellungen, **Normen** und **Werten** gelöst zu haben. Längst haben sie seine Persönlichkeit geprägt bis hinein in unbewusste psychische Reaktionen und Reflexe. Sie lassen sich nicht leicht durch Vernunftargumente außer Kraft setzen, am allerwenigsten, wenn diese aus einem fremden Denken abgeleitet sind, das im Widerspruch zur eigenen Vorstellungswelt steht.

Beispiel: Es ist der muslimische Fastenmonat Ramadan. Die Behandlung einer türkischen Patientin erfodert, dass sie mindestens 3 Liter täglich trinkt, gleichmäßig über den Tag verteilt. Die Anordnung des deutschen Arztes und die Versuche der Pflegekraft, eine türkische Patientin von der Notwendigkeit des Trinkens zu überzeugen, können die höhere religiöse Norm des Pflichtfastens nicht außer Kraft setzen. Erst als der Arzt mit den Angehörigen der Patientin gesprochen hat, ändert sich die Lage. Die Angehörigen stellen sich entschieden hinter die Anordnung des deutschen Arztes und bitten ihren Hodscha (= Lehrer, Geistlicher), die Patientin zu besuchen. Nachdem dieser ihr erklärt hat, dass der Islam ausdrücklich kranke Menschen von der Pflicht des Fastens befreit, gibt sie ihre Weigerung zu trinken auf.

Die kulturelle Wirklichkeit unserer Gesellschaft ist zu einem bunten Mosaik geworden. Sie setzt sich nicht nur aus den großen Mosaiksteinen der Weltreligionen zusammen, sondern auch aus vielen kleinen Steinchen. Denn jede Weltreligion oder Weltkultur fächert sich wiederum auf in zahlreiche ethnische (= auf eine bestimmte Volksgruppe beschränkte) und regionale Traditionen, **Konfessionen, Sekten, Ordensgemeinschaften** und Vereinigungen, die oft miteinander konkurrieren oder unterschiedliche, ja gegensätzliche **Theologien** vertreten.

Beispiel: Die **Zeugen Jehovas** verbieten nicht nur Bluttransfusionen und den Wehrdienst, sondern lehnen auch die Feier des Weihnachtsfestes ab. Sie stellen sich damit, obwohl selbst eine christliche Glaubensgemeinschaft, in krassen Gegensatz zur christlichen Tradition. Die Kindertaufe ist in den meisten christlichen Kirchen üblich, nur nicht bei den **Baptisten,** die nur die Erwachsenentaufe praktizieren.

Religion ist die Gesamtheit aller Glaubensannahmen und Glaubenshaltungen eines Menschen oder einer Glaubensgemeinschaft.

Weltanschauung, Weltbild: die Gesamtheit der Auffassungen eines Menschen oder einer gesellschaftlichen Gruppe von der Welt.

Kultur ist der Inbegriff für all das, was der Mensch geschaffen hat, im Unterschied zur Natur.

Ethik ist die philosophische Wissenschaft vom Sittlichen, der Gesinnung, der Handlungen, ihrer Wirkungen und ihrer Werte und Normen.

Kultus, Kult: sind die nach festen Regeln durchgeführten Riten zur Verehrung einer Gottheit.

Normen: die geschriebenen und ungeschriebenen Regeln und Gesetze einer Gesellschaft

Werte: begründen die Normen und sind Gegenstand der Ethik

Konfession: eine öffentlich organisierte Bekenntnisgemeinschaft innerhalb einer Religion.

Sekte: in einem Konflikt von einer Konfessionsgemeinschaft abgespaltene Gruppe.

Ordensgemeinschaft: Gemeinschaft, die sich einer nach festen Regeln verordneten Lebensform und Verpflichtungen unterworfen hat. Die meisten religiösen O. leben äußerlich abgeschlossen zusammen. Die klösterliche (mönchische) Lebensform findet sich in fast allen Hochreligionen.

Theologie ist die Lehre von Gott, die systematische Reflexion und Formulierung von Glaubensaussagen über Gott bzw. Götter.

Wer mit kranken Menschen zu tun hat, kommt nicht nur mit ihrem Körper in Berührung, sondern mit ihrer ganzen Person und ihrem sozialen Umfeld. Den Pflegenden fällt der Umgang mit ihnen leichter, wenn sie auch ihre kulturellen Prägungen, ihre Einstellungen zu Krankheit und Sterben, zu Körper und Scham, zu Verlust und Trauer verstehen und sich auf sie einstellen können. Für die Patienten und ihre Angehörigen ist dies eine positive Erfahrung, die sie für Behandlung und Pflege öffnet und den Heilungsprozess fördert.

Durch diese Begegnungen erfahren die Pflegekräfte auch, dass ihre eigenen Sichtweisen und Verhaltensmuster religiös oder weltanschaulich geprägt sind. Diese ethischen Maßstäbe sind ebenso wenig allgemein gültig und selbstverständlich wie die fremdkultureller Menschen.

Das **Menschenbild** ist Teil der jeweiligen Gesamtsicht einer Kultur oder Religion auf Gott, Welt und Mensch. Wir können es daher nicht isoliert betrachten, sondern nur im Zusammenhang ihrer Gesamtsicht. Diese soll hier auf einige typische Grundzüge verkürzt dargestellt werden. Wir beschränken uns dabei auf Christentum, Islam, Hinduismus, Buddhismus und die alten Religionen Chinas.

Interkulturelle Pflege Band 5, B 2.1, K 5

1.3.1 Erlösungshoffnung im Christentum

Der Ursprung des Christentums liegt in Palästina. Viele zentrale Inhalte des christlichen Glaubens lassen sich auf jüdische Vorstellungen zu dieser Zeit zurückführen.

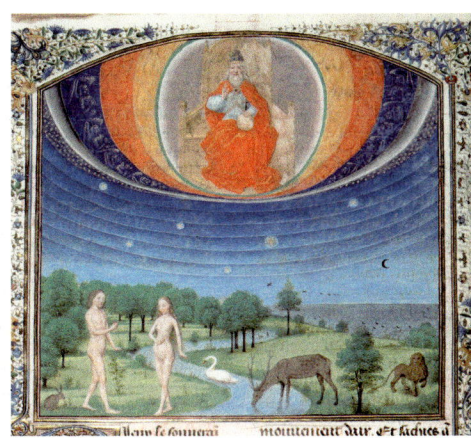

Schöpfergott des Christentums

Aus dem **Judentum** übernahm das Christentum die Vorstellung, dass der eine und einzige Gott alles Existierende in einem kosmischen Schöpfungsakt erschaffen habe, zuletzt auch den Menschen. Durch den Ungehorsam unserer Ureltern *Adam* und *Eva* gegen Gott, die daraufhin aus dem Paradies vertrieben wurden, seien Sünde und in ihrem Gefolge Leid und Tod in die Welt gekommen. Der Mensch habe seitdem die Neigung zum Bösen und bedürfe zu seiner Rettung der Gnade Gottes.

Der entscheidende Rettungsakt Gottes geschah in der Sendung seines Sohnes, der in der Person Jesu Christi als Mensch in die Welt kam, um durch dessen Tod am Kreuz und Auferstehung von den Toten den Teufelskreis von Sünde, Leid und Tod zu durchbrechen.

Jesus Christus wird nicht nur als Retter und Erlöser gesehen, sondern auch als Vorbild eines Gott wohlgefälligen Lebens. Da Leiden und Tod im Leben Jesu eine zentrale Bedeutung für das Heilsgeschehen haben – Jesus litt und starb „für uns" –, kann auch der Christ, der sich in der Nachfolge Jesu versteht, seine eigenen Leidenserfahrungen und seinen Tod positiv deuten. Dieses „zielgerichtete" Annehmen des Leidens verschafft ihm Anteil am heilsgeschichtlichen Erlösungswerk Christi.

Aus der väterlichen Liebe Gottes zu uns Menschen, besonders zu den Armen, Leidenden, Ausgestoßenen und den reuigen Sündern, folgt das Gebot der geschwisterlichen Liebe zum Mitmenschen. Im armen, hilfsbedürftigen Mitmenschen begegnet uns Gott, der ja in Jesus selbst die Gestalt des leidenden Menschen angenommen hat, um uns zu erlösen. Werke der Barmherzigkeit sind also nicht nur religiös besonders verdienstvoll, sondern in der Zuwendung zum Not leidenden Menschen sind wir Gott nahe.

In der frühen Begegnung mit bestimmten Richtungen der griechischen Philosophie fand eine dem jüdischen und urchristlichen Denken fremde Leib-Seele-Trennung Eingang in das christliche Menschenbild. Der Leib und insbesondere die Sexualität wurden zum Sitz des Bösen, personifiziert im Teufel oder Satan. Der Teufel bediene sich der Anfälligkeit des „Fleisches" für die Sünde, um die Seele von Gott abzuwenden und ins Verderben zu stürzen. Daraus entwickelte sich eine verhängnisvolle **Leibfeindlichkeit**, deren Auswirkungen bis in unsere Tage zu spüren sind. Im Menschenbild des Christentums, wie in seinem Gottesbild, spiegelt sich die alte **patriarchale Gesellschaftsordnung** wider, die dem Mann den Vorrang gibt, rechtlich, sozial und religiös.

patriarchale Gesellschaft, Blick in die Vergangenheit Band 1, D 1.3

1.3.2 Ergebenheit und Vertrauen im Islam

Der Islam kennt zwar in ähnlicher Weise wie Judentum und Christentum die Schöpfungsgeschichte und die Erschaffung von *Adam* und *Eva*, aber die Idee einer Erbschuld, die als Folge ihrer Ursünde der gesamten Menschheit weitergegeben wird, ist ihm fremd. Es bedarf daher auch keines heilsgeschichtlichen Erlösungswerks.

„Es gibt keinen Gott außer Allah ..." Diese erste und zentrale Aussage des islamischen Glaubensbekenntnisses wendet sich entschieden und kompromisslos gegen jede Form des Polytheismus (= Vielgötterei). Jesus Christus, der im Islam als großer Prophet verehrt wird, ist nur Mensch. Ebenso unvorstellbar ist eine Vergöttlichung Mohammeds, bei aller Überhöhung der Person ist auch er nur Allahs Prophet.

Der Muslim beginnt jede Handlung mit der Formel „Im Namen des *allbarmherzigen* Gottes". Dieser Begriff beinhaltet die Geborgenheit jedes Menschen in seiner ganzen Befindlichkeit und in all seinem Tun in jedem Augenblick. Und in seiner

Barmherzigkeit gab Gott den Menschen eine Ordnung, damit sie als Gemeinschaft der Gläubigen ihr Leben im Frieden mit Gott und untereinander führen können. Diese Ordnung, in Grundzügen schon im **Koran** niedergelegt, umfasst alle Lebensbereiche, die persönlichen Beziehungen in Familie und Gesellschaft genauso wie die kultischen Pflichten, die Politik, wirtschaftliche Ethik, das Rechtswesen und die Beziehungen zu Nichtmuslimen.

„Islam" lässt sich mit „völlige Hingabe" übersetzen. Es ist, ähnlich wie im Christentum, das bedingungslose Vertrauen des Menschen in den Willen und die Führung Gottes. Diese Souveränität Gottes in seinem Umgang mit Welt und Mensch lässt sich nicht kritisch hinterfragen. Sie ist absolut. Auch im Leiden.

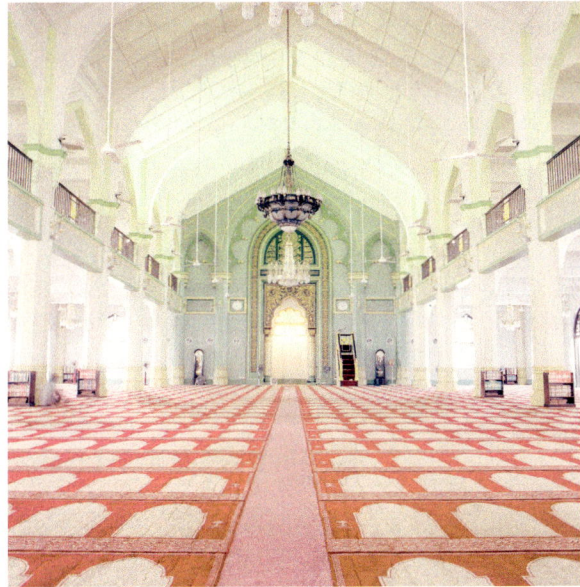

Gebetsraum
in einer Moschee

Verhaltensweisen in Krankheit und Leiden

Muslime tendieren dazu, Leiden und Schicksalsschläge hinzunehmen, ohne erkennbare Gegenwehr und protestierendes „Warum?" oder „Warum gerade ich?" Damit würden sie sich offen gegen Gott und seinen Willen stellen. Dies widerspräche dem Grundverständnis, das in der wörtlichen Bedeutung von *„muslim"* enthalten ist. Ihre Haltung gegenüber Leid, Alter und persönlichem Schicksal ist also eher passiv, nicht kämpferisch. Aktiver Widerstand wäre nicht „kompatibel" mit der Haltung der demütigen Hingabe an den Willen Gottes.

Leiden und Schmerzen offen zu zeigen, widerspricht dieser Haltung hingegen nicht. Unser „Heldentum" im Umgang mit Krankheit und Schmerz ist Muslimen eher fremd. Sie müssen im Leiden nicht tapfer oder opferbereit sein. Leiden ist Teil des natürlichen Lebens. Der Tod auch. Es gibt keine religiöse Überhöhung von Leiden und Tod. Mit seinem Klagen appelliert der Muslim unüberhör- und unübersehbar an die Gemeinschaft, seinem Anspruch auf emotionale Zuwendung und aktive Hilfeleistung gerecht zu werden. Diesen Anspruch auf die Solidargemeinschaft der Gläubigen hat er aufgrund der göttlichen Ordnung und er wird für seine Hingabe (*„Islam"*) an den Willen Gottes nach seinem Tod im Paradies reich belohnt.

Krankheit wird von muslimischen Patienten ganzheitlich erlebt: Der ganze Mensch ist krank, nicht nur das eine oder andere Organ. „Nebenbeschwerden" und „eigentliche Krankheit" werden kaum unterschieden. Die Darstellung der Beschwerden lässt oft ein Verständnis für die Unterscheidung von Ursache und Symptomen vermissen.

Krankheit wird als eine Störung gesehen, die schicksalhaft von außen kommt. Innere Ursachen, etwa solche, die man durch Fehlverhalten selber zu verantworten hat, sind schwer vorstellbar. So ist auch nicht leicht zu vermitteln, dass das eigene Verhalten Einfluss auf den Gesundheitszustand hat.

Doch genau an dieser Stelle sollte in der Krankenpflege behutsam gegengesteuert werden: gegen die Tendenz zur Passivität und gegen die Tendenz, die Verantwortung für die (Wiederherstellung der) Gesundheit zu „delegieren". Und der Islam bietet den Pflegenden sogar gute Argumente, denn er fordert ausdrücklich vom Muslim, dass er auf seine Gesundheit achte. Sie sei eine Gabe Gottes, mit der er pfleglich und zu seinem Nutzen umzugehen habe. Und am Ende seines Lebens werde er über ihren rechten Gebrauch vor Gottes Gericht Rechenschaft ablegen müssen.

1.3.3 Wege der Selbsterlösung in Hinduismus und Buddhismus

Der indische Subkontinent ist der Boden, der zwei der ältesten und bis heute wichtigsten Religionen hervorgebracht hat, Hinduismus und Buddhismus. Beide zerfallen wieder in zahlreiche verschiedene Richtungen und Strömungen, die sich regional herausgebildet und unterschiedliche Grade der Verbreitung gefunden haben.

Hinduismus: Die Einheit mit dem göttlichen Urprinzip und das ewige Rad der Wiedergeburten

Kastensystem: Mitgliedern einer sozialen Gruppe mit einem bestimmten Merkmal, das sie von anderen Gruppen unterscheidet, ist es lebenslang untersagt, diese Gruppe zu verlassen (z. B. durch Eheschließung oder Berufswechsel).

Der Hinduismus entwickelte sich aus dem *Weda,* einer Textsammlung der arischen Einwanderer aus der Zeit 1 500 –1 000 v. u. Z. (= vor unserer Zeitrechnung), aus dem sich dann der *Wedanta,* die höchst komplexe indische Philosophie entwickelte. Die wedische Urreligion kennt keinen Gründer. Ihr Götterkult bildete aufwändige Opferriten aus, die schließlich von „Spezialisten" überwacht und durchgeführt wurden. Diese formierten in der späteren Phase (1 000 –600 v. u. Z.) eine Priesterschaft, die *Brahmanen,* die im allmählich sich verfestigenden Kastensystem der Hindu-Gesellschaft die höchste Kaste bildeten.

Wenn uns auch der Hinduismus als eine Religion mit einem Himmel voller fantastischer Göttergestalten erscheint, so stimmt dieser Eindruck nur auf den ersten Blick. Die Götter selbst sind, wie die Welt und natürlich auch der Mensch, einem höchsten Prinzip, *Brahman,* unterworfen, das ewig und unerschaffen und undefinierbar ist. Alle Lebewesen besitzen einen Funken dieser universalen Kraft, *Atman,* die Seele oder das Selbst. Es sucht die Einheit mit dem *Brahman.*

Die oberste Gottheit stellt sich dar als Dreiheit der Götter *Brahma* (Schöpfer, nicht zu verwechseln mit *Brahman,* dem Urgrund allen Seins), *Schiwa* (Zerstörer) und *Vischnu* (Erhalter, dessen bekannteste Inkarnation der populäre Gott *Krischna* ist).

Alles Leben und alle Entwicklung verlaufen im Kreis. *Samsara* ist das Rad der Wiedergeburten, dem auch die Götter unterworfen sind. Die Seele setzt nach dem Tod ihrer physischen Hülle ihre „Seelenwanderung" im Körper eines neugeborenen Menschen oder Tieres fort. Das eherne Gesetz von Ursache und Wirkung, das *Karma,* bestimmt darüber, in welchen Körper sich die Seele *re-inkarnieren* wird. Der Mensch hat es durch sein moralisches Verhalten also selbst in der Hand, in welcher Gestalt die Seele ihr nächstes Leben führen wird. Sünde folgt aus Unkenntnis und führt zu einem schlechten *Karma,* wer Gutes tut, verschafft sich

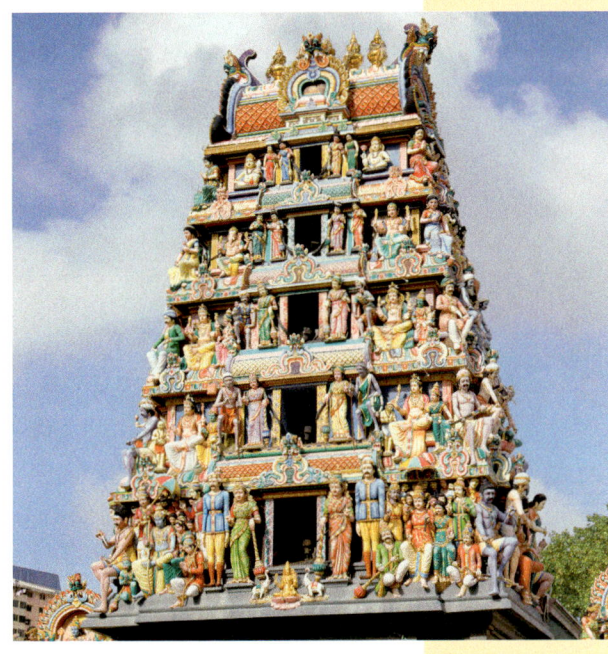

Hindu-Tempel in Singapur – „ein Himmel fantastischer Göttergestalten"

ein gutes *Karma*, mit der Aussicht auf ein besseres Leben in der nächsten Reinkarnation. Allerdings: Auch ein gutes *Karma* erlöst nicht aus dem *Samsara.*

Das höchste Ziel der menschlichen Entwicklung ist daher, sich zu befreien aus diesem ewigen Kreislauf, der immer aufs neue Begierde („Durst") und Leid, Unglück und Tod bedeutet. Dies gelingt nur durch radikale Loslösung von allem, was die Welt bietet. Diese kann auf verschiedene Weise in die Praxis umgesetzt werden. Extreme Askese und *Joga* sind die bekanntesten Wege. Ein weiterer Weg ist die Hingabe des Einzelnen, vorzugsweise an seinen persönlichen „Lieblingsgott", mit der Hoffnung, dass jener ihm dafür die Erlösung schenke – ein weites Feld für die vielfältigsten Traditionen der Volksreligiosität.

Wenn sich die Frage, wie Heil und Erlösung zu erreichen sind,
- für den Christen (und Juden) im heilsgeschichtlichen Eingreifen Gottes, das den gefallenen Menschen mit seinem Schöpfer versöhnt, beantwortet,
- für den Muslim in der Rechtleitung durch das Wort Gottes, in dem sich dem Menschen Gottes Wille und der beste Weg zum Heil offenbart, so erreicht
- der Mensch im Hinduismus das Heil durch einen langen Prozess der Selbsterlösung. Sie ist identisch mit dem vollkommenen Freiwerden von allen Wünschen, Bedürfnissen, Leidenschaften und irdischen Abhängigkeiten (Nirwana).
- Dies gilt ähnlich für den Buddhisten, der zwar das Ziel der Selbsterlösung vom Hinduismus übernimmt, aber auf einem anderen Weg dorthin gelangt.

○
○   **Buddhismus** bedeutet, die Buddha-Natur des Menschen offenbaren.

Der Buddhismus setzt also genau bei der Frage des gläubigen Hindu an: Wie entkomme ich dem ewigen Rad der Wiedergeburten?

Es war eine historische Person namens ***Gautama Siddharta,*** die diesen Weg entdeckte und persönlich ging, bis sie schon zu Lebzeiten den Zustand des *Buddha* und damit das *Nirwana* erreichte. *Nirwana* bezeichnet den Zustand der absoluten Leere, das Verlöschen des Selbst mit all seinen Regungen, bedeutet Ruhe und Frieden. Der geschichtliche *Buddha* wird damit zum Führer, Lehrmeister und Vorbild für alle, die ihm auf diesem Weg nachfolgen. Während der Hinduismus – ähnlich wie das Judentum – eine Kultur darstellt, in der Religions- und Volkszugehörigkeit lange kaum voneinander zu trennen waren, überschreitet der missionarische Buddhismus schon früh die Grenzen seines Ursprungslandes Indien.

Im Buddhismus ist der Mensch grundsätzlich gut. Er trägt seine wahre Natur, die „Buddha-Natur", in sich. Die Reinigung von den Befleckungen der irdischen Begierden ist die Voraussetzung für die Aufhebung des Leidens und die Erleuchtung, die Erlösung und Glück bedeutet. Erreicht wird dieser Glückszustand *(Nirwana),* der die Buddha-Natur offenbart, auf dem *„Achtfachen Pfad",* der detaillierte Anweisungen zur Befreiung aus eigener Kraft gibt. Charakteristisch für den Buddhismus ist im Unterschied zum Hinduismus, dass er den so genannten „Mittleren Weg zur Erleuchtung" lehrt und die Extreme der totalen Askese wie der Ekstase ablehnt. Streng genommen ist der Buddhismus eine „gott-lose" Religion, gelten doch selbst die Götter als Teil der Scheinwirklichkeit.

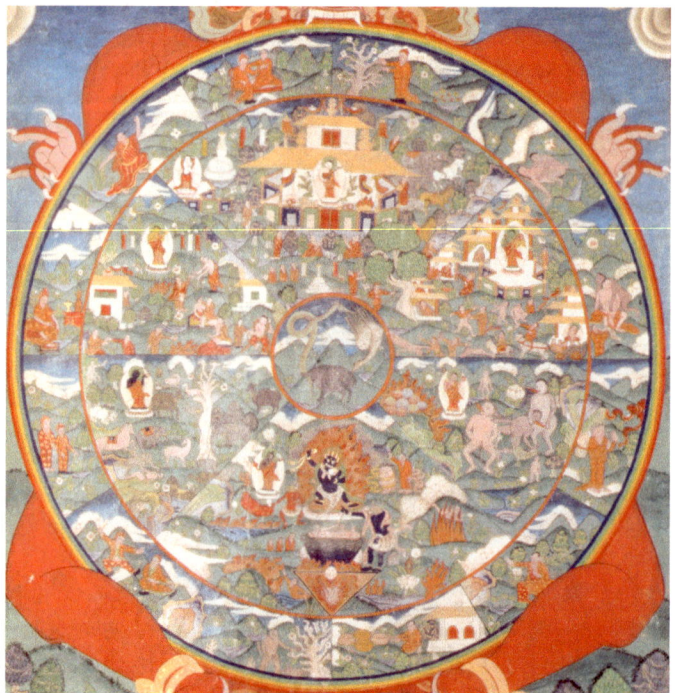

Samsara –
das Rad der Wiedergeburten

Der Mensch ist unwissend. Er muss das Wesen dieser Welt, ihre Vergänglichkeit und Leidhaftigkeit erkennen und lernen, für sich Verantwortung zu tragen und dies in voller Entscheidungsfreiheit. Es gibt keinerlei Zwang. Dieser Gedanke der Selbstverantwortung des Menschen findet seine Ergänzung in dem der Hinwendung und Liebe zum Mitmenschen, gepaart mit der Haltung der Geduld und Toleranz.

Der Zustand des *Nirwana* kann in unvollkommener Weise schon zu Lebzeiten eintreten. Im Tod erlangt der Mensch schließlich die vollkommene Ruhe, das „Erlöschen", und mit ihr die Erlösung aus dem karmischen Zwang zur Wiedergeburt.

Der kranke und behinderte Mensch

Krankheit, ebenso Behinderung, lässt sich nach der *Karma*-Lehre folgendermaßen deuten: Gesundheitliche Störungen sind die Folge einer Ansammlung karmischer Belastungen. Ein Übermaß von schlechtem *Karma* – die Ursache ist im Verhalten des Menschen, in seinen Taten, Worten und Gedanken, zu suchen – macht krank. Bei angeborenen Behinderungen und genetisch bedingten Krankheiten liegt die karmische Belastung in den vorigen Leben. Jede Erbanlage, sei sie positiv oder negativ, ist somit das Ergebnis eines ganz spezifischen Selektionsprozesses, der sich aus den Handlungen in den früheren Generationen erklärt. Allerdings führen Behinderung und Krankheit nicht zu Diskriminierung und Ausgrenzung, da in karmischer Sicht generell jeder Mensch, solange er noch nicht die Stufe der Erleuchtung erreicht hat, sich im Zustand des Leidens und der Behinderung befindet.

Die wichtigste Tugend im Buddhismus ist das Mitgefühl. Der Kranke, der Behinderte wird nicht gedrängt, sich zu ändern. Er wird akzeptiert, wie er ist, und versorgt und bleibt als einer, der auf diese Weise sein *Karma* austrägt, in die Gesellschaft integriert. Für sein karmisches „Konto" und damit für sein Schicksal bleibt er letztlich selbst verantwortlich (im Sinne von Krankheit als Chance). Medizin ist also auch geduldiges Begleiten des Patienten auf seinem schweren Weg, die Krankheit (und damit sein Schicksal) anzunehmen, anstatt die Kraft in einem sinnlosen Abwehrkampf gegen die Krankheit zu vergeuden. Da die Krankheit ein Teil der ganzen Person ist, würde der Leidende nicht nur gegen die Krankheit kämpfen, sondern gegen sich selbst.

> **Bezugswissenschaft:** Die Anthroposophie hat die Karma-Idee nicht nur in ihr philosophisches Weltbild übernommen, sondern setzt sie auch um in ihrer praktischen Arbeit am Menschen: in der Pädagogik (Waldorf-Schulen), in der Heilpädagogik und in der Medizin.

1.3.4   Chinas praktische Philosophie: Konfuzianismus und Taoismus

Buddhismus in China und Japan

Der Hinduismus blieb im Wesentlichen auf den indischen Raum beschränkt; der Buddhismus jedoch, der sich bald von der sozialen Ungleichheit des Kastensystems distanzierte, konnte sich im Fernen Osten dauerhaft festsetzen. Bei uns bekannt geworden sind vor allem die japanische Spielart des **Zen-Buddhismus,** dessen Meditationstechniken längst Eingang in die westliche Psychotherapie und sogar in katholische Klöster gefunden haben, sowie der tibetische **Lamaismus** (mit dem populären *Dalai Lama* als Oberhaupt).

Konfuzianismus: Sittengesetz und Staatsreligion

Prägend für die Verhältnisse in Staat und Gesellschaft Chinas, insbesondere für die Ethik, war **Kung-futse,** dessen Schriften im 6. Jahrhundert v. u. Z. den **Konfuzianismus** begründet haben. Dessen Bedeutung der Familie als Fundament des Staates und die Tugenden der Menschenliebe, Gerechtigkeit und Ehrerbietung gegenüber dem Alter und den verstorbenen Ahnen erleben zurzeit in China eine Renaissance.

Taoismus: Einheit und Polarität

Die ursprüngliche Religion in China ist der **Taoismus.** Das *Tao,* wörtlich: „Weg", „Bahn", ist Urgrund und Urgesetz des Seins, das alle Erscheinungen der Welt hervorbringt und in ihnen wirkt. Es ist mit dem Verstand nicht erfassbar, nur in mystischer Versenkung. Die Idee des *Tao* wurde im 4. und 3. vorchristlichen Jahrhundert unter anderem von **Lao-tse** zum philosophischen Taoismus weiterentwickelt.

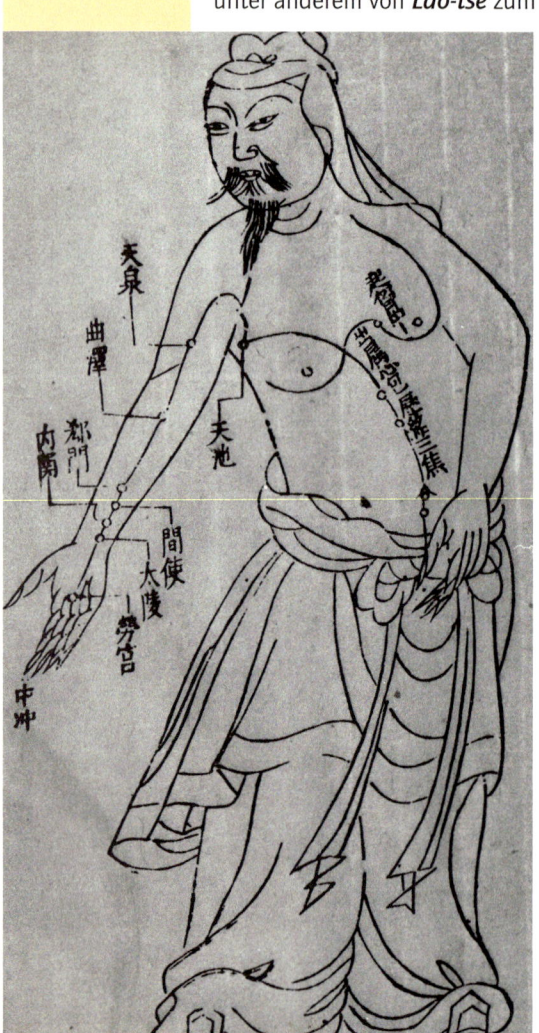

In dieser Epoche entstand ebenfalls eine Naturphilosophie, die auch uns geläufig ist: das Prinzip des Gegensatzes von *Yin* („dunkel") und *Yang* („hell"). Ist das *Tao* die Urkraft, die das energetische Gleichgewicht des Universums reguliert, so lassen sich alle Wesenheiten einem der beiden Prinzipien zuordnen. *Yin* und *Yang* schließen einander aus, aber das eine kann nicht ohne das andere existieren. Zwischen den beiden Polen fließt die Energie. Wenn dieser Fluss gestört ist, ist die Harmonie gestört. Diese Störung wird als Krankheit erlebt.

Verständnis von Gesundheit und Krankheit

Die Ursache, eine Blockade des Energieflusses *„Qi"* in dem polaren Spannungsfeld zwischen *Yin* und *Yang* oder ein Mangel an Körper-*Qi,* kann durch eine Vielzahl von Techniken medizinischer oder mentaler Art beseitigt werden, die zum Ziel haben, die Selbstheilungskräfte zu aktivieren. Die aktive Beteiligung des Patienten in diesem Prozess ist Voraussetzung für den Erfolg.

Akupunkturpunkte der chinesischen Heilkunde

Aufgabe der Medizin ist es in erster Linie, die Harmonie zu erhalten (präventiv) und erst in zweiter Linie für die Beseitigung der Energieblockade (= Krankheit) zu sorgen (kurativ). Die Regel im alten China, wonach der Arzt bezahlt wurde, solange der Mensch gesund blieb, und die Bezahlung ausgesetzt wurde, sobald er krank wurde, macht deutlich, wie konsequent der präventive Ansatz in der traditionellen chinesischen Medizin umgesetzt wurde.

1.3.5 Der westliche Mensch und das plurale Angebot an Spiritualität

Die weltanschauliche Krise in den westlichen Gesellschaften hat ein spirituelles Vakuum hinterlassen, das besonders die Heilslehren aus dem hindu-buddhistischen Kulturkreis anzog, sodass Elemente der östlichen Spiritualität selbst in Kreise kirchlich gebundener Christen Eingang fanden.

Neuerdings erfahren auch religiöse Gruppierungen einen verstärkten Zulauf, die man unter den Sammelbegriff „Neuheidnischer Antirationalismus" stellen kann. Diese Formen von Underground- oder Gegenkulturen präsentieren sich in der finsteren Kleidung von Satanskulten oder in einer kultisch ritualisierten Naturromantik, greifen auf Gestalten oder Gottheiten eines völkischen Mythos zurück oder beleben das Hexenwesen neu – ihnen gemeinsam ist der Griff nach dem Mythos und der Verzicht auf eine ethisch-praktischen Bewährung im Alltag.

> Weltanschaulicher Pluralismus erfordert Toleranz im Umgang mit Patienten.

Die heutige weltanschauliche Pluralität bildet sich auch im Gesundheits- und Krankheitsverhalten ab. Längst haben wir uns in der Pflege an die individuelle Kombination von Schul- und alternativer Medizin gewöhnt. Selten jedoch kennen die Pflegenden den ethischen oder religiösen Hintergrund der Menschen, mit denen sie zu tun haben. Ähnlich wie bei der Biografiearbeit kann die Pflegekraft durch den tolerierenden Umgang mit Informationen über die individuelle ethische Basis des Patienten vermeiden, dass seine inneren Konflikte sich in äußere verwandeln. Konflikte belasten und beeinträchtigen den Heilungsprozess.

Biografiearbeit Band 1, A 1.2
Ethik Band 1, H 3

Es war an den Beispielen einiger Hochreligionen zu sehen, wie unterschiedlich die Menschenbilder sein können und wie verschieden Krankheit verstanden wird. Unsere moderne Gesellschaft lässt sich längst nicht mehr reduzieren auf einige wenige Denk- und Verhaltensmuster, es muss generell von der verbreiteten Individualisierung von Menschenbild und Ethik ausgegangen werden. Ob sie nun in starren Normen auftritt, wie zum Beispiel in der eingangs erwähnten Verweigerung von Bluttransfusionen bei Jehovas Zeugen, oder in einem Grundmisstrauen eines Esoterikers, der mit großen Vorbehalten gegen die allopathische Medizin in die Behandlung kommt – wenn man sich bewusst macht, dass auch wir in diesem bunten Fächer der Denkmuster nur einen winzigen Ausschnitt repräsentieren, wird es leichter fallen, anderen jene Toleranz entgegenzubringen, die einen zum Wohl des Patienten handlungsfähig werden lässt.

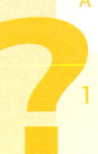

1 Erklären Sie, warum Ihnen das Wissen um die Religion und den Kulturkreis, aus dem Ihr Patient stammt, den Umgang mit ihm erleichtern kann.

2 Was ist mit dem Begriff „Erlösungshoffnung" im Judentum und Christentum gemeint?

3 In welchen der vorgestellten Weltreligionen gibt es einen Gott, in welchen gibt es mehrere Götter und in welchen gibt es keinen Gott?

4 Erklären Sie mit eigenen Worten Samsara, das Rad der Wiedergeburten.

5 Erklären Sie aus dem chinesischen Kulturkreis die Bedeutung von Yin, Yang und Qi.

1 Ein muslimischer Patient mit einem komplizierten Oberschenkelbruch, der mit einem Fixateur externe versorgt wurde, zeigt einige Verhaltensweisen, die Sie vor dem Hintergrund des islamischen Menschenbildes richtig interpretieren und auf die Sie angemessen reagieren können.

a) Er klagt laut und permanent über alle möglichen „Kleinigkeiten", obgleich er eigentlich momentan keine Schmerzen haben sollte.

b) Obwohl auf Ihrer Station keine Einschränkungen für Besuchszeiten oder Besuchermengen gelten und den Patienten viele Verwandte besuchen, klingelt er (Ihrer Ansicht nach unnötig) oft nach Ihnen.

c) Der Patient verweigert alle Mitarbeit an seiner Gesundung und ignoriert auch Ihre kleinen Tipps, wie er sich die momentane Lage erleichtern könnte, als ob er sie gar nicht verstünde.

d) Der Patient beklagt sich bei Ihnen, der Arzt sei nicht gut, weil er immer noch krank sei und Schmerzen habe. Sie sollen dafür sorgen, dass sich der Oberarzt seine Wunde anschaut, und zwar noch heute.

Erklären Sie jede dieser Verhaltensweisen auf dem Hintergrund der muslimischen Auffassung von Schmerz und Krankheit. Entwerfen Sie Verhaltensmuster für Ihre jeweilige Reaktion als Pflegekraft, und zwar kurzfristige und langfristige.

2 Eine unauffällige alte Dame in „Ihrem" Pflegeheim ist täglich in eine kleine katholische Kapelle gegangen, bis sie sich bei Glatteis den Oberschenkelhals gebrochen hat. Bettlägerig wird sie nun täglich „immer weniger". Oft sieht man sie den Rosenkranz beten, essen und trinken dagegen vergisst sie vollständig. Wenn die Pflegenden sie darauf hinweisen, isst und trinkt sie, um „der netten Schwester" einen Gefallen zu tun. Auf Nachfrage beteuert sie stets, dass es ihr gut gehe.

a) Wie beurteilen und interpretieren Sie das Verhalten der Patientin?

b) Wie könnten Sie auf dem Hintergrund der christlichen Auffassung von Krankheit und Sterben darauf reagieren?

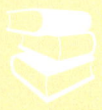

Becker, Silke A./Wunderer, Eva/Schultz-Gambard, Jürgen: Muslimische Patienten. Ein Leitfaden zur interkulturellen Verständigung in Krankenhaus und Praxis. Zuckschwerdt, 3. Auflage, München 2006

Staguhn, Gerhard: Gott und die Götter. Die Geschichte der großen Religionen. dtv Reihe Hanser, München 2006

1.4   Arbeiten mit Leitbildern

Ein **Leitbild** ist die schriftliche Formulierung einer Unternehmensphilosophie. Es ist Grundlage und Ausdruck der Unternehmenspolitik, die sich nachvollziehbar in der praktischen Umsetzung, also der alltäglichen Arbeit, wiederfindet.

In einem Leitbild werden

- ◆ die Vorstellungen, Werte und langfristigen Ziele
  - – für den Umgang mit den Kunden und
  - – zwischen Mitarbeitern und Hierarchieebenen
  eines Krankenhauses oder einer Gesundheitsorganisation sowie
- ◆ das angestrebte Erscheinungsbild in der Gesellschaft

als Zukunftsvision schriftlich fixiert. Leitbilder vermitteln eine klare Vision gemeinsamer Werte. Durch sie werden die langfristigen Unternehmensziele transparent gemacht. Sie dienen als Orientierungsrahmen für das Handeln aller Mitarbeiter. Leitbilder vermitteln Verhaltenssicherheit und Basisorientierung. Leitbilder sollen Identität, Identifikation, Motivation, Loyalität, Transparenz, Vertrauen, Verlässlichkeit und ein positives Image schaffen und/oder fördern.

Identität bedeutet so viel wie „innere Einheit der Person" (Duden) und im Zusammenhang mit dem Leitbild das Bewusstsein um das eigene Berufsverständnis.

Identifikation = Die Berufsrolle wird mit Professionalität ausgefüllt.

Im Fall von Berufspflege bedeutet dies

- ◆ Unterstützung bei bzw. Übernahme von Aktivitäten des täglichen Lebens wie Körperpflege, Mobilisation, essen und trinken, ausscheiden usw.

- ◆ Übernahme von therapeutischen Maßnahmen wie Verbandwechsel, Injektionen, Katheterismus usw.

- ◆ Anleitung sowohl der Kranken als auch ihrer Familienangehörigen zu gesundheitserzieherischen Maßnahmen, Anleitung zur Selbsthilfe, Begleiten der Aktivierung usw.

- ◆ Begleitung und Unterstützung in Krisensituationen (z. B. beim Sterbeprozess)

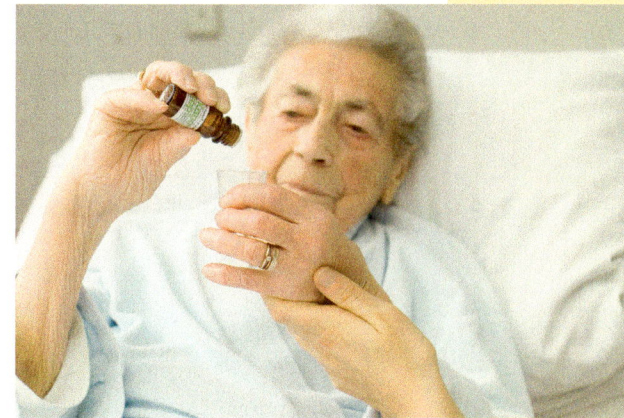

Anleitung zur Selbsthilfe

- ◆ Anleitung, Begleitung, Beurteilung und Kontrolle der Schülerinnen, des Hilfspersonals

- ◆ Zusammenarbeit mit anderen Berufsgruppen z. B. Ärzten, Physiotherapeuten usw.

Motivation = das Einbringen von eigenen kreativen Gedanken und die Umsetzung im Arbeitsalltag zum Wohle des Kunden, sprich Pflegeempfängers.

Loyalität = emotionale Verbundenheit mit dem Unternehmen, ein hohes Engagement und aktive Mund-zu-Mund-Propaganda

Transparenz = offener Umgang des Unternehmens mit seinen Mitarbeitern, die Offenlegung der Unternehmensziele

Vertrauen und Verlässlichkeit = sowohl Arbeitgeber als auch Arbeitnehmer verhalten sich zueinander und den Kunden gegenüber vertrauensvoll und verlässlich, eingegangene Verpflichtungen werden eingehalten.

Positives Image = Der „Ruf" eines Unternehmens in der Öffentlichkeit, in unserem Fall eines Krankenhauses, Pflegeheims oder einer Rehabilitationseinrichtung, spielt die größte Rolle für den Erfolg. Im Gesundheitswesen sind vor allem gute pflegerische und ärztliche Leistungen der Gradmesser für die Zufriedenheit der Kunden.[III]

Seit einigen Jahren gibt es wegen des verschärften Konkurrenzkampfes, der Spezialisierung der Einrichtungen sowie eines stärkeren Qualitätsmanagements immer deutlichere Tendenzen der Unternehmen zur Zertifizierung (= Beglaubigung, Bescheinigung). Um eine Zertifizierung zu bekommen, müssen vorher festgelegte qualitative Bedingungen erfüllt sein und es werden in den Unternehmen Qualitätsmanager mit diesen Aufgaben betraut.

Qualitätsmanagement Band 1, F 3.1

Im Rahmen dieser QM-Maßnahmen wird auch ein Leitbild entwickelt. So finden wir heute in den meisten Kliniken bereits ein Leitbild vor. Zuweilen allerdings erscheint das Leitbild eines Betriebs wie Staffage und zwischen dem gewählten Leitbild und der praktizierten Arbeit klaffen Abgründe.

Leitbilder machen nur dann Sinn, wenn sie tagtäglich von allen im Betrieb Tätigen gelebt werden.

An den folgenden Beispielen lässt sich erkennen, wie unterschiedlich Leitbilder sein können:

1. Beispiel (des fiktiven Krankenhauses am Felixplatz)

Der Patient ist Kunde in unserem Haus.

Er ist auf uns angewiesen, aber wir auch auf ihn.

Er unterbricht uns nicht bei der Arbeit.

Er ist das Ziel unseres Wirkens.

Er ist kein Fremder in unserem Haus, sondern der eigentliche Teil.

Nicht nur wir tun ihm einen Gefallen, indem wir ihn behandeln und pflegen, sondern er auch uns, indem er uns die Möglichkeit dazu gibt.

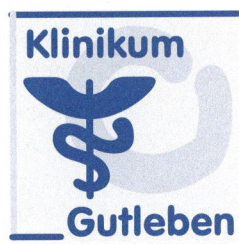

2. Beispiel

Präambel

Das Städtische Klinikum Gutleben bietet moderne, am aktuellen Stand der Wissenschaft orientierte, qualitätsgesicherte medizinische Leistungen.

Wir behandeln und begleiten die Patienten und Patientinnen und ihre Angehörigen. Die Freude am Umgang mit Menschen ist uns Richtschnur in allen Situationen.

Ohne Qualität ist alles nichts

Durch Orientierung unserer Diagnostik und Therapie am aktuellen Stand der medizinischen Wissenschaft, durch hohe fachliche und persönliche Kompetenz der Mitarbeiterinnen sowie verantwortungsvolles Umsetzen von Innovationen erreichen wir das bestmögliche, qualitätsgesicherte Behandlungsergebnis, eine hohe Patientensicherheit und eine hohe Patientenzufriedenheit.

Bei uns sind Sie in guten Händen

Als Hilfe suchender Mensch stehen Sie und auch Ihre Angehörigen im Zentrum unseres Handelns.

Wir nehmen Ihre Situation und Ihre Bedürfnisse ernst.

Wir begegnen Ihnen offen, freundlich und hilfsbereit.

Wir sprechen eine verständliche Sprache.

Wir legen Wert auf einen würdevollen Umgang.

Wir sind geduldig und ehrlich.

Wir achten unsere Kolleginnen und Kollegen

Eine hohe Motivation und Zufriedenheit sind unabdingbare Voraussetzungen für die Identifikation der Mitarbeiterinnen mit unserer Klinik. Die Mitarbeiterinnen sind das wertvollste Kapital der Klinik. Das Wissen, die Erfahrungen und Fähigkeiten der Mitarbeiterinnen werden gefördert. Wir achten uns gegenseitig und übernehmen Verantwortung. Wir gehen fair und freundlich miteinander um. Wir erreichen einen hohen Grad an Professionalität durch fundierte Aus-, Fort- und Weiterbildung.

Qualität und Wirtschaftlichkeit schließen sich nicht aus

Eine Klinik kann nur existieren, wenn Aufwand und Ertrag in einem gesunden Verhältnis zueinander stehen und ein Kosten deckendes Ergebnis erzielt wird. Wir erreichen dies durch transparentes Handeln, verantwortungsvollen Umgang mit den vorhandenen Ressourcen, kontinuierliche Verbesserung der Abläufe und zielorientierte Investitionen.

45

3. Beispiel (entwickelt von der AG Pflegeleitbild des Uniklinikums Ulm)

Ethische Grundhaltung

- Wir wahren die Würde aller Menschen.
- Wir achten die Einzigartigkeit des Menschen.
- Wir achten das Leben und das Sterben.

Selbstverständnis der Pflegenden

- Wir definieren uns als eigenständige Berufsgruppe und arbeiten als verantwortliche Partner in einem therapeutischen Team.
- Wir bieten unseren externen Partnern, seien es niedergelassene Ärzte, andere Krankenhäuser oder weiterversorgende Einrichtungen, ein Höchstmaß an Leistungssicherheit und Kooperation.
- Wir sehen unsere Aufgabe in der Förderung und Wiederherstellung von Gesundheit, in der Beratung, der Verhütung von Krankheit, der Linderung von Leiden und der Begleitung sterbender Menschen.
- Wir fördern die Selbstständigkeit, die Entscheidungsfähigkeit sowie die Eigenverantwortlichkeit der Patienten.
- Wir fördern in unserer Beratung auch die Auseinandersetzung mit veränderten Lebensbedingungen.
- Wir arbeiten nach dem Pflegeprozess.
- Wir verpflichten uns zur Weiterentwicklung und Verbesserung von Pflegekonzepten, Pflegemethoden und -techniken unter Berücksichtigung pflegewissenschaftlicher Erkenntnisse.
- Wir haben das Ziel, eine hohe Pflegequalität zu gewährleisten.
- Wir unterstützen eine Atmosphäre der Offenheit, des Vertrauens und der gegenseitigen Akzeptanz.

Verständnis der Beziehung zwischen Patienten und Pflegenden

- Wir sehen den Patienten im Mittelpunkt unseres Handelns.
- Wir betrachten den Patienten als Kunden unserer Dienstleistung mit dem berechtigten Anspruch, nach dem aktuellen Stand der Krankenpflege betreut zu werden.
- Wir begegnen unseren Kunden zuvorkommend und freundlich, unser Ziel ist ihre Zufriedenheit.
- Wir betrachten den Patienten als gleichberechtigten Partner und planen gemeinsam mit ihm seine Pflege und Betreuung.
- Wir respektieren die Bedeutung des sozialen Umfelds und beziehen die Angehörigen der Patienten in die Beratung und in die Betreuung mit ein.

Führungsverständnis

- Wir identifizieren uns mit den Zielen dieses Leitbilds und tragen als Teil des Klinikums mit unserer Leistung zur Darstellung, Erhaltung und Weiterentwicklung dieser Einrichtung bei.
- Wir pflegen einen partnerschaftlichen Umgang miteinander, respektieren die Persönlichkeit des Einzelnen und fördern die Atmosphäre der Offenheit und des Vertrauens.
- Wir schaffen transparente Führungsstrukturen und Entscheidungswege.
- Wir streben einen Führungsstil an, der Mitarbeiter in Entscheidungsprozesse miteinbezieht, ausreichende Information bereitstellt und gewährleistet sowie die Kooperation und Kommunikation mit anderen Berufsgruppen fördert.

Pflegeprozess
Band 1, E 1

- Wir fördern eine stetige Weiterentwicklung der sozialen und fachlichen Kompetenz der Mitarbeiter.
- Wir verpflichten uns zur ständigen Sicherung und Weiterentwicklung der Qualität unserer Arbeit.
- Wir verpflichten uns zur Einhaltung von wirtschaftlichen und ökologischen Grundsätzen.

4. Beispiel (entwickelt von Mitarbeitern des Ausbildungszentrums
      für Pflegeberufe am Robert-Bosch-Krankenhaus in Stuttgart)

„Jeder soll mitwirken zum Wohle des Ganzen." (Robert Bosch)

Die Menschen, die uns **berühren**: Sie sind mehr als Patienten, Kunden oder Kollegen. Sie sind Menschen wie du und ich. Darum ist die Pflege am Robert-Bosch-Krankenhaus individuell, fachkundig, flexibel – und vor allem menschlich.

Wir **begreifen** den Menschen in seiner Gesamtheit. Jeder, der sich uns anvertraut, verdient Respekt vor seinen individuellen Bedürfnissen. Schließlich ist es unser Ziel, dass Patienten wieder ihre Eigenständigkeit und Unabhängigkeit zurückerlangen. Im Sinn des Pflegeprozess-Modells ermutigen, beraten und schulen wir auch die Angehörigen. Gemeinsam tun wir alles, damit der Kranke wieder gesund wird und der chronisch Kranke seine Lebensqualität erhält. Und wir begleiten den Sterbenden, damit er bis zuletzt seine Würde behält.

Wir **gestalten** unsere berufliche Zusammenarbeit im Team zum Wohl der Patienten. Herausforderungen gemeinsam anpacken, das ist unsere Stärke. Das gilt für uns und alle, die mit uns zusammenarbeiten: Kollegen, Ärzte und Therapeuten. Denn wir wissen, dass wir im Team mehr bewegen können. Wir sprechen miteinander – und wir hören einander zu. Wir geben unsere Erfahrungen weiter und sorgen dafür, dass alle Kollegen gut eingearbeitet und Auszubildende qualifiziert angeleitet werden.

Wir möchten **vorangehen**, indem wir nach neuen Erkenntnissen streben: Wir tun dies in unserer Arbeit für uns selbst. Wir lernen von Kollegen und Mentoren, von Menschen, die mit uns arbeiten und die uns begleiten. Das vermittelt neue Einblicke und manchmal auch eine neue Sicht der Dinge. Dadurch sind wir fähig, Verantwortung zu übernehmen und Entscheidungen zu treffen.

Der wirtschaftliche und verantwortliche Umgang mit Ressourcen nützt uns allen. Für die vernünftige Verbindung von Ökonomie und Ökologie setzen wir uns mit Nachdruck ein, denn **erhalten** heißt nicht nur bewahren, sondern auch bekommen.

Wir **orientieren** uns an den Inhalten dieses Leitbilds. Es stärkt unsere Gemeinsamkeiten und ist richtungsweisend für unseren Weg und unsere Entwicklung. Jeder von uns verpflichtet sich, im Alltag vorzuleben, was hier als Grundlage und Maßstab unseres Handelns formuliert ist.

Pflegeprozess
Band 1, E 1

5. Beispiel
(einer Altenpflegeeinrichtung der Evangelischen Heimstiftung e. V.)

Unsere Vision:
Wir begegnen Menschen in einer Haltung, die sich an christlichen Werten orientiert.

Mit unserer qualifizierten Arbeit begleiten wir unsere Kunden, um ihnen in jeder Situation ein Höchstmaß an Selbstbestimmung zu ermöglichen.

6. Beispiel
(einer Einrichtung der Behindertenbetreuung Mariaberger Heime e. V.)

Unsere Leitidee: Von Mensch zu Mensch.

Unsere Vision ist das Zusammenleben von Menschen mit und ohne Benachteiligungen. Unsere Aufgaben führen wir entsprechend unserer Leitidee „von Mensch zu Mensch" aus, das heißt, wir stehen den Menschen, die unsere Leistungen in Anspruch nehmen, auf Augenhöhe gegenüber und achten ihre Rechte als Bürgerinnen und Bürger. Wir setzen uns in unserem Alltag und in der Gesellschaft für einen fairen Interessenausgleich ein.

Florence Nightingale Band 1, D 1.1.2

Auch Schulen können sich zertifizieren bzw. sich Leitbildern verbunden fühlen. Ein sehr knapp und treffend formuliertes Schulleitbild, das den hohen Anspruch an die Ausbildung der Pflegekräfte verdeutlicht, hat schon Mitte des 19. Jahrhunderts Florence Nightingale fomuliert:

> *Krankenpflege ist Kunst und Wissenschaft. Unsere Aufgabe ist es, Gesunden und Kranken bei der Bewältigung von Gesundheitsproblemen zu helfen.*

Ausbildungsgesetze und -verordnungen Band 1, A 2.1

Schulleitbilder können sich auch beziehen
♦ auf die Philosophie der Schule oder
♦ auf die Ausbildungsziele nach dem Gesetz über die Ausbildung der Gesundheits- und Krankenpflegerinnen bzw. Altenpflegerinnen.

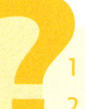

1 Warum kann ein formuliertes Leitbild für ein Unternehmen wichtig sein?
2 Was bedeutet es, wenn sich eine Einrichtung „zertifiziert"?
3 Was bewirkt ein Leitbild im besten Fall für die Motivation und die Loyalität der Mitarbeiter eines Unternehmens?
4 Von welchen Faktoren ist es Ihrer Meinung nach abhängig, ob entwickelte und niedergeschriebene Leitbilder für die Mitarbeiter/-innen eines Unternehmens in der tagtäglichen Arbeit Orientierung sind oder nicht?

▌1   Im Jahr 2006 wurde von einigen Politikern angeregt, ein Leitbild für die Bundesrepublik Deutschland zu entwickeln. Begründet wurde die Forderung damit, dass es an der Zeit sei, dass sich Deutschland seiner Werte wieder bewusst werde. Die Gespräche lösten bei unterschiedlichen Gruppen heftige Emotionen aus und zum Teil wurde unsachlich diskutiert. Am Ende kam es zu keiner Entscheidung, sondern die Diskussion verlief im Sande. Danach gingen einige Bundesländer dazu über, einbürgerungswilligen Migranten einen Test vorzulegen, in welchem z. B. die Haltung zu bestimmten Werten oder kulturelles Hintergrundwissen abgefragt

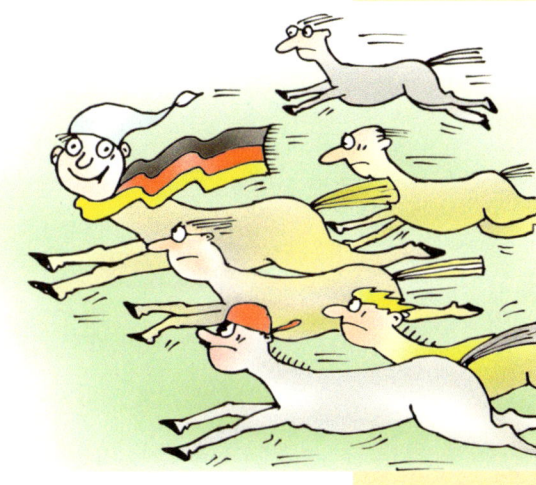

Der „Deutsche Michel" als Leithengst

wurde. Und wieder gab es öffentliche und kontroverse Diskussionen.

    a) Informieren Sie sich im Internet oder in einem Zeitungsarchiv über die Diskussion, wenn Sie sie damals nicht verfolgt haben.
    b) Listen Sie die hauptsächlichen Pro- und Kontra-Argumente auf. Warum, glauben Sie, scheitern die Versuche, für Deutschland so etwas wie eine Leitkultur oder ein „Leitbild" zu entwickeln?
    c) Sichten Sie Ihre Liste aus Aufgabe b) und markieren Sie die Argumente, die Ihnen am nächsten sind; fügen Sie eventuell eigene Argumente hinzu. Welche Meinung haben Sie selbst zu einem „deutschen Leitbild"?
    d) Wie ist Ihre eigene Meinung zum Leitbildgedanken generell?

▌2   Welches der oben vorgestellten Leitbilder kommt Ihrer eigenen Auffassung von der Berufstätigkeit/dem Berufsverständnis als Pflegende am nächsten, bzw. ist für Sie am besten nachvollziehbar? Finden sich darin Aspekte aus dem Ausbildungs- und Prüfungsgesetz und aus dem Krankenpflegegesetz wieder? Sind auch ökologische Aspekte für Sie persönlich wichtig?

    a) Bevor Sie sich individuell entscheiden, können Sie das Für und Wider in Ihrer Klasse und mit den Kolleginnen auf Station diskutieren.
    b) Skizzieren Sie das Leitbild, für das Sie sich entschieden haben, schriftlich in eigenen Worten und begründen Sie Ihre Entscheidung.
    c) Tragen Sie Ihr Leitbild und Ihre Begründung in der Klasse vor und nutzen Sie dabei die gängigen Präsentationstechniken.

▌3   Finden Sie heraus, welches Schulleitbild Ihre Schule hat. Besonders spannend ist dies, wenn das Leitbild nicht schriftlich niedergelegt ist. Indem Sie verschiedene Beteiligte interviewen oder herausfinden, an welchen Veranstaltungen sich Ihre Schule beteiligt, mit welchen Organisationen und Institutionen sie freiwillige Kontakte pflegt usw., können Sie die unterschiedlichsten Informationen sammeln, aus denen sich dann das Leitbild zusammensetzen lässt.

Präsentationstechniken, Handwerkszeug Band 1, G 2.4

1.5 Mehr als ein Haus mit sieben Siegeln: Lernort Schule

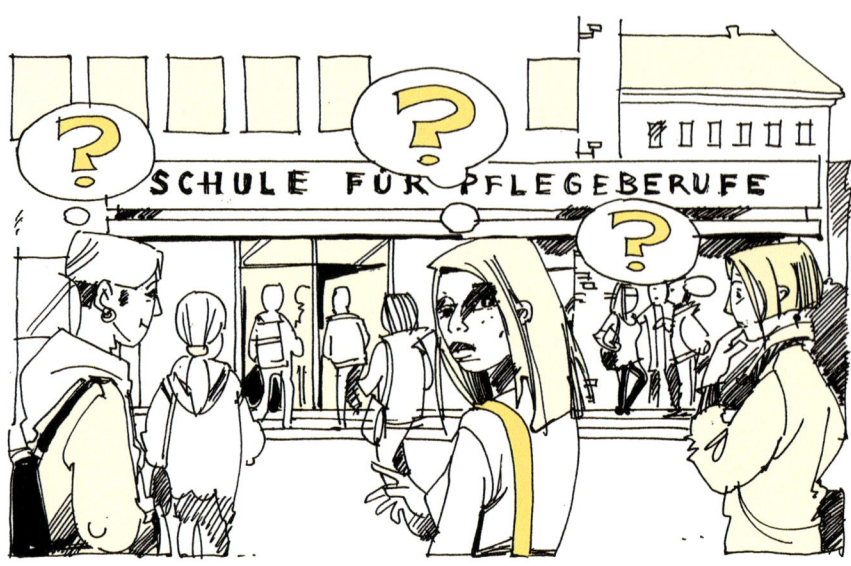

1.5.1 Schulische Ausbildung im Gesundheitswesen

Schulen bzw. Ausbildungsstätten im Pflegebereich unterscheiden sich in der Tat von allen anderen Schulen für die Berufsausbildung.

Geschichte
Band 1, D 1.1.1
Pflegegesetz
Band 1,
A 2.1.1/2/3

Obwohl die „Pflege von Kranken und Alten" so alt ist wie die Menschheit selbst, ist die Ausbildung in den Berufen Gesundheits- und Krankenpflegerin, Gesundheits- und Kinderkrankenpflegerin und Altenpflegerin noch gar nicht sehr lange gesetzlich geregelt.

Erst ab Anfang des letzten Jahrhunderts fand so etwas wie eine Lernphase unter Anleitung statt. Davor gab es keine geregelte Ausbildung, sondern es waren häufig Ordens- und Schwesterngemeinschaften, die sich der Unterweisung von Personen annahmen, die den „Liebesdienst der Pflege" ausüben wollten bzw. sollten. Das heißt, dass es für die Kranken- und Altenpflege keiner Ausbildung bedurfte, denn pflegen konnte man auch, wenn man „Herzensgüte" besaß. Im Unterschied dazu gab es für andere „alte" Berufe wie z. B. Steinmetz oder Schmied schon im frühen Mittelalter Zünfte, die sich auch mit der Ausbildung beschäftigten.

Das jetzt geltende Bundesgesetz für die Ausbildung in der Gesundheits- und Krankenpflege und der Gesundheits- und Kinderkrankenpflege stammt vom 1. Januar 2004.

Job, Beruf
oder Berufung
Band 1, A 2.2

Bei den heute gültigen Gesetzen handelt es sich zwar um Bundesgesetze, aber die Zuständigkeiten für die Umsetzung befinden sich auf Länderebene. Das wiederum hat dazu geführt, dass es Bundesländer gibt, die die Zuständigkeit beim Sozialministerium sehen (z. B. Baden-Württemberg) und solche, die die Zuständigkeit beim Kultusministerium sehen (z. B. Bayern). Diese unterschiedlichen Regelungen bringen natürlich Schwierigkeiten mit sich und mangelnde Zuständigkeiten führen auch dazu, dass die längst fällige Veränderung des Berufsbildes und der Eigenständigkeit der Berufe in der Ausübung noch immer auf sich warten lassen.

Die Ausbildung zur Altenpflegerin in Altenpflegeschulen ist der jüngste Spross im Pflegebereich. Ende der Sechzigerjahre des vergangenen Jahrhunderts wurden zum ersten Mal überhaupt Altenpflegerinnen wiederum von Ordensgemeinschaften, von Schwesternschaften oder von Trägern der Altenpflegeeinrichtungen wie der Diakonie ausgebildet. Zuvor war die Pflege alter Menschen in Einrichtungen Sache von Krankenschwestern/-pflegern und Helfern ohne jegliche Qualifikation.

Es gab über Inhalte und Dauer der Altenpflegeausbildung keine gesetzliche Regelung und so war es jedem Anbieter einer solchen Ausbildung überlassen, wie sie gestaltet wurde. Sie konnte ein halbes Jahr, ein Jahr oder eineinhalb Jahre dauern und meistens musste dafür eine Gebühr bezahlt werden. Seit 2003 besteht ein bundeseinheitlich geltendes Altenpflegegesetz, das sowohl Dauer und Inhalt der Ausbildung regelt als auch die Zugangsvoraussetzungen. Inzwischen sind viele Altenpflegeschulen in der Bundesrepublik Deutschland an Berufsschulzentren angegliedert und unterstehen den Kultusministerien.

Geschichte
Band 1, D 1.1

1.5.2   Integratives, lernfeldorientiertes Ausbildungskonzept

Dieses Konzept der Berufsausübung beinhaltet die Chance, dass die Mitarbeit und das Engagement der Pflegeschülerinnen während der Ausbildung in besonderem Maß gefragt ist, denn sie können unter Umständen und bei bestimmten Themen mit entscheiden, wie intensiv sie behandelt werden. Und sie selbst werden eine Rolle dabei spielen, ein Thema interessant zu gestalten.

Berufs-
ausbildung
Band 1, A 1.1
Ausbildungs-
gesetze
Band 1, A 2.1

Konzept der Bezugspersonen

Der Ausbildungsplatz am „Ausbildungszentrum für Gesundheit und Pflege" garantiert Pflegeschülerinnen eine umfassende theoretische und praktische Ausbildung nach modernsten wissenschaftlichen Erkenntnissen.

Die Theorie

Eine Klassenlehrerin führt im „Tandem" mit einer weiteren Lehrkraft die Klasse. Das heißt, dass Pflegeschülerinnen von zwei Lehrkräften betreut werden, die während der gesamten Ausbildungszeit ihre wichtigsten Bezugspersonen sein werden.

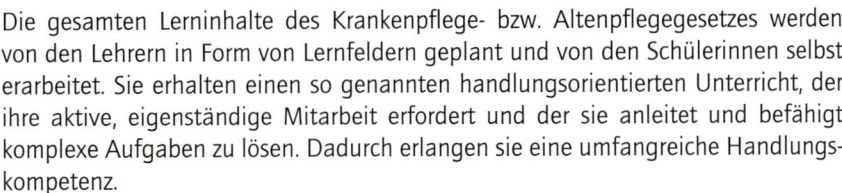

Die gesamten Lerninhalte des Krankenpflege- bzw. Altenpflegegesetzes werden von den Lehrern in Form von Lernfeldern geplant und von den Schülerinnen selbst erarbeitet. Sie erhalten einen so genannten handlungsorientierten Unterricht, der ihre aktive, eigenständige Mitarbeit erfordert und der sie anleitet und befähigt komplexe Aufgaben zu lösen. Dadurch erlangen sie eine umfangreiche Handlungskompetenz.

Neben den Bezugslehrern sind noch viele andere Experten an der Ausbildung beteiligt:

♦ Fachlehrer/-innen mit Spezialfächern aus der Krankenpflege
♦ Dozentinnen und Dozenten, die als Spezialisten an die Schule kommen und ihre Fachgebiete unterrichten, z. B.:

- Innere Medizin (die Gastroenterologie, die Kardiologie, die Nephrologie, die Diabetologie usw.)
- Chirurgie (Unfallchirurgie, Viszeralchirurgie, Orthopädie, Anästhesie, Urologie usw.)
- Gynäkologie und Geburtshilfe
- Neurologie und Psychiatrie
- Pädiatrie
- Psychologie, Soziologie, Pädagogik

Die Schulsekretärin steht oft als erste Ansprechpartnerin zur Verfügung, mit der man manche organisatorischen Dinge klären kann.

Die Praxis – alles in einer Hand

gesetzliche
Grundlagen
der Ausbildung
Band 1, A 2.1

Anders als in anderen Ausbildungsberufen sind die Klassenlehrer und die Schulleitung auch für die praktische Ausbildung der Pflegeschülerinnen verantwortlich. Zwar wird der Ausbildungsauftrag für die Praxis teilweise an die Mitarbeiterinnen der Praxis delegiert, die Gesamtverantwortung bleibt aber bei der Schule. Die Träger bzw. Kooperationspartner der Ausbildung sind laut Gesetz verpflichtet, ausgebildete **Praxisanleiterinnen** (= Pflegepersonal mit pädagogischer Zusatzausbildung) in den Praxiseinheiten (Stationen) zu beschäftigen, damit die dort eingesetzten Schülerinnen je nach Ausbildungsstand unter Anleitung das pflegerische Knowhow vom theoretischen Stand in die Praxis umsetzen können.

Praxisanleitung
Band 1, B 2.2.1

Außerdem sind die Lehrkräfte der Schule verpflichtet, regelmäßig **klinischen Unterricht** bei den Schülerinnen durchzuführen. Dabei werden spezielle, im Vorfeld festgelegte Pflegetätigkeiten an Patienten/Bewohnern unter Anleitung und Kontrolle durchgeführt und mit einem Nachgespräch abgeschlossen. Diese spezielle Art des Unterrichts bietet sowohl der Schülerin als auch ihren Bezugspersonen, den Klassenlehrern, die Möglichkeit des sehr direkten Kontakts miteinander. Die Gespräche, bei denen vor dem klinischen Unterricht festgelegt wird, welche Patienten mit welchen Krankheitsbildern, Pflegeproblemen und Ressourcen die Schülerin betreuen wird, sind praktisch Einzelunterricht. Hier kann die Schülerin sich erfragend (Was ist das bitte genau? Wie wird das behandelt? Wie wird dieser spezielle Verbandwechsel gemacht? usw.) den letzten Schliff im direkten Gespräch mit ihrer Bezugsperson holen. Während des klinischen Unterrichts bekommt sie jederzeit bei Bedarf von ihrer Lehrerin Unterstützung. Während der Pflegehandlung wird die Lehrerin Lerninhalte demonstrieren oder erklären. Im Nachgespräch erhält die Schülerin ein detailliertes Feedback über die Leistung während ihrer Pflegehandlung. Die Klassenlehrerin als ihre Bezugsperson wird immer bestrebt sein, ihr während der Ausbildung die besten Lernmöglichkeiten zu verschaffen, eben auch durch die Verknüpfung der theoretischen Lerninhalte beim Umsetzen in die praktische Anwendung.

Gesetze
Band 1, D 2.2

Religionsgemeinschaften
Band 1, A 1.3

Leitbilder
Band 1, A 1.4

1.5.3   Schulordnung – Hausordnung

Damit ein reibungsfreier Ablauf des menschlichen Zusammenlebens gewährleistet ist, bedarf es gewisser Regeln, an die sich alle Beteiligten zu halten bereit sind. Das sind in einem Staat die Gesetze, in einer Religionsgemeinschaft die Gebote, in einem Verein die Satzung, in einer Lehranstalt die Schulordnung oder in einem Betriebsgebäude die Hausordnung.

Pia, Tim und Olga bekommen an ihrem ersten Schultag folgendes Blatt ausgehändigt:

Wir freuen uns, dass Sie diese Schule als Ihren Ausbildungsplatz gewählt haben. Alle hier Lernenden und Lehrenden sollen sich wohlfühlen. Um dies sicherzustellen, bedarf es gewisser Regeln, die von Lehrer/-innen und Schüler/-innen gemeinsam erarbeitet wurden:

Schulordnung – Hausordnung

1. Alle im Haus Ein- und Ausgehenden begegnen sich freundlich mit Achtung und Respekt.

2. In der Schule besteht Anwesenheitspflicht. Abwesenheit muss begründet werden.

3. Sowohl Schüler/-innen als auch Lehrer/-innen akzeptieren den Unterrichtsbeginn laut Stundenplan und erscheinen pünktlich.

4. Jedes Zu-spät-kommen muss begründet werden und verlangt eine Entschuldigung.

5. Die Schüler/-innen verlassen den Klassenraum bzw. das Schulgebäude in demselben Zustand, in dem sie sie vorgefunden haben.

6. Der Ordnungsdienst (Details im Klassenbuch) wird von den dafür eingeteilten Schüler/-innen wahrgenommen.

7. Essen und trinken ist innerhalb der Unterrichtsstunden nicht erlaubt, dafür stehen die Pausen zur Verfügung.

8. Rauchen ist im gesamten Schulgebäude nicht erlaubt. Für die Raucher sind „Raucherecken" außerhalb des Schulgebäudes eingerichtet.

9. Im Stundenplan ausgewiesene „Lernzeiten" mit Lernaufträgen können sowohl in der Schule als auch zu Hause genutzt werden.

10. Schüler/-innen und Lehrer/-innen bemühen sich täglich um einen möglichst reibungslosen Tagesablauf.

Ihr Team des Ausbildungszentrums für Gesundheit und Pflege
54321 Gutleben, Breite Straße 102–107

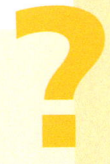

1 Erklären Sie in eigenen Worten, was an dem derzeitigen Ausbildungskonzept integrativ ist.

2 Was ist die Aufgabe eine Praxisanleiters/einer Praxisanleiterin während Ihrer Ausbildung?

3 Wie könnte eine Bezugsperson für Sie in dem „Labyrinth Pflegeschule" wirken?

4 Was wünschen Sie sich von „Ihrer" Bezugsperson und was können Sie zu einer positiven Gestaltung dieser Beziehung beitragen?

5 Was wird während einer „Pflegehandlung" von Ihnen erwartet?

6 Begründen Sie, warum Sie es gut/nicht gut finden, dass es an Ihrer Ausbildungsschule eine Hausordnung gibt.

1 Die Schule von Gutleben hat den Anspruch, eine optimale Ausbildungsstätte für Pflegeberufe zu sein. Um dies zu erreichen, hat sie unter anderem Checklisten entwickelt und bittet um die Meinung der Schülerinnen. Bilden Sie sich mithilfe der folgenden Checklisten eine Meinung zur „guten Lehrerin" bzw. „guten Schülerin":

 – Sie ist Ansprechpartnerin, wenn wir Probleme haben.
 – Sie achtet darauf, dass sich viele Schülerinnen am Unterricht beteiligen.
 – Sie akzeptiert die Meinungen der Schülerinnen, auch wenn sie von ihrer eigenen abweichen.
 – Sie kann sich gut durchsetzen.
 – Sie kann mit Kritik umgehen.
 – Sie stellt sich selbst nicht in den Mittelpunkt des Unterrichts.
 – Sie hat ein gutes Allgemeinwissen.
 – Sie geht freundlich mit uns um.
 – Sie ist gut vorbereitet.
 – Motivation entsteht bei ihr über das Thema und nicht über Notendruck.
 – Sie hat ein gutes Zeitmanagement.
 – Sie nimmt aktuelle Themen in den Unterricht auf.
 – Sie lässt uns bei der Wahl der Themen mitentscheiden.
 – Der Unterricht ist von Methodenvielfalt geprägt.
 – Sie setzt moderne Medien ein und arbeitet auch damit (z. B. Internet).

 – Sie beteiligt sich aktiv am Unterricht.
 – Ihre Beiträge sind zielgerichtet und passen zum Thema.
 – Sie kann gut mit anderen kooperieren.
 – Sie kann Kritik vertragen und verarbeiten.
 – Sie hat ein gutes Allgemeinwissen.
 – Sie kann Gelerntes auf neue Themen übertragen bzw. in die Praxis umsetzen.
 – Sie kann auch selbstständig arbeiten.
 – Sie kann sich die zur Verfügung stehende Zeit gut einteilen und gut planen.
 – Sie ist kritisch und hinterfragt Dinge, die unklar sind.
 – Sie ist bereit sich Informationen zu beschaffen, zu recherchieren.
 – Sie ist bereit Verantwortung zu übernehmen.
 – Sie ist bereit ein Klassenamt zu führen.
 – Sie kann Kritik in sprachlich angemessener Form üben.
 – Sie kann Fehler zugeben.
 – Sie kann zur Konfliktlösung beitragen.
 – Sie setzt sich für andere ein.
 – Sie hält sich an Verabredungen.
 – Sie ist nicht vergesslich.
 – Sie nimmt auf andere Rücksicht.

a) Schreiben Sie in je einer eigenen Liste fünf Eigenschaften und Verhaltensweisen heraus, die für Sie zu einem positiven Lehrerinnen- und Schülerinnenbild gehören.

b) Diskutieren Sie anschließend in Kleingruppen die jeweils ausgewählten Aspekte und entwickeln Sie einen gemeinsamen Konsens. Das wird sicher nicht einfach, weil schon in Ihrer kleinen Gruppe vermutlich völlig unterschiedliche Erwartungen existieren.

c) Bereiten Sie einen Stichwortzettel vor, um Ihre Meinung in einem mündlichen Statement vor der Klasse vortragen und begründen zu können.

Vortragstechniken
Band 1, G 2.4

2   Lehrjahre sind Ihre Herrenjahre

Heute ist Pia einmal selbst Patientin und sitzt im Wartezimmer ihres Arztes. Sie kann gar nicht anders, als einem Gespräch zwischen zwei ebenfalls wartenden Frauen zu folgen. Die ältere der beiden erzählt von ihrem Aufenthalt im Krankenhaus, aus dem sie gestern entlassen wurde. Sie schildert ihre Krankengeschichte und die Art ihrer Behandlung – aber schon bald berichtet sie vom Pflegepersonal und ihren gerade gemachten Erfahrungen. Jetzt spitzt Pia die Ohren, denn sie ist ja selbst in diesem Krankenhaus als Gesundheits- und Kinderkrankenpflegeschülerin beschäftigt.

Als Erstes berichtet diese Patientin von einer „Schwester", die eigentlich gar keine sei, sondern ihre Arbeit als Job verstände, und sie gibt dem Begriff einen eindeutig negativen Wert. Nicht einmal als „Schwester" hat sie sich anreden lassen, sondern als „Frau Grüner". Die Erzählerin hatte das Gefühl, dass dieser Frau Grüner alles zu viel war und sie meistens andere Dinge als ihre Arbeit im Kopf gehabt hätte. Auch nach zwei Tagen habe sie noch nicht einmal den Namen der Patienten gewusst und außerdem **sie** gefragt, wie denn der Verband „immer gemacht wird". Danach kommt die Frau auf „Herrn Meinrad" zu sprechen, einen Gesundheits- und Krankenpfleger – hier fällt Pia bereits auf, dass sich die ältere Dame bei Herrn Meinrad an der Anrede nicht stört ...

Sie erzählt von ihm, dass er seinen Beruf korrekt mache und sie den Eindruck habe, dass er etwas davon versteht. Allerdings habe sie das Gefühl, dass Herr Meinrad immer ein bisschen in Eile sei. Aber dann kommt ihre Lieblingsschwester Monika. Sie, so glaubt die Erzählerin, sähe ihre Arbeit als Berufung! Sie sähe zwar immer ziemlich müde aus, aber jeder rufe nach ihr und immer sei sie bereit zu helfen. Auch wenn ihr Dienst längst zu Ende sei, könne man „Schwester Monika" noch auf Station antreffen und auch dann noch sei ihr gar nichts zu viel – dabei sei sie noch ganz jung, vermutlich noch in der Ausbildung ...

Diese Äußerungen stimmen Pia nachdenklich und sie überlegt, wie die Patientin wohl sie beurteilen würde. Und – weil die Monika aus der Erzählung ihr auch ein bisschen leidtut – beginnt sie über die Pflichten einer Pflegeschülerin nachzudenken ...

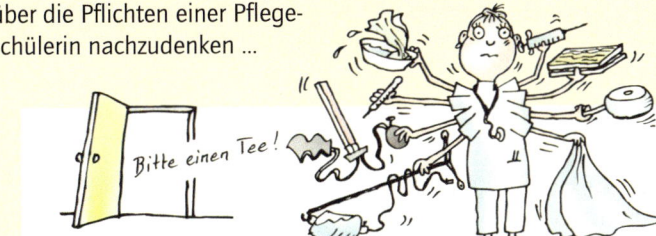

1   Welcher Grundvoraussetzungen bedarf es Ihrer Ansicht nach, um eine „gute Arbeit" in einem Pflegeberuf machen zu können?

2   Wie beurteilen Sie die Anrede „Schwester"?

3   Wie viel von sich selbst muss man einbringen, bzw. wie weit kann man sich abgrenzen, um eine gute Pflege machen zu können?

2.1 Alles, was Recht ist – die gesetzlichen Rahmenbedingungen der Ausbildung

2.1.1 Altenpflege

> Die Berufsbezeichnung „Altenpflegerin" oder „Altenpfleger" ist durch das Gesetz geschützt.

Das Altenpflegegesetz sorgt dafür, dass Altenpfleger/-innen in allen Bundesländern einheitlich ausgebildet werden. Wer den Beruf erlernen möchte, muss folgende **Voraussetzungen** mitbringen:

♦ die gesundheitliche Eignung

♦ den Realschulabschluss oder einen als gleichwertig anerkannten Bildungsabschluss oder einen Hauptschulabschluss, wenn außerdem eine Ausbildung als Altenpflegehelferin oder Krankenpflegehelferin oder eine andere, mindestens zwei Jahre dauernde Ausbildung abgeschlossen wurde.

Der Einstieg in die Ausbildung ist nicht an ein Mindestalter gebunden. Die Probezeit ist sechs Monate lang. Die **Ausbildung** dauert grundsätzlich drei Jahre (in Teilzeitform bis zu fünf Jahre). Das gilt für Erstauszubildende ebenso wie für Umschüler/-innen. Liegen bestimmte berufliche Vorkenntnisse[1] vor, kann die Ausbildungsdauer verkürzt werden. Hierüber entscheiden die zuständigen Behörden der Länder.

Es gibt eine schulische und eine praktische Ausbildung. Beide Bereiche werden aufeinander abgestimmt. Von den insgesamt 4 600 Stunden in den drei (oder fünf) Jahren entfallen auf die praktische Ausbildung 2 500 Stunden, auf den Unterricht 2 100 Stunden.

> Die Gesamtverantwortung für die Ausbildung trägt die Altenpflegeschule.

Ziel der Ausbildung ist es, Kenntnisse, Fähigkeiten und Fertigkeiten zu vermitteln, die **zur selbstständigen und eigenverantwortlichen Pflege einschließlich der Beratung, Begleitung und Betreuung alter Menschen** erforderlich sind. Dazu gehören laut Gesetz unter anderem:

♦ eine den allgemein anerkannten pflegewissenschaftlichen, insbesondere den medizinisch-pflegerischen Erkenntnissen entsprechende, umfassende und geplante Pflege

♦ die Mitwirkung bei der Behandlung kranker alter Menschen einschließlich

♦ der Ausführung ärztlicher Verordnungen

---

1 z. B. eine vorhandene Ausbildung in einem anderen sozialen Beruf, hier gibt es in den Bundesländern unterschiedliche Regelungen

- die Erhaltung und Wiederherstellung individueller Fähigkeiten im Rahmen geriatrischer und gerontopsychiatrischer Rehabilitationskonzepte

- die Gesundheitsvorsorge einschließlich der Ernährungsberatung

- die umfassende Begleitung Sterbender

- die Betreuung und Beratung alter Menschen in ihren persönlichen und sozialen Angelegenheiten

- die Hilfe zur Erhaltung und Aktivierung der eigenständigen Lebensführung einschließlich der Förderung sozialer Kontakte

- die Anregung und Begleitung von Familien- und Nachbarschaftshilfe und die Beratung pflegender Angehöriger

---

Der/die Altenpfleger/-in ist kein reiner Pflege-, sondern auch ein anerkannter Heilberuf. Er dient der Behandlung und Linderung von Krankheiten und Beschwerden. Behandelnde Pflegemaßnahmen dürfen dennoch nur mit ärztlicher Verordnung durchgeführt werden.

Ausbildung zum Altenpfleger/zur Altenpflegerin

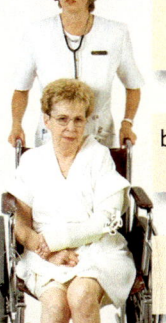

theoretische Grundlagen in das altenpflegerische Handeln einbeziehen	Pflege alter Menschen planen, durchführen, dokumentieren und evaluieren (= bewerten)
alte Menschen personen- und situationsbezogen pflegen	bei der medizinischen Diagnostik und Therapie mitwirken
Lebenswelten und soziale Netzwerke alter Menschen beim altenpflegerischen Handeln berücksichtigen	rechtliche und institutionelle Rahmenbedingungen erfassen
berufliches Selbstverständnis entwickeln	mit Krisen und schwierigen sozialen Situationen umgehen

---

Die Ausbildungsinhalte für den Unterricht ergeben sich aus der Stundentafel der Ausbildungs- und Prüfungsverordnung. Sie werden nicht mehr über Fächer definiert, sondern über **Lernfelder** (siehe Grafik). In der praktischen Ausbildung werden die Schülerinnen stufenweise an die eigenverantwortliche Übernahme der pflegerischen Aufgaben herangeführt. Sie wird in einer **stationären Pflegeeinrichtung** und bei einem **ambulanten Pflegedienst** absolviert. In beiden Einrichtungen sind zusammen mindestens 2 000 Stunden zu leisten. Weitere Ausbildungsabschnitte – beispielsweise in Krankenhäusern mit geriatrischem Schwerpunkt oder in geriatrischen Rehabilitationseinrichtungen – sind möglich. Grundlage ist dabei der von der Ausbildungseinrichtung zu erstellende Ausbildungsplan.

Unterrichtet wird in **Berufsfachschulen** für Altenpflege. Dadurch soll erreicht werden, dass das Lernen stärker auf die konkreten beruflichen Aufgaben und die Handlungsabläufe in der Altenpflege ausgerichtet ist. Die Lernfelder sollen dabei einen fächerintegrativen Unterricht ermöglichen.

Am Ende jedes Ausbildungsjahres erhalten die Schülerinnen ein Zeugnis und, bei bestandener Abschlussprüfung, ihr Staatsexamen. Die **Abschlussprüfung** besteht aus einem schriftlichen (Lernfelder 1 bis 5) und einem mündlichen Teil (Lernfelder 6 bis 9), die direkt in der Berufsfachschule abgelegt werden, sowie einem praktischen Teil (Lernfelder 1 bis 6), der in einer Einrichtung, der Wohnung eines Pflegebedürftigen oder (ausnahmsweise) in der Schule selbst durchgeführt wird.

> Praktische Prüfungen dürfen nur in solchen Einrichtungen oder Wohnungen durchgeführt werden, in denen zuvor auch ausgebildet wurde.

Vornoten werden für jedes Lernfeld sowohl für den theoretischen als auch für den praktischen Teil festgelegt. Sie zählen 25 % der Abschlussnote. Dabei werden in den Lernfeldern 1 bis 4 in der schriftlichen und in den Lernfeldern 8 und 9 in der mündlichen Prüfung aus den Vornoten Durchschnittsnoten errechnet.

> Jeder Prüfungsteil (mündlich, schriftlich, praktisch) kann einmal wiederholt werden, wenn er mit ausreichend oder ungenügend bewertet wurde. Dabei kann eine Verlängerung der Ausbildung oder das Wiederholen bestimmter Lernfelder zur Auflage gemacht werden.

Die Prüfungsunterlagen können später eingesehen werden. Allerdings werden sie nur drei Jahre (schriftliche Arbeiten), beziehungsweise zehn Jahre (Anträge zur Prüfung und Protokolle) aufbewahrt.

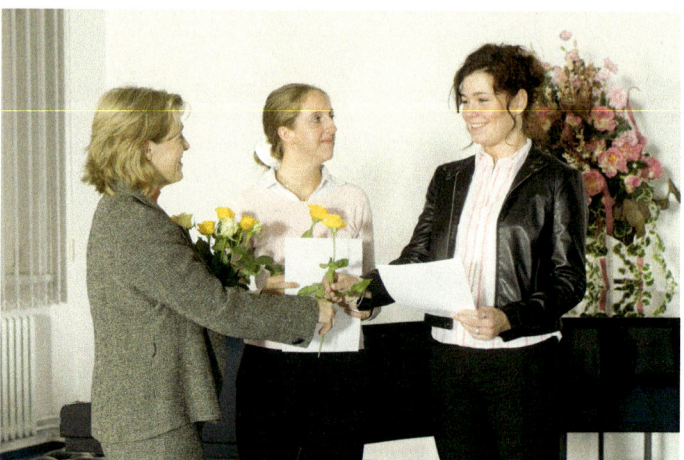

Abschlussprüfung – geschafft!

Den **Ausbildungsvertrag** schließt die/der Altenpflegeschüler/-in mit dem „Träger der praktischen Ausbildung", der auch verpflichtet ist, während der gesamten Dauer der Ausbildung die Ausbildungsvergütung zu zahlen. Umschüler erhalten Unterhaltsgeld nach dem dritten Sozialgesetzbuch (SGB III).

Die Erlaubnis, die Berufsbezeichnung „Altenpflegerin" oder „Altenpfleger" zu führen, wird von der zuständigen Behörde bei bestandener Abschlussprüfung erteilt, wenn keine Anhaltspunkte für eine Unzuverlässigkeit bei der Ausübung des Berufes bekannt sind (Führungszeugnis) und bei gesundheitlicher Eignung.

2.1.2   Gesundheits- und Krankenpflege

Die Ausbildungs- und Prüfungsverordnung von 2004 gliedert die Ausbildung in 2 100 Theorie- und 2 500 Praxisstunden. Sie wird meist an Krankenpflegeschulen durchgeführt, die Krankenhäusern angeschlossen sind.

Schulversuche auf Länderebene Band 1, A 1.5.1

Voraussetzung für eine Ausbildung zur Gesundheits- und Krankenpflegerin ist ein Realschulabschluss, Abitur oder ein Hauptschulabschluss mit einer mindestens zweijährigen, erfolgreich beendeten Berufsausbildung. Das Mindestalter für die Auszubildenden ist nicht mehr festgesetzt. Der Unterricht orientiert sich an fächerübergreifenden Lernfeldern. Der Lehrstoff wird von Lehrern für Pflegeberufe oder externen (ärztlichen) **Dozenten** durchgeführt.

Die Ausbildung dauert drei Jahre und schließt mit einer staatlichen Prüfung ab. Sie findet an staatlich anerkannten **Gesundheits- und Krankenpflegeschulen** statt.

Die theoretische Ausbildung umfasst folgende Grundlagen:

♦ Kenntnisse in der Gesundheits- und Krankenpflege sowie den Pflege- und Gesundheitswissenschaften

♦ pflegerelevante Kenntnisse der Naturwissenschaften und Medizin

♦ pflegerelevante Kenntnisse der Geistes- und Sozialwissenschaften

♦ pflegerelevante Kenntnisse aus Recht, Politik und Wirtschaft

Der Unterricht beschränkt sich dabei nicht auf reine Wissensvermittlung, sondern beinhaltet die Demonstration und Einübungen zahlreicher Handlungsabläufe aus der praktischen Pflege: Körperpflege des Patienten, Verbände anlegen, Wundversorgung, Medikamente fachgerecht verabreichen und Essen anreichen sind nur einige Beispiele.

Die praktische Ausbildung findet in den ersten beiden Jahren in den Gebieten Gesundheits- und Krankenpflege von Menschen aller Altersgruppen, in der stationären Versorgung in den Fachgebieten **Chirurgie, Innere Medizin, Geriatrie, Gynäkologie, Neurologie, Pädiatrie** und **Wochen- und Neugeborenenpflege** sowie aller Altersgruppen in der **ambulanten Versorgung** statt.

Im Gegensatz dazu wird im dritten Jahr ausschließlich in der stationären Versorgung in den Fachgebieten ausgebildet. Dadurch soll eine gemeinsame theoretische und praktische Ausbildung in der Gesundheits- und Krankenpflege und der Gesundheits- und Kinderkrankenpflege zumindest in den ersten beiden Jahren ermöglicht werden. Das dritte Jahr gilt dabei als Differenzierungsbereich, in welchem die Pflegeschülerinnen die jeweils spezifische theoretische und praktische Ausbildung erhalten.

Die Ausbildung endet mit einer schriftlichen, mündlichen und praktischen **Prüfung**. Sollte eine dieser Prüfungen nicht erfolgreich abgeschlossen werden, so hat man die Möglichkeit, diese einmal zu wiederholen. Nach erfolgreichem Abschluss erlangt man die Erlaubnis zur Führung der Berufsbezeichnung „Gesundheits- und Krankenpfleger/-in".

2.1.3   Gesundheits- und Kinderkrankenpflege

Gesundheits- und Kinderkrankenpflegerinnen pflegen und versorgen eigenverantwortlich kranke und pflegebedürftige Säuglinge, Kinder und Jugendliche in Krankenhäusern sowie ambulant, führen eigenständig ärztlich veranlasste Maßnahmen aus, assistieren bei Untersuchungen und Behandlungen und dokumentieren Patientendaten.

Sie arbeiten vorwiegend in Krankenhäusern auf Kinder- und Säuglingsstationen oder in Kinderkliniken. Darüber hinaus sind sie in Kinderarztpraxen, in Wohnheimen für behinderte Kinder und Jugendliche sowie in Einrichtungen der Kurzzeitpflege beschäftigt. Sind sie in der ambulanten Pflege tätig, betreuen sie die jungen Patienten auch zu Hause.

Bei dem Ausbildungsgang Gesundheits- und Kinderkrankenpflegerin handelt es sich um eine bundesweit einheitlich geregelte schulische Ausbildung an **Berufsfachschulen für Kinderkrankenpflege.** Sie ist weitgehend identisch mit der Ausbildung zur Gesundheits- und Krankenpflegerin (siehe Kap. 2.1.2).

2.1.4   Berufsbildungsgesetz

Das Berufsbildungsgesetz (BBiG) regelt in Deutschland die Berufsausbildung (im dualen System, d. h. in Schule und Betrieb), die Berufsausbildungsvorbereitung, die Fortbildung sowie die berufliche Umschulung. Es gilt also auch für die Berufsfachschulen. Es bestimmt ferner die Voraussetzungen des Berufsausbildungsverhältnisses. Das BBiG ist im Jahr 2005 umfangreich geändert und neu gefasst worden.

Die maximale Probezeit hat sich jetzt beispielsweise von drei auf vier Monate verlängert. Ziel: Auszubildender und Ausbilder können sich jetzt gegenseitig besser kennen lernen. Unter der Verantwortung eines Ausbilders kann nun auch derjenige bei der Berufsausbildung mithelfen, der selbst nicht alle Voraussetzungen für die fachliche Eignung mitbringt. Außerdem wird die fachliche Eignung der Ausbilder nicht mehr von einer Altersgrenze (bisher mindestens 24 Jahre) abhängig gemacht.

1   Auf welchen Gesetzen basiert Ihre Ausbildung als Pflegeschülerin?

2   Welche beiden Ausbildungsorte haben Sie als Alten- bzw. Kranken- bzw. Kinderkrankenpflegerin?

3   Aus welchen Teilen setzt sich Ihre Abschlussprüfung zusammen und wo wird diese abgehalten?

Lassen Sie sich von Ihrem Schulleiter die Ausbildungsrichtlinien von 1960 geben. Vergleichen Sie diese mit den aktuellen Ausbildungsrichtlinien. Welches Berufsbild steckt jeweils hinter der Verordnung?

2.2 Job, Beruf oder Berufung?

Worte sind nicht Schall und Rauch – auf Details kommt es an. Darum schaut man sich zuerst die Begriffe

Job – Beruf – Berufung

näher an, um sich darüber klar zu werden, was diese Tätigkeit eigentlich bedeutet.

> **Job** kommt aus dem englischen Sprachgebrauch und steht dort für „ein Stück Arbeit" oder auch einfach nur für den „Arbeitsplatz".
>
> **Beruf** wird im Lexikon definiert als „eine Arbeitstätigkeit, die eine spezialisierte, formalisierte Ausbildung verlangt".
>
> **Berufung** wird in einem Lexikon beschrieben als „Überzeugung, zu einer bestimmten Aufgabe, besonders einem Beruf, durch Gott oder das Schicksal berufen zu sein".

Kaum ein anderer Ausbildungsberuf beinhaltet im Verhältnis Theorie – Praxis einen so hohen Anteil an theoretischem Grundlagen- und Spezialwissen wie der Pflegeberuf. Die Hälfte der Ausbildungszeit nimmt die theoretische Ausbildung ein und das durch das Krankenpflege- bzw. Altenpflegegesetz geforderte Ausbildungsniveau ist hoch. Diejenigen, die in ihrem Beruf einen „Job" sehen, und auch diejenigen, die ihn als „Berufung" verstehen, werden vermutlich scheitern. Wir haben es mit einer Profession, also einem Beruf zu tun.

Gesetze
Band 1, A 2.1

Der Pflegeberuf hat sein „schwesterliches Dienen" hinter sich gelassen und sich zu Eigenständigkeit und Selbstverantwortlichkeit gemausert. Aus diesem Grund entspricht auch die Anrede „Schwester" mit Vornamen oder nur der Vorname nicht diesem Berufsbild, das eine große Fachkompetenz erfordert. „Schwester" ist kein geschützter Begriff – auch die Helferin, die einen einwöchigen Pflegekurs absolviert hat, darf sich so nennen. Und auch das muss noch Erwähnung finden, dass die männlichen Vertreter des Berufsstands sich schon sehr lange nicht mehr als „Bruder" ansprechen lassen. Vielleicht könnte man sagen, dass die Männer in den Pflegeberufen den Frauenberuf emanzipiert haben.

schwesterliches
Dienen
Band 1, D 1.1.2

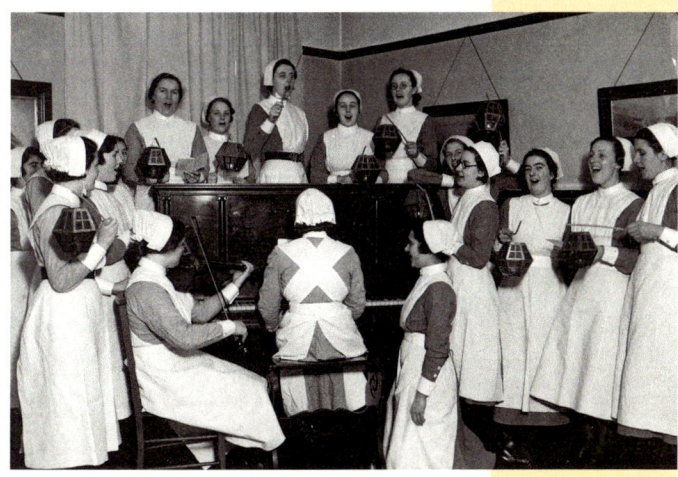

Als Krankenschwestern noch echte „Schwestern" waren … so mancher wünscht sie sich heute noch so

2.2.1 Das Bild des Pflegeberufs in der Öffentlichkeit

Zwischen den Jahren 1995 und 2005 hat die Autorin im Rahmen eines Projektunterrichts jährlich Umfragen durch Schülerinnen ihrer Krankenpflegeschule durchführen lassen. Es handelte sich um insgesamt 1 000 befragte Probanden aus einem repräsentativen Querschnitt der Bevölkerung. Somit kann das Ergebnis als repräsentativ gewertet werden.

Die Fragebogen enthielten unter anderem Fragen wie:	Das Ergebnis war, in der Summe genommen, folgendes:
Welche Eigenschaften sind Ihrer Meinung nach für den Beruf Gesundheits- und Krankenpflegerin bzw. Gesundheits- und Krankenpfleger wichtig?	Die notwendigen Eigenschaften einer Fachkraft für Pflegeberufe sind nach Häufigkeit der Nennung 1. Geduld, gute Nerven, gute Laune, hohe Belastbarkeit und Ausdauer 2. Mitgefühl, Kontaktfähigkeit, Liebe zum Menschen, gute Umgangsformen 3. schnelle Auffassungsgabe, manuelle Geschicklichkeit, Organisationstalent nur 10% nannten Intelligenz
Wie lange dauert die Ausbildung?	Die Ausbildungsdauer war bei 50% der Antworten richtig.
Wo findet die Ausbildung statt? (freie Angabe war hier möglich)	Der Ausbildungsort war bei 50% an den Berufsschulen angesiedelt, die restlichen 50% verteilten sich auf 30% Krankenpflegeschulen und 20% nannten nur das Krankenhaus.
Wie schätzen Sie die Tätigkeit einer Fachkraft in der Pflege ein: leicht – anspruchsvoll – sehr anspruchsvoll	Die Tätigkeit wurde von 50% der Befragten als anspruchsvoll bewertet, 40% stuften sie als leicht und 10% als sehr anspruchsvoll ein.
Wie schätzen Sie die Verantwortung einer Fachkraft in der Pflege ein: gering – mittelgroß – sehr groß?	Das Maß der Verantwortung wurde von 70% als mittelgroß, von 20% als sehr groß und von 10% als gering eingeschätzt.

Was kann man daraus schließen? Ganz eindeutig wird der Pflegeberuf in der Öffentlichkeit nicht einheitlich gesehen. Eins aber wird deutlich: Eine Pflegefachkraft braucht laut öffentlicher Meinung nicht unbedingt intelligent zu sein ... Aber: In einer Umfrage der Pflegezeitschrift „Nurse" von 2006 stehen die pflegenden Berufe im öffentlichen Ansehen immerhin generell an dritter Stelle.[IV]

Mit was für einem Beruf hat man es also bei den Pflegeberufen wirklich zu tun?

Florence Nightingale (Mitte 19. Jahrhundert), die als Begründerin der beruflichen Pflege angesehen wird, hat folgende Aussage gemacht:

> „Krankenpflege ist Kunst und Wissenschaft."

Florence Nightingale als Vorsteherin des Lazaretts in Skutari während des Krimkrieges 1853–56

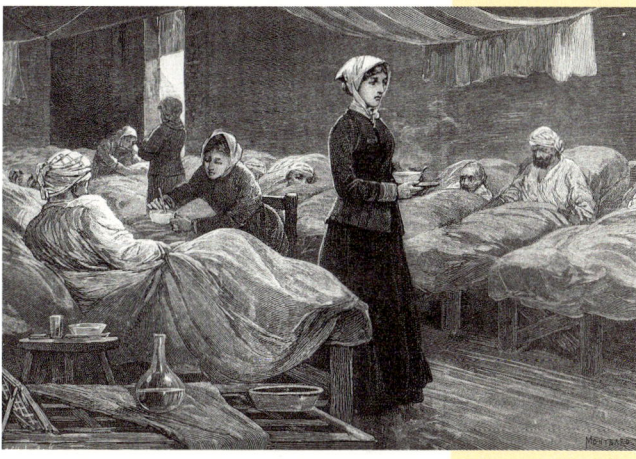

Diese Aussage hat nichts an Aktualität verloren und zeigt, welch hoher Anspruch an die in der beruflichen Pflege Tätigen bei der Ausübung des Berufes besteht: ein hohes Maß an Verantwortungsbereitschaft, eine große fachliche und in gleichem Maße persönliche Kompetenz.

Der beruflichen Pflege in Deutschland fehlt heute jedoch zum Teil noch das eigene Berufsprofil mit klar definiertem Tätigkeitsfeld. Hier kann und muss die berufliche Pflege alles – oder kann und muss wenig, je nach Besetzung der anderen beteiligten Berufsgruppen wie z. B. Ärzten, Physiotherapeuten, Psychologen, Laboranten, Röntgenassistenten, Putzfrauen, Bürokräften, Köchen. Nicht die Berufstätigkeit ist in Deutschland geschützt, sondern nur die Berufsbezeichnung und so ist in der Berufsrealität Pflege das Aufgabengebiet abhängig von der jeweilig anzutreffenden Situation, dem Arbeitgeber und der jeweiligen Organisation der Station. Trifft man auf Arbeitgeber, die den Mitarbeiterinnen der Pflegeberufe viel Anerkennung beimessen, werden sie viel Freiraum für ihre Pflegetätigkeit haben. Wird diese Berufsgruppe gar nicht als eigenständige wahrgenommen, wird sie mit vielen patientenfremden Tätigkeiten (Hol- und Bringdienste, Putzarbeit, Schreibarbeit) belastet und die Zeit am Patienten fällt kurz aus.

Beispiel: Der Geschäftsführer einer Klinikum GmbH brachte diese Haltung deutlich auf den Punkt, indem er mit einem Rundbrief die positive Entwicklung des Klinikums und die immer besser werdende Qualität in der ärztlichen Versorgung hervorhob. Von pflegerischer Leistung und Qualität kein Wort. Darauf angesprochen, war er der Meinung, dass dies nicht notwendig sei, da die pflegerische Leistung in die ärztliche Leistung eingehe.

Pflegekammern und Berufsverbände, die die Berufsausübung überwachen und bewerten und sie in der Öffentlichkeit und gegenüber politischen Gremien vertreten, sind in Deutschland leider nicht sehr stark, unter anderem aufgrund ihrer geringen Mitgliederzahl.

Marie-Luise Müller, die Vorsitzende des Deutschen Pflegerats, ist der Ansicht, dass professionelle Pflege einen Zugang in das Versorgungssystem Gesundheitswesen direkt haben muss, d. h., dass kompetente Pflegekräfte auch pflegerische Leistungen der Behandlungspflege ohne ärztliche Anordnung erbringen und abrechnen können müssen. Bislang bedarf es in Deutschland bei jeder behandlungspflegerischen Leistung (und hier handelt es sich um etwa 60 % des gesamten Arbeitsumfangs einer Pflegefachkraft) der vorherigen Anordnung des Arztes.

Berufsverbände und -organisationen
Band 1, A 3.2.7
Band 1, B 3.4
Band 1, D 2.4
Band 1, D 2.6.2

Beispiel: In den USA wird Schmerztherapie in der Palliativmedizin von Pflege-fachkräften eigenständig durchgeführt und abgerechnet. In Deutschland bedarf es immer des Arztes, der die Therapie festlegt und Medikamente verordnet.

Geschichte
der Pflege
Band 1,
D 1.7, D 2.6.3

2.2.2 Berufsbild der Zukunft

Es ist viel in Bewegung, jedoch: Während man die Halbwertzeit medizinischen Wissens mit gerade drei Jahren angibt, dauert es sehr viel länger, bis sich ein Beruf neu strukturiert und organisiert.

Aufgaben und Kompetenzen werden sich verändern – darauf deuten Entwicklungen wie die folgenden beispielhaft hin:

♦ Stellenbeschreibungen in den Einrichtungen legen eindeutig die Aufgaben-bereiche fest.

♦ Immer mehr Studiengänge im Bereich der Pflege werden angeboten und immer mehr Absolventen solcher Studiengänge beleben den Arbeitsmarkt.

♦ Pflegewissenschaftliche Erkenntnisse und evidenzbasiertes Wissen ermöglichen eine neue und gleichberechtigte Diskussion mit anderen Berufsgruppen.

♦ In einigen Einrichtungen wird bereits die Verwaltung und Einteilung des Pflege-budgets an die Stationsleitungen delegiert.

Case-
Management
Band 5, J 4.2

♦ Organisationsformen wie z. B. das Case-Management fordern von Pflegekräften eine hohe Kompetenz und Eigenverantwortlichkeit.

Pflege ist ein Beruf im Wandel und es wird entscheidend von den Pflegekräften selbst abhängen, wie dieses Berufsbild sich in der Zukunft darstellt und entwickelt.

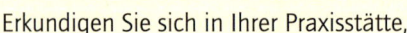

1 Erkundigen Sie sich in Ihrer Praxisstätte,

a) in welchen Bereichen Pflegekräfte eigene Entscheidungen treffen können und wo sie auf die Anordnung des Arztes angewiesen sind;

b) im Gegenzug: Auf welche Informationen der Pflegekräfte ist der Arzt angewiesen, um Anordnungen machen zu können?

2 Welche Aufgaben könnten Sie zum Beispiel beim Verabreichen von Medikamenten für die Pflege sehen?

1 Versuchen Sie in Gesprächen die „Haltung" von Pflegefachkräften, Ärzten, Mit-arbeiter/-innen aus der Verwaltung usw. zu den in der beruflichen Pflege erfor-derlichen Qualifikationen und Fähigkeiten (vgl. Fragebogen) zu erfahren. Beziehen Sie selbst Position.

2 Lesen Sie die Stellenannoncen in den Pflegezeitschriften und finden Sie heraus, welche Fähigkeiten darin gesucht werden, welche Aufgaben zugeordnet und welche Leistungen gebracht werden.

3 Erkundigen Sie sich an Ihrer Schule, wie viele Bewerber sich für Ihren Ausbil-dungsjahrgang beworben haben und wie sich die Zahl der Bewerber in den letzten Jahren verändert hat. Versuchen Sie für diese Entwicklung Gründe zu finden.

3 ... ohne meinen Anwalt – das Arbeitsrecht

Pias Freundin Laura aus Bremen arbeitet seit kurzem als examinierte Altenpflegerin im Pflegeheim „Pro Senium". Ihr gefällt die Arbeit gut. Eines Morgens wird sie von ihrer Kollegin Jennifer gefragt: „Sag mal, Laura, hast du auch sechs Monate Probezeit im Vertrag? Wie Paula? Ich hatte nur drei ..."

Laura runzelt die Stirn. Probezeit? Vertrag? Sie schüttelt den Kopf. „Keine Ahnung! Einen Vertrag hab ich gar nicht ..." Ihre Kollegin schaut sie mit großen Augen an: „Wie? Keinen Vertrag? Und wie viel Urlaub hast du dann? Und dein Gehalt? Kann der Chef das jeden Monat neu festlegen, oder was?" Jennifer ist fassungslos. Sie drängt Laura, sofort zum Chef zu gehen und einen Vertrag zu verlangen. „Sonst kann der doch mit dir machen, was er will!"

1 Was meinen Sie, besteht überhaupt ein Arbeitsverhältnis, wenn es gar keinen Vertrag gibt?

2 Kann der Arbeitgeber die Dauer der Probezeit, den Urlaub oder das Gehalt willkürlich festlegen, wenn es keinen (schriftlichen) Vertrag gibt?

3 Hat Laura einen Anspruch auf einen (schriftlichen) Arbeitsvertrag?

4 Wer entscheidet Ihrer Vermutung nach über Arbeitszeiten, Urlaub, Gehalt und Weihnachtsgeld, wenn es keinen (schriftlichen) Vertrag gibt?

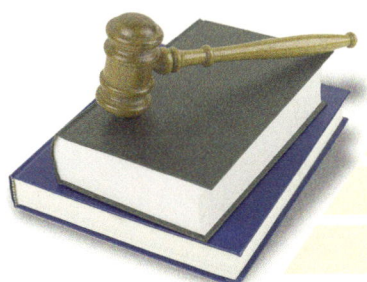

Arbeitsrechtspyramide

EU-Recht
Grundgesetz
nationale Gesetze
Rechtsverordnungen
Tarifverträge
Betriebsvereinbarungen
Dienstvereinbarungen
Arbeitsvertrag (darin geregelt: Direktionsrecht)

3.1 Arbeitsvertrag (§ 611 Bürgerliches Gesetzbuch)

Der Arbeitsvertrag (schriftlich oder mündlich) regelt die gegenseitigen Rechte und Pflichten im Arbeitsverhältnis. Neben dem Inhalt der Arbeit, dem Entgelt (Lohn oder Gehalt) und dem Urlaub werden dort auch Fragen der Arbeitszeit, des Arbeitsortes, der Verschwiegenheit oder der Pausen geregelt. Ergänzt wird der Arbeitsvertrag durch Betriebsvereinbarungen und Tarifverträge. Allerdings gibt es für Altenpfleger, die in ambulanten Diensten arbeiten, (noch) keinen Tarifvertrag. Lediglich für Beschäftigte des öffentlichen Dienstes gelten (teilweise) tarifliche Bestimmungen.

Auch Laura hat einen Arbeitsvertrag mit ihrem Chef geschlossen – wenn auch nicht schriftlich: Durch die Arbeitsaufnahme und das Versprechen des Chefs, die Arbeit zu bezahlen, ist ein Arbeitsvertrag mündlich oder konkludent (= aufgrund der Umstände) geschlossen worden.

Zwischen Gewerkschaften (als Vertretern der Arbeitnehmer) und Arbeitgeberverbänden werden Vertragsverhandlungen über Löhne und Gehälter, Urlaubsdauer und Mehrarbeitszeiten, Arbeitsplatzgestaltung usw. für eine ganze Branche oder ein Bundesland geführt. Einigen sich die beiden „Tarifpartner" auf einen **Tarifvertrag,** legt dieser Tarif die untere Grenze der von allen betroffenen Arbeitgebern zu erbringenden Leistungen fest.

„Unter Tarif" darf nicht entlohnt werden. Wer sich darauf einlässt, kann dennoch später rückwirkend den Tariflohn einfordern. Tarifverträge haben für Arbeitnehmer eine Schutzfunktion.

Der **Arbeitnehmer** ist, wenn er den Arbeitsvertrag unterschrieben hat, verpflichtet zu arbeiten. Weigert er sich, bestimmte Arbeiten durchzuführen, kommt er unpünktlich oder meldet er sich krank, obwohl er gesund ist, stellt das einen Verstoß gegen den Vertrag dar (Arbeitsverweigerung). Das kann zur Kündigung führen.

Der **Arbeitgeber** ist im Gegenzug verpflichtet, das vereinbarte Entgelt (Gehalt) zu zahlen. Gleichzeitig hat er eine besondere Fürsorgepflicht gegenüber seinen Arbeitnehmern. Er darf keine unzumutbaren Arbeiten fordern, muss bei der Urlaubsplanung ihre Wünsche berücksichtigen und ist verpflichtet, kranke (oder schwangere) Mitarbeiterinnen normal zu bezahlen, auch wenn sie nicht arbeiten. Nach dem neuen Antidiskriminierungsgesetz ist er auch verpflichtet, seine Mitarbeiter vor Diskriminierungen und Beleidigungen Außenstehender zu schützen.

Rechte und Pflichten im Arbeitsverhältnis

Thema	Arbeitnehmer	Arbeitgeber	gesetzliche Grundlage
Arbeit	Pflicht zur Arbeitsleistung	Pflicht zur Bezahlung,	§ 611 BGB
Krankheit	Pflicht zur Vorlage einer ärztlichen Arbeitsunfähigkeitsbescheinigung, Pflicht zur Erholung	Pflicht zur Entgeltfortzahlung	Entgeltfortzahlungsgesetz
Urlaub	Pflicht, den Zeitraum mit dem Arbeitgeber abzu sprechen Pflicht zur Erholung	Pflicht zur Lohnfortzahlung, Berücksichtigung der Interessen des Arbeitnehmers bei der Terminplanung	Bundesurlaubsgesetz
Arbeitszeit	Pflicht zur Pünktlichkeit Recht auf Pausen	Recht auf maximal zehn Std. Arbeitsleistung täglich, Pflicht zur Gewährleistung von Pausen und Ruhezeiten	Arbeitszeitgesetz
Mutterschutz	Recht auf Kündigungsschutz, Möglichkeit des Elternurlaubs, Recht auf Mutterschaftsurlaub 6 Wochen vor der Geburt, Arbeitsverbot für 8 Wochen nach der Geburt	Pflicht, das Arbeits- und Beschäftigungsverbot ab Beginn der Schwangerschaft für bestimmte Arbeiten einzuhalten (z. B. keine Nachtarbeit, keine stehenden Tätigkeiten)	Mutterschutzgesetz

!

Der Arbeitnehmer hat ein Recht auf einen schriftlichen Arbeitsvertrag.

Dieses Recht kann sogar eingeklagt werden. Aber auch ohne schriftlichen Arbeitsvertrag besteht das Arbeitsverhältnis mit all seinen gegenseitigen Rechten und Pflichten. Besteht später Streit über den Inhalt des Arbeitsvertrags, ist aber – wenn kein schriftlicher Vertrag existiert – der Arbeitgeber beweispflichtig für Regelungen, die für den Arbeitnehmer ungünstiger als das Gesetz sind.

Lassen Sie sich vor dem Unterschreiben eine Kopie des Arbeitsvertrags (und der gültigen Betriebsvereinbarungen!) mitgeben und lesen sie ihn sich zu Hause in Ruhe durch. Dafür wird jeder (zukünftige) Chef Verständnis haben.

3.1.1 Probezeit (§ 622 Bürgerliches Gesetzbuch)

Bestandteil des Arbeitsvertrags ist (meistens) auch die Vereinbarung einer Probezeit. Diese darf insgesamt nicht länger als sechs Monate sein und bedeutet, dass in dieser Zeit mit einer Frist von zwei Wochen ohne Angabe von Gründen gekündigt werden kann. Ansonsten muss eine viel längere Kündigungsfrist eingehalten werden. Weitere Bestimmungen:

♦ In Betrieben ab zehn vollen Stellen gilt das Kündigungsschutzgesetz. Dort darf dann nach der Probezeit nur mit Grund gekündigt werden.

♦ Das Recht zur fristlosen Kündigung (ohne Einhaltung der 2-Wochen-Frist) gilt auch in der Probezeit.

♦ Auch am letzten Tag der Probezeit kann noch mit einer 2-Wochen-Frist grundlos gekündigt werden. Entscheidend ist, dass die Kündigung innerhalb der Probezeit ausgesprochen wird.

fristlose Kündigung Band 1, A 3.3.1

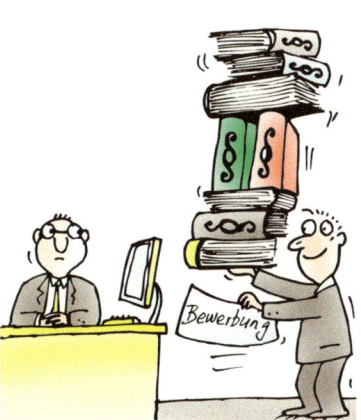

Eine „neue" oder „weitere" Probezeit über die Dauer von sechs Monaten hinaus ist nur bei einer völlig anderen Arbeitsaufgabe zulässig.

3.1.2 Befristeter Arbeitsvertrag (Teilzeit- und Befristungsgesetz)

Arbeitsverträge können befristet werden. Eine solche Befristung ist für maximal zwei Jahre möglich. In dieser Zeit darf der Vertrag insgesamt nur viermal verlängert werden. Anschließend geht das Arbeitsverhältnis in ein unbefristetes Arbeitsverhältnis über. Bei Vorliegen eines sachlichen Grundes für die Befristung (Schwangerschafts-, Krankheits- oder Urlaubsvertretung, Erreichen des Ruhestandsalters) sind auch längere Fristen möglich.

Arbeitsverträge werden heutzutage nur noch selten unbefristet abgeschlossen. Viele Arbeitnehmer „hangeln" sich so jahrelang von einer Befristung zur nächsten. Diese Situation wird sich in den nächsten Jahren voraussichtlich nicht ändern.

> Führen Sie ein „Tagebuch" über Ihre Arbeitsstelle. Notieren Sie dort alle wichtigen Daten und Änderungen Ihres Vertrags. Damit können Sie Ihre Beweissituation spürbar verbessern, wenn über die Frage der Befristung später gestritten werden sollte.

3.1.3 Teilzeitbeschäftigung (Teilzeit- und Befristungsgesetz)

Arbeitnehmer, die bereits länger als sechs Monate beschäftigt sind, können eine Reduzierung ihrer Arbeitszeit verlangen. Voraussetzung: Im Betrieb arbeiten (regelmäßig) mehr als 15 Arbeitnehmer. Wer reduzieren will, muss das spätestens drei Monate vor Beginn (mündlich oder schriftlich) anmelden. Dabei muss auch mitgeteilt werden, wie die neue, reduzierte Arbeitszeit auf die Woche verteilt werden soll. Der Arbeitgeber ist verpflichtet, der Reduzierung zuzustimmen, wenn dem keine betrieblichen Gründe entgegenstehen. Spätestens einen Monat vorher muss er außerdem dem Arbeitnehmer mitteilen, ob er zustimmt oder nicht. Eine erneute Verringerung der Arbeitszeit kann der Arbeitnehmer dann frühestens nach Ablauf von zwei Jahren verlangen.

> Ein neuer (Anschluss-) Vertrag gilt als Fortsetzung des Arbeitsverhältnisses, wenn er inhaltlich im Wesentlichen unverändert ist und eigentlich nur die Vorschriften über die Befristung und den Kündigungsschutz umgehen will.

Teilzeitarbeitsverhältnisse werden immer häufiger. Oftmals sind Arbeitnehmer teilweise befristet und teilweise unbefristet beschäftigt. Das ist rechtlich erlaubt.

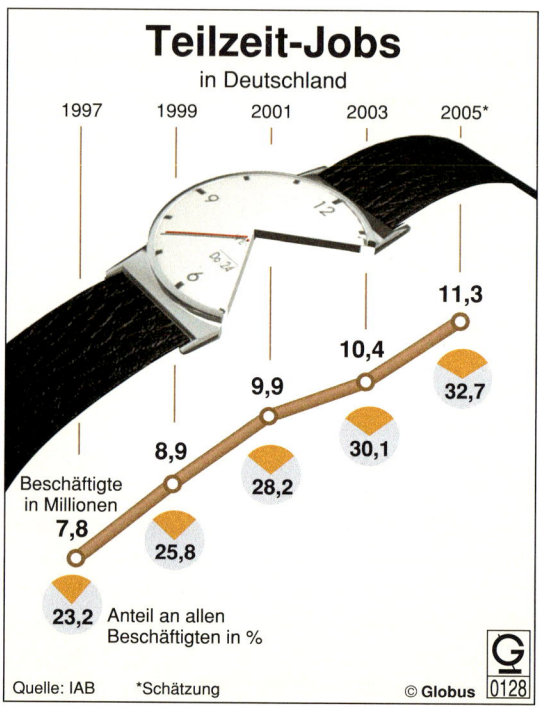

Teilzeit-Jobs
in Deutschland

| 1997 | 1999 | 2001 | 2003 | 2005* |

11,3
10,4
9,9
8,9
7,8

32,7
30,1
28,2
25,8
23,2

Beschäftigte in Millionen

Anteil an allen Beschäftigten in %

Quelle: IAB   *Schätzung   © Globus 0128

Der Arbeitgeber kann die neue Verteilung der Arbeitszeit jederzeit aus betrieblichen Gründen ändern. Bedingung: Das betriebliche Interesse ist höherwertiger als das Interesse des Arbeitnehmers an der Reduzierung.

Wer gern länger arbeiten will und das dem Arbeitgeber mitteilt, ist bei der Besetzung freier Stellen bei gleicher Eignung bevorzugt zu berücksichtigen.

Der Arbeitgeber hat zudem im Rahmen des Möglichen dafür zu sorgen, dass auch Teilzeitbeschäftigte an Aus- und Weiterbildungsmaßnahmen gleichberechtigt teilnehmen können.

3.2 Besondere Rechte und Pflichten

Der Arbeitnehmer als grundsätzlich „schwächere" Partei des Arbeitsverhältnisses wird unabhängig vom abgeschlossenen Arbeitsvertrag vom Gesetzgeber und den Arbeitsgerichten besonders geschützt. Nicht alles ist erlaubt, vieles ist dem Arbeitgeber gesetzlich verboten. So gibt es einen gesetzlichen Mindesturlaub, festgelegte Pausenzeiten, Beschränkungen für befristete Verträge oder – in größeren Betrieben – einen besonderen Kündigungsschutz. **Davon kann arbeitsvertraglich nicht abgewichen werden.** Auch wenn sowohl Arbeitgeber als auch Arbeitnehmer das wollen.

Obwohl Laura keinen schriftlichen Arbeitsvertrag geschlossen hat, gelten diese Regeln auch für sie. Urlaubsanspruch, Lohnfortzahlung im Krankheitsfall oder Mutterschutz ergeben sich für Laura direkt aus dem Gesetz.

Ist die Regelung im Arbeitsvertrag schlechter als die gesetzliche Regelung, gilt automatisch die für den Arbeitnehmer günstigste Regelung.

3.2.1 Arbeitszeiten und Pausen (Arbeitszeitgesetz)

Grundsätzlich gilt, dass täglich (außer sonntags) nicht mehr als acht Stunden gearbeitet werden dürfen. Lediglich wenn Mehrstunden ausgeglichen werden, dürfen auch zehn Stunden täglich gearbeitet werden. Dabei muss der Ausgleich in einem Zeitraum von sechs Monaten (vor oder nach der Mehrarbeit) passieren. Durch den arbeitsfreien Samstag können also schon acht Mehrarbeitsstunden wöchentlich ausgeglichen werden.

In jedem Fall muss aber die tägliche Arbeitszeit durch Pausen unterbrochen sein. Das sind bei einer Arbeitszeit von bis zu sechs Stunden mindestens 15 und bei einer Arbeitszeit von bis zu neun Stunden mindestens 45 Minuten. Dabei ist eine „Pause" nur dann eine Ruhepause im Sinne des Gesetzes, wenn nicht gearbeitet wird. Wer auf der Station bleibt und weiterhin Bewohner betreut („auf die Glocke geht") pausiert nicht. Das gemeinsame Frühstück mit den Kolleginnen gilt natürlich als Pause, auch wenn dabei über die Arbeit geredet wird. Dasselbe gilt für die heimliche Zigarette auf dem Balkon.

Die werktägliche Arbeitszeit der Nacht-Arbeitnehmer (= mehr als zwei Stunden regelmäßige Arbeitszeit zwischen 23:00 und 6:00 Uhr) darf acht Stunden nicht überschreiten. Sie kann auf bis zu zehn Stunden nur verlängert werden, wenn innerhalb eines Monats im Durchschnitt acht Stunden Arbeit täglich nicht überschritten werden. Nacht-Arbeitnehmer sind berechtigt, sich vor Beginn der Beschäftigung und danach in regelmäßigen Zeitabständen (alle drei Jahre oder jährlich bei über 50-Jährigen) auf Kosten des Arbeitgebers medizinisch untersuchen zu lassen. Der Arbeitgeber hat den Nacht-Arbeitnehmer auf dessen Verlangen auf einen für ihn geeigneten Tagesarbeitsplatz umzusetzen, wenn

♦ die weitere Verrichtung von Nachtarbeit gesundheitsgefährdend ist oder

♦ im Haushalt des Arbeitnehmers ein Kind unter zwölf Jahren lebt oder

♦ der Arbeitnehmer einen Angehörigen pflegen muss und kein anderer Haushaltsangehöriger die Betreuung übernehmen kann.

Ausnahme: Es sprechen dringende betriebliche Erfordernisse gegen die Umsetzung.

Nach Feierabend muss eine ununterbrochene Ruhezeit von mindestens elf Stunden eingelegt werden. Die Dauer der Ruhezeit kann allerdings in Krankenhäusern und anderen Einrichtungen zur Behandlung, Pflege und Betreuung von Personen um bis zu eine Stunde verkürzt werden, wenn diese Verkürzung innerhalb eines Monats durch Verlängerung einer anderen Ruhezeit auf mindestens zwölf Stunden ausgeglichen wird. Außerdem können in diesen Einrichtungen Kürzungen der Ruhezeit durch Dienste während einer Rufbereitschaft (bis maximal zur Hälfte der Ruhezeit) ausgeglichen werden.

Bei vielen Tätigkeiten ist der Arbeitnehmer neben der eigentlichen Arbeit auch zum Bereitschaftsdienst oder zu einer Rufbereitschaft verpflichtet.

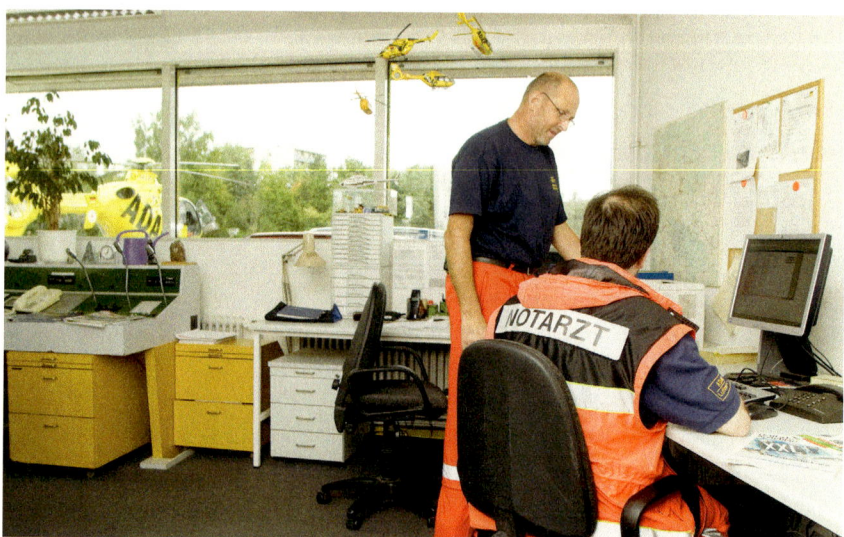

Beim **Bereitschaftsdienst** ist der Mitarbeiter verpflichtet, sich an einem vorgegebenen Ort aufzuhalten, um der Aufforderung zur Arbeit unverzüglich nachkommen zu können. Der Arbeitnehmer unterliegt also einer Ortsbeschränkung und muss zum sofortigen Arbeitsbeginn fähig sein. Bei der **Rufbereitschaft** kann der Mitarbeiter seinen Aufenthaltsort frei wählen. Er muss seinem Arbeitgeber jedoch im Voraus mitteilen, wo er sich befindet. Er muss zudem in der Lage sein, die Arbeit unverzüglich aufzunehmen. Eine stundenlange Anfahrt zum Arbeitsort ist also bei der Rufbereitschaft nicht vorgesehen.

Die Zeit der Rufbereitschaft zählt nicht zur Arbeitszeit und ist deshalb ohne bestimmte Zeitgrenzen zulässig. Der Bereitschaftsdienst ist dagegen (nach einem Urteil des Europäischen Gerichtshofs aus dem Jahre 2001) normale Arbeitzeit und zählt somit bei der Berechnung der Höchstarbeitszeit.

Wer in „wacher Aufmerksamkeit im Zustand der Entspannung" ist, befindet sich in der so genannten „Arbeitsbereitschaft". Er macht keine Pause, ist nicht zur Arbeit bereit und wartet auch nicht auf einen Ruf. Er arbeitet. Dazu gehört beispielsweise das Warten an der Tür auf das Taxi oder den Mitarbeiter vom Sanitätshaus.

Aber: Die Arbeitsbereitschaft wird nicht wie volle Arbeitszeit gewertet. Fällt in der Arbeitszeit regelmäßig und in erheblichem Umfang Arbeitsbereitschaft an, so ist eine Verlängerung der täglichen Arbeitszeit auch über zehn Stunden hinaus möglich. Ein solcher Sachverhalt wird schon bei etwa 30 Prozent Arbeitsbereitschaft angenommen.

Typischerweise wird in Alten- und Pflegeheimen sowie Krankenhäusern im **Schichtdienst** gearbeitet. Nur so kann der Betrieb rund um die Uhr in Gang gehalten werden. Für den Schichtdienst werden die Mitarbeiter in unterschiedliche „Schichten" oder „Dienste" eingeteilt, beispielsweise im Dreischichtbetrieb eine Frühschicht von 6:00 bis 14:00 Uhr, eine Spätschicht von 14:00 bis 22:00 Uhr und eine Nachtschicht von 22:00 bis 6:00 Uhr. Es gibt aber auch Systeme, in denen mehrere kleine Teams so geplant werden, dass immer genügend Personen da sind, aber andere Betriebszeiten und Arbeitszeiten möglich werden (beispielsweise können neun Teams, von denen immer zwei Teams anwesend sind, $7 \cdot 24 = 168$ Stunden Betriebszeit mit 37,6 Stunden Arbeitszeit abdecken). Vielfach wird auch sehr individuell geplant.

Schichtdienst
Band 1, B 1.3

Die genauen Regelungen zu Arbeitszeiten und Zuschlägen werden im Allgemeinen in den Tarifverträgen grundsätzlich und in Betriebsvereinbarungen für das jeweilige Haus detailliert festgelegt. Üblicherweise wird die Schicht des einzelnen Mitarbeiters turnusmäßig gewechselt (beispielsweise fünf Tage in einer Schicht, dann zwei freie Tage, dann fünf Tage in einer anderen Schicht usw.). Es gibt aber auch Mitarbeiter, die nur in einer bestimmten Schicht arbeiten wollen oder können (z. B. Dauernachtdienst).

Zur Arbeitszeit gehört auch die **Umkleidezeit** und der **Weg** von der Umkleidestelle zum Arbeitsplatz. Auch der Weg zwischen verschiedenen Einsatzorten (Hausbesuche) ist Arbeitszeit.

Neben den klassischen Formen (Schichtdienst, Rufbereitschaft, Bereitschaftsdienst) werden gerade für den Bereich der Heilkunde ständig neue **Arbeitszeitmodelle** erkundet:

Arbeitszeitkonten bilden die Grundlage zur Anrechnung und Verwaltung der von den Mitarbeitern gesammelten Arbeitsstunden. Dafür gibt es Jahresarbeitszeitkonten, Langzeitarbeitskonten oder sogar Lebensarbeitszeitkonten, die sowohl restriktiv als auch sehr flexibel gehandhabt werden können.

Einfache **Gleitzeit** ermöglicht den Beginn und das Ende der täglichen Arbeitszeit frei zu wählen. Bei qualifizierter Gleitzeit kann der Mitarbeiter auch über die Dauer der täglichen Arbeitszeit frei entscheiden. Meistens wird die Gleitzeit um eine Kernarbeitszeit gelegt, zu der Anwesenheitspflicht herrscht.

Servicezeiten werden oft auch als Funktions- oder Ansprechzeiten bezeichnet. In diesem Modell stellen entweder einzelne Mitarbeiter oder komplette Teams die Anwesenheit in einem bestimmten Zeitraum eigenverantwortlich sicher.

Das **Time-Care** Modell ist ein vollständig computergestütztes Modell, das keine Schichten, sondern nur noch einzelne Stunden kennt. Time Care fungiert dabei als Stundenbaukasten, den sich jeder Mitarbeiter nach Bedarf zusammenstellen kann. Berechnungszeitraum ist nicht automatisch ein Jahr, sondern die vom Unternehmen benötigte Zeit oder Periode für eine Aufgabe oder ein Projekt.

Beim **Job-Sharing** obliegt es zwei Arbeitnehmern, einen Arbeitsplatz zu besetzen und ein geplantes Arbeitspensum zu erfüllen. Oft haben dabei die Beteiligten die volle Verantwortung bezüglich der Aufteilung der Arbeit und der Anwesenheit am Arbeitsplatz. Unterschieden wird bei dieser Arbeitsform unter anderem Job-Splitting (Teilen eines Arbeitsplatzes unter mehreren Arbeitnehmern), Job-Pairing (Zusammenlegen von Arbeitsplatzinhalten unter gleichzeitiger Verteilung der Verantwortung) und Split-Level-Sharing (funktionale Arbeitsplatzteilung, bei der die Arbeit nach den Arbeitsinhalten aufgeteilt wird).

Die **Vertrauensarbeitszeit** verzichtet auf jegliche Zeitkontrolle durch den Arbeitgeber. Der Arbeitnehmer handelt vollständig eigenverantwortlich und orientiert sich ausschließlich an dem Ergebnis seiner Arbeit – die Zeit ist nicht mehr maßgeblicher Faktor.

3.2.2 Entgelt und Entgeltfortzahlung im Krankheitsfall (Entgeltfortzahlungsgesetz)

Grundsätzlich ist der Arbeitnehmer verpflichtet zu arbeiten und der Arbeitgeber ist verpflichtet, den vereinbarten Lohn (für Arbeiter) oder das vereinbarte Gehalt (für Angestellte) zu zahlen. Nach neuem Recht spricht man anstatt von Löhnen und Gehältern nur noch von Entgelt. Wer trotz Bezahlung nicht arbeitet, riskiert seine Kündigung wegen „Arbeitsverweigerung". Andererseits kann der Arbeitgeber bei geleisteter Arbeit auch gerichtlich zur Zahlung des vereinbarten Entgelts verpflichtet werden.

Von dem Grundsatz „Arbeit gegen Entgelt" macht § 616 Bürgerliches Gesetzbuch eine wichtige Ausnahme. Danach hat der Arbeitnehmer Anspruch auf Fortzahlung des Entgelts, wenn er **ohne Verschulden für eine kurze Zeit verhindert** ist. Das gilt beispielsweise bei der Erkrankung eines Kindes. Wenn ein im Haushalt des Arbeitnehmers lebendes Kind unter zwölf Jahren wegen einer Erkrankung nach ärztlichem Zeugnis der Beaufsichtigung, Betreuung oder Pflege bedarf, weil eine andere im Haushalt lebende Person hierfür nicht zur Verfügung steht, wird das Entgelt bis zu zehn Tagen fortgezahlt, obwohl nicht gearbeitet wird. Bei mehrfacher Erkrankung besteht für jedes Kind nur ein Anspruch bis zu zehn, bei Alleinerziehenden für zwanzig Arbeitstage im Jahr. Beide Elternteile können wählen, wer die Pflege übernimmt.

Das Entgelt ist frei verhandelbar. Es setzt sich in der Regel zusammen aus dem Grundgehalt, dem Urlaubs- und dem Weihnachtsgeld. Was im Arbeitsvertrag beschrieben ist, muss gezahlt werden; alles andere nur

♦ bei entsprechenden Regelungen in einem Tarifvertrag,

♦ wenn die Zahlung schon mindestens dreimal erfolgt ist (Gewohnheit) oder

♦ im Rahmen des Gleichheitsgebots.

> Zuschläge für Sonn- und Feiertagsarbeit oder Zulagen für besonders schwere Arbeiten (Psychiatrie) müssen nur gezahlt werden, wenn sie im Arbeitsvertrag oder in einem Tarifvertrag geregelt sind.

Ein Anspruch auf Entgeltfortzahlung besteht bei **Arbeitsunfähigkeit** für alle Arbeitnehmer unabhängig von der Sozialversicherungspflicht. Dies gilt also auch für geringfügig Beschäftigte. Der Anspruch auf Entgeltfortzahlung besteht auch dann, wenn zwar keine Arbeitsunfähigkeit vorliegt, jedoch jemand stationär behandelt wird. Bei ambulanten Maßnahmen besteht der Anspruch jedoch nicht.

Sozialversiche-
rungspflicht
Band 1, D 2

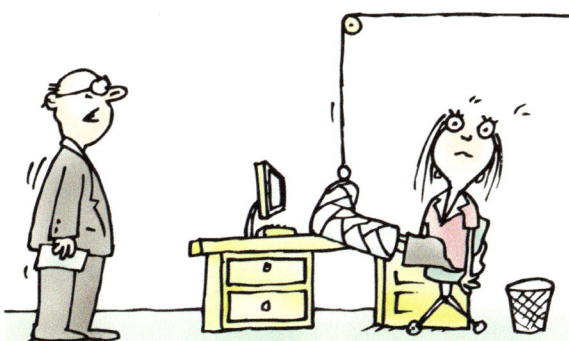

„Wieso arbeitsunfähig? Sie schreiben doch nicht mit den Knien, sondern mit den Händen, und die sind doch wohl voll funktionsfähig!!!"

Bereits nach vier Wochen beginnt in einem neuen Arbeitsverhältnis der Anspruch auf Entgeltfortzahlung. Jeder Mitarbeiter hat dann einen Anspruch auf sechs Wochen Entgeltfortzahlung jährlich (pro Krankheit im Halbjahr!) in Höhe von 100 % seines Arbeitsentgelts.

Voraussetzung für den Anspruch auf Entgeltfortzahlung ist, dass die Arbeitsunfähigkeit **unverschuldet** eingetreten ist. Sofern der Arbeitnehmer ein Verschulden zu vertreten hat, kann der Arbeitgeber die Entgeltfortzahlung verweigern. Verschulden liegt bei einem groben Verstoß gegen das von einem verständigen Menschen im eigenen Interesse zu erwartende Verhalten vor. Leichte Fahrlässigkeit ist demnach nicht als Verschulden in diesem Sinne anzusehen.

> **Beispiel:** Wer einen „normalen" Verkehrsunfall verursacht, handelt „normal" fahrlässig. Wer dagegen ins Krankenhaus muss, weil er unter Alkoholeinfluss oder zu schnell gefahren ist, kann wegen grober Fahrlässigkeit den Anspruch auf Entgeltfortzahlung verlieren.

Leistungen
Kranken-,
Renten- und
Arbeitslosen-
versicherung
Band 1, D 2.3.2

An das Ende der Entgeltfortzahlungsfrist schließt sich bei andauernder Arbeitsunfähigkeit unmittelbar die Zahlung von Krankengeld an. Das Krankengeld in Höhe von 70 % des Arbeitsentgelts zahlt die Krankenversicherung grundsätzlich unbegrenzt. Die Leistungsdauer ist jedoch auf 78 Wochen innerhalb von drei Jahren bei Arbeitsunfähigkeit wegen derselben Krankheit beschränkt.

Nach Beginn eines neuen Dreijahres-Zeitraums besteht wegen derselben Krankheit ein erneuter Anspruch auf Krankengeld, wenn der Versicherte in der Zwischenzeit mindestens sechs Monate erwerbstätig war oder, wenn er der Arbeitsvermittlung zur Verfügung stand.

> Vom Krankengeld sind Beiträge zur Renten- und Arbeitslosenversicherung zu entrichten.

> **Arbeitsunfähig** ist ein Arbeitnehmer, wenn er seine Arbeit infolge Krankheit nicht mehr ausüben kann oder nur unter der Gefahr, in absehbarer Zeit seinen Gesundheitszustand zu verschlimmern. Als **Krankheit** gilt nach dem Gesetz jeder vom gesunden Zustand abweichende Körper-, Geistes- und Seelenzustand, dessen Eintritt medizinisch behandelt werden muss.

Der Arbeitnehmer ist verpflichtet, dem Arbeitgeber die Arbeitsunfähigkeit und deren voraussichtliche Dauer unverzüglich anzuzeigen. Diese Anzeige kann zunächst auch mündlich erfolgen.

> Spätestens am ersten Arbeitstag nach Ablauf des dritten Kalendertages nach Beginn der Arbeitsunfähigkeit muss dem Arbeitgeber eine ärztliche Bescheinigung über die Arbeitsunfähigkeit vorgelegt werden.

Der Arbeitgeber kann auch schon am ersten Krankheitstag ein ärztliches Attest vom Arbeitnehmer verlangen.

3.2.3   Mutterschutz (Mutterschutzgesetz)

Werdende und stillende Mütter haben besondere Rechte. Sie dürfen nicht im Stehen oder nachts beschäftigt werden, müssen sich ausreichend ausruhen und zurückziehen können und dürfen nicht mit gesundheitsgefährdenden oder körperlich schweren Arbeiten betraut werden. Sechs Wochen vor der Geburt hat die Arbeitnehmerin das Recht, ganz von der Arbeit freigestellt zu werden. Sie darf arbeiten, muss aber nicht.

> Acht Wochen nach der Geburt besteht ein völliges Beschäftigungsverbot. Die Arbeitnehmerin darf in dieser Zeit nicht arbeiten, sogar wenn sie selbst es will.

Im Anschluss an den Mutterschutz haben beide Elternteile Anspruch auf **Elternzeit** (Erziehungsurlaub). Diese darf insgesamt drei Jahre betragen, wobei Beginn und Ende vorher festgelegt werden müssen. Eine spätere Verlängerung oder Verkürzung ist nur mit Zustimmung des Arbeitgebers oder bei Vorliegen eines wichtigen Grundes möglich. Der/die Arbeitnehmer/-in bekommt während der Elternzeit **Erziehungsgeld**. Arbeitgeber in kleinen Betrieben können sich die Kosten der Entgeltfortzahlung während des Mutterschutzes von der Krankenkasse erstatten lassen. Solange eine Mitarbeiterin schwanger ist, darf ihr **nicht gekündigt** werden. Befristete Verträge, beispielsweise zu einem bestimmten Datum endende (Schul-) Ausbildungsverträge sind davon natürlich nicht berührt.

3.2.4 Jugendschutz (Jugendarbeitsschutzgesetz)

Beispiel: Nachdem Laura seit Wochen begeistert von ihrer Arbeit erzählt, fasst sich Antonia, ihre kleine Schwester, ein Herz. „Fragst du mal, ob ich da ein Praktikum machen darf?" Sie schaut Laura bittend an. Die denkt nach: „Du bist doch erst 13 Jahre alt. Ich weiß nicht, ob das erlaubt ist ... Aber ich frag mal!" Am nächsten Tag ist ihr Chef sofort einverstanden: „Aber nur, wenn ich sie auch voll in die Schichten einbinden kann." Laura zuckt zusammen: „Schichtdienst? Mit dreizehn? Ob das erlaubt ist?"

Gesetzlich ist die Beschäftigung von Kindern (bis 15 Jahre) oder schulpflichtigen Jugendlichen grundsätzlich verboten. Wobei es sehr viele und sehr komplizierte Ausnahmemöglichkeiten gibt. Ausnahmen gelten beispielsweise für Schulpraktika, Ferienjobs für Jugendliche ab 15 Jahre und für leichte und kindgerechte Tätigkeiten für Kinder ab einem Alter von 13.

Kinder, die mit der Schule fertig sind, dürfen in der Ausbildung nur mit leichten und „geeigneten" Tätigkeiten und nicht länger als sieben Stunden täglich und 35 Stunden wöchentlich beschäftigt werden.

Jugendliche (also ab 15 Jahre) dürfen nicht mehr als acht Stunden (oder 8,5 als Ausgleich für weniger Arbeit an anderen Tagen in der Woche) täglich, nicht mehr als vierzig Stunden wöchentlich und insgesamt nur an fünf Tagen in der Woche beschäftigt werden.

Für die Berufsschule oder für Prüfungen müssen Auszubildende von der Arbeit freigestellt werden.

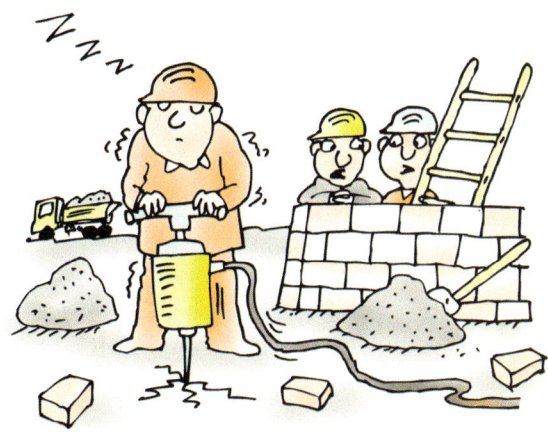

Jugendliche müssen ausreichend Pausen machen können: eine halbe Stunde bei Arbeitszeiten von mehr als 4,5 Stunden und eine ganze Stunde bei einer Arbeitszeit von mehr als sechs Stunden. Zwischen Arbeitsende und Arbeitsbeginn am nächsten Tag müssen mindestens zwölf Stunden liegen.

„Ich glaube ja, Pauls Ausbilder hält sich nicht an die Mindestpausenzeiten für Jugendliche ..."

Nachts dürfen Jugendliche (eigentlich) gar nicht beschäftigt werden, und zwar vor sechs Uhr morgens und nach zwanzig Uhr abends. Nur ausnahmsweise und mit behördlicher Genehmigung darf bis 21:00 Uhr gearbeitet werden. Ausnahmen gelten für Jugendliche ab 16 Jahren. Diese dürfen in „mehrschichtigen Betrieben" ab 5:30 Uhr und bis 23:00 Uhr arbeiten. Ausnahme: nicht, wenn am nächsten Tag die Berufsschule vor neun Uhr morgens anfängt.

An **Samstagen, Sonntagen und Feiertagen** dürfen Jugendliche (eigentlich) gar nicht beschäftigt werden. Ausnahme: Arbeit in einem Alten-, Pflege- oder Kinderheim. Aber auch hier gilt die Ausnahme: nur für maximal zwei Samstage oder Sonntage im Monat. Außerdem muss der Wochenenddienst zwingend durch einen (berufsschul-) freien Tag in der Woche ausgeglichen werden. Ein totales Beschäftigungsverbot für Jugendliche gilt am 25. Dezember, am 1. Januar, an einem Osterfeiertag und am 1. Mai.

Jugendliche bis 16 Jahre haben einen **Urlaubsanspruch** von 30 Tagen, Jugendliche bis 17 von 27 Tagen und Jugendliche bis 18 von 25 Tagen im Jahr. Urlaubstage, an denen Berufsschulunterricht stattfindet, werden nicht angerechnet.

> Jugendliche unterliegen zahlreichen Beschäftigungsverboten. Sie dürfen nicht überanstrengt werden und nicht mit Arbeiten betraut werden, die besonders gefährlich, gesundheitsgefährdend oder umweltschädlich sind. Auch Akkordarbeit oder Tätigkeiten, bei denen das Arbeitstempo „erzwungen" wird (z. B. Fließbandarbeit), sind ihnen verboten.

Betriebsarzt und
Arbeitsschutz
Band 1, A 3.2.6

Unfallschutz
Band 1, A 3.2.7

Eigenschutz
Band 4, C 3

Immunisierung
Band 4, C 5.4

Außerdem bestehen für den Arbeitgeber im Rahmen seiner Fürsorgepflicht zahlreiche weitere Pflichten gegenüber jugendlichen Beschäftigten. So muss er seine Auszubildenden regelmäßig über Gefahren am Arbeitsplatz aufklären, deren Arbeitsbedingungen ständig überprüfen und wiederkehrende ärztliche Untersuchungen ermöglichen und veranlassen. Darüber wacht die jeweils in den Bundesländern zuständige Aufsichtsbehörde. Arbeitgeber, die diesen umfassenden Jugendschutz missachten, riskieren hohe Bußgelder.

3.2.5   Urlaub (Bundesurlaubsgesetz)

Auch für erwachsene Arbeitnehmer (ab 18 Jahre) besteht ein **gesetzlich geschützter Mindesturlaubsanspruch.** Dieser beträgt in der freien Wirtschaft 24 Tage im Jahr. Bei Neuantritt einer Arbeitsstelle entsteht der Anspruch auf Urlaub erst nach einem halben Jahr der Beschäftigung.

Die zeitliche Lage des Urlaubs kann vom Arbeitgeber bestimmt werden. Er muss aber berechtigte Wünsche der Mitarbeiter berücksichtigen.

Urlaub dient der Erholung und ist daher grundsätzlich nicht nachholbar. In der Urlaubszeit ist der Arbeitnehmer verpflichtet, sich zu erholen. Dagegen verstößt er, wenn er arbeitet oder durch Nebenbeschäftigungen Geld hinzuverdient, denn dadurch wird seine Erholung verhindert. Der Arbeitgeber kann aufgrund seiner Fürsorgepflicht sogar gehalten sein, Mitarbeiter nach Urlaubsende wieder nach Hause zu schicken, wenn sie offensichtlich nicht erholt sind. Der Anspruch auf Gehalt entfällt dann. In Einzelfällen kann die (vorsätzliche) Verhinderung der Erholung im Urlaub sogar ein Kündigungsgrund sein.

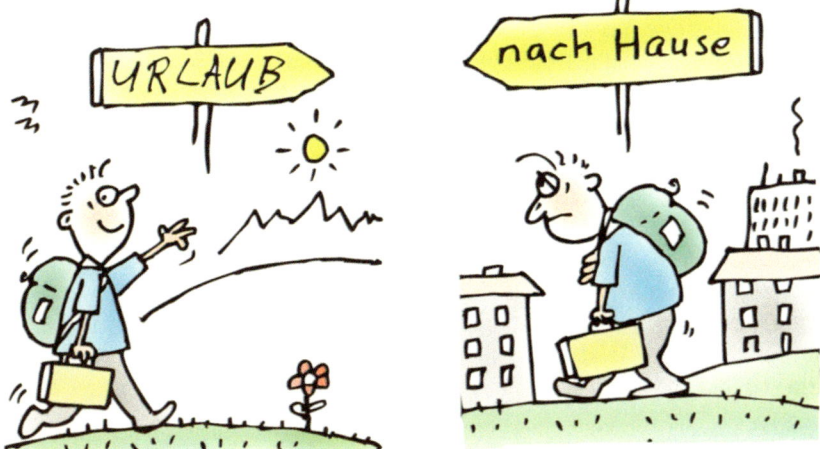

Im Urlaub ist der Arbeitnehmer verpflichtet, sich zu erholen ...

Urlaub **verfällt am Ende des Kalenderjahrs**. Mit dem Arbeitgeber kann eine Über-
gangsfrist bis zum 31. März des Folgejahres vereinbart werden. Das gilt im öffentlichen Dienst (bis zum 30. April) und im Rahmen von Tarifverträgen in jedem Fall.
Nach dieser Frist ist der Urlaubsanspruch verwirkt. Eine Abfindung in Geld für nicht
genommenen Urlaub gibt es nur dann, wenn dieser wegen der Beendigung des
Beschäftigungsverhältnisses nicht genommen werden konnte.

Planen Sie Ihren Urlaub rechtzeitig. Teilen Sie Ihrem Arbeitgeber und Ihren
Kollegen frühzeitig mit, wann Sie Urlaub nehmen wollen. Gerade in den
Schulferien muss genau abgesprochen werden, wer in Urlaub geht und wer
arbeiten muss. Eltern schulpflichtiger Kinder haben in dieser Zeit zwar kein
Vorrecht, der Arbeitgeber ist aber gehalten, mit darauf zu achten, dass Eltern
in den Schulferien Urlaub nehmen können.

Wenn Sie im Urlaub krank werden, endet der Urlaub. Sie sollten sich dann –
auch wenn Sie im Ausland sind – ärztlich bestätigen lassen, dass Sie
arbeitsunfähig sind. Dann wird diese Zeit nicht auf Ihren Urlaubsanspruch
angerechnet.

Eine **Freistellung aus besonderen Anlässen** (Heirat, Tod naher Angehöriger,
Behördengänge) unterliegt der freien arbeitsvertraglichen Vereinbarung. Feste
Regelungen gibt es dafür nur im öffentlichen Dienst.

Neben dem Erholungsurlaub gibt es in manchen Bundesländern einen gesetzlichen
Anspruch auf **Bildungsurlaub.** In Niedersachsen z. B. beträgt dieser fünf Tage jährlich oder (gesammelt) zehn Tage alle zwei Jahre. Bedingung ist die Teilnahme an
einer vom eigenen Bundesland als Bildungsurlaub anerkannten Fortbildung.

3.2.6 Arbeitsschutz

Der Arbeitsschutz hat sich in den letzten Jahren stark verändert. Viele spezielle Vorschriften zum Schutz der Mitarbeiter sind neu. Dazu gehören zum Beispiel neue Gesetze und Verordnungen über Anforderungen an Bildschirmarbeitsplätze, über das Heben und Tragen (das Bewegen von Lasten – beispielsweise eines Heimbewohners – ist möglichst zu vermeiden) oder über notwendige persönliche Schutzausrüstung (Handschuhe, Schürzen, Berufskleidung).

Außerdem sind alle Betriebe, Praxen und Büros verpflichtet, eine Fachkraft für Arbeitssicherheit und eventuell auch einen Betriebsarzt zu beschäftigen oder einen entsprechenden Betreuungsvertrag mit einem Arbeitssicherheitsunternehmen abzuschließen.

Betriebsarzt ist der Arzt, der vom Arbeitgeber bestellt wird. Dabei dürfen nur Ärzte bestellt werden, die Fachärzte für Arbeitsmedizin sind oder als Arzt die Zusatzbezeichnung Betriebsmedizin führen.

Betriebsärzte haben zunächst die Aufgabe, den Arbeitgeber in allen Fragen des Arbeits- und Gesundheitsschutzes zu unterstützen und zu beraten. Dabei steht stets die Unfallverhütung im Vordergrund. Auch bei der Auswahl und Erprobung von Körperschutzmitteln, bei ergonomischen oder arbeitshygienischen Fragen (Arbeitsrhythmus, Arbeitszeit, Pausenregelung), bei der Gestaltung der Arbeitsplätze und der Organisation der Ersten Hilfe im Betrieb ist der Betriebsarzt zu beteiligen.

Daneben haben Betriebsärzte die Arbeitnehmer zu untersuchen, arbeitsmedizinisch zu beurteilen und zu beraten. Es gehört mit zu ihren Aufgaben, darüber zu wachen, dass die Bewohner von Pflegeheimen z. B. vor Mitarbeitern geschützt werden, die krank sind.

Alten- und Pflegeheime müssen einen ausreichenden Schutz der Bewohner vor Infektionen gewährleisten und sicherstellen, dass von den Beschäftigten die einschlägigen Anforderungen der Hygiene eingehalten werden. Das geschieht in der Regel durch eine Belehrung des zuständigen Gesundheitsamtes. Der Nachweis über diese Belehrung wird auch als **Gesundheitszeugnis** bezeichnet.

Eigenschutz
Band 4, C 3
Band 1, J 3
Immunisierung
Band 4, C 5.4

Schließlich hat der Betriebsarzt darauf hinzuwirken, dass sich alle Mitarbeiter den Anforderungen des Arbeitsschutzes und der Unfallverhütung entsprechend verhalten. Dazu sind sie über die Unfall- und Gesundheitsgefahren, denen sie bei der Arbeit ausgesetzt sind, über die Einrichtungen und Maßnahmen zur Abwendung dieser Gefahren zu belehren.

Meist wird eine Schutzimpfung gegen Hepatitis dringend empfohlen. Ein Tine-Test ist sinnvoll. Über weitere Impfungen (z. B. Grippe) informiert nach den jeweiligen Gegebenheiten der Betriebsarzt.

Zu den Aufgaben der Betriebsärzte gehört es nicht, Krankmeldungen der Arbeitnehmer auf ihre Berechtigung zu überprüfen.

Neben dem Betriebsarzt überwachen auch die Berufsgenossenschaften den Arbeits- schutz in den Betrieben. Sie sind die Träger der gesetzlichen Unfallversicherung. Von ihnen werden Schäden (Sach- und Personenschäden, Lohnausfall, Verletzten- geld) im Zusammenhang mit Arbeitsunfällen ausgeglichen.

Die zuständige Berufsgenossenschaft für in der Pflege tätige Arbeitnehmer/-innen ist die **Berufsgenossenschaft Gesundheitsdienst und Wohlfahrtspflege (BGW).** Diese erstellt Unfallverhütungsvorschriften, berät und überwacht Betriebe und bie- tet Schulungen und Fortbildungen an.

Unfall- versicherung Band 1, A 3.2.7

Gefahren- bezeichnung	Gefahren- symbol	Art der Gefahren	Stoff und Produkt- beispiele
sehr giftig (T+) giftig (T)		– Sehr giftige und giftige Stoffe und Zubereitungen können schon in kleinen Mengen beim Einatmen, Verschlucken oder bei Berührung mit der Haut schwere Schäden hervorrufen oder zum Tode führen. – Als „giftig" gekennzeichnete Zuberei- tungen können auch Krebs erzeugend, Erbgut verändernd und Leibesfrucht schädigend sein.	– Quecksilber – Methanol – Formaldehyd
gesundheits- schädlich (Xn)		– Gesundheitschäden können durch Einatmen, Verschlucken oder durch Aufnahme über die Haut entstehen. – Als „gesundheitsschädlich" gekennzeich- nete Zubereitungen können auch sensi- bilisierend durch Einatmen wirken.	– Instrumenten- desinfektionsmittel – Flächen- desinfektionsmittel
hoch- entzündlich (F+) leicht entzünd- lich (F)		– Hochentzündliche Stoffe und Zuberei- tungen können bereits bei Temperaturen unter 0 °C brennen. – Leicht entzündliche Stoffe und Zuberei- tungen können bei Raumtemperatur in Brand geraten.	– Hände- desinfektionsmittel – Aceton
brandfördernd		– Für den Brennvorgang muss eine Zündquelle vorhanden sein. Wenn ein brandfördernder Stoff (mit hohem Sauerstoffanteil) vorhanden ist, wird der Brandvorgang erheblich beschleunigt.	– Peroxide (z. B. Wasserstoff- peroxid, 60 %ig)
ätzend (C)		– Ätzende Substanzen verursachen schwere Schäden am lebenden Gewebe und greifen auch andere Stoffe an. Reaktion kann auf vorhandene Feuchtig- keit oder Nässe zurückzuführen sein.	– Rohrreiniger, Entkalker – Wasserstoff- peroxid (30 %ig) – Reinigungsmittel für Geschirrspül- maschinen
reizend (Xi)		– Wiederholte Berührung mit Reizstoffen führt zu Haut- und Schleimhautentzün- dungen. – Als „reizend" gekennzeichnete Zuberei- tungen können auch sensibilisierend durch Hautkontakt wirken.	– Desinfektionsmittel – Röntgenfilment- wickler und -fixierer

Die Berufsgenossenschaft hat auch die Gefahrensymbole entwickelt.

Neben dem Betriebsarzt hat die **Fachkraft für Arbeitssicherheit** die Aufgabe, den Arbeitgeber beim Arbeitsschutz, bei der Unfallverhütung und in allen Fragen der Arbeitssicherheit zu unterstützen. Dazu hat sie die Arbeitsplätze regelmäßig zu begehen und dem Arbeitgeber eventuelle Mängel mitzuteilen. Zugleich sind Maßnahmen zur Beseitigung der Mängel vorzuschlagen. Die Fachkraft für Arbeitssicherheit hat aber auch auf die Benutzung der Körperschutzmittel zu achten, Ursachen von Arbeitsunfällen zu untersuchen und darauf hinzuwirken, dass sich alle im Betrieb Beschäftigten den Anforderungen des Arbeitsschutzes und der Unfallverhütung entsprechend verhalten. Dazu gehören beispielsweise Schulungen oder Einweisungen in die Benutzung von Notfalleinrichtungen (Feuerlöscher).

> Eine Fachkraft für Arbeitssicherheit muss jede Einrichtung haben. Entweder werden eigene Mitarbeiter geschult oder externe Dienstleister beauftragt. In Betrieben ab zwanzig Mitarbeitern kommt die Bestellung von Sicherheitsbeauftragten hinzu.

Der Arbeitgeber ist verpflichtet, die für die Mitarbeiter geltenden **Unfallverhütungsvorschriften** zur Verfügung zu stellen, indem er sie beispielsweise aushängt. Angestellte Pflegekräfte sind verpflichtet, alle Arbeitssicherheitsmaßnahmen des Arbeitgebers zu unterstützen, seinen Anweisungen zu folgen und die notwendige persönliche Schutzausrüstung (PSA) auch wirklich zu tragen.

Schutzkleidung
Band 1, J 3.2

Spezielle Vorschriften gelten für den Bereich des Heimrechts, des Brandschutzes, des Strahlenschutzes, des Schutzes vor Berufskrankheiten, vor Infektionen, für den Umgang mit Biostoffen oder Medizinprodukten und im Arzneimittelbereich. Hinzu kommen Arbeitsschutzvorschriften in der Arbeitsstättenverordnung.

Heimrecht
Band 4, A 1.4.1
Band 5, G 2.3

Brandschutz: Alten- und Pflegeheime gelten nach den Bauordnungen der Bundesländer als „besonders gefährdet". Darum können an den Brandschutz besondere Anforderungen gestellt werden. Diese sind zugeschnitten auf die individuelle Situation und können sich beziehen auf die Art der Rettungswege (keine Treppen), die Anzahl der Notrufeinrichtungen (Brandmelder in jedem Zimmer) oder die Bedienbarkeit der Nothilfeeinrichtungen (leichte Feuerlöscher).

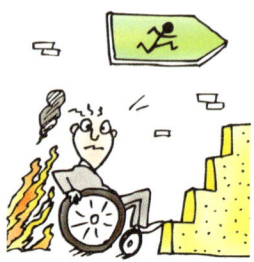

Strahlenschutz: Im Bereich der Heilkunde, wozu ja auch die Behandlungspflege gehört, dürfen radioaktive (Röntgen-) Strahlen grundsätzlich verwendet werden.

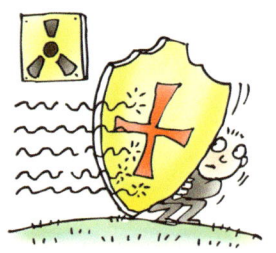

Es gelten jedoch strenge Auflagen. So muss festgestellt werden, dass der gesundheitliche Nutzen einer Anwendung am Menschen gegenüber dem Strahlenrisiko überwiegt. Außerdem gibt es spezielle Aufzeichnungspflichten, abgesicherte Räume und eine Ethikkommission, die den Umgang überwacht.

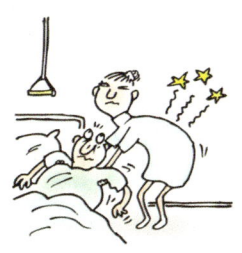

Berufskrankheiten: Besteht für einen Arbeitnehmer die Gefahr, dass er eine Berufskrankheit (Krankheiten, die durch die Arbeit dauerhaft entstehen) bekommt oder diese wiederauflebt oder sich verschlimmert, ist dieser Gefahr mit allen geeigneten Mitteln entgegenzuwirken. Ist sie nicht zu beseitigen, haben die Arbeitnehmer die gefährdende Tätigkeit zu unterlassen. Kann jemand wegen einer Berufskrankheit gar nicht mehr oder weniger arbeiten, erhält er eine Rente.

Als Berufskrankheiten gelten unter anderem Erkrankungen der Sehnenscheiden, Meniskusschäden, bandscheibenbedingte Erkrankungen der Lendenwirbelsäule durch langjähriges Heben oder Tragen schwerer Lasten oder durch langjährige Tätigkeiten in extremer Rumpfbeugehaltung, Infektionskrankheiten, wenn der Versicherte im Gesundheitsdienst, in der Wohlfahrtspflege oder in einem Laboratorium beschäftigt oder durch eine andere Tätigkeit der Infektionsgefahr in ähnlichem Maß besonders ausgesetzt war.

Infektionsschutz: Nach dem Infektionsschutzgesetz sind Pflegekräfte verpflichtet, bestimmte ansteckende Krankheiten sowie einen entsprechenden Krankheitsverdacht zu melden. Wird bekannt, dass der Arbeitgeber die Meldung nicht weiterleitet, muss direkt dem Gesundheitsamt Mitteilung gemacht werden. Das gilt beispielsweise für akute Virushepatitis, Masern oder das mehrmalige, epidemieverdächtige Auftreten einer anderen Krankheit. Kranken Personen kann die Weiterbeschäftigung verboten werden.

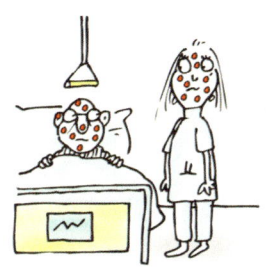

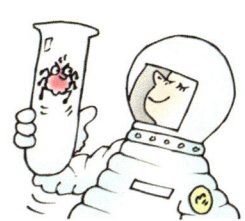

Biostoffverordnung: Mitarbeiter, die mit biologischen Stoffen umgehen, werden besonders geschützt. Dazu muss der Arbeitgeber in den Umgang mit Mikroorganismen oder Zellkulturen besonders einweisen, eine spezielle Schutzausrüstung zur Verfügung stellen und jeden Umgang im Einzelnen dokumentieren.

Biologische
Arbeitsstoffe
Band 1, J 1.2.1

Medizinprodukte: Medizinische Produkte (Implantate, Spritzen, Klemmen, Beatmungs-, Inhalations-, Sauerstoff-, Hörgeräte, Brillen, Prothesen, Verbandstoffe, Erste-Hilfe-Ausrüstungen oder Desinfektions- und Reinigungsmittel) sind gefährlich. Darum ist der Umgang mit ihnen besonders geregelt. So dürfen medizinische Produkte nur verwendet werden, wenn sie sicher sind und keine Mängel oder Schäden aufweisen. Auch dürfen nur solche Personen mit ihnen umgehen, die eingewiesen, unterrichtet oder entsprechend ausgebildet sind.

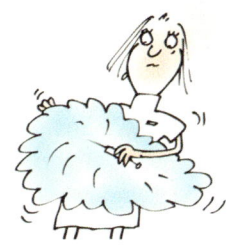

Medizinproduktegesetz
Band 4, A 1

straf- und zivil-
rechtliches
Haftungsrecht
Band 4, A 1

Arzneimittel: Nach dem Arzneimittelgesetz dürfen verschreibungspflichtige Arzneimittel nur nach Vorlage einer ärztlichen oder zahnärztlichen Verschreibung abgegeben werden. Für Medikamente, die Betäubungsmittel sind oder solche enthalten, ist die Verschreibungspflicht im **Betäubungsmittelgesetz** gesondert geregelt. Für die Verschreibung ist ein spezielles Formblatt notwendig. Der Arzt hat die Verant-

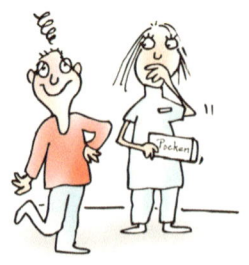

wortung für die Verwendung des Formblattes. Lässt der verantwortliche Arzt es an den notwendigen Sicherheits-, Kontroll- oder Überwachungsmaßnahmen fehlen und kommt ein Bewohner oder Patient durch die Einnahme eines verabreichten Medikaments zu Schaden, so ist den Arzt hierfür (eventuell neben der fahrlässig handelnden Pflegekraft) verantwortlich.

Arbeitsstättenverordnung: Die Vorgaben der Arbeitsstättenverordnung gelten für alle Gebäude, Flächen, Wege oder andere Örtlichkeiten, auf oder in denen Menschen abhängig beschäftigt arbeiten. So gelten sie auch für Heime, und zwar neben den speziellen Vorgaben des Heimrechts. Danach hat der Arbeitgeber saubere, sichere und ungefährliche Arbeitsräume vorzuhalten. Außerdem muss er seine nicht

Heimrecht
Band 4, A 1.4.1
Band 5, G 2.3

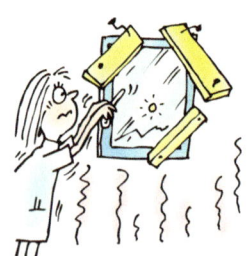

rauchenden Mitarbeiter vor dem Tabakqualm der anderen wirksam schützen. Toiletten (für männliche und weibliche Beschäftigte getrennt), Umkleidekabinen, Pausenräume und Erste-Hilfe-Liegen sind, je nach der Größe des Betriebs, zur Verfügung zu stellen. Schließlich regelt die Arbeitsstättenverordnung die Handhabbarkeit von Fenstern, die Stärke der Beleuchtung, die Mindestraumtemperatur oder die Art und Weise der Belüftung der Räume.

3.2.7 Gesetzliche Unfallversicherung und Berufsgenossenschaft

Kommt es bei einem Mitarbeiter zu einem Arbeits- oder Wegeunfall oder erleidet er eine Berufskrankheit (s. o.), werden Leistungen aus der gesetzlichen Unfallversicherung erbracht. Die Kranken- und Pflegekasse wird in diesem Fall von ihrer Verpflichtung zur Leistung frei. Leistungsträger ist allein die Unfallversicherung.

Träger der Unfallversicherung sind die Berufsgenossenschaften (s. o.). Branchenabhängig sind die Arbeitgeber verpflichtet, ihre Mitarbeiter in der zuständigen Berufsgenossenschaft zu versichern. Angehörige der pflegenden Berufe fallen in der Regel in den Bereich der Berufsgenossenschaft für Gesundheitsdienst und Wohlfahrtspflege (www.bgw-online.de). Die Höhe des Beitrags, den allein der Arbeitgeber zu bezahlen hat, richtet sich nach der Einstufung des Betriebs oder der Praxis in eine Gefahrenstufe und der Bestimmung eines dafür gültigen Gefahrtarifs.

Neben der Erbringung der gesetzlichen Leistungen im Fall eines Arbeits- oder Wegeunfalls oder einer Berufskrankheit sind die Berufsgenossenschaften auch für die Verhütung von Unfällen und Krankheiten durch den Erlass von **Unfallverhütungsvorschriften** und die Überwachung der Betriebe in Bezug auf Arbeitssicherheit und Arbeitsschutz verantwortlich.

Ein **Arbeitsunfall** ist jede unmittelbar durch die Arbeit entstandene Gesundheitsbeeinträchtigung. Verletzungen, die nur anlässlich der Arbeit entstehen (beispielsweise Riss des vorbelasteten Kreuzbands bei gefahrloser Arbeit) oder unabhängig von dieser eintreten (beispielsweise Unfall unter Alkoholeinfluss) sind nicht versichert. Als **Wegeunfälle** gelten nur Unfälle, die auf dem direkten Weg von zu Hause zur Arbeit geschehen.

Als Berufskrankheiten gelten alle in einer speziellen Verordnung anerkannten Krankheiten. Dazu gehören unter anderem Krankheiten, die durch die Einwirkung von chemischen Stoffen oder Desinfektionsmittel entstehen. Ein (normaler) Bandscheibenvorfall wird nicht als Berufskrankheit anerkannt.

Die **Leistungen der Unfallversicherung** sind identisch mit den Leistungen der Kranken- und Pflegeversicherungen. Darüber hinaus bestehen gegenüber der Unfallversicherung Ansprüche auf Zahlung von Berufsbeihilfen in Form von Übergangsgeld, Verletztengeld oder Witwen- und Waisenrente. Im Mittelpunkt steht dabei das Verletztengeld. Als Ausgleich für erlittene und dauerhafte Körperschäden richtet sich die Höhe nach dem durchschnittlichen Verdienst vor dem Arbeitsunfall.

3.2.8 Schweigepflicht (§ 203 Strafgesetzbuch)

Nach § 203 des Strafgesetzbuchs wird mit Freiheitsstrafe bis zu einem Jahr oder mit Geldstrafe belegt, wer „unbefugt ein fremdes Geheimnis, namentlich ein zum persönlichen Lebensbereich gehörendes Geheimnis oder ein Betriebs- oder Geschäftsgeheimnis, offenbart, das ihm als Arzt, Zahnarzt, Tierarzt, Apotheker oder Angehörigem eines anderen Heilberufs, der für die Berufsausübung oder die Führung der Berufsbezeichnung eine staatlich geregelte Ausbildung erfordert, anvertraut worden oder sonst bekannt geworden ist." Allerdings wird ein Verstoß gegen diese Schweigepflicht nur auf Antrag verfolgt.

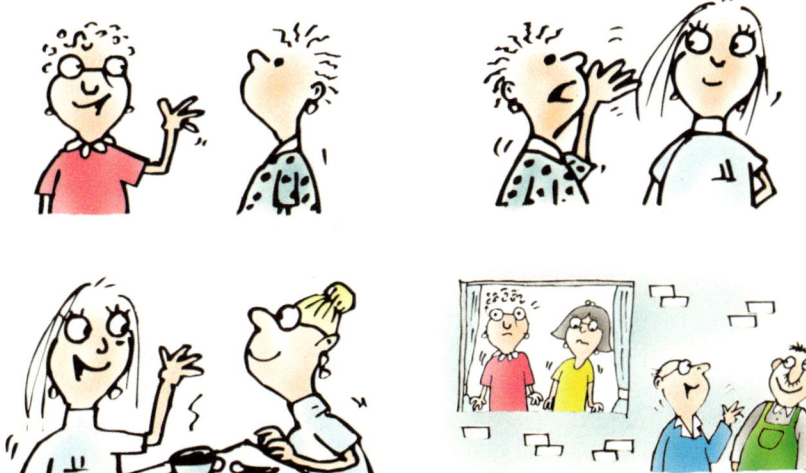

... wer unbefugt ein fremdes Geheimnis offenbart ...

Geheimnisse sind alle Informationen, von denen nur wenige Personen Kenntnis haben oder die die Patienten aus nachvollziehbaren Gründen geheim halten wollen.

Beispiel: Esther Wilhelm, eine 87-jährige Dame aus Walsrode, flüstert Laura eines Tages vertraulich ins Ohr, dass sie ihre Kinder enterbt habe und alles dem Tierschutzverein geben werde: „Aber nicht verraten, sonst besuchen die mich bestimmt nicht mal mehr zu Weihnachten!"

Wichtig ist, dass die genannte Schweigepflicht allumfassend ist. Das heißt, sie umfasst alles, was dem Angehörigen des Heilberufs, zu dem auch fast alle pflegenden Berufe gehören, anvertraut wurde. Dazu gehören nicht nur alle dienstlichen Unterlagen (Befunde, Röntgenbilder oder OP-Berichte), sondern auch alle sonstigen (privaten) Informationen. Selbst wenn sie nicht den Patienten selbst betreffen, aber geheim sind, fallen diese Informationen unter die Schweigepflicht.

In folgenden Fällen darf das Schweigen gebrochen werden:

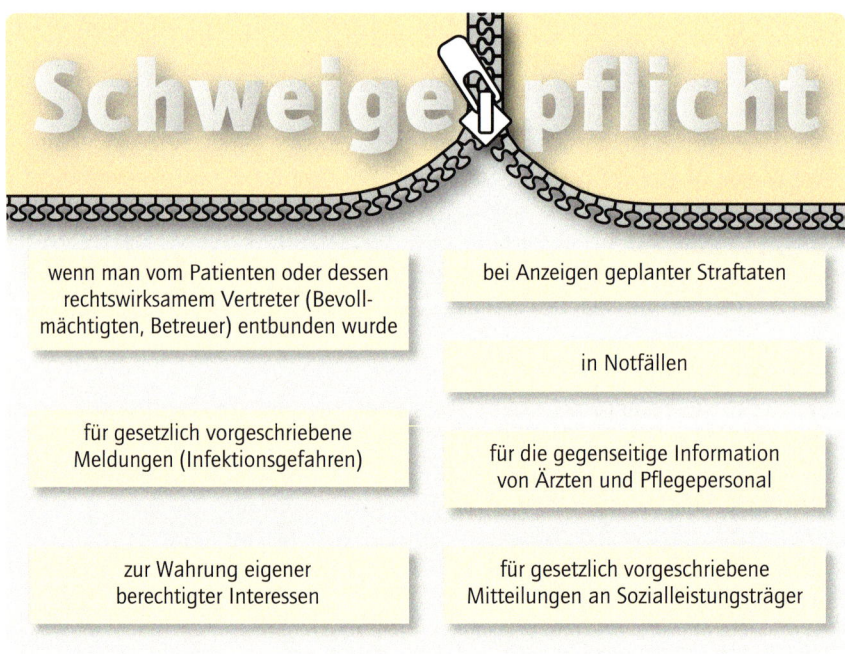

wenn man vom Patienten oder dessen rechtswirksamem Vertreter (Bevollmächtigten, Betreuer) entbunden wurde	bei Anzeigen geplanter Straftaten
	in Notfällen
für gesetzlich vorgeschriebene Meldungen (Infektionsgefahren)	für die gegenseitige Information von Ärzten und Pflegepersonal
zur Wahrung eigener berechtigter Interessen	für gesetzlich vorgeschriebene Mitteilungen an Sozialleistungsträger

Keine Informationspflicht besteht generell gegenüber Verwandten.

Auch Eltern, Ehegatten oder Kinder dürfen nur dann Geheimnisse über den Patienten erfahren, wenn einer der vorgenannten Ausnahmefälle vorliegt. Gleichzeitig haben Pflegekräfte das Recht, vor Gericht die Aussage zu verweigern, auch als Zeuge. Über die Entbindung von diesem **Zeugnisverweigerungsrecht** entscheidet grundsätzlich der Arzt.

3.3   Konflikte im Arbeitsverhältnis

3.3.1   Kündigung (Kündigungsschutzgesetz)

In Betrieben mit mehr als zehn Mitarbeitern gilt ein besonderer Kündigungsschutz. Dort darf nur bei Vorliegen eines besonderen Kündigungsgrundes (und natürlich unter Einhaltung der Kündigungsfrist) gekündigt werden. In kleineren Betrieben muss dagegen lediglich die Kündigungsfrist eingehalten werden.

Als Kündigungsgrund kommen
- personenbedingte (Krankheiten, mangelnde Qualifikationen),
- verhaltensbedingte (Diebstahl, Vertrauensbruch, Unpünktlichkeit, Arbeitsverweigerung),
- betriebliche (Betriebsschließung, schlechte wirtschaftliche Lage)

Gründe in Betracht. Bei den betrieblichen Gründen ist zudem eine soziale Auswahl unter Beachtung der Punkte
- Dauer der Betriebszugehörigkeit,
- Lebensalter oder Unterhaltsverpflichtungen des Arbeitnehmers und
- eine ausgewogene Altersstruktur in der Abteilung

vorzunehmen.

> Bei den verhaltens- und personenbedingten Kündigungsgründen ist in der Regel eine vorherige Abmahnung notwendig.

Die Kündigung muss schriftlich erfolgen und dem Arbeitnehmer zugehen. Wer sich gegen die Kündigung wehren will, muss innerhalb von drei Wochen Klage beim Arbeitsgericht erheben. Stellt sich im Lauf des gerichtlichen Verfahrens (wie regelmäßig, wenn man schon gegeneinander prozessiert) heraus, dass das Arbeitsverhältnis zerrüttet ist, kann, unabhängig von der Frage der Berechtigung der Kündigung, das Arbeitsverhältnis bei Zahlung einer Abfindung an den Arbeitnehmer aufgelöst werden.

Die Höhe der **Abfindung** richtet sich dabei nach dem Einkommen und der Dauer der Betriebszugehörigkeit (ein halbes Nettogehalt pro Beschäftigungsjahr).

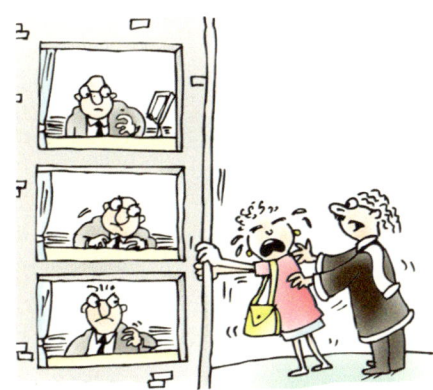

Bevor man den Weg zum Arbeitsgericht einschlägt, sollte man versuchen, mit dem Arbeitgeber eine andere Form der Beendigung des Arbeitsverhältnisses zu finden. Bei Auflösungs- oder Aufhebungsverträgen ist aber unbedingt darauf zu achten, welche Folgen das für den Anspruch auf Arbeitslosengeld hat.

Fräulein Meier, Sie haben Ihren Arbeitgeber jetzt durch drei Instanzen geklagt – können Sie nicht verstehen, dass das Gericht mit dem „zerrütteten Arbeitsverhältnis" der Auffassung Ihrer Chefs gefolgt ist?

Neben der ordentlichen Kündigung (unter Einhaltung der Kündigungsfrist) kann immer auch aus wichtigem Grund ohne Einhaltung einer Frist (fristlos) gekündigt werden (außerordentliche Kündigung). Dabei werden hohe Anforderungen an die Kündigungsgründe gestellt. Zudem darf der Arbeitgeber eine fristlose Kündigung nur innerhalb von zwei Wochen, nachdem er vom Kündigungsgrund erfahren hat, aussprechen.

Arbeitslosen-
versicherung
Band 1, D 2.3.2

Wer arbeitslos ist, erhält zunächst Arbeitslosengeld. Wer seine Arbeitslosigkeit jedoch selbst verschuldet hat (durch Eigenkündigung oder selbst verschuldete Kündigung) kann beim Bezug des Arbeitslosengelds Nachteile haben: Je nach den Umständen des Einzelfalls kann eine Sperrzeit verhängt oder die Bezugsdauer verkürzt werden. Diese Nachteile können auch bei einvernehmlicher Beendigung des Arbeitsverhältnisses (Aufhebung des Vertrags) eintreten. Hilfreich ist die Formulierung im Aufhebungsvertrag, dass durch den Vertrag eine betriebsbedingte Kündigung verhindert wird.

3.3.2 Betriebsübergang (§ 613 Bürgerliches Gesetzbuch)

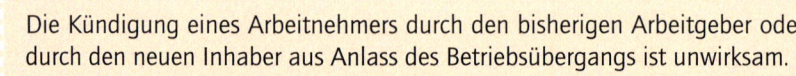

Ein **Betriebsübergang** liegt vor, wenn bei einer Betriebsveräußerung die Identität des Unternehmens erhalten bleibt.

Als Folge eines solchen Betriebsübergangs tritt der Käufer automatisch als neuer Arbeitgeber in sämtliche bestehenden Arbeitsverhältnisse seines „Vorgängers" ein. Geht zum Beispiel ein städtisches Krankenhaus in die Hände eines privaten Investors über, liegt ein „Betriebsübergang" vor.

Bei einem Betriebsübergang kann den (ehemaligen) Mitarbeitern nicht wegen des Betriebsübergangs gekündigt werden. Allerdings sind Kündigungen aus anderen Gründen jederzeit möglich. Der neue Arbeitgeber kann z. B. betriebsbedingte Kündigungen aussprechen, so etwa wegen dringend erforderlicher Rationalisierungsmaßnahmen.

Die Kündigung eines Arbeitnehmers durch den bisherigen Arbeitgeber oder durch den neuen Inhaber aus Anlass des Betriebsübergangs ist unwirksam.

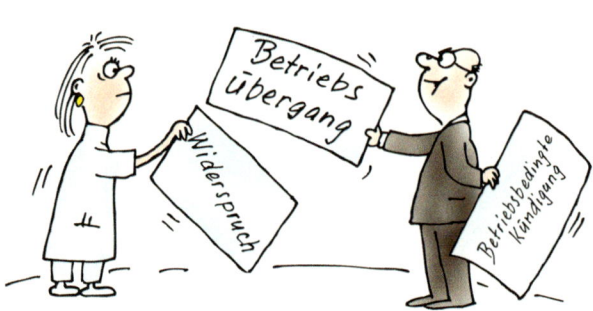

Vor dem Betriebsübergang muss der bisherige Arbeitgeber oder der neue Inhaber jeden einzelnen betroffenen Arbeitnehmer über den Zeitpunkt des Übergangs informieren, ferner über den Grund für den Übergang. Darüber hinaus müssen die von einem Übergang betroffenen Arbeitnehmer über die für sie eintretenden rechtlichen, wirtschaftlichen und sozialen Folgen des Übergangs sowie über die für sie vorgesehenen Maßnahmen informiert werden.

Wenn ein Arbeitnehmer dem Betriebsübergang widerspricht, geht das Arbeitsverhältnis nicht automatisch auf den neuen Inhaber über. Der Widerspruch muss innerhalb eines Monats schriftlich erklärt werden, nachdem er über den Betriebsübergang informiert worden ist. Der Widerspruch kann sowohl gegenüber dem bisherigen Arbeitgeber als auch gegenüber dem neuen Inhaber erklärt werden. Falls der bisherige Arbeitgeber nunmehr aber über keinerlei Beschäftigungsmöglichkeiten mehr verfügt, geht der Arbeitnehmer das Risiko einer betriebsbedingten Kündigung ein.

3.3.3 Ausstellung eines Zeugnisses (§ 630 Bürgerliches Gesetzbuch)

Nach Beendigung des Arbeitsverhältnisses oder auch zwischendurch hat man als Arbeitnehmer Anspruch auf ein Zeugnis, das die Art der Beschäftigung und die erbrachte Leistung wahrheitsgemäß darstellen muss. Wer mit dem Zeugnis seines Arbeitgebers nicht einverstanden ist, kann gerichtlich die Verpflichtung zur Abfassung und Aushändigung eines ordnungsgemäßen, **wohlwollenden** Zeugnisses durchsetzen.

3.3.4 Auszubildende und Schülerinnen (Berufsausbildungsgesetz)

Auszubildende (auch Pflegeschülerinnen) schließen einen Berufsausbildungsvertrag ab. Darin müssen mindestens geregelt sein:

◆ Beginn und Dauer der Berufsausbildung,
◆ Ausbildungsmaßnahmen außerhalb der Ausbildungsstätte,
◆ Dauer der regelmäßigen täglichen Ausbildungszeit,
◆ Dauer der Probezeit,
◆ Zahlung und Höhe der Vergütung,
◆ Dauer des Urlaubs,
◆ Voraussetzungen, unter denen der Berufsausbildungsvertrag gekündigt werden kann,
◆ ein in allgemeiner Form gehaltener Hinweis auf die Tarifverträge, Betriebs- oder Dienstvereinbarungen, die auf das Berufsausbildungsverhältnis anzuwenden sind.

> Ausbildende sind verpflichtet, dafür zu sorgen, dass den Schülerinnen die **Fertigkeiten und Kenntnisse vermittelt werden, die zum Erreichen des Ausbildungsziels erforderlich sind**. Außerdem ist die Ausbildung planmäßig, zeitlich und sachlich gegliedert so durchzuführen, dass das Ausbildungsziel in der vorgesehenen Ausbildungszeit erreicht werden kann.

Der Ausbildende muss zur Ausbildung persönlich und fachlich geeignet und die Ausbildungsstätte muss nach Art und Einrichtung für die Berufsausbildung geeignet sein. Schülerinnen dürfen darüber hinaus nur eingestellt werden, wenn ihre Anzahl in einem angemessenen Verhältnis zur Zahl der Ausbildungsplätze bzw. zur Zahl der beschäftigten Fachkräfte steht, es sei denn, die Berufsausbildung würde dadurch nicht gefährdet.

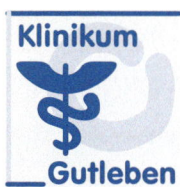

Ausbildungsvertrag

Geltungsbereich: Ausbildungszentrum für Gesundheit und Pflege 54321 Gutleben	gültig ab 01.05.2008

Ausbildungsvertrag

zwischen Frau/Herrn _____ (im Folgenden „Auszubildende/r")
und dem Ausbildungszentrum Gutleben (im Folgenden „Schule")

Ausbildungsziel: _____

(staatlich anerkannte/r Gesundheits- und (Kinder-)Krankenpfleger/-in; examinierte/r Altenpfleger/-in)

Ausbildungszeitraum: vom _____ bis _____

I.   Ausbildungsvertrag
Mit der Unterzeichnung dieses Vertrages werden die Ausbildungsbedingungen anerkannt. Alle Verhandlungen im Rahmen des Ausbildungsvertrages bedürfen der Schriftform. Veränderungen laufender Verträge können nur im beiderseitigen Einvernehmen getroffen werden.

II.   Ausbildungsziel
Die Ausbildung vermittelt Kenntnisse, Fähigkeiten und Fertigkeiten für eine qualifizierte Mitwirkung und Mithilfe bei der Betreuung, Versorgung und Pflege.

III. Verpflichtungen der/des Auszubildenden
- regelmäßiger Besuch der Ausbildungsveranstaltungen
- bei Erkrankung oder Verhinderung unverzügliche Meldung an die Schule
- die zur Verfügung gestellten Geräte und Materialien zweckentsprechend und sachgerecht anzuwenden und sie vor Beschädigung oder Verlust zu schützen

IV. Verpflichtungen der Schule
- erforderliche Informationen für die Ausbildung in Theorie und Praxis rechtzeitig zuzustellen,
- die Ausbildung auf dem aktuellen Stand der Fachwissenschaften durchzuführen.
Die Schule behält sich vor, bei willentlicher Nichteinhaltung der von dem/der Auszubildenden zu erbringenden Leistungen vom Ausbildungsvertrag zurückzutreten.

V.   Ausbildungsentgelt und Urlaubsanspruch
Im ersten Ausbildungsjahr beträgt das Entgelt _____ €, im zweiten _____ €, im dritten _____ € brutto. Zusätzlich werden während der Ausbildung in der Praxis die tariflichen Schicht- und Zeitzuschläge (für Wochenend-, Feiertags- und Nachtarbeit) ausgezahlt.
Es gilt der gesetzliche Urlaubsanspruch. Urlaub innerhalb der Schulzeit bedarf der ausdrücklichen Sondergenehmigung durch die Schulleitung.

VI. Stornoregelung
Ein Rücktritt vom Ausbildungsvertrag kann nur schriftlich mittels Einschreiben erfolgen. Der Ausbildungsvertrag kann von beiden Seiten unter Einhaltung der Kündigungsfrist jeweils 6 Wochen zum Quartal, erstmals zum Ende der ersten drei Monate gekündigt werden.

VII. Datenschutz
Die persönlichen Daten werden nach den Bestimmungen des Datenschutzgesetzes nur für den schulinternen Gebrauch gespeichert.

(Ort, Datum)_____

_____   _____
(Unterschrift der/des Auszubildenden)   (bei Minderjährigen: Unterschrift des/der gesetzlichen Vertreter/s)

Für das Ausbildungszentrum Gutleben:

(Ort, Datum) _____

_____   _____
(Unterschrift Schulleitung)   (Stempel)

Beispiel eines Ausbildungsvertrags

Der/die **Ausbildende**

♦ hat selbst auszubilden oder einen Ausbilder ausdrücklich damit zu beauftragen.

♦ stellt den Schülerinnen kostenlos die Ausbildungsmittel zur Verfügung.

♦ hat die Schülerinnen zum Schulbesuch (duales System) sowie zum Führen von Berichtsheften anzuhalten, soweit dies im Rahmen der Berufsausbildung verlangt wird. Die Berichtshefte sind vom Ausbildenden durchzusehen.

Kompetenzen
Band 1, A 1.1

♦ muss dafür sorgen, dass die Schülerin „charakterlich gefördert sowie sittlich und körperlich nicht gefährdet wird". Heute würde man sagen: Die Schülerin muss ausreichende Personal- und Sozialkompetenz erwerben.

♦ darf der Schülerin nur Verrichtungen übertragen, die dem Ausbildungszweck dienen und ihren körperlichen Kräften angemessen sind.

♦ hat die Schülerin für die Teilnahme am Berufsschulunterricht und an Prüfungen freizustellen. Das Gleiche gilt, wenn Ausbildungsmaßnahmen außerhalb der Ausbildungsstätte durchzuführen sind.

♦ hat der Schülerin bei Beendigung des Berufsausbildungsverhältnisses ein Zeugnis auszustellen. Dieses muss Angaben enthalten über Art, Dauer und Ziel der Berufsausbildung sowie über die erworbenen Fertigkeiten und Kenntnisse der Schülerin. Auf ihr Verlangen sind auch Angaben über Führung, Leistung und besondere fachliche Fähigkeiten aufzunehmen.

Zu den **Hauptpflichten der Schülerin** gehört es, sich darum zu bemühen, die Fertigkeiten und Kenntnisse zu erwerben, die erforderlich sind, um das Ausbildungsziel zu erreichen. Die Schülerin ist insbesondere verpflichtet, die ihr im Rahmen ihrer Berufsausbildung aufgetragenen Verrichtungen sorgfältig auszuführen; an Ausbildungsmaßnahmen teilzunehmen, für die sie freigestellt wird; den Weisungen der Ausbildenden zu folgen; die für die Ausbildungsstätte geltende Ordnung zu beachten; Werkzeug, Maschinen und sonstige Einrichtungen pfleglich zu behandeln; über Betriebs- und Geschäftsgeheimnisse Stillschweigen zu wahren.

Der Ausbildende hat der Schülerin eine angemessene **Vergütung** zu gewähren. Diese ist nach dem Lebensalter der Schülerin so zu bemessen, dass sie mit fortschreitender Berufsausbildung mindestens jährlich ansteigt. Eine über die vereinbarte regelmäßige tägliche Ausbildungszeit hinausgehende Beschäftigung ist besonders zu vergüten oder durch entsprechende Freizeit auszugleichen.

Auch Schülerinnen haben ein Recht auf **Entgeltfortzahlung**. Ihnen ist (neben den sonstigen Regelungen) die Vergütung auch zu zahlen:

♦ für die Zeit einer Freistellung;

♦ bis zur Dauer von sechs Wochen, wenn sie sich für die Berufsausbildung bereit hält, diese aber ausfällt oder die Schülerin aus einem sonstigen Grund unverschuldet verhindert ist.

Das **Berufsausbildungsverhältnis beginnt** ebenso wie jedes spätere Arbeitsverhältnis (s. o.) mit der Probezeit. Diese muss mindestens einen Monat und darf höchstens vier Monate betragen (§ 20 Berufsausbildungsgesetz).

Das **Berufsausbildungsverhältnis wird beendet** mit dem Ablauf der Ausbildungszeit. Wenn die Schülerin vor Ablauf der Ausbildungszeit die Abschlussprüfung besteht, endet das Berufsausbildungsverhältnis mit Bestehen der Abschlussprüfung.

Besteht die Schülerin die Abschlussprüfung nicht, so verlängert sich das Berufsausbildungsverhältnis auf ihr Verlangen bis zur nächstmöglichen Wiederholungsprüfung, jedoch höchstens um ein Jahr.

Das Berufsausbildungsverhältnis kann während der Probezeit jederzeit ohne Einhalten einer Kündigungsfrist gekündigt werden. **Nach der Probezeit** kann es nur gekündigt werden,

- ♦ aus einem wichtigen Grund ohne Einhalten einer Kündigungsfrist;
- ♦ von der Schülerin mit einer Kündigungsfrist von vier Wochen, wenn sie die Berufsausbildung aufgeben oder sich für eine andere Berufstätigkeit ausbilden lassen will.

Die **Kündigung muss in jedem Fall schriftlich** und nach Ablauf der Probezeit unter Angabe der Kündigungsgründe erfolgen. Eine Kündigung aus wichtigem Grund ist unwirksam, wenn dieser Grund dem Arbeitgeber zum Zeitpunkt der Kündigung schon länger als zwei Wochen bekannt ist. Wird das Berufsausbildungsverhältnis nach der Probezeit vorzeitig gelöst, so kann die Schülerin Ersatz ihres Schadens verlangen, wenn der Arbeitgeber den Grund für die Auflösung zu vertreten hat. Dieser Anspruch erlischt, wenn er nicht innerhalb von drei Monaten nach Beendigung des Berufsausbildungsverhältnisses geltend gemacht wird.

Wird die Schülerin im Anschluss an das Berufsausbildungsverhältnis beschäftigt, ohne dass hierüber ausdrücklich etwas vereinbart worden ist, so gilt ein Arbeitsverhältnis auf unbestimmte Zeit als begründet.

> Von den Vorschriften des Berufsbildungsgesetzes kann zu Ungunsten des Auszubildenden = der Schülerin nicht abgewichen werden. Eine solche Vereinbarung ist nichtig.

Es gibt schließlich eine **Jugend- und Auszubildendenvertretung (JAV).** Diese ist zu wählen in allen Betrieben, in denen regelmäßig mindestens fünf Arbeitnehmer beschäftigt werden, die das 18. Lebensjahr noch nicht vollendet haben oder die noch in ihrer Berufsausbildung sind und das 25. Lebensjahr noch nicht vollendet haben. Die JAV arbeitet dem Betriebsrat zu, ist für alle Belange der beschäftigten Jugendlichen und Auszubildenden zuständig und muss bei allen diese betreffenden Entscheidungen gehört werden.

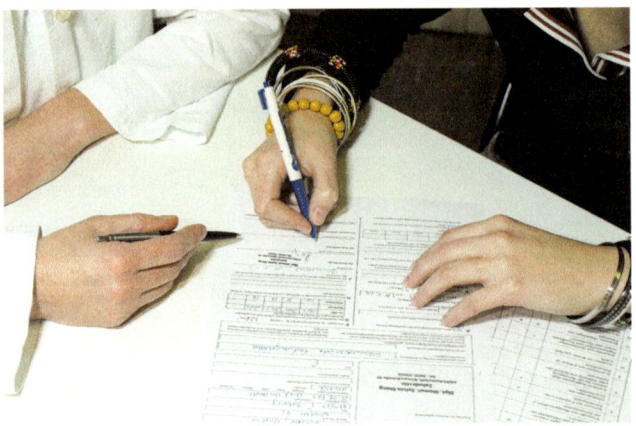

1 Welche Inhalte enthält ein Arbeitsvertrag und durch welche Vereinbarungen kann er noch ergänzt werden?

2 Zwischen welchen Parteien wird ein Tarifvertrag geschlossen und was bedeutet der Satz: „Unter Tarif darf nicht bezahlt werden"?

3 Nennen Sie je vier Pflichten des Arbeitgebers und des Arbeitnehmers.

4 Eine Pflegekraft, die bisher nur im Nachtdienst eingesetzt war, möchte nun in die Tagesschicht wechseln. Unter welchen Gegebenheiten muss der Arbeitgeber diesem Antrag zustimmen?

5 Erläutern Sie kurz die „Lohnfortzahlung" im Fall einer Erkrankung des Arbeitnehmers.

6 a) Welche besonderen Aspekte muss man bei schwangeren Arbeitnehmerinnen berücksichtigen?

   b) Und wann besteht für diese ein absolutes Beschäftigungsverbot?

7 Darf ein Arbeitnehmer im Urlaub einen zweiten „Job" annehmen? Begründen Sie Ihre Meinung.

8 In welchem Zeitraum muss der Urlaub eines Jahres genommen werden?

9 a) In welchem Paragrafen wird die Schweigepflicht gesetzlich gesichert?

   b) Erläutern Sie in kurzen Sätzen den Inhalt dieses Paragrafen.

10 Wann kann die Schweigepflicht aufgehoben werden?

11 Nennen Sie fünf Kündigungsgründe.

12 Welche Inhalte werden in einem Berufsausbildungsvertrag geregelt?

1 Im „Pro Senium" hat sich die Heimaufsicht angekündigt zur „Routineüberprüfung". Trotzdem ist Lauras Chef ziemlich aufgeregt. Er fordert Laura auf, den Fernseher aus dem 1. Stock in das Esszimmer im Erdgeschoss zu bringen: „Sonst verlangen die noch einen Fahrstuhl von mir!" Laura schaut ihn fragend an. Der Chef schnaubt: „Jeder Bewohner eines Altenheims muss die Möglichkeit haben den Fernsehraum zu erreichen. Bei uns kommen mindestens zwei, nämlich Frau Bertram und Herr Zikorski aus dem Erdgeschoss nicht allein die Treppe hoch. Die bräuchten eigentlich einen Fahrstuhl. Darum." Laura zögert. Soll sie die Anordnung ausführen? Das, was ihr Chef da vorhat, gefällt ihr gar nicht. Soll der doch einen Fahrstuhl einbauen! Die arme Frau Bertram und der arme Herr Zikorski. Sie sucht Rat bei ihrem alten Schulfreund Hannes, der inzwischen Rechtsanwalt in Walsrode ist: „Kann der mich kündigen, wenn ich nicht tue, was er will?" Sie schaut Hannes fragend an.
a) Welchen Kündigungsgrund könnte Lauras Chef hier vorbringen?
b) Ist die Kündigung berechtigt? Würde ein Gericht sie anerkennen?
c) Was meinen Sie, sollte Laura die Anweisung ihres Chefs einfach missachten?

2 Auf der geriatrischen Station des Pflegeheims Gutleben ist ein Patient schwer erkrankt. Die Ärzte befürchten, dass er nicht mehr lange leben wird. Nachmittags erscheint bei der Pflegedienstleitung eine gepflegte Dame mittleren Alters, die sich als „Freundin" vorstellt. Sie sei vor vielen Jahren mit dem Patienten verheiratet gewesen. Aus dieser Zeit stamme ein Testament, das sie als Alleinerbin einsetze.

Jetzt müsse sie unbedingt wissen, ob der Patient (wieder) verheiratet sei und eventuell Kinder aus der neuen Ehe habe. Davon hänge die Gültigkeit „ihres" Testaments ab. Sie sieht die Altenpflegerin verzweifelt an: „Das ist doch kein Geheimnis. Das können Sie mir doch sagen?"

a) Darf die Altenpflegerin die gewünschte Auskunft erteilen?

b) Was fällt unter die „Schweigepflicht"?

c) Müssen Altenpfleger den Ehegatten und Kindern alles sagen, was ihnen die Patienten anvertrauen oder was sie von ihnen wissen?

3 Altenpflegerin Sonja war am Wochenende mit ihrem neuen Freund in Cuxhaven zum Wattwandern. Das Wetter war herrlich, die Stimmung super. Am nächsten Morgen hat sie ganz furchtbaren Muskelkater in den Waden. Sie stöhnt: „So schlimm hatte ich das ja noch nie!" und kann kaum laufen. Schließlich überredet ihr Freund sie dazu, sich krank zu melden. „Wenn du da nur rumhumpelst, kannst du auch gleich zu Hause bleiben ..."

a) Darf Sonja sich einfach krank melden?

b) Ist Sonja verpflichtet, sofort zum Arzt zu gehen und sich eine schriftliche Krankschreibung ausstellen zu lassen?

c) Muss Sonja ihrem Arbeitgeber mitteilen, wann sie wahrscheinlich wieder gesund sein wird?

4 Welche Maßnahmen müssen Sie im Falle eines Brandes in Ihrer Einrichtung ergreifen? Wie verläuft die Notfallkette? Wo befinden sich in der Schule und in Ihrer Praxiseinrichtung Feuerlöscher?

Haben Sie daheim Vorkehrungen für den Brandfall getroffen?

5 Führen Sie ein Interview mit der JAV und lassen Sie sich über die Aufgaben, Schwierigkeiten und Einflussmöglichkeiten informieren.

www.bgw-online.de – Berufsgenossenschaft für Gesundheitsdienst und Wohlfahrtspflege

www.rki.de – Homepage des Robert-Koch-Instituts

www.impfen.de – aktueller Impfkalender

I   *Krauss, Christa:* Tätigkeitskatalog für die praktische Ausbildung in der Gesundheits- und Krankenpflege. Kohlhammer, Stuttgart 2004

II *Feldhaus-Plumin, Erika:* Ressourcen wieder entdecken. Biografisches Arbeiten in der Pflege. Aus: Pflegezeitschrift 1/2006, S. 18 ff.

    Kerkhoff, Barbara: Lebensgeschichte verstehen lernen. Biografiearbeit – Schlüssel für eine individuelle Begleitung in der Pflege. Aus: Die Schwester/Der Pfleger 10/2002, S. 830 ff.

    Kreuzpaintner, Günter/Bauer, Rüdiger (Hrsg.): Erzähl mir deine Geschichte. Biografiearbeit und Beziehungspflege in Altenhilfeeinrichtungen. Ibicura, Unterostendorf 2004

    Lindmeier, Christian: Biografiearbeit mit geistig behinderten Menschen. Juventa, Weinheim und München 2004

    Ryan, Tony/Walker, Ryan: Wo gehöre ich hin? Biografiearbeit mit Kindern und Jugendlichen. 3. Auflage, Juventa, Weinheim und München 2004

    Sachweh, Svenja: Falsches Verständnis. Wird die biografische Methode falsch angewendet, kann sie mehr Schaden anrichten als Nutzen bringen. Aus: Altenpflege 6/2003, S. 37 ff.

    Trilling, Angelika/Steiner, Irene/Jansen, Birgit: Erinnern mit Verwirrten. Erinnerung baut Brücken. Aus: Pflegen ambulant 4/2002, S. 25 ff.

III Definition und Bedeutung des Leitbildes angelehnt an A. Heuser, www.kemperhof.de, entnommen 22. August 2006

IV Berufsgenossenschaft für Gesundheitsdienst und Wohlfahrtspflege: YOUNG NURSE 1/2006, S. 14

Endlich ab in die Praxis!

Sich am Praxisstandort zurechtfinden

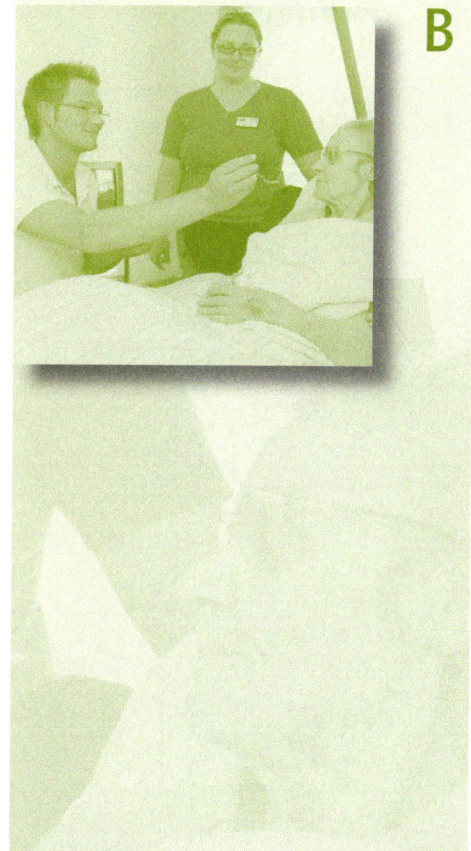

B

1   Moment – wo finde ich ...?
1.1   Arbeitsplatz Pflegeeinrichtung
1.2   Organigramme der verschiedenen Einrichtungen
1.3   Arbeiten im Schichtdienst

**2   Lernen in der Praxis –
       damit's gelingt!**
2.1   Schön, dass Sie für mich da sind!
2.2   Organisation des Stationseinsatzes
2.3   Lernzielvertiefung und Lernzielkontrollen
2.4   ... damit ich weiter komme als bisher –
       Beurteilungen

3   Im Mittelpunkt der Mensch
3.1   Der Patient, Kunde, Klient, Bewohner
       und sein Umfeld
3.2   Wie geht es Ihnen?
3.3   Sie geben mir die Aufgabe und das Recht,
       Sie zu pflegen
3.4   Grundlagen betriebswirtschaftlichen Handelns

Tim, Pia und Olga haben ihre Pflegeausbildung im „Ausbildungszentrum für Gesundheit und Pflege" in Gutleben begonnen. In den ersten Wochen haben sie viel über Pflege, Pflegeeinrichtungen, Krankenhäuser usw. gelernt. Sie freuen sich darauf, nun endlich in „die Praxis" zu dürfen. Nächste Woche beginnt für alle ihr erstes Praktikum auf einer Station.

Tim: „Ein bisschen ein mulmiges Gefühl habe ich schon ... Bisher war ich immer nur zu Besuch auf einer Station. Ab nächste Woche werde ich zum ersten Mal dort arbeiten."

Olga: „Ja, das ist schon komisch. Aber ich freue mich auch darauf. Ich hatte gestern ein Gespräch mit meiner Praxisanleiterin auf der Station. Die hat mir richtig Mut gemacht und mir meine Angst genommen."

Tim: „Ich werde heute Nachmittag auch mal auf der Station vorbeischauen. Wisst Ihr eigentlich schon, woher wir unsere Dienstkleidung bekommen?"

Pia: „Mir wurde gesagt, dass meine Praxisanleiterin mit mir zusammen alles erledigen wird. Ich soll einfach am Montag um 10:00 Uhr auf Station kommen. Übrigens haben bei uns die Pflegeschüler weiße Hosen und blaue Kittel an. Durch die zweifarbige Dienstkleidung kann man sie erkennen."

Olga: „Das ist ja ganz schön teuer für so ein Krankenhaus, wenn die für alle die Dienstkleidung kaufen müssen."

Pia: „Ja, so eine Einrichtung ist wie ein großes Wirtschaftsunternehmen ..."

Tim: „Ich bin schon gespannt, wie meine Arbeitszeit aussehen wird. Ich bin in drei Wochen am Abend zu einer Geburtstagsfeier eingeladen. Ich hoffe nur, dass ich dann keinen Spätdienst habe."

Olga: „Das solltest du aber gleich am Anfang mit deiner Praxisanleiterin besprechen, denn der Dienstplan wird auf den Stationen immer schon sehr früh gemacht."

Tim: „Meinst du? Aber ist für die Dienstplanung nicht die Stationsleitung zuständig?"

Olga: „Ja schon, aber die Praxisanleiterin ist deine Ansprechpartnerin auf Station, die dich bei allem unterstützt und mit dir zum Beispiel auch deine Aufgaben und Lernmöglichkeiten auf der Station plant und organisiert."

Tim: „Hoffentlich erklärt sie mir auch, welche Patienten und welche Erkrankungen sie auf der Station behandeln. Ich komme auf eine Innere Station, da sind, glaube ich, vorwiegend ältere Menschen?"

Pia: „Meine Oma war auch schon mal auf einer Inneren Station, wegen Herzrhythmusstörungen. Das war für sie sehr schwer, weil sie sich gar nicht mehr auskannte. Sie hat eine leichte Demenz."

Tim: „Oh je, und was hat ihr geholfen?"

Pia: „Ich glaube, es war ganz gut, dass die Pflegenden sehr freundlich und ruhig mit ihr gesprochen haben. Die Dienstkleidung mit den großen Namensschildern hat ihr geholfen zu erkennen, wer dort arbeitet."

Tim: „Na, ich bin ja mal gespannt ..."

1   Wie kann man die Unsicherheit vor einer neuen Praktikumsstation reduzieren?

2   Wie kann man herausfinden, wer für was zuständig ist? Wen würden Sie in Tims Situation um Unterstützung bitten?

3   Wie wird ein Krankenhaus geleitet – und funktioniert das in einem Altenheim anders?

1 Moment – wo finde ich …?

Tim ist jetzt seit über vier Wochen in der Ausbildung. In der Pflegeschule hat er schon viel gelernt, aber nun möchte er endlich mit „richtigen" Patienten arbeiten. Er möchte das, was er in den letzten Wochen gelernt hat, auf einer Station praktisch umsetzen. Andererseits wird ihm auch ein bisschen mulmig, wenn er daran denkt. Wie wird es „auf Station" werden? Wird er sich noch an alles erinnern, was er jetzt gelernt hat? Wie werden „die Schwestern" mit ihm umgehen? Werden sie ihn belächeln, wenn er sich ungelenk anstellt? Solche und noch viele weitere Fragen gehen ihm durch den Kopf. Tim ist sich unsicher, was ihn erwartet.

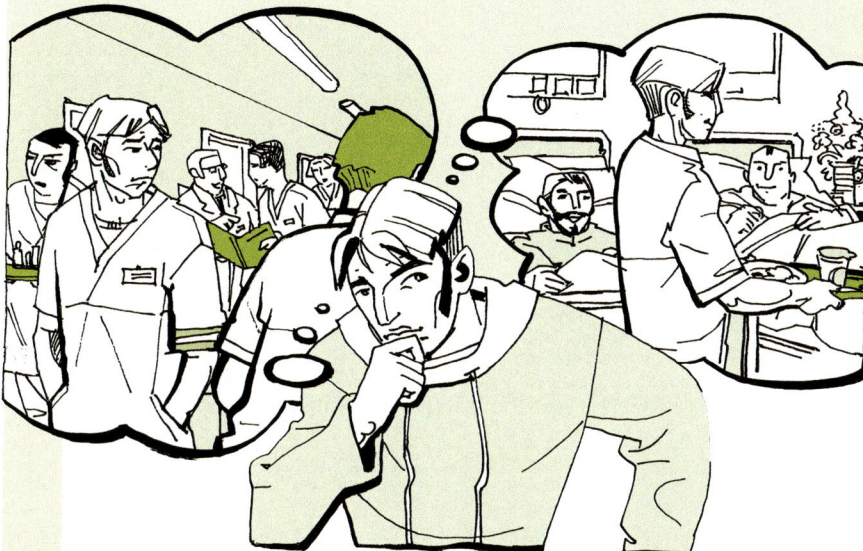

1   Tim ist unsicher, was ihn auf Station erwartet. Was stellen Sie sich vor, wie es ihm ergehen wird?

2   Hätten Sie einen Tipp, wie Tim sich über die Station und die Arbeit dort schon vor Beginn des Praktikums informieren kann?

1.1 Arbeitsplatz Pflegeeinrichtung

Wo arbeiten Pflegende? Die meisten Menschen verbinden Pflege mit dem Arbeitsort Krankenhaus oder Altenheim. Das sind in der Regel große Einrichtungen, in denen Pflegedienstleistungen angeboten werden. Jeder, der schon einmal in ein Krankenhaus musste oder Angehörige im Altenheim oder Krankenhaus besucht hat, erinnert sich an die jeweilige Station und hat zumindest einen flüchtigen Eindruck von den dort tätigen Pflegenden mitgenommen. Durch diese zufälligen Beobachtungen haben die meisten Menschen eine gewisse Vorstellung vom Arbeitsplatz „Station". Ergänzt wird dieses Bild durch Berichte und Serien im Fernsehen oder anderen Medien. Der Arbeitsplatz von Pflegenden ist also relativ öffentlich. Auch Pflegeschülerinnen machen ihre ersten praktischen Erfahrungen in der Regel in diesen Einrichtungen. Doch was genau ist ein Krankenhaus?

Ein **Krankenhaus** ist eine Einrichtung, in der „durch ärztliche und pflegerische Hilfeleistung Krankheiten, Leiden oder Körperschäden festgestellt, geheilt oder gelindert werden sollen oder Geburtshilfe geleistet wird und in der die zu versorgenden Personen untergebracht und verpflegt werden können." (Krankenhausfinanzierungsgesetz KHG § 2)

Das Krankenhaus stellt den Patienten verschiedene Leistungen zur Verfügung. Zum einen erhalten sie die Dienstleistungen von Ärzten und Pflegenden und zum anderen können sie dort – zumindest vorübergehend – Unterkunft und Verpflegung bekommen.

Die Patienten in einem Krankenhaus kommen meist aufgrund schwerwiegender gesundheitlicher Probleme. Ihre Familie, Freunde und Bekannten machen sich daher oft große Sorgen oder wollen ihnen mit einem Besuch etwas Unterstützung und Ablenkung bieten. Sobald Patienten, Angehörige, Besucher oder Freunde in eine Einrichtung kommen, gewinnen sie einen ersten Eindruck. Sie nehmen die Station und die Mitarbeiter auf dieser Station wahr. Unbewusst nehmen Sie die Atmosphäre dieses Ortes auf.

> Der Eindruck von einem Krankenhaus wird vor allem durch den Kontakt der Pflegenden zu Besuchern, Patienten und Bewohnern geprägt.

Jeder freut sich, wenn er in einem fremden Haus freundlich begrüßt wird, vor allem, weil die meisten Krankenhäuser eher wie große Fabriken wirken.

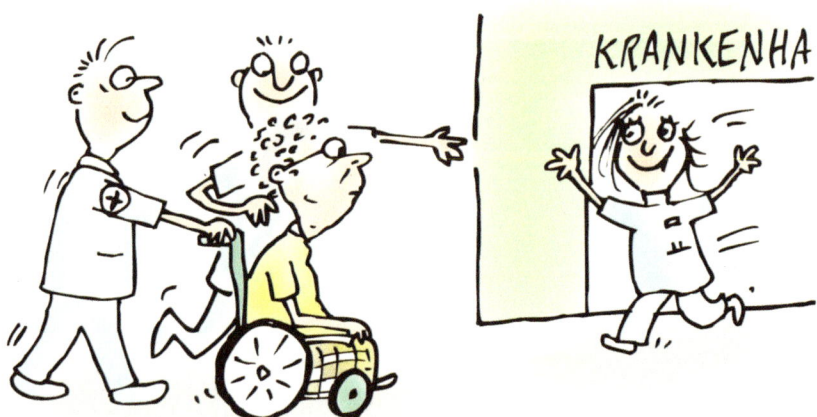

Eine aufgeräumte Station, die in freundlichen Farben gestaltet und mit einigen Bildern dekoriert ist, vermittelt den Patienten/Bewohnern, aber auch den Besuchern Sicherheit und Wohlbefinden. Aber mindestens ebenso wichtig ist es, wenn ich mich als Patient oder Besucher wahrgenommen fühle. Oft reicht ein Nicken, ein Lächeln oder eine Begrüßung, um Vertrauen aufzubauen.

Pflegende arbeiten aber nicht nur in Krankenhäusern. Viele Pflegende sind auch in Seniorenheimen tätig. Das Arbeitsfeld der Pflege im Seniorenheim unterscheidet sich allerdings in einigen Elementen von dem in Krankenhäusern.

	allgemeines Krankenhaus	Seniorenheim
Welches Ziel verfolgt die Pflege?	Gesundheit	zufriedenes Wohnen
Welche Rolle spielen Kontakte zu anderen Pflegenutzern?	keine Bedeutung, zufällige Kontakte	sollen Wohlbefinden fördern, aktive Förderung von Ressourcen
Mit welchen anderen Berufsgruppen arbeitet die Pflege vor allem zusammen?	Ärzten, Sozialpädagogen, Physiotherapeuten usw.	Pflegeassistentinnen, Hausärzten, Apothekern
Wie lange werden die Pflegenutzer gepflegt?	wenige Tage	Monate bis Jahre
Wo nehmen Patienten ihr Essen ein?	Patientenzimmer	Gemeinschaftsraum
Welche besonderen Räume gibt es?	Arztzimmer, Untersuchungszimmer, Besucherzimmer u. Ä.	„Wohnzimmer", Küche, Beschäftigungszimmer u. Ä.

Krankenhäuser und Seniorenheime haben unterschiedliche Zielsetzungen. Dies wird bereits beim Betreten einer Station deutlich.

Die **Station** ist eine zentrale Organisationseinheit in einem Krankenhaus oder Altenheim. In ihr werden Menschen von professionellen Pflegenden gepflegt. Eine Station kann daher auch als „Pflegeeinheit" bezeichnet werden. In Altenheimen findet sich auch die Bezeichnung „Wohnbereich".

In einem Krankenhaus gibt es mehrere Stationen, die jeweils einem medizinischen Fachbereich zugeordnet sind. In ihnen können die Patienten rund um die Uhr betreut und medizinisch versorgt werden. Die Station soll das pflegerische Arbeiten in einer sinnvollen organisatorischen Größe ermöglichen. Sie befindet sich meist in einem baulich abgegrenzten Abschnitt eines Krankenhauses, beispielsweise einer Etage oder einem Etagenteil. Die räumliche Aufteilung einer Station richtet sich nach den jeweiligen pflegerischen, medizinischen und organisatorischen Notwendigkeiten.

Die Grundrisse einer Krankenhausstation und des Wohnbereichs eines Senioren-
heimes weisen Unterschiede, aber auch Gemeinsamkeiten auf.

normale Krankenhausstation – Schwerpunkt: Funktionalität

- 34 Betten
- 10 Drei-Bett-Zimmer,
- 4 Einzelzimmer
- Aufenthaltsraum/Patienten
- Küche, Schmutzräume, WCs
- Team-/Besprechungsraum
- Arzträume
- Untersuchungsräume
- Stützpunkt, Stationsbüro

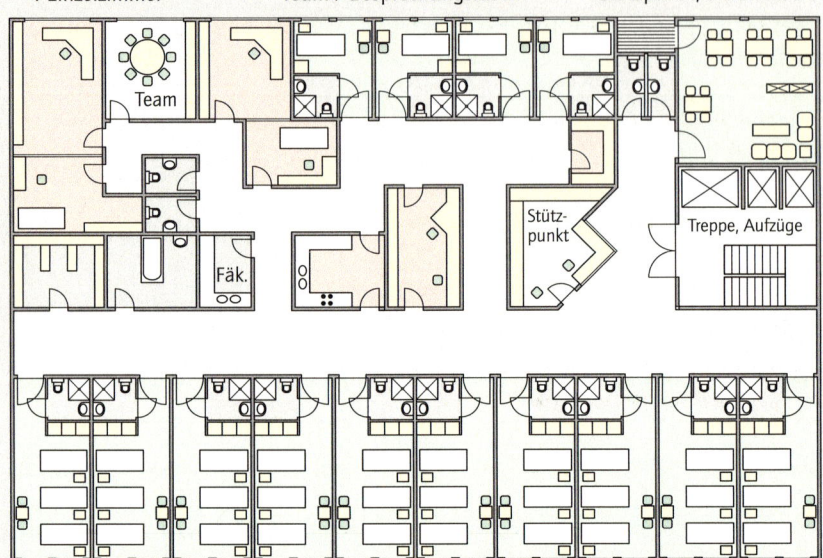

Altenheim mit Wohngruppe und Pflegestation – Wohnlichkeit steht im Vordergrund

- Hausgemeinschaft mit 6 Bewohnern
- Pflegestation für 14 Bewohner
- fast ausschließlich Einzelzimmer
- großzügige Gemeinschaftsräume

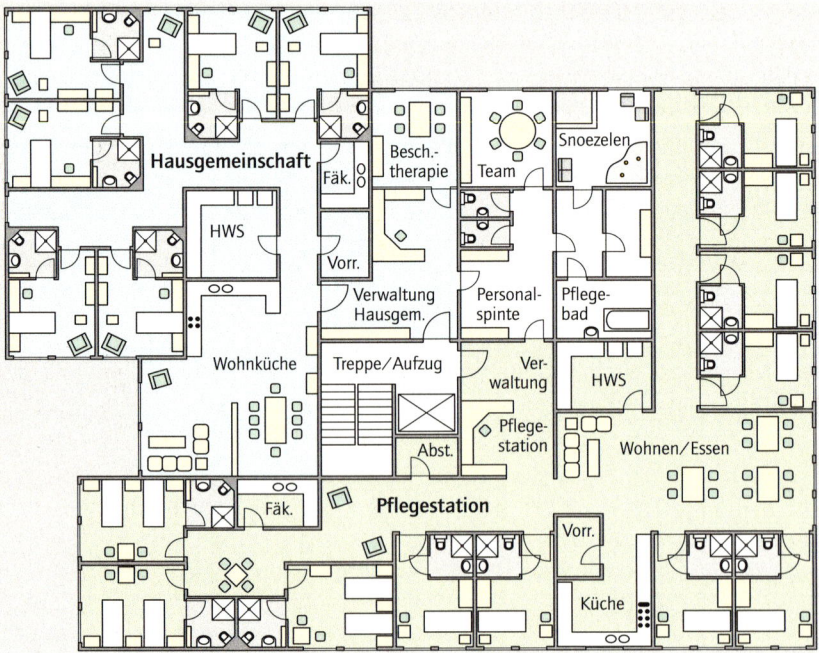

Die Stationen eines Krankenhauses können nach drei unterschiedlichen Kriterien differenziert werden:

◆ medizinischer Fachbereich

◆ Pflegeintensität

◆ Alter der Patienten

Unterteilung in **Fachbereiche:** Eine „Innere Station" gehört zum Fachbereich der Inneren Medizin. Eine „Chirurgische Station" wird vom Fachbereich der Chirurgie versorgt. In größeren Krankenhäusern werden die Fachbereiche oft noch weiter untergliedert. Der Fachbereich der Chirurgie teilt sich dann zum Beispiel noch in die Unfallchirurgie, die Gefäßchirurgie, die Viszeralchirurgie usw.

Unterteilung in **Pflegeintensität:** Im Allgemeinen findet man die Intensiv- und die Normalstation. Künftig werden die Stationen nach dem Pflegestufenkonzept in low/normal, intermediate und high care unterteilt.

Low-Care-Unit (LC)/ Normal-Care-Unit (NC)	Intermediate-Care-Unit (IMC)	High-Care-Unit (HC)
Station für Patienten mit geringem (low) bzw. normalem (normal) Pflegebedarf	Stationen für Patienten, die beispielsweise vorübergehend an einem Monitor überwacht werden müssen, jedoch keiner intensivmedizinischen Behandlung bedürfen	Stationen für Patienten, die einer intensiven Pflege und intensivmedizinischer Behandlung bedürfen

Eine weitere gängige Differenzierung der Stationen erfolgt nach dem **Alter der Patienten,** die dort gepflegt werden. So kann es in einem Krankenhaus beispielsweise eine „Kinderstation" oder eine „Geriatrie-Station" für ältere Menschen geben.

Bei den verschiedenen Differenzierungen geht es immer darum, sinnvolle organisatorische Einheiten zu schaffen. Sie zielen letztlich auf eine ökonomische Arbeitsgestaltung. Eine Low-Care-Unit benötigt kaum teure technische Geräte, während die Intensivstation sehr viele davon hat. Diese Aufteilung hat allerdings den Nachteil, dass manche Patienten während ihrer Krankenhausbehandlung mehrmals die Station und damit auch ihr Zimmer wechseln müssen. In den größeren Altenpflegeheimen findet man meist eine Differenzierung nach dem Pflegebedarf der Bewohner in Langzeitpflege, Kurzzeitpflege, Tagespflege und Intensivpflege. Außerdem gibt es in vielen Altenpflegeheimen einen geschlossenen beschützenden Bereich für demenzkranke Bewohner, die die Station nicht mehr allein verlassen können.

Das **Zimmer** hat für den Patienten, auch wenn er es nur wenige Tage benutzt, oft eine besondere Bedeutung.

Das „Zimmer" ist ein privater Raum.

!

Für den Patienten ist „sein Zimmer" der wichtigste Raum der ganzen Station. Er möchte sich hier sicher, gut versorgt und wohl fühlen. Für den Patienten ist es ein Ruheraum. Er versucht sich in seinem Zimmer ein kleines Stück Privatsphäre zu schaffen, etwas Persönliches in einer auf Gesundheit spezialisierten, oft unpersönlichen Organisation. Neben ökonomischen Aspekten bietet das Mehrbettzimmer dem Patienten auch die Möglichkeit zu sozialen Kontakten zu seinem Zimmernachbarn. Es kann aber auch vorkommen, dass die beiden sich nicht verstehen. Eine Pflegekraft wird, wenn möglich, die Zimmerbelegung etwas steuern, indem sie überlegt, wen sie mit wem in ein Zimmer legt.

	Patientenzimmer in einem Krankenhaus	Bewohnerzimmer in einem Seniorenheim
Betten pro Zimmer	2-Bett-Zimmer (teils 4-Bett-Zimmer)	Einzelzimmer (teils 2-Bett-Zimmer)
Art der Betten	mehrfach verstellbare Pflegebetten, die die Pflege erleichtern	je nach Pflegebedürftigkeit der Bewohner private Betten oder Pflegebetten
Möblierung	funktional und leicht zu reinigen	individuell und persönlich
Hauptfunktion	Das Patientenzimmer bietet Ruhe und Sicherheit für den Patienten.	Im Bewohnerzimmer soll sich der Bewohner zuhause und geborgen fühlen.

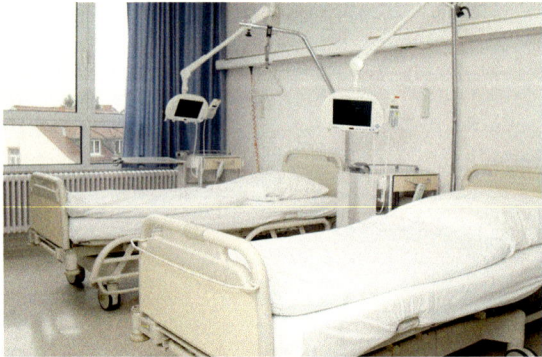

Patientenzimmer – Krankenhaus

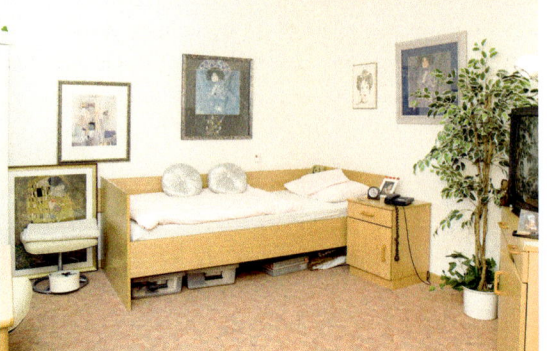

Bewohnerzimmer – Seniorenheim

In einem Seniorenheim ist das Zimmer für den Bewohner noch wichtiger, denn er verbringt darin die letzten Jahre seines Lebens. Damit sich die Bewohner rasch eingewöhnen und bald heimisch fühlen, unterstützen Pflegende sie bei der Schaffung ihrer Privatsphäre. Den Bewohnern wird zum Beispiel ermöglicht eigene Möbel und private Erinnerungsstücke in ihrem Zimmer aufzustellen und dieses weitgehend nach ihrem eigenen Geschmack zu gestalten.

Da das Seniorenheim für die Bewohner ein Zuhause ist, in dem sie sich wohlfühlen sollen, wird auch bei den anderen Räumen der Station auf eine angenehme Atmosphäre geachtet. Antike Möbel, Armlehnstühle und Stehleuchter, gemütliche Aufenthaltsräume („die gute Stube"), Bilder und Dekorationen in den Gängen und Räumen sollen den Charakter des „Daheim" vermitteln. Dies schafft eher eine angenehme Atmosphäre und Vertrauen als eine Möblierung, die nach rein funktionellen Gesichtspunkten ausgewählt wurde.

Die Privatsphäre des Patienten oder Bewohners zu schützen ist ein wichtiges Ziel in allen Einrichtungen. Das **Anklopfen vor dem Betreten** eines Zimmers sollte eine Selbstverständlichkeit sein. Die Patienten oder Bewohner haben dadurch die Gelegenheit, sich auf das Kommen einer anderen Person vorzubereiten. Obwohl Pflegende versuchen die Privatsphäre der Patienten oder Bewohner zu achten, kommt es in Einrichtungen immer wieder zu Verstößen gegen diese Regel. In der Praxis zeigt sich manchmal, dass auch das nur routinierte Anklopfen nicht immer seinen Sinn erfüllt:

Erstkontakt
Band 2, A 1.1.3

Die Krankenschwestern klopfen nur einmal kurz an, dann wird die Tür aufgemacht. Zur gleichen Zeit ist die Tür offen … Wenn die nicht klopfen würden, das Geräusch vom Türaufmachen hätte den gleichen Effekt … Ich kann zum Beispiel nicht sagen: Moment …

erzählt eine junge Patientin.[II]

Die Patienten haben durch dieses Vorgehen oft das Gefühl, nicht allein sein zu können. Es kann zu jeder Zeit jemand in „ihr" Zimmer kommen. Als besonders gravierend werden Verletzungen der Intimsphäre erlebt, beispielsweise wenn Patienten gerade duschen und die Pflegeperson in die Nasszelle kommt. Verständlicherweise möchten Patienten auch nicht, dass Pflegende ohne ihre Erlaubnis Nachttische und Schränke öffnen.

Gewalt und Scham
Band 1, H 4.1, 5.2
Intimsphäre
Band 2, B 7
Band 3, B

Dennoch müssen Pflegende immer wieder auch in der privaten Sphäre ihrer Pflegenutzer arbeiten, wenn sie z. B. einen Bewohner waschen oder dem Patienten die Urinflasche geben. Diese Übertritte in die Privatsphäre werden von den Patienten jedoch in der Regel toleriert, da sie als notwendige Hilfe betrachtet werden. Die (aus hygienischer Zweckdienlichkeit meist weiße) Dienstkleidung erleichtert den Patienten diese Zuordnung und schafft damit auch ein Stück Vertrauen.

Meine Dienstkleidung: Signal und Sicherheit

Pflegende sollten die **Dienstkleidung** möglichst täglich, mindestens jedoch alle zwei Tage, wechseln. Das ist besonders wichtig, denn im Krankenhaus ist die Kleidung einer Pflegenden bereits nach wenigen Stunden mit Erregern behaftet. Da es

Hygiene
Band 1, J 3.1, 4

sich hierbei auch um krankenhausspezifische Erreger handeln kann, sollte man die Dienstkleidung in der Klinik wechseln und damit nicht nach Hause fahren, sonst besteht die Gefahr, dass die Krankenhauskeime mutieren. In der Klinik-Wäscherei wird die Dienstkleidung daher einem speziellen Waschverfahren unterzogen.

Anforderungen an pflegerische Dienstkleidung

Kleidung	Anforderungen	Begründung
T-Shirt und Hose	weiße Dienstkleidung, bei mind. 60 °C waschbar	Erkennbarkeit von Mitarbeiterinnen, hygienische Sicherheit
Schuhe	leise Sohle, Fersenverschluss und rutschfeste Sohle	Ruhe für Patienten, Sicherheit im Notfall
Haare	lange Haare zusammenbinden	hygienische Sicherheit
Schmuck	keine Ringe, Kettchen und Armbanduhren tragen, Piercing überkleben	hygienische Sicherheit und Verletzungsgefahr durch Hängenbleiben

Neben der normalen Dienstkleidung gibt es für bestimmte Aufgaben bzw. Bereiche besondere Dienstkleidungen: die Schutz- und die Bereichskleidung.

nosokomiale
Infektionen
Band 1, J 4.3

Schutzkleidung	Bereichskleidung
Schürze, über der normalen Dienstkleidung, nach Gebrauch sofort in die Wäsche gegeben	Dienstkleidung in besonderer Farbe (z. B. blau oder grün) wird in besonderen Arbeitsbereichen getragen, z. B. OP, Intensivstation, Funktionsbereiche
Verwendung: – bei Gefahr einer Kontamination mit Körperflüssigkeiten oder sonstigen Ausscheidungen – Pflege von Patienten mit besonderer Infektionsgefahr	Verwendung: – in Arbeitsbereichen mit erhöhter Kontaminationsgefahr oder höheren Anforderungen an Keimarmut

Aufgrund ihrer Dienstkleidung sind Pflegende als Mitarbeiterinnen der Pflegeeinheit zu erkennen. Damit sie auch als Person zu erkennen sind, tragen Pflegende **Namensschilder**. Auf dem Namensschild steht in der Regel der Vor- und Nachname der Pflegeperson und ihre Dienstbezeichnung. Die Pflegenutzer können dadurch nachvollziehen, von wem sie gepflegt werden. Sie erkennen an der Dienstbezeichnung außerdem die Kompetenz der Pflegeperson.

Ein weiteres wichtiges Orientierungselement für Patienten und Bewohner ist der **Tagesablauf einer Station**.

!

> Die Kenntnis des Tagesablaufs einer Station gibt Patienten und Mitarbeitern Orientierung.

Die Information über den Tagesablauf ist ein wichtiger Bestandteil des Erstgesprächs zwischen Pflegeschülerin und Praxisanleiterin der Station. Ein Übersichtsplan mit den wichtigsten Ankerpunkten des Tagesgeschehens findet sich häufig als Aushang im Flur oder im Büro der Station. Die Tagesabläufe unterscheiden sich je nach pflegerisch-medizinischer Zielsetzung der Einrichtung (vgl. Tabelle).

	allgemeines Krankenhaus	Fachkrankenhaus für Psychiatrie	Altenheim
6:30	Beginn der Frühschicht mit einer kurzen Übergabe durch den Nachtdienst		
7:00	Die Patienten werden geweckt und entsprechend ihres Pflegebedarfs bei der Morgentoilette unterstützt.		Die Bewohner können ihren Tag individuell beginnen.
8:00	Frühstück im Patientenzimmer	Frühstück im Speiseraum	individuelle Frühstückszeiten im Speiseraum
9:00	ärztliche Visite, Ausführung von Pflegeplänen, Verordnungen, Diagnostik und Therapie	therapeutische Gruppen- und Einzelaktivitäten für die Patienten gemäß den Pflege- und Therapieplänen	Angebote zur Beschäftigung und Aktivitäten für die Bewohner sowie individuell geplante Pflegeinterventionen
12:00	Mittagessen im Patientenzimmer	Mittagessen im Speiseraum	
13:00	Übergabe an den Spätdienst, während die Patienten/Bewohner ihre Mittagsruhe halten		
14:00	Ausführung von Pflegeplänen, Verordnungen, Diagnostik und Therapie	therapeutische Gruppen- und Einzelaktivitäten für die Patienten gemäß den Pflege- und Therapieplänen	Angebote zur Beschäftigung und Aktivitäten für die Bewohner sowie individuelle geplante Pflegeinterventionen
18:00	Abendessen im Patientenzimmer	Abendessen im Speiseraum	
21:00	Übergabe an den Nachtdienst		

Aktivierung in der Gruppe

103

1.2 Organigramme der verschiedenen Einrichtungen

Pflege hat viele spannende Arbeitsfelder. Pflegende arbeiten unter anderem in den Bereichen Gesundheitsvorsorge und -förderung, Krankenbehandlung, Rehabilitation, Langzeitpflege, Palliativpflege und Sterbebegleitung. In diesen Bereichen können sie ihre Pflege stationär, teilstationär oder ambulant anbieten:

ambulante Pflege Band 5, J

	ambulante Pflege	teilstationäre Pflege	stationäre Pflege
Einrichtung	Sozialstationen, private Pflegedienste, Ambulanzen an Kliniken	Krankenhäuser, Altenheime, Arztpraxen	Krankenhäuser und Altenheime
Angebot	Pflege im eigenen Zuhause oder als klassische Komm-Ambulanz	Pflege und Diagnostik am Tag (Tagesklinik) und über Nacht Aufenthalt zuhause	pflegerische und medizinische Versorgung rund um die Uhr

> Im deutschen Gesundheitssystem gilt der Grundsatz: ambulant vor stationär.

demografischer Wandel Band 1, D 2.1.1

Nach wie vor arbeiten die meisten Pflegenden in stationären Pflegeeinrichtungen. Aber die Arbeitsfelder der Pflegenden werden sich in den nächsten Jahren verändern. Durch die demografische Entwicklung in der Bundesrepublik Deutschland mit einer immer älter und damit auch zunehmend pflegebedürftig werdenden Bevölkerung wird der Bedarf an professioneller Pflege in Zukunft stark steigen.

Die Altenhilfe wird an Bedeutung gewinnen. Bereits heute werden neue Konzepte für die pflegerische Betreuung älterer Menschen entwickelt, z. B. betreutes Wohnen oder Wohngruppen für Demenzkranke. Dadurch wird sich auch die Tätigkeit von professionell Pflegenden verändern. Unter dem zunehmenden Druck zur Kosteneinsparung in Gesundheitswesen und Altenhilfe werden Pflegeleistungen künftig häufiger als ambulante Leistungen angeboten werden. Pflegende werden die Pflegenutzer zuhause besuchen. Dort werden sie auf Angehörige treffen, die Beratung und Anleitung in der häuslichen Pflege benötigen. Außerdem werden professionell Pflegende künftig mehr mit Pflegeassistenten zusammenarbeiten. Diese müssen in ihrer Pflegetätigkeit angeleitet, beaufsichtigt und beraten werden, sodass Pflegende in Zukunft zunehmend ambulante, beratende und planende Aufgaben übernehmen werden.

Derzeit arbeiten Pflegende vor allem in folgenden Bereichen:

- allgemeine Krankenhäuser mit verschiedenen Fachrichtungen
- Seniorenheime
- betreutes Wohnen
- Kurzzeitpflege, Tageskliniken
- Fachkrankenhäuser für spezielle Erkrankungen wie Psychiatrie oder Rehabilitation
- Arztpraxen
- Sozialstationen und Pflegedienste
- oder sie gründen als Selbstständige einen eigenen Pflegedienst.

Große Institutionen wie Krankenhäuser oder Seniorenheime sind in der Regel als Linienorganisation oder Stab-Linien-Organisation aufgebaut und gliedern sich schwerpunktmäßig in die drei Managementbereiche Pflegedienst, ärztlicher Dienst und Verwaltungsdienst. Diese drei Säulen bilden die grundlegende Organisationsstruktur eines Krankenhauses.

Eine **Linienorganisation** (Liniensystem) ist eine funktionsbezogene, hierarchische Organisationsform. Sie soll die Routineaufgaben einer Organisation gewährleisten. Eine Linienorganisation ist in Fachbereiche, Abteilungen und Gruppen organisiert. Jeder Mitarbeiter hat einen direkten Vorgesetzten, der ihm weisungsbefugt ist.

Die hierarchische Organisation eines Krankenhauses wird im Organigramm der Einrichtung abgebildet.

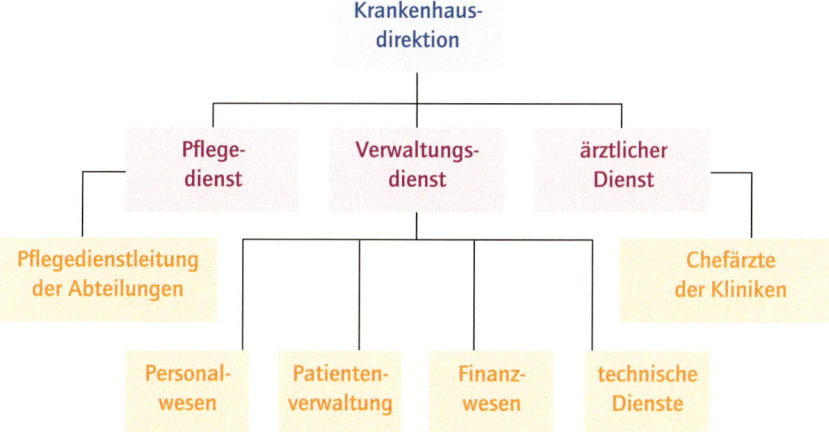

Typisches Organigramm eines Krankenhauses

Die Organigramme gehen von der Organisationsspitze über mehrere Stufen in einer Linie bis zu den jeweiligen Mitarbeitern. Diese hierarchische Linie beschreibt den Dienstweg für Entscheidungen, Arbeitsaufträge und Anordnungen. Aus dem Organigramm wird der jeweilige Vorgesetzte eines Mitarbeiters der Organisation ersichtlich.

Die Linienorganisation soll sicherstellen, dass die Mitarbeiter nur jeweils von einem Vorgesetzten Anweisungen erhalten. Dies kann zu Koordinationsproblemen führen, vor allem, wenn unterschiedliche Linien kooperieren müssen.

In der pyramidenförmig aufgebauten Linienorganisation eines Krankenhauses steht die Krankenhausdirektion oder Geschäftsführung an oberster Stelle. Diese Stelle wird heute oft mit einem Krankenhausbetriebswirt besetzt. Die Direktion trifft die Letztentscheidungen im Krankenhaus. „Darunter" kommt die Krankenhausbetriebsleitung mit der Pflegedienstleitung, der ärztlichen Leitung und der Verwaltungsleitung.

Die **Pflegedienstleitung** führt den gesamten Pflegedienst. Große Krankenhäuser haben mehrere Pflegedienstleitungen, die einem Pflegedirektor unterstellt sind. Die Pflegedienstleitung organisiert die Pflege in ihrem Krankenhaus; dabei genehmigt sie Dienst- und Urlaubspläne und sorgt dafür, dass keine Personalengpässe entstehen. Mit ihrer Arbeit unterstützt sie aber auch die Gesamtorganisation des Krankenhauses, indem sie beispielsweise als Bindeglied zwischen Ärzten und Pflegenden fungiert. Sie überwacht die Qualitätsentwicklung und kümmert sich um die kontinuierliche Fort- und Weiterbildung der Pflegenden. Außerdem ist die Pflegedienstleitung für die Schülerausbildung in ihrem Krankenhaus verantwortlich.

Der Pflegedienstleitung sind die Stationsleitungen und sämtliche Mitarbeiterinnen und Mitarbeiter im Pflegedienst unterstellt. Personen, die diese Funktion ausüben, verfügen seit der Akademisierung der Pflege meist über eine Hochschulausbildung.

Die **medizinische Leitung** eines Krankenhauses obliegt dem ärztlichen Direktor. Er ist verantwortlich für die medizinische Qualität und vertritt das Krankenhaus nach außen. Der ärztlichen Leitung sind die jeweiligen Chefärzte und Ärzte eines Krankenhauses sowie der Sozialdienst und andere medizinische Dienste (Krankengymnastik, Labor usw.) unterstellt. Mitunter wird der ärztliche Direktor für einen bestimmten Zeitraum aus den Chefärzten des Krankenhauses gewählt.

Die **Verwaltungsleitung** ist für die organisatorischen und kaufmännischen Angelegenheiten eines Krankenhauses zuständig und schafft damit die wirtschaftlichen Voraussetzungen für das pflegerische und medizinische Handeln.

Für die Ausübung der Verwaltungsleitung wird ein kaufmännisches Studium oder ein Studium der Verwaltungslehre vorausgesetzt. Eine Klinikverwaltung gliedert sich in verschiedene Bereiche:

◆ Personalabteilung (mit Zuständigkeit für die Lohn- und Gehaltsabrechnung)
◆ Finanzbuchhaltung (u. a. für den Einkauf zuständig)
◆ technische Abteilung
◆ Controlling
◆ Patientenmanagement (zur Organisation der Patientendaten)

Zusätzlich zu den eben genannten Management-Linien gibt es in vielen größeren Krankenhäuser noch so genannte „Stabsstellen".

Stabsstellen übernehmen spezielle Leitungsaufgaben, verfügen jedoch über keine Weisungsbefugnisse. Der Stab ist einer Linienstelle zugeordnet. Im Wesentlichen soll er die Führungskräfte entlasten, indem er Entscheidungen vorbereitet oder ausführt.

Oft werden das Qualitätsmanagement oder die Fort- und Weiterbildung an Stabsstellen delegiert. Innerhalb der Organisation Krankenhaus haben die Stelleninhaber lediglich eine beratende Funktion. Sie sind einer Leitungsstelle zugeordnet, von der sie eine spezielle Aufgabe in Delegation übernehmen.

Job, Beruf
oder Berufung
Band 1, A 2.2

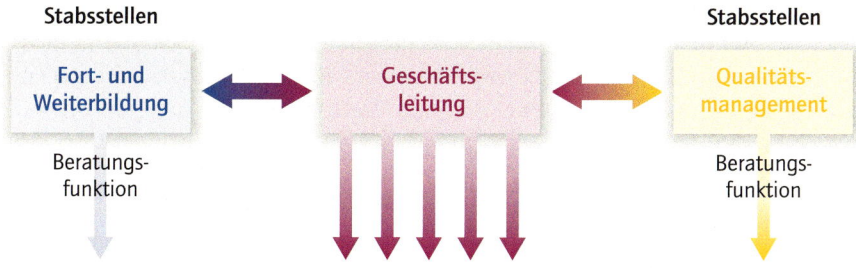

In der Regel sind auch **Seniorenheime** in einer Linienorganisation aufgebaut. Die Leitung eines Altenheims obliegt oft allein der **Heimleitung**. Sie kümmert sich um alle kaufmännischen, vertraglichen und juristischen Aufgaben, die in einem Heim anfallen. Dabei geht es unter anderem um folgende Tätigkeiten:

♦ Kontaktpflege mit Bewohnern, deren Angehörigen oder Betreuern

♦ Verhandlung und Abrechnung der Pflegesätze

♦ Aufstellung von Wirtschafts- und Investitionsplänen

♦ Planung von Sanierungs- und Reparaturarbeiten

♦ Kontrolle der wirtschaftlichen Ergebnisse und der Erfüllung des Wirtschaftsplans

♦ Motivation und Förderung der beruflichen Weiterentwicklung der Mitarbeiter des Heims

♦ Öffentlichkeitsarbeit und Kontakt zu Kooperationspartnern

♦ Sicherstellung und Verbesserung der Qualität in der Einrichtung

Die weiteren organisatorischen Bereiche sind der Heimleitung unterstellt. Meist werden im Organigramm eines Altenpflegeheimes der Pflegedienst, die Heimverwaltung und der Bereich der Hauswirtschaft unterschieden.

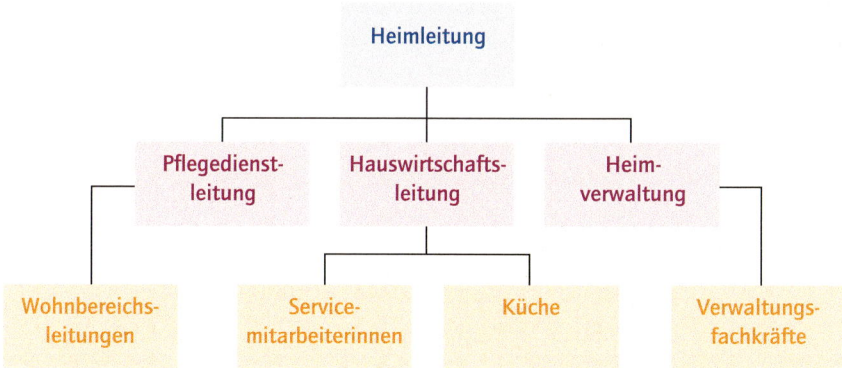

Organigramm eines Seniorenheims

Die Voraussetzungen, um Heimleitung zu werden, sind in der Heimpersonalverordnung (HeimPersV) geregelt. Für die Heimleitung kommen demnach Personen in Frage die (1) eine einschlägige Berufsausbildung und (2) eine mindestens zweijährige Berufserfahrung in Heimen oder vergleichbaren Einrichtungen nachweisen können (§ 2 Abs. 2 HeimPersV).

Heimbeirat
Band 1, B 2.3

Damit können beispielsweise Sozialpädagogen, Diplom-Pflegewirte, Personen mit kaufmännischen Ausbildungen oder Verwaltungsfachkräfte Heimleitung werden, sofern sie über Berufserfahrung in der Leitungsebene eines Heims, Krankenhauses oder einer Sozialstation verfügen.

1.3   Arbeiten im Schichtdienst

Die Dienstzeiten von Pflegenden werden immer wieder kontrovers diskutiert. Bei der Dienstplanung müssen verschiedene Interessenlagen berücksichtigt werden, die sich nicht immer in Einklang bringen lassen. Zum einen müssen die Arbeitsanforderungen an die Pflege berücksichtigt werden. Das Krankenhaus/Seniorenheim muss eine pflegerische Versorgung rund um die Uhr sicherstellen. Aber auch die Schutzbedürfnisse der Pflegenden sind zu berücksichtigen. Pflegende sollten durch die Arbeitszeitgestaltung nicht übermäßig belastet werden oder gar körperliche oder psychische Schäden davontragen. Außerdem sind bei der Arbeitszeitgestaltung auch noch die individuellen Bedürfnisse der Pflegenden wie Einkommen, Freizeitaktivitäten, Ruhebedürfnisse oder Arbeitszufriedenheit zu berücksichtigen.

Arbeitsaufgabe

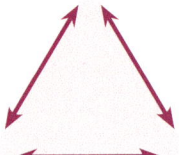

individuelle Interessen   **Schutzbedürfnisse**

Interessenausgleich in der Dienstplanung

Die Arbeitsanforderungen an die Pflege in Krankenhäusern und Seniorenheimen erfordern das Arbeiten in einem Schichtdienst. Die wechselnden Schichten werden von den Pflegenden oft als Belastung erlebt.

Schichtdienst ist eine Tätigkeit mit wechselnden Arbeitszeiten (z. B. Früh-, Spät-, Nachtschicht) oder zu konstant ungewöhnlicher Zeit (z. B. Dauernachtwache).

Die meisten Pflegenden in der stationären Pflege arbeiten in einem 3-Schicht-System, um eine pflegerische Betreuung rund um die Uhr zu gewährleisten. Durch eine frühzeitige Dienstplanung können sich Pflegende auf die wechselnden Schichten einstellen. Auf ein ausgewogenes Verhältnis zwischen günstigen und ungünstigen Dienstzeiten sollte geachtet werden.

Aus **arbeitsmedizinischer Sicht** sollten außerdem folgende Aspekte bei der Dienstplanung beachtet werden:

♦ Die verschiedenen Schichttypen sollten alle 2–3 Tage wechseln, dies ist vor allem bei Nachtschichten wichtig.

♦ Günstig ist ein Vorwärtswechsel der Schichten (erst Früh-, dann Spät- und schließlich Nachtschichten).

- Die Frühschicht sollte nicht zu früh beginnen.
- Die tägliche Arbeitszeit sollte auf acht Stunden begrenzt sein.
- In der Dienstplanung sollten freie Wochenenden oder günstigenfalls sogar einmal im Schichtzyklus ein langes Wochenende (mit Freitag oder Montag frei) eingeplant werden.
- Einzelne freie Arbeitstage zwischen Schichten sollten vermieden werden.
- Die Woche sollte mindestens einen freien Abend haben.
- Der Dienstplan sollte nicht kurzfristig verändert werden.
- Individuelle Wünsche der Mitarbeiter sollten berücksichtigt werden.
- Hilfreich ist eine mitarbeiterorientierte Flexibilisierung der Arbeitszeit durch Wahlzeiten oder Zeitfenster.

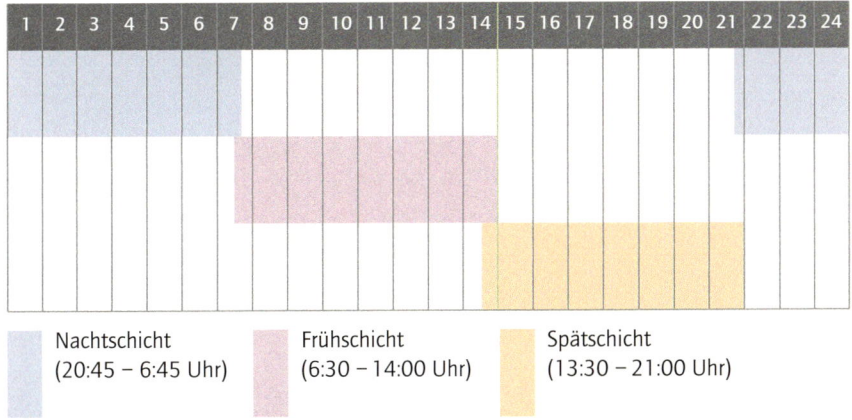

Nachtschicht (20:45 – 6:45 Uhr)

Frühschicht (6:30 – 14:00 Uhr)

Spätschicht (13:30 – 21:00 Uhr)

Schichtaufteilung in einem 3-Schicht-System über 24 Stunden

Ein Teil der arbeitsmedizinischen Aspekte wird auch über das **Arbeitszeitgesetz** (ArbZG) geregelt. Besondere Regelungen finden sich für Jugendliche unter 18 Jahren im Jugendarbeitsschutzgesetz oder für Frauen vor oder nach der Geburt eines Kindes im Mutterschutzgesetz.

Diese Regelungen und Einflüsse auf die Dienstplanung verdeutlichen die Komplexität der Planung. Verantwortlich dafür ist die Leitung der Pflegeeinheit (Stations- oder Wohnbereichsleitung). Neben der Berücksichtigung der arbeitsrechtlichen und arbeitsmedizinischen Vorschriften und Empfehlungen muss die Leitung der Pflegeeinheit bei ihrer Dienstplanung eine ausreichende Schichtbesetzung gewährleisten, die sich nach den jeweiligen Arbeitsabläufen und -anforderungen der Station richtet. Die Ausbalancierung mit den individuellen Interessen der 15 bis 20 Mitarbeiterinnen ihrer Station ist nicht immer einfach und kann auch zu Konflikten führen.

Arbeitsschutz-
gesetze
Band 1, A 3.2

Der fertige Dienstplan wird von der Pflegedienstleitung genehmigt und bekommt damit seine Verbindlichkeit für die Pflegenden dieser Station. In der Regel werden die Dienste für einen Zeitraum von 4 Wochen geplant. Die Dienstplanung wird heute oft mit Computer-Software gemacht, mit der arbeitsrechtliche und sonstige Anforderungen an die Planung weitgehend automatisch berücksichtigt werden können. Dies erleichtert der Stationsleitung die Planung.

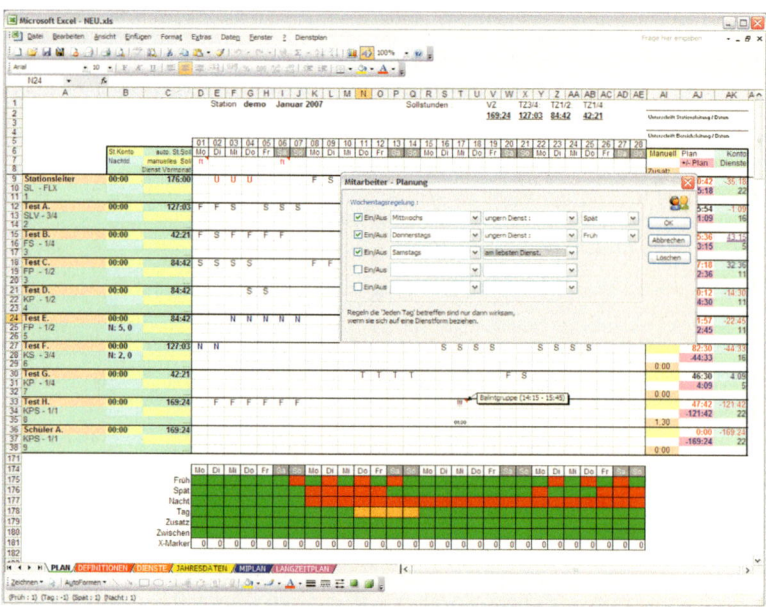

Beispiel einer Dienstplanung am Computer

Immer wieder werden die **Dienstzeiten der Pflegenden** diskutiert. Dabei geht es vor allem um eine Verbesserung der belastenden Arbeitszeiten in den Pflegeberufen. Im Lauf der Jahre wurden verschiedene **Arbeitszeitmodelle** entwickelt und erprobt, die Vorschläge machen, wie die Arbeitszeit sinnvoll organisiert werden kann.

Die Arbeitszeit ist die Zeit vom Beginn bis zum Ende der täglichen professionellen Arbeit; die Pausen werden nicht mitgerechnet.

Die wichtigsten Arbeitszeitmodelle sind: Teilzeitarbeit, Gleitzeit, Kernarbeitszeit und Arbeitszeitkonten. Bei der Vereinbarung eines Arbeitszeitmodells für eine Einrichtung hat der Betriebs- bzw. Personalrat ein Mitbestimmungsrecht. Arbeitszeitmodelle werden wie Schichtzeiten und Überstundenregelungen, soweit sie nicht schon über einen Tarifvertrag oder durch Gesetze geregelt sind, in langfristigen Betriebsvereinbarungen zwischen Betriebsrat / Personalrat und Arbeitgeber / Träger der Einrichtung festgelegt.

In den letzten Jahren wurden verschiedene Versuche unternommen die Arbeitszeiten in Pflegeberufen zu verändern. Arbeitszeitmodelle für Pflegeberufe müssen folgende Aspekte berücksichtigen:

◆ Patienten- bzw. Bewohnerorientierung

◆ Gesundheitsschutz der Mitarbeiterinnen

◆ frauen- und familienfreundliche Arbeitszeiten

◆ Zufriedenheit der Mitarbeiterinnen, vor allem durch Gestaltungsspielraum

◆ effektiver Personaleinsatz

Das populäre Modell der **Teilzeitarbeit** hat wenig Einfluss auf die Organisation der Dienstzeiten. Das Gesetz über Teilzeitarbeit (TzBfG) möchte diese fördern, daher ermöglicht es dem Arbeitnehmer, seine Arbeitszeit zu verringern. Wenn keine

Arbeitnehmer-
mitbestimmung,
Tarifverträge
Band 1,
A 3.1, A 3.2

betrieblichen Gründe dagegen sprechen, muss der Arbeitgeber diesem Wunsch des Arbeitnehmers entsprechen (§ 8 TzBfG). Viele Pflegende machen von dieser Möglichkeit Gebrauch.

Ein weiteres Modell ist das der **Kernarbeitszeit**, bei dem die Hauptarbeitszeit für die Mitarbeiter in der Regel zwischen 7:00 Uhr und 17:00 Uhr liegt. In dieser Kernzeit wird eine hohe Personalbesetzung geplant, während für die Nebenzeiten Minimalbesetzungen vorgesehen sind. Um dieses Arbeitszeitmodell umsetzen zu können, müssen die Arbeitsabläufe einer Station dem Modell angepasst werden, was auch Auswirkungen auf die Arbeit anderer Berufsgruppen hat. Das Kernarbeitszeitmodell soll die Dienste zu unbeliebten Zeiten reduzieren und für die Mitarbeiter des Pflegedienstes eine „normalere" Arbeitszeit gewährleisten. Die Kernarbeitszeit wird auch als Haupt- oder Mitteldienst bezeichnet.

Ein weiteres Arbeitszeitmodell ist das **Arbeitszeitkonto**. Dieses Modell zielt auf die Zeitsouveränität der Mitarbeiter. Die Pflegenden können Zeit ansparen und dann eigenverantwortlich Stunden von ihrem Zeitkonto – als Zeitausgleich – abbuchen.

Vor allem von jüngeren Mitarbeitern wird der Schichtdienst auch als Vorteil gesehen, da er eine Zeitflexibilität mit sich bringt. Die **Belastung durch wechselnde Schichten,** die den Lebens- und Biorhythmus durcheinander bringen können, hat jedoch möglicherweise erhebliche physische, psychische und soziale Folgen. Die Hauptbelastung bei Schichtarbeit ist die Desynchronisation: Der Mensch hat einen tagesperiodischen Rhythmus der körperlichen Funktionen. Der innere Rhythmus wird durch den Tag-Nacht-Wechsel sowie soziale und individuelle Taktgeber strukturiert, wie z. B. durch regelmäßige Termine der Kinder oder mit Freunden, durch persönliche Gewohnheiten. Diese Taktgeber werden durch wechselnde Schichtarbeit immer wieder durchbrochen. Vor allem die Nachtschicht ist hier problematisch. Dabei sind „Abendtypen" in ihrem Schlafverhalten flexibler, während „Morgentypen" mehr unter Nachtarbeit leiden. Die Rückanpassung nach einer Verschiebung des biologischen Rhythmus durch eine Nachtschichtphase dauert etwa vier Tage, obwohl sie durch die Taktgeber unterstützt wird.

Neben der biologischen Desynchronisation führt die Schichtarbeit zu einer sozialen Desynchronisation. Diese ist jedoch individuell sehr unterschiedlich ausgeprägt. Als problematisch werden vor allem der Wochenenddienst und die Spätschicht erlebt. Unter diesen Dienstformen leidet der Kontakt zu Freunden und zur Familie.

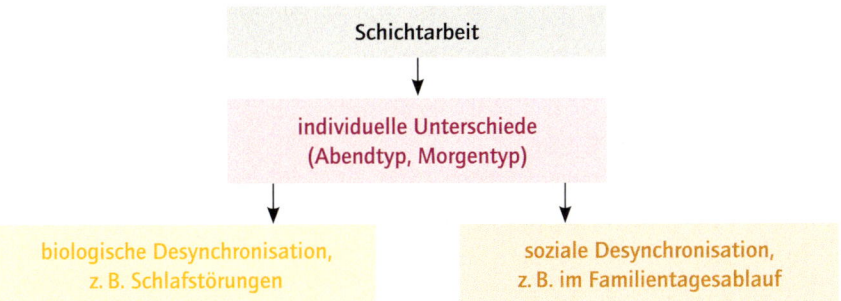

Für Pflegende ist insbesondere der Nachtdienst eine erhebliche Belastung, er kann zu dauerhaften Schlafstörungen führen. Der Tagschlaf nach einem Nachtdienst ist in der Regel ein bis zwei Stunden kürzer als der individuelle Nachtschlaf und durch mehr Störungen von außen (Temperatur, Lärm, Licht usw.) beeinträchtigt.

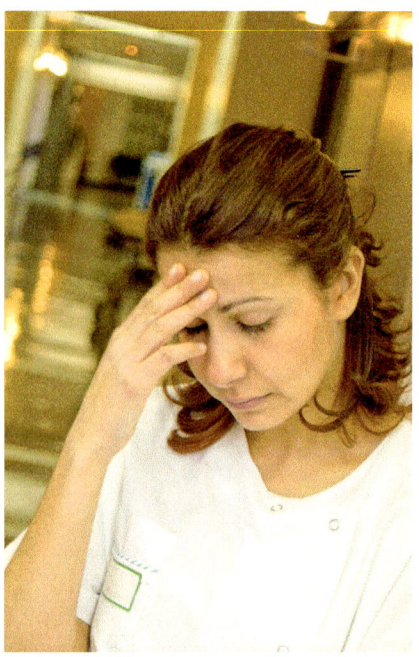

Bei anhaltenden Schlafstörungen kann es auch zu psychosomatischen Beschwerden kommen, daher sollten Schlafstörungen durchaus ernst genommen werden.

Pflegende, die nachts arbeiten müssen, erleben die Zeit zwischen 0:00 und 6:00 Uhr als die schwierigste. Hier kommt es zu Müdigkeit und Konzentrationsstörungen. Dies ist vor allem dann zu beachten, wenn die nächtlichen Arbeiten unter hoher Konzentration ausgeführt werden müssen. Durch die Konzentrationsstörung können leichter Fehler passieren. Die nächtliche Leistungsfähigkeit nimmt mit jeder aufeinander folgenden Nachtschicht zu.

Die biologische und soziale Desynchronisation durch den Schichtdienst ist eine unspezifische Stressbelastung, die – verbunden mit anderen Belastungen – zu Gesundheitsstörungen führen kann. Häufig werden Beschwerden wie Nervosität, Appetitlosigkeit, Magen-Darm-Störungen, Herz-Kreislauf-Beschwerden oder schnelle Ermüdbarkeit genannt.

> Aufgrund ihrer hohen Arbeitsbelastung, durch Desynchronisation und andere berufliche Stresssituationen sind Pflegende auch gefährdet für Suchterkrankungen (Alkohol und Zigaretten).

Selbstpflege
Band 1, H 1

Es gibt eine ganze Reihe von Möglichkeiten, auf die Schlafstörungen zu reagieren. Dabei sind Medikamente das letzte Mittel der Wahl. Zuvor sollten weniger eingreifende Möglichkeiten der Schlafförderung genutzt werden.

- Informieren Sie sich über gesundes Schlafverhalten, Schlafstörungen und Ursachen von Schlafstörungen.
- Achten Sie auf eine gesunde Ernährung und Ihr Trinkverhalten vor dem Schlafengehen. Verzichten Sie auf koffeinhaltige Getränke. Bereits zwei Tassen Kaffee vor dem Schlafengehen können das Schlaf-EEG beeinflussen. Nach einer Stunde erreicht das Koffein seinen höchsten Wirkungsgrad und es hat eine Ausscheidungshalbwertszeit von 3 bis 7 Stunden.
- Sorgen Sie für eine ruhige und dunkle Schlafumgebung.
- Führen Sie Schlafgewohnheiten für sich ein, indem Sie z. B. immer zur gleichen Zeit zu Bett gehen.
- Aktive Entspannung: Erlernen Sie ein Entspannungsverfahren, wie die progressive Muskelrelaxation oder autogenes Training.

?

1 Welche grundsätzlichen Unterschiede zwischen Krankenhaus und Altenheim gibt es? Wo sehen Sie aus der Sicht des Pflegenden aber auch Gemeinsamkeiten?

2 Was sind die Unterschiede zwischen „Low-Care-Unit", „Intermediate-Care-Unit" und „High-Care-Unit"?

3 Welche Bedeutung hat die „Privatsphäre" für Pflegenutzer und was können Sie tun, um diese zu schützen?

4 Erklären Sie den Unterschied zwischen Bereichskleidung und Schutzkleidung.

5 Welche Aufgaben hat eine Pflegedienstleitung?

6 Welche arbeitsmedizinischen Aspekte müssen bei der Dienstplangestaltung beachtet werden?

7 Beschreiben Sie gesundheitliche Folgen des Schichtdienstes und Möglichkeiten, diese auszugleichen.

1 Schauen Sie sich die Station genau an, auf der Sie zurzeit arbeiten:

   a) Welche Räumlichkeiten gibt es auf einer Station? Fertigen Sie eine Handskizze an und benennen Sie die Räume.

   b) Sind die Räume sinnvoll innerhalb der Station verteilt? Begründen Sie, warum oder warum nicht.

   c) Zu welchen Räumen haben nur Pflegekräfte Zutritt? Schraffieren Sie diese in Ihrer Skizze rot.

2 In psychiatrischen Kliniken wird ähnlich wie in Altenheimen die Gemeinschaft der Pflegenutzer gefördert. Warum ist dies so? Befragen Sie Pflegende in psychiatrischen Kliniken und Altenheimen.

3 Besorgen Sie sich ein Organigramm der Einrichtung, in der Sie Ihren Praxiseinsatz haben.

   a) Welche Management-Linien erkennen Sie?

   b) Gibt es in Ihrer Einrichtung Stabsstellen?

   c) Welche Aufgabe übernehmen diese und wem sind sie zugeordnet?

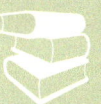

Bär, Thomas: Dienstplanung mit Excel. Ibicura, Obersotendorf 2004

Höffling, Peter: Arbeitszeitgestaltung zwischen Normalarbeitszeit und Flexibilisierung. Eine Untersuchung am Fallbeispiel der Kernarbeitszeitregelungen in der Krankenpflege. Dissertation an der Albert-Ludwig-Universität zu Freiburg i.Br. 2002

Koschnik, Wolfgang J.: Management. Enzyklopädisches Lexikon. De Gruyter, Berlin 1996

Morgan, Kevin/Closs, Jose S.: Schlaf – Schlafstörungen – Schlafförderung. Ein forschungsgestütztes Praxishandbuch für Pflegende. Verlag Hans Huber, Bern 2000

Seibt, Annelore/Knauth, Peter/Griefahn, Barbara: Arbeitsmedizinische Leitlinie Nacht- und Schichtarbeit. Entwurf vom 28.02.2005. Hrsg.: Deutsche Gesellschaft für Arbeitsmedizin und Umweltmedizin e.V. (DAGUM)

bundesrecht.juris.de (Pfad: khg/)
www.gesetze-im-internet.de (Pfad: heimpersv/__2.html)

2 Lernen in der Praxis – damit's gelingt!

Seit einer Woche arbeitet Tim nun auf der „Inneren". Es ist sein erster Praxis-einsatz. Im Einführungsblock der Krankenpflegeschule hat er schon eine Menge gelernt. An den ersten Tagen „auf Station" fühlte er sich sehr unwohl, obwohl er sich riesig auf das Arbeiten gefreut hatte. Er kam sich verloren vor, fühlte sich überflüssig, eher als Hindernis für die Kolleginnen im Team. Nur beim täglichen „Bettenmachen" lebte er auf, denn dabei konnte er von Anfang an mithelfen und fühlte sich gebraucht. Auch wenn er immer noch etwas langsam ist.

Sabine Tischler, seine Praxisanleiterin, hatte ihn in einem kurzen Gespräch vor dem Einsatz beruhigt: „In der ersten Woche schaust du dir erstmal alles an. Du

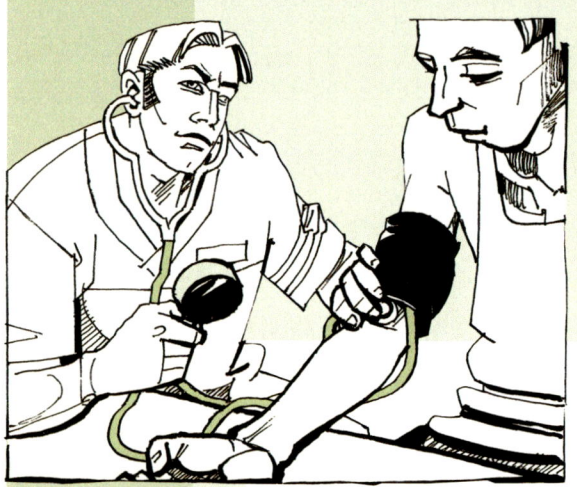

kannst einfach mit mir mitgehen. Ich habe von Montag bis Freitag mit dir zusammen Dienst und kann dir dann nach und nach alles erklären." In diesen ersten Tagen auf Station hat Tim jedoch nicht den Eindruck, dass er „einfach mitgeht", sondern eher, dass er „im Weg steht". Sabine zeigt sich zwar sehr verständnisvoll, aber wie wird sie ihn wohl beurteilen, wenn er sich immer so ungelenk anstellt?

1   Überlegen Sie, was Sie sich von einer guten Praxisanleitung wünschen.

2   Was könnten Sie wohl tun, um Ihr Lernen in der Pflegepraxis möglichst erfolg-reich zu gestalten?

3   Welche Rahmenbedingungen könnten wichtig sein, damit Sie in der Praxis gut lernen?

2.1 Schön, dass Sie für mich da sind!

2.1.1 Wozu eine Praxisanleitung?

Pflege ist eine praktische Disziplin. Das pflegerische Handeln bedarf jedoch einer theoretischen Fundierung. In der Ausbildung für Pflegeberufe lernt die Schülerin daher theoretische Inhalte, aber auch die Bewältigung praktischer Aufgaben. Aller-dings gestaltet sich die Verknüpfung von Theorie und Praxis nicht immer einfach. Pflegende sprechen sogar mitunter von einem Theorie-Praxis-Konflikt. Die Unter-schiede zwischen Theorie und Praxis führen manchmal auch zu Verwirrungen auf Seiten der Pflegeschülerinnen. Es erschwert ihnen die Orientierung, wenn sie in der Schule etwas lernen, das dann in der Pflegepraxis ganz anders gemacht wird. Die Kunst einer professionellen Pflege besteht aber genau darin, diese beiden Elemente zu einem Ganzen zu verbinden. Dabei ist eine theoriegeleitete Pflegepraxis kein starrer Pflegestandard, sondern eine individualisierte Pflege, die sich auf theoreti-sche Überlegungen und empirische Befunde stützt.

Eine **Theorie** (griech.: „theorein" = beobachten, betrachten, anschauen) beschreibt Zusammenhänge einer bestimmten Wirklichkeit auf einer allgemein gültigen Ebene. Man kann auch sagen: Die Theorie zeichnet ein Bild dieser Wirklichkeit. Mit diesem Bild lassen sich Aussagen über die Wirklichkeit treffen („Pflege ist ..."), aber auch Veränderungen und Entwicklungen voraussagen („Wenn Pflegende dies tun, passiert jenes").

Die **Praxis** (griech.: „prattein" = handeln) ist die tatsächliche Durchführung einer Handlung.

Durch die Praxis entwickelt sich Erfahrung. Die individuelle Erfahrung ist eine Vorform der Theorie. Gleichzeitig erspart uns eine gute Theorie manche Erfahrung, indem sie uns einen Weg zur Lösung eines praktischen Problems weist. Ein Beispiel soll das Zusammenspiel von Theorie und Praxis veranschaulichen:

Beispiel: Pia unternimmt am Wochenende mit Kolleginnen ihrer Station einen Ausflug in die Berge. Gemeinsam wollen sie den Monte Pflego besteigen. Am Fuß des Berges teilt sich die Gruppe auf. Eine kleine Gruppe zieht es vor mit der Seilbahn zu fahren.

Die meisten wollen den Berg jedoch zu Fuß besteigen. Gertrud geht mit einigen Kolleginnen einfach los. Sabine kramt in ihrem Rucksack und zieht eine Wanderkarte hervor. Zusammen mit Pia sucht sie den besten Weg. Unterwegs verändern sie ihre Route etwas, da sie einen kleinen Umweg, an einem tollen Wasserfall vorbei, nehmen wollen.

Als Sabine, Pia und ihre Kolleginnen auf dem Gipfel ankommen, treffen sie auf die „Seilbahnfahrer", die kaum etwas von dem Berg gesehen haben, sondern einfach zum Gipfel gefahren wurden. Von Gertrud mit ihrer Gruppe ist jedoch nichts zu sehen. Sie treffen erst eine Stunde später ein. Sie hatten sich unterwegs verlaufen. Die Seile der Seilbahn hatten ihnen jedoch geholfen, den Weg trotzdem wiederzufinden.

Pflegetheorien
Band 1, F 1.3

Die Praxisanleiterin hilft den Pflegeschülerinnen, das in der Schule gelernte theoretische Wissen in die pflegerische Praxis umzusetzen. Dabei orientiert sie sich am aktuellen Wissensstand und den praktischen Fähigkeiten der Schülerin. Sie hilft der Schülerin, ihre pflegerischen Kompetenzen zu erweitern, indem sie beispielsweise spezielle praktische Trainings mit ihr durchführt. Die Schülerin bekommt dadurch die Möglichkeit, ihr in der Pflegeschule gelerntes Pflegewissen auf praktische Situationen zu transferieren. Sie lernt pflegerische Handlungen nach und nach selbstständig, aber auch theoretisch reflektiert durchzuführen.

Denken Sie beispielsweise daran, wie Sie lernen ein Auto zu fahren. Sie wissen, wie das Fahren eines Autos funktioniert, trotzdem fällt es Ihnen anfangs schwer, all die notwendigen Handlungen zu koordinieren. Nun ist das Autofahren eine relativ einfache und simple Handlung, da eine Maschine nach einer bestimmten Bedienungsanleitung funktioniert. Weitaus komplexer sind die Handlungsabläufe, die bei der Pflege von individuell unterschiedlichen Menschen zu koordinieren sind. Menschen funktionieren nicht nach einer starren Bedienungsanleitung, sondern haben individuelle Empfindungen, Bedürfnisse, Wünsche und Reaktionen. Die Praxisanleiterin führt die Schülerinnen, ähnlich einem Fahrlehrer beim Autofahren, schrittweise an die selbstständige Ausführung der praktischen Pflege heran. Dabei hilft sie ihnen, das in der Theorie erlernte Regelwissen in eine individualisierte Handlungskompetenz zu bringen.

Klinischer
Unterricht
Band 1, A 1.1

Pflegesituationen sind hochkomplexe, vielschichtige Situationen. Die Schülerin lernt im Einführungsblock, wie man ein Bett macht und wie man einen Patienten oder Bewohner wäscht. Aber wenn sie dann tatsächlich das erste Mal vor einem Patienten steht, der in seinem Bett liegt, kommt sie sich doch noch recht hilflos vor. In der Pflegepraxis sollte sie sich die Pflegehandlung zunächst von einer erfahrenen Pflegeperson zeigen lassen, um die Anwendung der Regeln in der Praxis zu erleben. Sie wird dabei feststellen, dass die Pflegeperson bestimmte Dinge anders macht, als sie es in der Schule gelernt hat. Diese Unterschiede sind eine Folge der Individualisierung der Pflegehandlung.

> Die Schülerin sollte sich erklären lassen, warum die Pflegende manche Dinge anders macht. Sie kann damit ihr bisher gelerntes Regelwissen um praktisches Erfahrungswissen erweitern.

> *Begriffe ohne Anschauung sind leer, Anschauung ohne Begriffe ist blind. (Immanuel Kant)*[III]

2.1.2   Erwerb der Pflegekompetenz

Als Anfänger verfügt die Schülerin über keine Erfahrungen mit Pflegesituationen. Man kann die **Entwicklung einer Pflegekompetenz** in fünf Stufen[IV] unterteilen:

Erste Stufe: Neulinge

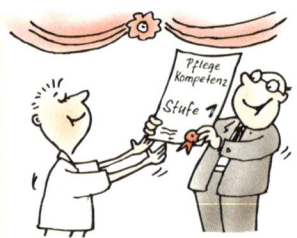

Der Neuling in der Pflege hat keine Erfahrung mit Pflegesituationen und ist daher auf kontextfreie (ohne Zusammenhang verständliche) Regeln angewiesen. Er lernt beispielsweise die Blutdruckwerte von gesunden Menschen und schätzt damit den Blutdruckwert eines Patienten/Bewohners ein. Mit einer regelgeleiteten Pflege kann er aber nicht auf individuelle Abweichungen und Besonderheiten in Pflegesituationen reagieren.

Pflegeschülerinnen sind zu Beginn ihrer Ausbildung meist unerfahren und müssen erst noch Zusammenhänge zwischen den von ihnen in der Pflegeschule gelernten theoretischen Wissensbausteinen herstellen. Aber auch Pflegende, die beispielsweise von einer chirurgischen Station in eine psychiatrische wechseln, können auf der neuen Station nur als Neulinge agieren.

Für Neulinge ist es wichtig, klare Handlungsvorschriften zu erhalten und Pflegesituationen für sich überschaubar zu halten. Sie sollten die Unterstützung ihrer Praxisanleiterin nutzen, um sich Pflegesituationen in ihrer Komplexität und ihren Zusammenhängen erklären zu lassen.

Zweite Stufe: fortgeschrittene Anfänger

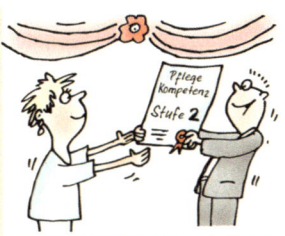

Der fortgeschrittene Anfänger hat bereits seine ersten Erfahrungen mit realen Pflegesituationen gesammelt. Er hat verschiedene Reaktionen von Patienten/Bewohnern auf sein Handeln erlebt und kann mit diesen Erfahrungen in ihm bekannten Pflegesituationen flexibler handeln. Um sich seiner Praxiserfahrung bewusst zu werden, hat er von seiner Praxisanleiterin immer wieder Rückmeldungen und Hinweise zur Situationseinschätzung bekommen. Die Praxisanleiterin hilft dem fortgeschrittenen Anfänger beim Setzen von Prioritäten und gibt ihm Hinweise zur Einschätzung von Pflegesituationen.

Dritte Stufe: kompetente Pflegende

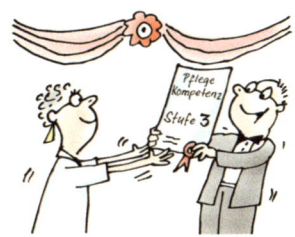

Nach etwa zwei bis drei Jahren entwickeln Pflegende die Kompetenz, ihre Handlungen in Pflegesituationen an längerfristigen Zielen zu orientieren. Sie haben genügend Erfahrung in unterschiedlichsten Pflegesituationen gesammelt, um bewusst und überlegt reagieren zu können. Sie handeln aber noch nicht so flexibel und schnell wie erfahrene Pflegende.

Vierte Stufe: erfahrene Pflegende

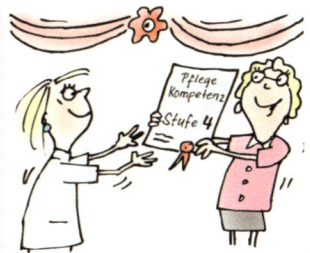

Erfahrene Pflegende nehmen Pflegesituationen als Ganzes wahr und müssen sie nicht mehr in einzelne Teile zergliedern. Pflegesituationen können von erfahrenen Pflegenden aufgrund vieler Erfahrungen mit ähnlichen Situationen intuitiv begriffen werden, d. h.: ohne bewusst darüber nachzudenken. Sie können rasch beurteilen, welche Aspekte einer Pflegesituation wichtig und welche weniger wichtig sind. Sie lassen sich von Handlungsmaximen[1] leiten.

Fünfte Stufe: Pflegeexperten

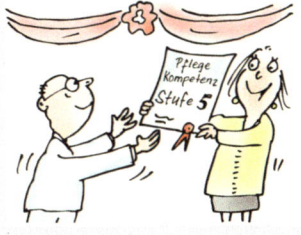

Pflegeexperten erfassen jede Pflegesituation intuitiv. Sie sind nicht mehr auf Regeln, Richtlinien oder Maximen angewiesen. Pflegeexperten verkörpern Sicherheit in ihrem Pflegehandeln.

---

1 Handlungsmaximen sind Grundsätze für das eigene Handeln wie z. B.: „Ich will immer zuverlässig sein!"

Die Pflegeschülerin ist zu Beginn ihrer Ausbildung ein „Neuling" in der Pflege. Sie braucht eine gezielte Praxisanleitung. Auf den Stationen gibt es verschiedene Bezeichnungen für die Praxisanleitung, manche sprechen von „Mentoren" (lat. = Begleiter, Freunde) oder „Tutoren" (lat. = Beschützer), andere von „Praxisanleitern". Diese Begriffe sind nicht scharf voneinander zu trennen. Eine Mentorin begleitet und unterstützt die Schülerinnen bei ihren Lernerfahrungen in der Pflegepraxis. Bis zur Revision des Krankenpflege- bzw. Altenpflegegesetzes absolvierten die Mentoren meist eine pädagogische Zusatzqualifikation im Umfang von 120 Stunden. Die Bezeichnung Praxisanleiter wurde bis dahin für Pflegende verwendet, die eine umfassende pädagogische Weiterbildung von etwa 400 Stunden absolviert hatten.

2.1.3 Welche Ausbildung haben Praxisanleiterinnen?

In der Altenpflege-Ausbildungsprüfungs-Verordnung (AltPflAPrV) von 2001 und der Ausbildungs- und Prüfungsverordnung für Berufe in der Krankenpflege (KrPflAPrV) von 2003 betont der Gesetzgeber erstmals die Wichtigkeit einer fundierten Praxisanleitung für die Ausbildung in Pflegeberufen. In der Neufassung der Berufsgesetze wurde die Bezeichnung „Praxisanleitung" festgeschrieben. Die Praxisanleiterin benötigt zur Anleitung von Schülerinnen in der Gesundheits- und Krankenpflege eine pädagogische Zusatzqualifikation im Umfang von mindestens 200 Stunden, bei Schülerinnen der Altenpflege von 180 Stunden.

Aufgabe der Praxisanleitung ist es, die Schüler schrittweise an die eigenständige Wahrnehmung der beruflichen Aufgaben heranzuführen und die Verbindung mit der Schule zu gewährleisten. (§ 2 Abs. 2 KrPflAPrV)

Obwohl es mit den bundeseinheitlichen Berufsgesetzen zu einer Angleichung der Ausbildungsstandards gekommen ist, wurden dennoch einige bemerkenswerte Unterschiede zwischen Altenpflege und Gesundheits- und Krankenpflege beibehalten.

Die Praxisanleitung in Pflegeberufen wird in den jeweiligen Ausbildungs- und Prüfungsverordnungen geregelt. Für Berufe in der Pflege gelten folgende Ausbildungs- und Prüfungsverordnungen:

1. die Ausbildungs- und Prüfungsverordnung für die Berufe in der Krankenpflege (KrPflAPrV) vom 10. November 2003
2. die Ausbildungs- und Prüfungsverordnung für den Beruf der Altenpflegerin und des Altenpflegers (AltPflAPrV) vom 26. November 2002

Die Ausbildungs- und Prüfungsverordnung für die Berufe in der Krankenpflege gilt für die Berufe der Kinderkrankenpflege und der Gesundheits- und Krankenpflege.

Die Einrichtungen der praktischen Ausbildung stellen die Praxisanleitung der Schülerinnen und Schüler nach § 4 Abs. 5 Satz 3 des Krankenpflegegesetzes durch geeignete Fachkräfte zur Verfügung. (§ 2 Abs. 2 Satz 1 KrPflAPrV)

Im Gegensatz dazu formuliert die Ausbildungs- und Prüfungsverordnung für die Altenpflege die Anforderungen an eine Praxisanleitung wie folgt:

> Die ausbildende Einrichtung stellt für die Zeit der praktischen Ausbildung die Praxisanleitung der Schülerin oder des Schülers durch eine geeignete Fachkraft (Praxisanleiterin oder Praxisanleiter) auf der Grundlage eines Ausbildungsplans sicher. Geeignet ist
>
> 1. eine Altenpflegerin oder ein Altenpfleger oder
> 2. eine Krankenschwester oder ein Krankenpfleger
>
> mit mindestens zweijähriger Berufserfahrung in der Altenpflege und der Fähigkeit zur Praxisanleitung, die in der Regel durch eine berufspädagogische Fortbildung oder Weiterbildung nachzuweisen ist. (§ 2 Abs. 3 AltPflAPrV)

Die Ausbildungs- und Prüfungsverordnungen weisen also im Detail Unterschiede auf:

	Berufe der (Kinder-)Krankenpflege	Berufe der Altenpflege
Berufsqualifikation	Fachkräfte der Krankenpflegeberufe	Fachkräfte der Pflegeberufe, Alten- oder Krankenpflege
Berufserfahrung	mindestens 2 Jahre	mindestens 2 Jahre in der Altenpflege
Weiterbildung	berufspädagogische Zusatzqualifikation von mindestens 200 Stunden	berufspädagogische Fort- oder Weiterbildung von mindestens 180 Stunden
Aufgabe	– Vertiefung der im Unterricht erworbenen Kenntnisse – Anwendung der Kenntnisse vermitteln – schrittweise Heranführung der Schülerinnen an die eigenständige Wahrnehmung der beruflichen Aufgaben	
Anzahl von Praxisanleiterinnen je Praxisstelle	„angemessenes Verhältnis" zwischen Schülerinnen und Anleiterinnen im jeweiligen Einsatzgebiet	keine Angaben
Verantwortung für die Praxisanleitung	jeweilige Praxiseinrichtung (Krankenpflegeschülerinnen schließen einen Ausbildungsvertrag mit der Krankenpflegeschule)	ausbildende Einrichtung (Altenpflegeschülerinnen schließen jeweils einen Ausbildungsvertrag mit einer Einrichtung der Altenhilfe und einer Altenpflegeschule)
Aufgaben der Schule	– Sicherstellung der Praxisbegleitung und der ordnungsgemäßen Durchführung der praktischen Ausbildung, Betreuung der Schülerinnen und deren Praxisanleiterinnen in den Einrichtungen – regelmäßige persönliche Anwesenheit der Lehrer in den Einrichtungen	

Gegenüberstellung der Vorschriften in den Ausbildungs- und Prüfungsverordnungen für Kranken- und Kinderkrankenpflege und Altenpflege

Beispiel: Veronika Huber ist Altenpflegerin und arbeitet in der geronto-psychiatrischen Station eines psychiatrischen Krankenhauses. Sie möchte die Praxisanleitung auf ihrer Station übernehmen. Welche Voraussetzungen muss sie erfüllen? Zwar darf sie mit einer entsprechenden Zusatzqualifikation die Verantwortung für die Praxisanleitung von Altenpflegeschülerinnen übernehmen, nicht jedoch von Schülerinnen der Berufe der Krankenpflege. Hätte sie eine Krankenpflegeausbildung, dürfte sie Schülerinnen beider Ausbildungsgänge anleiten, müsste jedoch eine berufspädagogische Zusatzqualifikation im Umfang von mindestens 200 Stunden nachweisen.

2.1.4   Zuständigkeit der Praxisanleiterinnen

Die Praxisanleiterin hat die Aufgabe, die Pflegeschülerinnen schrittweise an die selbstständige Ausübung des Pflegeberufes heranzuführen. Die Schülerinnen erwarten von ihrer Praxisanleiterin eine menschliche und professionelle Anleitung. Die Praxisanleiterin übernimmt dabei im Wesentlichen drei Rollen[v]:

◆ Sie ist **Pädagogin** und gestaltet mit den Schülerinnen zusammen Lernprozesse, bei denen sie pädagogische und psychologische Grundlagen des Lernens berücksichtigt.

◆ Sie ist **Pflegespezialistin** und versucht durch kontinuierliches Lernen immer auf dem neuesten Wissensstand in pflegefachlichen Fragen zu bleiben.

◆ Sie ist Mensch und bietet sich den Schülerinnen als vertrauensvolle **Bezugsperson** an.

Schweigepflicht Band 1, A 3.2.8

Die Praxisanleiterin hat aber auch Erwartungen an die Schülerinnen. So erwartet sie Engagement und Interesse an den Aufgaben der Station, Lernbereitschaft, eine vertrauensvolle und kooperative Zusammenarbeit, Rückmeldungen und einen verantwortungsvollen Umgang mit Informationen.

Die Praxisanleiterin ist Vermittlerin zwischen verschiedenen Interessen. Da ist zum einen die Schule mit ihren Ausbildungszielen, zum zweiten die Schülerin mit ihren individuellen Lernwünschen und Lernmöglichkeiten. Zum dritten erfolgt die Anleitung in einer praktischen Einrichtung, in der zunächst die jeweiligen pflegerischen und therapeutischen Aufgaben erledigt werden sollen. Schließlich ist es den Pflegenden der Station wichtig, dass sie ihre Arbeitsabläufe möglichst reibungslos erledigen können.

Im Einzelnen hat die Praxisanleiterin also folgende Aufgaben, Kompetenzen und Verantwortungsbereiche:

◆ den Ausbildungsplan der Station erstellen, entwickeln und gestalten

◆ für Fragen der praktischen Ausbildung Ansprechpartnerin sein

◆ individuelle Lernziele und Lerninhalte mit den Schülerinnen – auf der Basis ihrer Lernbedürfnisse – erarbeiten

◆ Verantwortung für gezielte und geplante Anleitungen der Schülerinnen übernehmen

◆ Bewertung und Beurteilung der Schülerinnen

◆ die Schülerinnen schrittweise an die eigenständige Wahrnehmung beruflicher Aufgaben heranführen

- die Schülerinnen für die Wahrnehmung und Achtung der Bedürfnisse, Wünsche und der Privatsphäre des Patienten oder Bewohners sensibilisieren
- die Kooperation zwischen Schule und Station fördern
- als Beiprüfer an der praktischen Prüfung teilnehmen

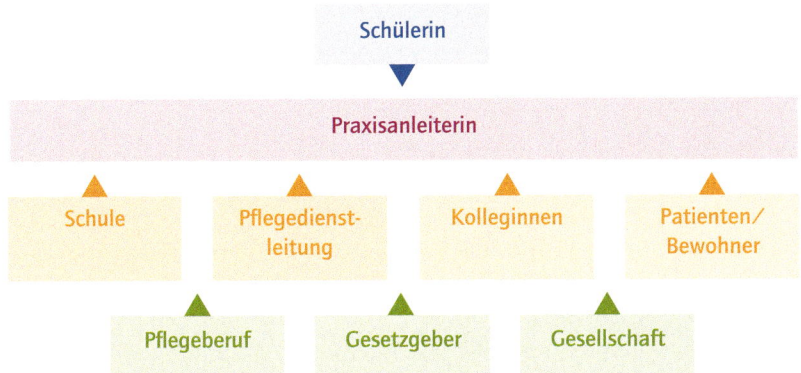

Praxisanleitung im Zentrum verschiedener Interessen

Eine Praxisanleiterin ist jedoch nicht die einzige Ansprechpartnerin für die Schülerinnen. In manchen Einrichtungen ist eine Praxisanleiterin für mehrere Stationen zuständig, der Gesetzgeber macht hier keine genauen Vorgaben. Immer hat auch die Station beziehungsweise die gesamte Einrichtung dafür zu sorgen, dass die praktische Anleitung einer Schülerin gewährleistet werden kann. Insofern kann man von jedem pflegerischen Mitarbeiter einer Station eine Beteiligung an der Praxisanleitung verlangen. Allerdings hat nur eine speziell ausgebildete Praxisanleiterin das notwendige pädagogische Wissen und Können, um einen strukturierten und gezielten Anleitungsprozess verantwortlich zu planen.

Die Schülerin kommt als Lernende auf die Station. Dies bedeutet, dass sie ihre Handlungsmöglichkeiten und Aufgaben von den Mitarbeitern der Station erhält. Grundsätzlich kann ihr jeder Mitarbeiter der Station einen Auftrag erteilen. Ebenso wie jeder Mitarbeiter der Station sie praktisch anleiten kann. Die Praxisanleiterin wird mit den Lernenden spezielle Trainings durchführen und ihre Kolleginnen und Kollegen im Team bei deren Anleitung beraten.

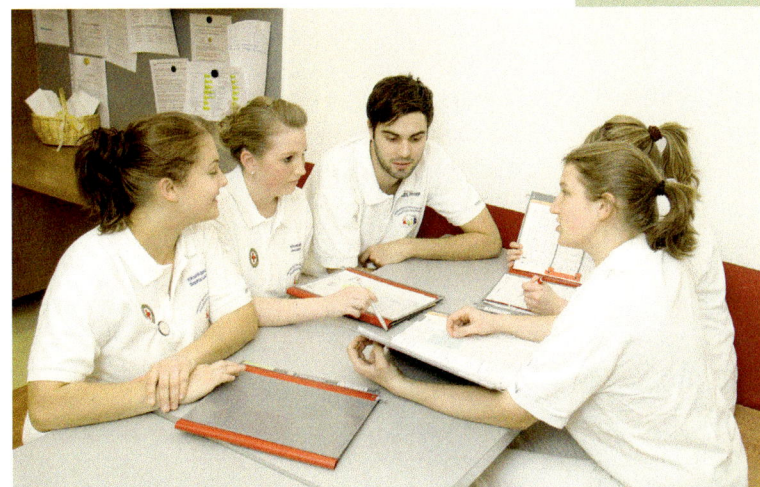

2.2   Organisation des Stationseinsatzes

Die Praxisanleiterin Sabine hat sich gleich am ersten Tag viel Zeit mit Tim genommen. Sie hat sich ausführlich mit ihm unterhalten, über seine bisherigen Erfahrungen in der Pflege, was er in der Schule schon gelernt hat, seine Wünsche während seines praktischen Einsatzes und anderes. Sie hat ihm aber auch viel erklärt, zum Beispiel über die Station, die Patienten, das Team. Am Ende haben sie die Lernziele für seinen Einsatz auf der Station aufgeschrieben und einen Termin für das „Zwischengespräch" ausgemacht. In der ersten Wochen soll Tim jedoch einfach nur zuschauen. Sabine wird ihm alles zeigen und erst, wenn er sich sicher fühlt, soll er das, was er in der Schule gelernt hat, nach und nach selbstständig ausführen.

Was Tim hier erlebt hat, ist ein Teil des Anleitungskonzepts seiner Praxisanleiterin.

Das **Anleitungskonzept** beschreibt die systematische Organisation der Schüleranleitung (oder Einarbeitung eines neuen Mitarbeiters) auf einer Station und beschreibt Verantwortungen.

Was die jeweilige Station in ihr Anleitungskonzept aufnimmt, ist sehr unterschiedlich. In der Regel finden sich in einem Anleitungskonzept:

♦ eine Beschreibung der Station
♦ die Groblernziele der Station
♦ die Ziele der Praxisanleitung
♦ für die Schülerin zuständige Pflegende (Ansprechpartner)
♦ eine inhaltliche Beschreibung der Praxisanleitung

Schülerinnen finden sich durch ein gutes Anleitungskonzept schneller auf der Station zurecht. Sie erleben eine systematische und zielorientierte Anleitung und lernen schrittweise die fachlichen und organisatorischen Arbeitsbedingungen der Station kennen.

Manche Stationen beschreiben Groblernziele für ihren pflegerischen Aufgabenbereich im Anleitungskonzept, mit denen sie ihren Schülerinnen eine Orientierung geben. Die Schülerinnen können anhand der beschriebenen Groblernziele die Lernmöglichkeiten auf der Station besser einschätzen. Mit ihrer Praxisanleiterin können sie diese mit ihrem individuellen Lernbedarf abstimmen und konkretisieren. Nicht alle Lernmöglichkeiten einer Station können Schülerinnen wahrnehmen. Manche Ziele sind für sie noch nicht relevant: Beispielsweise kann eine Schülerin im ersten Kurs das Lernziel „Eine i.m.-Injektion selbstständig und fachgerecht durchführen" nicht nutzen. Da ihr wesentliches theoretisches Wissen zu dieser Technik fehlt, darf sie keine „i.m.-Injektion" durchführen. Dies ist für sie erst im dritten Ausbildungsjahr möglich.

Oft erhalten die Schülerinnen von ihren Schulen zur Dokumentation ihres Ausbildungsstands eine Mappe zum **Ausbildungsnachweis** (Ausbildungserfassungsbogen, Tätigkeitsnachweis oder Praxishandbuch). Dieser Nachweis dient der Schülerin und der Praxisanleiterin zur Orientierung über ihre aktuelle pflegerische Wissens- und Handlungskompetenz. Das Handbuch kann aber auch von der Schule genutzt werden, um Fortschritte und Praxiserfahrungen der Schülerin zu besprechen.

Meist unterscheiden Ausbildungsnachweise verschiedene Kompetenzstufen:

A – in der Schule gelernt   D – selbstständig unter Anleitung ausgeführt
B – in der Praxis gesehen   E – selbstständig ausgeführt
C – mitgeholfen

Tätigkeit (Beispiele)	A	B	C	D	E
Hilfe bei der Nahrungseinnahme					
Pflegeprozess anwenden					
septische Wunden verbinden					

Beispiel für eine häufige Form des Ausbildungsnachweises

Die Praxis bietet vielfältige Erfahrungen, die sich nicht alle in einem Ausbildungsnachweis niederschreiben lassen. Es ist daher sehr hilfreich, wenn die Schülerinnen die Mappe selbstständig ergänzen oder verändern können, denn nur ein gut geführter Ausbildungsnachweis kann die individuelle Kompetenz der Schülerinnen wirklich aussagekräftig beschreiben.

Je aktiver sich eine Schülerin am Lernprozess beteiligt, umso mehr wird sie auch während ihres Stationseinsatzes lernen.

Schülerinnen haben eine eigene Verantwortung für ihr Lernen: Sie müssen der Praxisanleiterin Hinweise geben, was sie noch lernen wollen und müssen sie über ihren jeweiligen Ausbildungsstand informieren. Sie müssen lernbereit sein, Fragen stellen und bereit sein Lücken in ihrem Wissen und Können zu vermindern.

In vielen Einrichtungen (Altenheimen, Krankenhäusern, ambulanten Diensten usw.) gibt es ein Leitbild. Das Leitbild trifft eine Aussage über die Zielvorstellungen der Einrichtung. Grundsätzliche Normen und Werte werden darin definiert.

Leitbild
Band 1, A 1.4

Manche Stationen formulieren für sich ebenfalls ein Leitbild, das sich natürlich am Leitbild der Gesamteinrichtung orientiert und den Auftrag der Station widerspiegelt. Das **Leitbild einer Station** macht in der Regel Aussagen über:

♦ das Menschenbild
♦ den pflegerischen Auftrag der Station
♦ die besonderen Bedürfnisse und Eigenschaften der Patienten oder Bewohner
♦ die Führung der Station
♦ die Art der Zusammenarbeit im Team
♦ die Kooperation mit anderen Diensten innerhalb und außerhalb der Einrichtung
♦ den Umgang mit Ressourcen

Auch das Leitbild kann den Schülerinnen ein gute erste Orientierung über die Station bieten. Sie erkennen anhand des Leitbilds bereits, welche Schwerpunkte eine Station hat. Insbesondere der Auftrag der Station sowie die Beschreibung der Patienten oder Bewohner verschaffen einen guten Eindruck von den Lernmöglichkeiten.

Wie läuft ein Praktikum auf einer Station ab?

Pflegeschülerinnen durchlaufen während ihres Praktikums auf einer Station verschiedene Phasen. Zunächst wird die Einarbeitung der Schülerinnen von der zuständigen Praxisanleiterin geplant. Im Verlauf des Praxiseinsatzes werden an die Schülerinnen verschiedene Anforderungen gestellt. Die Praxisanleitung kann daher in fünf aufeinander aufbauende Phasen unterteilt werden: Vorbereitungs-, Eingewöhnungs-, Trainings-, Etablierungs- und Abschlussphase.

Phase	Vor-woche	Woche					
		1	2	3	4	5	6
Vorbereitungsphase							
Eingewöhnungsphase							
Trainingsphase							
Etablierungsphase							
Beurteilungsphase							

Vorgespräch · Zwischengespräch · Abschlussgespräch

Anleitungsphasen in einem 6-wöchigen Praktikum

Die verschiedenen Praktikumsphasen unterscheiden sich durch unterschiedliche Schwerpunkte:[VI]

Vorbereitungsphase: In der Zeit vor dem Praktikumsbeginn bereiten sich sowohl die Schülerinnen als auch die Praxisanleiterin auf den kommenden Praktikumseinsatz vor. Die Station erwartet eine Schülerin, die gewissenhaft arbeitet, sich gut in das Team integriert und Interesse am Aufgabengebiet der Station zeigt. Die Schülerin möchte sich rasch auf der Station zurechtfinden und gut aufgenommen werden.

Vor Praktikumsbeginn bekommt die Praxisanleiterin von ihrer Stationsleitung meist den Namen, das Ausbildungsjahr und die Dauer des Einsatzes der Schülerin genannt. Mit diesen ersten Informationen beginnt die Praxisanleiterin den praktischen Einsatz zu planen. Sie wird ihren Dienst so planen, dass sie die ersten Tage gemeinsam mit der Schülerin arbeitet. Der gemeinsame Dienst gewährleistet, dass sie der Schülerin so viel wie möglich erklären und sich ein Bild von ihrem Lernbedarf auf Station machen kann. Es ist hilfreich, wenn sich Praxisanleiterin und Schülerin bereits vor dem ersten Arbeitstag der Schülerin für ein kurzes Vorgespräch zusammensetzen. Sie können sich dabei kennen lernen und Informationen, Wünsche und Bedürfnisse austauschen. Die Schülerin erhält von der Praxisanleiterin Informationen über die Station – z. B. das schriftliche Stationskonzept mit den täglichen Arbeitsabläufen – und sie klären gemeinsam den Ablauf der ersten Tage auf Station.

Eingewöhnungsphase: Mit dem ersten Tag auf Station beginnt die Eingewöhnung am neuen Arbeitsplatz. Am ersten Tag sind die Schülerin und ihre Praxisanleiterin im Dienst zusätzlich eingeteilt. Idealerweise kann die Schülerin ihre Arbeit auf Station um 10:00 Uhr beginnen, wenn dort die pflegerischen Hauptarbeiten der

Frühschicht fertig sind und daher etwas Ruhe eingekehrt ist. Nachdem die Praxisanleiterin der Schülerin die anwesenden Kolleginnen vorgestellt und die Räumlichkeiten der Station gezeigt hat, setzen die beiden sich in Ruhe zum Erstgespräch zusammen.

Die Praxisanleiterin erklärt die Lernangebote der Station und erfragt den Ausbildungsstand der Schülerin. Diese kann ihre Wünsche bezüglich des Praktikums äußern. Anhand dieser Informationen vereinbaren beide die individuellen Lernziele für das Praktikum. Im Erstgespräch sollten auch bereits die Beurteilungskriterien besprochen werden, mit denen die Praxisanleiterin die Schülerin am Ende bewerten wird.

Das Erstgespräch dauert ungefähr 30–45 Minuten. Am Ende werden die Lernziele für den Einsatz aufgeschrieben und ein Termin für das Zwischengespräch vereinbart.

In den nächsten Tagen erklärt die Praxisanleiterin der Schülerin nach und nach die Station und ihre Arbeitsabläufe. Während der ersten Tage arbeitet sie mit ihr zusammen in einer Schicht, sodass sie ihr über die Schulter sehen kann. Die Schülerin kann sich dadurch die täglichen Arbeitsabläufe der Station einprägen und die Patienten/Bewohner kennen lernen. Die Praxisanleiterin gibt der Schülerin immer wieder wichtige Informationen zum Pflegebedarf und zu den individuellen Bedürfnissen der Patienten/Bewohner.

Die Eingewöhnungsphase dauert ein bis zwei Wochen. In dieser Zeit wird die Schülerin noch kaum selbstständige Arbeiten übernehmen, sie soll vielmehr einfach während der Schicht mit den Mitarbeiterinnen der Station mitgehen und sich eine Orientierung über die Station und ihre Patienten/Bewohner verschaffen.

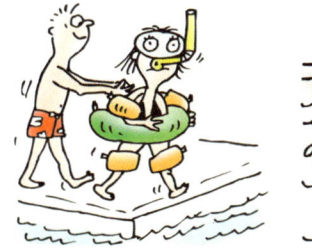 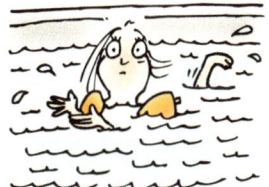 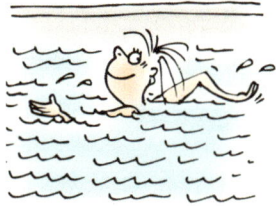

Auch Schwimmen lernt man nicht an einem Tag …

Trainingsphase: Wenn sich die Schülerin auf der Station zurechtfindet, kann die Trainingsphase beginnen. Nun stehen die zu Beginn vereinbarten Lernziele im Vordergrund. Die Schülerin kann jetzt ihr theoretisches Wissen aus der Pflegeschule in der Praxis unter fachlicher Anleitung ausprobieren. Die Praxisanleiterin zeigt und erklärt ihr immer wieder, was sie macht, wie sie ihre Pflege plant, durchführt, überprüft und begründet. Später wird sie mit der Schülerin zusammen bestimmte Pflegesituationen auswählen, die diese unter ihrer Anleitung ausführen und schließlich auch selbstständig übernehmen kann. In dieser Zeit findet oft auch eine spezielle praktische Anleitung der Schülerin statt. Die Praxisanleiterin erarbeitet zusammen mit ihr eine Lernsituation und beurteilt anschließend ihre Kenntnisse und Fähigkeiten. Die Trainingsphase ist die eigentliche Lernphase im Praktikum, in der die Schülerin ihr pflegerisches Wissen und Können vertieft und erweitert.

anleiten und
schulen
Band 5, A 5.3

Während der Trainingsphase findet außerdem das Zwischengespräch statt, meist in der Mitte des Praktikums. Die Praxisanleiterin gibt der Schülerin darin eine Rückmeldung zu ihrem Lernstand. Die Schülerin kann von ihren Erfahrungen und Eindrücken berichten und der Praxisanleiterin ihre Bedürfnisse und Wünsche für den restlichen Praxiseinsatz mitteilen.

Das Zwischengespräch sollte mit der weiteren Planung für die restliche Einsatzzeit enden. Die Lernziele werden angepasst und aktualisiert. Ein Termin für das Abschlussgespräch wird festgelegt.

Etablierungsphase: Gegen Ende des Praktikums kann die Schülerin im Rahmen ihres Ausbildungsstandes oft schon recht selbstständig arbeiten. In dieser Phase kann sie ihre praktischen Fertigkeiten festigen.

Abschluss- und Beurteilungsphase: In der letzten Woche des praktischen Einsatzes wird ein Resümee gezogen. Im Abschlussgespräch reflektiert die Praxisanleiterin zusammen mit der Schülerin den vergangenen Praxiseinsatz. Dabei werden insbesondere folgende Themen besprochen: hilfreiche Erfahrungen, verbesserungswürdige Situationen, Entwicklungen der Schülerin, Erreichung der Lernziele.

Die Praxisanleiterin wird der Schülerin auch eine Rückmeldung zu ihrem Lern- und Arbeitsverhalten geben und eine Lernempfehlung für ihre weiteren Praktika. Im Abschlussgespräch bespricht die Praxisanleiterin außerdem ihre schriftliche Beurteilung der Schülerin.

Die Reflexionsgespräche sind für die Lernentwicklung der Schülerinnen immens wichtig. Um hilfreich zu sein, müssen sie jedoch auf der Basis einer offenen und kooperativen Praxisanleiter-Schüler-Beziehung stattfinden.

beraten und
begleiten
Band 5, A 5.2
Beurteilungen
Band 1, B 2.4

Feedback
Band 5, A 4.1.3

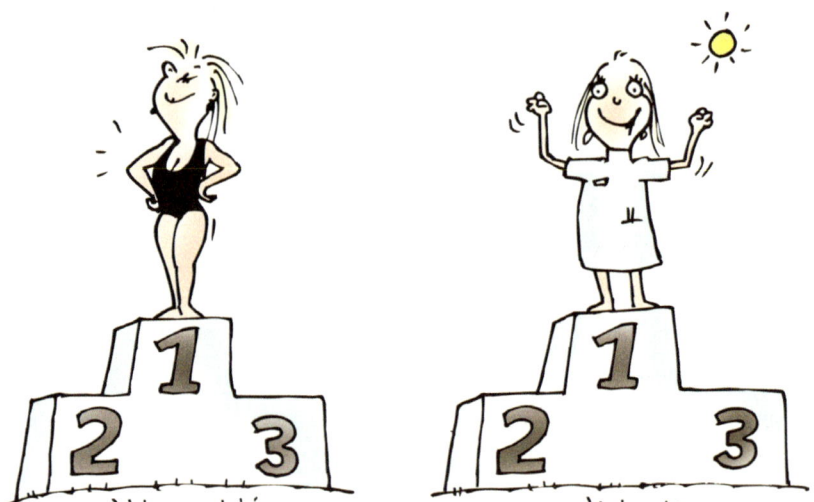

Es lohnt der engagierte Einsatz für das selbstgesteckte Ziel

2.3   Lernzielvertiefung und Lernzielkontrollen

Die Ausbildung in Pflegeberufen gliedert sich in theoretische und praktische Lernabschnitte. Eine dreijährige Pflegeausbildung beinhaltet mindestens 2 100 Stunden theoretische Ausbildung in der Pflegeschule und 2 500 Stunden praktische Ausbildung in Einrichtungen des Gesundheits- oder Sozialwesens. In der Pflegeschule lernen Schülerinnen die Pflege als ein theoretisch beschreibbares Handeln kennen, das analytisch in einzelne Teile zerlegt werden kann. In der Praxis werden sie immer wieder mit der scheinbar unentwirrbaren Komplexität praktischen Tuns konfrontiert. Pflegeschülerinnen empfinden daher oft eine Theorie-Praxis-Kluft. Eine gute Praxisanleitung hilft Schülerinnen Brücken zwischen Theorie und Praxis zu bauen.

Neben der Praxisanleitung durch Pflegende aus der Pflegepraxis fordert der Gesetzgeber aber auch eine **Praxisbegleitung der Schülerinnen durch die Lehrkräfte der Schule** (KrPflAPrV § 2 Absatz 3 und AltPflAPrV § 2 Absatz 3).

> Aufgabe der Lehrkräfte ist es, die Schülerinnen und Schüler durch begleitende Besuche in den Einrichtungen zu betreuen und zu beurteilen sowie die Praxisanleiterinnen oder die Praxisanleiter zu beraten. (AltPflAPrV § 2 Absatz 3 Satz 2)

Der Pflegelehrer soll die Vernetzung zwischen Theorie und Praxis in der Pflegeausbildung fördern. Er ist Ansprechpartner für Schülerinnen und Praxisanleiterin.

Eine weitere Möglichkeit, theoretische Ausbildungsinhalte von der Pflegeschule in die Pflegepraxis zu transferieren, sind **Praxisaufträge** des Lehrers an die Schülerin. Praxisaufträge helfen den Schülerinnen theoretische Unterrichtsinhalte mit ihren Erfahrungen in der Praxis zu verbinden. Es ist eine Form des aktiven Lernens, bei der die Schülerinnen ihre Wahrnehmung für die Pflegepraxis schärfen können. Gleichzeitig können Praxisaufträge der Praxisanleiterin wertvolle Hinweise auf den aktuellen Lernstoff in der Pflegeschule geben. Zu Ausbildungsbeginn erhalten Schülerinnen beispielsweise folgende Aufgabe, mit der sie ihre pflegerische Wahrnehmung schulen können:

Beispiel: „Beobachten Sie das Waschen eines Säuglings. Achten Sie dabei auf die Vorbereitung, Durchführung und Nachbereitung der Pflegemaßnahme sowie auf die Interaktion der Pflegenden mit dem Säugling.

Besprechen Sie Ihre Beobachtung mit Ihrer Praxisanleiterin und lassen Sie sich das Handeln der Pflegenden begründen.

Notieren Sie sich Ihre Beobachtungen, Eindrücke und Gedanken."

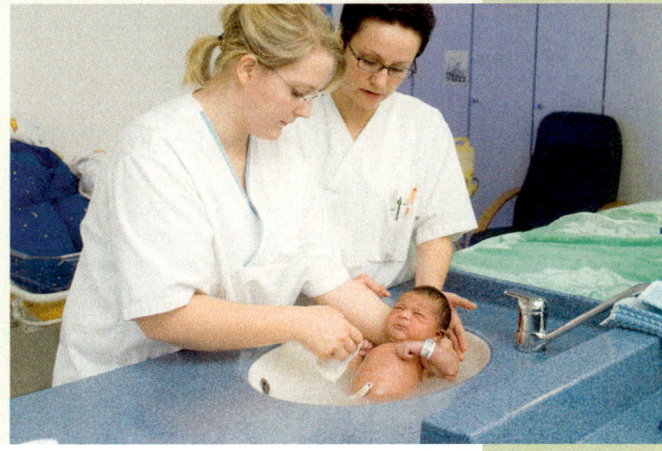

Im Lauf der Ausbildung können die Praxisaufträge vielschichtiger und aufwändiger werden. Die Schule kann die Praxisaufträge auch benoten.

Praxisauftrag

zu bearbeiten bis zum 21. November

Lernfeld

„Der alte Mensch und seine Bedürfnisse" am Beispiel des biologischen Grundbedürfnisses Ernährung

Aufgabe:

- Bitte planen Sie, zusammen mit Ihrer Praxisanleiterin, die Unterstützung einer Heimbewohnerin/eines Heimbewohners bei der Nahrungs- und Flüssigkeitsaufnahme.
- Sammeln Sie alle Informationen, die zur Unterstützung der Bewohnerin/des Bewohners in dieser Lebensaktivität notwendig sind.
- Ermitteln Sie aus Ihrer Informationssammlung individuelle Probleme und Ressourcen der Bewohnerin/des Bewohners bei dieser Lebensaktivität.
- Formulieren Sie ein Pflegeziel und entwickeln Sie Maßnahmen, die der Bewohnerin/dem Bewohner die notwendige Hilfestellung geben.
- Dokumentieren Sie die Pflegemaßnahme im entsprechenden Formular der Station (z. B. Einführungsprotokoll)

Erarbeiten Sie die Aufgabe zusammen mit Ihrer Praxisanleiterin. Bei Fragen oder Problemen stehe ich Ihnen gern zur Verfügung.

Viel Erfolg!

Beispiel für eine Praxisaufgabe des Pflegelehrers an die Schülerinnen

anleiten und schulen
Band 5, A 5.3

Auch die Praxisanleiterin der Station unterstützt die Schülerinnen beim Theorie-Praxis-Tranfer mit ihren gezielten **Anleitungen**. Sie plant mit ihnen im Lauf des Praktikums bestimmte **Anleitungssituationen**. Dabei geht sie in ihrer Planung strukturiert in fünf Schritten vor:

1. Analyse der Ausgangsbedingungen
2. Lernzielformulierung
3. Auswahl der Lehrmethoden
4. Durchführung der Anleitung
5. Reflexion der Anleitung

Bei der **Analyse der Ausgangssituation** wird die Praxisanleiterin die Schülerinnen nach ihren Bedürfnissen, Wünschen und bisher erworbenen Fertigkeiten fragen. Sie wird sie in ihren ersten Wochen auf Station beobachten, um ihr pflegerisches Handeln beurteilen zu können. Die Lernaufgaben in der Anleitungssituation orientieren sich am jeweiligen Ausbildungsstand der Schülerinnen und werden mit zunehmender Ausbildungsdauer komplexer. Am Ende ihrer Ausbildung können die Schülerinnen eine Patientengruppe selbstständig pflegen.

> Die Anleitung durch die Praxisanleiterin ist ein Unterricht in der Praxis.

!

Die Praxisanleiterin bereitet die Anleitungssituation mit der Schülerin vor. Sie wählt, auf der Grundlage der zuvor gemeinsam entwickelten Lernziele, eine geeignete Lernsituation aus. Die Schülerin beteiligt sich an der Auswahl einer Anleitungssituation, indem sie sich folgende Fragen beantwortet und ihre Überlegungen anschließend mit ihrer Praxisanleiterin bespricht:

♦ Was sind meine Lernziele auf dieser Station?

♦ Bei welchen Aufgaben der Station fühle ich mich sicher, wo habe ich noch Lernbedarf?

♦ Was haben wir gerade in der Schule gelernt? Was davon möchte ich gern vertiefen bzw. praktisch kennen lernen?

♦ Welche Lernmöglichkeiten bietet mir die Station? Welche Patienten mit welchem Pflegebedarf sind gerade auf Station?

♦ Wie kann ich am besten lernen (zuschauen, mitmachen, selbst machen)?

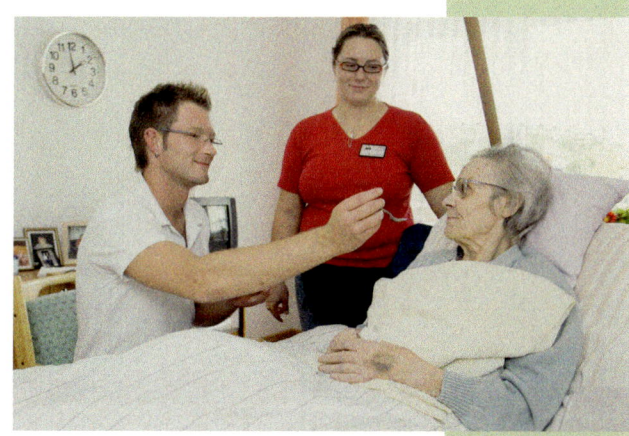

Natürlich wird die Praxisanleiterin die Anleitung auch mit dem jeweils betroffenen Patienten/Bewohner vorbesprechen. Eine Praxisanleitung kann nur mit Einwilligung des Patienten durchgeführt werden.

Die **Lernziele** für eine Anleitungssituation orientieren sich an den Ausbildungszielen der Pflegeschule, berücksichtigen aber auch die Lernmöglichkeiten der Station und den Lernbedarf des Schülers.

Bei ihrer Lernzielformulierung unterscheidet die Praxisanleiterin zwischen kognitiven, psychomotorischen und affektiven Lernzielen. Kognitive Lernziele beziehen sich auf Denkprozesse, Wissen und Kenntnisse, die die Schülerin erwerben soll.

> **Beispiel:** Tim gibt die Kostaufbaustufen bei verschiedenen Bauchoperationen wieder und benennt die dazugehörigen Indikationen.

Psychomotorische Lernziele beschreiben das konkrete Handeln und Verhalten, das eine Schülerin durch die Anleitung erwerben soll.

> **Beispiel:** Tim führt einen septischen Verbandwechsel nach dem Standard der Station selbstständig und hygienisch durch.

Ziele im Bereich von Interessen, Motiven und Einstellungen der Schülerin werden mit affektiven Lernzielen beschrieben.

Beispiel: Tim nimmt die Situation des Patienten nach einer Stomaoperation einfühlsam wahr und berücksichtigt dessen Schamgefühle.

Anleitungssituationen aktivieren und nutzen kognitives Wissen, das meist in der Pflegeschule erworben wurde, entwickeln und üben psychomotorische Fertigkeiten und fördern affektive Fähigkeiten.[VII]

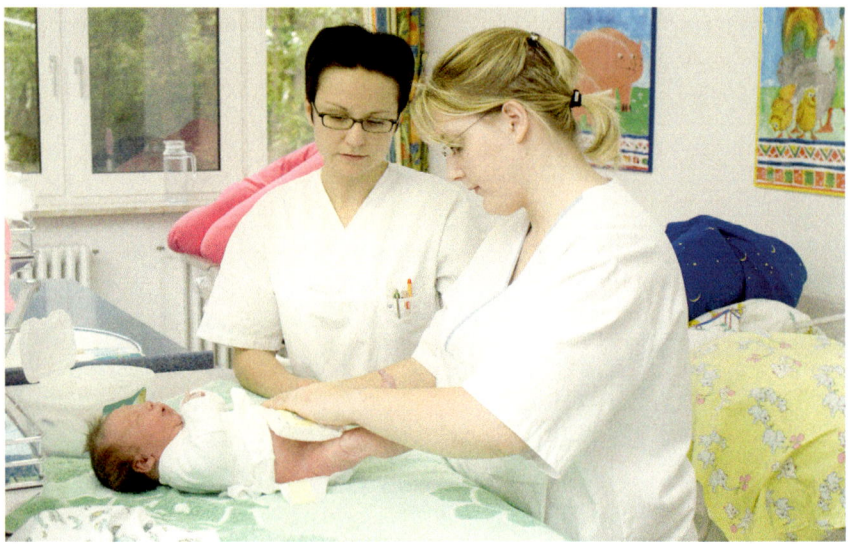

Anleitungssituation auf einer Säuglingsstation

Lernziele,
Lehrmethoden
Band 1,
A 1.1, 1.5

Anhand der Ausgangssituation wählt die Praxisanleiterin die **Lehrmethoden** für die jeweilige Anleitungssituation aus, mit deren Hilfe die Schülerin die Lernziele am besten erreichen kann. Kennzeichnend für Lehrmethoden in der Praxis sind „über-die-Schulter-schauende" Lehrverfahren[VIII], bei denen die Praxisanleiterin die Schülerinnen tun lässt und dieses Tun kommentiert. Sie bekräftigt die Schülerinnen in ihrem lernenden Handeln, wird sie aber auch korrigieren, wo es notwendig ist.

Für die Praxisanleitung werden folgende grundsätzlichen Lehrmethoden unterschieden:

◆ 3-Stufen-Methode: Vormachen – Nachmachen – Üben

◆ 4-Stufen-Methode der Unterweisung: Vorbereiten der Lernsituation – Erklären und Vormachen – Ausführen lassen (Nachmachen) – Auswerten / Abschließen

◆ Unterweisungs- oder Reflexionsgespräche

◆ Simulation oder Demonstrationen von Pflegehandlungen

◆ Rollenspiele

Die **Durchführung** der Anleitung erfolgt in drei Schritten:

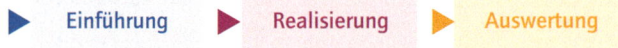

▶ Einführung   ▶ Realisierung   ▶ Auswertung

In der **Einführung** erläutert die Praxisanleiterin der Schülerin die Anleitungssituation nochmals kurz. Sie bespricht mit ihr die aktuelle Situation des Patienten/ Bewohners und klärt folgende Aspekte der Anleitung:

♦ Wiederholung der Lernziele für die Anleitung

♦ Bedeutung der Pflegesituation im Rahmen der Pflegeplanung

♦ Zeitplan und Ablauf der Anleitung

Die **Realisierung** der Anleitung gliedert sich in folgende Abschnitte:

1. Der Patient/Bewohner wird begrüßt und die Situation wird ihm erklärt.

2. Die Pflegehandlung wird vorbereitet.

3. Die pflegerische Handlung wird durchgeführt. Die Schülerin sollte während der Pflegehandlung den Patienten/Bewohner beobachten und Kontakt mit ihm aufnehmen. Die pflegerischen Aufgaben können entweder von der Schülerin allein oder – bei komplexeren Tätigkeiten – arbeitsteilig mit der Praxisanleiterin durchgeführt werden. Dies sollte jedoch in der Vorbereitung besprochen worden sein.

4. Abschluss der Pflegehandlung. Die Schülerin stellt die vom Patienten/Bewohner gewünschte Ordnung im Zimmer wieder her. Bevor sie sich verabschiedet, sollte sie den Patienten/Bewohner noch nach eventuellen Wünschen oder Bedürfnissen fragen.

> Achtung: Bedürfnisse der Patienten und Bewohner haben immer Vorrang vor den Erfordernissen der Anleitungssituation.

5. Übergabe des Patienten an eine andere Pflegende und Dokumentation der Pflegehandlung im Dokumentationssystem der Station.

Auswertung

Unmittelbar nach der Pflegehandlung beim Patienten/Bewohner setzen sich Praxisanleiterin und Schülerin zu einer kurzen **Reflexion** zusammen. Zunächst fordert die Praxisanleiterin die Schülerin zur Selbstreflexion auf:

♦ Womit sind Sie sehr zufrieden? Was ist Ihnen gut gelungen?

♦ Wie ging es Ihnen in der Situation? Was empfanden Sie als angenehm? Was war Ihnen unangenehm?

♦ Womit sind Sie nicht zufrieden? Was wollen Sie das nächste Mal anders machen?

Außerdem wird die Schülerin von der Praxisanleiterin aufgefordert das Erreichen ihrer Lernziele einzuschätzen. Danach gibt die Praxisanleiterin der Schülerin ihre Einschätzung, welche Lernziele sie erreicht hat und an welchen sie noch arbeiten sollte. Am Ende der Auswertung werden die Lernziele für das weitere Praktikum oder die nächste Anleitung festgelegt. Eine ausführliche Reflexion der Anleitung kann bei komplexeren Anleitungssituationen auch am nächsten Tag erfolgen.

Mit einer einzelnen Anleitung kann die Schülerin eine Pflegehandlung noch nicht sicher ausführen, daher ist es hilfreich, wenn sie mit ihrer Praxisanleiterin bespricht, wie sie diese Pflegehandlung in den nächsten Tagen und Wochen festigen kann. Dazu informiert die Praxisanleiterin auch ihre Kolleginnen über die Lernfortschritte der Schülerin.[IX]

Übergabe
Band 1, E 2.2

2.4   ... damit ich weiter komme als bisher – Beurteilungen

Warum sind Rückmeldungen für die praktische Ausbildung wichtig?
Die Qualität eines Lernens lässt sich am besten am Erfolg messen. Um Schülerin
und Anleiterin nicht im Ungewissen über einen möglichen Lernerfolg zu lassen, ist
es daher notwendig, dass der Lernerfolg beurteilt wird.

Lernen ist ein Prozess, „der zu relativ stabilen Veränderungen im Verhalten
oder im Verhaltenspotenzial führt und auf Erfahrung aufbaut."[x]

Der Lernprozess lässt sich schematisch wie folgt darstellen:

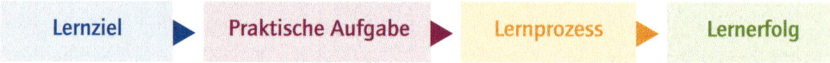

Lernziel ▶ Praktische Aufgabe ▶ Lernprozess ▶ Lernerfolg

Durch den Vergleich zwischen Lernziel und Lernerfolg kann die Schülerin den Erfolg
ihres Lernprozesses einschätzen. Es ist daher wichtig, dass sie eine klare Vorstellung
von ihren Lernzielen hat. Der Begriff der Beurteilung wird meist mit schlechten
Erfahrungen mit Schulnoten verbunden. Eine Note gibt jedoch wenig Auskunft
über die tatsächliche Handlungskompetenz des Beurteilten. In der Praxisanleitung
werden Beurteilungen daher in der Regel als differenzierte verbale Rückmeldung
durchgeführt.

Menschen können ihr eigenes Verhalten, ihre eigenen Kompetenzen und Fähigkeiten oft nur schwer einschätzen. Die Subjektivität einer Selbsteinschätzung führt
zu einer gewissen Unsicherheit über die Richtigkeit dieser Einschätzung. Es ist für
die Schülerin in der praktischen Lernsituation daher hilfreich, wenn sie ihre Selbst-
beurteilung mit der Fremdeinschätzung der Praxisanleiterin vergleichen kann, um
Sicherheit in ihren subjektiven Einschätzungsfähigkeiten zu erlangen. Durch wiederholte Vergleiche zwischen Selbst- und Fremdeinschätzung können die Schülerinnen ihre Selbsteinschätzung verbessern.

Feedback
Band 5, A 4.1.3

Eine **Rückmeldung** (Feedback) ist eine Mitteilung an eine Person darüber,
wie sie und ihr Verhalten von einer anderen wahrgenommen, verstanden und
erlebt wird.

Die Rückmeldung soll Schülerinnen nicht bestrafen, sondern ihr eigenes Bild von
sich erweitern und differenzierter werden lassen. Schülerinnen sollen sich durch die
Rückmeldungen der Praxisanleiterin besser einschätzen können. Um Rückmeldungen gut annehmen zu können, müssen sie hilfreich formuliert werden, dabei sollten
bestimmte Regeln eingehalten werden. Eine Rückmeldung sollte

◆ **konstruktiv** sein, also einen Hinweis geben, welches Verhalten in Zukunft
   wünschenswert wäre;

◆ ein Verhalten **beschreiben** und nicht werten;

◆ sich auf ein **konkretes Verhalten** beziehen und keine pauschalen Aussagen
   treffen;

- **subjektiv** formuliert sein, da sie eine eigene Beobachtung wiedergibt, die immer subjektiv ist (z. B. „ich finde" statt „das ist");
- **nicht nur negativ** sein, denn Lob kann man viel leichter annehmen.

Um eine Rückmeldung von der Praxisanleiterin gut annehmen zu können, sollte die Schülerin

- die Praxisanleiterin **ausreden lassen**, denn man kann nicht wissen, was der andere sagt, bevor er nicht zu Ende gesprochen hat;
- sich **nicht rechtfertigen oder verteidigen**, denn die Praxisanleiterin beschreibt nur ihre subjektive Wahrnehmung und bietet der Schülerin damit eine Erweiterung ihrer Selbstwahrnehmung an;
- **nachfragen**, wenn sie etwas nicht verstanden hat, denn nur so kann sie verstehen, was die Praxisanleiterin ihr sagen will;
- **dankbar** sein für die Rückmeldung, da eine solche immer hilft, sich selbst und seine Wirkung auf andere besser einzuschätzen.

Gesprächs-
regeln
Band 5, A 4.1.3

Eine Rückmeldung soll das Verhalten der Schülerin widerspiegeln und kritisch bewerten. Sie bezieht sich nicht auf die Person der Schülerin, deren Charakter oder Eigenschaften, sondern lediglich auf ihr Verhalten in einer bestimmten Situation.

Im Rahmen der Praxisanleitung gibt es drei große Gespräche, in denen Rückmeldungen stattfinden: das Erstgespräch, das Zwischengespräch und das Abschlussgespräch. Für die Praxisanleiterin ist es auch wichtig, dass sie von den Schülerinnen Rückmeldungen zu ihrer Anleitung bekommt.

Die **Beurteilung** gibt den Schülerinnen, der Praxisanleiterin und der Pflegeschule eine Rückmeldung über den Leistungsstand der Schülerinnen und kann sie motivieren oder disziplinieren[XI]. Beurteilungen in der Probezeit, zu Ausbildungsbeginn, können auch über den Verbleib in der Ausbildung entscheiden. Sicherlich würden alle Beteiligten die Beurteilung gern umgehen. Für Schülerinnen ist sie oft unangenehm, weil sie natürlich gut sein möchten und doch befürchten, das eine oder andere nicht richtig gemacht zu haben. Für die Praxisanleiterin ist die Beurteilung unangenehm, weil sie den Schülerinnen natürlich am liebsten das Positive rückmelden möchte und doch für eine differenzierte Beurteilung auch mögliche Schwächen benennen muss.

Während die Rückmeldung für Schülerinnen also ein Angebot ist, ihre Wahrnehmung zu erweitern, ist die Beurteilung eine Bewertung ihrer Leistung, die auch mit entsprechenden Konsequenzen verbunden sein kann. Eine Beurteilung ist genauso wie die Rückmeldung anfällig für subjektive Fehleinschätzungen. Um solche subjektiven Beurteilungsfehler zu verringern, wird eine Beurteilung in der Regel anhand von Beurteilungskriterien erstellt.

Welche Beurteilungskriterien gibt es?

Eine Beurteilung kann sich an vielfältigen Kriterien orientieren. Grundsätzlich haben sich die Beurteilungen in der Pflegeausbildung jedoch an Kriterien zu orientieren, die für die berufliche Praxis relevant sind, daher sind es meist die beruflichen Kernkompetenzen von Pflegenden:

- Fachkompetenz
- personale Kompetenz
- soziale Kompetenz

Kompetenzen
im Ausbildungs-
konzept
Band 1,
A 1.1, 1.5.2

Aufgrund der Vielfalt möglicher Beurteilungskriterien kann es keine abschließende Kriterienliste geben. Daher sollten sich Pflegeschülerinnen zu Beginn des Praktikums über die jeweiligen Beurteilungskriterien informieren, damit sie sich darauf einstellen können, und entsprechende Rückmeldungen und Hilfestellungen von ihrer Praxisanleiterin für den Erwerb der geforderten Kompetenzen einholen.

Rückmeldungen und Beurteilungen, die auf der Basis einer partnerschaftlichen und kooperativen Beziehung stattfinden, sind besonders hilfreich für einen guten Lernerfolg.

> Misserfolge und Fehler gehören untrennbar zum Lernen, entscheidend ist es jedoch, sich diese genau anzuschauen, sie für wichtige Aha-Erfahrungen zu nutzen und daraus neue Ziele zu entwickeln. Denn die Ziele sind für das Lernen wie das Salz in der Suppe.

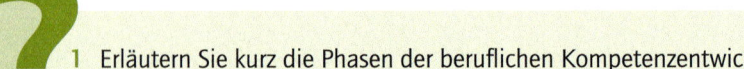

1 Erläutern Sie kurz die Phasen der beruflichen Kompetenzentwicklung.

2 Welche Aufgaben hat eine Praxisanleiterin für Pflegeberufe?

3 Erläutern Sie die Phasen eines Praktikums im Rahmen der Pflegeausbildung.

3 Wie können Pflegetheorie und Pflegepraxis in der Ausbildung miteinander verknüpft werden?

4 Wie können Sie sich auf eine spezielle Anleitung mit Ihrer Praxisanleiterin vorbereiten?

5 Nennen Sie die Regeln zum Geben und Annehmen von Rückmeldungen.

6 Erklären Sie den Unterschied zwischen Rückmeldungen und Beurteilungen.

7 Begründen Sie einige Kriterien für die Beurteilung von Schülerinnen im Praktikum.

1 Vergleichen Sie die Anleitungskonzepte verschiedener Einrichtungen des Gesundheitswesens und der Altenhilfe. Welche Gemeinsamkeiten und Unterschiede fallen Ihnen auf?

2 Recherchieren Sie den Kriterienkatalog, nach dem Sie als Pflegeschülerin in Ihrer Einrichtung beurteilt werden. Listen Sie die geforderten Qualifikationen nach ihrer Zugehörigkeit zu den verschiedenen Kernkompetenzen für Pflegende auf.

Benner, Patricia: Stufen zur Pflegekompetenz. From novice to expert. Verlag Hans Huber, Bern 1994

Zimbardo, Philip George / Hoppe-Graff, Siegfried: Psychologie. Mit 70 Tabellen. Reihe Springer-Lehrbuch, Springer, Berlin 1999

3 Im Mittelpunkt der Mensch

Olga ist auf dem Weg zu ihrer derzeitigen Praktikumsstelle in das Städtische Klinikum Gutleben. Sie hat heute Spätdienst und fährt mit dem Bus zur Klinik. Gerade biegt dieser in die Alfred-Döblin-Straße ein. Vor hier aus ist die Klinik schon zu sehen, obwohl Olga erst an der übernächsten Haltestelle aussteigt. Das Klinikum ragt wie ein Koloss aus der Umgebung heraus.

„Ein riesiges Krankenhaus!", denkt Olga bei sich. Ihre Praxisanleiterin hatte ihr erzählt, dass die Klinik insgesamt 1 700 Patienten versorgt. Auf „ihrer" Station sind die Patienten überwiegend älter. Die meisten könnten ihre Großeltern sein. „1 700 Patienten", überlegt Olga, „Wie viele Brötchen essen die wohl jeden Tag?" Gestern hatte sie Herrn Schießler das Frühstück ans Bett gebracht. Der wollte gern noch ein Brötchen. Aber Olga wusste noch nicht, woher sie zusätzliche Brötchen bekommen sollte ...

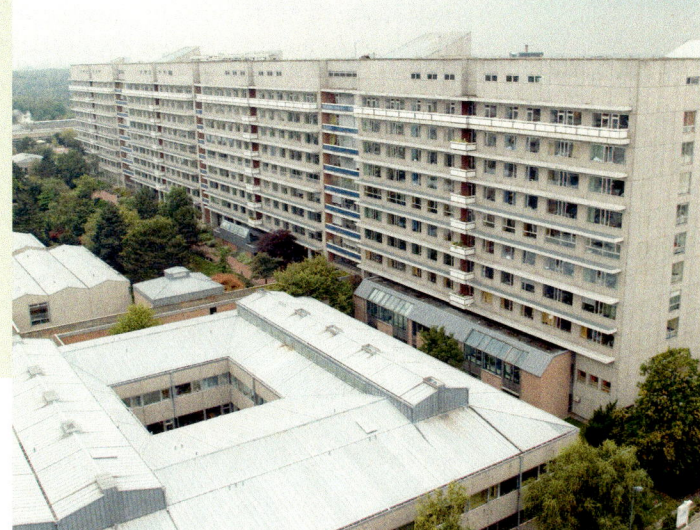

1 Wie erleben Patienten/Bewohner das „Unternehmen" Krankenhaus/Altenheim?

2 Was brauchen die Patienten/Bewohner, um sich im Krankenhaus/Altenheim wohl zu fühlen?

3 Ist eine individuelle Pflege in einer Großklinik möglich? Diskutieren Sie das Für und Wider.

4 Wer arbeitet alles in Ihrer Klinik/Ihrem Altenheim?

3.1 Der Patient, Kunde, Klient, Bewohner und sein Umfeld

Pflegebedürftigkeit

Für wen sind Pflegende zuständig? Zunächst scheint diese Frage sehr einfach zu beantworten: Pflegende sorgen sich um pflegebedürftige Menschen. Fragt man jedoch genauer nach, wann ein Menschen „pflegebedürftig" ist, was „Pflegebedürftigkeit" sei, so wird die Antwort schon schwieriger. Denn es gab lange keine allgemein gültige Definition für „Pflegebedürftigkeit". Der Gesetzgeber war jedoch bei der Einführung der Pflegeversicherung gezwungen eine Definition zu finden, denn die Pflegeversicherung sollte den potenziellen Pflegebedarf der Versicherten absichern. Die gesetzliche Definition findet sich im elften Sozialgesetzbuch.

Pflegebedürftig sind demnach Personen, „... die wegen einer körperlichen, geistigen oder seelischen Krankheit oder Behinderung für die gewöhnlichen und regelmäßig wiederkehrenden Verrichtungen im Ablauf des täglichen Lebens auf Dauer, voraussichtlich für mindestens sechs Monate, in erheblichem oder höherem Maße der Hilfe bedürfen." (SGB XI § 14 Absatz 1)

Die „Verrichtungen im Ablauf des täglichen Lebens" sind nicht zu verwechseln mit den Aktivitäten des täglichen Lebens aus pflegewissenschaftlichen Abhandlungen. Dem Gesetzgeber geht es hierbei vor allem um Hilfen in den Bereichen Körperpflege, Ernährung, Mobilität und hauswirtschaftliche Versorgung.

Aus pflegewissenschaftlicher Sicht greift diese Definition von „Pflegebedürftigkeit" zu kurz. Allein schon das gängige Bedürfnismodell der Pflege nach Roper, Logan und Thierney[XII] geht mit seinen zentralen „Aktivitäten des täglichen Lebens" weit über die enge Definition des Sozialgesetzbuches hinaus. Die Lebensaktivitäten beschreiben das, was menschliches Leben beinhaltet. Es sind Aktivitäten, die für jeden Menschen zum täglichen Leben dazugehören. Pflegebedürftig ist ein Mensch, der eine Einschränkung in diesen Lebensaktivitäten erlebt und daher Unterstützung oder Hilfe benötigt – entweder, um diese Aktivität wieder selbstständig ausführen zu können, oder aber, um sich an den veränderten Zustand zu gewöhnen.

ATL
Band 1, F 1.4

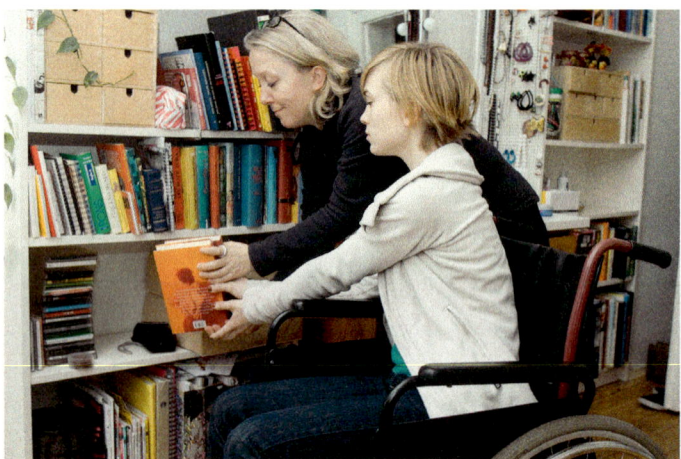

Anpassung der Wohnungseinrichtung nach einem Sportunfall

Pflegetheorie
Band 1, F 1

Pflegedia-
gnostik,
Band 2, A 3.2

Pflegeprozess
Band 1, E 1

Allerdings ist nicht jeder, der in einer Lebensaktivität Abhängigkeit erlebt, notgedrungen auf Pflege angewiesen. Er kann seine Abhängigkeit auch durch veränderte Bedürfnisse oder prothetische Hilfe kompensieren. Neben den Pflegetheorien beschreiben auch Pflegediagnosen wie z. B. die NANDA-Diagnosen[XIII] Aspekte der Pflegebedürftigkeit einer Person. Auch die Pflegediagnosesysteme gehen erheblich über die enge Beschreibung des Sozialgesetzbuches hinaus.

An der Entstehung und Aufrechterhaltung einer Pflegebedürftigkeit sind viele Ursachen und Einflüsse beteiligt.

136

„Pflegebedürftigkeit" betrifft immer den ganzen Menschen. Sie ist höchst individuell und nur als multifaktorielles (= durch viele Faktoren, Einflüsse bedingt) Geschehen verstehbar. Teilweise können diese Faktoren von der jeweiligen Person auch beeinflusst werden, wie beispielsweise die Stärkung der körperlichen Beweglichkeit durch regelmäßige Gymnastik. Andere Faktoren wiederum liegen außerhalb des persönlich Beeinflussbaren. Ob jemand nach einem Schlaganfall eine fachgerechte, aktivierende und Ressourcen stärkende professionelle Pflege und Therapie erhält oder nicht, kann die jeweils betroffene Person in der Regel nicht beeinflussen.

Somit ist die Pflegebedürftigkeit kein ausschließlich subjektives Geschehen, sondern verweist auf verschiedene Dimensionen:

♦ die **individuelle Dimension:** als Dimension des subjektiven Empfindens einer Pflegebedürftigkeit mit Autonomieverlust, Depression, Angst, Bedrohung der eigenen Identität

♦ die **soziale Dimension:** als Interaktion der Pflegebedürftigkeit mit dem sozialen Umfeld in Form von familiären Beziehungsstörungen, Störungen der Kontinuität und Qualität in sozialen Beziehungen, Isolation

♦ die **gesellschaftliche Dimension:** In der Gesellschaft ist Pflegebedürftigkeit stigmatisiert und führt nicht selten zur gesellschaftlichen Deklassierung.

♦ die **rechtliche Dimension:** Aus rechtlicher Sicht müssen Leistungsansprüche definiert werden, die Versorgungsqualität muss geregelt werden.

♦ die **ökonomisch-politische Dimension:** Pflegebedürftigkeit führt zu einem finanziellen Mehrbedarf in den sozialen Sicherungssystemen, die Produktivität der einzelnen betroffenen Haushalte ist reduziert, staatliche Programme zur Gesundheitsförderung können vorbeugend wirken.

♦ die **medizinisch-pflegewissenschaftliche Dimension:** Chronizität und Multimorbidität können zur Pflegebedürftigkeit beitragen, während die Qualität der Medizin, Pflege und Rehabilitation sowie die Förderung der Selbstpflege Pflegebedürftigkeit reduzieren helfen.

Pflegebedürftig ist immer ein höchst individueller Mensch, dem professionell Pflegende auch individuell begegnen. Dabei können Pflegende auch immer wieder erleben, wie individuell Bedürfnisse und Fähigkeiten von Pflegeempfängern gelebt werden.

Ist der „Patient" ein Patient?

Eine individuelle Person werden Pflegende mit ihrem Namen anreden, welche Bezeichnung sollen sie aber für eine Gruppe von Pflegeempfängern verwenden? Meist wird einfach von „Patienten" gesprochen. Aber ist das wirklich eine eindeutige und selbstverständliche Bezeichnung für Empfänger von Pflegeleistungen? In Krankenhäusern ist „Patient" die übliche Bezeichnung. Wie sieht es jedoch in Seniorenheimen aus? Leben dort „Patienten"? Oder wie sieht es bei Pflegenden in der Gesundheitsvorsorge aus? Werden in der Gesundheitsprävention „Patienten" beraten? Es lohnt also darüber nachzudenken, wie Pflegende Pflegeempfänger nennen sollen. In der Pflegeliteratur und im pflegerischen Alltag findet man verschiedene Bezeichnungen für Pflegeempfänger.

Der **Patient** (pati (lat.) = leiden, ertragen, dulden; patiens = leidend) ist die Bezeichnung für einen kranken Menschen. Sie wird aber auch für Gesunde verwendet, die Einrichtungen des Gesundheitswesens, z. B. für Vorbeuge-untersuchungen, nutzen.

Von manchen Pflegewissenschaftlern wird die Bezeichnung „Patient" als problematisch erachtet. Der Begriff betone das Inaktive, das Erduldende und übertrage damit auch dem Betroffenen die Rolle des Passiven, des Willenlosen in der Interaktion mit Professionellen im Gesundheitswesen. Ein willenloser Pflegeempfänger widerspricht jedoch einem modernen Pflegeverständnis. Die moderne Pflege möchte den „mündigen Patienten" als Partner; also eine pflegebedürftige Person, die sich selbst pflegen, mitentscheiden und Verantwortung für sich übernehmen will.

Pflege-wissenschaft Band 1, F 1.2

In einer ökonomischen Betrachtung wird der Patient zum **Kunden**, der je nach Einrichtung die Dienstleistung „Gesundheit", „Wohnen" oder „Pflege" in Anspruch nimmt. Krankenhäuser und Altenheime werden zu Dienstleistungsunternehmen, die durch eine optimale Kundenorientierung ihren Umsatz verbessern können. Viele Qualitätsmanagementprogramme (vgl. DIN EN ISO 9000, EFQM) basieren auf dieser Sichtweise.

In einigen Bereich der Pflege wird der Patient auch als **Klient** bezeichnet. Der Klient ist ebenfalls ein Kunde oder besser der Auftraggeber einer Dienstleistung. Von Klienten sprechen vor allem Rechtsanwälte, aber auch Sozialpädagogen oder Psychotherapeuten. Manchmal verwenden auch Pflegende in psychiatrischen Einrichtungen diese Bezeichnung. Klienten nehmen also meist beratende Dienstleistungen in Anspruch. In den Niederlanden werden jedoch alle Nutzer des Gesundheitswesens als „client" bezeichnet. In der englischsprachigen Pflege findet man auch den Begriff **„user"**, der sowohl als Verbraucher als auch als Nutzer übersetzt werden kann. Diese neutrale Bezeichnung versucht die Rechte des Patienten in der Dienstleistung Pflege hervorzuheben.

Die Pflege versucht auch mit der Bezeichnung für Pflegeempfänger deutlich zu machen, dass sie es mit einer individuellen, für sich selbst verantwortlichen Person zu tun hat.

Einschränkung der Fähigkeit zur Selbstpflege

Selbstpflege Band 1, H 1

Da Pflege eine allgemeine menschliche Fähigkeit ist, über die in der Regel jeder Mensch verfügt, kann ein gesunder, erwachsener Mensch sich selbst pflegen. In bestimmten Lebensabschnitten ist die Fähigkeit zur Selbstpflege bei Menschen jedoch eingeschränkt.

♦ Vor allem kleine Kinder sind auf die Hilfe ihrer Eltern angewiesen. Sie entwickeln erst mit zunehmender Reife und zunehmendem Alter die Fähigkeit zur umfassenden Selbstpflege.

♦ Erwachsene können während Erkrankungen oder durch Behinderung auf Unterstützung bei ihrer Selbstpflege angewiesen sein.

♦ Mit zunehmendem Alter fällt es Menschen schwerer, die körperlichen Verluste durch den Alterungsprozess zu kompensieren. Sie büßen dadurch auch einen Teil ihrer Selbstpflegekompetenz ein. Zusätzlich erschwert wird die Selbstpflege, wenn neben dem normalen Alterungsprozess noch eine Erkrankung hinzukommt.

Die verminderte Selbstpflegefähigkeit eines Menschen wird oft zunächst von seinem nahen sozialen Umfeld kompensiert. Die Kinder werden von ihren Eltern gepflegt, Erwachsene von ihren Partnern oder Freunden. Betagte Menschen werden von ihren Kindern, meist den Töchtern, gepflegt. Oft haben die Menschen und ihre Angehörigen eine lange Pflegeerfahrung, bevor sie in professionelle Pflege kommen. Dies berücksichtigen Pflegende, wenn sie mit Angehörigen von Pflegeempfängern in Kontakt kommen. Besondere Bedeutung hat das bei den Eltern kranker Kinder.[XIV]

> Wenn Kinder krank werden, sind auch die Eltern betroffen.

In Kinderkliniken sind daher oft zwei „Patienten" zu beachten: das kranke Kind und die Eltern, die mit ihrem Kind leiden.[XV] Die Rechte der Kinder vor, während und nach einem Krankenhausaufenthalt beschreibt die EACH-Charta. **EACH** ist die Abkürzung für **E**uropean **A**ssociation for **C**hildren in **H**ospital. Die EACH-Charta wurde anlässlich der 1. Europäischen „Kind im Krankenhaus"-Konferenz im Mai 1988 in Leiden/NL verabschiedet.

Bedürfnisse kranker Kinder Band 2, A 2.2.4

Die EACH möchte mit dieser Charta dazu beitragen, dass die Bedürfnisse von Kindern und deren Eltern in Krankenhäusern besser berücksichtigt werden.

www.each-for-sick-children.org

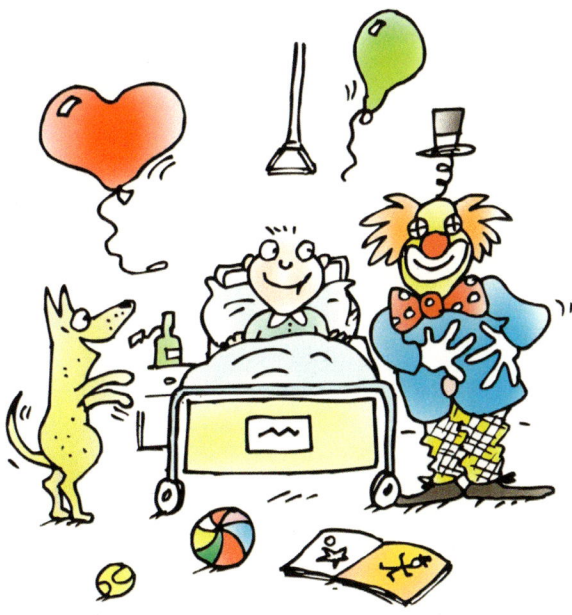

„... Kindern den Krankenhausaufenthalt so angenehm wie möglich machen ..."

♦ Kinder sollten nur dann ins Krankenhaus aufgenommen werden, wenn die medizinische Behandlung, die sie benötigen, nicht ebenso gut zu Hause oder in einer Tagesklinik erfolgen kann.

♦ Kinder im Krankenhaus haben das Recht, ihre Eltern oder eine andere Bezugsperson jederzeit bei sich zu haben.

♦ Bei der Aufnahme eines Kindes ins Krankenhaus soll allen Eltern die Mitaufnahme angeboten werden und ihnen soll geholfen und sie sollen ermutigt werden zu bleiben. Den Eltern sollen daraus keine zusätzlichen Kosten oder Einkommenseinbußen entstehen. Um an der Pflege ihres Kindes teilnehmen zu können, sollen Eltern über die Grundpflege und den Stationsalltag informiert werden. Ihre aktive Teilnahme daran soll unterstützt werden.

♦ Kinder und Eltern haben das Recht, in angemessener Art ihrem Alter und ihrem Verständnis entsprechend informiert zu werden. Es sollen Maßnahmen ergriffen werden, um körperlichen und seelischen Stress zu mildern.

♦ Kinder und Eltern haben das Recht, in alle Entscheidungen, die ihre Gesundheitsfürsorge betreffen, einbezogen zu werden. Jedes Kind soll vor unnötigen medizinischen Behandlungen und Untersuchungen geschützt werden.

♦ Kinder sollen gemeinsam mit Kindern betreut werden, die von ihrer Entwicklung her ähnliche Bedürfnisse haben. Kinder sollen nicht in Erwachsenenstationen aufgenommen werden. Es soll keine Altersbegrenzung für Besucher von Kindern im Krankenhaus geben.

♦ Kinder haben das Recht auf eine Umgebung, die ihrem Alter und ihrem Zustand entspricht und die ihnen umfangreiche Möglichkeiten zum Spielen, zur Erholung und Schulbildung gibt. Die Umgebung soll für Kinder geplant, möbliert und mit Personal ausgestattet sein, das den Bedürfnissen von Kindern entspricht.

♦ Kinder sollen von Personal betreut werden, das durch Ausbildung und Einfühlungsvermögen befähigt ist, auf die körperlichen, seelischen und entwicklungsbedingten Bedürfnisse von Kindern und ihren Familien einzugehen.

♦ Die Kontinuität in der Pflege kranker Kinder soll durch ein Team sichergestellt sein.

♦ Kinder sollen mit Takt und Verständnis behandelt werden; ihre Intimsphäre soll jederzeit respektiert werden.

Einzug ins Pflegeheim
Band 2, A 2.1

Neben den Kindern sind es die älteren Menschen, die besondere Anforderungen an Pflegende stellen. Mit zunehmendem Alter stellt sich für Menschen die Frage, ob sie in ein Seniorenheim gehen. Die meisten älteren Menschen wollen jedoch so lange wie möglich in ihrer eigenen Wohnung leben. Jeder Übergang in eine institutionalisierte Wohnform geht auch mit einem Verlust an Autonomie einher.

> Der Übergang eines älteren Menschen ist kein punktuelles Ereignis, sondern ein langwieriger Prozess.

Betreuungsrecht
Band 5, G 1.2.2

Der Übergang in das Seniorenheim beginnt nicht mit den Umzugsvorbereitungen und endet auch nicht mit dem Einzug ins Heim. Es ist ein langwieriger Prozess, in dessen Verlauf der ältere Mensch immer wieder zwischen Alternativen abwägen und entscheiden muss. Während der Übersiedlung in ein Seniorenheim durchläuft der ältere Mensch meist fünf Phasen[XVI]:

Phase	Bedeutung
I. Präkontemplationsphase	Der ältere Mensch denkt über einen Wohnungswechsel nach.
II. Kontemplationsphase	Die Vor- und Nachteile einer Übersiedlung in ein Seniorenheim werden abgewogen. Für eine Übersiedlung spricht die pflegerische und hauswirtschaftliche Betreuung im Seniorenheim, allerdings auf Kosten eines Verlustes an Individualität und Selbstständigkeit.
III. Vorbereitungsphase	Diese Phase geht oft mit einer Verschlechterung des Gesundheitszustands einher, der die Entscheidung befördert. Ein Teil der älteren Menschen übersiedelt direkt von einem Krankenhaus in das Seniorenheim, weil sie aufgrund ihrer Erkrankung nicht mehr nach Hause können.
IV. Handlungsphase	Es kommt zur Wohnungsauflösung und Übersiedlung ins Seniorenheim. Der ältere Mensch muss sich dabei von vielen ans Herz gewachsenen Dingen seines alltäglichen Lebens trennen. Oft ist es für ihn eine schmerzliche Erfahrung, die eigene Wohnung mit all ihren Erinnerungen verlassen zu müssen.
V. Phase der Adaption	Der ältere Mensch steht nun vor der Aufgabe, sich im Seniorenheim zurechtfinden zu müssen. Die Eingewöhnung dauert von ca. vier Wochen bis zu einem halben Jahr. Falls die Übersiedlung als schmerzvolle und stressreiche Erfahrung erlebt wurde, kann dies den Eingewöhnungsprozess erheblich erschweren.

Am Ende des Übergangsprozesses soll sich der ältere Mensch im Seniorenheim zu Hause fühlen. Sein Zimmer im Heim wird zu seiner kleinen, privaten Wohnung. Zwar musste sich der Heimbewohner beim Umzug in dieses Zimmer von vielen seiner Möbel und privaten Dinge trennen, aber einige wichtige persönliche Gegenstände konnte er doch mitnehmen. Diese sollen ihm das Gefühl von Zuhause-Sein erleichtern. Sein Heimzimmer ist nun sein privater Bereich. Um jedoch Privatheit erleben zu können, muss man auch die Grenze zwischen Privatem und Öffentlichem kontrollieren können.

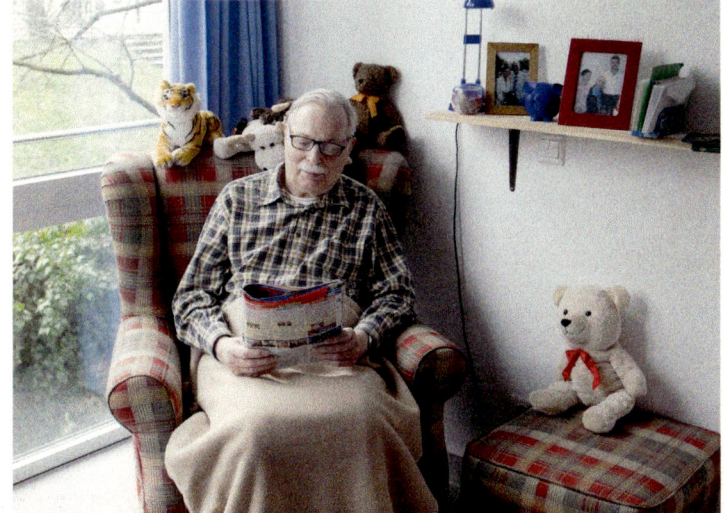

Der amerikanische Sozialpsychologe Irwin Altman definiert die Privatheit als „einen zentralen Regulationsprozess, mit dessen Hilfe eine Person (oder Gruppe) sich mehr oder weniger zugänglich und offen für andere macht." [XVII]

Bezugswissenschaft Sozialpsychologie: Für Altman ist eine Privatsphäre eine Folge aus Prozessen der zwischenmenschlichen Grenzkontrolle, bei denen eine Person sich für andere öffnet oder eben nicht.

Privatheit kann eine Person über verschiedene Mittel realisieren. Zunächst wird Privatheit räumlich realisiert, indem wir die Kontrolle über den Zugang zu unserer Wohnung haben. Wir können aber auch über unsere Kleidung, die Körpersprache und verbale Äußerungen Privatheit herstellen. Privatheit regulieren wir darüber hinaus durch die räumliche Distanz zu anderen Menschen. [XVIII]

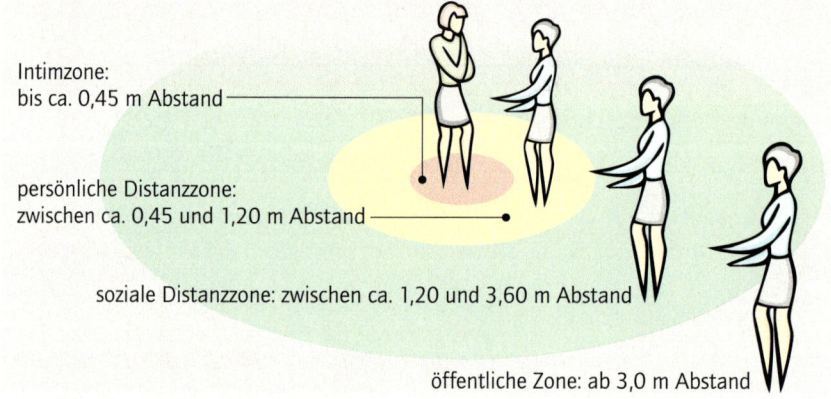

Intimzone:
bis ca. 0,45 m Abstand

persönliche Distanzzone:
zwischen ca. 0,45 und 1,20 m Abstand

soziale Distanzzone: zwischen ca. 1,20 und 3,60 m Abstand

öffentliche Zone: ab 3,0 m Abstand

Distanzzonen

- In der **öffentlichen Distanz** (3 Meter und mehr) bleibt man sich fremd. Privates ist hier für andere kaum zu erkennen.
- In der **sozialen Distanz** (zwischen etwa 120 und 360 Zentimetern) wahren und respektieren wir die Privatheit des anderen. Intime visuelle Details im Gesicht unseres Gegenübers können wir in der Regel nicht wahrnehmen. Berührungen von anderen Personen erwarten wir nicht.
- Die **persönliche Distanz** (zwischen etwa 45 und 120 Zentimetern) ermöglicht Beziehungen zwischen zwei Menschen. Es können auch private und persönliche Themen behandelt werden. Feine Details der Kleidung, der Haut und Regungen des Gesichts werden wahrgenommen.
- In **intimer Distanz** (bis etwa 45 Zentimeter) können wir den anderen intensiv spüren. Das Gefühl von Nähe kann sogar überwältigend sein. Es ist die Distanz, in der wir Trost und Liebe erfahren, in der wir aber auch sehr verletzlich sind.

Pflegende achten auf die Grenzkontrolle zwischen Privatem und Öffentlichem eines Pflege-Nutzers.

142

In der Pflege gehen wir immer wieder auch in diesen Nahbereich anderer Personen hinein. Bewohner und Patienten befinden sich meist in einer abhängigen Situation. Die Pflegebedürftigkeit führt dazu, dass sie ihre Privatheit, die Grenze zwischen Innerem und Äußerem, nicht mehr völlig autonom kontrollieren können. Auf eine Verletzung der Intimsphäre reagieren die meisten Menschen nicht mit Ärger und Zurückweisung, sondern mit Verlegenheit und Scham. Es ist die Aufgabe der „professionellen Grenzüberschreiter", der Pflegenden, hier besonders vorsichtig und einfühlsam ihr bei Pflegehandlungen notwendiges Eintreten in die Privatsphäre eines anderen Menschen vorzunehmen.

Scham
Band 1, H 5.2

Studie: Wie erleben Patienten die Privatsphäre auf einer psychiatrischen Station? Mit dieser Fragestellung führten Spieß u. a.[XIX] eine Befragung bei Patienten durch.

Methode: Alle Patienten einer psychiatrischen Fachklinik wurden an einem bestimmten Stichtag mit einem Fragebogen zu verschiedenen Aspekten der Privatsphäre auf Station befragt.

Ergebnisse: Etwa ¾ der Patienten gaben einen ausgefüllten Fragebogen ab (Rücklaufquote 74,5 %). Über 80 % der Patienten berichteten über mangelnde Diskretion beim Betreten ihres Zimmers, knapp 25 % über Störungen der Intimsphäre. Als besonders beeinträchtigend wurden hier vor allem Störungen beim Duschen erlebt. Unerwünschte Berührungen wurden von 15 % der Patienten berichtet.

Schlussfolgerungen: In einer psychiatrischen Station sind Störungen der Privatsphäre häufig. Die Pflegenden sollten sich dieses bewusst machen und besonders auf die Wahrung der Privatsphäre der Patienten während der stationären Behandlung achten.

3.2 Wie geht es Ihnen?

Pflegende erleben immer wieder, wie unterschiedlich Patienten oder Bewohner auf ihre Pflege reagieren. Manche wollen umsorgt werden und scheinen froh zu sein, wenn man ihnen möglichst viel Erleichterung verschafft. Andere wiederum bemühen sich möglichst selbstständig zu bleiben und strengen sich an, alles selbst zu machen. Während die einen in pflegebedürftigen Situationen also das Bedürfnis nach Hilfe und Unterstützung haben, wollen andere sich möglichst viel Selbstständigkeit erhalten. Offenbar haben Menschen unterschiedliche Bedürfnisse.

Ein Bedürfnis (engl.: need) ist das Erleben eines tatsächlichen oder empfundenen Mangels und mit dem Bestreben verbunden, diesen Mangel zu beseitigen.

Für den Menschen ist es lebensnotwendig, Bedürfnisse zu haben. Ohne ein Bedürfnis nach Trinken würden wir verdursten, ohne das Bedürfnis nach Nahrung verhungern. Bei manchen älteren Menschen können Pflegende beobachten, dass ihr Bedürfnis nach Trinken nicht ausreicht, um genügend Flüssigkeit zu sich zu nehmen. Hier müssen Pflegende eingreifen und das Bedürfnis anregen sowie die Flüssigkeitszufuhr unterstützen.

Der amerikanische Psychologe Abraham Maslow, ein Vertreter der Humanistischen Psychologie, entwickelte eine Theorie der Hierarchie der menschlichen Bedürfnisse.[XX] Für den Menschen sei es zunächst wichtig, die oft lebensnotwendigen (biologischen) Grundbedürfnisse befriedigen zu können. Erst danach entwickele er anspruchsvollere Bedürfnisse, wie das nach Selbstverwirklichung.

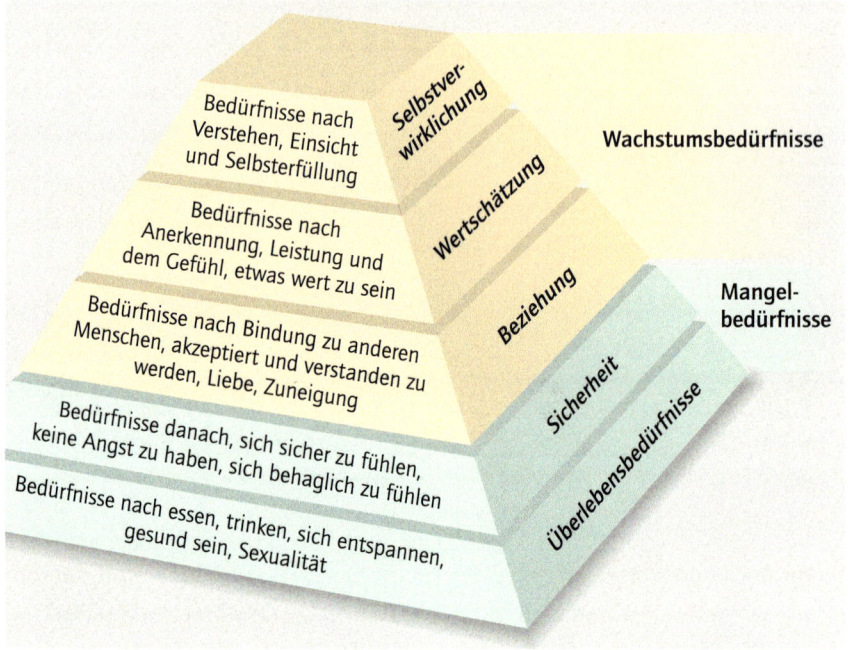

Die Hierarchie der Bedürfnisse nach Maslow

Die Grundbedürfnisse der Bedürfnispyramide sind nach Maslow Mangel- oder Defizitbedürfnisse. Diese Bedürfnisse müssen erfüllt werden, damit ein Mensch zufrieden ist. Sie unterliegen jedoch einer Sättigung, das heißt, ein „Mehr" an Bedürfnisbefriedigung bringt kein „Mehr" an Zufriedenheit. Die Bedürfnisse an der Spitze der Pyramide sind Wachstumsbedürfnisse, für diese gibt es keine Sättigung. Vielmehr sind Wachstumsbedürfnisse ständige Antriebskräfte für ein „Mehr" an Entwicklung und Reifung. Für Maslow kann ein höheres Motiv erst dann Bedeutung erlangen, wenn das darunter liegende Motiv befriedigt ist. Die Bedürfnisse unterteilt Maslow in fünf Kategorien:

♦ Die wichtigsten **Überlebensbedürfnisse** sind Atmung, Hunger, Durst, Schlaf und Sexualität.

♦ Bedürfnisse nach **Sicherheit** sind Gesundheit, Wohnung, Ordnung, gesellschaftliche Stabilität, Schutz usw.

♦ **Beziehungsbedürfnisse** werden in sozialen Beziehungen wie Familie, Freundeskreis, Liebespartnerschaft, Kommunikation usw. befriedigt.

♦ Bedürfnisse nach **Wertschätzung** und sozialer Anerkennung umfassen beispielsweise den Wunsch nach Stärke, Kompetenz, Status, Ruhm und Macht.

♦ Bedürfnis nach **Selbstverwirklichung** ist z. B. das Streben nach der Entwicklung einer eigenen Persönlichkeit.

Erkennen von Problemen und Ressourcen
Band 1, E 1.3

Das Bedürfnismodell von Maslow ist zwar sehr populär und wird daher häufig zitiert. Seine wissenschaftliche Bedeutung ist jedoch umstritten. Zum einen wird dem Modell vorgeworfen, dass es keine interkulturelle Validität besitzt. Die von Maslow formulierten Bedürfnisse geben lediglich die Sichtweise eines westlichen Individualismus wieder und sind somit auf Menschen aus anderen Kulturkreisen nicht ohne Weiteres anwendbar. Außerdem lässt sich fragen, warum gerade diese Kategorien und keine anderen (z. B. „Machtbedürfnisse") von Maslow verwendet wurden. Insofern ist das Maslowsche Bedürfnismodell als Tendenzaussage zur groben Orientierung über menschliche Bedürfnisse zu verstehen.

Menschenbild
Band 1, A 1.3

Die Bedürfnisse von Menschen sind über die Lebensspanne hinweg nicht gleich. Sie verändern sich mit dem Alter und den Lebensumständen. In fast allen westlichen Industrienationen ist seit Mitte des 20. Jahrhunderts ein Trend zu beobachten: ein Bevölkerungsrückgang, ohne dass ein Krieg daran die Schuld trägt.[XXI] Diese Entwicklung hat zwei Ursachen: **Die Geburtenzahlen sinken und die Lebenserwartung steigt.** Im Verlauf von 100 Jahren ist das Geburtenniveau in Deutschland von 4,6 Kindern um 1900 auf nur noch 1,4 Kinder im Jahre 2000 gesunken. Dies bedeutet, dass jede Frau im Schnitt nur 1,4 Kinder hat, dabei wächst der Anteil der Frauen, die niemals Kinder geboren haben, vor allem in den jüngeren Jahrgängen ständig. Aber auch die Sterblichkeit hat sich deutlich verändert: Vor 100 Jahren erreichten von 100 neugeborenen Jungen nur rund 44 das 60. Lebensjahr. Die durchschnittliche Lebenserwartung betrug im Jahre 2000 für einen neugeborenen Jungen 75 Lebensjahre – 100 Jahre zuvor waren es noch 45 Jahre – und für ein neugeborenes Mädchen 81 Jahre gegenüber 48 Lebensjahren vor 100 Jahren.

Demografie
Band 1,
D 2.1.1, 2.1.4

Wir werden es in Deutschland in Zukunft folglich mit einer immer älter werdenden Bevölkerung zu tun haben und damit auch mit einem steigenden Bedarf an professioneller Hilfe und Pflege.

Ab wann ist man „alt?" Die Antwort wird sicherlich im Licht der aktuellen Bevölkerungsentwicklung in Zukunft anders ausfallen als heute. Wann ist für Sie jemand „alt"? Wann ist für ein Kindergartenkind jemand „alt"? Wann ist für Ihre Eltern jemand „alt"? Das **„Alter" ist relativ**, es ist abhängig von der jeweiligen Sichtweise einer Person. Die subjektive Perspektive ist somit entscheidend dafür, ob jemand als „alt" bezeichnet wird oder nicht. Kinder haben es gern, wenn sie schon „alt" sind, doch ab einem gewissen Alter ist man dann nicht mehr so gern „alt". Warum ist das so? Für Kinder hat das Alter vor allem die positiven Aspekte des Mehr-Könnens und Mehr-Dürfens, während Erwachsene das Altern oft als einen ständig fortschreitenden Prozess körperlichen, seelischen und geistigen Abbaus und Verschleißes betrachten. Diese Vorstellung spiegelt ein „Defizitmodell" des Alterns wider. Aber ist Altern immer gleichzusetzen mit einem Verlust? Nein, denn Altern bedeutet auch Erweiterung und Differenzierung von Erfahrungen, ein fortlaufender Auf- und Ausbau von (Alltags-)Kompetenzen. Diese Vorstellung entspricht dem **„Kompetenzmodell des Alters"**.

Altern ist ein mehrdimensionaler Prozess der Veränderung, der sowohl Verluste als auch Gewinne mit sich bringt.

Das Bild des Alterns ist geprägt von eigenen und gesellschaftlichen Erwartungen und Sichtweisen. Die bedeutendste Erfahrung alternder Menschen ist die **Entberuflichung** durch die Rente, der mitunter schon eine Zeit der Arbeitslosigkeit vorausgeht. Alte Menschen werden in der Erwerbsgesellschaft nur noch als **Konsumenten** gebraucht. Dabei wird der Begriff „älterer Arbeitnehmer" auf immer jüngere Jahrgänge bezogen. Mit der Rente müssen ältere Menschen lernen, ihre Zeit neu zu strukturieren. Der Beruf verliert für den Rentner seine Bedeutung. Die Familie wird umso wichtiger, oft wird sie zur wichtigsten Quelle sozialer Kontakte. Zunehmend mehr Menschen leben im Alter allerdings allein. Gleichzeitig wird der Aktionsradius mit zunehmendem Alter ebenfalls geringer. Die Umweltbezüge älterer Menschen schrumpfen oft auf die Wohnung und deren Nachbarschaft zusammen. Ein großer Teil des Lebens älterer Menschen spielt sich in der eigenen Wohnung ab. In ein Seniorenheim gehen alte Menschen meist erst, wenn es gar nicht mehr anders geht. So liegt das durchschnittliche Alter der Heimbewohner bei etwa 84 Jahren.[XXII]

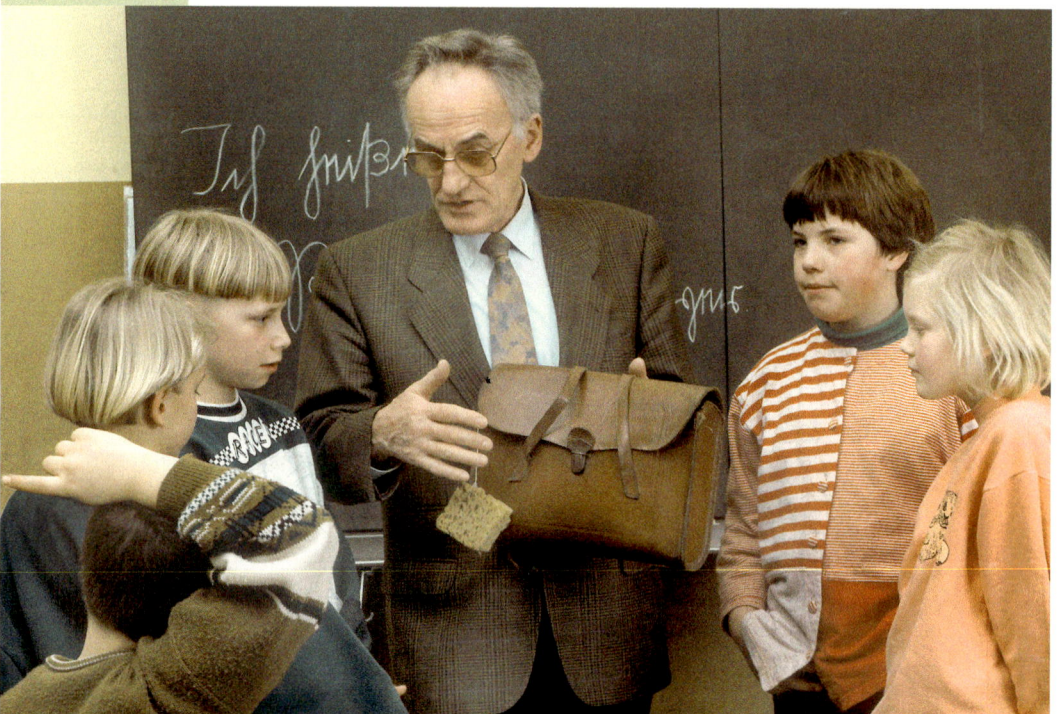

Aktives Alter: Senior stellt sich einer Schulklasse zum Interview zur Verfügung

Biografiearbeit
Band 1, A 1.2

Warum sollten sich Pflegende über das Alter Gedanken machen? Sie werden in Zukunft vor allem ältere Menschen pflegen. Schon heute sind die Patienten in den Krankenhäusern vor allem ältere Menschen und ein Großteil der Pflege findet in der Altenhilfe statt. Pflegende setzen sich daher mit dem Alter auseinander, um die Bedürfnisse alter Menschen, ihre biografischen Erfahrungen und Werte kennen zu lernen. Dabei ist es auch hilfreich für Pflegende, wenn sie sich ihr eigenes Bild vom Alter bewusst machen, denn es beeinflusst ihre Pflege.

3.3 Sie geben mir die Aufgabe und das Recht, Sie zu pflegen

3.3.1 Aufgaben des Gesundheitswesens

Das Gesundheitswesen, auch als Gesundheitssystem bezeichnet, ist ein Teil des sozialen Bereichs.

soziale Absicherung, Gesundheitswesen
Band 1,
D 2.3, 2.4

Gesundheitssystem			
Prävention	Kuration	Rehabilitation	Forschung und Lehre
Kurse der Krankenkassen Vorsorgeuntersuchungen und Informationsveranstaltungen durch Ärzte, Apotheker, Pflegende oder andere Personen	stationär in Krankenhäusern ambulant durch Ärzte, Pflegende oder andere	stationär durch Rehabilitationskliniken, Entwöhnungskliniken u. a. ambulant z. B. durch Ergotherapeuten, Physiotherapeuten	Universitäten Berufsfachschulen private Einrichtungen

Altenhilfe		Andere
stationäre Altenhilfe	offene Altenhilfe	
Altenwohnheime Altenpflegeheime	Ambulante Pflegedienste Altenklubs, Altentagesstätten Kurzzeitpflege Tagespflege	Behindertenhilfe Jugendhilfe Obdachlosenhilfe Hilfen für Flüchtlinge usw.

Gliederung des sozialen Bereichs in Deutschland

Die Hauptaufgabe des Gesundheitswesens ist die Krankheitsvorsorge und -behandlung. Im Einzelnen lassen sich folgende Aufgaben unterscheiden:

- Prävention: Gesundheitsschutz und -vorsorge für die Bevölkerung, wie z. B. Krebsvorsorgeuntersuchung, Nichtrauchertraining und Fitnessprogramme. Im Bereich der Prävention geht es vor allem um Erziehung, Aufklärung, Beratung, Früherkennung, Umweltschutz und Hygiene.
- Kuration: Behandlung und Pflege von erkrankten Menschen; die kurative Versorgung erfolgt stationär durch Krankenhäuser oder ambulant durch Ärzte, Sozialstationen und Rettungsdienste.
- Rehabilitation: Maßnahmen zur Wiedereingliederung in Arbeitsleben und Gesellschaft. Die Rehabilitation erfolgt meist in speziellen Rehabilitationseinrichtungen, Entwöhnungseinrichtungen oder Kurkliniken.
- Forschung, Lehre und Ausbildung

Reha
Band 5, H 1–5

Auch die Einrichtungen der **Altenhilfe** sind Bestandteil des sozialen Bereichs. Es werden offene und stationäre Hilfen angeboten. In der **offenen Altenhilfe** finden sich Angebote, Maßnahmen und Veranstaltungen in den Bereichen der allgemeinen Beratung, des Wohnens, der Beschäftigung und Freizeitgestaltung. Es geht somit nicht vorrangig um die Erbringung professioneller Pflegehilfen. Das Leitbild der offenen Altenhilfe ist das „produktive Alter".

Leitbilder
Band 1, A 1.4

Dies wird bestimmt von drei Handlungsleitlinien:

♦ Prävention statt Intervention: Durch Maßnahmen zur Kompetenzerhaltung und -erweiterung soll die Entstehung eines Hilfebedarfs möglichst verringert oder gar vermieden werden.

♦ Hilfe zur Selbsthilfe: Durch beratende Interventionen sollen die eigenständigen Lösungsmöglichkeiten der betroffenen alten Menschen gefördert werden.

♦ Fördern durch Fordern: Die älteren Menschen sollen konsequent an allen Maßnahmen mitwirken.

Angehörigen-
arbeit
Band 5, K 4.3

Um älteren Menschen so lange wie möglich ein Leben in ihrer häuslichen Umgebung zu ermöglichen, gibt es im Rahmen der Altenhilfe Angebote der Kurzzeit- und Tagespflege. Diese Angebote entlasten vor allem pflegende Angehörige. Die Kurzzeitpflege ermöglicht es den pflegenden Angehörigen beispielsweise, „Urlaub von der Pflege" zu machen.

Die **stationäre Altenhilfe** wird in Altenwohnheimen, Altenheimen und Altenpflegeheimen durchgeführt. Mit zunehmendem Hilfebedarf der Bewohner werden unterstützende oder kompensatorische Hilfen notwendig. Ältere Menschen, die in einem Altenwohnheim wohnen, sind noch weitgehend selbstständig, können jedoch auf Wunsch Verpflegung und Betreuung in Anspruch nehmen. In einem Altenpflegeheim wohnen ältere Menschen, die erhebliche Einschränkungen in ihren Selbstpflegefähigkeiten erleiden. Sie erhalten dort alle Hilfen, die sie benötigen.

3.3.2 Rechtliche Rahmenbedingungen – das SGB

Die rechtlichen Rahmenbedingungen für soziale Hilfen finden sich im Sozialgesetzbuch (SGB). Es gliedert sich in zwölf Bücher, die jeweils einen bestimmten Themenbereich zusammenfassen. Durch das einheitliche Sozialgesetzbuch soll das Sozialrecht harmonisiert werden. Die Regelungen sollen zu mehr sozialer Gerechtigkeit und sozialer Sicherheit beitragen. Für die Arbeitsfelder von Pflegenden sind insbesondere folgende Sozialgesetzbücher von Bedeutung:

♦ Sozialgesetzbuch Fünftes Buch (SGB V)

♦ Sozialgesetzbuch Neuntes Buch (SGB IX)

♦ Sozialgesetzbuch Elftes Buch (SGB XI)

Das Sozialgesetzbuch **Fünftes Buch (SGB V)** regelt die gesetzliche **Krankenversicherung** und gliedert sich in zwölf Kapitel:

1. Allgemeine Vorschriften
2. Versicherter Personenkreis
3. Leistungen der Krankenversicherung
4. Beziehungen der Krankenkassen zu den Leistungserbringern
5. Sachverständigenrat zur Begutachtung der Entwicklung im Gesundheitswesen
6. Organisation der Krankenkassen
7. Verbände der Krankenkassen
8. Finanzierung
9. Medizinischer Dienst der Krankenversicherung
10. Versicherungs- und Leistungsdaten, Datenschutz, Datentransparenz
11. Straf- und Bußgeldvorschriften
12. Übergangsregelungen aus Anlass der Herstellung der Einheit Deutschlands

Mit dem fünften Sozialgesetzbuch verankert der Gesetzgeber den Gedanken „ambulant vor stationär". Nach § 39 SGB V haben die Versicherten nur dann Anspruch auf vollstationäre Krankenhausbehandlung, wenn das Behandlungsziel durch teilstationäre oder ambulante Behandlung nicht erreicht werden kann.

Das Sozialgesetzbuch **Neuntes Buch** (SGB IX) enthält gesetzliche Regelungen für die Rehabilitation und Teilhabe **behinderter Menschen**. Es setzt anstelle der Fürsorge die Idee der Teilhabe behinderter Menschen. Behinderte Menschen sollen die Hilfe erhalten, die sie benötigen, um am Leben der Gesellschaft – und dazu gehört auch das Arbeitsleben – teilnehmen zu können.

Das Sozialgesetzbuch **Elftes Buch** (SGB XI) enthält die Vorschriften für die **Pflegeversicherung,** mit denen das Risiko der Pflegebedürftigkeit abgesichert wird. Es gliedert sich in folgende zwölf Kapitel:

1. Allgemeine Vorschriften
2. Leistungsberechtigter Personenkreis
3. Versicherungspflichtiger Personenkreis
4. Leistungen der Pflegeversicherung
5. Organisation
6. Finanzierung
7. Beziehungen der Pflegekassen zu den Leistungsträgern
8. Pflegevergütung
9. Datenschutz und Statistik
10. Private Pflegeversicherung
11. Qualitätssicherung, Sonstige Regelungen zum Schutz der Pflegebedürftigen
12. Bußgeldvorschrift

Im zweiten Kapitel werden in § 15 SGB XI die verschiedenen Stufen der Pflegebedürftigkeit beschrieben.

Pflegestufe	I	II	III
Art	erhebliche Pflegebedürftigkeit	schwere Pflegebedürftigkeit	schwerste Pflegebedürftigkeit
täglicher Zeitaufwand für pflegende Laien	mindestens 90 Minuten	mindestens 3 Stunden	mindestens 5 Stunden
davon Grundpflege	mehr als 45 Minuten	mehr als 2 Stunden	mindestens 4 Stunden
finanzielle Leistungen der Pflegekassen (jeweils Maximalbetrag)			
Pflegegeld (für pflegende Angehörige)	215,00 €	420,00 €	675,00 €
Pflegesachleistungen (für ambulante Pflegedienste)	420,00 €	980,00 €	1.470,00 €
vollstationäre Pflege in einem Pflegeheim	1.023,00 €	1.279,00 € (Härtefallregelung)	1.470,00 € (Härtefallregelung)

Pflegestufen § 15 Abs. 1 und 3 SGB XI, Stand Juli 2008

3.3.3 Gesundheits- und Heilberufe

Das Gesundheitswesen bietet eine Fülle von beruflichen Möglichkeiten. Im Jahre 2004 arbeiteten nach Angaben des statistischen Bundesamtes[XXIII] im deutschen Gesundheitswesen etwa 4,2 Millionen Menschen. Die größte Berufsgruppe sind mit etwa 713 000 Beschäftigten die Pflegeberufe. Traditionell weisen die nicht-akademischen Gesundheitsberufe einen hohen Frauenanteil auf. In der Alten-, Gesundheits- und Krankenpflege liegt der Frauenanteil deutlich über dem Durchschnitt in den Gesundheitsberufen, während er in den akademischen Gesundheitsberufen (Arzt, Apotheker, Zahnarzt) mit lediglich 42 % deutlich darunter liegt.

Gesundheitspersonal nach Berufen im Jahr 2004[XXIV]

	Beschäftigte	davon Frauen
Gesundheitsberufe		
Gesundheits- und Krankenpflege	713 000	85 %
Helfer und Helferinnen in der Krankenpflege	221 000	75 %
Ärzte/Ärztinnen	306 000	39 %
soziale Berufe		
Altenpflege	295 000	87 %
Heilerziehungspflege	7 000	71 %

Bild Pflegeberuf in der Öffentlichkeit Band 1, A 2.2

Die Gesundheits- und Krankenpflege zählt – wie die Altenpflege seit dem neuen Altenpflegegesetz von 2003 – zu den „anderen Heilberufen" im Sinne des Art. 74 Abs. 1 Nr. 19 GG. Die Zulassung zu einem solchen Beruf wird durch ein Gesetz geregelt. Heilberufe sind Berufe, die sich mit der Behandlung von Krankheiten und Behinderungen befassen. Weitere Berufe im Gesundheitswesen, deren Berufsbezeichnung geschützt ist, sind beispielsweise: Diätassistent; Ergotherapeut; Hebamme; Logopäde; Masseur und medizinischer Bademeister; Medizinisch-technischer Radiologieassistent. Wer eine dieser Berufsbezeichnungen führen will, „bedarf der Erlaubnis" (KrPflG vom 16. Juli 2003 § 1; AltPflG vom 04. September 2003 § 1).

Berufsbezeichnungen Band 1, A 1.1, A 2.1

Die Alten-, Gesundheits- und Krankenpflege arbeitet unter Berücksichtigung pflegewissenschaftlicher, medizinischer und anderer wissenschaftlicher Erkenntnisse. Generell beachten Pflegende die Bedürfnisse, die Lebenssituation und Lebensphase der von ihnen gepflegten Menschen. Sie versuchen deren Selbstständigkeit und Selbstbestimmung zu berücksichtigen, beraten, begleiten und betreuen, arbeiten aktivierend und rehabilitativ. Zu ihren Aufgaben gehört auch die unterstützende, begleitende und lindernde (= palliative) Pflege von sterbenskranken Menschen.

berufliches Selbstverständnis und Aufgaben Band 1, A 1, A 2

3.4   Grundlagen betriebswirtschaftlichen Handelns

In der Bundesrepublik Deutschland wird das Gesundheitswesen staatlich gelenkt. Um die sozialen Folgen eines kapitalistischen Wirtschaftssystems zu mildern, wurde Deutschland nach dem Konzept der sozialen Marktwirtschaft aufgebaut: Der Staat hat die Aufgabe, krasse soziale Ungleichheiten zu verhindern. Schon im Grundgesetz wird die Regierung durch das Sozialstaatsprinzip (z. B. Art. 20 Abs. 1 GG) verpflichtet soziale Mindeststandards für seine Bürger zu gewährleisten, dazu gehört auch eine sichere Gesundheitsversorgung. Auch wenn in den letzten Jahren immer mehr private Akteure im Gesundheitswesen mitspielen, so übernimmt der Staat dennoch weiterhin grundlegende Planungs- und Steuerungsaufgaben. Im Gesundheitswesen versagen die Steuerungs- und Regulierungskräfte eines freien Marktes, denn Gesundheit ist ein Kollektivgut. Die Finanzierung einer Endoprothese für einen 80-Jährigen z. B. entzieht sich einer marktwirtschaftlichen Kosten-Nutzen-Kalkulation.

Sozialstaat, Gesundheitswesen Band 1, D 2.3, 2.4

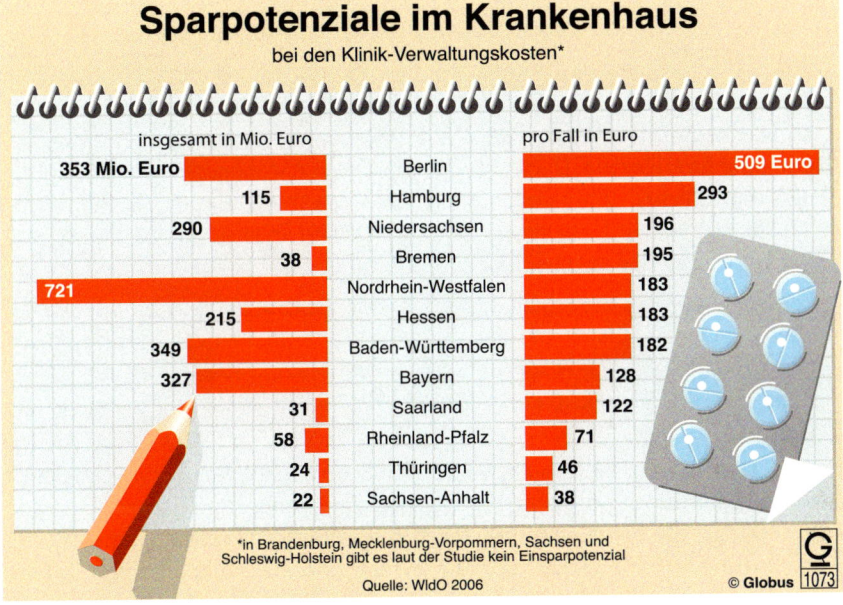

Sparpotenziale im Krankenhaus
bei den Klinik-Verwaltungskosten*

insgesamt in Mio. Euro		pro Fall in Euro	
353 Mio. Euro	Berlin		509 Euro
115	Hamburg		293
290	Niedersachsen		196
38	Bremen		195
721	Nordrhein-Westfalen		183
215	Hessen		183
349	Baden-Württemberg		182
327	Bayern		128
31	Saarland		122
58	Rheinland-Pfalz		71
24	Thüringen		46
22	Sachsen-Anhalt		38

*in Brandenburg, Mecklenburg-Vorpommern, Sachsen und Schleswig-Holstein gibt es laut der Studie kein Einsparpotenzial

Quelle: WIdO 2006

© Globus 1073

Auch die Verwaltung unterliegt betriebswirtschaftlichen Entscheidungen

Krankenhausbedarfsplanung

Das Krankenhauswesen wird in der Bundesrepublik durch die so genannte Krankenhausplanung bzw. Krankenhausbedarfsplanung gesteuert. Die Krankenhausplanung obliegt den Ländern, die durch § 6 Abs. 1 des **Krankenhausfinanzierungsgesetzes (KHG)** verpflichtet sind Krankenhauspläne aufzustellen. Die Planung soll eine bedarfsgerechte Versorgung der Bevölkerung mit leistungsfähigen, eigenverantwortlich wirtschaftenden Krankenhäusern gewährleisten und zu sozial tragbaren Pflegesätzen beitragen. Sie ist notwendig, um Unterschiede in der regionalen Versorgung auszugleichen und das bestehende Angebot an Krankenhausversorgung an die sich verändernden Bevölkerungszahlen bzw. die sich verändernden Erkrankungshäufigkeiten anzupassen. Meist wird in den Bundesländern eine **inanspruchnahmeorientierte Bedarfsprognose** zur Krankenhausplanung verwendet: Die bisherige Inanspruchnahme von Krankenhausleistungen wird dabei als Indikator für den zukünftigen Versorgungsbedarf benutzt.[xxv]

Für die Ermittlung des Bettenbedarfs können neben der Einwohnerzahl (E) folgende Aspekte berücksichtigt werden:

♦ die Krankenhauseinweisungshäufigkeit (KH)

♦ die Verweildauer (VD)

♦ die Bettenbenutzung (BN)

Mithilfe folgender Formel kann der Bettenbedarf eines Landes dann inanspruchnahmeorientiert ermittelt werden[1]:

$$\text{Bettenbedarf} = \frac{E \cdot KH \cdot VD \cdot 100}{1\,000 \cdot 365 \cdot BN}$$

Versorgungsstufen

Aus Kostengründen kann nicht jedes Krankenhaus alle Leistungen anbieten. Die Krankenhäuser werden daher in verschiedene Versorgungsstufen eingeteilt.[XXVI] Dabei handelt es sich um eine Bestimmung des Versorgungsauftrags, den der einzelne Krankenhausträger innerhalb eines abgestuften Systems der Krankenhausversorgung zu erfüllen hat.

♦ Krankenhäuser der Versorgungsstufe 1 leisten einen **Beitrag zur Grundversorgung der Bevölkerung**. Diese sollen in jeder Region wohnortnah die Versorgung der am häufigsten auftretenden Krankheiten gewährleisten und verfügen daher mindestens über die Fachbereiche Chirurgie und Innere Medizin. Meist wird jedoch noch ein zusätzlicher Fachbereich angeboten.

♦ Krankenhäuser der Versorgungsstufe 2 **stellen die Grundversorgung der Bevölkerung sicher**. Sie dienen der spezialisierten wohnortnahen Versorgung und verfügen über die Fachbereiche Chirurgie, Innere Medizin sowie über mindestens zwei weitere Fachbereiche wie beispielsweise Gynäkologie und Geburtshilfe oder HNO o. Ä.

♦ Krankenhäuser der Versorgungsstufe 3 erfüllen in Diagnose und Therapie auch überörtliche Schwerpunktaufgaben. Neben der Grundversorgung einer Region übernehmen sie die **Versorgung komplexer und schwieriger Krankheiten**. Sie umfassen alle Fachrichtung der Krankenhäuser der zweiten Versorgungsstufe und verfügen in der Regel über mehrere zusätzliche Fachbereiche für spezielle Erkrankungen wie z. B. Pädiatrie, Neurologie und Psychiatrie.

♦ Krankenhäuser der Versorgungsstufe 4 müssen mit ihrem Leistungsangebot über Krankenhäuser der Versorgungsstufe 3 wesentlich hinausgehen. Sie halten in der Regel alle medizinische Fachbereiche vor. Es sind **hochspezialisierte Krankenhäuser mit vollem Leistungsumfang**, daher nehmen Universitätskliniken Aufgaben der vierten Versorgungsstufe wahr.

Bemühungen um Reformen des Gesundheitssystems

Ein weiteres wichtiges Planungsinstrument sind die Gesundheitsgesetze im fünften Sozialgesetzbuch. Seit **1993** ist das **Gesundheitsstrukturgesetz (GSG)** zur Sicherung und Strukturverbesserung der gesetzlichen Krankenversicherung in Kraft. Der Gesetzgeber sah damals einen dringenden Handlungsbedarf, in das Gesundheitswesen regulierend einzugreifen, denn die gesetzlichen Krankenversicherungen

---

1 Dies ist die im Bundesland Bayern verwendet Formel, die auf der Hill-Burton-Formel basiert

(GKV) meldeten hohe Finanzierungsdefizite. Das Gesundheitsstrukturgesetz sollte die **ausufernden Kosten im Gesundheitswesen eindämmen** und damit für die Versicherten **stabile Beitragssätze schaffen.** Das Gesetz führte folgende Änderungen ein:

- Beschränkung der Ausgaben von Krankenkassen für stationäre und ambulante Behandlung, für Arznei- und Heilmittel sowie Beschränkung der Verwaltungskosten der Krankenkassen
- steigende Selbstbeteiligung der Versicherten durch Zuzahlungen bei Zahnersatz, Arznei- und Heilmitteln
- Einführung der freien Krankenkassenwahl
- Steuerung der Arztzahlen durch verschärfte Bedarfsplanung und Zulassungsbeschränkung
- Risikostrukturausgleich zwischen den Kassen, um die finanziellen Folgen unterschiedlicher Versichertenstrukturen der Kassen auszugleichen
- die Einführung einer Positivliste für Arzneimittel wurde geplant, nach erheblichem Druck der Interessenverbände jedoch fallen gelassen
- Förderung ambulanter Operationen
- Einführung eines neuen Entgeltsystems für Krankenhäuser nach Fallpauschalen

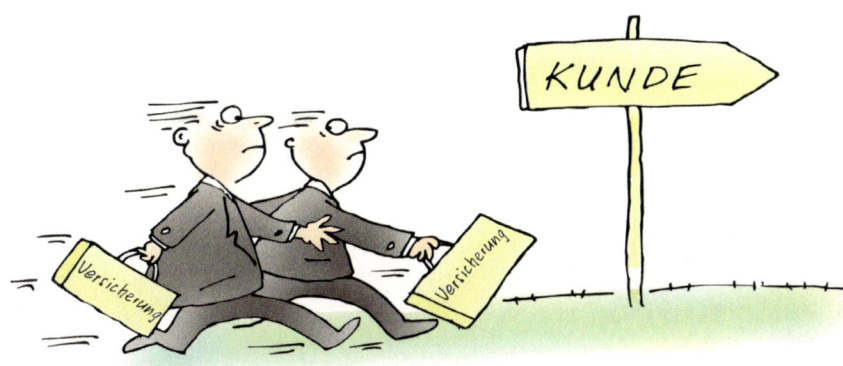

Versicherungsvertreter nach Einführung der freien Krankenkassenwahl

Die Einführung des Wettbewerbs zwischen den Krankenkassen durch das freie Kassenwahlrecht der Versicherten brachte einen starken Innovationsschub für die gesetzliche Krankenversicherung. Die strukturellen Reformen konnten jedoch die Beitragssätze nicht stabil halten, daher trat bereits **1997 das GKV-Neuordnungsgesetz** mit weiteren Reformen in Kraft. Zentrale Punkte dieser Reform waren die Erhöhung der Zuzahlungen bei Krankenhausaufenthalten, Arznei- und Hilfsmitteln. Für den Zahnersatz wurden die Zuschüsse verringert und das Kostenerstattungsprinzip eingeführt. Daneben wurde die gemeinsame Selbstverwaltung von GKV und Vertragsärzten gestärkt.

Schließlich brachte die **GKV-Gesundheitsreform 2000** eine weitere bedeutende Strukturreform mit folgenden Veränderungen:

♦ Stärkung der Patientenrechte, z. B. das Recht auf Aufklärung oder das Einsichtsrecht des Patienten in seine Krankenunterlagen

♦ Stärkung der hausärztlichen Versorgung

♦ Einführung der integrierten Versorgung mit dem Ziel einer patientenorientierten, interdisziplinären Versorgung durch Kooperation unterschiedlicher Leistungserbringer (z. B. Ärzte, Krankenhäuser, Gesundheitszentren, Vorsorge- und Rehabilitationseinrichtungen)

♦ Einführung eines umfassenden Systems der Qualitätssicherung

Mit der **Gesundheitsreform 2006** sollte die Zusammenarbeit zwischen den einzelnen Leistungserbringern, z. B. die des ambulanten mit dem stationären Sektor, verbessert werden. Für die ärztliche Versorgung ist eine leistungsgerechte Honorierung eingeplant. Außerdem wurden die Möglichkeiten zu individuellen Vereinbarungen zwischen Ärzten und Krankenkassen erweitert. Insgesamt soll auch die Gesundheitsreform 2006 zu mehr Wettbewerb und besserer Qualität, mehr Wirtschaftlichkeit und mehr Wahl- und Entscheidungsmöglichkeiten für die Versicherten führen.

Budgetierung

Aus den vielen Reformbemühungen der letzten Jahre wird deutlich, dass das deutsche Gesundheitssystem einem erheblichen Veränderungsdruck ausgesetzt ist. Bisher ist es noch nicht gelungen, die Kostensteigerung der Gesundheitsversorgung zuverlässig in den Griff zu bekommen. Im Zentrum der Reformbemühungen steht der Krankenhausbereich, hier werden auch in Zukunft die bedeutendsten Reformen erwartet. Vor allem in den 1990er-Jahren wurde versucht die Kostenexplosion durch eine Budgetierung der Ausgaben in den Griff zu bekommen.

Die Budgetierung bezeichnet eine betriebswirtschaftliche Planung, bei der die zukünftigen Einnahmen und Ausgaben abgebildet werden. Im Gesundheitssystem bedeutet die Budgetierung, dass die Ausgaben beschränkt werden.

Auch die Budgetierung hatte zum Ziel, die Kostenexplosion im Gesundheitswesen einzudämmen. Das Budget schreibt eine Obergrenze für Ausgaben der Leistungserbringer im System (z. B. Krankenhäuser, Ärzte) fest. Die Budgets können dabei entweder durch Gesetz, Rechtsverordnung oder durch Vereinbarungen zwischen Krankenkassen und Kassenärztlicher Vereinigung (KV) festgelegt werden. In den Kassenärztlichen Vereinigungen sind alle Vertragsärzte eines Bezirks organisiert. Sie sind, als Körperschaften des öffentlichen Rechts, Vertragspartner der gesetzlichen Krankenkassen, verantwortlich für den ärztlichen Notdienst und die vertragsärztlichen Abrechnungen. Mit der Einführung von leistungsorientierter Honorierung der Leistungserbringer in der Gesundheitsreform 2006 soll die Budgetierung zunehmend überflüssig werden.

Investitions- und Betriebskosten

Nicht alle Kosten eines Krankenhauses werden jedoch von den gesetzlichen Krankenkassen bezahlt. Die Finanzierung der Krankenhäuser in Deutschland funktioniert nach einem System der **dualen Finanzierung**. Dabei finanziert der Staat die Investitionskosten der Krankenhäuser durch seine Steuereinnahmen, während die laufenden Betriebskosten durch die Krankenkassen über die jeweiligen Pflegesätze oder Fallpauschalen bezahlt werden.

Zu den **Investitionskosten** eines Krankenhauses zählen:

♦ Kosten der Errichtung von Krankenhäusern (z. B. Baukosten)

♦ Kosten der Wiederbeschaffung von Anlagen, die für den Krankenhausbetrieb notwendig sind

♦ Kosten für Zinsen und Tilgung bestimmter Darlehen

Zu den **Betriebskosten** eines Krankenhauses zählen:

♦ Kosten für die allgemeinen Leistungen des Krankenhauses (z. B. Essensversorgung, Arzneimittel, Operationen)

♦ Kosten der Qualitätssicherung sowie der Fort- und Weiterbildung der Beschäftigten

♦ Kosten für die Instandhaltung der Anlagen

♦ Kosten für Wirtschaftlichkeitsprüfungen

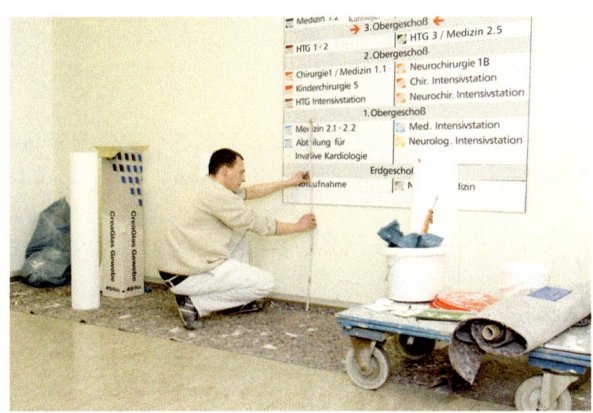

Instandhaltung der Anlagen in einer Einrichtung

Um die Betriebskosten mit einer gesetzlichen Krankenkasse abrechnen zu können, muss ein Krankenhaus einen **Versorgungsvertrag** abschließen. Dieser Vertrag wird zwischen den Landesverbänden der Krankenkassen, den Verbänden der Ersatzkassen und dem Krankenhausträger abgeschlossen. In der Regel muss aber nicht jedes Krankenhaus einen extra Vertrag abschließen; für Universitätskliniken gilt beispielsweise die Aufnahme in das Hochschulverzeichnis und für Krankenhäuser die Aufnahme in den jeweiligen Krankenhausplan eines Bundeslandes automatisch als Abschluss eines Versorgungsvertrags.

Eine besonders einschneidende Veränderung der Krankenhausfinanzierung erfolgte im Rahmen der Gesundheitsreform 2000. Für die Krankenhäuser wurde ein neues Finanzierungssystem beschlossen. Ab dem Jahr 2003 wurde ein leistungsorientiertes, pauschaliertes Vergütungssystem für alle Krankenhäuser (mit Ausnahme der psychiatrischen Kliniken) eingeführt.

Abrechnungs- und Patientenklassifikationssysteme

DRG ist die Abkürzung für Diagnose Related Groups (diagnosebezogene Fallpauschalen). Es ist ein international verwendetes Abrechnungssystem für Krankenhausleistungen.

DRGs
Band 1, D 2.5.2

Bereits in der 70er-Jahren wurde in den USA ein so genanntes DRG-System eingeführt. Es wurde allerdings zunächst nur zur Kosten- und Qualitätskontrolle benutzt. Bald stellte man jedoch fest, dass das System sich auch zur **Kosteneindämmung im Gesundheitssystem** eignete und so begann man in den 80er-Jahren die Diagnose Related Groups als Vergütungssystem zu nutzen. Für die in Deutschland mit der Gesundheitsreform 2000 geplanten German-Diagnose Related Groups (G-DRGs) wurden die modernen australischen AN-DRGs als Vorbild genommen. Australien führte bereits 1992 ein DRG-System ein. Für die Anpassungs- und Einführungsphase des deutschen DRG-Systems waren drei Jahre, von 2003 bis Ende 2006, eingeplant.

Die DRGs bilden ein **Patientenklassifikationssystem**, mit dem die Patienten anhand ihrer Diagnosen sowie der durchgeführten Behandlung in Fallgruppen eingeordnet werden. Für diese Einteilung werden folgende Kriterien verwendet:[XXVII]

♦ die **Hauptdiagnose**, also die Erkrankung, die für die Krankenhausbehandlung verantwortlich ist

♦ **Nebendiagnosen**, die gleichzeitig mit der Hauptdiagnose bestehen oder sich während der Krankenhausbehandlung entwickelt haben (hilfreich für die Abbildung von Multimorbidität und Komplikationen)

♦ die im Krankenhaus durchgeführten **Operationen** oder sonstigen bedeutenden **Prozeduren**

♦ bei wenigen DRGs fließen auch Alter und Geschlecht des Patienten oder der Entlassungsstatus (überwiesen in andere Abteilung, gegen ärztlichen Rat, verstorben, geheilt) mit ein.

In einem DRG-System wird jedem Behandlungsfall ein „Kostengewicht" zugeordnet, das den durchschnittlichen Aufwand einer Behandlung widerspiegelt. Das mittlere Kostengewicht aller Fälle wird üblicherweise mit dem Punktwert 1,0 festgesetzt. Behandlungsfälle mit einem Kostengewicht von 1,3 weisen darauf hin, dass die Behandlung besonders teuer war, während Kostengewichte von 0,8 eine günstige Behandlung darstellen. Die Summe der Kostengewichte aller Behandlungsfälle einer Periode ergibt den Case-Mix. Das durchschnittliche Kostengewicht pro Behandlungsfall wird als **Case-Mix-Index (CMI)** bezeichnet und spiegelt die durchschnittliche Fall- bzw. Behandlungsschwere eines Krankenhauses oder einer Abteilung wider. Auch mit dem DRG-System erhofft man sich eine Eindämmung der Kosten im Krankenhaus.

Wohnformen in der Altenhilfe

Nicht nur das Gesundheitswesen war in den letzten Jahren von erheblichen Reformen betroffen, auch in der Altenhilfe gab es einschneidende Veränderungen. Bei Altenhilfe und älteren Menschen denke vielen an das **Altenheim.** Sieht man sich jedoch die Einrichtungen der Altenhilfe näher an, fällt auf, dass Altenheime nur einen Teil der Altenhilfe, nämlich eine spezielle Wohn- und Pflegeleistung für ältere Menschen darstellen. Tatsächlich wohnen ältere Menschen jedoch überwiegend in der eigenen Wohnung. Dort werden auch die meisten pflegebedürftigen älteren Menschen ambulant betreut. Lediglich etwa 14 % der hochbetagten Menschen im Alter von 80 Jahren lebten im Jahr 2005 auf Dauer in einer vollstationären Einrichtung. Bei den Männer sind es knapp 10 % und bei den Frauen etwa 19 %.[XXVIII]

Die Nachfrage nach dem klassischen Altenheim geht stark zurück. Ältere Menschen wollen heute so lange wie möglich selbstständig leben. Die klassischen Heime sind daher derzeit in einem Veränderungsprozess. In den 70er-Jahren wurden oft noch Heime gebaut, die sowohl Altenwohnheim als auch Pflegeheim umfassten. Den Bewohnern sollte damit bei zunehmender Pflegebedürftigkeit ein größerer Umzug erspart werden. Heute ist die Nachfrage nach Plätzen im **„Betreuten Wohnen"** sehr groß. Diese Wohnform für ältere Menschen bietet altengerechte und barrierefreie Wohnungen mit ein bis zwei Zimmern mit einer zusätzlichen Grundversorgung wie Notrufanlage, Pflege bei kurzfristigen Erkrankungen, Hausmeisterdiensten und weiteren Angeboten der Grundsicherung. Diese Leistungen werden meist über einen Pauschalbetrag, der zusätzlich zu Miete zu bezahlen ist, finanziert. In diesen Einrichtungen ist es den Bewohnern meist auch möglich, weitere Dienstleistungen zuzukaufen, wie Reinigungsdienst, Mittagstisch, Einkaufhilfen usw. Im Gegensatz zu den früheren Altenwohnheimen, die ähnliche Leistungen boten, sind die Einrichtungen des Betreuten Wohnens meist kleinere Häuser in einer möglichst zentralen Lage.

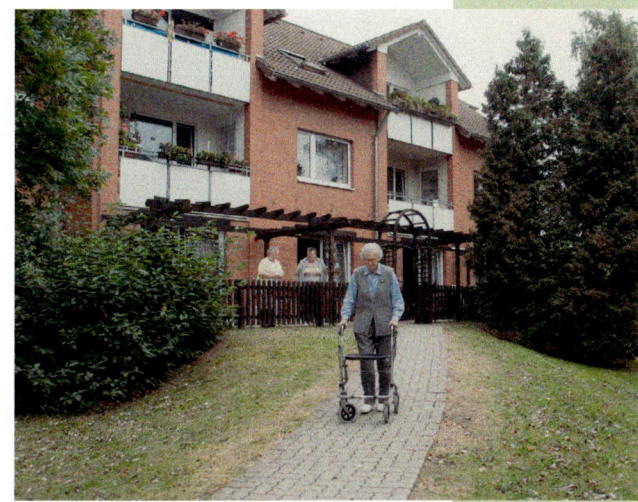

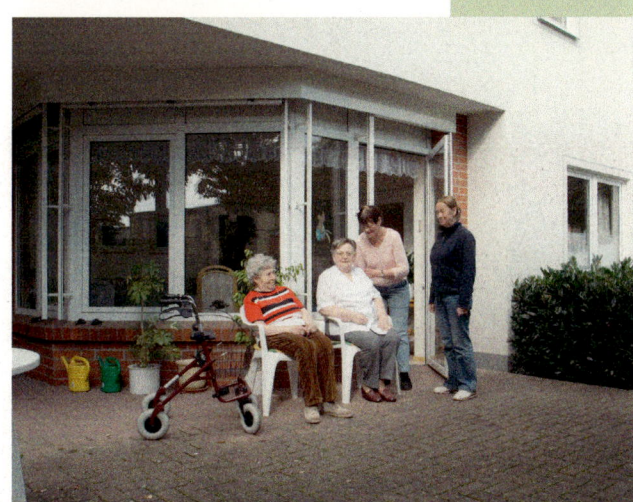

Alten- und Pflegeheime entstanden in Deutschland erst nach dem Zweiten Weltkrieg. Zunächst waren es vor allem Verwahranstalten für pflegebedürftige „Insassen". Später orientierten sie ihre Leistungen an denen von Krankenhäusern. Die „Insassen" wurde zu „Patienten", die von Pflegenden versorgt wurden. Erst seit den 80er-Jahren entwickelten sich die Alten- und Pflegeheime zu einer Wohnform für pflegebedürftige Menschen. Nun stehen vor allem die Aktivierung sowie die Wohnbedürfnisse der Bewohner im Vordergrund pflegerischen Handelns. Der Gesetzgeber reagierte 1975 auf Presseberichte über Missstände in Heimen mit der Erlassung des Heimgesetzes (HeimG).

Geschichte der
Pflegeheime
Band 1,
D 1.1, D 1.6.2

Für das Jahr 2001 weist die Heimstatistik[XXIX] 8 448 Alteneinrichtungen mit insgesamt nahezu 717 000 Plätzen aus, die meisten davon in Altenpflegeheimen.

Plätze in deutschen Alteneinrichtungen 2001[XXX]

	Anzahl	in Prozent
Altenwohnheime	59 687	8 %
Altenheime	43 060	6 %
Altenpflegeheime	559 983	78 %
Plätze in mehrgliedrigen Einrichtungen	54 254	8 %
Plätze insgesamt	716 984	100 %

Trägerschaft und Pflegesätze der Alteneinrichtungen

Einrichtungen der Altenhilfe gibt es in unterschiedlicher **Trägerschaft**. Die meisten Einrichtungen (55 %) befinden sich in freigemeinnütziger Trägerschaft. Zu diesen zählen die kirchlichen Träger Caritas und Diakonie sowie Heime unter Trägerschaft der Wohlfahrtsverbände (Arbeiterwohlfahrt, Deutsches Rotes Kreuz, Paritätischer Wohlfahrtsverband). Danach folgen die privat-gewerblichen Träger (37 %) mit Einrichtungen, die von Privatpersonen und Gesellschaften betrieben werden. Ein Teil der Heime befindet sich in öffentlicher Trägerschaft (8 %) von Städten und Gemeinden.[XXXI]

Die **Pflegesätze in Alteneinrichtungen** in Deutschland betrugen für Bewohner der Pflegestufe I zum Jahresende 2005 durchschnittlich 1.153,00 €, in Pflegestufe II 1.754,00 € und in Pflegestufe III 2.178,00 € pro Monat. Hinzu kommen die Kosten für Unterkunft und Verpflegung (die so genannten Hotelkosten) von durchschnittlich 597,00 € und bei 89 % der Einrichtungen gesondert berechnete Investitionskosten in Höhe von durchschnittlich 376,00 €. Investitionskosten werden nur dann erhoben, wenn keine öffentliche Förderung besteht oder die Kosten durch diese Förderung nicht vollständig gedeckt werden können. Einige Heime (11 %) stellen sonstige Zusatzleistungen in Rechnung, für die durchschnittlich 217,00 € berechnet werden.[XXXII]

Da diese Kosten die Leistungen der Pflegeversicherung (seit Juli 2008 1.023,00/ 1.279,00/1.470,00 € für die stationäre Pflege in Heimen) übersteigen, verwundert es nicht, dass inzwischen rund 36 % der pflegebedürftigen Heimbewohner auf Sozialhilfe angewiesen sind. Unter bestimmten Voraussetzungen sind allerdings auch die Familienangehörigen unterhaltspflichtig. Das Entgelt wird im **Heimvertrag** (§ 5 HeimG) geregelt. Bevor ein älterer Mensch in ein Heim einziehen kann, muss er mit dem Heimträger einen Heimvertrag abschließen. In diesem Vertrag werden die Rechte und Pflichten des Trägers und des Bewohners geregelt, vor allem werden die Leistungen des Trägers wie Unterkunft und Pflege und deren jeweilige Kosten beschrieben. Das Heimvertragsrecht verlangt vom Träger eine ausgeprägte Berücksichtigung des Verbraucherschutzes. In einem Heimvertrag müssen auf jeden Fall folgende Aspekte aufgeführt sein:[XXIII]

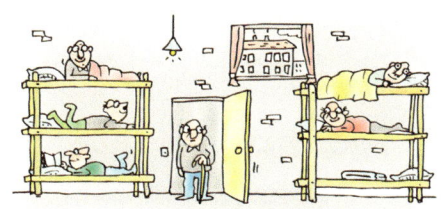

- genaue Bezeichnung, Lage, Größe und Bewohnerzahl des Zimmers

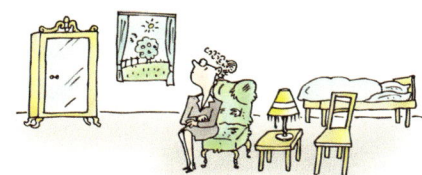

- Ausstattung und Möblierung

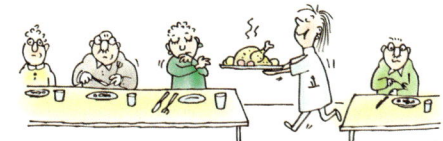

- Anzahl und Art der Mahlzeiten (Voll- oder Teilverpflegung im Heim, Diäten)

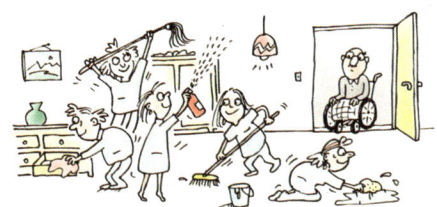

- Umfang und Häufigkeit der Zimmerreinigung

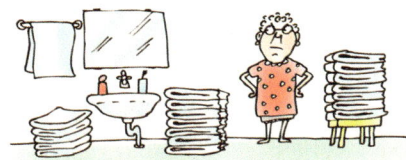

- Versorgung mit Wäsche

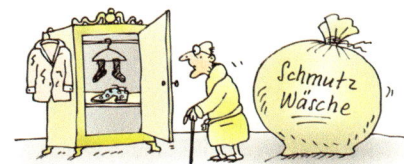

- Reinigung von Bett- und Privatwäsche

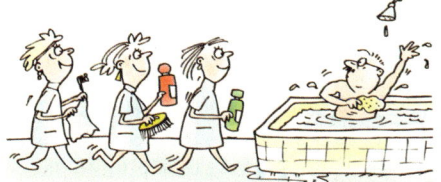

- Art und Umfang von Pflege und Betreuung

Der Träger kann den Heimvertrag nur aus wichtigem Grund kündigen (§ 8 HeimG), also wenn das Heim geschlossen wird, wenn der Gesundheitszustand des Bewohners sich so sehr verschlechtert hat, dass seine fachgerechte Pflege im Heim nicht mehr möglich ist, oder wenn der Bewohner längere Zeit die Heimkosten nicht bezahlt hat.

Eine ähnliche Regelung gibt es für die ambulante Pflege, bei der nach § 120 SGB XI ein **Pflegevertrag** zwischen Pflegebedürftigem und Pflegedienst geschlossen werden muss. In einem Pflegevertrag sind Art, Inhalt und Umfang der Leistungen einschließlich der dafür vereinbarten Vergütung für jede Leistung oder jeden Leistungskomplex gesondert zu beschreiben.

Für die Heime hat, nach wiederholten öffentlichen Berichten über Qualitätsmängel in Altenheimen, der Gesetzgeber die **Qualitätsbestimmungen** im Sozialgesetzbuch XI deutlich erweitert. Dazu trat am 1. Januar 2002 das „Pflegequalitätssicherungsgesetz" (PQSG) in Kraft, das folgende Neuerungen vorsieht:

◆ Einrichtungen der ambulanten und stationären Altenhilfe werden in § 80 SGB XI zu einer stetigen Sicherung und Weiterentwicklung der Pflegequalität verpflichtet.

Qualitäts-
management
Band 1, F 3.1

◆ Die Heime und ambulanten Dienste werden verpflichtet, ein umfassendes einrichtungsinternes **Qualitätsmanagementsystem**, etwa in Form von Qualitätszirkeln, Fortbildungen, Supervision oder der Einführung von Standards aufzubauen.

◆ Darüber hinaus haben sich die Einrichtungen an externen Qualitätssicherungsmaßnahmen, beispielsweise regionalen Qualitätskonferenzen oder Zertifizierungen, zu beteiligen.

◆ Bis zum Jahr 2004 hatten alle Einrichtungen einen „Qualitätsnachweis" zu erbringen.

◆ Der Medizinische Dienst der Krankenversicherungen (MDK) hat das Recht, **unangemeldete Qualitätsprüfungen** durchzuführen. Bei erheblichen Mängeln kann das Entgelt gekürzt oder sogar der Versorgungsvertrag gekündigt werden.

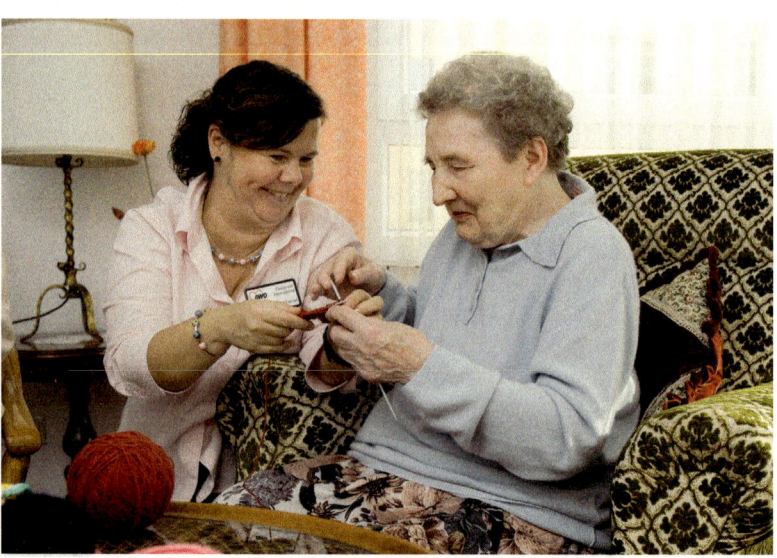

Die Lebensqualität der Bewohner ist das wesentliche Qualitätsziel in Altenheimen

Neben dem PQSG wurden weitere Maßnahmen der Qualitätssicherung im SGB XI eingeführt, wie der Pflegeheimvergleich, Leistungs- und Qualitätsvereinbarungen, intensivere Kooperation zwischen MDK und Heimaufsicht und ein weiterer Ausbau der Beratung von Pflegebedürftigen.

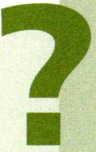

1 Welche besonderen Bedürfnisse haben Kinder im Krankenhaus?

2 Welche Phasen durchlaufen betagte Menschen beim Übergang ins Altenheim und wie können Pflegende dabei hilfreich sein?

3 Erklären Sie die Bedeutung der Privatsphäre in der Pflege?

4 Erläutern Sie das Bedürfnismodell von Maslow und nehmen Sie kritisch dazu Stellung.

5 Welche Aufgaben hat das Gesundheitswesen in Deutschland?

6 Was regelt das Sozialgesetzbuch?

7 Erläutern Sie den Begriff der „Versorgungsstufen".

8 Was sind DRGs?

9 Welche Inhalte muss ein Heimvertrag abdecken?

1 Stellen Sie die verschiedenen Bezeichnungen für Pflegebedürftige (Patient, Kunde, Klient, user – vielleicht fallen Ihnen noch weitere ein) gegenüber und überlegen Sie sich deren jeweilige Vor- und Nachteile. Zu welchem Schluss kommen Sie? Wie sollten Pflegende Ihrer Ansicht nach die von ihnen gepflegten Menschen bezeichnen?

2 Überlegen Sie sich Aspekte der Privatheit eines Patienten im Krankenhaus. Wo sehen Sie Bereiche des Privaten, auf die Sie als Pflegende achten müssen?

3 Überlegen Sie, welche Bedürfnisse die von Ihnen gepflegten Menschen haben, und notieren Sie diese auf einem Blatt Papier. Anschließend überlegen Sie, welche Bedürfnisse Sie in Ihrer Arbeit haben, und notieren diese ebenfalls. Vergleichen Sie die Ergebnisse. Worin unterscheiden sich die Bedürfnisse der Patienten von Ihren eigenen, worin sind sie sich aber auch ähnlich?

Haubrock, Manfred/Schär, Manfred (Hrsg.): Betriebswirtschaft und Management im Krankenhaus. Verlag Hans Huber, Bern 2002 – ein umfassender Einblick zu betriebswirtschaftlichen Themenbereichen im Krankenhaus

Klie, Thomas: Rechtskunde. Das Recht der Pflege alter Menschen. Vincentz Network, Hannover 2001 – ein übersichtlicher und gut gestalteter Überblick über die Rechtsgrundlagen der Pflege in der Altenhilfe: Anhand vieler Fallbeispiele werden Rechtslagen erläutert.

www.gesetze-im-internet.de – die Bundesregierung stellt hier eine Fülle unterschiedlicher Gesetzestexte zur Verfügung. Die Sozialgesetzbücher findet man über die Eingabe von SGB in die Suchmaske.

www.geroweb.de – Informationsportal für Senioren und Pflegende mit viel Wissenswertem zum Thema Alter und Pflege

www.die-gesundheitsreform.de – Informationsseite der Bundesregierung zur Gesundheitsreform

I *Baldussi, Angelika / Bonn, Georg:* Brauchen wir noch Normalpflege in Krankenhäusern?
   In: Die Schwester – Der Pfleger, Jg. 45/2006, Nr. 5, S. 336–340

II aus: *Bauer, Irmgard:* Die Privatsphäre der Patienten. Verlag Hans Huber, Bern 1996, S. 110

III *Kant, Immanuel:* Werke in 6 Bänden. Bd. 2: Kritik der reinen Vernunft. Wissenschaftliche Buchgesellschaft, Darmstadt 2005, S. 98

IV nach: *Benner, Patricia:* Stufen zur Pflegekompetenz. From novice to expert. Verlag Hans Huber, Bern 1994

V nach: *Marmerow, Ruth:* Praxisanleitung in der Pflege. Springer Medizin Verlag, Heidelberg 2006

VI nach: *Lummer, Christian:* Praxisanleitung und Einarbeitung in der Altenpflege. Pflegequalität sichern – Berufszufriedenheit verstärken. Schlütersche Verlagsgesellschaft, Hannover 2005

VII siehe auch: *Mamerow, Ruth:* Praxisanleitung in der Pflege. 58 Tabellen. Springer Medizin Verlag, Heidelberg 2006

VIII siehe auch: *Döring, Klaus W. / Ritter-Mamczek, Bettina:* Lehren und Trainieren in der Weiterbildung. Ein praxisorientierter Leitfaden. Deutscher Studien Verlag, Weinheim 1997

IX Anregungen für dieses Kapitel gewonnen u. a. aus: *Bohl, Thorsten:* Prüfen und Bewerten im Offenen Unterricht. Beltz, Weinheim 2004
   Henrich, Christine / Nagel, Daniel / Reuster, Andrea: Leistungsnachweis – Ausbildungsplanung. Berufsbildungswerk des BGB, Stuttgart-Bad Cannstatt 2005
   Quernheim, German: Praxisanleitung und Praxisbegleitung. Anforderungen der Zukunft, Teil 2. In: Die Schwester Der Pfleger, Jg. 43, Nr. 8/2005, S. 614–618

X *Zimbardo, Philip George / Hoppe-Graff, Siegfried:* Psychologie. Reihe Springer-Lehrbuch, Berlin 1999, S. 229

XI siehe auch: *Schewior-Popp, Susanne:* Handlungsorientiertes Lehren und Lernen in Pflege- und Rehabilitationsberufen. Thieme, Stuttgart 1998

XII *Roper, Nancy / Logan, Winifried W. / Tierney, Alison J:* Die Elemente der Krankenpflege. Ein Pflegemodell, das auf einem Lebensmodell beruht. 4. Auflage, Recom, Basel 1993

XIII *NANDA International:* NANDA-Pflegediagnosen. Definition und Klassifikation 2005–2006. Deutschsprachige Ausgabe hrsg. von George, Jürgen. Hans Huber Verlag, Bern 2005

XIV siehe auch: *AKIK Bundesverband:* Erläuterungen zur Charta für Kinder im Krankenhaus „EACH-Charta". AKIK-ASPEKTE 2002, Sonderausgabe 1, 1–20

XV siehe auch: *Riegl, Gerhard F.:* Ideale Kinderklinik. Kinderklinik Image- und Bench Marking-Studie. Prof. Riegl & Partner GmbH, Augsburg 1999

XVI nach: *Mitmansgruber, Horst / Baumann, Urs / Feichtinger, Ludwig / Thiele, Claudia:* Psychologisches Interventionsprogramm zum Übergang ins Seniorenheim – Konzept und Pilotstudie. In: Zeitschrift für Gerontopsychologie & -psychiatrie, Jg. 15, Nr. 4/2002, S. 185–204

XVII *Altman, Irwin:* The Environment and Social Behavior. Brooks/Cole Publishing Company, Monterey 1975

XVIII nach: *Hall, Edward T.:* Die Sprache des Raumes. The Hidden Dimension (1966). Schwann, Düsseldorf 1976

XIX *Spießl, Hermann / Kovatsits, Ulla v. / Frick, Ulrich / Cording, Clemens / Vukovich, Adolf:* Privatsphäre auf psychiatrischen Stationen. In: Psychiatrische Praxis, Jg. 29/2002, S. 10–13

XX siehe *Maslow, Abraham H. / Kruntorad, Paul:* Motivation und Persönlichkeit.: Rowohlt, Reinbek bei Hamburg 2005

XXI nach: *Roloff, Juliane:* Demographischer Faktor. Europäische Verlagsanstalt (Reihe Wissen 3000), Hamburg 2003

XXII nach einer Untersuchung von: *Becker, Clemens / Eichner, B. / Lindemann, B. / Sturm, E. / Rißmann, Ulrich / Kron, M. / Nikolaus, T.* (2003): Fähigkeiten und Einschränkungen von Heimbewohnern. Eine Querschnittserhebung mit dem Minimum Data Set des Resident Assessment Instruments. In: Zeitschrift für Gerontologie und Geriatrie, Jg. 36, Nr. 4/2003, S. 260–265

XXIII *Statistisches Bundesamt Deutschland* unter: www.destatis.de (Pfad: basis/d/gesu/gesutab1.php), zuletzt geprüft am 10.10.2006

XXIV ebd.

XXV *Haubrock, Manfred:* Grundlagen der Gesundheitsökonomie. In: Haubrock, Manfred/Schär, Manfred (Hrsg.): Betriebswirtschaft und Management im Krankenhaus. Verlag Hans Huber, Bern 2002

XXVI vgl. Bayerisches Krankenhausgesetz (BayKRG) Art. 4

XXVII nach: *Haubrock, Manfred:* Grundlagen der Gesundheitsökonomie. In: Haubrock, Manfred/Schär, Manfred (Hrsg.): Betriebswirtschaft und Management im Krankenhaus. Hans Huber Verlag, Bern 2002

XXVIII siehe *Schneekloth, Ulrich:* Hilfe- und Pflegebedürftige in Alteneinrichtungen 2005. Bundesministerium für Familie, Senioren, Frauen und Jugend, Berlin 2006

XXIX Heimstatistik 2001. Heime nach § 1 Abs. 1 und 1a Heimgesetz (30.11.2001). *Bundesministerium für Familie, Senioren, Frauen und Jugend.* Online verfügbar unter www.bmfsfj.de (Pfad: Politikbereiche/aeltere-menschen,did=4674.html), zuletzt aktualisiert am 30.11.2001, zuletzt geprüft am 12.10.2006.

XXX ebd.

XXXI nach: *Schneekloth, Ulrich:* Hilfe- und Pflegebedürftige in Alteneinrichtungen 2005. Bundesministerium für Familie, Senioren, Frauen und Jugend, Berlin 2006

XXXII Zahlenwerte aus *Schneekloth, Ulrich:* Hilfe- und Pflegebedürftige in Alteneinrichtungen 2005. Bundesministerium für Familie, Senioren, Frauen und Jugend, Berlin 2006

XXXIII nach: *Klie, Thomas:* Rechtskunde. Das Recht der Pflege alter Menschen. Hannover: Vincentz Network, Hannover 2001, S. 414

Vernetzt arbeiten

Im multifunktionalen Team zusammenarbeiten

1 **Zusammen sind wir stark –**
Arbeiten im Team

1.1 „Wir sind ein Team!"

1.2 Typische Teamprozesse

1.3 Wer ist hier verantwortlich?

1.4 Führung und Führungsstile

2 **Eine Vielzahl von Berufen**

2.1 Was macht eigentlich ... –
Berufsbilder im multiprofessionellen Team

2.2 Kontakt nach „draußen"

3 **Unterstützungssysteme**
für Pflegende

3.1 Supervision

3.2 Kollegiale Beratung

3.3 Wie wählt man das richtige System aus?

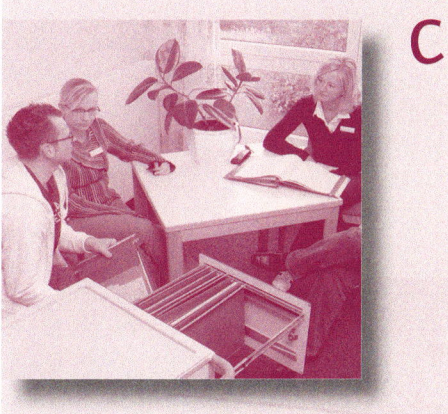

C

In Gutleben findet ein großes Pflegeforum statt. Alle zwei Jahre wird dieser Pflegetag, der weit über Gutleben hinaus bekannt ist, vom Krankenhaus organisiert. Eingeladen sind nicht nur die Angestellten des Krankenhauses, sondern auch die aller Altenheime, Sozialstationen und Laien, die sich für aktuelle Veränderungen in der Pflege interessieren. In der regionalen Presse und beim örtlichen Fernsehsender wird über diesen Tag schon Wochen vorher berichtet.

Nachdem Pia sich für eine Ausbildung im Gesundheitswesen entschieden hat, nimmt sie dieses Jahr das erste Mal an so einem Forum teil. Auf dem Programm stehen Vorträge von bekannten Pflegewissenschaftlern und Pflegepädagogen, Diskussionsrunden mit Pflegemanagern und Vertretern der Krankenkassen, Workshops zu verschiedensten brisanten Themen aus der Pflege wie zum Beispiel zu den Expertenstandards Entlassungsmanagement und Inkontinenzversorgung. Überall finden sich Stände mit den verschiedensten Pflegeprodukten und Hilfsmitteln. Ein Apotheker stellt Wirkungen und Nebenwirkungen von Psychopharmaka dar und die Bedeutung der Medikamente in der pflegerischen Versorgung. In mehreren Räumen zeigen Krankengymnasten und Ergotherapeuten Schwerpunkte aus ihrer Arbeit mit Schlaganfallpatienten. Schließlich findet Pia sogar noch einen Raum, in dem eine Ökotrophologin Ernährungsberatung für Patienten mit Diabetes anbietet. Das hätte Pia wirklich nicht erwartet. Zum ersten Mal hört sie gespannt einer Dozentin zu, die einen Doktortitel in Pflege hat, und ihr wird auf einmal bewusst, wie vielfältig der Beruf Pflege eigentlich ist.

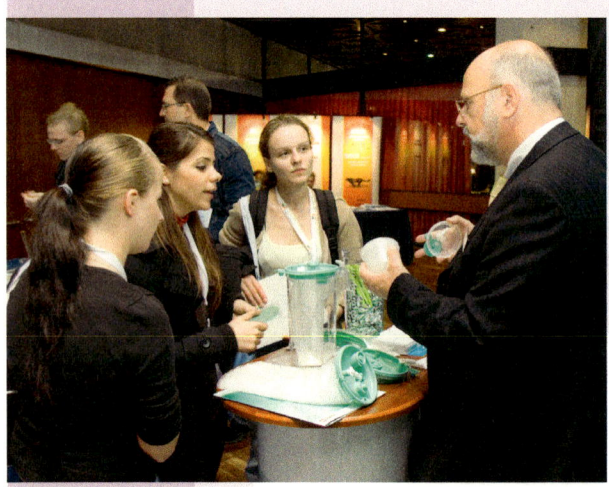

Begeistert erzählt sie am Abend ihrer Mutter von ihren Eindrücken. „Du, wenn ich einmal Kranken- und Gesundheitspflegerin bin, dann bin ich die zentrale Stelle, um all die Spezialisten zu koordinieren und ich werde mit dem Patienten und mit all diesen Fachleuten in einem wunderbaren Team zusammenarbeiten!"

1   Hatten auch Sie schon einmal Gelegenheit, an einer großen Pflegeveranstaltung teilzunehmen? Was hat Sie damals am meisten beeindruckt?

2   Manchmal werden kleinere Workshops auch von den Schulen und Ausbildungsstätten organisiert. Welche möglichen Veranstaltungen, Vorträge, Workshops usw. fallen Ihnen ein, wenn der Tag unter dem Thema: „Leben nach einem Schlaganfall" stehen würde?

3   Pia ist begeistert, von der Vielzahl der Aufgaben und Berufe, die an der Betreuung von Patienten beteiligt sind. Welche Vor- und Nachteile fallen Ihnen spontan ein, die eine solche Zusammenarbeit mit sich bringt?

1 Zusammen sind wir stark – Arbeiten im Team

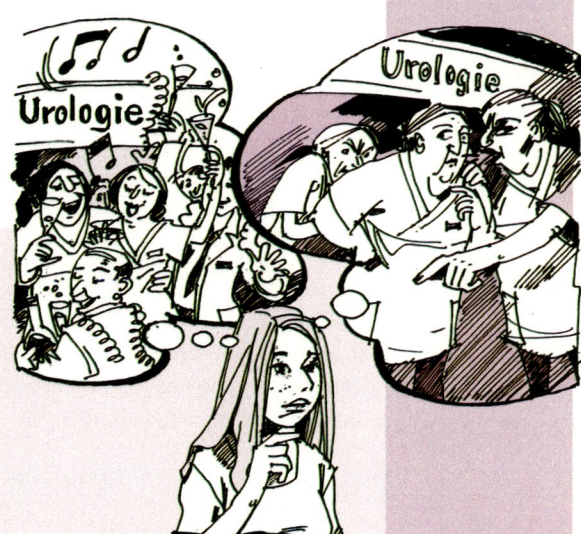

Pia fängt heute auf der urologischen Station an. In der Schule fand Pia die Urologie nicht besonders interessant. Von ihren Freundinnen aus der Klasse hat sie jedoch erfahren, dass das Arbeiten auf speziell dieser Station im Klinikum Gutleben sehr angenehm sein soll. „Das Team ist total super!", haben die begeistert erzählt.

1 Notieren Sie sich Ihre ersten Einfälle zu dem Satz: „Wir sind ein Team!". Schauen Sie sich Ihre Einfälle an, sind es eher positive oder negative Ausdrücke?

2 Was zeichnet ein „tolles Team" aus?

3 Wie würden Sie ein „schlechtes Team" beschreiben?

1.1 „Wir sind ein Team!"

Professionell Pflegende arbeiten überwiegend in Krankenhäusern und Altenheimen. In diesen Einrichtungen müssen Patienten oder Bewohner über 24 Stunden täglich betreut werden. Diese Aufgabe kann nur arbeitsteilig bewerkstelligt werden. Pflegende teilen sich die bei einem Patienten oder Bewohner anfallende Arbeit untereinander während der verschiedenen Schichten auf. Dies hat zur Folge, dass sie kooperieren und miteinander kommunizieren müssen. Die Gesundheitsprobleme der Patienten und Bewohner sind häufig so komplex, dass sie darüber hinaus auch mit anderen Berufsgruppen – Arzt, Ergotherapeut, Krankengymnast usw. – kooperieren müssen.

Arbeitszeit-modelle
Band 1, B 1.3

Eine Form der Arbeitsteilung in Pflegebereichen ist das Mehrschichtsystem.

In diesem System muss sich der Patient oder Bewohner mindestens dreimal täglich (bei einer Aufteilung in drei Schichten) auf eine neue Pflegeperson einstellen. Für die Pflegepersonen sind Übergaben notwendig, um eine kontinuierliche Pflege gewährleisten zu können. In den Übergaben geht es auch um die Arbeitsteilung; so wird beispielsweise darüber informiert, welche Arbeiten in der folgenden Schicht noch zu erledigen sind.

Übergabe
Band 1, E 2.3

Das jeweilige Pflegesystem ist eine weitere Form der Arbeitsteilung.

Aufgrund der Komplexität pflegerischer Aufgaben wird die Arbeit im **Pflegeteam** von den Pflegenden meist als hilfreich und bereichernd erlebt. Es gibt immer jemanden, der helfen kann, den man fragen kann oder bei dem man sich rückversichern

Pflegesysteme
Band 1, E 3

kann. Die Teamarbeit birgt jedoch auch die Gefahr in sich, dass sich keiner so richtig verantwortlich fühlt. Es gibt schließlich immer jemanden, auf den man die Verantwortung weiterschieben kann.

Team heißt aber nicht: **T**oll **e**in **a**nderer **m**achts ...

Ein **Team** (engl. für Arbeitsgemeinschaft, Arbeitsgruppe oder Mannschaft) ist eine Arbeitsgruppe von Personen, deren Fähigkeiten einander ergänzen und die zusammen verantwortlich an einer gemeinsamen Aufgabe arbeiten.

Die Zusammenarbeit in einem Team geht über eine bloße Arbeitsteilung hinaus. Die Teilaufgaben der einzelnen Teammitglieder müssen vielmehr aufeinander abgestimmt werden.

Beispiel: Wenn in einer Kinderstation ein Kleinkind mit Krampfanfällen unklarer Ursache eingeliefert, dann sind damit eine Vielzahl von Aufgaben verbunden. So müssen zum Beispiel das durch die Aufnahmevorgänge verunsicherte Kind und dessen Eltern beruhigt werden, die Versorgung mit Essen und Trinken muss organisiert werden, diagnostische Schritte müssen eingeleitet werden usw.

Für eine umfassende Diagnostik ist es hilfreich, wenn die Wahrnehmung aus verschiedenen Blickwinkeln (z. B. Angehörige, Pflegende, Arzt) miteinander kombiniert werden. Die individuellen Wahrnehmungen können und sollen sich dabei auch gegenseitig beeinflussen und ergänzen, wenn beispielsweise einer Pflegenden eine Besonderheit auffällt, die der Arzt dann genauer untersucht. Oder der Arzt gibt eine Information aus dem Angehörigengespräch an die verantwortliche Pflegeperson weiter, die diese für ihre Pflegeplanung benötigt.

Die sich gegenseitig ergänzenden Informationen in einer kooperativen Teamarbeit führen zu Synergieeffekten.

Synergie (griech.: synergia für Zusammenarbeit) bezeichnet eine Form der sich gegenseitig geschickt fördernden Zusammenarbeit.

Das kranke Kind und seine Eltern werden durch eine gute Zusammenarbeit der verschiedenen Berufsgruppen im Krankenhaus umfassender, also ganzheitlicher, wahrgenommen und somit individueller betreut und gepflegt. Der bekannte Grundsatz aus der Gestalttherapie bewahrheitet sich auch in der Pflege: Die Summe der Wahrnehmungen ist mehr als die einzelnen Teilwahrnehmungen. Man kann den Effekt vergleichen mit einem Orchester, das nur dann eine vollendete Symphonie aufführen kann, wenn die einzelnen Musiker gut miteinander harmonieren. Aber auch eine Fußballmannschaft wird umso erfolgreicher spielen, je besser sie als Team aufeinander eingespielt ist und sich gegenseitig die Bälle zuspielen kann.

ganzheitlich pflegen
Band 1, E 5

!

Eine Gruppe aus guten Einzelspielern kann nur als Team eine erfolgreiche Mannschaft werden.

Jedes Team entwickelt sich durch die gemeinsame Aufgabe. Sie ist der eigentliche Sinn und Zweck der Zusammenarbeit im Team. Bei einem Fußballteam ist es der Gewinn der Meisterschaft, bei einem Orchester eine gelungene Aufführung. Bei der Pflege ist es die optimale und individuelle Versorgung eines Menschen. Für das Lösen dieser Aufgabe ist das harmonische Zusammenspiel der Kräfte im Team notwendig. Eine gute Teamarbeit definiert sich nicht darüber, dass sich die einzelnen Teammitglieder mögen oder gemeinsame private Interessen und Vorlieben haben. Es genügt, wenn sie sich auf die gemeinsame Aufgabe einlassen und alles unternehmen, damit die Gruppe ihre Aufgabe erfolgreich löst. Die Verschiedenheit innerhalb einer Gruppe, die unterschiedlichen Kompetenzen und Fähigkeiten der einzelnen Teammitglieder beleben und bereichern die Teamarbeit. Die Kompetenz jedes Einzelnen vergrößert die Kompetenz des Gesamtteams. Auch hier gilt die Aussage der Gestaltpsychologie: „Die Summe ist mehr als die einzelnen Teile!" Das Team ist also gemeinsam wesentlich erfolgreicher in der Aufgabenbewältigung, als es ein einzelnes Teammitglied sein kann. Ziel einer guten Teamarbeit ist es, die Unterschiedlichkeit der einzelnen Mitarbeiter zum Vorteil der Pflegebedürftigen zu nutzen.

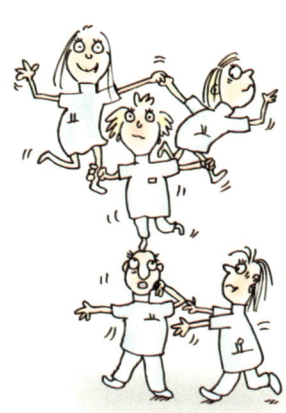

Ein Team ist mehr als die Ansammlung von Individuen!

Das Team ist eine außergewöhnliche Gruppe, die nach Christoph Haug[I] durch folgende Merkmale gekennzeichnet ist:

♦ die persönlichen Stärken der Einzelnen werden vereinigt, um besonders leistungsfähig zu sein
♦ die einzelnen Teammitglieder fühlen sich für die Teamziele verantwortlich und sind auch bereit, ihre persönlichen Interessen dem unterzuordnen
♦ die Mitglieder ermuntern sich gegenseitig und steigern damit die Gesamtleistung (Synergieeffekt)
♦ die einzelnen Aufgaben werden entsprechend den Fertigkeiten und Kenntnissen der Einzelnen sinnvoll koordiniert
♦ das zwischenmenschliche Klima ist geprägt von gegenseitigem Vertrauen und Offenheit

Damit das Team die unterschiedlichen Kompetenzen der Teammitglieder gut nutzen kann, bedarf es einer besonderen Form der **Arbeitsorganisation**. Für den Patienten eines Krankenhauses oder den Bewohner einer Altenhilfeeinrichtung ist es wichtig, trotz der vielen Personen und Berufsgruppen, mit denen er zu tun hat, Kontinuität und Beständigkeit zu erfahren. Daher ist es für ein Team wichtig, dass es seine Organisation transparent und für den Pflegebedürftigen durchschaubar macht.

Dies ist am besten durch eine konsequente Zuschreibung der Verantwortungen möglich. Bei einer **funktionellen** Pflegeorganisation, die nach reiner Arbeitsteilung organisiert wird, erlebt der Pflegebedürftige ständig wechselnde Personen mit jeweils unterschiedlichen Aufgaben. Mitunter wird es ihm sogar passieren, dass er den verschiedenen Personen immer wieder dasselbe erzählen muss, wenn diese nicht gut miteinander kooperieren. Bei einer verantwortlichen **Betreuungsorganisation** hat der Pflegebedürftige mit wenigen Personen zu tun, die sich gegenseitig umfassend informieren, sodass er den Eindruck bekommt, dass alle an einem Strang ziehen und er sich sicher und kompetent betreut weiß.

Pflegeorgani-
sationssysteme
Band 1, E 3
Übergabe
Band 1, E 2.2
ganzheitlich
pflegen
Band 1, E 5

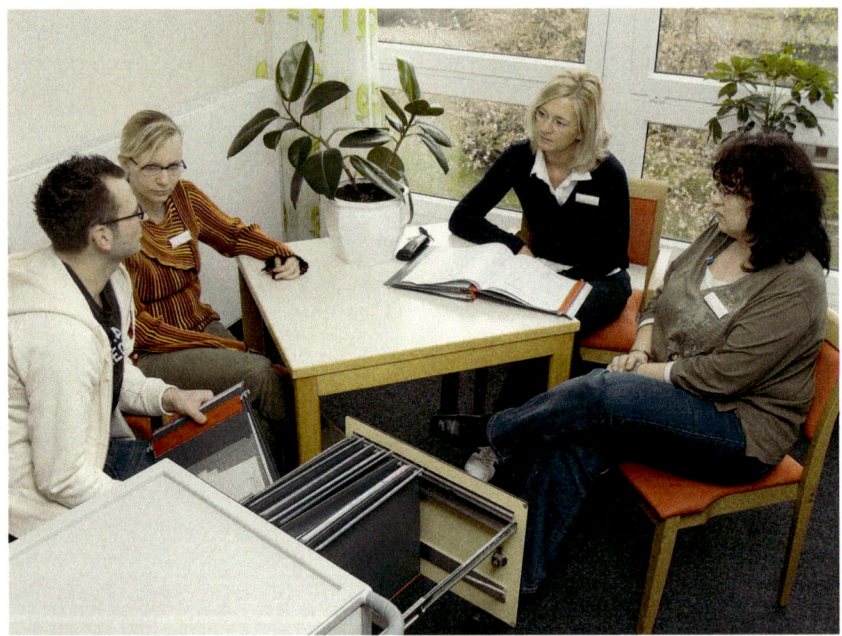

Multiprofessionelle Teamsitzung (Ärztin, Stationsleitung, Physiotherapeutin, Pflegefachkraft)

Leitziel
Band 1, A 1.4

Eine gute Zusammenarbeit im Team ist nur möglich, wenn alle Teammitglieder an der gemeinsamen Aufgabe mitarbeiten, sich mit dieser identifizieren. Das ist in der Pflege keinesfalls immer gegeben – verschiedene Meinungen zu den unterschiedlichen Verbandmaterialien oder die Zielsetzung bei der Pflege von Sterbenden oder schwerkranken Menschen kann zu „heißen" Diskussionen im Team führen.

Die Zusammenarbeit in der Arbeitsgruppe „Team" setzt bei den Einzelnen „Teamfähigkeit" voraus; das heißt: Sie übernehmen Verantwortung, indem sie sich nicht hinter den Leistungen anderer verstecken, aber sich auch nicht mit den Leistungen anderer schmücken. Teamfähige Menschen nutzen die Ideen anderer Teammitglieder als Bereicherung und können sich in ein Team einordnen.II

Um teamfähig zu sein, bedarf es also verschiedener Grundkompetenzen:

♦ Fähigkeit mit anderen zusammenzuarbeiten, d. h. sich in eine Gruppe einzuordnen und dennoch Verantwortung zu übernehmen

♦ Identifikation mit den gemeinsamen Zielen der Gruppe

♦ Akzeptanz gemeinsamer Spielregeln im Team

♦ Akzeptanz gemeinsamer Wertvorstellungen

♦ Entwicklung eines angemessenen „Wir-Gefühls"

1.2 Typische Teamprozesse

Die komplexen Aufgaben in der Pflege und Behandlung pflegebedürftiger Menschen können nur durch eine interagierende (= sich wechselseitig beeinflussende) Zusammenarbeit aller Beteiligten (als Team) gelöst werden. Das Team ist gekennzeichnet durch mehrere Personen, die an einer gemeinsamen Aufgabe zusammen arbeiten.

Bezugswissenschaft Sozialpsychologie:
Die Definition des Teams entspricht der Definition einer Gruppe.[III]

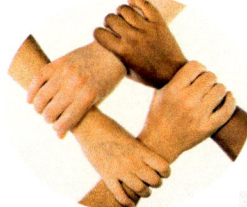

Identifikation mit gemeinsamer Bezugsperson

WIR-Gefühl

gemeinsame Ziele

räumlich/zeitlich/ funktionell von anderen abgegrenzt

teilen von Normen und Vorschriften

mehr Interaktion untereinander als nach außen

Das Team ist eine besondere Form von Gruppe. Es ist eine Arbeitsgruppe, die sich vor allem aufgrund einer gemeinsamen Aufgabe zusammengefunden hat. Sieht man sich diese Gruppe etwas genauer an, stellen sich folgende Fragen:

♦ Wer gehört alles zum Team?

♦ Wie lange arbeitet ein Team schon zusammen?

♦ Wie kommunizieren die Teammitglieder miteinander?

♦ Welche Rollendifferenzierung hat sich entwickelt?

♦ Welche Verhaltensnormen gibt es im Team?

♦ Wie ist das Wir-Gefühl entwickelt?

Die Frage, wer zum Team gehört, ist auch eine Frage nach der Größe des Teams. Zum Team gehören alle, die an der gemeinsamen Aufgabe mitwirken. Um ein Team zu bilden, braucht es mehr als zwei Personen, die zusammen an einer gemeinsamen Aufgabe arbeiten. Aber gibt es auch eine Obergrenze? Große Stationen haben oft mehr als 20 Mitarbeiter. Mit steigender Gruppengröße nimmt jedoch das Zusammengehörigkeitsgefühl und die Zufriedenheit der Mitglieder in einer Gruppe ab. Die optimale Teamgröße für komplexe Tätigkeiten liegt bei maximal zehn Gruppenmitgliedern. Die meisten Pflegeteams sind jedoch größer; daher ist es sinnvoll, wenn das Team sich in kleinere Behandlungsgruppen aufteilt.

Viele Teams durchleben immer wieder kleinere oder größere Kampfphasen. Wie Tuckman zeigte, sind diese Konfliktphasen für ein Team völlig normal. Für die Reifung sind sie sogar notwendig, denn ein Team reift – genauso wie ein Mensch – an den Problemen, die es im Lauf seines Lebens meistert. Dabei kann es allerdings auch zu schwierigen Situationen kommen, wenn beispielsweise eine Schicht gegen die andere arbeitet oder bestimmte Mitarbeiterinnen immer wieder hinter vorgehaltener Hand kritisiert werden. Diese Situationen sind Zeichen für verdeckte Konflikte im Team, die nicht offen besprochen werden. Für eine Schülerin ist es oft schwierig, damit umzugehen, weil sie leicht zwischen die Lager geraten kann.

> Die Schülerin sollte versuchen sich in solchen Situationen neutral zu verhalten, denn sonst besteht für sie die Gefahr, in die Schusslinie der Beteiligten zu geraten. Sie sollte die Situation, ihre Erlebnisse, Befürchtungen und mögliche Verhaltensweisen mit ihrer Praxisanleiterin oder ihrer Lehrerin besprechen.

Gesprächs-
techniken
Band 5, A 4

Interaktion
Band 5, A 7

Feedback
Band 5, A 4.1.3

Arbeitsgruppen können unterschiedliche **Kommunikationsstrukturen** entwickeln. Für die komplexen Aufgaben in Pflegeteams haben sich vernetzte Kommunikationsstrukturen als hilfreich erwiesen.

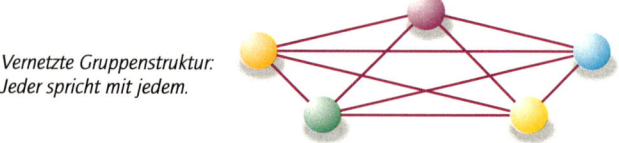

*Vernetzte Gruppenstruktur:
Jeder spricht mit jedem.*

Bei einer vernetzten Gruppenkommunikation spricht jeder mit jedem. Jede Kommunikation, die zur Bewältigung der gemeinsamen Aufgabe erforderlich wird, ist möglich. Es gibt keine hierarchischen Einschränkungen im Sinne von: „Der Schüler darf nicht mit dem Arzt sprechen!" oder: „Die Pflegeperson fragt den Schüler nicht nach seiner Wahrnehmung!" Jeder wird mit seiner jeweils individuellen Kompetenz gebraucht und jede Meinung ist wichtig. Diese Kommunikationsstruktur ist vor allem zur Lösung komplexer Aufgaben hilfreich, sie ist allerdings auch sehr aufwändig und zeitintensiv.

Einfache Routineaufgaben können mit einer „Rad-Struktur" schneller und mit weniger Fehlern erledigt werden. Bei dieser Kommunikationsstruktur gibt es eine Kommunikationsnabe, meist die Gruppen- oder Stationsleitung, bei der die Informationen zusammenlaufen und entsprechend den Notwendigkeiten wieder verteilt werden. Der Schüler hat dann nur seinen Bericht abzuliefern und bekommt anschließend gesagt, was noch zu tun ist. Einen für sich nachvollziehbaren Überblick über die Gesamtsituation kann er nicht entwickeln, da ihm viele Teile zum Informationspuzzle fehlen. In dieser Kommunikationsform wird nicht diskutiert. Es geht vielmehr um schnelle Kommunikation, allerdings gehen durch den mangelnden Austausch auch viele Informationen verloren.

*„Rad-Struktur" einer
Gruppenkommunikation:
Die Fäden laufen bei einer
Person zusammen.*

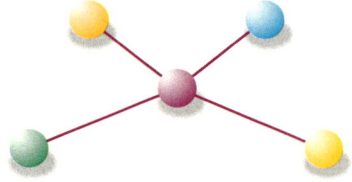

tion, d
zu übe

Ver
die

Die Le
lich, s
klar u
jeder N
seiner

Die V
Pflege
des Pf
Pflege
ist eine
oder C
wird c
immer
Daher
minde

In Kra
überne
gerin z

Für eir
antwo
Die inc
einer I
sonder

1.4

Füh
Ver

In der
cholog
sich ve
Grupp
Reakti
schen

◆ Bei
vor
dig
der

Keine der Kommunikationsformen hat nur Vorteile. Außerdem läuft auch die Team-arbeit, wie an den Phasen von Tuckman deutlich wurde, nicht immer einfach und reibungslos. Die Ansammlung von verschiedenen Menschen in einem Team führt auch immer wieder zu Schwierigkeiten in der Zusammenarbeit. Dies ist mit ein Grund, warum manche Pflegenden die Augen verdrehen und stöhnen, wenn sie von Team sprechen. Es gibt viele Teams, die große Probleme vor sich her schieben oder wie gelähmt vor ihren Problemen stehen. In der folgenden Tabelle sind einige Hindernisse und ihre möglichen Lösungswege aufgelistet:

mögliche Hindernisse	mögliche Lösungswege
unklare Kompetenzen und Verantwortungs-bereiche	Ziele und Aufgabenverteilung festlegen
unklare Ziele	sinnvolle und eindeutige Ziele wählen; Ziele regelmäßig überprüfen
mangelnde Transparenz von Informationen	regelmäßige Besprechungen im Team; Informationen schriftlich bekannt machen

Für eine gelingende Zusammenarbeit im Team müssen die einzelnen Teammit-glieder auch miteinander reden. Dabei ist es hilfreich einige Kommunikationsregeln im Team[V] zu beachten:

✔ Denken Sie daran, dass auch andere zu Wort kommen wollen.

✔ Es kann immer nur einer reden.

✔ Hören Sie aufmerksam zu, was andere Teammitglieder zu sagen haben.

✔ Halten Sie Blickkontakt zu der Person, die spricht.

✔ Sprechen Sie in der „Ich-Form", nicht von „man" oder „wir".

✔ Interpretieren Sie nicht, was Sie nicht verstanden haben, sondern fragen Sie nach.

✔ Versetzen Sie sich in die Lage des anderen.

✔ Vermeiden Sie es, die Beiträge anderer daraufhin zu untersuchen, was nicht funktionieren könnte, sondern suchen Sie nach Lösungen.

Diese Regeln weisen auch nochmals darauf hin, dass eine Teamarbeit nicht „einfach so" funktioniert. Das Team muss und will gepflegt werden. Ob sich der Aufwand für eine Teampflege lohnt und das Team erfolgreich zusammenarbeitet, hängt im Wesentlichen von drei Bedingungen ab:[VI]

Teams sind sinnvoll, wenn komplexe Aufgaben gelöst werden müssen.

Teams müssen die Verantwortung für ihre Aufgabe übertragen bekommen.

Die Teammitglieder müssen ihr individuelles Fachwissen dem Team zur Verfü-gung stellen und die Fähigkeit zur Zusammenarbeit entwickeln.

Feedback
Band 1, B 2

Regeln
Rückmeldung
Band 5, A 4.13

!

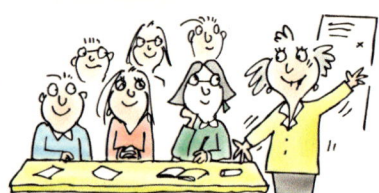

♦ Beim **demokratischen** Führungsstil bezieht der Führer die Gruppenmitglieder in die Planung und Festlegung der Aufgaben mit ein. Die Gruppenmitglieder werden an Entscheidungen beteiligt.

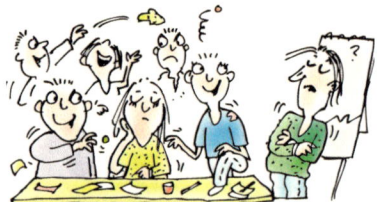

♦ Beim **Laissez-faire**-Stil nennt der Führer die Aufgabe, ohne sich jedoch weiter um die Gruppenmitglieder und die Arbeitsergebnisse zu kümmern. Man kann hier kaum von einer Führung sprechen.

Ergebnisse der Untersuchung von Lewin und Mitarbeitern waren:

♦ Mit dem demokratischen Führungsstil war die Mehrzahl der Schüler zufrieden.

♦ In den autoritär geführten Gruppen entwickelten sich mehr Frustration, Apathie (= Gleichgültigkeit) und Abhängigkeiten sowie Spannungen innerhalb der Gruppe.

♦ War der Führer anwesend, zeigte die autoritär geführte Gruppe etwas bessere Leistungen als die demokratische.

In der Praxis wird man diese „experimentellen" Führungsstile kaum in Reinkultur sehen. Eine gute Führungskraft handelt flexibel entsprechend den Anforderungen einer Situation.

Die **Stationsleitung** ist Dienstvorgesetzte für alle Mitarbeiterinnen des Pflegeteams. Sie fördert die Kooperation im Team. Dabei hilft es ihr, wenn sie ihre Mitarbeiterinnen mit ihren Stärken und Unzulänglichkeiten gut kennt, um sie entsprechend ihren Fähigkeiten einzusetzen oder deren Weiterentwicklung zu fördern. In **Mitarbeitergesprächen** (einmal im Jahr) können die Teammitglieder ihre individuellen Leistungen und ihre Berufsentwicklung mit ihrer Stationsleitung unter vier Augen besprechen. In diesen Gesprächen geht es zum einen um eine Rückschau auf das vergangene Jahr, zum anderen um eine Vorschau mit Zielvereinbarungen für das nächste Jahr. Im Wesentlichen geht es um folgende Themen:

♦ Rückschau auf die Arbeitsaufgaben und -ergebnisse des vergangenen Jahres

♦ Stärken, Schwächen, Interessen und Potenziale der Mitarbeiterin

♦ Zusammenarbeit und Kooperation mit der Stationsleitung und den Kollegen im Team

♦ Vereinbarung zukünftiger Aufgaben und Ziele der Mitarbeiterin

♦ Vereinbarung von Entwicklungsmaßnahmen zur Unterstützung der Mitarbeiterin.

Schüleranleitung
Band 1, B 2.4

Neben der individuellen Entwicklung und Förderung der Mitarbeiterinnen ist die Stationsleitung aber auch für die Überwachung und Organisation sämtlicher Arbeitsabläufe ihrer Station verantwortlich. Die Stationsleitung muss allerdings nicht alles allein machen, damit wäre sie überfordert. Sie kann auch bestimmte Leitungsaufgaben an andere Mitarbeiter im Team delegieren. So wird sie in der Regel die Praxisanleitung der Schülerinnen an eine dafür speziell ausgebildete Pflegeperson übertragen.

gesetzli
Rahmen
bedingu
der Aus
Band 1,

Die Stationsleitung hat als Leitung der Pflegeeinheit neben der Pflegequalität sowohl den Einzelnen als auch das Gesamtteam im Auge zu behalten und versucht die verschiedenen Interessen in ein ausgewogenes Verhältnis zueinander zu bringen. Das übergeordnete Ziel ist eine hohe Pflegequalität. Wenn eine Stationsleitung zu autoritär führt, engt sie die Kreativität ihrer Mitarbeiter zu sehr ein. Komplexe Aufgaben, wie sie in der Pflege immer wieder zu finden sind, erfordern jedoch kreatives Denken. Andererseits kann eine Stationsleitung, die ihre Mitarbeiter zu sehr allein lässt, das Erreichen ihrer Ziele nicht gewährleisten. Die Stationsleitung muss also als Moderator tätig werden, um eine gute Balance zwischen den gegensätzlichen Interessen zu ermöglichen.

1 Welche Vor- und Nachteile hat die Arbeitsteilung für die einzelne Pflegende bzw. für den einzelnen Pflegenutzer?

2 Wie ist Gruppe bzw. Team definiert?

3 Wer gehört üblicherweise zu einem Stationsteam?

4 Welche Vorteile hat die Teamarbeit in der Pflege?

5 Benennen Sie Nachteile der Teamarbeit.

6 Wer trägt welche Verantwortung im Pflegeteam?

7 Wann müssen Sie als Schülerin eine Aufgabe zurückweisen?

8 Welche Führungsstile können Sie unterscheiden?

1 Informieren Sie sich über das Team Ihrer Station.

  a) Überlegen Sie, wer alles dazugehört.

  b) Welche gemeinsame Aufgabe verbindet das Team?

  c) Welche Aufgabenverteilung finden Sie in diesem Team?

  d) Wie wird die Kooperation sichergestellt?

  e) Zeichnen Sie ein Organigramm Ihrer Station und vergessen Sie nicht Ihre eigene Position!

2 Diskutieren Sie die im Text genannten Führungsstile

  a) Welche Möglichkeiten der Teamentwicklung bietet der jeweilige Führungsstil?

  b) Welche Möglichkeiten der Konflikt- und Problembewältigung im Team sehen Sie im jeweiligen Führungsstil?

3 Zeichnen Sie drei Figuren auf ein großes Blatt Papier

  a) Figur A ist eine optimale Stationsleitung, Figur B ist eine optimale Teammitarbeiterin, Figur C eine optimale Schülerin. Tragen Sie die jeweiligen Merkmale und Eigenschaften jeder Person in das entsprechende Bild ein.

  b) Erörtern Sie Ihre Ergebnisse in der Klasse.

Vergnaud, Monique: Teamentwicklung. Urban & Fischer (Reihe Altenpflege professionell), München 2004

www.arbeitsblaetter.stangl-taller.at/KOMMUNIKATION/Anfangsprobleme.shtml

2   Eine Vielzahl von Berufen

Olga hat heute ihren Studientag. Sie muss eine Hausarbeit zu der Krankengeschichte eines Bewohners schreiben. Sie hat sich Marie-Luise Funke, 76 Jahre,
ausgesucht. Frau Funke wurde erst kürzlich in der Einrichtung aufgenommen.
Zuvor war sie in der Städtischen Rehabilitationsklinik Gutleben, wo sie aufgrund
eines Apoplexes behandelt wurde. Frau Funke leidet an einer Hemiparese und
hat Sprachstörungen, sie reagiert depressiv.

1   Stellen Sie Vermutungen an, welche Berufsgruppen an der Behandlung und
    Pflege von Frau Funke beteiligt sind.
2   Überlegen Sie, wo es Berührungspunkte zwischen Pflege und Rehabilitation
    geben könnte.
3   Wer entscheidet eigentlich über die Beteiligung welcher Berufsgruppen an der
    Behandlung eines Patienten/Bewohners?
4   Welche Informationswege für die Zusammenarbeit der verschiedenen Berufs-
    gruppen kennen Sie?

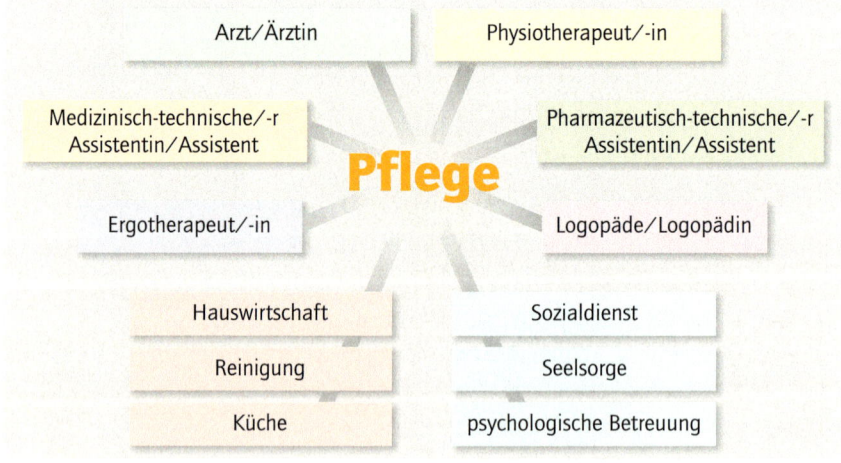

2.1   Was macht eigentlich … –
        Berufsbilder im multiprofessionellen Team

Physiotherapeut

Die Physiotherapie ist eine Bewegungstherapie, die sich an der Physiologie und der
Pathologie orientiert. Aus einer ursprünglich orthopädisch-chirurgischen Ausrichtung entwickelten sich Behandlungskonzepte auch für andere Bereiche der Medizin, wie z. B. Frauenheilkunde und Geburtshilfe, Kinderheilkunde oder Psychiatrie.

Bewegungs-
system
Band 2, F 1

Physiotherapie ist die Behandlung bestimmter Krankheiten mit naturgege-
benen und physikalischen Mitteln wie Wasser, Wärme, Licht, Luft, Strom.

Die Behandlungskonzepte zielen auf Hilfen zu Entwicklung, Erhalt und Wiederherstellung von Funktionen im somatischen und psychischen Bereich. Spezielle Behandlungstechniken werden eingesetzt bei Störungen des Bewegungsapparats, des Nervensystems und bei Erkrankungen der inneren Organe und der Psyche. Beispiele für Behandlungstechniken sind: Maßnahmen der physikalischen Therapie (Massagen, Elektrotherapie, Kälte- und Wärmebehandlung) oder Krankengymnastik.

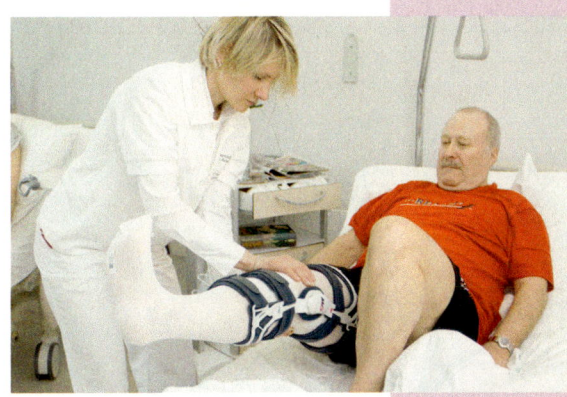

Berufsverband im Internet: www.zvk.org

Ergotherapeut

Der Berufsverband der Ergotherapeuten definiert Ergotherapie auf seiner Internetseite folgendermaßen:

> Ergotherapie unterstützt und begleitet Menschen jeden Alters, die in ihrer Handlungsfähigkeit eingeschränkt oder von Einschränkung bedroht sind. Ziel ist, sie bei der Durchführung für sie bedeutungsvoller Betätigungen in den Bereichen Selbstversorgung, Produktivität und Freizeit in ihrer persönlichen Umelt zu stärken. Hierbei dienen spezifische Aktivitäten, Umweltanpassung und Beratung dazu, dem Menschen Handlungsfähigkeit im Alltag, gesellschaftliche Teilhabe und eine Verbesserung seiner Lebensqualität zu ermöglichen.[IX]

Im Unterschied zur Arbeitstherapie sind die vorrangigen Ziele der Ergotherapie also nicht der Erwerb von Fertigkeiten wie z. B. Pünktlichkeit, Ausdauer und Frustrationstoleranz zur Wiederherstellung der Arbeitsfähigkeit, sondern allgemein die Erweiterung von Handlungskompetenzen. Die Zielgruppe ist hinsichtlich der Alterstruktur dementsprechend breit gefächert. Behandelt werden Kleinkinder (z. B. Förderung der Koordination von Bewegungen) genauso wie pflegebedürftige alte Menschen.

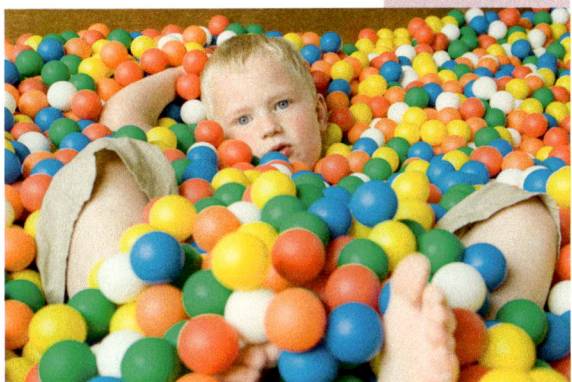

Berufsverband im Internet: www.ergotherapie-dve.de

Logopäde

Logopäden arbeiten in Krankenhäusern, Fach- und Rehakliniken oder als Selbstständige in eigenen logopädischen oder interdisziplinären Praxen. Häufig werden Logopäden auch im Frühförderbereich und in Sonderschulen eingesetzt.

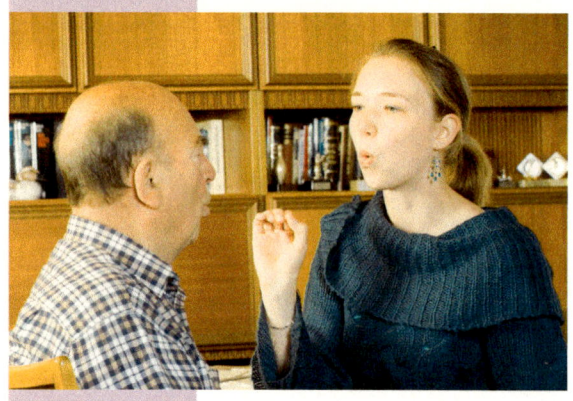

Logopädie gehört zu den nichtärztlichen Heilberufen und umfasst in der Diagnose und Therapie Sprach-, Sprech-, Stimm- und Schluckstörungen von Menschen aller Altersgruppen. Als Beispiele seien Kleinkinder mit Problemen im Spracherwerb, Berufstätige mit hoher stimmlicher Belastung (Erzieherinnen, Lehrerinnen, Schauspieler, ...) und Erwachsene mit neurologischen Erkrankungen (Morbus Parkinson, Schlaganfall, ...) genannt.

Ziel ist das Erreichen einer für den Patienten befriedigenden Kommunikationsfähigkeit.

Berufsverband im Internet: www.dbl-ev.de

Medizinisch-technischer Assistent (MTA)

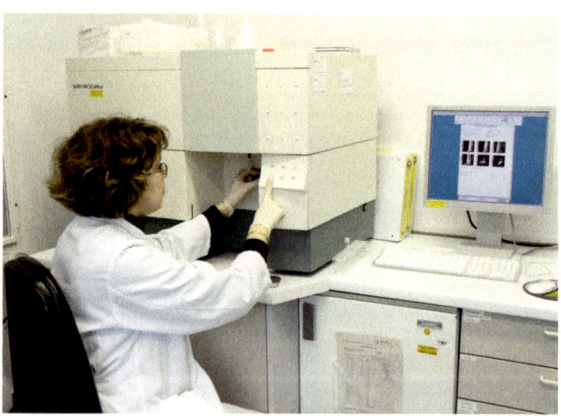

Der Beruf des Technischen Assistenten in der Medizin ist vielfältig und sehr breit gefächert. MTAs arbeiten selbstständig und eigenverantwortlich in den unterschiedlichsten Bereichen der Medizin. Sie sind notwendig in der Diagnostik und der Therapie und werden auf Anforderung eines Arztes tätig.

MTAs sind an Krankenhäusern, Laboratorien, freiberuflich oder auch in der Industrie beschäftigt. Sie werden in vier verschiedenen Richtungen ausgebildet:

Laboratoriumsmedizin: (MTAL)	Histologie/Zytologie Klinische Chemie Hämatologie Mikrobiologie
Radiologie: (MTAR)	Radiologische Diagnostik Strahlentherapie Nuklearmedizin Dosimetrie und Strahlenschutz
Funktionsdiagnostik: (MTAF)	im Bereich Neurophysiologie HNO Pneumologie Kardiovaskuläre Funktionsdiagnostik
Veterinärmedizin: (MTAV)	wie MTAL, nur bei Tieren Lebensmitteluntersuchungen

Berufsverband im Internet: www.dvta.de

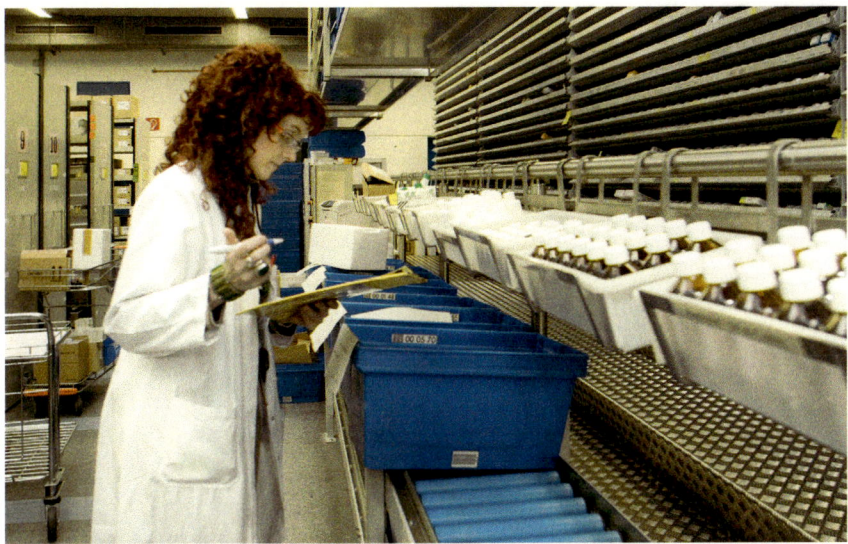

Pharmazeutisch-technischer Assistent (PTA)

Die Tätigkeitsfelder im Beruf des Pharmazeutisch-technischen Assistenten sind die öffentliche Apotheke, die Krankenhausapotheke und die Industrie. PTAs sind qualifizierte Mitarbeiter, die unter Aufsicht eines Apothekers an der Entwicklung, Herstellung, Prüfung und Abgabe von Arzneimitteln mitwirken. Die Arbeit verlangt Konzentration und Genauigkeit.

Im Tätigkeitsfeld Krankenhausapotheke erfordern die Arbeitsabläufe auch selbstständiges Arbeiten. In dem Bereich Offizin (‚die = Arbeitsräume einer Apotheke), wo die Versorgung der Stationen mit Arzneimitteln stattfindet, sind die Pflegekräfte die „Kunden" der Krankenhausapotheke. Andere Arbeitsbereiche sind

♦ die Galenik (= Lehre von den natürlichen [pflanzlichen] Arzneimitteln)
♦ das analytische Labor (Untersuchung von Rohstoffen zur Herstellung von Arzneimitteln)
♦ die sterile Abteilung (Herstellung steriler Lösungen für z. B. Infusionen)
♦ die zentrale Zystostatikaherstellung (Herstellung von Medikamenten zur Krebsbehandlung)

Berufsverband im Internet: www.bvpta.de

Sozialdienst, Seelsorge und psychologische Betreuung

Zur ganzheitlichen Pflege nach einem bio-psychisch-sozialen Gesundheitsmodell gehört selbstverständlich auch die Pflege des „nicht-somatischen" Bereichs, d. h., hier stehen soziale und psychische Belange und Bedürfnisse des Patienten oder Bewohners im Vordergrund.

Das Tätigkeitsspektrum der Sozialarbeit reicht von Beschäftigungsangeboten bis zur Unterstützung beim Ausfüllen von Anträgen für Rehamaßnahmen oder Heimhilfe. Lösungsorientierte Gesprächsangebote und Beratung zur Gestaltung der Lebensplanung sind ein Schwerpunkt des Sozialdienstes. Der **Sozialdienst** ist für die Patienten und Betreuten eine wichtige Schnittstelle innerhalb der Institution

ganzheitlich
pflegen
Band 1, E 5

(z. B. Pflegepersonal, Seelsorge, Psychologen) und zwischen der Institution und externen Dienstleistungs- und Beratungsangeboten (z. B. Sucht- und Rehakliniken, Hospizhilfe, Essen auf Rädern, Tagesbetreuung, Amt für soziale Dienste).

Religion und
Krankheit
Band 1, A 1.3

Gerade in Krisensituationen, wie z. B. bei einem Krankenhausaufenthalt, haben die Menschen den Wunsch nach spirituellem Beistand. Die **Krankenhausseelsorge** widmet sich diesen Bedürfnissen, ist Bindeglied zur eigenen Gemeinde und ist ein wichtiger Partner bei der Begleitung und Betreuung Kranker und auch Sterbender. Zunehmend besser wird auch die Zusammenarbeit zwischen den Vertretern der unterschiedlichen Religionen und Religionsrichtungen. Ökumenische Gottesdienste und Gesprächskreise sind keine Seltenheit und auch gemeinsame Veranstaltungen mit Christen und Muslimen stoßen auf immer mehr Interesse.

Krankenhausseelsorge

Auch der Aufgabenbereich der **Psychologen** ist breit gefächert. Psychotherapeutische und neuropsychologische Diagnostik (Zusammenhänge von Nervensystem und psychischen Vorgängen) und die entsprechenden Interventionen gehören genauso zum Tätigkeitsprofil wie Krisenintervention, Kurzzeittherapie oder die Begleitung bei der Krankheitsbewältigung. Häufig werden Psychologen auf onkologischen Stationen, in der Kinder- und Jugendmedizin, der inneren Medizin oder geriatrischen Stationen eingesetzt.

Der Bereich Hauswirtschaft, Reinigung und Küche

Dieser Aufgabenbereich umfasst eine Vielzahl von verschiedenen Tätigkeiten, die für die Versorgung und den reibungslosen Ablauf in den Institutionen Krankenhaus oder Altenheim notwendig sind. Er umfasst einfache Tätigkeiten, die von angelernten Kräften ausgeführt werden können, genauso wie Tätigkeiten, für die eine 3-jährige Ausbildung notwendig ist wie z. B. Hauswirtschaftskraft und Koch.

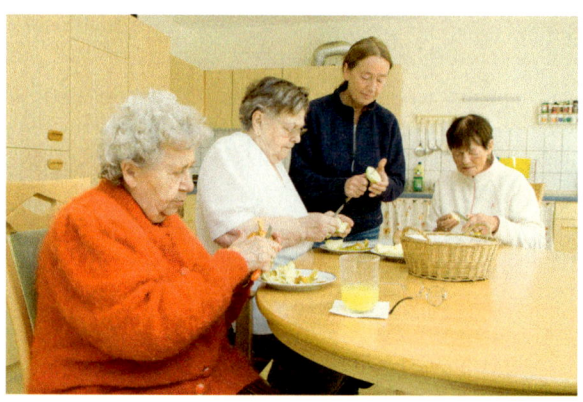

Eine Mitarbeiterin aus der Hauswirtschaft betreut Bewohnerinnen während einer gemeinschaftlichen Aktivität in einem Pflegeheim

Im Rahmen neuer Ideen wie z. B. dem Wohnküchenkonzept in der stationären Altenpflege kommt den Mitarbeitern der Hauswirtschaft eine veränderte Bedeutung zu. Sie stehen als Präsenzkräfte und Alltagsbegleiterinnen in engem Kontakt mit den Bewohnern. Dieses Konzept sieht die „Ambulantisierung" der stationären Altenpflege vor, bei dem ständig ausgebildete oder angelernte Kräfte aus dem traditionell hauswirtschaftlichen Bereich vor Ort sind und Pflegekräfte zu speziellen Einsätzen in Erscheinung treten.

Häufig ist der Arbeitgeber des Reinigungs- und Küchenpersonals nicht mehr das Krankenhaus oder der Träger direkt, sondern sie sind aus finanziellen Gründen „outgesourct", d. h. bei Firmen angestellt, die im Auftrag des Krankenhauses bzw. des Trägers tätig werden. Ein anderen Trend ist der Einsatz von Servicekräften aus dem Hotelfach im Krankenhaus. Ziel hier ist die Optimierung der nichtmedizinischen Versorgung sowie die Entlastung der Pflegekräfte.

Teamarbeit
Band 1, C 1

2.1.1 Arbeiten in einem multiprofessionellen Team

In einem Krankenhaus oder Altenheim hat das Pflegepersonal die häufigsten Kontakte zu den Bewohnern und Patienten. Daraus ergibt sich, dass die Pflege die zentrale Stelle für die Koordination der interdisziplinären Arbeit ist.

interdisziplinär = zwischen Spezialgebieten (Disziplinen)

multiprofessionell = viele Berufe (Professionen) umfassend

Die beiden Begriffe interdisziplinär und multiprofessionell werden häufig zur Beschreibung gleicher Arbeitszusammenhänge benutzt. Sie stehen für die Zusammenarbeit und Teamarbeit verschiedener Berufe und Berufszweige.

Die Arbeit der verschiedenen Spezialisten garantiert eine professionelle Versorgung hoher Qualität. Die Spezialisierung steht aber auch dem Anspruch an eine Ganzheitlichkeit der Pflege gegenüber. Mit der Spezialisierung kann der Gesamtzusammenhang aus dem Blickfeld geraten: Zwar erfolgen große Bemühungen in den Teilbereichen, das Gesamtwohl wird dabei jedoch aus dem Auge verloren.

Deshalb ist es sinnvoll, die einzelnen Bemühungen zu bündeln. Wo keine direkte Teamarbeit möglich ist, kann die Zusammenführung der Spezialisierungen als Notwendigkeit zur effektiven Pflege in einer **Fallbesprechung** erfolgen.

Fallbesprechung

WER?	alle, die an der Diagnose, Behandlung und Pflege beteiligt sind
WAS?	alle Informationen, die zur Behandlung und Pflege eines Bewohners oder Patienten notwendig sind, z. B. Anamnese, Diagnose, aktuelle Situation, …
WOZU?	gemeinsame Planung des Pflegeprozesses

Die gemeinsame Fallbesprechung ist Schnittpunkt der interdisziplinären Arbeit. Fallbesprechungen können aber auch zur Optimierung (= die Ermittlung der günstigsten Lösung für bestimmte Zielstellungen) multiprofessioneller Teamarbeit

Fallbesprech-
nung
Band 1, C 3.1
Band 5, F 4

dienen. Die Methode „Fallbesprechung" passt zu den Anforderungen an ein multi-professionelles Team. Hier gelten die gleichen Kriterien wie für Teamarbeit allgemein:

♦ Es findet ein zielorientierter Entscheidungsprozess statt.

♦ Maßnahmen der Spezialisten werden in einem übergeordneten Schema zusammengefasst.

Damit gerät der Gesamtzusammenhang nicht aus dem Blickfeld und die einzelnen Maßnahmen sind aufeinander abgestimmt.

Ein wichtiges Hilfsmittel dabei ist ein **Dokumentationssystem**, in dem jeder Mitarbeiter die Möglichkeit hat, seine Beobachtungen zu beschreiben und sich selbst über die Beobachtungen der anderen im Pflegeteam zu informieren. Neben der schriftlichen Dokumentation gehört die mündliche Informationsweitergabe an alle beteiligten Personen natürlich immer dazu.

Pflegedokumen-
tation
Band 1, F 2

Die Arbeit in einem multiprofessionellen Team ist interessant und oft eine Herausforderung, denn diese Form der Arbeit ist nicht immer ganz einfach. Häufig sind mit multiprofessionellem Arbeiten auch spezielle Ängste verbunden: „Wird meine Arbeit wertgeschätzt?", „Werde ich mit meiner Profession in dem Team anerkannt?", „Habe ich genügend Zeit für meine ureigenen Tätigkeiten?" oder „Muss ich artfremde Tätigkeiten übernehmen?" Hier gilt es, sowohl individuelle als auch teambezogene Lösungsstrategien zu finden.

Unterstützungs-
syteme
Band 1, C 3.3

2.1.2 Ein spezielles multiprofessionelles Team – Pflege als Ko-Therapeut

Im Internet könnte folgende Homepage stehen:

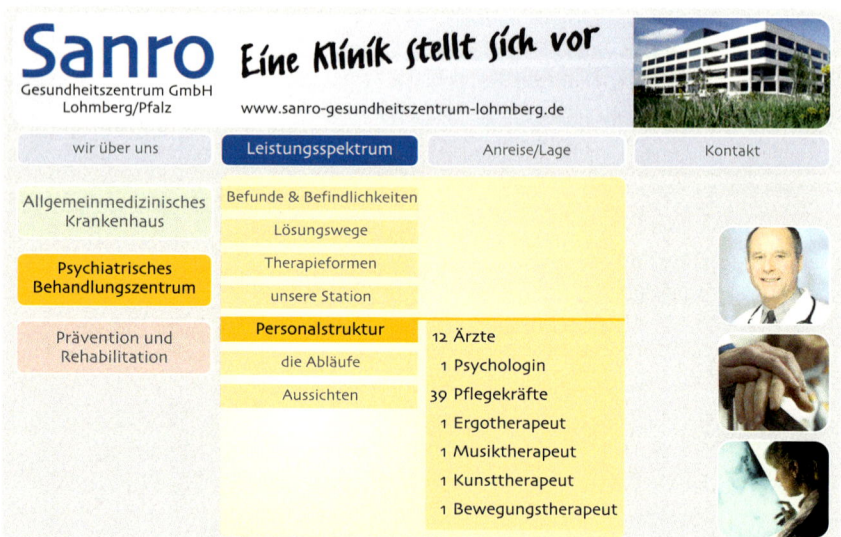

In dieser Form der multiprofessionellen Teamarbeit übernimmt die Pflege die Aufgabe des **Ko-Therapeuten** in den ärztlich geleiteten, berufsübergreifend organisierten und integrierten Behandlungsprogrammen.

Die Aufgaben der Pflegekräfte sind hier breit gefächert. Sie sind als Präsenzmitarbeiter (= immer auf Station erreichbar) in der Funktion des Ansprechpartners und Alltagsbegleiters. Oft haben sie den ersten oder häufigsten Kontakt zu den Bewohnern einer Station. Das kann auch bedeuten, dass Patienten sich in einer akuten Krise zunächst an das Pflegepersonal wenden. Somit gehört Krisenmanagement genauso selbstverständlich zu den Aufgaben wie pflegerische Arbeiten, z. B. Medikamentenverteilung oder Notfallversorgung.

Die Pflege als Ko-Therapeut zeichnet sich durch ein mehrdimensionales Anforderungsprofil aus. Auch die Mitarbeit in therapeutischen Gruppenprozessen gehört in den Aufgabenbereich. Dazu zählt neben der Begleitung und Unterstützung therapeutischer Gruppensitzungen auch die Beobachtung der Umsetzung therapeutischer Ziele im Alltag und der Einhaltung von Absprachen.

Hier ist in besonderer Weise multiprofessionelles Arbeiten gefordert: zum einen im Austausch mit den verschiedenen Berufsgruppen und zum anderen beim Einfügen der eigenen Kompetenzen in einen größeren übergeordneten Zusammenhang.

2.2 Kontakt nach „draußen"

Nicht nur die Zusammenarbeit mit anderen Berufen prägt das gemeinsame Handeln. Es gibt eine Reihe von weiteren Schnittstellen mit anderen Gruppen.

2.2.1 Schnittstelle soziales Netzwerk – Angehörige, Zugehörige und Freunde

Einer der wesentlichen gesundheitsfördernden Faktoren ist die soziale und emotionale Unterstützung der Patienten und Bewohner. Von sozialer Unterstützung kann gesprochen werden, wenn die Interaktion zwischen den einzelnen Mitgliedern des sozialen Netzes vom Patienten oder Bewohner als hilfreich und wertvoll bewertet wird. Soziale Unterstützung dient der Wiederherstellung eines stabilen Selbstbildes und des emotionalen Gleichgewichts, der Stärkung der Selbstheilungskräfte und der Verhinderung kognitiver Desorientierung. Voraussetzung dafür ist allerdings, dass die Unterstützungsangebote auch eine positive Bewertung von Seiten des Kranken bzw. Bewohners erfahren, um ihre positive Wirkung erreichen zu können. Unterstützungsangebote, die als nicht stimmig erlebt werden, haben eine völlig andere Auswirkung und sind dem Prozess einer Krankheits- und Lebensbewältigung nicht förderlich.

Selbstbild, Salutogenese Band 1, H 1

Beispiel: Vor einer Woche wurde auf Pias Station der 3-jährige Pascal aufgenommen. Der kleine Patient hat schon eine Reihe von Untersuchungen hinter sich gebracht, es ist aber nicht klar, wie lange er noch im Krankenhaus bleiben wird. Seine Mutter ist immer dabei, tröstet ihn, spielt mit ihm. Pia ist hin- und hergerissen: Einerseits findet sie es gut und richtig, dass die Mutter Pascal so viel Unterstützung gibt, andererseits ist sie genervt von der jungen Frau, die ständig irgendwelche Erklärungen haben möchte und damit den Arbeitsablauf aufhält. Pia überlegt, wie sie den Konflikt lösen kann.

Burnout
Band 1, H 8.2

Zur Bewältigung einer Krankheit und Wiederherstellung der Gesundheit ist eine Familie häufig in der Lage, eine enorme Kraftanstrengung und außerordentliche Leistungen zu vollbringen. Nicht selten gehen die Familien oder Zugehörigen bis an ihre eigenen Grenzen, an denen das eigene Erkrankungsrisiko steigt.

Die Institutionen Altenheim und Krankenhaus stellen zusätzliche Anforderungen an die An- und Zugehörigen: Neben der Bewältigung der Krankheits- und Lebenssituation muss auch eine Auseinandersetzung mit der Institution und den die Institution tragenden Personen stattfinden. Das heißt für Angehörige, sie müssen sich zurechtfinden in einem ungewohnten System von Regeln, Normen und Personen.

> Pflege kann sich nicht nur auf den einzelnen Patienten oder Bewohner beziehen, sondern muss soziale und familiäre Prozesse berücksichtigen.

Angehörige
Band 5, J 3

Angehörige, Zugehörige und Freunde stellen vermehrte Anforderungen an die Pflegekräfte und sind gleichzeitig als Ressource für soziale und emotionale Unterstützung nicht ersetzbar. Die Einbindung der Angehörigen in den Pflegeprozess ist eine große Herausforderung an die Pflegekräfte. Angehörige, Zugehörige und Freunde gehören mit zu einem Team, dessen Aufgabe die Wiederherstellung der Gesundheit des Patienten ist. Wie auch bei allen anderen Teams sind hier die zielorientierten (hier: patientenorientierten) Entscheidungen in einem übergeordneten Schema (hier: die Wiederherstellung der Gesundheit) ein Merkmal der guten Zusammenarbeit.

2.2.2 Schnittstelle Ehrenamt

Es gibt keine einheitliche Kennzeichnung und Verwendung für den Begriff Ehrenamt. Synonym werden auch die Begriffe Freiwilligenarbeit, soziales Engagement oder Laienhelfer und Nicht-Professionelle benutzt.

Ehrenamtliche bieten etwas an, was professionell Pflegende nicht leisten können. Die Hilfe der Ehrenamtlichen basiert auf „Laienkonzepten", d.h. Bewertungen, Erwartungen und Erklärungen, die aus den Alltagsvorstellungen heraus entstehen. Somit bieten Ehrenamtliche Hilfe an, wie man sie in der Familie, der Nachbarschaft oder dem Bekanntenkreis gewohnt ist oder erwarten würde.

„Grüne Dame" in einem Kölner Krankenhaus

Allerdings kann sich daraus auch ein Mangel für die ehrenamtlichen Mitarbeiter selbst ergeben:

- hinsichtlich selbstpflegerischer Aspekte, d.h. die Notwendigkeit, sich in emotional hoch belasteten Situationen Unterstützung zu organisieren und
- das Wissen um pflegerische Konzepte und Pflegeangebote steht nicht zur Verfügung.

Schulung und Fortbildung für ehrenamtliche Helfer können dazu beitragen, Wissen und Kompetenzen zu erweitern, aber auch ihre Pflichten verdeutlichen. Als Beispiel sei hier der Umgang mit der Schweigepflicht zu nennen, der die ehrenamtlichen Helfer unterliegen.

Fortbildungskalender 20.. „Alt sein – behütet sein"
Freiwillige und ehrenamtlich Tätige in der Sanro Stiftung Mensch e.V.

Die Seminare finden in den Räumen des Sanro Gesundheitszentrums in Lohmberg, Bleichwiese 54–58 statt. Beginn: 09:00 Uhr, Ende: 17:00 Uhr. Alle Teilnehmer sind zum Mittags- und Kaffeetisch eingeladen; Getränke werden gestellt.

Mindestteilnehmerzahl: 7
max. Teilnehmerzahl: 18
Referenten:
Frau Dr. Silius und
Herr Sempthäuser von der
Sanro Stiftung Mensch e.V.

Sie können sich für **eine** Fortbildung fest anmelden. Weitere Veranstaltungen können Sie besuchen, wenn diese nicht ausgebucht sind.
Bitte melden Sie sich rechtzeitig an!
Wir danken Ihnen für Ihr Engagement! Ohne Ihren Einsatz ist unsere Arbeit nur die Hälfte wert!

Seminartitel/Inhalt	Termin
Die Sanro Stiftung kennen lernen. Überblick über Angebote, Leistungen und Kosten. Welche Trägerkonzeptionen gibt es? Welche gesetzlichen Grundlagen betreffen das Thema „Pflege"? Was muss bei Patientenverfügungen beachtet werden?	14. März 20..
Demenz und Alltag. Wie verändern sich die Sinne im Alter? Was bewirken altersbedingte Krankheiten? Wie verändert sich die Kommunikation mit Dementen? Demenz bei einem nahen Angehörigen – was kann die Familie tun? Wie können wir uns als Pflegende selbst den Alltag erleichtern?	23. Mai 20..
Krankheit im Alter. Welche Krankheiten und Behinderungen treten im Alter auf? Medizinische Grundlageninformationen zu Anatomie, Physionomie, Psychologie und Prävention, Behandlungs- und Diagnostikmethoden kennen lernen.	19. Sept. 20..
Recht, Würde, Betreuung. Was ist das Pflegeversicherungsgesetz? Rechtliche Betreuung nach dem BGB – wie geht das? Rechte des Betreuten, Pflichten des Betreuers.	7. Nov. 20..

Die Schnittstelle zwischen Pflege und Ehrenamt bedeutet, dass die Pflege auf die Ressourcen der Ehrenamtlichen zurückgreift, Alltagsnetzwerke entstehen lässt, aber gleichzeitig nicht den Kontakt zu den Patienten und Bewohnern verliert, der für die ganzheitliche und qualitativ hochwertige Pflege notwendig ist. Pflege muss bereit sein zu einer Kooperation und darf das Ehrenamt nicht als Konkurrenz betrachten. Nicht zuletzt auch, weil unter dem zunehmenden ökonomischen Druck das ehrenamtliche Engagement immer wichtiger wird.

Im Besonderen sollen hier die Gruppen der freiwilligen Helfer wie die „grünen Damen", Hospizhelfer, FSJler und die Praktikanten Erwähnung finden. Es gibt aber noch viele weitere Vereine und Organisationen, die sich ehrenamtlich engagieren. Hospizhelfer beispielsweise bieten Unterstützung in der letzten Lebenszeit in Form von Begleitung, Gesprächen, Sitzwachen, spielen, vorlesen, spazieren gehen, musizieren, aktivieren ...

Alle gemeinsam tragen die Sorge für ein würdevolles Leben und Alter.

?

1 Welche Berufsgruppen treffen Sie bei Ihrer Arbeit in einer stationären Altenpflegeeinrichtung?

2 Beschreiben Sie die Tätigkeiten der Berufe „Ergotherapeut" und „Pharmazeutisch-technischer Assistent".

3 Wem begegnet ein Patient im Krankenhaus innerhalb von 24 Stunden?

4 Beschreiben Sie Merkmale eines multiprofessionellen Teams.

5 Welche Vorteile hat die Zusammenarbeit in einem multiprofessionellen Team?

6 Was bedeutet „Pflege als Ko-Therapeut"?

7 Welchen Beitrag können Angehörige und Zugehörige zur Krankheitsbewältigung des Patienten leisten?

8 Was sind „Laienkonzepte"?

9 Beschreiben Sie mindestens 5 Tätigkeitsfelder von ehrenamtlichen Helfern.

1 Sie haben einen ersten Eindruck von der Vielfalt eines Teams gewonnen. Überlegen Sie nun Ihre Rolle im Team, Ihre Aufgaben und Grenzen. Skizzieren Sie Ihr Ergebnis schriftlich – in Form eines Organigramms, einer Mindmap o. Ä.

2 Informieren Sie sich über eine Klinik, in der die Pflege die Aufgabe als Ko-Therapeut übernimmt.

a) Was unterscheidet die Arbeit auf dieser Station von der Arbeit auf anderen Stationen?

b) Welche Bereiche kennen Sie, die eine ähnliche Personalstruktur aufweisen?

c) Welche persönlichen Kompetenzen sind für diese Arbeit erforderlich?

Führen Sie anschließend in Kleingruppen ein Vorstellungsgespräch durch, bei dem Sie sich um eine solche Stelle bewerben.

3 Führen Sie ein kurzes Interview mit einer „grünen Dame" (oder einer Hospizhelferin). Benutzen Sie den folgenden Gesprächsleitfaden:

a) Was sind grüne Damen und warum heißen sie so?

b) Wie sind Sie zu den grünen Damen gekommen?

c) Wie oft sind Sie tätig?

d) Wie sehen Sie Ihre Rolle in Bezug auf die Zugehörigkeit zur Institution und in Bezug auf Ihre Beziehung zu den Menschen, die Sie betreuen?

e) Was macht Ihre Arbeit für Sie so wertvoll oder was macht Ihnen an Ihrer Arbeit so viel Spaß, dass Sie viele Stunden Freizeit dafür opfern?

(Modifizieren Sie Ihre Fragen entsprechend, wenn Sie für Ihr Interview einen anderen ehrenamtlichen Helfer auswählen.)

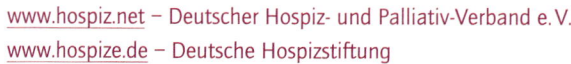

www.hospiz.net – Deutscher Hospiz- und Palliativ-Verband e. V.
www.hospize.de – Deutsche Hospizstiftung

3 Unterstützungssysteme für Pflegende

Dienstbesprechung in der Frühschicht. Olga sitzt neben ihrer Praxisanleiterin Silke Fischer, einer dynamischen, aufgeschlossenen, jungen examinierten Pflegefachkraft. Es sind alle Kolleginnen zum Dienst erschienen, eigentlich eine gute Voraussetzung ... aber es ist, wie fast jeden Morgen:

Es stehen viele Aufgaben an und bei der Verteilung der Arbeit wird die Stimmung im Team immer schlechter. Zwei Mitarbeiterinnen fangen an zu streiten und eine andere klagt vehement: „Das schaffen wir nie! Es ist doch immer das Gleiche! Wir sind einfach zu wenig Kolleginnen hier ..."

Olga fühlt sich überhaupt nicht wohl in dieser Situation. Sie ist froh, als die Dienstbesprechung zu Ende ist, und spricht bei nächster Gelegenheit mit ihrer Praxisanleiterin über die schlechte Grundstimmung auf Station. Silke meint, sie könne sich eine Supervision zur Lösung dieser konflikthaften Situation im Team gut vorstellen. Olga weiß nicht recht, ob das das Richtige ist, sie weiß gar nicht so richtig, was bei so einer Supervision eigentlich passiert ...

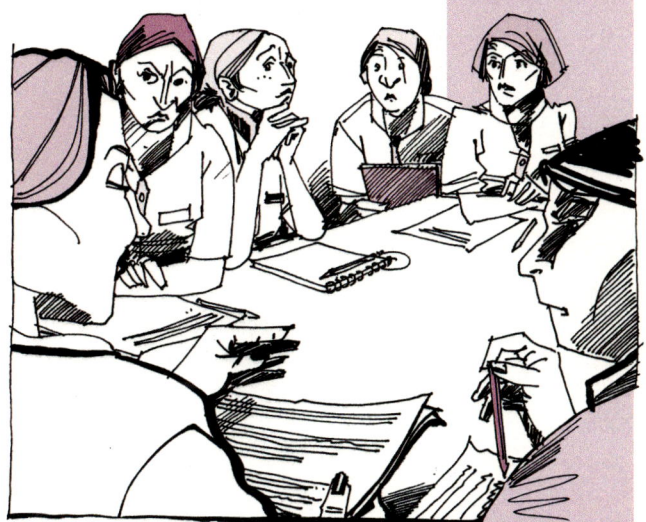

1   Welche Möglichkeiten zur Konfliktbewältigung im Team kennen Sie schon?

2   Halten Sie es für notwendig, dass solche Situationen wie in der Einstiegssituation im Team besprochen werden?

3   Welche Berufsgruppen kennen Sie, bei denen Supervision zum Berufsalltag dazugehört?

3.1 Supervision

Vernetzt arbeiten heißt, im Austausch sein mit den vielen Menschen der verschiedensten Berufsgruppen, aber auch gemeinsam arbeiten mit den Kollegen aus den Pflegeberufen.

> Das Miteinander ist ein entscheidender Faktor für gelungenen Arbeitsprozesse und Pflege auf qualitativ hohem Niveau.

!

Konflikt-
bewältigung
Band 1,
H 1, 2

Um die berufstypischen Konflikt- und Belastungssituationen bewältigen zu können, bieten sich verschiedene Möglichkeiten:

♦ Präventionen und Interventionen, die sich auf den Einzelnen beziehen
♦ Präventionen und Interventionen, die sich auf das Team beziehen

In diesem Kapitel ist die zweite Möglichkeit von besonderem Interesse, da der Fokus auf das Team gerichtet ist. Gleichzeitig spielt das Team hier eine „Doppelrolle": Es kann nämlich einmal selbst Verursacher von Konfliktsituationen sein und zum anderen ist das Team eine Ressource bei der Entlastung und Bewältigung von berufsbezogenen Konflikt- und Krisensituationen.

Berufsbegleitende Supervision ist für alle Beteiligten eine große Chance, einen konstruktiven Umgang mit Konflikten und Problemen zu entwickeln. Leider treten im Alltag oft Hemmnisse und Ängste bei den Beteiligten auf, sodass Supervisionsangebote nicht genutzt werden. Das ist umso bedauerlicher, da supervisionserfahrene Pflegende diese Methode als sehr hilfreich und erfolgreich einschätzen und das Potenzial für die Entwicklung des eigenen professionellen Handelns darin erkennen.

Supervision (lat.): von oben sehen, „supra" = von oben, „videre" = sehen. Reflektiert und bearbeitet werden berufliche Interaktionsprobleme mit dem Ziel der Erweiterung professioneller Handlungsmuster sowie sozialer und personeller Kompetenzen.

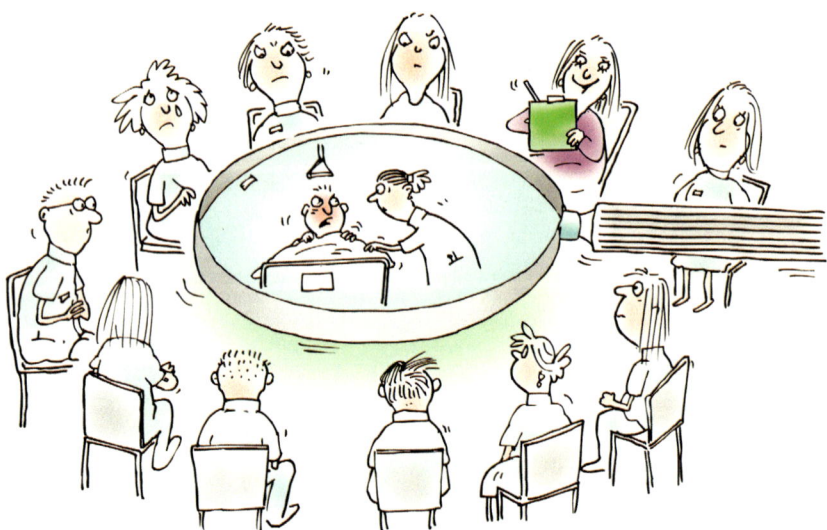

Es gibt keine Definition, die allgemeingültig festlegt, was Supervision ist. Wenn von Supervision im Bereich sozialer und helfender Berufe gesprochen wird, ist aber immer eine bestimmte Form berufsbegleitender Beratung gemeint. Supervision ist ein Prozess angeleiteter Reflexion, der in der Beziehung zwischen **Supervisor** (Berater) und **Supervisand** (Beratener) stattfindet. Die Supervision wird von einem externen Supervisor angeleitet, denn nur größtmögliche Unabhängigkeit des Supervisors von der Institution schützt vor Loyalitätskonflikten und dem Vertrauensverlust der Supervisanden.

Ausgangspunkt einer Supervision ist immer ein aktuelles Problem aus dem Beruf, an dem bestimmte Handlungs-, Interpretations- und Bewertungsmuster analysiert und reflektiert werden.

> Supervision ist keine Psychotherapie oder Selbsterfahrung, sondern ein Lernprozess, der sowohl den kognitiven als auch den emotionalen Bereich betrifft. Das berufliche Handeln steht dabei immer im Vordergrund.

3.1.1 Einzelsupervision

Diese Form der Supervision findet hier Erwähnung, auch wenn sie sich zunächst nur mit dem Einzelnen beschäftigt. Die Erweiterung der Handlungskompetenzen eines Einzelnen hat aber letztendlich auch Auswirkungen auf das gesamte Team.

Einzelsupervision hat ihre Wurzeln in der Psychoanalyse. In der Beziehung von Supervisand und Supervisor wird mit dem Konzept der Übertragung und Gegenübertragung gearbeitet. Eine Einzelsupervision ist dann angebracht, wenn auch die berufliche Situation die einer Einzelposition ist, wie z. B.

♦ bei leitenden Pflegekräften oder

♦ bei Übergängen, wie z. B. Berufsanfängern und Arbeitsplatzwechseln.

Beispiel: Wiebke Tomann ist seit zwei Monaten examinierte Altenpflegerin. Sie hat eine Arbeitsstelle in der Einrichtung bekommen, in der sie schon vor ihrer Ausbildung mehrere Jahre als ungelernte Altenpflegehelferin gearbeitet hat. Wiebke hat den Eindruck, dass sie auch nach ihrem Examen nur Helfertätigkeiten aufgetragen bekommt. Wiebke: „Ich fühle mich als examinierte Pflegekraft nicht ernst genommen!"

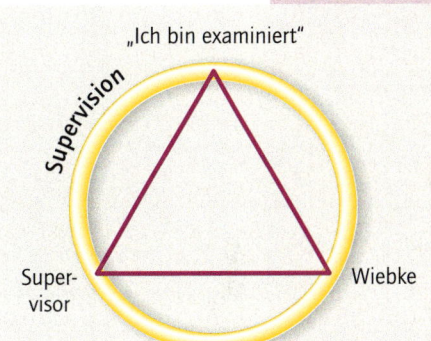

3.1.2 Teamsupervision

Teamsupervision ist eine Methode zur Bearbeitung von Schwierigkeiten in der Kommunikation und der Kooperation, die sich negativ auf die Arbeitsergebnisse auswirken. Hier steht das Team als funktionelle Einheit im Vordergrund.

Die Einstiegssituation am Kapitelanfang ist ein gutes Beispiel für den Einsatz einer Teamsupervision. Dabei könnten gemeinsam mit dem Supervisor z. B. folgende Fragen besprochen werden:

♦ Wer nimmt welchen Einfluss auf die Stimmung im Team?

♦ Welche Funktion haben Konflikte und Konkurrenz bei der Arbeitsaufteilung?

♦ Wie sehen Entscheidungsprozesse im Team aus?

Teamsupervision soll dazu beitragen, Fragen der Macht, der Hierarchie, der Entscheidungen und der Verantwortung im Team zu klären und eventuelle Störungen zu analysieren und zu beseitigen. Teamsupervision macht nur dann wirklich Sinn, wenn alle Teammitglieder an dem Prozess beteiligt sind. Das heißt nicht, wenn eine Mitarbeiterin krank ist, dass die ganze Supervision ausfällt, sondern es bedeutet, dass, wenn sich ein oder mehrere Teammitglieder dauerhaft der Supervision entziehen, auch kein gemeinsamer Prozess mehr stattfinden kann.

3.1.3 Fallsupervision

Das Thema dieser Supervisionsform ist ein bestimmter Patient oder Bewohner mit einer speziellen Problematik und das mit dem Patienten im Zusammenhang stehende berufliche Handeln der Pflegenden. Auch hier ist Ziel der Supervision die Erweiterung der Fachkompetenz.

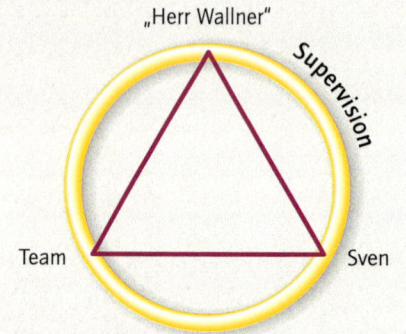

Beispiel: Sven Tomaschek, 29 Jahre, examinierter Krankenpfleger, arbeitet auf einer chirurgischen Station. Hugo Wallner, 82 Jahre, ist dort Patient mit einer Oberschenkelhalsfraktur. Sven: „Ich möchte heute über Herrn Wallner reden. Immer, wenn ich in sein Zimmer komme, verhält er sich mir gegenüber aggressiv ..."

Im weiteren Verlauf der Supervisionssitzung werden alle relevanten Informationen, Erfahrungen und Eindrücke der Teammitglieder über den Patienten gesammelt. Falls erforderlich werden auch Informationen über das spezielle Krankheitsbild ausgetauscht. Daraus werden Handlungsstrategien entwickelt, die den einzelnen Teammitgliedern den täglichen Umgang mit dem Patienten erleichtern sollen.

Eine Fallsupervision kann manchmal den Charakter einer Anleitung haben, wenn z. B. die Informationsvermittlung über bestimmte Krankheitsgeschehen für die Supervisanden im Vordergrund steht. Auch ist es durchaus möglich, dass bei einer Fallsupervision Probleme im Team deutlich werden und in den Mittelpunkt des Geschehens rücken. Es ist Aufgabe des Supervisors, diese Prozesse angemessen zu leiten und die Prioritäten für das Team wahrzunehmen.

3.1.4 Gruppensupervision

Diese Supervisionsform unterscheidet sich von der Teamsupervision, weil hier der Supervisor nicht mit einem bestimmten Team arbeitet, sondern sich die Gruppe der Supervisanden aus Mitgliedern verschiedener Teams zusammensetzt. Verbindend dabei ist die gemeinsame Berufsgruppe oder Position, so könnte sich z. B. ein Gruppensupervisionsangebot an alle Praxisanleiterinnen oder an alle Stationsleitungen eines Krankenhauses richten. Thematisch steht auch hier das berufliche Handeln im Vordergrund. Viele privat organisierte Supervisionen basieren auf diesem Modell.

Zum professionellen beruflichen Handeln in der Pflege gehört die Arbeit mit Gefühlen, wie z. B. die Unterstützung bei der Bewältigung von Krankheit bis hin zur Sterbebegleitung. Wo so emotional gearbeitet wird, sollte es einen Ort geben, wo diese Erfahrungen verarbeitet werden können!

3.1.5 Balintgruppen

Der ungarische Arzt und Psychoanalytiker Michael Balint (1896–1970) hat diese Methode ursprünglich für die Fort- und Weiterbildung von Ärzten entwickelt[X]. Gegenstand der Bearbeitung in diesen Gruppen ist weder das Team noch der einzelne „Fall", sondern die Beziehung zwischen dem Arzt und dem Patienten. Da Balintgruppen heute aber auch anderen Berufsgruppen aus dem Gesundheitswesen zur Verfügung stehen, kann man allgemein sagen, es geht um die Beziehung zu dem Klienten.

Während bei den anderen Formen der Supervision relative Methodenfreiheit besteht, ist die Methode in den Balintgruppen streng festgelegt. Auf der Basis der Psychoanalyse werden Widerstände, Übertragungen und Gegenübertragungen mit Hilfe des Supervisors bearbeitet. So können unbewusste Anteile in der Beziehung zu dem Klienten bearbeitet werden.

Beispiel: Marion Susko, 46 Jahre, examinierte Kinderkrankenpflegerin, berichtet: „Auf meiner Station habe ich eine neunjährige Patientin. Sie ist schon die dritte Woche bei uns. Mir fällt es immer ganz schwer, sie zu pflegen. Ich mag sie einfach nicht anfassen ..."

Die Arbeit in den Balintgruppen soll dabei helfen, ein neues Verständnis in der Beziehung zu dem Klienten zu erhalten, Vorurteile dem Klienten gegenüber zu überwinden und sich selbst zu verändern.

3.2 Kollegiale Beratung

In Zeiten knapper Geldmittel werden Unterstützungssysteme immer wichtiger, die auch ohne großen finanziellen Aufwand effektiv sind. Eine geeignete Methode ist da das Modell der kollegialen Beratung[XI].

Diese Form der Beratung erfolgt ohne externen Supervisor und wird von den Gruppenmitgliedern eigenverantwortlich geleitet. Diese selbst organisierte Beratung setzt auf das Potenzial der Beteiligten und fördert reflexive (= rückbezügliche, sich selbst wahrnehmende) und kommunikative Fähigkeiten. Gleichzeitig sind die Voraussetzungen für die Effektivität dieser Methode aber auch die Zielgerichtetheit und die Disziplin der Gruppenmitglieder.

Kollegiale Beratung erfolgt nach einem vorgegebenen strukturierten und für alle Beteiligten transparenten Handlungsplan.

Vorbereitung zur kollegialen Beratung

Zu Beginn der kollegialen Beratung werden die Rollen des Falleingebers, des Beraterteams und des Moderators verteilt. Welche Erwartungen werden an die unterschiedlichen Rollen gestellt?

Gesprächs-
techniken
Band 5, A 4

Falleingeber	Beraterteam	Moderator
stellt einen konkreten Fall vor	systematische Vertiefung durch Nachfragen	strukturiert und begrenzt den Ablauf
bezieht seine Gefühle und Gedanken mit ein	Analyse der Ursachen	überwacht die Einhaltung der Kommunikations-regeln und -formen
formuliert konkrete Frage-stellungen zum Fall oder zum Problem	Erarbeitung von Lösungs-vorschlägen	schützt die einzelnen Teilnehmer vor „Übergriffen"
		schreibt ein Protokoll

Verlauf der kollegialen Beratung

Nachdem die Rollen vergeben sind, folgt die Beratung einem strukturierten Verlaufsmuster.

◆ **A Darstellung des Falls**
Der Fallgeber beschreibt seinen Fall möglichst genau, während das Beraterteam zuhört.

◆ **B Interviewphase**
Das Beraterteam hat die Möglichkeit, den Fallgeber ausführlich zu befragen, um seine Innensicht nachvollziehen zu können, Informationen zu sammeln und ein umfassendes Verständnis herzustellen.

◆ **C Analyse der Ursachen**
Das Beraterteam versucht die Ursachen der Situation zu analysieren, es stellt Hypothesen auf und bringt auch Fantasien und Assoziationen mit ein. Der Fallgeber hört zu.

◆ **D Stellungnahme**
Jetzt wird der Fallgeber um eine Stellungnahme gebeten zu dem, was er zuvor gehört hat. Dabei geht es neben den Prozessen der Erkenntnis vor allem auch um die emotionalen Qualitäten, die einen anderen Zugang zu dem Problem ermöglichen.

◆ **E Lösungsvorschläge**
Das Beraterteam bietet dem Fallgeber Lösungen an nach dem Motto: Was würde ich tun, wenn … Auch hier hört der Fallgeber zunächst nur zu.

◆ **F Entscheidung**
Der Fallgeber teilt dem Beraterteam mit, welchen der Lösungsvorschläge er wählt und entwickelt daraus Handlungsmöglichkeiten für den weiteren Umgang mit dem Fall.

◆ **G Feedback und Abschluss**
Hier findet der Austausch der Teilnehmer über den Beratungsprozess statt. Jeder Teilnehmer soll die Möglichkeit zu einem Feedback haben, bevor der Moderator die Beratung abschließt.

3.3 Wie wählt man das richtige System aus?

Je größer die Möglichkeiten zur Auswahl sind, desto schwieriger ist es auch, die richtige Entscheidung zu treffen. Die „richtige" bedeutet hier eine Entscheidung, die von allen getragen wird! Auch die Entscheidungsfindung ist ein Prozess, an dem alle Betroffenen beteiligt sind.

Checkliste Supervision

✔ 1. **Formulierung des Problems**
   Was soll Gegenstand der Supervision sein?

✔ 2. **Entscheidung über die Form der Supervision**
   Aus der Problemstellung ergibt sich häufig auch die Form der Supervision.

✔ 3. **Welcher Supervisor ist geeignet?**
   Mit welchen Methoden arbeitet der Supervisor?
   Wird der Supervisor von allen akzeptiert?

✔ 4. **Gestaltung der Rahmenbedingungen**
   wann, wo, über welchen Zeitraum
   Regelung über Teilnahme
   Arbeitszeit/Freizeit
   Bezahlung

Auch wenn eine Entscheidung über eine privat organisierte Einzel-, Gruppensupervision oder Balint-Gruppe ansteht, müssen folgende Fragen geklärt werden: Was will ich, mit wem will ich, entspricht der Supervisor meinen Erwartungen?

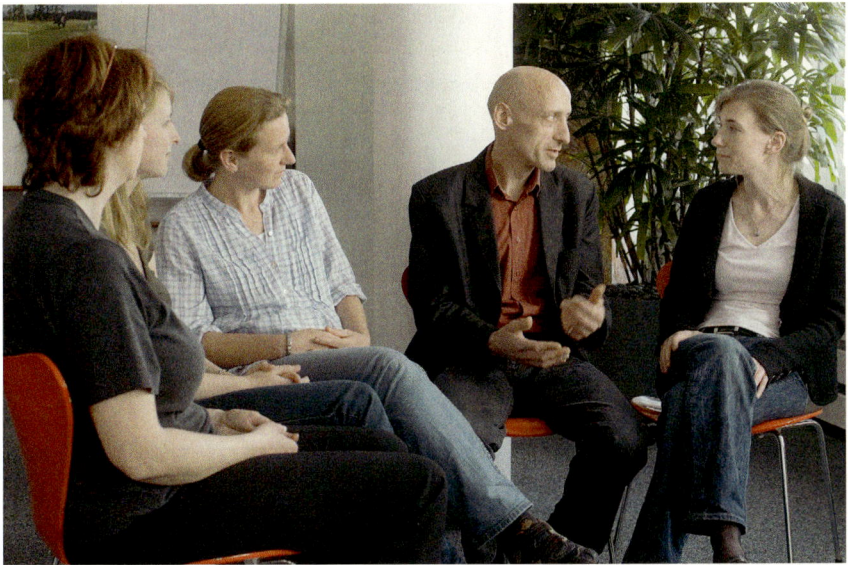

Supervisionsrunde

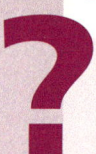

1 Wie würden Sie Olga in der Einstiegssituation erklären, was Supervision bedeutet und welche Ziele sie hat?

2 In welchen Situationen ist eine Einzelsupervision sinnvoll?

3 Nennen Sie die wichtigsten Elemente einer Fallsupervision.

4 Wie wird in einer Balint-Gruppe gearbeitet?

5 Welche Rollen werden bei der kollegialen Beratung verteilt?

6 Skizzieren Sie kurz den Ablauf einer kollegialen Beratung.

7 Welchen Vorteil hat dieses Modell den anderen gegenüber?

1 Suchen Sie aus Ihrer Kleingruppe einen Teilnehmer, an dessen Arbeitsstelle Probleme vorhanden sind. Überlegen Sie gemeinsam,

a) welche Rahmenbedingungen vor Beginn einer Supervision an dieser Arbeitsstelle geklärt sein sollten und

b) welche Form der Supervision hier sinnvoll ist.

2 Führen Sie in Ihrer Kleingruppe eine kollegiale Beratung über ein aktuelles Problem an der Schule oder am Arbeitsplatz nach dem beschriebenen Modell durch.

3 Gestalten Sie ein Plakat, mit dem Sie auf eine privat organisierte Gruppensupervision aufmerksam machen wollen und „Mitmacher" werben möchten:

Arbeitsgruppe 1: aus Ihrer persönlichen Sicht
Arbeitsgruppe 2: Wie würde ein PDL ein solches Plakat gestalten?

Petzold, Hilarion G./Müller, Lotti: Supervision in der Altenarbeit, Pflege und Gerontotherapie. Jungfermann, Paderborn 2005

Regouin, Willemine: Supervision, Praxishandbuch für Pflege- und Gesundheitsberufe. Urban & Fischer, München/Jena 2002

Tietze, Kim-Oliver/Schulz von Thun, Friedemann (Hrsg.): Kollegiale Beratung. Rowohlt, Reinbek bei Hamburg 2003

I   nach: *Haug, Christoph V./Haug, Cornelia:* Erfolgreich im Team. Praxisnahe Anregungen und Hilfestellungen für effiziente Zusammenarbeit. Beck, München 1994

II   nach: *Klippert, Heinz:* Teamentwicklung im Klassenraum. Übungsbausteine für den Unterricht. Beltz Praxis, Weinheim 2002

III   *Sader, Manfred:* Psychologie der Gruppe. Juventa, Weinheim/München 2000

IV   nach: *Tuckman, Bruce W.:* Developmental Sequences in Small Groups. Psychological Bulletin, American Psychological Association (APA), 63/1965, S. 384–399

V   aus: *Hilbig, Inge/Ratzki, Anne/Schuld, Gaby/Posse, Norbert:* Werkstattteil der Zeitschrift Lernende Schule 09/2000. Friedrich, Seelze, S. 37

VI   nach: *Ratzki, Anne:* Teamarbeit – Zaubermittel oder Schreckgespenst? Für eine realistische Einschätzung von Teamarbeit in der Schule. In: Lernende Schule 9/2000. Friedrich, Seelze, S. 4–11

VII   *Böhme, Hans:* Haftungsfragen und Pflegeversicherungsgesetz, Haftung von Trägern, Pflegemanagement, Pflegefach- und Pflegehilfskräfte. KDA (Forum, 35) Köln 1997

VIII   nach: *Lewin, Kurt/Lippitt, Ronald/White, Ralph K.:* Patterns of aggressive behavior in experimentally created „social climates". In: Journal of Social Psychology, Jg. 10, H. 46, S. 271–299

IX   zitiert nach: www.ergotherapie-dve.de, entnommen am 29. April 2008

X   *Balint, Michael:* Der Arzt, sein Patient und die Krankheit. Klett-Cotta, Stuttgart 1957

XI   *Mensdorf, Birte:* Schüleranleitung in der Pflegepraxis: Hintergründe – Konzepte – Probleme – Lösungen. Kohlhammer, Stuttgart 2002

Zurückblicken und nach vorn schauen

Pflege in ihrem gesellschaftlichen Zusammenspiel sehen

D

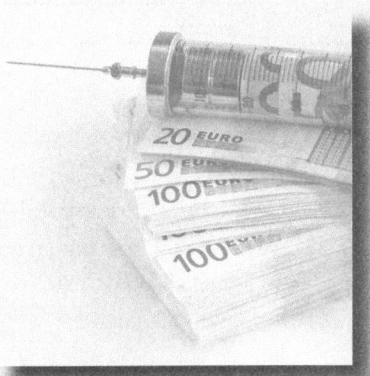

1	**Blick in die Vergangenheit:** **zwischen Wärter, Diener und fortschrittlichem** **Denken**
1.1	Neubeginn der Pflege im 19. Jahrhundert
1.2	Entstehung der freiberuflichen Pflege
1.3	Veränderungen gesellschaftlicher Rahmenbedingungen
1.4	Entwicklung der Krankenpflege bis 1933
1.5	Krankenpflege ab 1933: zwischen Gleichschaltung und gesellschaftlicher Anerkennung
1.6	Nach 1945: Die Pflege geht unterschiedliche Wege
1.7	Pflege auf dem Weg zur Profession
2	**Pflege heute:** **veränderte Gesellschaft – veränderte Pflege?!**
2.1	Gesellschaftliche Veränderungen
2.2	Staat und Politik
2.3	Sozialstaat
2.4	Gesundheitswesen
2.5	Veränderungen in der Pflege
2.6	Berufung – Beruf – Profession

Tim, Olga und Pia sitzen nach einem anstrengenden Unterrichtstag zusammen und diskutieren über ihren Beruf.

Tim: „Habt ihr die gestrige Folge von „Emergency Room" im Fernsehen gesehen? Was die Pflegekräfte da alles machen und entscheiden können – die sind ja fast schon Ärzte! Aber hier, da bist du doch nur der Handlanger der Ärzte ..."

Olga: „Das stimmt aber nicht für die Altenpflege! Gerade der Pflegeprozess ist doch ein eigenständiger Bereich, in dem wir ohne Anweisung des Arztes tätig werden können. Vor 20 Jahren war das in der Altenpflege vielleicht anders, aber heute stimmt das so nicht mehr."

Pia: „Da muss ich Olga Recht geben; in unserem Ausbildungsgesetz steht doch drin, was wir eigenständig entscheiden können, oder? Außerdem macht es Spaß, dem Arzt bei seinen Tätigkeiten zu helfen."

Tim: „Schaut euch doch mal um: Fast alle Pflegemodelle kommen aus den USA oder England. Da hat sich schon lange was entwickelt. Dort kann man schon seit Jahrzehnten Pflege studieren und darin promovieren. Aber hier läuft doch alles nur halbherzig. Ich weiß schon, warum ich nach der Ausbildung Medizin studieren will. Mit so einem Hilfsjob will ich mich nicht zufrieden geben!"

Olga: „Du bist doch nur frustriert, weil dein Abi-Schnitt nicht fürs Studium gereicht hat. Das, was sich in der Altenpflege in wenigen Jahren durch die Pflegeversicherung entwickelt hat, hat das Selbstbewusstsein der Altenpfleger gewaltig verändert ..."

1   Was wissen Sie schon über den aktuellen Professionalisierungsstand der Pflegeberufe?

2   Können Sie sich das Hinterherhinken der Entwicklungen in der deutschen Pflege gegenüber den USA und Großbritannien vielleicht aus der unterschiedlichen geschichtlichen Entwicklung erklären?

3   Welche Rolle spielen Pflegeprozess, Pflegemodelle, Pflegeforschung und Qualitätssicherung Ihrer Meinung nach für das Ansehen der Pflegeberufe in Ihren eigenen Reihen und in der Gesellschaft?

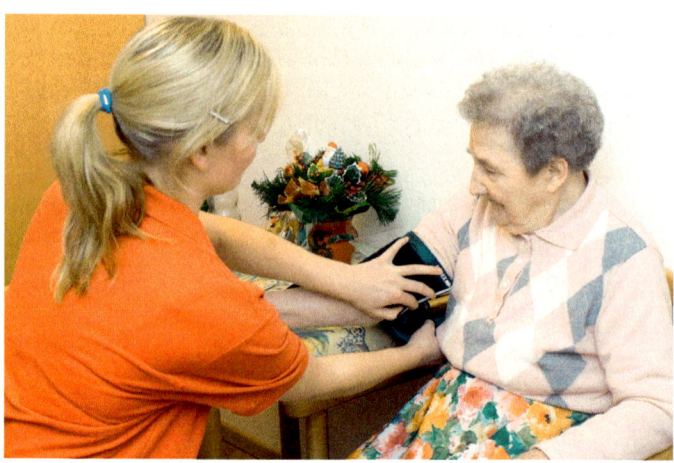

Pflegekraft beim Blutdruckmessen

1 Blick in die Vergangenheit: zwischen Wärter, Diener und fortschrittlichem Denken

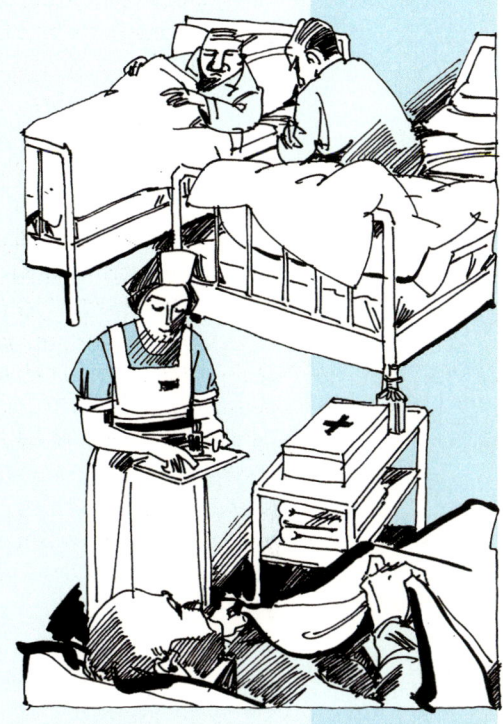

Tim: „Gestern hat doch ein älterer Patient auf der inneren Station tatsächlich nach einem Wärter gerufen, als er einen Pfleger brauchte. Wie komme ich mir denn da vor?! Mit einem Wärter will ich nicht verglichen werden!"

Olga: „Diese Bezeichnung habe ich schon häufiger gehört, insbesondere in meinem gerontopsychiatrischen Einsatz. Das war wohl früher so üblich."

Pia: „Mit Wärtern will ich auch nicht verglichen werden! Meine Mutter hat mir erzählt, dass das früher alles Frauen aus angesehenen Familien gewesen sind, die in die Pflege gingen, um den Kranken zu helfen."

Olga: „In meinem letzten Einsatz habe ich eine Diakonisse getroffen, die mir erzählt hat, wenn sie 67 wird, soll sie wieder ins Mutterhaus zurück. Sie ist ganz traurig darüber, dass sie dann ,ihre' Bewohner nicht mehr betreuen darf. Einige Besucherinnen unserer Einrichtung sagten auch schon, dass sie sich Sorgen machten um die Betreuung ihrer Angehörigen, wenn die Diakonissen nicht mehr da wären. Denn die würden ja noch aus Berufung pflegen, wir doch nur wegen des Geldes ..."

Tim: „Klar, dass ich wegen des Geldes arbeite! Wer zahlt denn sonst die Miete und mein Essen? Ich möchte da nicht von irgendeiner Organisation abhängig sein, einem Orden oder so. Aber da muss es früher außer den Nonnen auch noch andere Pflegerinnen gegeben haben ... Im Geschichte-Leistungskurs haben wir über die Frauenemanzipation Ende des 19. Jahrhunderts gesprochen. Ich erinnere mich dunkel, dass nicht nur Nonnen und Diakonissen in der Pflege gearbeitet haben."

Pia: „Mir war gar nicht klar, dass es immer noch Diakonissen gibt; ich habe gedacht, die Nationalsozialisten hätten diese Verbände aufgelöst. Aber wenn ich so drüber nachdenke, was für ein Interesse hätten sie denn daran gehabt – die Pflege hat doch nichts mit Politik zu tun."

1 Tragen Sie zusammen, was Sie selbst über die Pflege in früheren Zeiten wissen und über Personengruppen, die die Pflege ausübten.

2 Was wissen Sie darüber, wie die Pflege in die nationalsozialistische Gesundheitspolitik eingebunden wurde?

3 Wie und warum könnte sich die freiberufliche gegenüber der konfessionellen Pflege entwickelt haben?

1.1   Neubeginn der Pflege im 19. Jahrhundert

Mit dem Aufkommen der industriellen, modernen Gesellschaft verändern sich die Bedingungen von Arbeit. In der vormodernen Gesellschaft vollzieht sich Arbeiten in einfacher Form (Landwirtschaft und Handwerk), die Arbeitshandlungen sind in den Lebensprozess von kleinen Menschengruppen integriert. Im Übergang zur Moderne spalten sich auf der Ebene des Arbeitshandelns die Bereiche Familie/Haushalt und Arbeitsbetrieb in eigenständige Orte, die auch räumlich voneinander getrennt sind. Insbesondere die Entstehung der Industriebetriebe treibt diese Entwicklung voran, die schon in den Manufakturen des 17. und 18. Jahrhunderts ihre Ursprünge hat. Parallel dazu entwickelt sich die Aufgliederung der Arbeitstätigkeit in immer speziellere Berufe. Unter „Beruf" sollen hier auf Dauer angelegte Arbeitsformen und -inhalte verstanden werden.

Berufe entwickeln sich nicht rein naturwüchsig, die Etablierung von spezifischen Arbeitsformen und -inhalten unterliegt einer gesellschaftlichen Auseinandersetzung, an der verschiedene Interessensgruppen beteiligt sind: u.a. öffentlich-rechtliche Instanzen, Kirchen, Berufsverbände und Gewerkschaften. Wie stark dann Berufsformen und -inhalte festgelegt werden, kann unterschiedlich umfangreich ausgeprägt sein. Staatlich geregelte Ausbildungs- und Prüfungsordnungen sind hier zu finden oder auch nur der Verweis auf eine unterschiedlich ausgeprägte Allgemeinbildung als Voraussetzung für die Ausübung bestimmter Tätigkeiten.

Die Neuorganisation der Krankenpflege im 19. Jahrhundert findet ohne das Eingreifen staatlicher Stellen statt, erste standardisierte Ausbildungsregelungen werden erst ab 1907 geschaffen. Der Neubeginn und die Entwicklung der Krankenpflege bis Mitte des 20. Jahrhunderts ist von daher aufs Engste verbunden mit zwei Phänomenen:

◆ der Stellung der Frau in den sich entwickelnden Mutterhausverbänden und Schwesternschaften, die im folgenden Kapitel näher beschrieben werden,

◆ und der Entwicklung der Krankenpflege nach dem gesellschaftlichen Idealbild der bürgerlichen Frau.

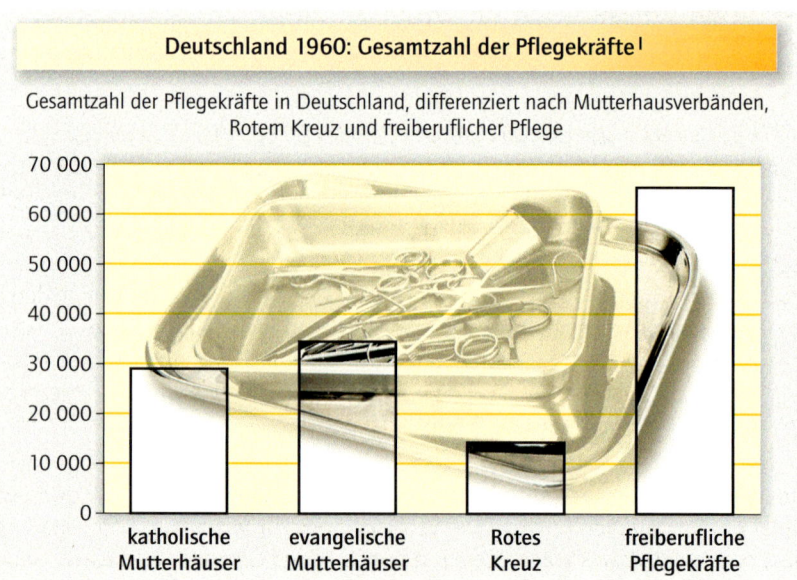

Deutschland 1960: Gesamtzahl der Pflegekräfte[I]

Gesamtzahl der Pflegekräfte in Deutschland, differenziert nach Mutterhausverbänden, Rotem Kreuz und freiberuflicher Pflege

Die Entwicklung einer Krankenpflege ohne Mutterhaus (s. Kapitel 1.1.1) ist im 19. Jahrhundert nicht vorstellbar; von diesem Organisationsmodell werden bis 1900 etwa 90 Prozent aller weiblichen Pflegekräfte erfasst. Erst in den Sechzigerjahren des letzten Jahrhunderts entwickeln sich die Mehrheitsverhältnisse zugunsten der nicht an ein Mutterhaus gebundenen Pflege. Von den etwa 141 000 Pflegekräften sind 1960 ungefähr 76 400 den Mutterhausverbänden zuzurechnen.

Die freiberufliche Pflege verhält sich in ihrer Entwicklung widersprüchlich gegenüber den Mutterhausverbänden: Einerseits lehnt sie bestimmte Organisationsformen (z. B. keine freie Arbeitsplatzwahl) ab, übernimmt aber die Berufsideale der Mutterhausschwestern. Deshalb sollen im Folgenden die Entwicklung der drei bedeutenden Mutterhausverbände – Orden, Diakonissen, Rotes Kreuz – und der beiden Schwesternverbände – „Berufsorganisation der Krankenpflegerinnen Deutschlands" und „Schwesternschaft der Reichssektion Gesundheitswesen" – nachgezeichnet werden.

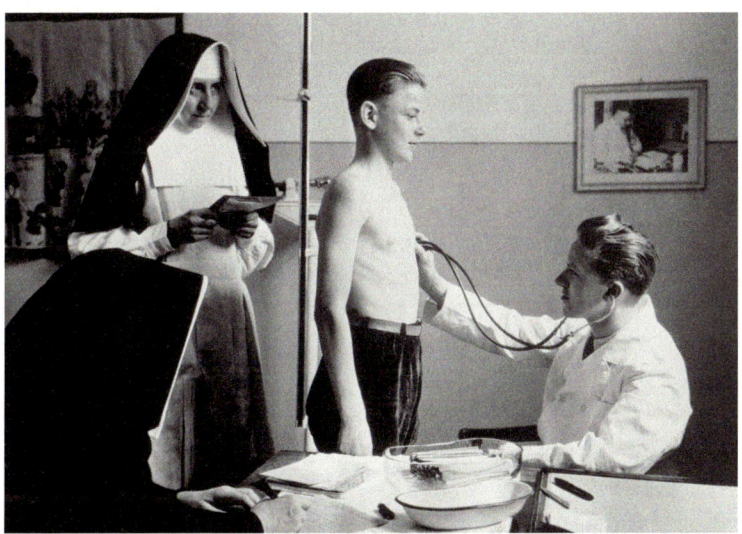

Ordenstracht der Barmherzigen Schwestern

1.1.1 Ordenspflege

Orden sind im Rahmen der Kreuzzüge entstandene christliche Gemeinschaften, die den Pilgerschutz mit karitativen Aufgaben verbanden und nach bestimmten Regeln lebten. Die seit dem 6. Jahrhundert betriebene **Ordenspflege** in Deutschland erlebte im 16. Jahrhundert infolge der Reformation und des aufkommenden Protestantismus einen Rückgang ihrer Tätigkeit: Kirchenbesitz und Klöster wurden vielfach beschlagnahmt oder aufgelöst und die Tätigkeit der Ordenspflege dadurch eingeschränkt oder verhindert. Da Klöster primär Herbergen für gesunde Reisende und Pilger waren und erst in zweiter Linie Krankenbehandlung und Armenversorgung anboten, ist die bis zum Ende des Mittelalters zu findende Ordenspflege nicht vergleichbar mit der neuzeitlichen Krankenhauspflege seit dem 19. Jahrhundert.

Erst Anfang des 19. Jahrhunderts wurde die Ordenspflege wiederbelebt; vor allem der Orden der **Barmherzigen Schwestern** beeinflusste das Tätigwerden weiterer Kongregationen (= kirchliche Vereinigungen für bestimmte kirchliche Aufgaben; engerer Verband von Klöstern innerhalb eines Ordens). Auf dessen Gründer Vinzenz von Paul gehen der Begriff **Mutterhaus** und seine Organisationsform zurück. Das Mutterhaus selbst stellte eine zentrale Ausbildungsstätte dar, in der die Heranbildung der Nonnen erfolgte; gleichzeitig regelte es über Verträge (so genannte Gestellungsverträge) mit Krankenhausträgern die Arbeitsbedingungen der Pflegekräfte und die Pflichten der Krankenhausbetreiber.

> Ein wesentliches Gestaltungselement des Vertrags des Krankenhauses mit dem Mutterhaus lag darin, dass kein Beschäftigungsverhältnis im arbeitsrechtlichen Sinn zwischen der Pflegenden und dem Krankenhausträger zustande kam und die Pflegekraft nicht disziplinarisch in den Betrieb eingeordnet wurde.

Vier wesentliche Merkmale zeichnen diesen **Gestellungsvertrag** aus:

◆ Das Mutterhaus erklärt sich gegenüber den Krankenhausbetreibern bereit, über einen festlegten Zeitraum hinweg eine bestimmte Anzahl von Schwestern für die Pflege und eventuell für die Hauswirtschaft zur Verfügung zu stellen.

◆ Vertragspartner gegenüber dem Krankenhausträger ist nicht die einzelne Pflegende, sondern der Orden, vertreten über die Mutterhausoberin. Sie ist damit Vorgesetzte der Schwestern und Mittlerin gegenüber Klinikverwaltung und Ärzten.

◆ Die Entscheidung über die Entsendung oder Abberufung der Schwestern trifft die Mutterhausoberin allein, ohne dass die Krankenhausleitung oder die Pflegekraft Entscheidungs- oder Mitbestimmungsmöglichkeiten hätten. Versetzungen einzelner Pflegekräfte oder ein Austausch einer ganzen Belegschaft sind häufige Praxis der Mutterhausverbände.

◆ Die Mutterhausoberin ist für die Ordensschwestern höchste Autorität in religiösen und disziplinarischen Fragen.

Die Orden sahen in der Krankenpflegetätigkeit in erster Linie das religiöse Element der Liebestätigkeit, das seinen Ausdruck fand im ewigen Gelübde des Kranken- und Armendienstes bis zum Tode. Darüber hinaus mussten die Novizinnen die Gelübde der Gehorsamkeit, der Armut und der Keuschheit ablegen.

Das Mutterhaus ersetzte die Institutionen der Ehe und der Familie als Systeme der sozialen Sicherung und stellte die Versorgung der Pflegekräfte in allen Lebensbereichen sicher: Kost und Wohnung wurden im Mutter- oder Gestellungskrankenhaus gewährt, zur Krankenversorgung war vertragsgemäß das Gestellungskrankenhaus verpflichtet, bei Invalidität oder Alter übernahm der Orden die Versorgung in speziellen Feierabendhäusern oder dem Mutterhaus. Ein Leben außerhalb des Ordens oder eigenverantwortlich wahrnehmbare Lebensbereiche waren in den Lebensentwürfen für Pflegekräfte nicht erkennbar, ein Austritt aus dieser totalen Institution nicht vorstellbar.

Die pflegerische Tätigkeit der Ordensschwestern stellt keine Dienstleistung dar, die einen Eigenwert besitzt, sondern sie ist eines der Mittel, um himmlische Seligkeit zu erlangen.

Eine theoretische Einweisung oder Schulung der Pflegekräfte in der Krankenversorgung fand im 19. Jahrhundert noch nicht statt, dafür standen Religionsfragen und Chorgesang auf dem Stundenplan. Die praktischen Fertigkeiten in der Pflege wurden von einer Generation an die nächste in der Stationspraxis weitergegeben.[II]

1.1.2   Diakonissen

Nach der Reformation in Deutschland beschränkte sich die protestantische Kirche darauf, in den größeren Städten Armenhäuser zu organisieren und dort Lohnwärter und Lohnwärterinnen einzusetzen und zu finanzieren. Die Armenhäuser dienten als Asyle für gestrandete Personen.

Lohnwärter und Lohnwärterinnen kamen aus den unteren sozialen Schichten der Gesellschaft. Sie arbeiteten gegen geringes Entgelt und ohne Ausbildung in der Kranken-"wartung". Ihr Ansehen in der Bevölkerung war gering bis schlecht, da sie sich z. T. aus dem Kreis der Insassen dieser Institution rekrutierten.[III] Bis in die Fünfzigerjahre des letzten Jahrhunderts hinein arbeiteten sie auf den Krankenstationen der Siechenhäuser, Krankenhäuser und Psychiatrien.

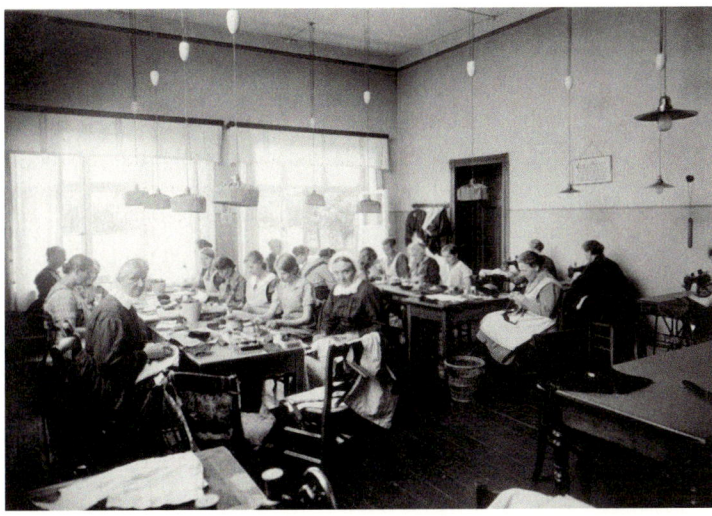

Nähstube des evangelischen Diakonissen-Mutterhauses in Kaiserswerth

Erst zu Beginn des 19. Jahrhunderts fanden sich aus einer zunehmenden Konkurrenzsituation zu katholischen Kongregationen erste Ansätze, eine protestantische Krankenpflege zu begründen. Nach mehreren gescheiterten Versuchen – u. a. Amalie Sieveking in Hamburg, Pfarrer Klönne in Wesel – gelang es dem Pfarrer Theodor Fliedner 1836, die **Diakonissenanstalt Kaiserswerth** zu begründen. Neben dem ärztlichen Unterricht wurde hier in erster Linie Wert gelegt auf die geistig-religiöse Bildung der Diakonissen; sie sollten „Dienerin der Kranken sein um Jesu willen"[IV]. In die praktische Krankenpflege wurden die Diakonissen durch Friederike Fliedner in dem von der Diakonissenanstalt unabhängigen Kaiserswerther Krankenhaus eingeführt.

Unter anderem durch Kaiserswerth angeregt, eröffnete Florence Nightingale, die Begründerin des britischen Roten Kreuzes, in England die erste Schule für Pflegekräfte unter ärztlicher Anleitung nach modernen wissenschaftlichen Maßstäben („Nightingale-Model"). Durch sie wurde die Krankenpflege als Lehrberuf anerkannt.

Die Gründung der Diakonissenschaft Kaiserswerth stellte keinen Bruch mit bisherigen Vorstellungen von Krankenpflege dar, sondern Fliedner knüpfte an bestehende Regelungen an: Er übernahm von den Orden das System des Mutterhauses und des Gestellungsvertrags, von den weltlichen Krankenwartschulen entlehnte er das Lehrbuch „Anleitung zur Krankenwartung" des Mediziners Dieffenbach.

Im Mutterhaus sah Fliedner die bürgerliche Familie widergespiegelt, die Vorsteherin (Friederike Fliedner bis 1842) nahm die Funktion der Mutter ein, der Vorstand (Theodor Fliedner) die des Vaters, während die Diakonissen in der Stellung der Töchter gesehen wurden. Für die Diakonisse stellte das Mutterhaus einen Ersatz für die bürgerliche Familie dar.

Die Organisation des Diakonissenmutterhauses weist drei Unterschiede zu den katholischen Kongregationen auf:

◆ Die Funktion des männlich besetzten Vorstehers der Diakonissenanstalt: Während bei den weiblichen Pflegeorden die Oberin in allen disziplinarischen und arbeitsorganisatorischen Fragen die oberste Entscheidungsautorität darstellt, kann bei den Diakonissen nicht von einer rein weiblichen Selbstorganisation gesprochen werden, da der Vorsteher in allen Fragen die letztentscheidende Gewalt besitzt.

◆ Das Mutterhausmodell der Diakonissen sieht keine zwingende Lebensgemeinschaft bis zum Lebensende vor. Ein Ausscheiden ist möglich, allerdings verliert die Schwester die in der Vergangenheit erworbenen Ansprüche an die Genossenschaft (z. B. Altersversorgung) und auch den über den Gestellungsvertrag eingenommenen Arbeitsplatz.

◆ In den ersten Jahren von Kaiserswerth wird den nur schwer anwerbbaren Pflegekräften ein Gehalt gezahlt. Nach einigen Jahrzehnten ersetzen die Nachfolger Fliedners die Vergütung durch ein bis heute übliches Taschengeld, um den karitativen (wohltätigen) Grundlagen der Tätigkeit wieder ein stärkeres Gewicht zu geben.

Krankenpflegerische Tätigkeit und geistiges Leben sind im Konzept des Diakonissenberufs auf das Engste miteinander verknüpft; darüber gibt die von Fliedner erlassene Tagesordnung der Diakonissen Aufschluss. Minutiös geplant lässt diese Festlegung keinen Spielraum für eigene Entscheidungen und Gestaltungsmöglichkeiten der Diakonisse:

> *6 Uhr im Winter, um 5 Uhr im Sommer aufstehen … 7 Uhr im Winter … Frühstücken der Diakonissen … nach beendigtem Frühstück wird der Hausgottesdienst gehalten … ½ 8 bis 11 Uhr gehen die Diakonissen wieder an ihre Berufsgeschäfte … 1 bis 2 Uhr haben die Pflegerinnen abwechselnd jeden Tag Bewegung im Freien zu machen … 2 bis 4 Uhr Berufsgeschäfte … ½ 8 bis 9 gemeinschaftliche Handarbeit der Diakonissen … ½ 10 bis 10 Uhr Hausandacht der Pflegerinnen … 10 Uhr Schlafengehen der Pflegerinnen.*[V]

1.1.3 Schwesternschaften des Roten Kreuzes

Die Schwesternschaften des Roten Kreuzes gehen zurück auf die sich zu Beginn des 19. Jahrhunderts gründenden **„Vaterländischen Frauenvereine"**. 1813 konstituierte sich aus patriotischer Begeisterung aristokratischer Frauen der erste Zusammenschluss, der während des napoleonischen Befreiungskrieges (1813–1815) in Preußen Geld- und Kleidungssammlungen für verwundete Soldaten organisierte. Die Krankenpflege bildete dabei nur einen Teilaspekt neben der Beschaffung von Sachmitteln für Soldaten, Sanitätsmitteln für Verwundete und der Betreuung von

Invaliden, Witwen und Waisen. Der größere Teil dieser Vereine löste sich in Friedenszeiten wieder auf, wurde aber meist beim nächsten kriegerischen Anlass wiederbelebt.

1871 schlossen sich auf Drängen der Kaiserin Augusta einzelne Vereine, darunter der badische Frauenverein, zum **„Verband der Deutschen Frauen-, Hilfs- und Pflegevereine unter dem Roten Kreuz"** zusammen. Als Pflichtaufgabe aller Rote-Kreuz-Vereine wurde von Anfang an die Unterstützung des Heeressanitätsdienstes gesehen. Die Rot-Kreuz-Schwesternschaften sahen sich vor eine Doppelaufgabe gestellt:

◆ Einerseits wollten sie ethisch und fachlich hoch stehende Schwesternschaften begründen,

◆ andererseits für Mädchen aus gebildeten Schichten eine berufliche Tätigkeit schaffen. Die theoretische Ausbildung – durch Ärzte – hatte deshalb im Roten Kreuz eine sehr hohe Bedeutung.

Die Krankenpflege der Rot-Kreuz-Schwesternschaften – im Gegensatz zu der der geistlichen Verbände – hatte von Anfang an einen interkonfessionellen Charakter: Pflegekräfte verschiedenen religiösen Bekenntnisses pflegten Patienten unterschiedlicher Konfessionen. Ein tiefes religiöses Leben in der Gemeinschaft eines Mutterhauses wurde auch hier als Voraussetzung gesehen, um „im täglichen Berufsleben eine Kraft der Selbstverleugnung, des Opfermutes und der Liebe (zu)

betätigen"[VI]; so schrieb die Rot-Kreuz-Oberin Elisabeth Tomitius 1930. Gleichzeitig wurden die bei den Orden und Diakonissen zu findenden religiösen Bezugnahmen im Pflegeverständnis durch die Ideale eines christlich begründeten Humanismus und des Patriotismus abgelöst, der schon in den vaterländischen Frauenvereinen seinen Ursprung findet.

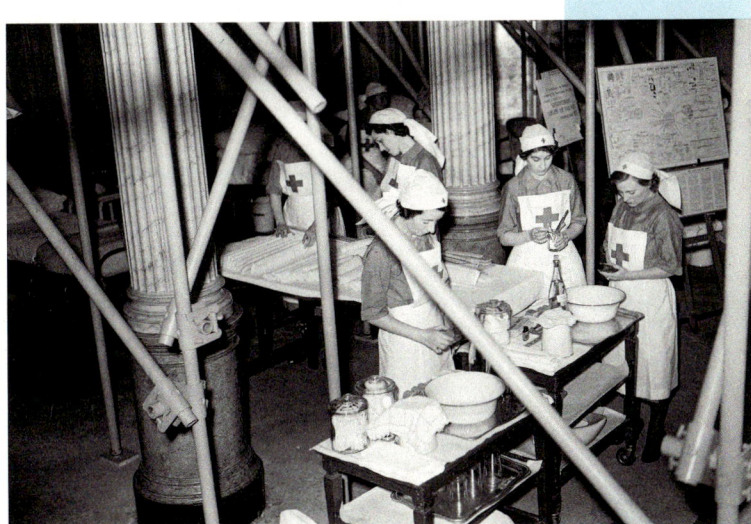

Rot-Kreuz-Schwestern im Behelfslazarett im Zweiten Weltkrieg

Das Berufsverständnis knüpft an den von Fliedner gesetzten Idealen des Frau-Seins an. So formuliert die Rot-Kreuz-Oberin Erna Wittich:

> *Die Gestaltung der Krankenpflege zur Kunst bedingt Gaben, die in erhöhtem Maße den Frauen geschenkt sind. Sie wurzeln in der den Frauen eigenen Kraft der Mütterlichkeit, durch sie wird die Krankenpflege zur weiblichsten aller Künste.*[VII]

205

Auf den besonderen Charakter des Berufes Krankenpflege wies 1905 Dr. Eugen Israel hin:

Der Schwesternberuf stellt gewaltige Anforderungen an Leib und Seele, an Intellekt und Willen, er ist verbunden mit viel Arbeit, großer Verantwortung, doch ohne die Möglichkeit auf Erzielung großen materiellen Gewinnes. Aber gerade ist er der hervorragendste, ihrer Eigenheit am meisten entsprechende Lebensberuf für die alleinstehende Frau. Das Schwesterntum war und muß immer bleiben ein höherer Beruf.[VIII]

In den ersten Jahrzehnten zahlten die Rot-Kreuz-Schwesternschaften ihren Pflegekräften auch kein Gehalt, sondern ein Taschengeld. Für die Organisation übernahm das Rote Kreuz die Mutterhausstruktur mit den Gestellungsverträgen der Diakonissen; ein gewisser Unterschied liegt allerdings darin, dass von Anfang an nur eine zeitlich befristete Gemeinschaft angestrebt wurde, solange die Schwester aktiv ihre Berufstätigkeit ausübte. Eine Rückkehr ins Mutterhaus nach Ausscheiden aus dem Berufsleben war nicht als Regelfall vorgesehen, da das Rote Kreuz nicht in dem Ausmaß wie die Orden und Diakonissenverbände über Feierabendhäuser verfügte, in denen die Pflegekräfte ihren Lebensabend verbringen konnten.

1.2 Entstehung der freiberuflichen Pflege

Gegen Ende des 19. Jahrhunderts gelang es den Mutterhäusern nicht mehr, den wachsenden Bedarf an Pflegekräften abzudecken. Hierfür waren insbesondere drei Gründe verantwortlich:

- ◆ Durch die Einführung der Krankenversicherung (1884) wuchs die Nachfrage nach Gesundheitsleistungen. Innerhalb von 20 Jahren verdoppelte sich die Anzahl der Krankenhausbetten.

Sozialversicherungssystem Band 1, D 2.3

- ◆ Einzelne Ärzte kritisierten den mangelnden pflegerischen Ausbildungsstand der Mutterhausschwestern.
- ◆ Die Frauenemanzipationsbewegung kritisierte die rigiden Vorschriften der Mutterhausverbände.

Die freiberufliche Pflege, die allerdings zahlenmäßig nur eine kleine Rolle spielte, wurde vor allem durch zwei Verbände geprägt, die im Folgenden genauer dargestellt sind.

1.2.1 Berufsorganisation der Krankenpflegerinnen Deutschlands

1903 gründete sich in Berlin mit Unterstützung des Allgemeinen Deutschen Frauenvereins die „Berufsorganisation der Krankenpflegerinnen Deutschlands" (B. O.) mit 30 Mitgliedern. Die B. O. hat sich bis heute mehrfach umbenannt: 1946 in Agnes-Karll-Verband, 1973 in Deutscher Berufsverband für Krankenpflege, 1991 in Deutscher Berufsverband für Pflege.

Die Vorstellungen des Allgemeinen Deutschen Frauenvereins lagen 1903 darin, auf der Basis der spezifischen weiblichen Natur und der Idee der „geistigen Mütterlichkeit" nur Frauen offenstehende Berufe (z. B. der Lehrerinnen-Beruf und die Krankenpflege) zu entwickeln und gegenüber einem männlichen Eindringen abzuschotten.

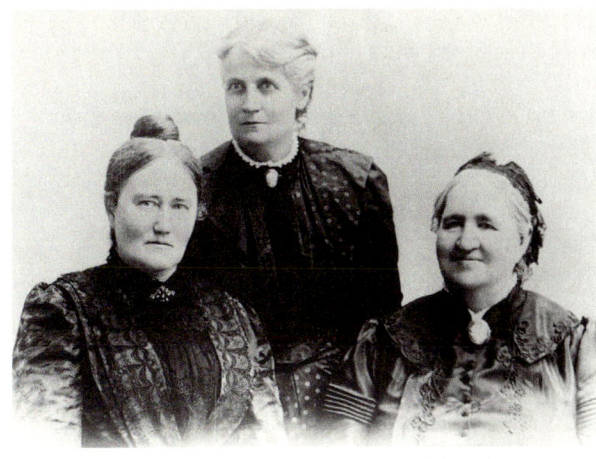

Auguste Schmidt, Helene Lange, und Marie Löper-Housselle: die Begründerinnen des Allgemeinen deutschen Frauenvereins

Die meisten in der B. O. organisierten Krankenpflegerinnen waren in der Privatpflege außerhalb von Krankenhäusern tätig oder aus den Mutterhausverbänden ausgetreten. Agnes Karll, die 1. Vorsitzende dieses Vereins, kritisierte an den Mutterhausverbänden die Enge, Bevormundung und Unfreiheit, in der die Frauen gehalten wurden.[IX] Sie wollte in ihrer Organisation aus emanzipatorischer Sicht die Eigenentscheidung der Frauen ermöglichen und stärken. Deshalb lehnte sie die Organisationsform des Mutterhauses ab. Erstes Ziel des Verbandes war es, die vereinzelt und isoliert tätigen Pflegekräfte, die den Bedingungen des Arbeitsmarktes schutzlos ausgeliefert waren, zu sammeln und ihnen eine gemeinsame Basis zu bieten.

War die B. O. zunächst primär eine Interessenvertretung für Privatpflegerinnen, ging der Verband verstärkt dazu über, selbst Gestellungsverträge mit Krankenhäusern abzuschließen (z. B. Düsseldorf 1905, Dortmund 1906, Weimar 1907, Rheydt 1908). Zwar hatten einige Krankenhausträger in den Jahren zwischen 1880 und 1900 – aus der Problematik eines Pflegekräftemangels heraus – in eigener Initiative weltliche Schwesternschaften (z. B. Viktoria-Krankenhaus Berlin, Städtische Krankenanstalten Hamburg-Eppendorf, Städtische Krankenanstalten Düsseldorf) gegründet und die Frauen auch durch Anstaltsärzte in der „Krankenwartung" schulen lassen; es gab jedoch noch keine staatlich geregelte Berufsausbildung.

Erst **1907** verabschiedete das Reichsland Preußen ein erstes **Krankenpflegegesetz**, das eine einjährige Ausbildung regelte und die Krankenpflegeschulen an den Krankenhäusern den **Ärzten unterstellte**. Die pflegerisch-inhaltliche Qualifikation bildete auf dem Arbeitsmarkt für B. O.-Pflegekräfte ein entscheidendes Kriterium, um in der Konkurrenz zu den etablierten und gesellschaftlich angesehenen Mutterhausverbänden bestehen zu können.

Neben der beruflichen Qualifikation betonte die B. O. ein zweites Element, um an dem Ansehen der Mutterhausverbände zu partizipieren: Unter dem Postulat der einwandfreien Sittlichkeit und der Herausstellung weiblicher Werte wurden die Fliednerschen Vorgaben übernommen. So legte Karll 1910 dar:

Wer in unseren Beruf eintritt, sollte es mit dem Bestreben tun, sich zu einem so vollkommenen Bestandteil des großen Ganzen auszubilden, als nur irgend möglich. Große Ehren, reiche Einnahmen, Vergnügungen, ein behagliches Alter sind vom Schwesternberuf nicht zu erwarten.[X]

Diese Werte können jedoch nur in einer Gemeinschaft gelebt werden. Darum lehnt Karll zwar das System des Mutterhauses ab, an seine Stelle setzt sie jedoch die Schwesternschaft mit einer Oberin an der Spitze, die einen lebendigen, mütterlichen Geist verbreitet, die Pflegekräfte in einer Gemeinschaft zusammenhält und Sittlichkeit und Schwesterlichkeit gewährleistet.

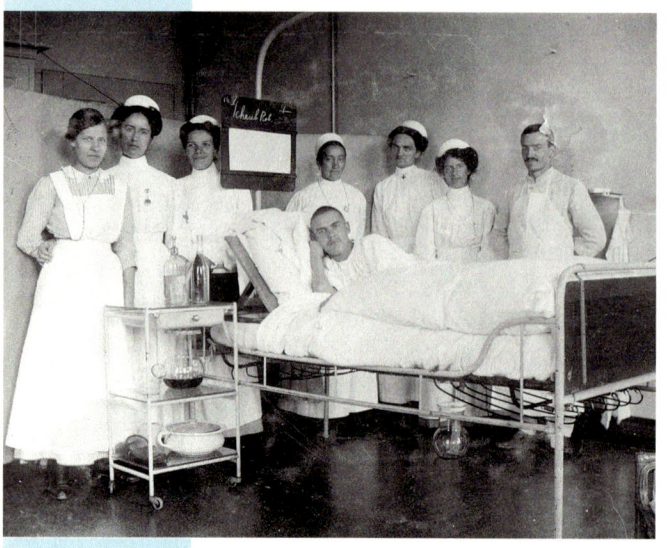

Krankenzimmer um 1910 mit Lernschwester, fünf diplomierten Krankenschwestern und einem Pfleger

Materielle Lebensgrundlage bot die Krankenpflegetätigkeit auch hier nur, solange die Frau in der Pflege tätig war. Sobald sie aufgrund von Krankheit, Invalidität oder Alter nicht mehr arbeiten konnte, musste sie in ihre leibliche Familie zurückkehren, da in der freiberuflichen Pflege keine sozialen Absicherungssysteme wie in Mutterhäusern existierten bzw. die Krankenpflegerinnen noch nicht als Mitglieder in die Sozialversicherungen eingebunden waren. Deshalb forderte die B. O. auch die Einbeziehung der Krankenpflege in die staatlich geregelte soziale Absicherung.

1.2.2 Schwesternschaft der Reichssektion Gesundheitswesen

Im Jahr 1896 lassen sich die ersten gewerkschaftlichen Organisationsformen von Krankenpflegerinnen finden. 1904 wurde die Reichssektion Gesundheitswesen im Verband der Gemeinde- und Staatsarbeiter gegründet, der freien Gewerkschaft für die Beschäftigten im öffentlichen Dienst. Dieser Zusammenschluss war der **Vorläufer der Gewerkschaft** ÖTV, die sich 2001 mit vier weiteren Gewerkschaften zur Vereinigten Dienstleistungsgewerkschaft (ver.di) zusammengeschlossen hat.

Bis 1918 blieb dieser Verband aufgrund der geringen Mitgliederzahlen bedeutungslos. Die Reichssektion Gesundheitswesen entwickelte sich erst im Zeitraum zwischen 1919 und 1933 zur **größten Organisation nicht mutterhausgebundener Pflegekräfte**. Während sie 1911 nur über 1 250 Mitglieder verfügte, schwoll ihre Mitgliederzahl infolge der Stärkung der Arbeiterorganisationen nach der Revolution in Deutschland im Jahre 1919 auf 19 463 Pflegepersonen an.

Seit 1905 findet sich im Gewerkschaftsprogramm die Forderung nach der Ausbildung des gesamten Pflegepersonals in den Krankenanstalten. Damit sollten die Interessen der Pflegekräfte gefördert werden, die zwar den Krankenpflegeberuf ergreifen wollten und in den Krankenanstalten arbeiteten, aber nicht die materiellen Mittel zur Finanzierung einer Ausbildung besaßen oder sich nicht in die Abhängigkeit eines Mutterhauses oder einer Schwesternschaft begeben konnten oder wollten. In den nachfolgenden Jahren konnten in den einzelnen Ländern des Deutschen Reiches Übergangsvorschriften zum Krankenpflegegesetz erreicht werden, die eine nachträgliche Erlangung der staatlichen Anerkennung ermöglichten.

1.3   Veränderungen gesellschaftlicher Rahmenbedingungen

1.3.1   Frauenbilder im 19./20. Jahrhundert

Im Wandel des Gesellschaftsmodells von der agrarischen zur modernen, industriellen Gesellschaft bildeten sich im 19. Jahrhundert zwei unterschiedliche Rollenmodelle für Frauen heraus, die sich nach den gesellschaftlichen Schichten differenzierten:

◆ die bürgerliche Frau, die von der Erwerbsarbeit freigestellt war und in wohlhabenden Haushalten u. a. durch Köchinnen und Kindermädchen selbst von Hausarbeit entlastet wurde;

◆ die Arbeiterfrau, die der ständigen Doppelbelastung von Hausarbeit und industrieller Arbeit ausgesetzt war, bei langen Arbeitszeiten, Gesundheitsgefährdung und geringer Entlohnung.[XI]

Familienbezogene Arbeit ist nach anderen Merkmalen organisiert als Berufsarbeit: Durch die persönliche Nähe zu den im Haushalt lebenden Personen ist die handelnde Person sehr viel stärker und direkter mit den Konsequenzen ihres Tuns (Erfolg oder Misserfolg) konfrontiert, sie kann sich von ihren Arbeitsergebnissen nicht distanzieren. Dies bedingt eine Arbeitshaltung, die auf intensivem und persönlichem Engagement beruht, eigene Bedürfnisse zurückstellt, sich für andere aufopfert, Offenheit für andere Menschen zeigt, ihre Wünsche und Bedürfnisse spürt und errät.

Belohnungssysteme der **Hausarbeit** beruhen nicht auf materiellen Gratifikationen, sondern die Zufriedenheit muss aus dem Arbeitsergebnis oder Arbeitsvorgang selbst kommen. Familienbezogene Arbeit setzt also Personen voraus, die bereit sind, für „innere Belohnung" zu arbeiten.[XII]

Demgegenüber wird **Berufsarbeit** definiert „als jede bezahlte Arbeit, jede Arbeit, die gegen Geld getauscht wird."[XIII] Die Elemente Markt, Geld und Tausch sind also grundlegende Faktoren der Berufsarbeit.

Als wichtige Rechtfertigungsstrategie für die geschlechtsspezifische Arbeitsteilung in Berufs- und Hausarbeit erwiesen sich die Weiblichkeitsideologien des 19. Jahrhunderts, die davon ausgingen, dass Frauen von Natur aus andere Wesen seien und sie auf ihre Funktion als Mutter und Hausfrau festlegten. Es fand also eine Vermischung von biologischen (Fortpflanzung) und sozialen Gegebenheiten (Familienversorgung) statt. Aufbauend auf diesen Weiblichkeitsideologien breitete sich zum gleichen Zeitpunkt die Lehre von den Geschlechtercharakteren aus, die die Eigenschaftspaare Aktivität/Rationalität als männliche Domänen und Passivität/Emotionalität als weibliche Charakterausstattungen beschrieben. Die den Frauen zugeschriebenen „natürlichen Eigenschaften" – zart, schwach, passiv, ängstlich, liebevoll, altruistisch (selbstlos), mütterlich, anpassungsfähig und gefühlvoll – verschlossen ihnen eine Berufstätigkeit, die auf rationaler Durchsetzung gründet, und wiesen ihnen den Raum der Hausarbeit zu.[XIV]

1.3.2 Hausarbeitsnähe der Krankenpflege und Arztassistenz

Die Krankenpflege wurde in ihrer Neukonstruktion im 19. Jahrhundert als nichtberufliche, hausarbeitsnahe Tätigkeit errichtet. Die Hausarbeitsnähe lässt sich auf berufsinhaltlicher und organisatorischer Ebene verdeutlichen:

◆ Pflegekräfte hatten keine freie Verfügung über ihre Arbeitskraft, sondern wurden über Mutterhäuser an einzelne Krankenhäuser vermittelt. Sie besaßen demnach keinen eigenen Arbeitsvertrag.

◆ Sie bekamen keinen Lohn, sondern Taschengeld und Unterhalt (Kost und Logis).

◆ Arbeits- und Freizeit waren nicht klar voneinander getrennt. Außerhalb der Arbeitszeit verblieb die Frau im Schwesternwohnheim. Auch in der Freizeit trug sie ihre **Schwesterntracht**.[XV]

Für die Tätigkeit in der Krankenpflege wurden zudem keine beruflichen Qualifikationen erwartet, sondern lediglich persönliche, weibliche Fähigkeiten verlangt. Diese Naturbezogenheit verwies die Krankenpflegerin auf „ihren Zuständigkeitsbereich", für das inner- und äußerliche körperliche Wohlbefinden ihrer Patienten zu sorgen. Körperpflege, Essen und Trinken, Wärme und frische Luft, Ruhe und Schlaf standen im Vordergrund der Tätigkeit.

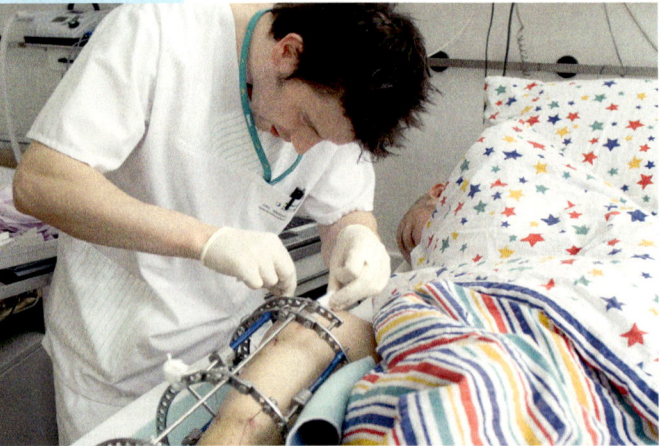

Durch den medizinischen Fortschritt um 1900 entwickelte sich jedoch zunehmend ein zweiter Aufgabenbereich: Die Pflegende wurde zur Assistentin des Arztes, erledigte Aufgaben aus seinem Arbeitsspektrum (ärztliche Verordnungen, z. B. Injektionen) und assistierte ihm (z. B. Anreichen von Materialien zum Verbandwechsel). Doch der Charakter der Arbeit veränderte sich nicht. Die Pflegekraft blieb in ihrem Handlungsspektrum unselbstständig, sie wurde nur auf Anweisung des Arztes tätig.

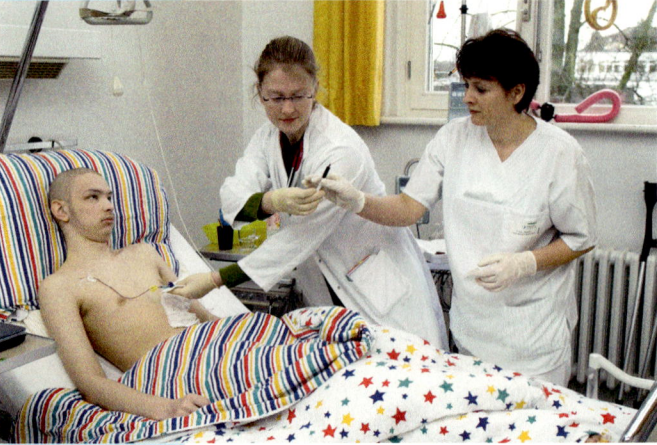

oben: Pflegehandlung auf Anweisung des Arztes
unten: Pflegerin als Arztassistenz

1.3.3 Veränderung des Medizinverständnisses: von Hippokrates zu Virchow

Die naturwissenschaftliche Ausrichtung der Medizin, wie wir sie aus unserem heutigen Verständnis heraus betrachten, hat eine erst etwa 200-jährige Geschichte.

Leitend für das Medizinverständnis der Antike und des Mittelalters waren:

♦ die Grundlagen der hippokratischen Medizin

♦ die 4-Säfte-Lehre Galens

Hippokrates (460–370 vor Christus) arbeitete als unabhängiger Wanderarzt, der sich vom Einfluss der Priester in den Tempeln vollkommen losgelöst hatte, und gilt als Verfasser einer umfangreichen Schriftensammlung (Corpus Hippocraticum), die größere und kleinere Schriften zu fast allen Krankheitsbereichen zusammenfasst.

> Die hippokratische Medizin versteht den Menschen in seiner Ganzheit als einen Teil der Gesamtnatur. Der Arzt behandelt nicht die Krankheit, sondern unterstützt den Kranken in seiner Auseinandersetzung mit dem natürlichen Krankheitsgeschehen.

Krank ist für Hippokrates immer der ganze Mensch, deshalb werden keine Symptome für sich betrachtet und die Krankheit wird nur in groben Umrissen lokalisiert. Dementsprechend muss die Behandlung die gesamten Umweltbedingungen mit einbeziehen und darf keine ausschließliche Lokaltherapie sein. Die Behandlung findet meist im Haus des Erkrankten statt oder der Arzt lässt sich für einige Zeit nieder und holt den Kranken in seine eigenen vier Wände.

Die ärztliche Tätigkeit wird als Handwerk vom Vater auf den Sohn vererbt, der als Schüler mit ihm umherreist. Er ist es auch, der alle pflegerischen Maßnahmen unter der Aufsicht des Lehrers vorzunehmen hat. Personen, die sich ausschließlich um pflegerische Tätigkeiten kümmern, gibt es nicht.

Im Corpus Hippocraticum ist die Sorge des Arztes um die elementaren Lebensbedingungen festgehalten:

♦ Licht und Luft

♦ Schlaf und Wachen

♦ Speise und Trank

♦ Ausscheidungen und Absonderungen

♦ Arbeit und Ruhe

♦ Anregungen des Gemüts

Hierunter sind dann sowohl Grundsätze über Körperbewegungen und Bäder, Schlafstätte, Bekleidung, Redeübungen und Beschäftigung zu finden als auch über Mittel und Methoden, die den Körper von Flüssigkeiten befreien durch Abführ- und Brechmittel, Aderlass und Schröpfen.

Von allen im antiken Rom tätigen Ärzten ist **Galen aus Pergamon** (129–199 nach Christus) der bedeutendste. In seinen Schriften entfaltet er noch einmal den gesamten Kanon des antiken Wissens und systematisiert es.

> Galen greift die griechischen Vorstellungen zur Säftelehre (Humoralpathologie) auf und verfeinert sie. Diese Vorstellung prägt das Medizinverständnis bis ins 18. Jahrhundert hinein.

Die vier verschiedenen Säfte sind: das Blut, die gelbe und schwarze Galle und der Schleim. Jeder dieser Säfte wird Galen zufolge in einem eigenen Organ gebildet und besitzt zwei für ihn charakteristische Qualitäten, die auf die vier Elemente Luft, Feuer, Erde und Wasser zurückzuführen sind.

Die Grundlagen der Humoralpathologie

Elemente	Säfte	Organe	Qualitäten
Luft	Blut	Herz	heiß und feucht
Feuer	gelbe Galle	Leber	heiß und trocken
Erde	schwarze Galle	Milz	kalt und trocken
Wasser	Schleim/Rotz	Gehirn	kalt und feucht

Die Beziehung der Säfte zu den Elementen und Qualitäten bestimmt nach dieser Ansicht in ihrer Ausgewogenheit (Eukrasie) die Gesundheit des Menschen, während Krankheiten durch Störungen (Dyskrasie) dieser Ausgewogenheit entstehen. Erst durch das Aufkommen der Naturwissenschaften, anatomische Studien und die Nutzung der Mikroskopie wandelt sich im 18. Jahrhundert das Krankheitsverständnis.

> Rudolf Virchow (1821–1902) fasst dieses neue Verständnis als Zellularpathologie zusammen. Diese besagt, dass eine Krankheit ein biologischer Vorgang ist, der die Funktion einer Zelle oder eines Zellverbandes stört und die Struktur vorübergehend oder dauerhaft verändert. Zusammen mit der Mikrobiologie bildet sie das Fundament der heutigen Schulmedizin.

1.4 Entwicklung der Krankenpflege bis 1933

Die Mutterhauspflege blieb für die erste Hälfte des 20. Jahrhunderts das dominante Pflegesystem; es geriet aber zunehmend in Konkurrenz zur freiberuflichen Pflege, die ihren Aufschwung vorwiegend der beginnenden staatlichen Institutionalisierung der Ausbildung verdankte.

Im Jahr 1907 erfuhr die Krankenpflege ihre erste gesetzliche Regelung. Die Gründung unterschiedlicher weltlicher Krankenwartschulen (z. B. 1782 in Mannheim, 1784 Karlsruhe, 1832 Berlin) stellte einen Versuch einzelner Ärzte dar, der mangelnden Qualifikation der Lohnwärterinnen entgegenzuarbeiten und sie für Aufgaben der ärztlichen Assistenz auszubilden. Doch diese in den Krankenhäusern angesiedelten Schulen konnten sich nicht langfristig etablieren. Wegen des Widerstandes der übrigen Mediziner wurden sie meist bereits wenige Jahre später wieder geschlossen: Der Arztberuf bildete sich gerade als eigene Profession heraus und medizinisch geschulte Personen eines anderen Berufes wurden dabei als Konkurrenz empfunden. Den ausgebildeten Krankenpflegerinnen wurde eine Überschreitung ihrer Kompetenzen und „Kurpfuschertum" unterstellt.

Alle verschiedenen Ausbildungsbemühungen seitens der Pflegeverbände und einzelner Ärzte und Krankenhausträger konnten kein einheitliches Niveau der krankenpflegerischen Versorgung in den Krankenanstalten und in der Privatpflege sicherstellen.[XVI] Mehrfache Debatten im preußischen Landtag über Missstände in der Krankenpflege, ausgelöst durch die SPD-Fraktion, gingen der gesetzlichen Regelung von 1907 in Preußen voran.

> Die inhaltliche Gestaltung des ersten Krankenpflegegesetzes von 1907 sicherte den Ärzten in den wesentlichen Fragen den Durchgriff auf alle Ausbildungsregelungen zu. In der praktischen Anleitung galt die erfahrene Schwester als Vorbild für die Schülerin.

Die anderen Reichsländer regelten z. T. erst nach dem Ersten Weltkrieg die Krankenpflegeausbildung. Preußen erhöhte inzwischen die Ausbildungsdauer auf zwei Jahre, parallel wurde eine Säuglings- und Kleinkinderpflegeausbildung begründet. Zusätzlich gab es einen Ausbildungsgang in der „Irrenpflege". Erst 1938 unter dem Nationalsozialismus wurde die erste reichseinheitliche Krankenpflegeregelung erlassen.

1.5 Krankenpflege ab 1933: zwischen Gleichschaltung und gesellschaftlicher Anerkennung

Berufpolitisch zersplittert und polarisiert, inhaltlich unklar ausgerichtet, zwischen fachlichen Inhalten und der Bewertung von Persönlichkeitsmerkmalen schwankend, kritiklos der ärztlichen Hierarchie untergeordnet – so präsentierte sich die Krankenpflege am Ende der Weimarer Republik. Die Machtübernahme der Nationalsozialisten traf die „unpolitische Pflege" unvorbereitet.

1.5.1 Grundsätze nationalsozialistischer Gesundheitspolitik

Auslese und **Vernichtung** sind die beiden zentralen Begriffe, an denen sich die faschistische Gesundheitspolitik verorten lässt. Diese Bestrebungen gründen in den Anschauungsweisen der Rassenanthropologie und des Sozialdarwinismus, die bereits im 19. Jahrhundert Verbreitung fanden.

Rassenanthropologie: Um die Jahrhundertwende verbreiteten sich diese Ansätze, die an die Arbeiten Joseph Arthur de Gobineaus (1816–1882) anknüpften. Dieser postulierte eine biologisch bedingte Ungleichheit zwischen den drei Hauptrassen, von denen die weiße Rasse – hier insbesondere die nordische – als überlegene Rasse gesehen wurde. Rassenmischung wurde als absolut schädlich bewertet, da sie unweigerlich zur „Degeneration der Rassen" führe.

Technisierung der Menschenbeurteilung: Schädelvermessung mit einem Anthropometer

213

Ich meine also, daß das Wort degeneriert, auf ein Volk angewandt, bedeuten muß und bedeutet, daß dieses Volk nicht mehr den inneren Werth hat, den es ehedem besaß, weil es nämlich nicht mehr das nämliche Blut in seinen Adern hat, dessen Werth fortwährende Vermischungen allmählich eingeschränkt haben.[XVII]

Auf der Rassentheorie baute Gobineau sein Gesellschaftsmodell auf; innenpolitisch wurden Rassengegensätze als Klassengegensätze gedeutet, außenpolitisch die Kolonisierung Afrikas und Asiens gerechtfertigt. Der bekannteste deutsche Vertreter der Rassenanthropologie ist Ludwig Woltmann. Für ihn war die nordische Rasse die Trägerin der Weltzivilisation. Der gesunde Bestand der Bevölkerung müsse geschützt und durch rassenhygienische und rassenpolitische Maßnahmen erhalten werden. „Aufnordung" und Reinhaltung seien dabei zwei wesentliche Prinzipien.

Sozialdarwinismus: Der Sozialdarwinismus fußt auf der Deszendens- (=Abstammungslehre) und Selektionstheorie von Charles Darwin (1809–1882). Selektion bedeutet hier die natürliche Auslese und Fortentwicklung durch Überleben der jeweils stärksten Individuen einer Art oder auch eine Zuchtwahl. Die „natürliche Zuchtwahl" sei für die Entstehung der Arten verantwortlich. Der „Kampf ums Überleben" und das „Überleben der Besten" seien Voraussetzung und Inbegriff der „natürlichen Auslese". Im Sozialdarwinismus wurden diese Prinzipien auf die menschliche Gesellschaft übertragen.

Bei den Vertretern des Sozialdarwinismus standen im Rahmen rassenhygienischer Konzepte die „Aufartung" und „Auslese/Ausmerze" im Vordergrund. Der Begriff Rassenhygiene geht auf Alfred Plötz zurück, der Deutschland zur Reinheit der Rasse zurückführen wollte. Kein Schutz für Kranke und Schwache und Fortpflanzung nur für „rassisch hochstehende" Ehepaare bildeten die beiden Pole in den von Plötz vorgeschlagenen Umsetzungsmaßnahmen. In Wilhelm Schallmayers Überlegungen zur Volkseugenik[1] finden sich u.a. folgende Vorschläge: Heiratsverbote, Zwangsasylierungen und Sterilisation.[XVIII]

Zu den ersten Maßnahmen der Nationalsozialisten nach der Machtübernahme gehörte die Entlassung kommunistischer und jüdischer Ärzte und Pflegekräfte aus den öffentlichen Krankenhäusern Deutschlands.

> Nicht mehr die Gesundheit des Einzelnen stand im Vordergrund, sondern ein am ganzen „Volkskörper" orientierter „Gesundheitsbegriff" ersetzte die bisher christlich-humanitär besetzten Werte. Die Leistungen für den Einzelnen wurden an seiner Leistung für den „Volkskörper" gemessen.[XIX]

1.5.2   Organisatorische Veränderungen in der Pflege

Die 1933 bestehenden Berufsgrundlagen der Pflege ergänzten sich in idealer Weise mit der nationalsozialistischen Sichtweise der „natürlichen Aufgabe der Frau im Staate". Die Krankenschwester, verantwortlich für den Erhalt des gesunden Volkskörpers, wurde der Mutter, der „Trägerin von Blut und Rasse" gleichgestellt.

---

1 Eugenik, die = Erbgesundheitsforschung, -lehre, -pflege mit dem Ziel, erbschädigende Einflüsse und die Verbreitung von Erbkrankheiten zu verhüten

Neben der neuen ideologischen Ausrichtung der Krankenpflege stellten die organisatorischen Änderungen ein wesentliches Element dar: Durch eine organisatorische Vereinheitlichung und Straffung wurden die Voraussetzungen für eine inhaltliche Gleichschaltung der Pflegeverbände geschaffen, ohne sie allerdings zu zerschlagen. Die Durchsetzung erfolgte in verschiedenen Stufen.

Ab 1933 wurde im Innenministerium eine staatliche Stelle geschaffen, die **Reichsfachschaft Deutscher Schwestern und Pflegerinnen**, in der fünf Verbände vertreten waren:

◆ die Berufsgemeinschaft, die alle freien Pflegekräfte umfasste. Hier fanden sich sowohl die B. O. wieder, die den Vorsitz dieses Zusammenschlusses übernahm, als auch die gewerkschaftlich organisierten Pflegekräfte, deren Organisation 1933 zwangsweise aufgelöst und in die DAF (Deutsche Arbeitsfront) übergeführt wurde;

◆ die DRK-Schwesternschaft, auch ab 1934 neu organisiert und zentralisiert;

◆ die Katholische Schwesternschaft;

◆ die Diakoniegemeinschaft (sieben verschiedene protestantische Schwesternschaften);

◆ die 1934 geschaffene NS-Schwesternschaft, die eine führende Rolle unter den Pflegeverbänden einnehmen sollte. Im Volksmund wurden sie aufgrund ihrer Tracht „Braune Schwestern" genannt.

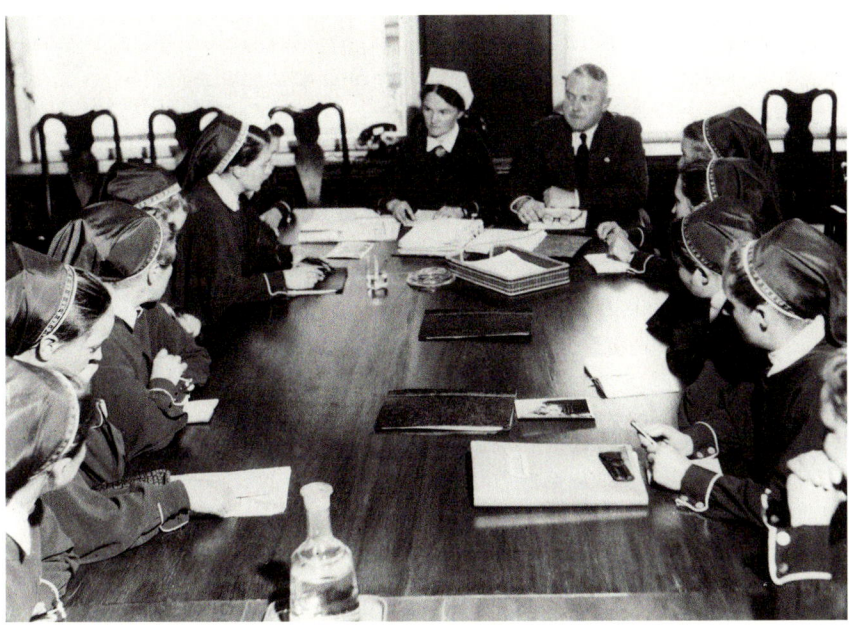

„Braune Schwestern" bei der monatlichen Einsatzbesprechung (1937)

Die Reichsfachschaft war ein staatlich gelenkter Berufsdachverband, der auch die für alle Verbände einheitliche Pflegekräftezeitschrift herausgab.

1936 erreichte der nationalsozialistische Staatsumbau eine neue Qualität: Bisher staatliche Funktionen wurden auf die NSDAP (**N**ational**s**ozialistische **D**eutsche **A**rbeiter**p**artei) übertragen. So wurden die Pflegeverbände der Parteiorganisation NS-Volkswohlfahrt unterstellt und die Vereinheitlichung der Pflegeverbände vorangetrieben. Die Berufsgemeinschaft wurde in **Reichsbund freier Schwestern** umbenannt, die so genannten „Blauen Schwestern". Trotz großer Werbekampagnen für den Pflegeberuf und insbesondere die NS-Schwesternschaft gelang es der NSDAP nicht, in ihrer Parteischwesternschaft mehr als 10 Prozent aller Pflegekräfte zu vereinigen. Deshalb erfolgte wohl 1942 der **Zusammenschluss der Braunen und Blauen Schwestern** durch die NSV (= **N**ational**s**ozialistische **V**olkswohlfahrt, die Fürsorgeorganisation der NSDAP). „Die Vereinheitlichung und organisatorische Straffung ermöglichte sowohl Transparenz als auch Kontrolle und erfüllte für viele lang gehegte Wünsche nach berufspolitischer und einheitlicher Stärke."[XX]

1.5.3 Krankenpflegerische Einsatzfelder

Eine der wichtigsten Veränderungen, die die Nationalsozialisten in der Krankenpflegeausrichtung vornahmen, liegt in der Aufwertung der Krankenpflege, der Ausweisung zentraler Einsatzfelder und deren Zuweisung zu einzelnen Pflegeorganisationen.

Die Krankenpflege erhielt in der Volksgesundheitspflege neue eigenständige Aufgabenfelder, denn „für uns Nationalsozialisten (kann sich) die Aufgabe einer Schwester nicht darin erschöpfen, nur Helferin des Arztes in der Behandlung und Pflege der Kranken zu sein."[XXI]

Die **Gemeindepflege** war bis 1933 eine Domäne der christlichen Pflegeverbände und des DRK. Die Nationalsozialisten bauten diesen Versorgungsbereich aus und versuchten ihn wegen seiner Bedeutung sukzessive mit NS-Schwestern zu besetzen. In der Volksgesundheitspflege übernahm die Krankenpflege Tätigkeitsfelder, die sich

> in der Gesundheitsvorsorge, in der Beratung, Aufsicht und Erziehung zur Gesunderhaltung der Bevölkerung (bewegen). Sie gibt Tipps zur Vorratshaltung, empfiehlt Kochrezepte, ruft zur Sparsamkeit auf und entscheidet auch über weiterführende Maßnahmen, wie Kinderlandverschickung oder Meldungen von ‚abweichendem' Verhalten.[XXII]

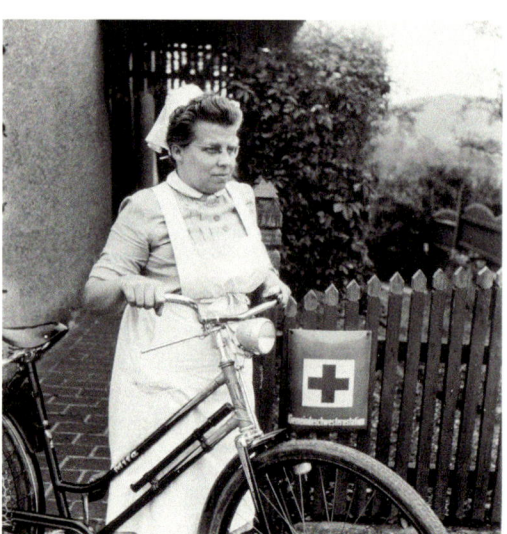

Hausbesuche gehörten zu den Aufgaben einer Gemeindeschwester

Die Aufgabenbereiche der Schwester in der Volksgesundheitspflege weisen demnach einen Doppelcharakter auf: Einerseits vermittelte sie konkrete Hilfestellungen, andererseits hatte sie – wie kein anderer Gesundheitsberuf – einen kontinuierlichen Einblick in die Familien und konnte deren Gesundheitsverhalten überwachen. Allerdings wurde von ihr auch die behördliche Anzeige von politisch unliebsamem Verhalten erwartet. In ihrer Tätigkeit war sie relativ autonom. Außerdem weitete sich infolge des Ärztemangels ab 1939 ihr Tätigkeitsbereich aus.

Die **Krankenhauspflege** verliert gegenüber der Gemeindepflege an Bedeutung; dies hat vor allem ökonomische Gründe. Die Krankenhäuser schließen auch weiterhin zumeist Gestellungsverträge mit einzelnen Schwesternschaften. In diesem Versorgungsbereich sind alle Pflegeorganisationen vertreten.

Die Vorbereitung auf den Eroberungsfeldzug zeigte sich darin, dass das DRK ab 1937 durch Gesetz die Vorbereitung für die **Kriegskrankenpflege** übertragen bekam: Planung des Pflegekräfteeinsatzes in den Kriegslazaretten und Ausbildung von Schwesternhelferinnen. Doch 1942 brach das Heeressanitätswesen aufgrund der expandierenden Kriegsführung dennoch zusammen, die eingesetzten Pflegekräfte waren total überlastet, es kam zu zwangsweisen Einziehungen, ein Berufswechsel für Pflegende wurde verboten. Selbst der Abzug von etwa 10 % der Pflegekräfte aus Krankenhäusern konnte den Mangel in den Lazaretten nicht beheben.

Neben Gemeinde-, Krankenhaus- und Kriegskrankenpflege trat als viertes Einsatzfeld für Pflegekräfte die **krankenpflegerische Versorgung in Einrichtungen und Organisationen des Parteiapparates** hinzu. Ausschließlich NS-Schwestern waren im Bund Deutscher Mädel, in der Hitlerjugend, in den Lebensbornheimen[1], in der Kinderlandverschickung, in Mütter- und Kindheimen, in Konzentrationslagern und Arbeitslagern tätig. Hierzu gehörten auch die Euthanasieanstalten.

1.5.4 Auslese und Vernichtung

Am 14. Juli 1933 wurde das „Gesetz zur Verhütung erbkranken Nachwuchses" durch den NS-Staat verkündet. Die Bestimmungen dieses Gesetzes erlaubten die Sterilisation von Personen – auch gegen deren Willen –, wenn zu erwarten war, dass ihre Nachkommen an schweren körperlichen und geistigen Erbschäden leiden würden.

Zur Anzeige solcher Personen an den Amtsarzt waren Angehörige aller Gesundheitsberufe verpflichtet, beispielsweise auch die Gemeindeschwester. Über den Antrag entschied ein „Erbgesundheitsgericht", das sich aus einem Amtsrichter, einem beamteten und einem weiteren Arzt zusammensetzte. Die meisten Indikationen wurden nicht aufgrund körperlicher Missbildungen, sondern wegen psychischer/ psychiatrischer Diagnosen gestellt. So wurden von 1936–1939 50 % aller Sterilisationen unter der Diagnose „Schwachsinn" durchgeführt.[XXIII] Der **(Zwangs-)Sterilisation** fielen bis 1945 400 000 Menschen zum Opfer.

Im Sommer 1939 wurden Philipp Bouhler (Leiter der Kanzlei des Führers) und Karl Brandt (Hitlers Begleitarzt) mit der Vorbereitung der so genannten **Aktion T4** (benannt nach dem Sitz Tiergartenstraße 4 in Berlin) beauftragt. Sie organisierten die „Verlegung" von Psychiatriepatienten in sechs zentrale Tötungsanstalten.

---

1 Lebensborn = ein nationalsozialistischer Verein, der zur „Züchtung" einer Elite der „nordischen Rasse" gegründet wurde

	Zeitraum		Zahl der Toten
Grafeneck bei Reutlingen	Jan. – Dez.	1940	9 839
Brandenburg	Feb. – Sept.	1940	9 772
Bernburg	Sept.1940 – Aug. 1941		8 601
Hadamar	Jan. – Aug.	1941	10 072
Hartheim bei Linz	Mai – Aug.	1941	18 269
Sonnenstein bei Pirna	Juni 1940 – Aug. 1941		13 720

Tötungsanstalten der T4-Aktion[XXIV]

Was ist Ethik?
Band 1, H 3

Im August 1941 wurde die zentral gelenkte Euthanasieaktion T4 beendet. Dies ist wohl einerseits auf die Proteste des Bischofs von Münster Graf Galen zurückzuführen; auf der anderen Seite war die 1939 errechnete Zahl von ca. 70 000 Tötungen erreicht und das Personal wurde zudem für die „Endlösung der Judenfrage" benötigt. Doch die Tötungen gingen – dezentral in den Krankenanstalten – bis zur Befreiung durch die Alliierten 1945 weiter.

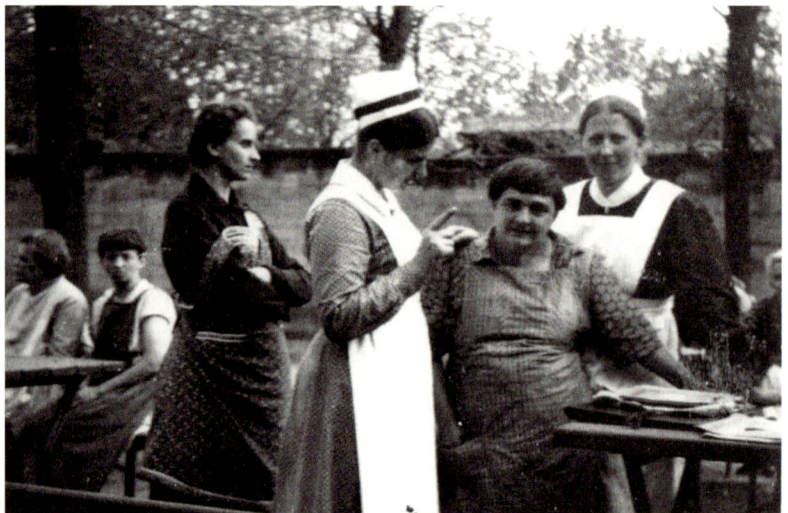

Patientinnen und Krankenschwestern in der Landesanstalt Sonnenstein um 1930

1.5.5 Verstrickungen der Pflege in die nationalsozialistische Vernichtungspolitik

Die Beteiligung des Pflegepersonals an den Tötungsaktionen kann in zwei Bereiche eingeteilt werden:

Phase der zentralen Mordorganisation: Die Patienten der psychiatrischen Anstalten wurden über Fragebögen zentral in Berlin erfasst. T4-Gutachter erstellten namentliche Listen über Patienten, die in die zentralen Tötungsanstalten verlegt werden sollten, und legten den Tag der Abholung fest. In Bussen wurden die Patienten in die Tötungsanstalten gebracht, in denen im pflegerischen Aufgabenfeld ausschließlich die NS-Schwestern tätig waren. Das Pflegepersonal war an folgenden Schritten beteiligt:

◆ in der psychiatrischen Anstalt: Vorbereitung zum Abtransport, Richten und Auflisten der persönlichen Gegenstände, Kennzeichnung der Patienten, Begleitung der Transporte

◆ in der Euthanasieanstalt: Hilfe beim Entkleiden und Vorführung beim Arzt, Begleitung der Patienten bis zur Gaskammer, Entgegennahme der persönlichen und der anstaltseigenen Sachen der Ermordeten

Phase der „wilden Euthanasie": Die zu tötenden Patienten wurden in der Anstalt selbst durch die Ärzte vor Ort beispielsweise während der Visite ausgesucht. Die Oberschwester notierte die Anweisungen und veranlasste die Verlegung in ein spezielles Einzelzimmer. Die Durchführung der Tötung wurde in der Regel von den Schwestern vorgenommen. Dazu gehörten die Vorbereitung der entsprechenden Medikamente, deren Verabreichung und die Beobachtung der Patienten bis zum Eintreten des Todes. Der Abtransport der Getöteten wurde meist von Krankenpflegern übernommen.

Laut Aussage einer Augenzeugin hat jedoch teilweise auch das Pflegepersonal an der Personenauswahl mitgearbeitet:

> *Das Personal hat aus eigenen Stücken die Tötungsaufträge gleich ausgeführt oder damit gezögert. Es war wohl so, daß diese Patienten, solange sie vom Personal gebraucht waren oder ‚lieb Kind' waren, bei der Arbeit geholfen haben oder sonst von Nutzen waren und sich der Geneigtheit beim Personal erfreuten, am Leben gelassen wurden.*[XXV]

Die Tötungen in der Heil- und Pflegeanstalt Meseritz-Obrawalde wurden 1962 strafprozesslich aufgearbeitet. In dem Verfahren rechtfertigten sich die angeklagten Krankenpflegerinnen, indem sie sich auf Befehle von oben und Pflichterfüllung beriefen:

> *Die Verabreichung von Medikamenten, und sei es auch zum Zwecke der Tötung von Geisteskranken gewesen, sah ich allerdings als eine mir obliegende Dienstpflicht an, die ich nicht verweigern durfte … Disziplin und Gehorsam waren oberstes Gebot in Pflegerinnenkreisen … Ich war und bin der Auffassung, daß die unbedingte Befolgung ärztlicher Anordnungen zu den wichtigsten Pflichten einer Krankenpflegerin gehört … Ich war der Auffassung, daß ein Arzt von uns Pflegerinnen nichts verlangen wird, was nicht gesetzlich in Ordnung ist.*[XXVI]

Einige Schwestern in Meseritz-Obrawalde hatten sich jedoch geweigert, an den Tötungen teilzunehmen. Diese waren dann auf andere Stationen versetzt und in ihren Leitungsfunktionen abgesetzt worden.

> Die Geschichte der Krankenpflege im Nationalsozialismus zeigt den endgültigen Verlust der Unschuld eines humanitären Berufs unter den Bedingungen einer Diktatur.[XXVII]

1.6 Nach 1945: Die Pflege geht unterschiedliche Wege

Nach der Kapitulation der Nationalsozialisten 1945 wurde Deutschland in vier Besatzungszonen aufgeteilt. Pflegekräfte, die in der NSDAP oder einer ihr nahe stehenden Organisation organisiert waren, wurden entlassen bzw. mussten sich vor Kommissionen der Besatzungsmächte einer Überprüfung („Entnazifizierung") stellen. Die meisten wurden als Mitläufer eingestuft und wieder im öffentlichen Dienst beschäftigt. Während in der sowjetischen Besatzungszone bereits 1946 ein neues Krankenpflegegesetz erlassen wurde, galt in den westlichen Zonen das Gesetz von 1938 bis 1957 faktisch weiter.

1.6.1 Restauration und verspäteter Neubeginn der Krankenpflege in der BRD

Nach 1945 versuchten die Pflegeverbände, nahtlos an den Wertekanon der Zeit vor 1933 anzuknüpfen: Christliche Werte wurden wieder hervorgeholt, während man die Zeit des Faschismus tabuisierend verschwieg. Exemplarisch kann dies an der Person Marie Cauer verdeutlicht werden. 1940 noch Autorin einzelner Kapitel im „Hand- und Lehrbuch der Krankenpflege" aus der Franckh'schen Verlagsbuchhandlung, veröffentlichte sie 1948 als Vorsitzende des Agnes-Karll-Verbandes (AKV) in der ersten Ausgabe der „Deutschen Schwesternzeitschrift" einen Aufsatz unter dem Titel „Von der Nächstenliebe im Schwesternberuf". Auf der Suche nach den ethischen Grundlagen der Krankenpflege entdeckte Marie Cauer 1948 die Nächstenliebe: „Die Nächstenliebe, die rechte Einstellung des Herzens, die warme quellende Kraft, die alles Hilfsbedürftige umfängt, ist geradezu Grundlage und Voraussetzung des Schwesternberufs."[XXVIII]

Erst die gesellschaftlichen Veränderungsprozesse Ende der Sechziger-/Anfang der Siebzigerjahre führten zu einer tatsächlichen Neubestimmung der Positionen des Berufsverbands und damit zu einer Modernisierung der Pflege. Ruth Elster, Vorsitzende des AKV, sah drei Herausforderungen und gleichzeitige Konsequenzen für den Verband:

- Die Krankenschwester wird nicht mehr als die einzige legitime Pflegekraft angesehen. Auch die **männlichen Pflegekräfte** sollen in einem gemeinsamen Verband organisiert werden.
- Die Arbeitsfelder für Pflegekräfte **spezialisieren** sich (z. B. Psychiatrie, Orthopädie, Nachsorgekliniken). Deshalb legt der Verband neben der Ausbildung ein stärkeres Gewicht auf die Ausgestaltung von Fort- und Weiterbildung.
- In Bezug auf die Pflege wird erstmalig von der Problematik eines Frauenberufes gesprochen. Männer und Frauen müssen „gleichberechtigt zusammenarbeiten". Es geht darum, „Bildungsbarrieren und Standesgrenzen zu überwinden. Politische Bildung und Aktionen zur **Verbesserung der Krankenpflege**" sollen entworfen werden.[XXIX]

Die 70er-Jahre des letzten Jahrhunderts brachten einen Wendepunkt in der Entwicklung der Pflege: Die **Orientierung der Pflege an der Medizin** wurde jetzt allgemein als selbstverständlich angesehen; die pflegerische Tätigkeit wurde in Grund- und Behandlungspflege differenziert; die **Fachweiterbildungen** OP-Dienst, Anästhesie- und Intensivpflege wurden (der medizinischen Spezifizierung folgend) etabliert.

1978 begann auch der **erste bundesdeutsche Modellstudiengang für Pflege-lehrer** an der FU Berlin, der allerdings 1981 wieder eingestellt wurde.

Geprägt ist dieses Jahrzehnt darüber hinaus durch einen Personalmangel, der durch die Anwerbung ausländischer Pflegekräfte (z. B. aus Korea, den Philippinen) kompensiert wurde. Der Personalmangel führte auch dazu, dass Pflegekräfte begannen darüber nachzudenken, was ihre originären Aufgaben sind. 1979 weigerten sie sich beispielsweise in Berlin im so genannten „Spritzenstreik", Blutentnahmen und i.v.-Injektionen vorzunehmen.

In den 80er-Jahren öffnete sich die Pflege in ihren theoretischen Debatten den **Einflüssen aus dem angloamerikanischen Umfeld:** Der Pflegeprozess und Pflegetheorien flossen in den bundesrepublikanischen Diskussionsprozess ein, für die Pflegepraxis blieb dies noch ohne Konsequenzen. 1989 beschäftigte der Pflegenotstand die Öffentlichkeit. Tausende von Pflegekräften beteiligten sich an öffentlichen Aktionen und Streiks, um bessere Arbeitsbedingungen und eine höhere Bezahlung einzufordern. Ausfluss der Präsenz der Pflegenotstands in der öffentlichen Meinung und im politischen Raum war 1991 die Eröffnung des **ersten bundesdeutschen pflegebezogenen Studiengangs** an der Fachhochschule in Osnabrück. Der erste Schritt zu einer Akademisierung pflegerischer Aufgabenfelder war erreicht.

1.6.2 Entstehung des Altenpflegeberufs und seine Entwicklung

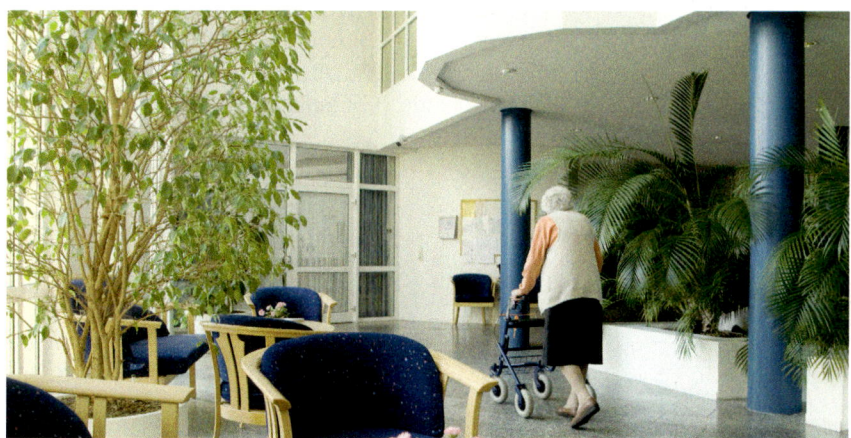

Moderne Altenpflegeeinrichtung

Die ersten Ausbildungsregelungen in der Altenpflege finden sich erst ab 1960. Damit ist die Altenpflege ein relativ junger Beruf. Als grundständiger Ausbildungsberuf ist er im westeuropäischen Ausland und in den USA fast unbekannt. Allerdings reichen die Wurzeln bis zu den Anfängen des 19. Jahrhunderts zurück.

Die Darlegung der Altenpflege-Wurzeln bietet gleichzeitig die Möglichkeit, die Wandlung und Ausdifferenzierung der Institution Hospital zu beschreiben.

Vom Hospital zum Pflegeheim

Zu Beginn des 19. Jahrhunderts findet sich in den protestantischen Ländern des Deutschen Reiches die Institution des Hospitals. In dieser Anstalt brachte man all diejenigen Personen unter, die im öffentlichen Bild der Städte als störend empfunden wurden: unversorgte Kranke und Alte, „Krüppel", „Sieche" und „Irre". Als pflegende „Aufseher" setzte man bezahlte Lohnwärter/-innen ein.

Lohnwärter
Band 1, D 1.1.2

In Preußen wurde 1842 den Gemeinden die Armenfürsorge übertragen. Danach waren sie verpflichtet, „die erforderliche Pflege in Krankheitsfällen ... zu gewähren ... mittels Unterbringung in einem Armen- oder Krankenhause."[XXX]

Unter dem Einfluss der sich naturwissenschaftlich ausrichtenden Heilkunde begannen sich Ärzte für diese Institution zu interessieren, die sie als Forschungsfeld für ihre wissenschaftliche Medizin entdeckten. Die Folge war, dass sich ein Teil der Hospitäler zum Krankenhaus umwandelte, aus dem alle Personen – außer den Kranken – ausgesondert wurden.

Der protestantische Pfarrer Büttner beschrieb und rechtfertigte 1890 diesen Aussonderungsprozess der alten und siechen Menschen aus den Krankenanstalten so:

> *Für die operative, wie für die innere Medizin haben als Objekte der Wissenschaft selbstredend nur solche Fälle Interesse, wo ein Heilverfahren eingeleitet und mit Hoffnung auf Erfolg hin ausgeführt werden kann. Es ergibt sich daraus zunächst, daß Sieche, welche nicht zu den sogen. ‚interessanten Fällen' gehören, von den bedeutenderen, tonangebenden Ärzten weniger beachtet werden. Es folgt daraus aber weiter, daß man in den eigentlichen Krankenhäusern mit den Unheilbaren nicht mehr soviel Geduld hat oder sie nicht mehr so lange in denselben beläßt, als in früheren Zeiten. Daß man die Siechen aus der Mitte der heilbaren Kranken entfernt, hat aber auch nach zwei Seiten hin die triftigsten Gründe wahrer Humanität und Barmherzigkeit. Denn ernstlich ist es für die heilbaren, und namentlich für Wundkranke geradezu gefährlich, wenn Sieche die Luft verpesten, deren Reinheit und Gesundheit doch Grundbedingung für Heilung und Genesung ist. Zum anderen liegt aber eine Härte darin, wenn man die armen Siechen zwingt, es täglich zu erleben, wie die heilbar Kranken wieder gesund entlassen werden, während sie selbst in die Öde des Siechbettes gebannt bleiben. Die Unbarmherzigkeit gegen die Siechen freilich wird nun noch höher getrieben, wenn man es einfach bei der Erklärung bewenden läßt, daß für sie im Krankenhause kein Raum sei, und wenn man sie, die kein schützendes Daheim und in demselben keine genügende Pflege haben, eben damit auf die Straße stellt. Die christliche Barmherzigkeit hat sich gesagt, daß sie es vor Gott nicht verantworten könne, die unheilbar Siechen sich selbst zu überlassen, bloß darum, weil sie nicht mehr Gegenstand wissenschaftlichen Heilverfahrens sein können.*[XXXI]

Demzufolge blieben die neu entstehenden Siechenheime arztfrei. Die Versorgung erfolgte überwiegend durch Lohnwärter und teilweise durch Diakonissen.

Im nächsten Schritt gliederte man aus den Armenhäusern die „Irren" aus und fasste sie in psychiatrischen Krankenhäusern – den „Irrenanstalten" – zusammen, die unter ärztlicher Leitung standen.

Als zweite Entwicklungslinie zum Pflegeheim – neben den Armenhäusern – finden sich die so genannten „Privaten Altenstifte", auch Pfründnerhäuser genannt. Die Altenstifte waren nach Geschlecht, Berufsgruppenzugehörigkeit, Familienstand und sozialem Status separiert. So existierten beispielsweise Stifte für alleinstehende Lehrerinnen, adlige katholische Damen oder unverheiratete Töchter von Offizieren.

Infolge des Ersten Weltkriegs und der Inflation gerieten viele dieser Stifte in finanzielle Schwierigkeiten und wurden in die öffentliche Altenhilfe übernommen.

Ein dritter Anstoß erfolgte in der Weimarer Republik über die Propagierung des Altenwohnheims durch die Kommunen, die über das Freiwerden von Privatwohnungen der Wohnungsnot entgegensteuern wollten.

Die Entwicklung nach 1945

Nach dem Ende des Zweiten Weltkriegs wurde nahtlos an die Sichtweise der Weimarer Republik angeknüpft. „Verwahrung" ist das Leitmotiv, unter dem die Art der Versorgung der alten Menschen in Altenwohnheimen gesehen wird. Dem entspricht in der Pflege das Prinzip der Mütterlichkeit, die ohne eine spezielle Qualifikation auskommt. Die Frau soll dem Bild „der lebenserfahrenen, seelisch ausgeglichenen, tatkräftigen und doch gütigen Pflegerin"[XXXII] entsprechen.

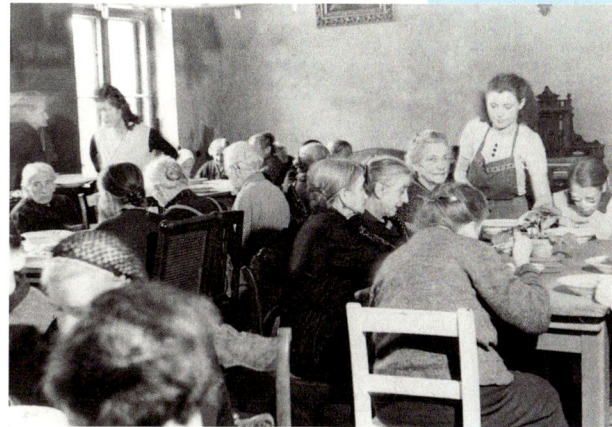

Speisezimmer eines Berliner Altenheimes 1945

> **!** Erst ab 1960 werden Forderungen nach einer Schulung von Altenpflegepersonal erhoben.

Diese neue Sichtweise hängt damit zusammen, dass der Arbeitsmarkt infolge der Vollbeschäftigung „leergefegt" war und kaum noch Pflegekräfte aus dem Krankenhaus ins Altenheim wechselten. Zudem versiegte der Zustrom von Arbeitskräften aus der DDR durch den Bau der Mauer.

Die Wohlfahrtsverbände AWO, Caritas und Innere Mission reagierten mit Angeboten von halbjährigen Ausbildungsgängen, die sich an „ältere Angestellte und Arbeiterinnen (wenden), die ihren Beruf nicht mehr ausüben können, und Frauen, die nach dem Heranwachsen ihrer Kinder von der eigenen Familie nicht mehr voll beansprucht werden"; oder es sind „älter werdende Menschen aus anderen, vor allem sozialen Berufen: Kindergärtnerinnen und Jugendleiterinnen, auch Gewerbelehrerinnen, die bei zunehmendem Alter den Kontakt mit der Jugend nicht mehr so wie früher haben; auch ältere Fürsorgerinnen und Gemeindehelferinnen kommen infrage."[XXXIII]

1965 legte der Deutsche Verein für öffentliche und private Fürsorge einen Entwurf für ein Berufsbild Altenpflege vor. Der neu zu schaffende Beruf wurde als ein sozialpflegerischer deklariert, um sozialpädagogische und offene Hilfen in der Altersversorgung auszubauen. Anders als in der Krankenpflege ist nicht der Bund, sondern sind die Länder für die Ausbildungsgesetzgebung zuständig, da es sich hier nicht um einen medizinischen Heilhilfsberuf handelt.

223

Erst 1969 wurde in Nordrhein-Westfalen das erste Ausbildungsgesetz erlassen:

> *Der Beruf der Altenpflegerin wurde notwendig, weil der Bedarf an Pflegekräften in der Altenpflege nicht von den Krankenschwestern gedeckt wurde. Die Altenpflegerin (übernimmt) nun diejenigen pflegerischen Aufgaben, die Krankenschwestern ungern ausüben (wollen), weil sie nicht so viel Ansehen wie die Tätigkeiten in der Akutmedizin (versprechen); Alter, chronische Krankheiten und Sterben laufen der Erfolgsorientiertheit der naturwissenschaftlichen Medizin zuwider. Gleichzeitig bringt die Altenpflegerin Elemente der Sozialarbeit in die Pflege alter Menschen (ein) ..., für die die Krankenschwester aufgrund ihrer Ausbildung nicht qualifiziert ist.*[XXXIV]

Altenpflege-
gesetz
Band 1, B 3.3.2

Die Veränderungen in der Bewohnerstruktur der Altenhilfeeinrichtungen hin zu höherer Pflegebedürftigkeit im letzten Jahrzehnt haben zu einer Rückwendung geführt: Die Altenpflege wird jetzt als ein medizinischer Hilfsberuf gesehen und damit dem Bund eine Gesetzgebungskompetenz eingeräumt, die die unterschiedlichen Regelungen in den Bundesländern vereinheitlicht.[XXXV]

1.6.3 Reorganisation der Pflege in der DDR

Die Entwicklung der Pflege in der Deutschen Demokratischen Republik (DDR) vollzog sich nach anderen Entwicklungslinien als die in der Bundesrepublik Deutschland, allerdings ist hier die historische Forschung erst in den Anfängen. Die Unterschiede gegenüber der Entwicklung in der BRD lassen sich auf drei Feldern beschreiben:

♦ Die Krankenpflegeausbildung der DDR war seit 1961 **ins berufliche Bildungssystem integriert**; die theoretische Ausbildung erfolgte nicht an staatlichen Berufsschulen, sondern an Schulen, die sich in Trägerschaft der Krankenhäuser befanden. Die seit 1974 gegründeten Medizinischen Fachschulen erfassten zum Teil bis zu 11 verschiedene Fachrichtungen (z. B. Krankenpflege, Kinderkrankenpflege, Krippenpädagogik).

♦ Damit einhergehend stellte sich in der DDR auch viel früher die Frage nach der **Ausbildung der Pflegelehrer**. Den ersten Schritt zur Akademisierung der Pflegeberufe unternahm man bereits 1963 mit der Ausbildung von Diplomlehrern für das Gesundheitswesen. Das Studium schloss mit dem akademischen Grad des Medizinpädagogen ab. Anders als in der bundesrepublikanischen Akademisierungsdiskussion gab es eine relative Nähe der Pflege zur Medizin, eine Annäherung an die Sozial-/Gesellschaftswissenschaften fand nicht statt. 1984 wurde an der Humboldt-Universität der erste Pflegemanagement-Studiengang eröffnet.

♦ Während in der BRD die pädagogische **Betreuung in der praktischen Ausbildung** weitestgehend ungeregelt war, wurde in der DDR 1969 der Lehrmeister für die Berufspraxis durch den Medizinpädagogen – Lehrkraft für den berufspraktischen Unterricht – abgelöst. Diese Personen qualifizierten sich durch ein Fachschulstudium (Direktstudium und Fernstudium) in Potsdam. Ihre Aufgaben umfassten den theoretischen Einführungsunterricht, praktische Übungen im Gruppenverband und die Anleitung und Kontrolle der Studenten bei der Arbeit auf Station.

Die in der DDR entstandenen Berufs- und Bildungsstrukturen wurden 1990 mit dem Beitritt der DDR zur Bundesrepublik Deutschland weitestgehend aufgegeben durch die Übernahme der bestehenden bundesrepublikanischen Rechtsnormen.

1.7 Pflege auf dem Weg zur Profession

Die Entwicklung der Pflege zu einer Profession setzte in Deutschland erst in den 70er-Jahren des letzten Jahrhunderts ein, als die partielle Loslösung von der Medizin angestrebt wurde.

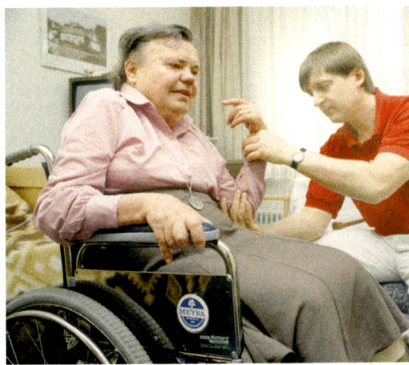
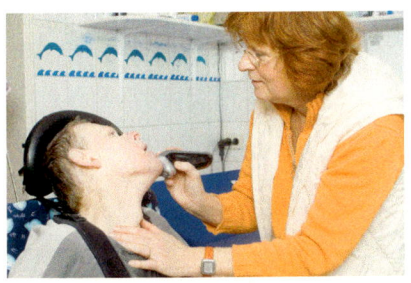
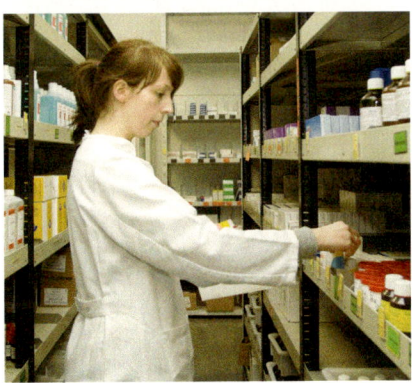
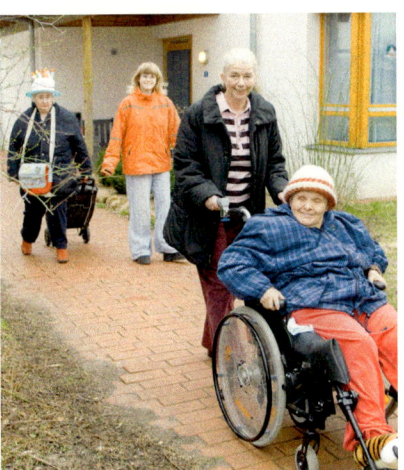

Einzelne neue Berufe haben sich im Laufe der Entwicklung des Krankenpflegeberufes herausgebildet: Krankengymnasten, Physiotherapeuten, Beschäftigungstherapeuten, Logopäden, Altenpfleger, Haus- und Familienpfleger, Heilerziehungspfleger usw. Die aktuelle Diskussion regt dazu an, im Sinn einer generalistischen Pflegeausbildung zumindest die Berufe der Alten-, Kranken- und Kinderkrankenpflege wieder zu einer gemeinsamen Grundausbildung zusammenzufassen.

Die Etablierung der eigenständigen Pflegeversicherung, die Veränderungen in der Krankenhausfinanzierung, Modelle des Managed Care und des Disease Management haben und werden die Strukturen der Pflegeberufe weiter verändern.

Berufsentwicklung
Band 1,
G 5.3, 5.4

Das Handlungsfeld Pflege (wurde) trotz vielfältiger Anstrengungen, diese Arbeit als berufsfachliche Dienstleistung zu reformulieren, bis heute nicht vollständig verberuflicht.[XXXVI]

Zeittafel: Pflegeorganisationen und -verbände des 19. und 20. Jahrhunderts

	Lohnwärter und Lohnwärterinnen
	Wiederbelebung der katholischen Pflegeorden (z. B. Barmherzige Schwestern)
1813	Bildung Vaterländischer Frauenvereine
1836	Gründung der Diakonissenanstalt Kaiserswerth durch Theodor Fliedner
1870	Gründung des Zentralkomitees der Vereine vom Roten Kreuz
1881	Gründung der Schwesternschaft des Viktoria-Krankenhauses Berlin
1893	Gründung des Vereins für jüdische Krankenpflegerinnen zu Frankfurt
1894	Gründung des Evangelischen Diakonievereins Berlin-Zehlendorf durch Friedrich Zimmer
1896	Gründung des Verbands des Massage-, Bade- und Krankenpflegepersonals. Zeitschrift: Sanitätswarte
1896	Gründung Verband der Gemeinde- und Staatsarbeiter
1900	Bildung der Sektion Gesundheitswesen im Verband der Gemeinde- und Staatsarbeiter
1902	Zentralkrankenpflegenachweis für Berlin und Umgebung
1903	Gründung der Berufsorganisation der Krankenpflegerinnen Deutschlands (B. O.) durch Agnes Karll. Zeitschrift: Unterm Lazaruskreuz
1904	Beitritt des Verbands des Massage-, Bade- und Krankenpflegepersonals in die Sektion Gesundheitswesen
1904	B. O. tritt dem ICN (Weltbund der Schwestern) bei
1928	Gründung der Schwesternschaft der Reichssektion Gesundheitswesen
1929	Gründung der Arbeitsgemeinschaft der weiblichen Krankenpflegeorganisationen
1933	Verbot des Gemeinde- und Staatsarbeiterverbandes
1938	Auflösung der B. O.
1945	Neugründung des Agnes-Karll-Verbandes (AKV)
1949	Neugründung des Bunds Freier Schwestern in der ÖTV
1949	Gründung Deutsche Schwesterngemeinschaft (DSG): AKV, Bund Freier Schwestern, Verband deutscher Mutterhäuser vom Roten Kreuz, Vertretung im ICN
1951	Gründung Arbeitsgemeinschaft Deutscher Schwesternverbände (ADS): Dachverband der katholischen und evangelischen Pflegeorganisationen sowie der Mutterhäuser vom Roten Kreuz
1968	Fusion des AKV mit dem Fachverband Deutscher Krankenpfleger
1971	Bund Freier Schwestern scheidet aus der DSG aus
1973	Auflösung DSG, Gründung Deutscher Berufsverband für Krankenpflege (DBfK)
1991	Umbenennung in: Deutscher Berufsverband für Pflege
1991	Gründung der Pflegegewerkschaft
1998	Gründung Deutscher Pflegerat, vertreten sind: ADS, BA, BALK, BDH, BKK, DBfK, DBVA, DPV
2001	Die Gewerkschaft ÖTV schließt sich mit anderen Gewerkschaften zur Vereinigten Dienstleistungsgewerkschaft (ver.di) zusammen.

1 Erläutern Sie die Begriffe Mutterhaus und Gestellungsvertrag.

2 Welche gesellschaftlichen Faktoren begünstigten die Entstehung der freiberuflichen Pflege am Ende des 19. Jahrhunderts?

3 Welche positiven und negativen Aspekte sah Agnes Karll als Vertreterin der Berufsorganisation in den Mutterhausverbänden?

4 Welche unterschiedlichen Aufgabenstellungen übernahmen die Krankenpflegeverbände im Nationalsozialismus?

5 Wie kommt es, dass sich in den 60er-Jahren des letzten Jahrhunderts die Altenpflege als eigenständiger Beruf entwickelte?

6 Warum stellten die 70er-Jahre des letzten Jahrhunderts einen Wendepunkt in der Entwicklung der Krankenpflege dar?

7 Benennen Sie die Faktoren, die zu einer unterschiedlichen Entwicklung der Krankenpflege in der BRD und der DDR führten.

1 Entdecken Sie die Geschichte Ihres Krankenhauses bzw. Altenheims! Informieren Sie sich im Archiv der Einrichtung und in Broschüren des Hauses über die Vergangenheit; nutzen Sie auch die Informationsmöglichkeit im Stadtarchiv (dorthin werden oft ältere Quellen aus den Einrichtungen ausgelagert).
Beschäftigen Sie sich mit folgenden Fragen:
a) Wann und warum ist das Krankenhaus, das Altenheim entstanden?
b) Gab es Vorläuferinstitutionen?
c) Wie wurde das Pflegepersonal gewonnen (Quelle u. a.: alte Personalakten)? Bestand ein Gestellungsvertrag mit einer Schwesternschaft?
d) Wer gründete und wer alles leitete die Pflegeschule bis zum heutigen Zeitpunkt?

2 Setzen Sie sich mit der gezielten Propaganda und der Entwicklung von Stigmen zur Zeit des Nationalsozialismus auseinander.
a) Wie konnte es der NSDAP gelingen, alle Pflegekräfte in eine Richtung zu lenken?
b) Welche Rolle spielten dabei die Medien?
c) Diskutieren Sie, ob eine solche Propaganda in Ihren Augen heute auch wieder erfolgreich sein könnte.
d) Versuchen Sie anhand historischer Dokumente die Rolle des Krankenwärters zur Zeit des Nationalsozialismus zu beschreiben.

Bischoff, Claudia: Frauen in der Krankenpflege. Zur Entwicklung von Frauenrolle und Frauenberufstätigkeit im 19. und 20. Jahrhundert. Campus, Frankfurt/M. 2000

Capell, Eckhard: Von der Hilfspflege zur Profession. Entstehung und Entwicklung des Altenpflegeberufs. KDA, Köln 1996

Kreutzer, Susanne: Vom „Liebesdienst" zum modernen Frauenberuf. Die Reform der Krankenpflege nach 1945. Campus, Frankfurt/Main 2005

Panke-Kochinke, Birgit: Die Geschichte der Krankenpflege (1679–2000). Mabuse, Frankfurt/Main 2003

Steppe, Hilde: Krankenpflege im Nationalsozialismus. Mabuse, Frankfurt/Main 2001

Wolff, Horst-Peter/Wolff, Jutta: Geschichte der Krankenpflege. Recom, Basel 1994

www.hilde-steppe-archiv.de/de/recherche

2 Pflege heute: veränderte Gesellschaft – veränderte Pflege?

Olga ist ratlos. Immer das Gleiche am Wochenende: zu wenige Pflegekräfte und zu viel Arbeit. So macht die Pflege keinen Spaß, denkt sie sich. Auch heute hat Olga den ganzen Wohnbereich „Wiesenblick" mit ihrer Kollegin Maria Gonzales allein zu versorgen. Olga fragt ärgerlich: „Warum lässt sich das nicht anders organisieren? Es gibt doch so viele alte Menschen, die Hilfe benötigen, aber nie sind genug Leute da, um alle zu versorgen!" „Das liegt an den Rahmenbedingungen: Wir sollen zwar gute Pflege abliefern, aber es ist immer weniger Geld da", meint Maria. „Gute Pflege kostet! Aber ich denke, andererseits spart man: Wenn wir beispielsweise jemanden bei der Waschung unterstützen und ihn mit einbeziehen, bleibt er vielleicht länger selbstständig. Aber leider sitzt uns immer die Zeit im Nacken …"

Da der Wohnbereich sehr groß ist, sind die Arbeitswege weit. Hinzu kommt, dass an diesem Wochenende mehrere Bewohner unter einer Magen-Darm-Grippe leiden und viel Unterstützung benötigen. Maria und Olga kommen während der gesamten Dienstzeit kaum dazu, ihre Tätigkeiten zu dokumentieren. Erst kurz vor Dienstende setzen sich beide eine halbe Stunde hin, um dies zu erledigen.

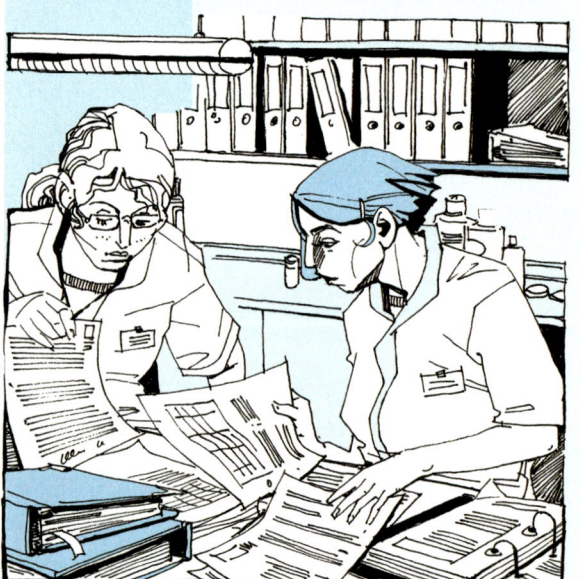

Ihre Kollegin Rita Pawelke, die die Spätschicht hat und drei Wochen im Urlaub war, bittet um eine genaue Übergabe, da sie mit den Krankengeschichten einiger der Bewohner noch nicht vertraut ist. Bei der Übergabe stellt Rita fest, dass morgen der MDK zu Ludwig Bach kommt. Da sie diesen Bewohner noch nicht kennt, bittet sie Olga und Maria, die Dokumentation noch einmal zu überprüfen, damit der MDK ein vollständiges Bild erhält.

„Immer dieser ganze Verwaltungsaufwand!", stöhnt Maria. „Früher haben wir ohne alles aufzuschreiben gepflegt und hatten dafür auch mal Zeit, mit den Bewohnern Gedächtnistraining zu machen oder regelmäßig einen bunten Nachmittag zu veranstalten. Heute ist das ja kaum noch möglich. Meine Kinder kommen bei den vielen Diensten in letzter Zeit auch zu kurz – aber was soll man machen, wir brauchen das Geld …"

1 Welche Probleme werden hier angesprochen?

2 Überlegen Sie, welche Auswirkungen eine solche Situation für die Pflegekräfte hat.

3 Welche Auswirkungen kann diese Situation auf die pflegebedürftigen Menschen haben?

4 Welche Lösungen könnten Sie sich für diese Probleme vorstellen?

2.1 Gesellschaftliche Veränderungen

2.1.1 Demografischer Wandel

Demografie ist die Beschreibung der wirtschafts- und sozialpolitischen Bevölkerungsbewegung, die „Bevölkerungswissenschaft". Ihr hauptsächliches Forschungsinstrument ist die statistische Erfassung und Auswertung von Daten.

In den letzten Jahren hat die Diskussion über die Veränderung der Zusammensetzung der Bevölkerung immer mehr an Brisanz gewonnen. Die Demografie liefert die Grundlage für die Beobachtung einer Veränderung der Bevölkerungsstruktur. Besonders die Veränderung der Altersstruktur, d.h., wie viele Personen einer bestimmten Altersgruppe angehören, ist aus gesellschaftlicher Sicht von Bedeutung. Es ist festzustellen, dass immer mehr Menschen immer älter werden und es somit zu einem Ungleichgewicht im Verhältnis zu den jungen Menschen kommt. Dieser so genannte demografische Wandel ist von verschiedenen Institutionen untersucht worden.

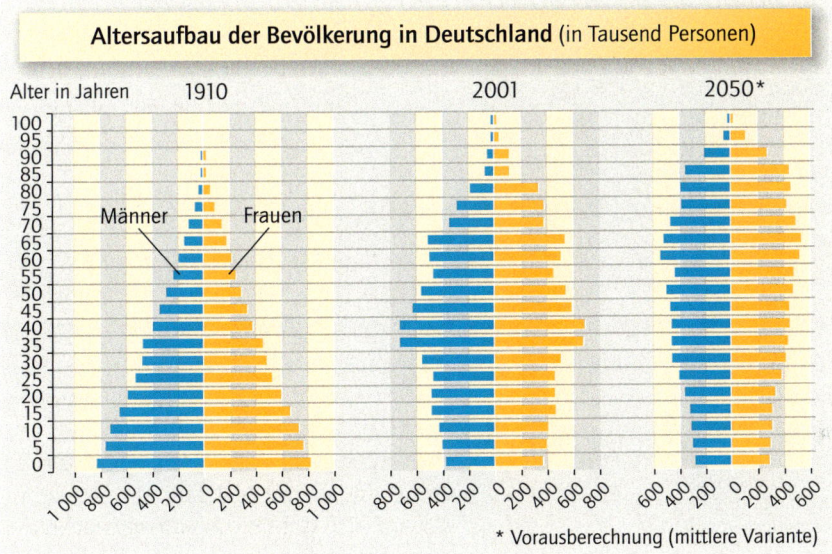

Lebensbäume[XXXVII]

Heute werden Menschen in der Regel älter als noch vor 50 Jahren. Die Veränderung der Altersstruktur der Bevölkerung lässt sich auf verschiedene Ursachen zurückführen:

Vor allem die verbesserte medizinische Versorgung, der erhöhte Lebensstandard und die persönliche gesundheitliche Prävention (Vorbeugung) des Einzelnen haben zu einem Anstieg der durchschnittlichen Lebenserwartung geführt. Die finanzielle Absicherung im Alter oder bei Krankheit ist durch das soziale Netz gewährleistet. Dadurch kann bei Erkrankung von jedermann eine medizinische und pflegerische Versorgung in Anspruch genommen werden.

Soziales Netz
Band 1, D 2.3

2.1.2 Multimorbidität

> Die **Multimorbidität** ist das gleichzeitige Bestehen mehrerer Krankheiten bei einem Patienten. Manchmal haben diese Krankheiten ihre Ursache alle in einer Hauptkrankheit, die z. B. andere Organe in Mitleidenschaft zieht. Manchmal sind es Krankheiten, die unabhängig voneinander ausbrechen.

Für viele ältere Menschen ist die finanzielle Absicherung bei Krankheit und Pflegebedürftigkeit ein wichtiger Punkt, da im Alter das Risiko für Mehrfacherkrankungen erhöht ist. Multimorbidität im Alter führt zu einem erhöhten Pflegebedarf.

Der Altenpflegebereich steht daher vor neuen Herausforderungen, da außerdem die Versorgung bei Krankheit oder im Alter zunehmend aus der Familie heraus an Institutionen abgegeben wird. In der ambulanten Versorgung ist ein Zuwachs

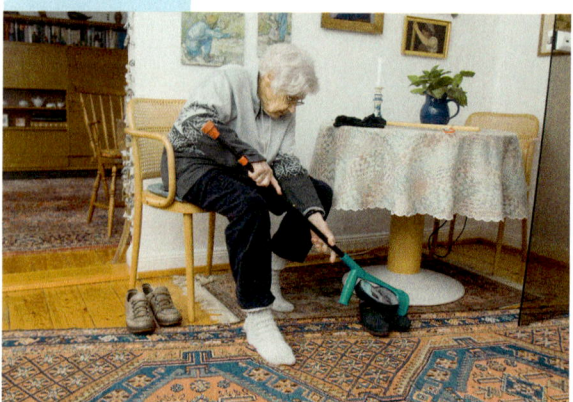

an Klienten zu verzeichnen, da im Zuge der Pflegebedürftigkeit die erkrankten Personen auf Unterstützung angewiesen sind. Ferner ist zu beobachten, dass die Einzelhaushalte zugenommen haben, immer mehr Menschen leben in ihren Wohneinheiten allein, nicht wie ehemals in Klein- oder sogar Großfamilien. Das heißt, dass viele ältere Menschen beim Auftreten einer Erkrankung Unterstützung besonders im ambulanten Bereich benötigen, da sie auch für einfache Handgriffe nicht auf andere Personen in ihrem Haushalt zurückgreifen können.

2.1.3 Migranten

kultursensible
Pflege
Band 5, K 5

Aber auch die Ab- und Zuwanderung innerhalb der Bevölkerungsgruppen trägt zu der veränderten Altersstruktur bei. Die Menschen, die auswandern, werden nicht durch eine entsprechende Anzahl von Zuwanderern ersetzt, sodass die Bevölkerungszahl abnimmt. Gleichzeitig werden auch die zugewanderten Migranten älter und stellen den Sozialstaat vor neue Herausforderungen. Zunehmend stellen sich die Institutionen der Pflege auf das veränderte Klientel ein. Denn die **interkulturelle Pflege** betrifft den gesamten Pflegebereich, der sich auf Klienten verschiedenster Kulturen und Religionen einstellen muss.

2.1.4 Rückgang der Geburten

Der Rückgang der Geburten lässt sich auf verschiedene Ursachen zurückführen. So ist es beispielsweise in der heutigen Lebensplanung vieler jungen Menschen schwierig, Familie und Beruf zu vereinbaren, da es z. B. an einer geeigneten und gesicherten Kinderbetreuung fehlt. Die Entscheidung für ein Kind fällt oft auch erst im höheren Erwachsenenalter, wobei die Anzahl der Kinder pro Familie abnimmt. Hinzu kommt die angestrengte finanzielle Situation von immer mehr Familien, die voraussetzt, dass beide Elternteile arbeiten, um den Lebensunterhalt sicherzustellen. Dies führt ebenfalls zu Problemen bei der Kinderbetreuung, da nicht ausreichend Plätze in Kindergärten und Kindertagesstätten zur Verfügung stehen.

2.2   Staat und Politik

Ein Staat wie die Bundesrepublik Deutschland sieht sich vielen Herausforderungen gegenüber, die er lösen muss. Der Staat soll das Zusammenleben seiner Bürger regeln und dafür sorgen, dass diese Regeln eingehalten werden. Die Bürger sollen aber auch die Möglichkeit haben, den Staat mitzugestalten. Daher haben sich bei der Gründung der Bundesrepublik Deutschland die Menschen für eine bestimmte Form der Staatsführung und des Zusammenlebens entschieden, die sie schriftlich niedergelegt haben.

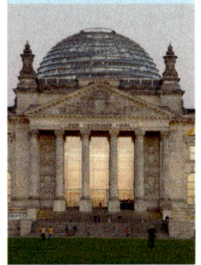

2.2.1   Staatsziele

Im Grundgesetz (GG), der Verfassung der Bundesrepublik Deutschland, sind die Grundsätze des Zusammenlebens der Staatsbürger und die der Organisation des Staates festgehalten. Diese Grundsätze stehen in so genannten Artikeln, wovon der wohl bekannteste der Artikel 1 ist: „Die Würde des Menschen ist unantastbar." Aber auch andere wichtige Grundsätze des Staates stehen in den Artikeln, beispielsweise im Artikel 20.

> Artikel 20 Grundgesetz (GG):
>
> (1) Die Bundesrepublik Deutschland ist ein demokratischer und sozialer Bundesstaat.
>
> (2) Alle Staatsgewalt geht vom Volke aus. Sie wird vom Volke in Wahlen und Abstimmungen und durch besondere Organe der Gesetzgebung, der vollziehenden Gewalt und der Rechtsprechung ausgeübt.
>
> (3) Die Gesetzgebung ist an die verfassungsmäßige Ordnung, die vollziehende Gewalt und die Rechtsprechung sind an Gesetz und Recht gebunden.

Demnach ist die Bundesrepublik Deutschland:

◆ eine Demokratie, d.h., alle Macht geht vom Volk aus. Jeder Bundesbürger kann auf unterschiedlichen Wegen diesen Grundsatz nutzen. Beispiele wären das Wahlrecht oder die Möglichkeit, sich in einer Partei zu engagieren.

◆ ein Rechtsstaat, d.h., es gibt Gesetze, an die sich jeder halten muss, die aber auch jeder in Anspruch nehmen kann.

◆ ein Sozialstaat, d.h., den in Not geratenen Mitgliedern in der Gesellschaft soll Schutz und Unterstützung zustehen.

◆ ein Bundesstaat, d.h., in der Bundesrepublik Deutschland haben sich 16 eigenständige Länder zu einem Bund zusammengeschlossen. Man spricht dabei vom Föderalismus. Es gibt bestimmte Aufgaben, für die der Gesamtstaat (Bund) zuständig ist, und andere Aufgaben, die jedes Bundesland in Eigenverantwortung regelt.

◆ ein Land, in dem Gewaltenteilung herrscht. Es gibt drei Bereiche, die für ein Funktionieren des Staates sorgen:
  – die Legislative (gesetzgebende Gewalt), die die Gesetze schafft;
  – die Exekutive (vollziehende Gewalt), die für die Einhaltung und Ausführung der Gesetze sorgt;
  – die Judikative (richterliche Gewalt), die die Regeln bzw. Gesetze anwendet, um Recht zu sprechen.

Damit der Staat Bundesrepublik Deutschland diese Aufgaben wahrnehmen kann, sind sie auf verschiedene Organe (hier: Insitutionen oder Behörden, die bestimmte Aufgaben ausführen) verteilt worden. Diese Organe haben nicht nur verschiedene Aufgabenbereiche, sondern sie sollen auch unabhängig voneinander sein, damit es nicht zum Machtmissbrauch kommt. Die Organisation als Bundesstaat (Föderalismus) bringt es mit sich, dass sich die Gewaltenteilung auch auf Ebene der Länder und auf Gemeindeebene wiederfindet.

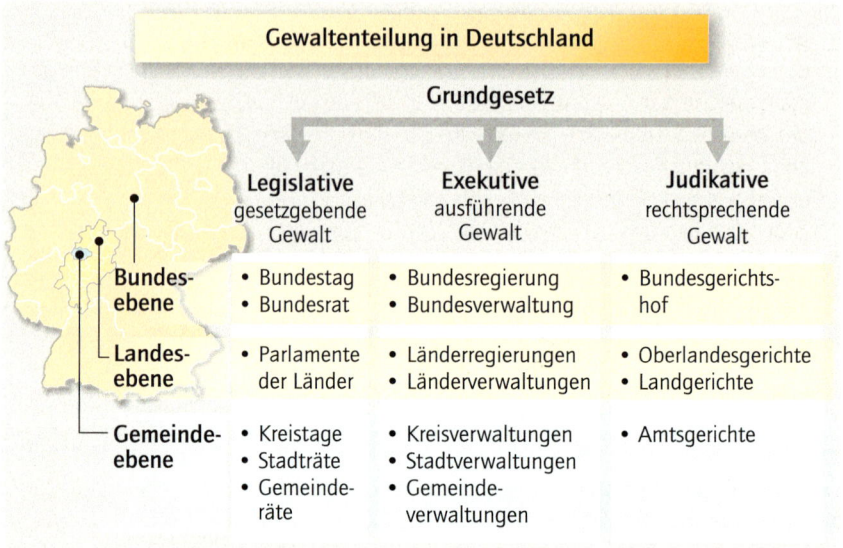

Gewaltenteilung in Deutschland

Grundgesetz

	Legislative gesetzgebende Gewalt	Exekutive ausführende Gewalt	Judikative rechtsprechende Gewalt
Bundes- ebene	• Bundestag • Bundesrat	• Bundesregierung • Bundesverwaltung	• Bundesgerichts- hof
Landes- ebene	• Parlamente der Länder	• Länderregierungen • Länderverwaltungen	• Oberlandesgerichte • Landgerichte
Gemeinde- ebene	• Kreistage • Stadträte • Gemeinde- räte	• Kreisverwaltungen • Stadtverwaltungen • Gemeinde- verwaltungen	• Amtsgerichte

2.2.2 Gesetzgebung in der Bundesrepublik Deutschland

Die heutige Situation der Pflege wird durch verschiedene Faktoren beeinflusst. Diese Rahmenbedingungen werden vor allem durch gesetzliche Regelungen gelenkt. Der Gesetzgeber schafft die Voraussetzungen, unter denen Pflege stattfindet. Vielen Menschen ist nicht klar, wie lang der Weg bis zum fertigen Gesetz ist.

Für die Gesetzgebung ist in der Bundesrepublik Deutschland die legislative Gewalt zuständig. Hierzu zählen auf Bundesebene das Parlament **(Bundestag)**, auf Länderebene die **Landtage** und auf kommunaler Ebene die **Kreistage oder Gemeinderäte.**

Bis es zu einem gültigen Bundesgesetz kommt, sind verschiedene Stationen durchlaufen worden. In der Regel entstehen die Grundgedanken für ein Gesetz aufgrund einer Diskussion bzw. eines Handlungsbedarfs innerhalb des Staates. Es werden nun erste Vorschläge zum Inhalt des Gesetzes gemacht. Diese Gesetzesinitiative kann von der Bundesregierung, dem Bundesrat oder von einer bestimmten Anzahl Bundestagsabgeordneter eingebracht werden. Die Beratung eines Gesetzes im Bundestag gehört zum so genannten Beschlussverfahren. Dazu werden in der Regel drei „Lesungen" (Beratungen) im Bundestag durchgeführt. In der ersten Lesung wird der Gesetzentwurf vorgestellt und anschließend an den zuständigen Fachausschuss überwiesen. Dieser Ausschuss erarbeitet mithilfe von Sachverständigen und Interessenvertretern die Einzelheiten des Gesetzes. In einer zweiten Lesung wird das Ergebnis des Ausschusses dem Bundestag präsentiert und darüber diskutiert.

Kommt es zu Änderungen, wird das Gesetz an den Ausschuss zurücküberwiesen. Die dritte Lesung kann direkt im Anschluss an die zweite Lesung erfolgen, bei der es zur Schlussabstimmung kommt. Änderungen sind in der dritten Lesung nur dann möglich, wenn dies von mindestens 5 % der Abgeordneten unterstützt wird. Jedes Gesetz, das vom Bundestag beschlossen worden ist, wird an den Bundesrat weitergeleitet. Hier setzt nun ein unterschiedliches Verfahren ein, je nachdem, ob es sich um ein zustimmungspflichtiges oder nicht zustimmungspflichtiges Gesetz handelt.

> Bei einem zustimmungspflichtigen Gesetz handelt es sich um ein Gesetz, das ohne Zustimmung des Bundesrates nicht wirksam wird. Dies betrifft die Bereiche der Grundgesetzänderung oder wenn Belange der Bundesländer berührt werden, z. B. Steuergesetze, durch die den Ländern mehr oder auch weniger Geld zufließt. Der Bundesrat kann den Vermittlungsausschuss anrufen, der aus Vertretern des Bundestages und -rates besteht. Durch die Föderalismusreform 2006 ist die Zahl der zustimmungspflichtigen Gesetze reduziert worden.
>
> Bei den nicht zustimmungspflichtigen oder auch Einspruchsgesetzen kann der Bundesrat Einspruch erheben und diesen an den Bundestag weiterleiten. Dieser muss sich nun mit dem Gesetz erneut befassen, kann aber auch den Einspruch zurückweisen und das Gesetz in Kraft treten lassen.

Das **Abschlussverfahren** umfasst die Schritte von der Annahme des Gesetzentwurfs bis zum Inkrafttreten des Gesetzes. Ist ein Gesetz von Bundestag und -rat angenommen worden, wird dieses Gesetz dem **Bundespräsidenten zur Unterschrift** vorgelegt. Mit seiner Unterschrift bestätigt der Bundespräsident die Rechtmäßigkeit des Gesetzes. Entspricht ein Gesetz nicht dem Grundgesetz, hat der Bundespräsident das Recht, die Unterschrift zu verweigern. Es unterschreiben ebenso die zuständigen Bundesminister und / oder der Bundeskanzler. Sind diese Formalien erfüllt, wird das Gesetz im Bundesgesetzblatt „verkündet", d. h. veröffentlicht. Erst mit der **Verkündigung** erhält das Gesetz Gültigkeit.

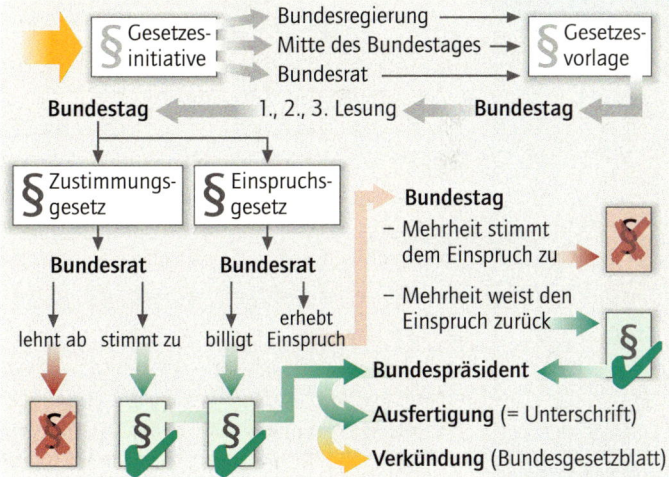

Wie entsteht ein Gesetz? XXXVIII

Anhand des Altenpflegegesetzes kann man nachvollziehen, wie die Arbeit innerhalb der Gesetzgebung funktioniert und wie lang der Prozess bis zum Inkrafttreten sein kann. Die Interessen der Länder und des Bundes können oftmals unterschiedlich sein. Besonders bei diesem Gesetz sahen einzelne Bundesländer ihre Interessen an einer qualifizierten Altenpflegeausbildung durch die bundeseinheitliche Regelung nicht ausreichend gesichert, sodass die richterliche Gewalt als Entscheidungsinstanz angerufen wurde.

233

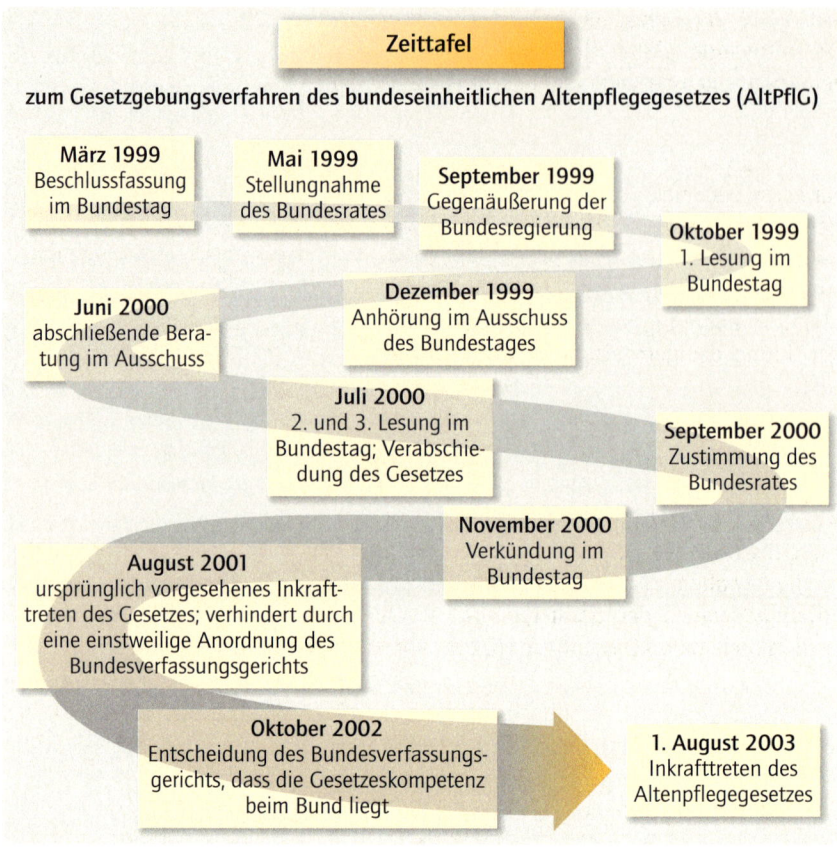

Zeittafel

zum Gesetzgebungsverfahren des bundeseinheitlichen Altenpflegegesetzes (AltPflG)

März 1999
Beschlussfassung
im Bundestag

Mai 1999
Stellungnahme
des Bundesrates

September 1999
Gegenäußerung der
Bundesregierung

Oktober 1999
1. Lesung im
Bundestag

Juni 2000
abschließende Bera-
tung im Ausschuss

Dezember 1999
Anhörung im Ausschuss
des Bundestages

Juli 2000
2. und 3. Lesung im
Bundestag; Verabschie-
dung des Gesetzes

September 2000
Zustimmung des
Bundesrates

November 2000
Verkündung im
Bundestag

August 2001
ursprünglich vorgesehenes Inkrafttreten des Gesetzes; verhindert durch
eine einstweilige Anordnung des
Bundesverfassungsgerichts

Oktober 2002
Entscheidung des Bundesverfassungsgerichts, dass die Gesetzeskompetenz
beim Bund liegt

1. August 2003
Inkrafttreten des
Altenpflegegesetzes

2.2.3 Europäische Union (EU)

Einen immer größer werdenden Einfluss auf das Geschehen in der Bundesrepublik Deutschland hat die Europäische Union. Die Bundesrepublik Deutschland ist einer von zurzeit 27 Mitgliedsstaaten. Dieser Zusammenschluss von Staaten diente ursprünglich dazu, gemeinsame wirtschaftliche Interessen gegenüber Dritten besser zu vertreten. Der Erfolg gab den sechs Gründerstaaten Recht und so weitete sich die Zusammenarbeit auf immer mehr Gebiete und Länder aus. Damit diese Vielzahl von Staaten gemeinsame Entscheidungen treffen kann, werden verschiedene Gremien benötigt.

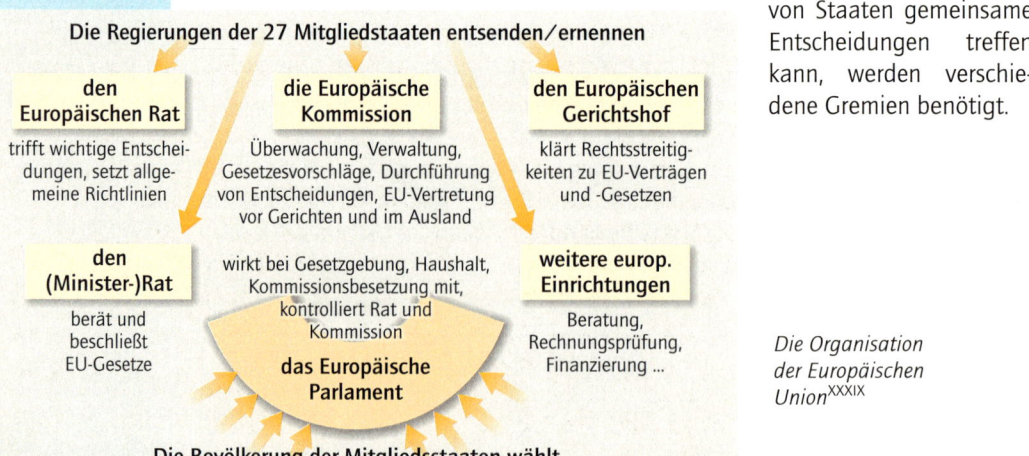

Die Regierungen der 27 Mitgliedsstaaten entsenden/ernennen

den Europäischen Rat
trifft wichtige Entschei-
dungen, setzt allge-
meine Richtlinien

die Europäische Kommission
Überwachung, Verwaltung,
Gesetzesvorschläge, Durchführung
von Entscheidungen, EU-Vertretung
vor Gerichten und im Ausland

den Europäischen Gerichtshof
klärt Rechtsstreitig-
keiten zu EU-Verträgen
und -Gesetzen

den (Minister-)Rat
berät und
beschließt
EU-Gesetze

wirkt bei Gesetzgebung, Haushalt,
Kommissionsbesetzung mit,
kontrolliert Rat und
Kommission

das Europäische Parlament

weitere europ. Einrichtungen
Beratung,
Rechnungsprüfung,
Finanzierung ...

Die Bevölkerung der Mitgliedsstaaten wählt

Die Organisation der Europäischen Union[XXXIX]

Seit 1992 der **Maastrichter Vertrag** unterzeichnet wurde, gibt es drei Säulen der Kooperation (siehe nebenstehendes Schaubild[XL]).

Für die Bürger der EU bedeuten diese Vereinbarungen viele neue Chancen. So ist es heute viel einfacher möglich, innerhalb der Mitgliedsstaaten eine andere Arbeitsstelle anzutreten als vor dem Vertrag. Aber die sicherlich sichtbarste Veränderung für die EU-Bürger ist die Einführung der gemeinsamen Währung, des Euro.

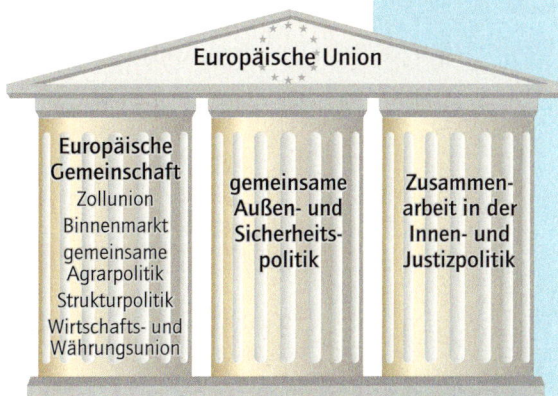

2.3 Sozialstaat

Die Bundesrepublik Deutschland ist ein Sozialstaat, der es sich zum Ziel gesetzt hat, die schwächeren Mitglieder der Gesellschaft zu unterstützen und zu schützen. Für die Bewohner der Bundesrepublik bedeutet dies, dass ihnen in Not- und Krisensituationen durch den Staat geholfen werden kann. Dazu gibt es verschiedene Institutionen, deren Gesamtheit man soziale Sicherung bzw. soziales Netz nennt.

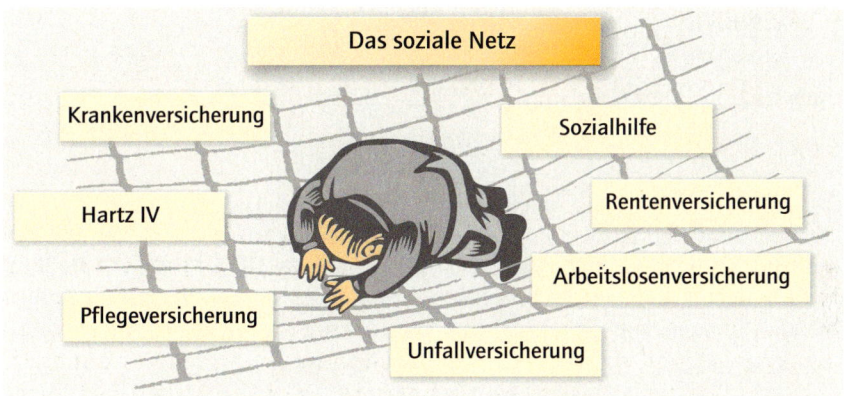

Ein wichtiger Aspekt der sozialen Sicherung sind die **Sozialversicherungen,** die sich auf fünf Bereiche erstrecken. Der Staat hat für diese Bereiche verschiedene gesetzliche Rahmen geschaffen, die im Sozialgesetzbuch (SGB) festgehalten sind, daher der Name „gesetzliche Sozialversicherung".

Die Ursprünge dieser Formen der Absicherung von Menschen gehen auf die veränderte gesellschaftliche Situation zum Ende des 19. Jahrhunderts durch die Industrialisierung zurück. Veränderte Arbeitsbedingungen der Menschen in dieser Zeit machten es nötig, Systeme zu schaffen, die in sozialen Krisen nicht zur Verelendung führten. Die Forderung nach staatlicher Unterstützung in einer Krisensituation führte zur Einführung der Sozialversicherungen. Zunächst wurde die **Krankenversicherung** (1883), dann die **Unfallversicherung** (1884) und schließlich die **Rentenversicherung** (1889) eingeführt. Erst in der Weimarer Republik wurden die Arbeitslosigkeit und ihre Folgen durch die Schaffung einer für alle geltenden **Arbeitslosenversicherung** gemildert.

Die **Pflegeversicherung** wurde 1995 in der Bundesrepublik eingeführt und sollte für eine Absicherung bei Pflegebedürftigkeit sorgen. Diese Versicherung wurde durch die veränderten gesellschaftlichen und finanziellen Bedingungen nötig.

Die neuen Leistungen der Pflegeversicherung

Ab Juli 2008 werden die Leistungen der gesetzlichen Pflegeversicherung stufenweise angehoben.
Angaben in Euro pro Monat

Übernahme der Kosten für ambulante Pflegedienste (Sachleistungen)				
	bis Juni 2008	*ab Juli 2008*	*ab 2010*	*ab 2012*
Pflegestufe I	384	420	440	450
Pflegestufe II	921	980	1 040	1 100
Pflegestufe III*	1 432	1 470	1 510	1 550

*Härtefälle weiterhin 1 918 Euro pro Monat

Zuschuss für pflegende Angehörige, Nachbarn oder Freunde (Pflegegeld)				
Pflegestufe I	205	215	225	235
Pflegestufe II	410	420	430	440
Pflegestufe III	665	675	685	700

Stationäre Pflege in Heimen				
Pflegestufe I	1 023	unverändert	unverändert	unverändert
Pflegestufe II	1 279	unverändert	unverändert	unverändert
Pflegestufe III	1 432	1 470	1 510	1 550
Härtefälle	1 688	1 750	1 825	1 918

Quelle: BMG   © Globus 2032

2.3.1 Finanzierung der Sozialversicherungen

Die Kranken-, Renten- und Arbeitslosenversicherung werden zu je einem Teil durch Beiträge der abhängig beschäftigten Arbeitnehmer und deren Arbeitgebern finanziert. Die Beiträge für die Pflegeversicherung werden in 15 Bundesländern ebenfalls je zur Hälfte durch den Arbeitnehmer und den Arbeitgeber geleistet. Eine Ausnahme bildet das Bundesland Sachsen. Hier bezahlt der Arbeitnehmer den vollen Beitrag allein.

Entsprechend ihren Zielsetzungen bieten die Sozialversicherungen verschiedene Leistungen an, die den Leistungsberechtigten zugute kommen. Der Leistungsumfang in der gesetzlichen Krankenversicherung richtet sich nicht nach der Höhe des Beitrags, sondern nach dem Bedarf des Leistungsberechtigten. Für die Versicherten bedeutet dies, dass sie auch bei geringen Beiträgen Anspruch auf die volle Leistung haben bzw. bei hohen Beiträgen nicht mehr oder bessere Leistungen als andere Versicherte erhalten. Dieses Vorgehen nennt man Solidarprinzip.

Solidarprinzip bedeutet, dass auch jemand mit geringem Einkommen die gleichen Leistungen bekommt wie der, der ein höheres Einkommen hat.

Die Unfallversicherung wird allein durch Beiträge der Arbeitgeber finanziert. Die Höhe dieser Beiträge richtet sich nach der Unfallgefahr des jeweiligen Unternehmens und der Lohn- bzw. Gehaltssumme der beschäftigten Arbeitnehmer.

Diese Formen der sozialen Absicherung sind in den letzten Jahren immer wieder heftig diskutiert worden und es wurden verschiedene Veränderungen herbeigeführt, die dafür sorgen sollen, dass Leistungsberechtigte auch angemessene Hilfe erhalten. Die Finanzierung dieser Sicherungen ist eine der umstrittenen Fragen innerhalb der Parteien. Zurzeit sind die zur Verfügung stehenden finanziellen Mittel nicht ausreichend für den Bedarf.

2.3.2 Träger und Leistungen der fünf Sozialversicherungen

Die Sozialversicherungen haben unterschiedliche Träger, die für die Koordination der Aufgaben der Versicherungen zuständig sind.

Sozialversicherung	Träger (Beispiele)	Leistungsberechtigte	Leistungen
Kranken-versicherung	Krankenkassen (Orts-, Ersatz- und Betriebskranken-kassen)	Arbeiter, Angestellte, Auszubildende, Arbeits-lose, Rentner, landwirt-schaftliche Unternehmer, Heimarbeiter, Studenten, Wehr- und Zivildienst-leistende, Mitversicherte	alle Sach-, Perso-nal- und sonstigen Leistungen, die in unmittelbarem Zusammenhang mit einer Krank-heit stehen
Pflegeversicherung	Pflegekassen (angegliedert an die Kranken-kassen)	siehe Krankenkasse	Sachleistungen (z. B. Betreuung durch eine Pflege-station) und Geld-leistungen (z. B. Pflegegeld) oder eine Kombination aus beiden
Rentenversicherung	Rentenkassen (früher LVA für Arbeiter und BfA für Angestellte, seit 2005 Deutsche Renten-versicherung)	Angestellte, Arbeiter, Selbstständige (nur unter bestimmten Umständen), Kinder-erziehende und Pflegepersonen	Altersruhegeld, Rehabilitations-maßnahmen, Geldleistung bei Erwerbsunfähig-keit
Arbeitslosen-versicherung	Agentur für Arbeit	Arbeitnehmer, die in den letzten drei Jahren mindestens 12 Monate Beiträge gezahlt haben	Arbeitslosengeld, Umschulungs-maßnahmen
Unfallversicherung	Berufsgenossen-schaften der Gewerbezweige oder Unfall-versicherungen der öffentlichen Träger	Angestellte, Arbeiter, Schüler, Studenten, Mitarbeiter des öffent-lichen Dienstes, Kinder in Tageseinrichtungen	Behandlungskosten Rehabilitations-maßnahmen und spätere Berufs-hilfen, die aus Arbeitsunfällen oder Berufskrank-heiten entstehen

Krankenversicherung

In der Krankenversicherung sind die meisten Arbeitnehmer pflichtversichert (siehe Tabelle). Ehepartner und Kinder sind beim anderen Ehepartner bzw. Elternteil mitversichert, wenn sie selbst nicht arbeiten oder nur geringfügig beschäftigt sind. Allerdings kann ein Arbeitnehmer, der mit seinem Lohn eine bestimmte Einkommensgrenze überschreitet, aus der Pflichtversicherung ausscheiden und sich freiwillig versichern.

Parallel zu den gesetzlichen Versicherungen gibt es die privaten Versicherungen. Diese bieten individuelle, auf das Geschlecht und das Alter bezogene Versicherungsbedingungen. Eine kostenlose Mitversicherung von Familienmitgliedern ist in der privaten Versicherung in der Regel nicht gegeben.

Die Krankenkassen bieten verschiedene Leistungen, z. B. gesundheitliche Prävention wie Krebsfrüherkennung oder Schwangerschaftsvorsorge, Lohnfortzahlung bei Krankheit für einen gewissen Zeitraum. Außerdem ist man auch für die Zeit der Krankheit rentenversichert. Auch die entstehenden Kosten für Arztbehandlungen, Krankenhausaufenthalte oder Hilfsmittel übernimmt die Krankenkasse. Die neu eingeführten Beteiligungen der Versicherten an den Kosten für Medikamente und bei einem Krankenhausaufenthalt sind aufgrund der finanziellen Situation der Krankenkassen nötig geworden.

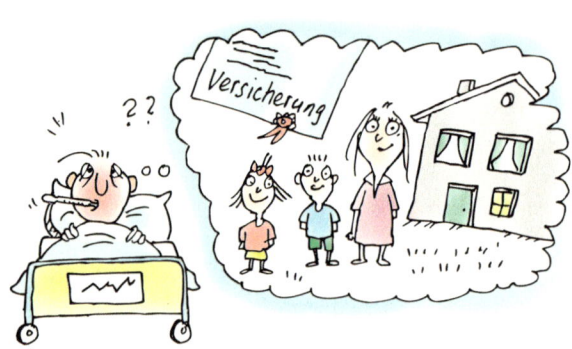

Pflegeversicherung

Viele Menschen sind am Ende ihres Lebens pflegebedürftig und auf fremde Hilfe angewiesen; eine Situation, die die Betroffenen bis vor einigen Jahren zu Sozialfällen machte, weil selbst eine gute Rente nicht ausreichte, um die Unterbringung in einem Pflegeheim zu bezahlen.

Mit Einführung der Pflegeversicherung 1995 sollte diese fünfte Säule der Sozialversicherungen hier Abhilfe schaffen. Heute erhalten etwa zwei Millionen Menschen Leistungen aus der Pflegekasse.

Um Leistungen in Anspruch nehmen zu können, muss eine Person „pflegebedürftig" sein.

Pflegebedürftigkeit nach § 14 SGB XI:

„Pflegebedürftig ist eine Person, die wegen einer körperlichen, geistigen oder seelischen Krankheit oder Behinderung für die gewöhnlichen und regelmäßig wiederkehrenden Verrichtungen im Ablauf des täglichen Lebens auf Dauer, voraussichtlich für mindestens sechs Monate, in erheblichem oder höherem Maße der Hilfe bedarf."

Je nach dem Grad und der Häufigkeit der täglichen Hilfeleistungen unterscheidet die Pflegeversicherung drei Pflegestufen:

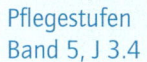

Pflegestufen
Band 5, J 3.4

♦ Pflegestufe 1: erheblich pflegebedürftig – diese Stufe liegt vor, wenn der tägliche Hilfebedarf bei mindestens 90 Minuten liegt. Der Hilfebedarf muss in mindestens zwei Verrichtungen aus einem oder mehreren Bereichen der täglich wiederkehrenden Verrichtungen des täglichen Lebens vorhanden sein.

♦ Pflegestufe 2: schwerpflegebedürftig – diese Stufe liegt vor, wenn der Zeitaufwand bei mindestens drei Stunden liegt. Der Hilfebedarf muss mindestens dreimal täglich zu verschiedenen Tageszeiten erforderlich sein.

♦ Pflegestufe 3: schwerstpflegebedürftig – diese Stufe liegt vor, wenn der Hilfebedarf bei mindestens fünf Stunden täglich liegt.

Ob und in welcher Schwere Pflegebedürftigkeit vorliegt, entscheidet die Pflegekasse aufgrund eines Gutachtens des Medizinischen Dienstes der Krankenkassen (MDK). Die Pflegebedürftigen in der ambulanten Versorgung können zwischen Sachleistungen (z. B. Betreuung durch eine Pflegestation) und Geldleistungen oder einer Kombination aus beiden wählen.

Rentenversicherung

Die gesetzliche Rentenversicherung ist die Hauptsäule der Alterssicherung. Der Einzahler erwirbt durch seine Beiträge das Recht, später Leistungen aus der Rentenversicherung zu beziehen. Seine jetzigen Zahlungen sichern die Auszahlung an die heutigen Leistungsbezieher (Generationenvertrag).

Generationenvertrag bedeutet, dass diejenigen, die arbeiten, Beiträge in die Rentenversicherung bezahlen, aus denen die jetzigen Rentner ihr Geld erhalten.

Fordern Sie bei Ihrem Rentenversicherungsträger einen Rentenkonto-Auszug an, um zu überprüfen, ob alle Versicherungszeiten registriert sind. Jeder angerechnete Monat ist Geld wert!

Die Höhe und Dauer der Beitragszahlungen bestimmen die Höhe des späteren Rentenbetrages. Dieser wird nach einer festgelegten Formel berechnet. Um Leistungen aus der Rentenkasse beziehen zu dürfen, muss man bestimmte Voraussetzungen erfüllen. So müssen z. B. eine 35-jährige Anwartschaft vorliegen und das 67. Lebensjahr erreicht sein oder es muss Erwerbsunfähigkeit bestehen.

Dennoch reicht die gesetzliche Rente allein häufig nicht mehr, um im Alter finanziell abgesichert zu sein. Daher gibt es die Möglichkeit der betrieblichen Rente und die private Altersvorsorge (Riester-Rente). Dies ist jedoch für Personen, die bereits in Rente sind und nicht über ausreichend finanzielle Mittel verfügen, keine Option mehr. Für diese Personengruppe gibt es die so genannte Grundsicherung. Sie kann beantragt werden, wenn der Betroffene seinen Lebensunterhalt nicht über Einkommen und Vermögen finanzieren kann. Ferner muss die betreffende Person das 65. Lebensjahr erreicht haben. Die Grundsicherung wird nicht über Beiträge, sondern über Steuermittel finanziert.

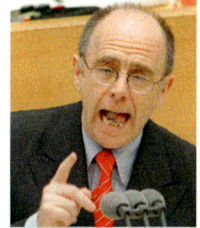

Alterssicherung

Die erste Säule umfasst die so genannten Regelsysteme und wird aus den folgenden drei Altersicherungssystemen gebildet:
- die gesetzliche Rentenversicherung der Arbeitnehmer (GRV)
- die Beamtenversorgung
- die berufsständischen Altersversicherungssysteme für Gruppen von Selbstständigen und Freiberuflern

Die zweite Säule ist die betriebliche Altersversorgung (BAV), deren Rahmenbedingungen erheblich verbessert wurden. Seit Anfang 2002 wird sie auch staatlich gefördert. Begünstigt sind hierbei:
- Arbeitnehmerinnen und Arbeitnehmer in der Privatwirtschaft
sowie
- Arbeiterinnen und Arbeiter sowie Angestellte im öffentlichen Dienst

Die dritte Säule ist die private Altersvorsorge. Sie umfasst z. B.:
- Lebensversicherungen
- Aktienfonds
- Bausparverträge
- Immobilien

Seit Anfang 2002 werden besonders gefördert:
- private Rentenversicherungen
- Investmentfondspläne
- Banksparpläne

Die drei Säulen der Alterssicherung[XLI]

Unfallversicherung

Die Unfallversicherung unterstützt Menschen, die einen Arbeitsunfall hatten oder unter einer durch den Beruf entstandenen Krankheit (Berufskrankheit) leiden. Die Betroffenen sollen in dieser Notsituation die Leistungen der Unfallversicherung in Anspruch nehmen, um möglichst wieder ihren erlernten Beruf ausüben zu können. Es gilt das Prinzip: Rehabilitation vor Rente. Kommt es also zu Arbeitsunfällen, Wegeunfällen und Berufskrankheiten, wenn jemand in einem Arbeits-, Dienst- oder Ausbildungsverhältnis steht, wird alles getan, um seine Gesundheit und Arbeitsfähigkeit wiederherzustellen.

Die Träger der Unfallversicherung kümmern sich um die ärztliche Behandlung und ihre Kosten, um Rehabilitationsmaßnahmen und spätere Berufshilfen. Wenn nötig, zahlt die Versicherung sogar Umschulungsmaßnahmen. Rentenzahlungen erfolgen, wenn jemand nicht mehr in der Lage ist, überhaupt einen Beruf auszuüben, wenn er also erwerbsunfähig ist. Erstes Ziel der Unfallversicherung ist es daher, Unfälle zu verhindern.

Für den Fall einer Berufsunfähigkeit, d. h., wenn Erwerbstätige ihren erlernten Beruf nicht mehr ausüben können, aber nicht generell erwerbsunfähig sind, müssen sich seit 2001 Personen, die nach 1961 geboren sind, privat absichern, da der gesetzliche Träger nur noch geringe finanzielle Hilfen bereitstellt.

Arbeitslosenversicherung

Verliert ein Arbeitnehmer seinen Arbeitsplatz, unterstützt die Bundesagentur für Arbeit ihn bei der Arbeitssuche. Wenn es die Vermittlungsfähigkeit auf dem Arbeitsmarkt verbessert, finanziert die Bundesagentur auch Umschulungsmaßnahmen mit dem Ziel, den Arbeitslosen die größtmögliche Chance auf einen Arbeitsplatz zu bieten.

Zur Überbrückung, bis ein neuer Arbeitsplatz gefunden ist, unterstützt die Bundesagentur für Arbeit die Arbeitslosen auch finanziell. Das Arbeitslosengeld erhält man auf schriftlichen Antrag; allerdings müssen gewisse Voraussetzungen erfüllt sein:

- Man muss während der vergangenen zwei Jahre mindestens zwölf Monate beitragspflichtig beschäftigt gewesen sein.
- Man muss sich bei der Agentur für Arbeit arbeitslos gemeldet haben.
- Man muss eine neue Beschäftigung suchen.

Seit Beginn des Jahres 2005 kann man das Arbeitslosengeld längstens für zwölf Monate beziehen. Die Höhe beträgt zurzeit etwa 60 % des vorherigen Nettolohns. Nach Ablauf dieser Anspruchsfrist wird bei Bedürftigkeit das so genannte Arbeitslosengeld II bezogen, das erheblich niedriger liegt.

2.3.3 Soziale Sicherung in der Europäischen Union

Es gibt in der EU keine einheitlichen Sozialversicherungssysteme. Einige Länder besitzen Volksversicherungssysteme, die einen Grundschutz der Bürger bieten. Andere Länder haben Systeme eingerichtet, die einen Schutz für Arbeitnehmer bieten. Wieder andere Länder haben Mischformen zwischen diesen Systemen. Auch in der Finanzierung und den Leistungen dieser Systeme gibt es keine Einheitlichkeit. Daher war es nötig, im Zuge des freien Arbeitsmarktes Abkommen zu treffen, damit die EU-Bürger keine negativen Folgen fürchten müssen. Vier Grundsätze sind berücksichtigt worden: Alle Arbeitnehmer werden gleich behandelt, auch wenn sie nicht Bürger dieses Staates sind. Die im Ausland erworbenen Versicherungszeiten werden im Inland angerechnet und bereits erworbene Ansprüche bleiben erhalten. So ist es auch möglich, Geldleistungen z. B. aus Deutschland in ein anderes EU-Land zu erhalten. Für die EU-Bürger soll dies zu einer verbesserten Absicherung führen.

2.4 Gesundheitswesen

Zu den Aufgaben des Staates zählt auch die Sorge um die Gesundheit der Bevölkerung. Aus diesem Grund hat die Bundesrepublik nicht nur die sozialen Sicherungssysteme eingeführt, sondern auch Einrichtungen, die sich beispielsweise mit der Erforschung von Krankheiten oder Überprüfung von Arzneimitteln beschäftigen. Der Bund sorgt für den gesetzlichen Rahmen, den die einzelnen Länder durch entsprechende Vorschriften ergänzen. Damit diese Gesetze ausgeführt werden können und das Ziel, die Bevölkerung zu schützen, erfüllt werden kann, ist eine bestimmte Verteilung der Zuständigkeiten nötig.

2.4.1 Aufbau und Aufgabenverteilung

Auf der Bundesebene ist ein Bundesministerium für Gesundheitsfragen zuständig. Dem Bundesgesundheitsministerium stehen hierzu verschiedene Gremien und Bundesbehörden zur Verfügung. Das Ministerium gliedert sich in Abteilungen, um die verschiedenen Bereiche des Gesundheitswesens zu erfassen. In diesen Abteilungen sitzen Sachverständige, die den Minister bzw. die Ministerin beraten. Ferner gibt es Bundesbehörden, die aus dem 1994 aufgelösten Bundesgesundheitsamt hervorgegangen sind. Diese sind ebenfalls für verschiedene Bereiche des Gesundheitswesens zuständig (siehe Abbildung nächste Seite).

Die direkte Ausführung der Gesetze liegt jedoch weitgehend bei den Ländern, genauer gesagt beim jeweiligen Landesminister. Da es in der Eigenverantwortung der Länder liegt, wie Aufgaben auf die Ministerien verteilt werden, kann das Gesundheitswesen verschieden zugeordnet werden. Oft ist das Gesundheitsressort mit anderen Aufgaben aus dem sozialen Sektor zu einem Sozialministerium zusammengefasst.

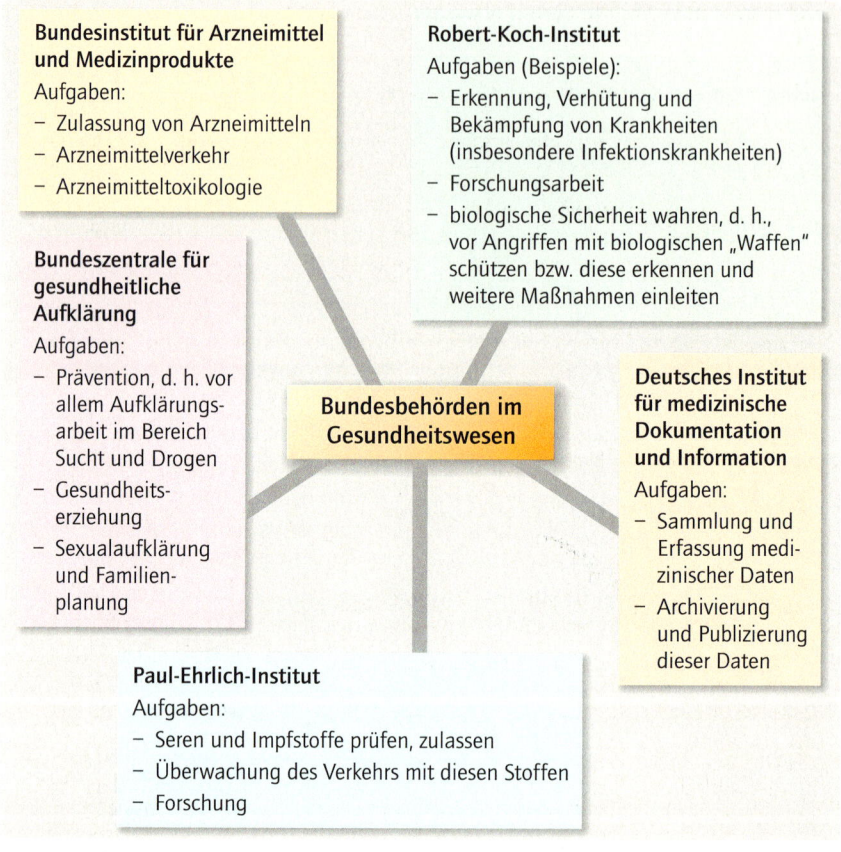

Bundesinstitut für Arzneimittel und Medizinprodukte
Aufgaben:
- Zulassung von Arzneimitteln
- Arzneimittelverkehr
- Arzneimitteltoxikologie

Robert-Koch-Institut
Aufgaben (Beispiele):
- Erkennung, Verhütung und Bekämpfung von Krankheiten (insbesondere Infektionskrankheiten)
- Forschungsarbeit
- biologische Sicherheit wahren, d. h., vor Angriffen mit biologischen „Waffen" schützen bzw. diese erkennen und weitere Maßnahmen einleiten

Bundeszentrale für gesundheitliche Aufklärung
Aufgaben:
- Prävention, d. h. vor allem Aufklärungsarbeit im Bereich Sucht und Drogen
- Gesundheitserziehung
- Sexualaufklärung und Familienplanung

Bundesbehörden im Gesundheitswesen

Deutsches Institut für medizinische Dokumentation und Information
Aufgaben:
- Sammlung und Erfassung medizinischer Daten
- Archivierung und Publizierung dieser Daten

Paul-Ehrlich-Institut
Aufgaben:
- Seren und Impfstoffe prüfen, zulassen
- Überwachung des Verkehrs mit diesen Stoffen
- Forschung

Bundesbehörden im Gesundheitswesen[XLII]

Die Arbeit, d. h. die Ausführung direkt vor Ort, liegt auf kommunaler Ebene bei den **Gesundheitsämtern**. Innerhalb der Bundesrepublik Deutschland gibt es etwa 500 dieser Einrichtungen, die eine Vielzahl von Aufgaben haben. Für die Pflege von besonderer Bedeutung ist beispielsweise die Beratung der pflegerischen Einrichtung oder die Überwachung der Hygienevorgaben. Aber auch die Durchführung von Schutzimpfungen für das Pflegepersonal kann hierzu zählen.

2.4.2 WHO

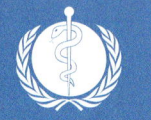

Die Weltgesundheitsorganisation (**W**orld **H**ealth **O**rganization = WHO) ist eine Sonderorganisation der Vereinten Nationen (**U**nited **N**ations = UN). Diese Organisation kümmert sich insbesondere um die Gesundheitswahrung der Weltbevölkerung.

Schwerpunkte dieser Aufgabe sind

◆ ein Warndienst, der sich vor allem mit ansteckenden Erkrankungen und deren Erforschung auseinandersetzt;

◆ die Unterstützung beim Auf- und Ausbau der Gesundheitssysteme, zurzeit vor allem in der Dritten Welt;

◆ die Aids-Bekämpfung – dieser Schwerpunkt ist aus Sicht der WHO so bedeutend, dass ein Sonderprogramm eingerichtet wurde (UNAIDS).

Strukturebenen des Systems der Vereinten Nationen

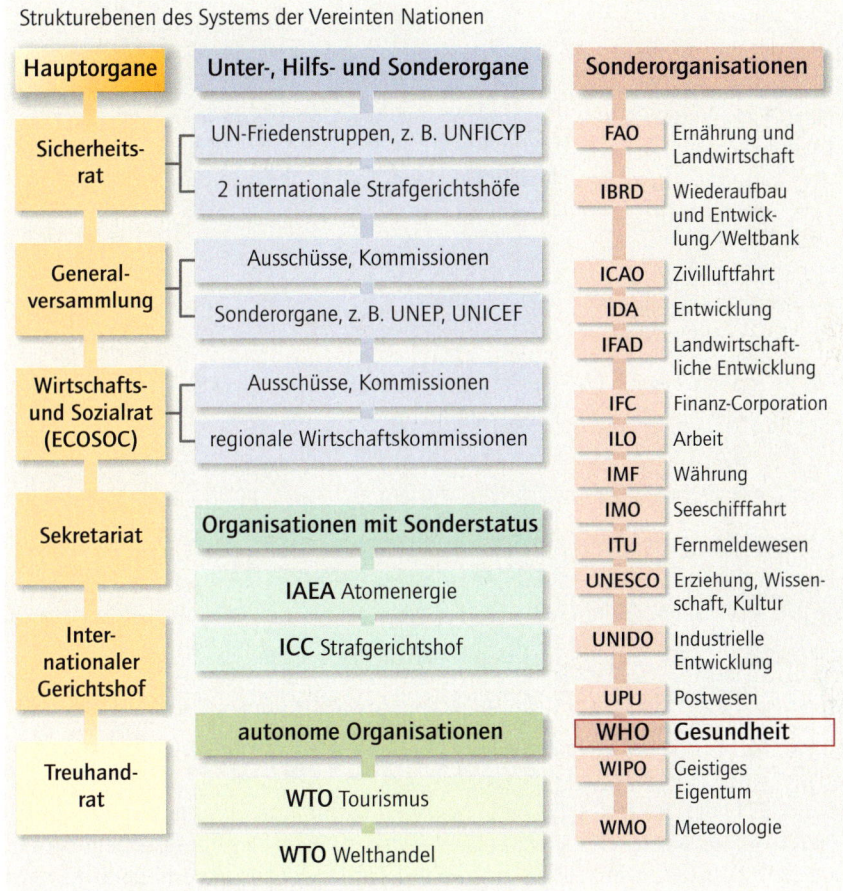

Organisation der United Nations[XLIII]

Hauptsitz der WHO ist Genf mit zurzeit weltweit sechs zusätzlichen Regionalbüros. Zur Koordination der Tätigkeitsbereiche findet eine jährliche Versammlung aller Mitglieder statt, es gibt einen Exekutivrat und eine Generaldirektorin. Verschiedene Abteilungen sind den Bereichen des Gesundheitssystems zugeordnet. So ist auch die Pflege durch die EFNNMA (European Forum of National Nursing and Midwifery[1] Association) in der WHO vertreten. Der gesamte Mitarbeiterstab der WHO umfasst zurzeit etwa 3 800 Personen.

Ethik-
kommission
Band 1, H 3.1.4

---

1 midwife (engl.) = Geburtshelferin

2.5   Veränderungen in der Pflege

2.5.1   Pflege und Wirtschaftlichkeit

Pflege ist eine Dienstleistung, die im Zuge der gesellschaftlichen und gesetzlichen Rahmenbedingungen eine gravierende Veränderung erfährt. Die zunehmende Privatisierung von Pflegeangeboten und die angespannte finanzielle Lage im Gesundheitssektor rücken zunehmend die Vergütung von Leistungen in den Vordergrund.

Sowohl die stationären als auch die ambulanten Einrichtungen müssen sich mit der Kostendeckung und den Qualitätsanforderungen auseinandersetzen.

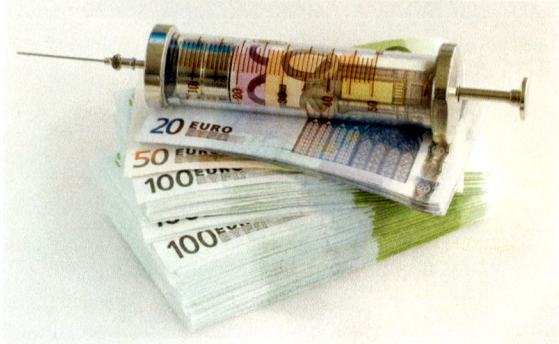

2.5.2   DRGs – neue Vergütungsform in der stationären Versorgung

DRGs = **Diagnosis Related Groups** (engl.) = diagnosebezogene Fallgruppen, eine medizinisch-ökonomische Klassifizierung

Leistung Sozialversicherungen Band 1, D 2.3

Begibt man sich zur Behandlung seiner Erkrankungen in ein Krankenhaus, werden die Kosten für den Aufenthalt in der Regel von der Krankenkasse übernommen. Einzig eine Beteiligung von 10,00 € für maximal 10 Tage im Jahr muss der gesetzlich versicherte Patient beitragen. Alle weiteren Behandlungskosten regelt die Krankenkasse. Der Patient weiß in der Regel nicht, wie hoch dieser Betrag ist.

Durch die Finanzierungslage des Gesundheitssystems mussten die steigenden Kosten im stationären Bereich reguliert werden. Seit dem 1. Januar 2003 gilt in Deutschland nach § 17b KHG (Krankenhausfinanzierungsgesetz) ein neues Vergütungssystem für Krankenhausleistungen. Dieses Vergütungssystem basiert auf den so genannten DRGs, bei denen Fallgruppen definiert, bewertet und dementsprechend vergütet werden. Das deutsche **G-DRG-System** umfasste im Jahr 2005 mehr als 800 abrechenbare DRGs. Bestimmte Aufgaben (Psychiatrie, Kommunikation) können (noch) nicht über Fallgruppen abgerechnet werden. Das Krankenhausfinanzierungsgesetz sieht vor, dass das DRG-System jährlich auf Bundesebene von den Vertragsparteien (den Spitzenverbänden der Krankenkassen, dem Verband der privaten Krankenversicherung und der Deutschen Krankenhausgesellschaft) unter Berücksichtigung der Qualität und der Wirtschaftlichkeit weiterentwickelt wird. Für die Krankenhäuser bedeutet dies, dass sich die Bezahlung der Behandlungskosten aus den gestellten Hauptdiagnosen ergibt. Es werden eine oder mehrere Diagnosen für einen Patienten gestellt.

2.5.3 Vergütungsformen der Pflegeversicherung

Die Einführung der Pflegeversicherung 1995 brachte entscheidende Veränderungen für die Pflegebedürftigen in der ambulanten und stationären Versorgung. Eine Einstufung der pflegebedürftigen Personen in drei Pflegestufen bedeutet auch eine unterschiedliche Vergütung der Stufen.

Im **ambulanten Bereich** können die eingestuften Personen zwischen verschiedenen Leistungen wählen. Die Leistungen eines ambulanten Dienstes sind Pflegesachleistungen, deren Abrechnung auf so genannten Leistungskomplexen beruht. Diese Leistungskomplexe und deren Umfang sind innerhalb der letzten Jahre immer wieder verändert worden.

Im **stationären Bereich** werden die Pflegekosten direkt mit der Pflegekasse abgerechnet. Dazu werden Pflegesätze zwischen den Altenpflegeeinrichtungen und den Pflegekassen ausgehandelt. Problematisch ist die Einstufung von Kindern innerhalb dieses Systems der Kassen, da der Pflegebedarf über das normale Maß hinausgeht. Auch die Einstufung dementer Menschen bereitet Schwierigkeiten, da deren Bedürfnisse und ihr Unterstützungsbedarf anders gelagert sind.

Pflegestufen
Band 5, J 3.4

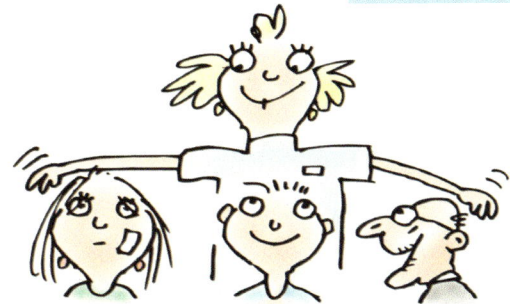

2.6 Berufung – Beruf – Profession

Die Pflege hat einen langen Entwicklungsprozess hinter sich, der noch nicht abgeschlossen ist. Es gilt zu klären, was Pflege ist und welche Aufgaben Pflege hat. Dies soll dazu dienen, die Position der Pflege nach außen zu stärken, damit die Qualität der Pflege erhalten bleibt.

2.6.1 Von der Berufung zum Beruf

Die Geschichte der Pflege ist von verschiedenen Seiten beeinflusst und geprägt worden.

Dies hat zu einer spezifischen Entwicklung der Pflege im deutschsprachigen Raum geführt, der **„Dreigliedrigkeit"** der Pflegebereiche. In der Bundesrepublik Deutschland gibt es in der Pflegeausbildung die Zweige Krankenpflege, Kinderkrankenpflege und Altenpflege. Diese Spezialisierung auf Bevölkerungsgruppen ist in kaum einem anderen Land so ausgeprägt. Es stellt sich die Frage, wie es zu dieser Entwicklung kam.

Die **Altenpflege** entstand aus dem Gedanken der Versorgung der alten und kranken Menschen, die im Zuge der Industrialisierung ohne Unterstützung dastanden. Der aus dem Mittelalter stammende Gedanke der Armen- und Siechenhäuser reichte bei wachsendem Bedarf und wachsenden medizinischen Erkenntnissen nicht mehr aus, um eine Pflege der Betroffenen zu gewährleisten. Die Arbeit mit alten Menschen rückte bei weitem nicht so ins Blickfeld der Öffentlichkeit wie etwa die stationäre Krankenhausversorgung. Auch der Blick der Medizin richtete sich eher auf das Krankenhaus als auf die Versorgung der alten Menschen. Erst zu Beginn des 20. Jahrhunderts bekam dieser Pflegebereich mehr Beachtung.

Geschichte der
Pflegeberufe
Band 1, D 1.6

Die **Kinderkrankenpflege** entstand aus der Kinder- und Säuglingspflege, bei der man Pflegepersonal brauchte, das mit dieser Klientel umgehen konnte. Da auch die Medizin sich zu spezialisieren begann, benötigten die Ärzte entsprechend ausgebildetes Personal. Besonders das Ziel, die Kindersterblichkeit zu senken, förderte die Entwicklung geeigneter Pflege. Zu Beginn des 20. Jahrhunderts kam es zu ersten Ausbildungsmöglichkeiten an Kinderkliniken, um spezialisiertes Personal zu erhalten. In der Bundesrepublik Deutschland wurde die Berufsbezeichnung mit dem Gesetz von 1957 geschützt und bundeseinheitlich geregelt. Hierbei kam es zur Verknüpfung mit der Krankenpflege, indem beide unter ein Gesetz fielen. Im Zuge der Veränderungen in der Krankenpflege kam es auch zu Veränderungen in der Kinderkrankenpflege. Dennoch hat sich die Kinderkrankenpflege immer ihre Eigenständigkeit bewahrt.

Entwicklung
der Altenpflege
Band 1, D 1.6.2

Die Entwicklung der **Altenpflege** verlief anders. Viel Zeit und Energie steckt darin, den Beruf Altenpflegerin bzw. Altenpfleger als den anderen beiden Zweigen gleichrangig dastehen zu lassen. Aber nun ist durch die Veränderung der Bevölkerungszusammensetzung in der Öffentlichkeit und in der Politik die Altenpflege zum Thema geworden. In der Bundesrepublik Deutschland wurde die Altenpflegeausbildung durch Länderregelungen gewährleistet, welche sich in Art und Umfang unterschieden und die Anerkennung in anderen Bundesländern erschwerten. Erst 2003 trat die erste bundeseinheitliche Regelung in Kraft.

Berufliche
Entwicklung
in der Pflege
Band 1, G 5

Im internationalen Vergleich weichen unsere Formen der Ausbildung von denen anderer Staaten ab. In den meisten Ländern gibt es eine Basisausbildung, die Grundlagen vermittelt; im Anschluss kann man sich auf einen bestimmten Bereich spezialisieren.

> Um die Arbeitsmöglichkeiten für Pflegende innerhalb der EU und international zu erhöhen, wird zurzeit eine Umstrukturierung der Pflegeausbildung diskutiert und in ersten Versuchen erprobt. Ziel ist es, eine gemeinsame Basisausbildung mit anschließender Spezialisierung einzuführen.

2.6.2 Pflege organisiert sich

Pflegende setzen sich immer mehr mit der gegenwärtigen Situation auseinander und werden ihrerseits aktiv. Ausdruck dieser Aktivität ist z. B. die Mitgliedschaft in einem Berufsverband oder in einer Gewerkschaft.

Berufsverbände engagieren sich als Interessenvertreter ihrer Mitglieder, um deren Situation zu verbessern. Hierzu zählen nicht nur ein vielfältiges Fort- und Weiterbildungsprogramm, sondern auch die Auseinandersetzung mit dem eigenen Berufsbild oder die Öffentlichkeitsarbeit. Allerdings haben Berufsverbände keinen rechtlichen Anspruch auf Anhörung oder Mitarbeit bei gesetzlichen Veränderungen.

Fort- und
Weiterbildung
Band 1,
G 5.1, 5.2

Anders ist die rechtliche Stellung der **Gewerkschaften**. Auch sie vertreten die Interessen ihrer Mitglieder, darüber hinaus besitzen sie die Tarifautonomie. Hieraus ergibt sich das Recht, Verhandlungen mit den Arbeitgebern oder dem Staat zu führen, wenn es um die Arbeitsbedingungen der Arbeitnehmer in ihrem Berufsfeld geht. Es werden so genannte Tarifverträge geschlossen, in denen die ausgehandelten Bedingungen (z. B. Arbeitszeit, Arbeitsentgelt, Urlaubstage) für einen bestimmten Zeitraum festgelegt sind. Diese Tarifverträge gelten für alle Arbeitnehmer in der betroffenen Berufssparte, z. B. für Pflegende im öffentlichen Dienst, nicht nur für die Gewerkschaftsmitglieder. Auch Gewerkschaften bieten Fort- und Weiterbildungsmaßnahmen an.

In den derzeitigen großen Gewerkschaften (z. B. ver.di) sind mehrere oft sehr unterschiedliche Berufsgruppen zusammengefasst.

Als Alternative zu Gewerkschaften und Berufsverbänden wird derzeit die Einrichtung von **Pflegekammern** diskutiert, um den Pflegenden eine andere Form der Beteiligung an politischen Entscheidungsprozessen und der eigenen Organisation zu ermöglichen. Jede examinierte Pflegefachkraft wäre in einer solchen Kammer automatisch Mitglied und nicht wie in der Gewerkschaft oder in den Berufsverbänden freiwilliges Mitglied. Andererseits würde eine Kammer nach außen die Interessen ihrer Mitglieder vertreten und wahren. Eine Pflegekammer wäre eine standesrechtliche Vertretung, die z. B. auch über die Einhaltung der Berufsethik zu wachen hätte.

> Berufsethik
> Band 1, H 3
> ethische Konfliktsituationen
> Band 5, F 1

2.6.3 Professionalisierung in der Pflege

Eine andere Form der Einflussnahme auf politische Entscheidungen übernimmt die Akademisierung und Professionalisierung der Pflege.

> Das Wort **Profession** bedeutet übersetzt Beruf oder Tätigkeit. Hierbei gilt es aber zu berücksichtigen, dass der „Beruf" einige Merkmale aufweisen muss, um tatsächlich als Profession zu gelten. Eine Profession ist durch folgende Merkmale gekennzeichnet:
> - ein einheitliches Berufsbild, d. h. eine klar umschriebene Tätigkeit in Abgrenzung zu anderen Tätigkeiten
> - eine einheitliche, gesetzlich anerkannte Berufsausbildung, in der spezielles Wissen und spezielle Fähigkeiten vermittelt werden
> - eine Berufsorganisation, die u. a. eine Kontrollfunktion ausübt
> - eine wissenschaftliche Basis für die Tätigkeiten
> - eine einheitliche Berufsethik

Die Professionalisierung der Pflege bedeutet einen Wandel des Berufsbildes. Seit Beginn der geregelten Ausbildungsmaßnahmen im 19. Jahrhundert ist die Ausübung der Pflege als Berufung betrachtet worden. Diese religiös geprägte Betrachtungsweise der pflegerischen Tätigkeit führte im deutschsprachigen Raum dazu, dass Bestrebungen, die Pflege als Beruf zu etablieren, erschwert wurden. Erst zur Mitte des 20. Jahrhunderts gelang es, die Krankenpflegeausbildung einheitlich zu regeln. Als Letztes wurde im Jahr 2003 die Altenpflegeausbildung bundeseinheitlich festgelegt (s. o.). Bis dahin existierten in den einzelnen Bundesländern unterschiedliche Regelungen, deren gegenseitige Anerkennung nicht immer gewährleistet war.

Zurzeit wird die Pflege als eine Semi-Profession bezeichnet, denn noch fehlt es an einer klaren Abgrenzung zu anderen Berufsgruppen und deren Tätigkeiten. Auch die standesrechtliche Vertretung, z. B. in Form einer Kammervertretung, die über die Einhaltung der Berufsethik wacht, fehlt der Pflege. Dennoch weist die Pflege Merkmale einer Profession auf. Alle drei Formen der Pflege verfügen über eine einheitliche theoretische Ausbildung, die zur Berufsausübung berechtigt. Dies ist ein ganz entscheidender Schritt, da es bedeutet, dass Personen, die diesen Beruf ausüben dürfen, über Fähigkeiten und Kompetenzen verfügen, die „Laien" nicht haben. Pflegende erhalten somit einen Entscheidungs- und Ermessensspielraum, der ihre Fähigkeiten anerkennt.

Durch die Herausbildung der Pflegewissenschaft werden auf der Grundlage von methodischen Analysen Pflegephänomene untersucht. Diese neue Herangehensweise an Pflege unterstützt den Weg von der Berufung zum Beruf, da die wissenschaftlichen Nachweise es ermöglichen, die Effektivität und die Qualität pflegerischer Handlungen zu belegen. Dazu hat die Entwicklung von Pflegetheorien einen wichtigen Beitrag geleistet, da es durch diese Betrachtungsweisen möglich wird, den Begriff „Pflege" mit Inhalt (Metaparadigmen) zu füllen und genauer zu beschreiben.

Pflegewissenschaft, Pflegetheorien Band 1, F

Unter einem **Metaparadigma** versteht man die grundlegenden Bestandteile einer Disziplin, durch die sie sich von anderen unterscheidet. Ein Metaparadigma muss folgende Merkmale erfüllen:

– Abgrenzung zu anderen Bereichen umfassen

– in knapper Form die grundlegenden Bestandteile darstellen

– neutral formuliert sein

– international gültig sein[XLIV]

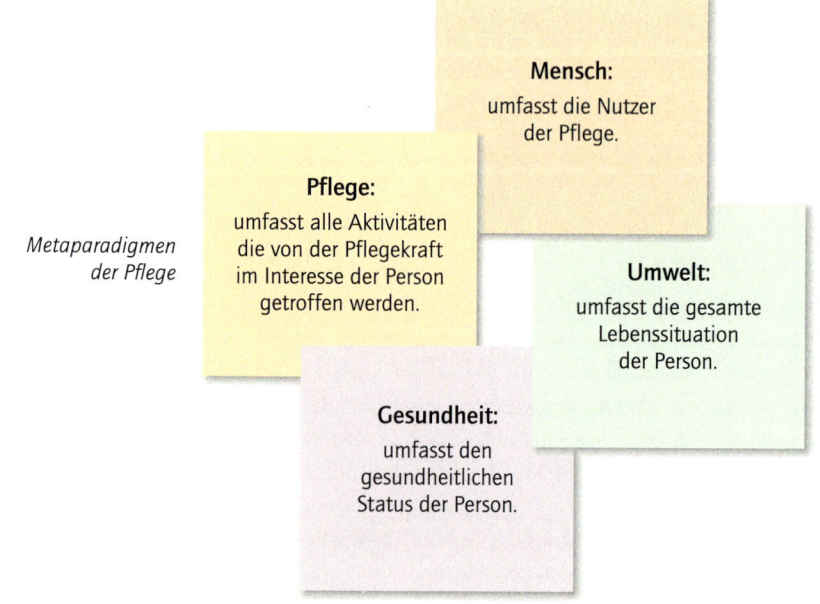

Metaparadigmen der Pflege

Mensch:
umfasst die Nutzer der Pflege.

Pflege:
umfasst alle Aktivitäten die von der Pflegekraft im Interesse der Person getroffen werden.

Umwelt:
umfasst die gesamte Lebenssituation der Person.

Gesundheit:
umfasst den gesundheitlichen Status der Person.

1 Auf welche Weise sorgen die gesellschaftlichen Veränderungen für einen veränderten Bedarf in der Pflege?

2 Welchen Grund gibt es für die Gewaltenteilung in der Bundesrepublik Deutschland?

3 Welche Stationen durchläuft ein Gesetzesentwurf, bis er zu einem gültigen Gesetz wird?

4 Welchen Einfluss hat die EU auf die Politik in der Bundesrepublik ?

5 Welche Problematik birgt die heutige Finanzierungspraktik der Sozialversicherungen?

6 Erkundigen Sie sich, wie viel Geld Ihnen zur Verfügung stünde, wenn Sie ab morgen wegen einer schweren Allergie Ihren Beruf nicht mehr ausüben dürften.

7 Welche Auswirkungen haben die neuen Vergütungsformen auf die Pflege?

8 Welche Rolle spielt die Pflegewissenschaft bei der Professionalisierung der Pflege?

9 Welche Auswirkungen hat eine einheitliche Ausbildung auf die Situation der Pflege?

10 Wie wird der Beruf zur Profession?

---

1 Organisieren Sie eine Ausstellung für Ihren Ausbildungsträger oder Ihre Schule unter dem Motto „Pflege – Perspektiven für die Zukunft". Laden Sie Ihre Ausbilder, mögliche neue Auszubildende und andere Personen zu dieser Ausstellung ein. Nutzen Sie folgende Anregungen:

   a) Erarbeiten Sie Werbeplakate für den Beruf „Pflege".

   b) Welche Rolle spielt die pflegerische Versorgung für die ältere Generation heute und zukünftig?

   c) Wie stellen Sie sich Ihren zukünftigen Arbeitsplatz bzw. die zukünftigen Rahmenbedingungen für Ihre Arbeit vor?

2 Informieren Sie sich bei den Pflegeverbänden und Gewerkschaften über das Fortbildungsangebot für Pflegende und über deren Beschreibung des Berufsbilds „Pflege".

3 Informieren Sie sich über die Trägerschaften von Pflegeeinrichtungen in Ihrer Umgebung. Überprüfen Sie, ob die Aussage über die zunehmende Privatisierung korrekt ist.

4 Diskutieren Sie für jede der drei Pflegestufen ausführlich ein konkretes Fallbeispiel. Überprüfen Sie, ob Ihre Einschätzung mit der tatsächlichen Einstufungspraxis übereinstimmt.

Brauße, Wolfgang: Berufs-, Gesetzes- und Staatsbürgerkunde. 2. vollständig überarbeitete Auflage, Kohlhammer, Stuttgart 2002

Arbeitsgemeinschaft Jugend & Bildung e.V. / Bundesministerium für Gesundheit und Soziale Sicherung (Hrsg.): Sozialpolitik – ein Heft für die Schule. Ausgabe 2004/2005, Universum, Wiesbaden

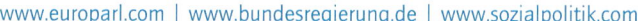

www.europarl.com | www.bundesregierung.de | www.sozialpolitik.com

I   nach: *Fritz, Emil:* Die Problematik der Krankenpflege und ihrer Berufsverbände. Staude, Hannover 1964, S. 142 ff.

II   *Schaper, Hans-Peter:* Krankenwartung und Krankenpflege. Leske und Budrich, Opladen 1987, S. 136 ff.

III   *Steppe, Hilde:* Mrs. Gamp und die Folgen. Von der Wärterin zur Krankenpflegerin.
In: *Seidl, Elisabeth / Walter, Ilsemarie:* Rückblick in die Zukunft. Maudrich, Wien 1989, S. 23 f.

IV   *Katscher, Lieselotte:* Geschichte der Krankenpflege. Christlicher Zeitschriftenverlag, Berlin 1963, S. 68

V   *Theodor Fliedner:* Tagesordnung der Diakonissen. In: Anna Sticker: Friedericke Fliedner und die Frauen-
diakonie. Neukirchener Verlag, Neukirchen-Vluyn 1963, S. 329 ff.

VI   Oberinnenvereinigung vom Roten Kreuz: Werden und Wirken. Eigenverlag, Berlin 1930, S. 97

VII   ebd., S. 21

VIII   ebd., S. 106

IX   *Karll, Agnes:* Aus dem Frauenberufsleben. Die Krankenpflege und ihre Reform.
In: Jahrbuch der Frauenbewegung, Jena 1913, S. 113 f.

X   *Karll, Agnes:* Materialismus und Idealismus des Schwesternberufes. In: Unterm Lazaruskreuz 1/1910, S. 2

XI   *Müller, Walter:* Strukturwandel der Frauenarbeit 1880–1980. Campus, Frankfurt/Main 1983, S. 60 f.

XII   *Beck-Gernsheim, Elisabeth:* Der geschlechtsspezifische Arbeitsmarkt. Aspekte, Frankfurt/Main 1981, S. 37 f.

XIII   *Ostner, Ilona / Beck-Gernsheim, Elisabeth:* Mitmenschlichkeit als Beruf. Campus, Frankfurt/Main 1979, S. 38

XIV   *Bischoff, Claudia:* Frauen in der Krankenpflege. Zur Entwicklung von Frauenrolle und Frauenberufstätigkeit
im 19. und 20. Jahrhundert. Campus, Frankfurt/Main 1992, S. 62 ff.

XV   *Bischoff, Claudia:* Krankenpflege als Frauenberuf: In: Pflege und Medizin im Streit. Jahrbuch für kritische
Medizin AS 86/1982, S. 23

XVI   *Kruse, Anna Paula:* Die Krankenpflegeausbildung seit der Mitte des 19. Jahrhunderts. Kohlhammer,
Stuttgart 1987, S. 78 f.

XVII   *de Gobineau, Joseph Arthur:* Versuch über die Ungleichheit der Menschenracen. Stuttgart 1902, S. 30

XVIII   *Baader, Gerhard:* Sozialdarwinismus – Vernichtungsstrategien im Vorfeld des Nationalismus. In: *Hohen-
dorf, Gerrit / Magull-Seltenreich, Achim:* Von der Heilkunde zur Massentötung. Medizin im Nationalsozialismus.
Verlag Das Wunderhorn, Heidelberg 1990, S. 22–30

XIX   *Steppe, Hilde:* ... Den Kranken zum Troste, dem Judenthum zur Ehre. Zur Geschichte der jüdischen Krankenpflege in Deutschland. Mabuse, Frankfurt/Main 1997, S. 157 f.

XX   *Steppe, Hilde:* Mrs. Gamp und die Folgen. s. o., S. 72

XXI   ebd., S. 61

XXII   *Steppe, Hilde:* ... Den Kranken zum Troste, dem Judenthum zur Ehre. s. o., S. 162

XXIII   *Projektgruppe Volk und Gesundheit:* Volk und Gesundheit. Heilen und Vernichten im Nationalsozialismus.
Eigenverlag, Tübingen 1982, S. 150

XXIV   *Aly, Götz:* Aktion T4 1939–1945. Edition Hentrich, Berlin 1989, S. 13

XXV   *Klee, Ernst:* Dokumente der Euthanasie. Fischer-Verlag, Frankfurt 1985, S. 435

XXVI   *Steppe, Hilde / Ulmer, Eva-Maria:* „Ich war von jeher mit Leib und Seele gerne Pflegerin". Mabuse, Frankfurt/
Main 1999, S. 65 ff.

XXVII   *Steppe, Hilde:* ... Den Kranken zum Troste, dem Judenthum zur Ehre. s. o., S. 171

XXVIII   *Cauer, Marie:* Von der Nächstenliebe im Schwesternberuf. In: Deutsche Schwesternzeitung 1/1948, S. 5

XXIX   *Elster, Ruth:* 70 Jahre Initiative für die Krankenpflege. In: Krankenpflege 1/1973, S. 4

XXX   *Labisch, Alfons:* Das Krankenhaus als volkshygienische Aufgabe der Städte. In: *Ackermann, Volker/
Rusniek, Bernd A. / Wiesemann, Falk:* Anknüpfungen. Kulturgeschichte – Landesgeschichte –
Zeitgeschichte. Klartext, Essen 1995, S. 159

XXXI   *Büttner, Johannes:* Die Pflege der Siechen und Krüppel. Friedrich Andreas Perthes-Verlag, Gotha 1890,
S. 26 f.

XXXII   *von Balluseck, Hilde:* Die Pflege alter Menschen. Eigenverlag, Berlin 1980, S. 142

XXXIII   Deutscher Verein für öffentliche und private Fürsorge, 1960, S. 149, 151

XXXIV   *von Balluseck, Hilde:* Die Pflege alter Menschen. Eigenverlag, Berlin 1980, S. 145

XXXV   Bundesverfassungsgericht: Leitsätze zum Urteil des Zweiten Senats vom 24. Oktober 2002
(www.bverfg.de vom 29. Oktober 2002), S. 24 ff.

XXXVI   *Bögemann-Großheim, Ellen:* Die berufliche Ausbildung von Krankenpflegekräften. Mabuse, Frankfurt/Main
2002, S. 419

XXXVII   nach: Verteilung von Jung und Alt in der Gesellschaft. In: *Arbeitsgemeinschaft Jugend & Bildung e.V.:*
Foliensatz der Zeitschrift Sozialpolitik, Ausgabe 2006/2007

XXXVIII   angelehnt an: *Hell, Walter:* Alles Wissenswerte über Staat, Bürger, Recht. 2. überarbeitete Auflage,
Thieme, Stuttgart 1997, S. 76

XXXIX   nach: *Niedersächsische Landeszentrale für politische Bildung:* Europa – auf dem Weg zur Einheit.
Hannover 2000, S. 38

XL   ebd., S. 14

XLI   nach: Rentenversicherung Jung und Alt absichern. In: *Arbeitsgemeinschaft Jugend & Bildung e.V./
Bundesministerium für Gesundheit und Soziale Sicherung* (Hrsg.): Sozialpolitik, ein Heft für die Schule. Ausgabe 2004/2005, Universum, Wiesbaden, S. 23

XLII   nach: *Brauße, Wolfgang:* Berufs-, Gesetzes- und Staatsbürgerkunde. 2. vollständig überarbeitete Auflage,
Kohlhammer, Stuttgart 2002, S. 62–63

XLIII   angelehnt an: Fischer Weltalmanach 2001, S. 1009–1010

XLIV   nach: *Fawcett, Jacqueline:* Konzeptuelle Modelle der Pflege im Überblick. 2. überarbeitete Auflage,
Hans Huber, Göttingen 1998, S. 16 ff.

250

Auf dem Weg zum Experten

Pflegekompetenz erlangen

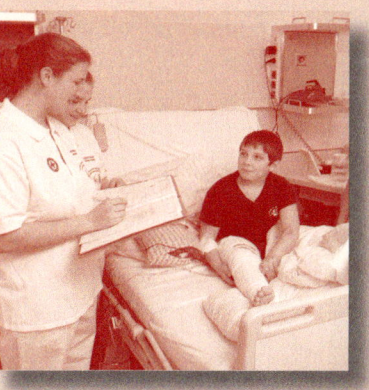

E

1   **Pflegeprozess**
1.1   Methodisches Arbeiten in der Pflege
1.2   Informationssammlung/Anamnese
1.3   Erkennen von Problemen und Ressourcen
1.4   Pflegeziele
1.5   Planung der Maßnahmen
1.6   Durchführung der geplanten Pflege
1.7   Evaluation

2   **Gut, wenn man Bescheid weiß!**
2.1   Dokumentation
2.2   Datenschutz
2.3   Übergabe

3   **Pflegeklassifikationssysteme**
3.1   Bedeutung der Klassifikationen in der Pflege
3.2   Historische Entwicklung
3.3   Klassifikationen der Pflegediagnosen – NANDA
3.4   Klassifikation der Pflegeinterventionen – NIC
3.5   Klassifikation der Pflegeergebnisse – NOC
3.6   Internationale Klassifikation der Pflegepraxis – ICNP

4   **Pflegeorganisationssysteme**
4.1   Organisationen
4.2   Funktionspflege
4.3   Bereichspflege
4.4   Bezugspflege und Primary Nursing

5   **Ganzheitlich pflegen**
5.1   Individuell und umfassend pflegen
5.2   Autonomie und Würde des Pflegebedürftigen

Tim, Olga und Pia besuchen heute mit ihrer Ausbildungsklasse eine neurologische Rehabilitationsklinik. Sie werden von der Pflegedienstleitung Ilka Sommer freundlich begrüßt. Bevor diese eine Führung durch das Haus anbietet, erzählt sie den Schülerinnen und Schülern eine Menge über die Rehabilitation in der Klinik.

Hier werden Patienten jedes Alters aufgenommen, hauptsächlich sind es Menschen mit schweren erworbenen Hirnschäden, so z. B. Schädel-Hirn-Trauma, Hirnblutung, Schlaganfall und Hypoxie. Der therapeutische Schwerpunkt der Rehabilitation liegt auf Bewegungs- und auf Sprach- und Schluckstörungen.

Frau Sommer weist darauf hin, dass das Pflegekonzept ganz auf die Bedürfnisse der Patientinnen und Patienten abgestimmt ist. Das bedeutet unter anderem, dass die Pflege nach den Prinzipien der Pflegeorganisationsform „Primary Nursing" kontinuierlich umgesetzt wird, dass sich die pflegetheoretische Basis auf das Selbstpflegemodell nach Dorothea Orem bezieht und dass der Pflegeprozess in all seinen Schritten konsequent umgesetzt wird.

Die Angehörigen werden in den Rehabilitationsprozess so früh wie möglich mit einbezogen, da der Angehörige des schwer hirngeschädigten Menschen als Ko-Therapeut und damit als unverzichtbar angesehen wird.

Die Patienten werden bereits in der frühen Phase der Rehabilitation dort unterstützt und gezielt gefördert, wo Ressourcen vorhanden sind. Die Pflegekräfte handeln als Bezugspflegende in einem interdisziplinären Team. Die Bezugspflegekräfte sind Ansprechpartner für den Patienten und seine Angehörigen sowie für andere in der Klinik beschäftigte Berufsgruppen, soweit es die Belange „ihrer" Patienten betrifft.

Die Arbeitszeiten in der Pflege sind auf die Bedürfnisse der Patienten abgestimmt. Das heißt beispielsweise, dass der Hauptfrühdienst erst um 8:00 Uhr beginnt und nicht schon – wie sonst üblich – um 6:00 Uhr.

Ilka Sommer stellt den Schülerinnen und Schülern eine Auswahl an pflegetherapeutischen Konzepten vor, die in der Klinik vom Pflegepersonal angeboten und umgesetzt werden. So zum Beispiel das Bobath-Konzept, die Basale Stimulation, die Facio-orale-Trakt-Therapie und das Interaktionskonzept nach Affolter.

Zu den Aufgaben der Pflegekräfte gehören unter anderem das Erkennen und Beobachten der Einschränkungen, das Planen und Koordinieren der erforderlichen pflegerischen und therapeutischen Maßnahmen, das spezielle Anleiten und Unterstützen bei der Selbsthilfe, die begleitende psychische Unterstützung und das Führen von Gesprächen mit Patient und Angehörigen.

Die Pflegeplanung wird von der Primary Nurse erstellt, sie ist auch diejenige, die Pflegediagnosen stellt, die Pflegeziele setzt und letztendlich den Pflegeprozess evaluiert. Ebenso ist die Primary Nurse dafür verantwortlich, dass alle Informationen, die den Patienten und seine Therapie betreffen, an die entsprechenden Stellen weitergegeben werden.

Bei der anschließenden Führung durchs Haus wird den Schülerinnen und Schülern klar, was es bedeutet Menschen zu pflegen, die schwere Hirnschädigungen haben. Eine Pflegekraft erzählt, dass sie gerade die Pflegeplanung für einen Patienten erstellt; als eine Ressource sieht sie die Fähigkeit, dass der Patient seinen Speichel schlucken kann.

Die Klasse steht nach der Führung vor dem Gebäude und alle sind immer noch schwer beeindruckt von dem, was sie in den letzten Stunden gehört und gesehen haben; und ganz besonders von den Pflegekräften, die in der Klinik arbeiten. Tim sagt: „Mensch, da müssen wir aber noch ganz schön viel lernen, um einmal so professionell zu werden ..." Nachdenklich spricht er weiter: „Die Pflegekräfte haben ganz schön viel Verantwortung – vor allem die, die als Primary Nurse eingesetzt sind." Pia erwidert: „Und was die alles wissen! Mich hat das Thema Pflegediagnosen interessiert – das hatten wir bis jetzt noch nicht." „Ich finde, dass die hier wirklich versuchen ganzheitlich zu arbeiten ... in meinem Altenheim steht das Wort ‚ganzheitlich' auch im Pflegeleitbild, aber die Pflege ist nicht mal ansatzweise so patientenorientiert, wie das hier der Fall ist!", sagt Olga bewundernd. „Das sind hier so richtige Pflegeexperten."

1   Welche verschiedenen Aspekte von Expertenwissen professieller Pflege können Sie in der Einstiegssituation finden?

2   Was wissen Sie bereits über diese Aspekte?

3   Welche dieser Aspekte finden Sie in Ihrem derzeitigen Praxiseinsatz?

4   Sicherlich sind Sie selbst schon, im Rahmen Ihres Praxiseinsatzes, mit dem einen oder anderen Aspekt in Berührung gekommen (z. B. Dokumentation). Reflektieren Sie Ihre Arbeit – waren Sie dabei professionell?

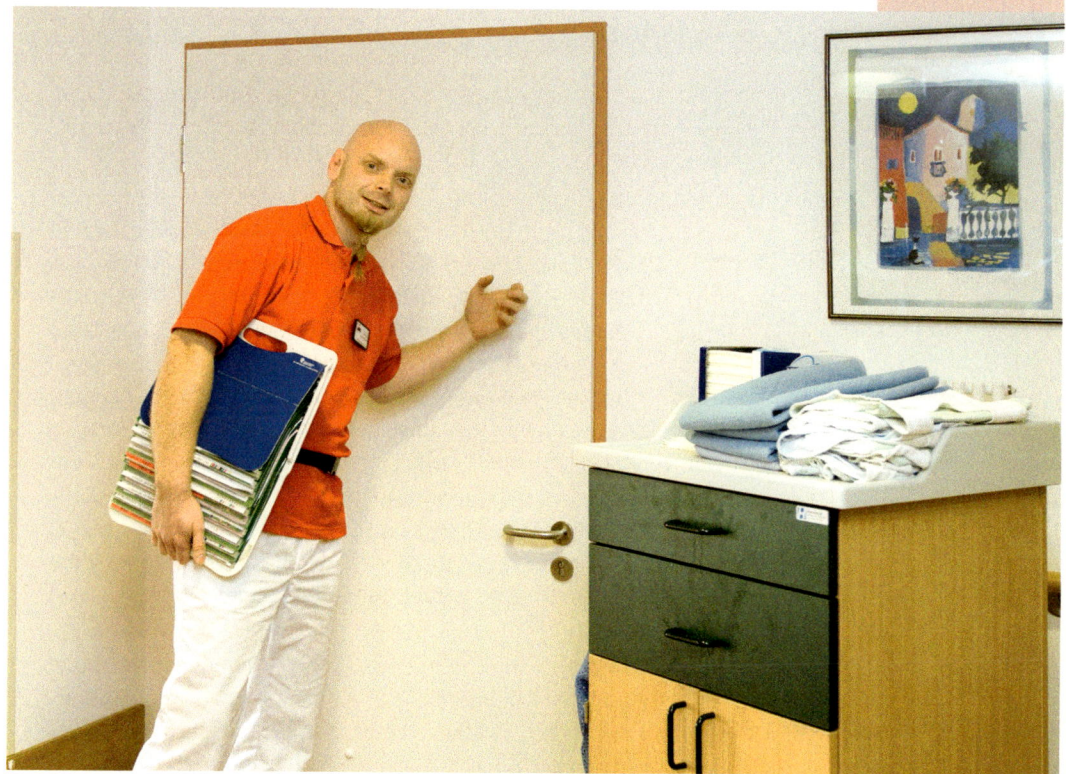

1 Pflegeprozess

Tim, Olga und Pia sitzen im Stadtpark und planen eine Sommerparty, zu der sie auch die anderen aus ihrer Ausbildungsklasse einladen möchten. „Also", sagt Tim auf seiner Unterlippe kauend, „was wollen wir denn für Musik hören und wer hat einen Gettoblaster, den er mit..." „Na, du bist ja gut", fällt Olga ihm ins Wort, „vielleicht besprechen wir erst mal das Wesentliche, wie Datum, Uhrzeit und wer alles kommen soll, bevor wir uns um die Nebensächlichkeiten kümmern." „Die Musik ist ja wohl das Wesentliche einer Party, ohne Musik ist es ein Picknick und picknicken könnt ihr ohne mich!" Wütend schnappt sich Tim seinen Rucksack und macht Anstalten zu gehen. „Nun wartet doch mal", besänftigt Pia die Situation, „ich finde es gut, wenn wir als Erstes alle Punkte aufzählen, die wir bedenken müssen, und erst dann Einzelheiten festlegen. Los, wir machen ein Brainstorming!" Pia zählt die schon genannten Aspekte auf und kritzelt sie gleichzeitig als Stichpunkte in ihren Block. „Gästeliste", „Zeitpunkt", „Musik" steht nun da. „Essen", ruft Olga. „Getränke", murmelt Tim. Pia schreibt die ihr zugerufenen Begriffe auf und ergänzt die Liste um das Wort „Einladungskarten". Nach einer kleinen Weile angestrengten Nachdenkens zuckt Pia die Schultern und fragt: „Wollen wir jetzt mal die Einzelheiten besprechen, vielleicht fällt uns ja später noch etwas ein, das können wir ja leicht hinzufügen." „Hat sich ja echt gelohnt, dein Brainstorming", witzelt Tim anerkennend.

„Wollen wir die Party auf übernächsten Samstag festlegen?" „Da muss ich erst mal in meinen Kalender schauen", sagt Pia und greift nach ihrer Tasche. „Oh Mist, an dem Wochenende habe ich Frühdienst, da kann ich nicht." „Irgendeiner wird immer Dienst haben", gibt Olga zu bedenken, „wir sollten die Party einfach schon am frühen Abend beginnen, damit die Frühdienst-Leute noch etwas davon haben, und der Spätdienst kommt dann einfach später nach". „Na gut, also am 17. Juli ab 18:00 Uhr mit offenem Ende", gibt sich Pia geschlagen und notiert das Datum. „Geschirr!", ruft Tim plötzlich, wir müssen uns noch ums Geschirr kümmern." „Ach ja, und Besteck und Decken", ergänzt Olga. Nach anfänglichen

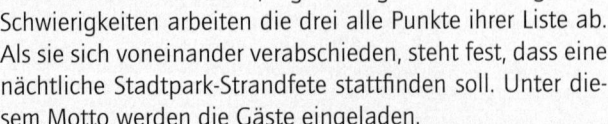

Schwierigkeiten arbeiten die drei alle Punkte ihrer Liste ab. Als sie sich voneinander verabschieden, steht fest, dass eine nächtliche Stadtpark-Strandfete stattfinden soll. Unter diesem Motto werden die Gäste eingeladen.

Außerdem haben sie die Aufgaben untereinander verteilt und Zeitpunkte festgelegt, bis wann wer einzelne Dinge erledigt haben muss. So schreibt zum Beispiel Olga eine Büffet-Liste und bittet die einzelnen Gäste Salate und Knabberzeug mitzubringen. Pia übernimmt freiwillig das Schreiben der Einladungskarten. Sie fügt eine Skizze des Stadtparks ein, auf der der Treffpunkt erkennbar ist. Tim besorgt die Getränke, weil er sich von seiner Mutter ein Auto leihen kann.

Die Party wird ein voller Erfolg, alle aus der Klasse sind begeistert. Sogar dass sie zum Schluss im Dunkeln sitzen, weil niemand an eine Beleuchtung gedacht hat, kann die Freude nicht trüben.

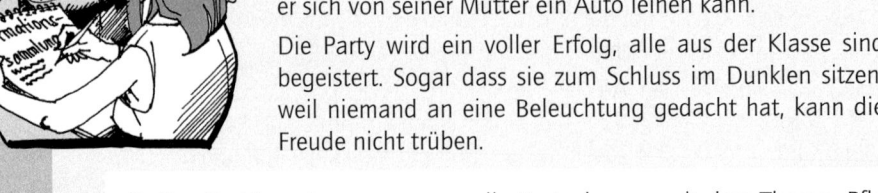

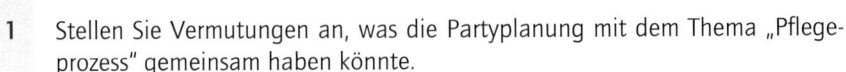

1   Stellen Sie Vermutungen an, was die Partyplanung mit dem Thema „Pflegeprozess" gemeinsam haben könnte.

1.1   Methodisches Arbeiten in der Pflege

> Der **Pflegeprozess** wird auch als methodisches oder systematisches Arbeiten bezeichnet: Bei der Pflege von pflegebedürftigen Menschen wird nach einer bestimmten Planung vorgegangen.

Im deutschsprachigen Raum wird überwiegend der Pflegeprozess nach den Schweizerinnen Verona Fiechter und Martha Meier angewendet. Bei der Entwicklung ihres Pflegeprozessmodells richteten sich die Autorinnen nach der Definition des Pflegeprozesses der WHO (Weltgesundheitsorganisation).

Der Pflegeprozess hat zum Ziel, auf systematische Art und Weise dem Bedürfnis des Patienten nach pflegerischer Betreuung zu entsprechen. Der Pflegeprozess besteht aus einer Reihe von logischen, voneinander abhängigen Überlegungs-, Entscheidungs- und Handlungsschritten. Diese sind auf eine Problemlösung, also auf ein Ziel hin, ausgerichtet und enthalten im Sinn eines Regelkreises (z. B. PTCA-Kreis, siehe nächste Seite) einen Rückkopplungseffekt in Form von Beurteilung und Neuanpassung.

Der Pflegeprozess besteht nach Fiechter und Meier[1] aus sechs aufeinander folgenden Einzelschritten:

1. Informationssammlung oder Pflegeanamnese
2. Erkennen von Problemen und Ressourcen oder Erstellen der Pflegediagnose
3. Festlegung der Pflegeziele
4. Planung der Pflegemaßnahmen
5. Durchführung der Pflege
6. Beurteilung der Pflegewirkung oder Evaluation

Jeder Einzelschritt basiert auf dem vorhergehenden und hat den nächsten Schritt zur Folge. Durch eine Rückkopplung vom sechsten zum ersten Schritt entsteht ein Regelkreis. Dieses sich ständig fortentwickelnde System kann auch als Spirale gedacht werden. In jedem Schritt finden voneinander abhängige Überlegungen, Entscheidungen und Handlungen statt, die alle auf die Problemlösung, also ein Ziel, das Pflegeziel, ausgerichtet sind. Das Pflegeergebnis wird daran gemessen, in welchem Maß dieses Pflegeziel erreicht wird. Ist das Pflegeziel in vollem Umfang erreicht, ist dieser Pflegeprozess beendet. Tauchen neue Probleme auf oder wurde das Pflegeziel nicht erreicht, so wird der Regelkreis erneut durchlaufen.

Pflegeanamnese
Band 1, E 1.2
Pflegediagnose
Band 1, E 1.3.4
Evaluation
Band 1, E 1.7

1.1.1   Entwicklung des methodischen Arbeitens

Bevor die professionelle Pflege sich mit methodischem Arbeiten und dem Pflegeprozess beschäftigte, wurde von der Wirtschaft, von der Psychologie und der Sozialpädagogik geplantes methodisches Arbeiten bereits angewendet.

Solche prozessorientierten Ansätze sind vor allem in der Wirtschaft – weltweit betrachtet – schon seit den 50er-Jahren des vorigen Jahrhunderts bekannt. Sie fanden und finden speziell im Zusammenhang mit der Sicherstellung qualitativ guter Arbeit Anwendung.

Kernstück prozessorientierter Ansätze ist ein Regelkreis mit den Schritten Planen (plan), Ausführen (do), Überprüfen (check) und Verbessern/Anpassen (act). Dieser Regelkreis wird auch als PTCA-Kreis (**P**lanen-**T**un-**C**hecken-**A**ktion) bezeichnet.

PTCA-Kreis nach Deming W. Edwards[11]

In den 1950er-Jahren wurde in den USA der „planned change" populär. Dies bedeutet, dass Veränderungen je nach Wunsch und Bedarf angeregt werden sollten. Dabei stand eine Verbesserung des Wohlbefindens von Individuen oder Gruppen im Mittelpunkt. Die daraufhin entwickelte Technik der geplanten Veränderungsprozesse wurde benutzt, um Personen bei der Verbesserung ihres Wohlbefindens zu helfen. Hierfür wurden professionelle „Veränderer", so genannte „change agents" eingesetzt, die bei Veränderungsprozessen beratend zur Verfügung standen.

Vor allem in den helfenden Berufen traf die Arbeit mit Veränderungsprozessen auf große Begeisterung und hielt dadurch Einzug in die Pflege.

Pflegeforschung
Band 1, F 2

Parallel dazu haben sich Pflegetheoretikerinnen bei der Entstehung und Entwicklung ihrer Theorien und Modelle der Pflege mit dem Pflegeprozess beschäftigt und diesen in ihre Theorien integriert. Demnach ist der Pflegeprozess in einen wissenschaftlichen Kontext eingebunden.

Die Methode der „prozesshaften Pflege" wurde das erste Mal in den USA beschrieben, erprobt und angewendet. 1959 wurde von der Pflegetheoretikerin Dorothy Johnson der damals noch dreiphasige Pflegeprozess vorgestellt. Dorothy Johnson benannte die einzelnen Schritte „Untersuchung", „Beschluss" und „Aktion". Die Pflegetheoretikerin Ida Jean Orlando gab 1961 den Schritten eine eher auf pflegerische Aktivitäten bezogene Bedeutung, so „das Verhalten des Patienten", „die Reaktion der Pflegenden auf dieses Verhalten" und „die daraus resultierenden Pflegeaktionen".

Während der 1960er- und 1970er-Jahre hat sich in den USA der Pflegeprozess zu fünf Schritten weiterentwickelt. So entstanden aus dem Schritt „Aktion" die beiden Schritte „Planung der Pflege" und „Durchführung der Pflege", als ein weiterer Prozessschritt kam in den 60er-Jahren die „Evaluation der Pflege" dazu.

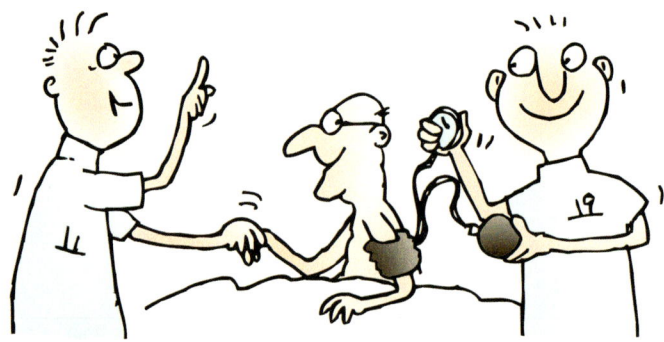

„Pflegeprozess? was soll **das** denn sein???"

„... neumodischer Quatsch aus Amerika ...!"

1.1.2 Anwendung des Pflegeprozesses in Deutschland

Im Vergleich zu anderen Ländern gestaltete sich in Deutschland die Entwicklung des Pflegeprozesses langsamer, unsystematischer und mit uneinheitlicher Terminologie (= Fachwortschatz). Mitte der 1980er-Jahre wurde der Pflegeprozess als eine rechtlich verbindliche Arbeitsmethode in Deutschland eingeführt.

Bezugswissenschaft Rechtswissenschaft:

Siehe dazu für ambulante, teilstationäre und vollstationäre Pflege SGB IX § 80 und § 11 und siehe auch „Gemeinsame Grundsätze und Maßstäbe zur Qualität und Qualitätssicherung", SGB IX.

Im Krankenpflegegesetz (KrPflG) vom 16. Juli 2003 steht unter § 3, Abs. 1:

Die Ausbildung ... soll entsprechend dem allgemein anerkannten Stand pflegewissenschaftlicher, medizinischer und weiterer bezugswissenschaftlicher Erkenntnisse fachliche, personale, soziale und methodische Kompetenzen zur verantwortlichen Mitwirkung insbesondere bei der Heilung, Erkennung und Verhütung von Krankheiten vermitteln. Die Pflege ... ist dabei unter Einbeziehung präventiver, rehabilitativer und palliativer Maßnahmen auf die Wiedererlangung, Verbesserung, Erhaltung und Förderung der physischen und psychischen Gesundheit der zu pflegenden Menschen auszurichten. Dabei sind die unterschiedlichen Pflege- und Lebenssituationen sowie Lebensphasen und die Selbstständigkeit und Selbstbestimmung der Menschen zu berücksichtigen (Ausbildungsziel).

Und in Absatz 2:

Die Ausbildung für die Pflege unter Absatz 1 soll insbesondere dazu befähigen:
1. die folgenden Aufgaben eigenverantwortlich auszuführen:
   a. Erhebung und Feststellung des Pflegebedarfs, Planung, Organisation, Durchführung und Dokumentation der Pflege
   b. Evaluation der Pflege, Sicherung und Entwicklung der Qualität der Pflege (...)

Im Altenpflegegesetz von 2000 steht im § 3 Abs. 2:

Die Ausbildung in der Altenpflege soll die Kenntnisse, Fähigkeiten und Fertigkeiten vermitteln, die zur selbstständigen und eigenverantwortlichen Pflege einschließlich der Beratung und Begleitung alter Menschen erforderlich sind. Dies umfasst insbesondere:

... Die sach- und fachkundige, den allgemein anerkannten pflegewissenschaftlichen, insbesondere den medizinisch-pflegerischen Erkenntnissen entsprechende, umfassende und geplante Pflege.

Rechte in der Ausbildung Band 1, A 2.1

Dies bedeutet demnach, dass professionell Pflegende den Pflegeprozess in ihrer täglichen Arbeit am Patienten, Klienten oder Bewohner anwenden müssen.

Bei der Pflege eines Pflegebedürftigen besteht nicht nur ein Regelkreis, sondern es bestehen vielmehr für jedes Problemfeld eigene Regelkreise. Diese Regelkreise werden durch das Ordnungssystem des jeweils angewendeten Pflegemodells systematisiert und strukturiert.

Pflegemodelle
Band 1, E 1.1.4

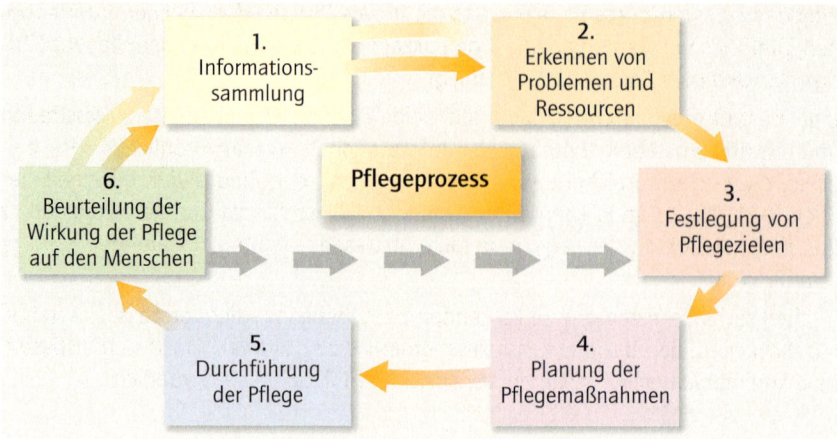

Beispiel: Stellen Sie sich einen großen leeren Schrank vor. Je nachdem, was in dem Schrank aufbewahrt werden soll, ist ein spezielles Ordnungssystem notwendig. So würde beispielsweise ein Kleiderschrank ein kategoriales System (Hose zu Hose, Pullover zu Pullover) aufweisen. Bei einem Arzneimittelschrank müsste ein kategoriales um ein alphabetisches System erweitert werden.

So ist auch in der Pflege immer zu bedenken, auf welche Personengruppe die Versorgung abzielt, und ein entsprechendes Pflegemodell zu wählen. In einer psychiatrischen Klinik z. B. sind andere Schwerpunkte zu legen als in einer Rehabilitationsklinik. Das Klientel einer traumatologischen Station unterscheidet sich in seinem pflegerischen Versorgungsbedarf wesentlich von dem z. B. einer Diabetologie.

Theorien
und Modelle
Band 1, F 1

Der Pflegeprozess ist zunächst inhaltsleer und muss von der pflegenden Person mit „Inhalt" gefüllt werden. Das geschieht durch die Anwendung von Theorien und Modellen der Pflege und durch die Entwicklung und Gestaltung einer konstruktiven Beziehung zwischen Pflegenden und Pflegebedürftigen.

Dadurch kann der Pflegeprozess als eine systematische Vorgehensweise gesehen werden, die den Pflegebedürftigen in den Mittelpunkt stellt. Die Gestaltung einer konstruktiven Beziehung und ebensolchen Pflegeatmosphäre ist eine wichtige und eigenständige Aufgabe der Pflegenden.

1.1.3 Beziehungsprozess

Bei Pflegehandlungen treten zwei Personen – der Pflegebedürftige und der Pflegende – in eine Interaktion (= Wechselbeziehung) und beeinflussen sich dadurch gegenseitig. Deshalb kommt der Qualität der Beziehung eine besondere Bedeutung zu. Die Beziehung kann konstruktiver oder destruktiver Natur sein.

Eine **konstruktive** Beziehung lässt eine Vertrauensbasis entstehen, auf der Unsicherheiten und Stress auf Seiten des Pflegebedürftigen abgebaut und dadurch ein Gefühl von Akzeptanz und Wohlbefinden ermöglicht wird. Der Pflegebedürftige erhält erforderliche Informationen und fühlt sich aktiv in die Pflege einbezogen. Der

Pflegende wiederum erhält seinerseits die für die Pflege erforderlichen Informationen, fühlt sich von dem Pflegedürftigen akzeptiert und weiß, dass der Pflegebedürftige sich aktiv am Pflegeprozess beteiligt.

Eine **destruktive** Beziehung lässt auf beiden Seiten Unsicherheiten, Misstrauen und Ängste entstehen. Erforderliche Informationen werden möglicherweise beiderseits nur in unzureichendem Umfang ausgetauscht. Eine aktive Mitarbeit des Pflegebedürftigen am Pflegeprozess geschieht nur beschränkt und der Pflegende ist nur eingeschränkt in der Lage, eine fach- und sachgerechte aktivierende Pflege zu organisieren.

Kommunikation reibungsfrei
Band 5, A 1, 5
problematisch
Band 5, B 2

In allen sechs Schritten des im Folgenden beschriebenen Pflegeprozesses bestehen Möglichkeiten, den Beziehungsprozess förderlich zu gestalten. Dazu sind insbesondere kommunikative Fähigkeiten auf Seiten der Pflegenden erforderlich.

1.1.4 Zusammenhang von Pflegeprozess und Theorien und Modellen der Pflege

Wie bereits erwähnt ist der Pflegeprozess als Problemlösungsprozess inhaltsleer und muss durch das zugrunde liegende Pflegemodell mit Inhalt gefüllt werden.

Es muss demnach ein theoretischer Bezugsrahmen hergestellt werden. Dabei ist ausschlaggebend,

♦ was pflegerelevante Probleme und Ressourcen sind,

♦ wann pflegerische Maßnahmen gefordert werden,

♦ was als pflegerisches Ziel gilt,

♦ wie Ziele erreicht werden können.

Läge bei der Pflege von pflegebedürftigen Menschen keine theoretische Basis zugrunde, würde die Pflege rein intuitiv erfolgen.

In der Regel werden ja Pflegebedürftige von verschiedenen Pflegenden betreut und gepflegt. Hat nun jede einzelne Pflegefachkraft ein ganz individuelles intuitives Pflegeverständnis, wird der pflegebedürftige Mensch immer wieder unterschiedlich gepflegt und unterstützt.

Beispiel: Heribert Müller soll bei der Pflegenden Ilka Sommer sein Gesicht selbst waschen. Obwohl ihm das sehr schwer fällt, ist Frau Sommer der Meinung, dass Herr Müller dadurch aktiviert wird.

Bei dem Pflegenden Volker Krause wird Herr Müller komplett im Bett gewaschen und er muss nichts selbst machen. Dadurch ist Herr Müller nach der Körperpflege nicht so geschwächt und kann das Frühstück am Tisch einnehmen.

Herr Müller stellt sich nun jeden Morgen neu auf die Pflege ein, je nachdem, wer im Frühdienst ist.

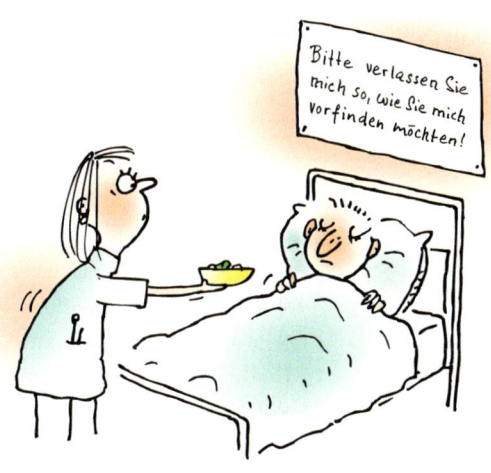

Frau Sommer und Herr Krause haben ganz offenbar ein unterschiedliches Pflegeverständnis, das sich auf die direkte Pflege auswirkt. Ebenso könnten Unterschiede im Verständnis von Gesundheit und Krankheit, im Pflegeverständnis und in den Zielen von Pflege bestehen.

> Theorien und Modelle der Pflege bieten den erforderlichen Orientierungsrahmen, um eine vollständige Herangehensweise und die Isolation pflegerelevanter Probleme erfassen zu können, um daraus resultierend die erforderlichen Pflegetätigkeiten zu bestimmen.

Pflegemodelle und -theorien Band 1, F 1

> Theorie und Modell der Pflege können als eine „Landkarte" verstanden werden, mit der sich Pflegende durch die „Landschaft" Mensch bewegen können.

Theorien und Modelle der Pflege liefern uns eine Philosophie, die uns Antworten geben kann auf folgende wichtige Fragen:

◆ Was ist Pflege?

◆ Was macht Pflegebedürftigkeit aus?

◆ Was ist pflegerisches Handeln?

Menschenbilder und Leitbilder Band 1, A 1.3, 1.4

Die Auswahl eines Pflegemodells sollte sehr sorgfältig geschehen, damit die speziellen Bedürfnisse der Pflegebedürftigen Berücksichtigung finden. Pflegemodelle werden einrichtungsbezogen ausgewählt. Das heißt: Alle Mitarbeiter einer Pflegeeinrichtung arbeiten nach der gleichen Pflegephilosophie und haben somit eine gleichartige Haltung gegenüber den Pflegebedürftigen.

1.2   Informationssammlung/Anamnese

wahrnehmen und beobachten Band 2, A 1.2

Beim ersten Schritt des Pflegeprozesses ist das Ziel, Daten, Fakten und pflegerelevante Informationen zusammenzutragen, die sich auf die gesundheitliche Situation, auf das Umfeld und die Ressourcen der zu pflegenden Person beziehen. Auf dieser Basis gestaltet sich das weitere Vorgehen.

1.2.1   Rahmenbedingungen der Informationssammlung

So wie Tim, Pia und Olga sich im Stadtpark trafen, um ihre Party zu organisieren, so ähnlich verläuft auch die „Organisation" der Pflege. Im Rahmen einer Interaktion (= Patientenkontakt) – dies kann ein Gespräch, eine Intervention (= pflegerische Maßnahme) oder eine Beobachtung sein – werden die für die Pflege wichtigen Aspekte gesammelt. Wann und unter welchen Umständen dies geschieht, ist abhängig von der eigentlichen Gesundheitsproblematik und von der Umgebung, in der Pflegende und Pflegebedürftige aufeinandertreffen. In einem Krankenhaus kann das Informationsgespräch anders verlaufen und zum Teil auch andere inhaltliche Schwerpunkte haben als in einem Pflegeheim oder bei der Pflege eines Menschen in seinem eigenen Zuhause.

Beispiel 1: Kai Mayer hat starke Schmerzen und befindet sich in einem lebensbedrohlichen Zustand. Die erste Begegnung mit dem Pflegepersonal ist von medizinischen und technischen Handlungen geprägt. Nachdem der Kreislauf stabilisiert und die Diagnose gestellt ist, wird Kai sofort in den Operationssaal verlegt. Das Pflegepersonal der Kindernotaufnahme assistiert in erster Linie der Ärztin, organisiert die verordneten Untersuchungen und bringt den Patienten schließlich in den OP. Kais Mutter liefert die – für die Operation wichtigen – Informationen wie Größe und Gewicht, bekannte Erkrankungen und Allergien. Erst nach acht Stunden wird Kai auf eine chirurgische Kinderstation verlegt. Die Pflegeanamnese findet im Krankenhauszimmer letztendlich zwei Tage nach der Aufnahme statt. Dabei liegt Kai im Bett und Kais Mutter und die Pflegende sitzen auf Stühlen neben dem Jungen.

Beispiel 2: Karla Schulz braucht Unterstützung bei der täglichen Körperpflege, sie kann sich nicht mehr allein versorgen. Ihre Tochter ruft bei einer Sozialstation an und bittet um einen Gesprächstermin. Eine Pflegefachkraft der Sozialstation sitzt nun mit Frau Schulz und ihrer Tochter am Esszimmertisch. Sie hat schon Untersuchungen durchgeführt und die Wohnung besichtigt. Die Pflegefachkraft führt in dieser Situation das Gespräch, sie stellt Fragen und beantwortet die Fragen der Patientin und ihrer Tochter.

Anhand dieser Beispiele wird deutlich, dass die Durchführung der Informationssammlung sich an die Situation anpassen muss. Kai Mayer hätte eine ausführliche Pflegeanamnese nicht lebend überstanden. Es wurden zunächst nur wenige, für die Operation relevante Informationen zusammengetragen. Die eigentliche Pflegeanamnese fand erst einige Zeit später statt. Bei Frau Schulz hätte ein hektisches Agieren und eine Beschränkung auf nur wenige Parameter große Verwunderung hervorgerufen. Durch die ruhige Gesprächsatmosphäre und die ausführliche Beratung konnte jedoch eine vertrauensvolle Pflegebeziehung entstehen.

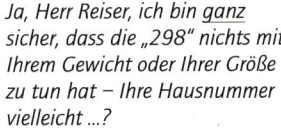
Ja, Herr Reiser, ich bin ganz sicher, dass die „298" nichts mit Ihrem Gewicht oder Ihrer Größe zu tun hat – Ihre Hausnummer vielleicht ...?

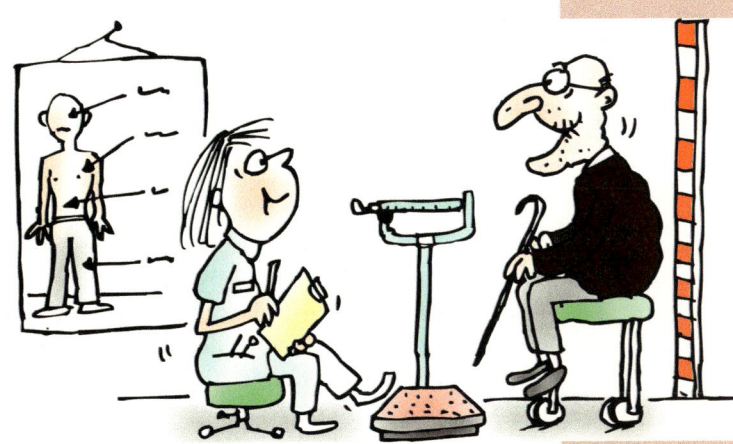

Bei jedem Informationsgespräch sollte der Schutz der Privatsphäre des Patienten gewährleistet sein. Deshalb sollte die Umgebung möglichst ruhig und ungestört sein.

- Findet das Gespräch in einem Krankenhauszimmer statt, in dem noch andere Patienten liegen, und kann der Patient das Zimmer nicht verlassen, so sollten nach Möglichkeit die Mitpatienten gebeten werden, sich aus dem Raum zu begeben.
- Beziehen Sie bei der zeitlichen Planung der Pflegeanamnese Besuchzeiten und Untersuchungstermine mit ein. Es wäre schade, wenn es hier zu Überschneidungen kommen würde.
- Bieten Sie dem Patienten etwas zu trinken an, dies kann eine angenehme Gesprächsatmosphäre begünstigen.

Die Haltung der Pflegenden gegenüber den Pflegebedürftigen ist besonders bedeutsam für ein gelungenes Informationsgespräch. Die Pflegende sollte darauf achten, ihrem Gegenüber auf Augenhöhe zu begegnen. Dies bezieht sich sowohl auf die Körperhaltung als auch auf die Aspekte Echtheit, Empathie, Aufmerksamkeit und Vorurteilsfreiheit.

Menschenbilder Band 1, A 1.3

Im Übrigen sind die Aspekte gelungener Kommunikation zu beachten.

1.2.2 Informationsquellen und -formen

> Pflegerelevante Informationen können grundsätzlich dahingehend unterschieden werden, ob sie einer direkten oder indirekten Informationsquelle entstammen und ob es sich um objektive oder subjektive Informationen handelt.

Von direkten Informationen spricht man, wenn diese Informationen durch eigene Beobachtungen und/oder körperliche Untersuchungen gewonnen wurden oder wenn sie in Gesprächen von dem Pflegebedürftigen oder seinen Angehörigen mitgeteilt wurden. Eine indirekte Informationssammlung findet statt, wenn Informationen von Dritten, wie beispielsweise Ärzten oder Pflegekräften anderer Einrichtungen, erfragt werden. Indirekte Informationen können auch aus schriftlichen Quellen wie Überleitungsbögen, früheren Pflegeanamnesen, Arztberichten, Arztanamnesen, Entlassungsberichten von Krankenhäusern oder aus Krankengeschichten stammen. Inwieweit direkte Informationen gesammelt werden können, ist auch immer von der Kommunikationsfähigkeit des Patienten abhängig. Ob Angehörige in die Informationssammlung einbezogen werden dürfen, sollte immer mit dem Patienten besprochen werden.

Biografiearbeit Band 1, A 1.2

Objektive Daten umfassen alle Informationen, die beobachtbar und messbar sind. Subjektive Daten beschreiben beispielsweise Wertvorstellungen oder Empfindungen des Pflegebedürftigen. Die Informationssammlung bringt es also mit sich, dass die Pflegenden den Patienten dazu auffordern, das eigene Erleben bezogen auf seine gesundheitlichen Begebenheiten zu verbalisieren und zu reflektieren.

Objektive und subjektive Informationsformen

Reaktionen des Patienten auf gesundheitliche Begebenheiten und daraus
resultierende Konsequenzen

objektive Informationen		subjektive Informationen
• Personalien	• Beruf	z. B.
• Geschlecht	• Krankenhausaufenthalte	• Beschwerden
• Gewicht	• Medikamenteneinnahme	• Schmerzen
• Größe	• Ergebnisse der körperlichen	• Wahrnehmung und
• Konfession	Untersuchung (Atem-	Bewertung des Gesund-
• Beruf	frequenz, Blutdruck,	heitszustandes durch
• Hobbys	Temperatur, Pulsfrequenz,	den Patienten
• Familienstand	beobachtbare gesundheit-	• Gewohnheiten und
• Lebensphase	liche Veränderungen, z. B.	Einstellungen
	Hautveränderungen)	

1.2.3 Durchführung der Informationssammlung

Tim, Pia und Olga führten ein Brainstorming durch, um die wichtigsten
Punkte, die für die Planung der Party
zu bedenken waren, zusammenzutragen. Ein Brainstorming ist für die Pflege kein geeignetes Mittel. Es birgt die
Gefahr, dass wichtige Bereiche übersehen werden. Deshalb sollte bei der
Informationssammlung in der Pflege
ein strukturiertes Vorgehen bevorzugt
werden, das sich jedoch an unterschiedliche Situationen anpassen lässt.

Zunächst muss der passende Zeitpunkt
gewählt werden, der sich immer am
Zustand des Patienten orientiert. Dies
veranschaulichte bereits das oben
genannte Beispiel von Herrn Mayer.

Die Informationssammlung sollte sich
aus folgenden Bestandteilen zusammensetzen:

a) Pflegeanamnese

b) körperliche Untersuchung

c) Validierung (= Gültigkeitsprüfung)
   der Informationen

d) Hinzuziehen der Erkenntnisse anderer Berufsgruppen

Zunächst findet die Pflegeanamnese
statt.

Die **Pflegeanamnese** ist ein Gespräch zwischen der Pflegekraft und der zu pflegenden Person. Sie dient der Sammlung von für die Pflege wichtigen Informationen. Im Idealfall wird die Pflegeanamnese in den ersten 4–12 Stunden nach der Aufnahme durchgeführt.

wahrnehmen und beobachten Band 2, A 1.2

Einige Einrichtungen stellen Stammblätter/Anamnesebögen zur Verfügung, die der Pflegefachkraft als Leitfaden dienen sollen. Obwohl für die Informationssammlung kein konzeptionelles Modell benutzt werden muss, kann es sinnvoll sein, wenn zumindest schon auf die Struktur des zugrunde liegenden Pflegemodells eingegangen wird. So können beispielsweise die AEDLs nach Krowinkel[1] im Anamnesebogen zugrunde gelegt sein, wenn die Pflegetheorie der Einrichtung diese beinhaltet.

Nicht alle Informationen sind gleich wichtig – Fachkompetenz ist nötig, Wesentliches von Unwesentlichem unterscheiden zu können.

Information des Patienten durch Pflegende Band 5, A 5.1

Die Informationsweitergabe von den Pflegenden an die Pflegebedürftigen ist ein weiterer wesentlicher Bestandteil der Informationssammlung. Nur wenn die Pflegebedürftigen umfassend über für ihre Pflege relevante Aspekte informiert sind, sind sie in der Lage, sich aktiv an der Ausgestaltung der Pflege zu beteiligen. Bei der körperlichen Untersuchung wird beispielsweise die Haut inspiziert, es werden Bewegungsfähigkeiten und Kommunikationsfähigkeiten überprüft. Die körperliche Untersuchung wird oft durch die Anwendung so genannter Assessments strukturiert oder vervollständigt. Hierbei kann es sich um Skalen handeln, die beispielsweise der Ermittlung eines Dekubitusrisikos (= Druckgeschwüre) oder eines Mangelernährungsrisikos dienen. Es können aber auch bestimmte Körperfunktionen getestet werden, z. B. das Gleichgewicht oder die Handkraft.

Assessments Band 1, E 1.2.3

Assessment als Teil des Case-Managements Band 5, J 4

Bevor die gesammelten Informationen aufgeschrieben und sortiert werden, ist ihre Validierung (= Überprüfung auf Gültigkeit) unabdingbar. Dadurch wird verhindert, dass wichtige Informationen fehlen, falsche Informationen aufgeschrieben und bewertet werden und – im schlimmsten Fall – die Situation falsch eingeschätzt wird.

Validiert werden sollten sowohl Beobachtungen der Pflegenden als auch die subjektiven Wahrnehmungen des Patienten. Eine Beobachtung ist validiert,

♦ wenn bei einer wiederholten Beobachtung nahezu dasselbe wahrgenommen wird oder

♦ wenn zwei Beobachter nahezu dasselbe wahrnehmen.

Eine Beobachtung kann auch dem Patienten zur Validierung mitgeteilt werden.

Beispiel: Eine Pflegende beobachtet, wie sich bei einem Patienten die Körperhaare aufrichten, und sie fragt ihn: „Ich sehe, dass Sie eine Gänsehaut haben, ist Ihnen kalt?"

---

1 AEDL = **A**ktivitäten und existenzielle **E**rfahrungen **d**es **L**ebens; Strukturierungsmodell, das Monika Krohwinkel, Professorin für Pflege in Darmstadt, entwickelt hat

Beispiel für ein pflegerisches Assessment-instrument

Braden-Skala zur Bewertung des Dekubitusrisikos			
1 Punkt	**2 Punkte**	**3 Punkte**	**4 Punkte**
sensorisches Wahrnehmungs-vermögen Fähigkeit, lage-bedingte wie künstliche Reize wahrzunehmen und adäquat zu reagieren	**vollständig ausgefallen** Keine Reaktion auf Schmerzreize (auch kein Stöhnen, Zucken, Greifen) auf Grund verminderter (nervaler) Wahrneh-mungsfähigkeit bis hin zur Bewusstlosig-keit oder Sedierung	**stark eingeschränkt** Reaktion nur auf starke Schmerzreize, Missempfindungen können nur über Stöhnen oder Un-ruhe mitgeteilt wer-den *oder* sensori-sches Empfinden stark herabgesetzt	**geringfügig eingeschränkt** Reaktion auf Anspre-chen, Missempfin-dungen bzw. das Bedürfnis nach Lage-rungswechsel kön-nen nicht immer ver-mittelt werden *oder* sensorisches Empfin-den teilweise herab-	**nicht eingeschränkt** Reaktion auf Anspre-chen, Missempfin-dungen *oder* Schmerzen werden wahrgenommen und können benannt werden.
Feuchtigkeit Ausmaß, in dem die Haut Feuchtigkeit ausgesetzt ist	**ständig feucht** Die Haut ist ständig feucht durch Schweiß, Urin usw. Nässe wird bei je-dem Bewegen fest-	**oft feucht** Haut ist oft feucht, aber nicht immer. Bettwäsche muss mindestens einmal pro Schicht gewech-	**manchmal feucht** Die Haut ist hin und wieder feucht, die Wäsche muss zusätz-lich einmal täglich gewechselt werden	**selten feucht** Die Haut ist norma-lerweise trocken. Wäschewechsel nur routinemäßig.
Aktivität Grad der körper-lichen Aktivität	**bettlägerig** Das Bett kann nicht verlassen werden.	**sitzt auf** Kann mit Hilfe etwas laufen. Kann das ei-gene Gewicht nicht alleine tragen. Braucht Hilfe um	**Gehen** Geht mehrmals am Tag, aber nur kurze Strecken. Teils mit, teils ohne Hilfe. Ver-bringt die meiste Zeit	**regelmäß. Gehen** Verlässt das Zimmer mindestens zweimal am Tag. Geht tags-über im Zimmer et-wa alle zwei Stunden
Mobilität Fähigkeit, die Körper-position zu wechseln und zu verändern	**vollständige Immobilität** Selbst die geringste Lageänderung des Körpers oder von Ex-tremitäten wird nicht ohne Hilfe durchge-	**stark eingeschränkt** Eine Lageänderung des Körpers oder von Extremitäten wird hin und wieder selbstständig durch-	**geringfügig eingeschränkt** Geringfügige Lage-änderungen des Kör-pers oder der Extre-mitäten werden regelmäßig und	**nicht eingeschränkt** Lageänderungen werden regelmäßig und ohne Hilfe durchgeführt.
Ernährung allgemeines Ernährungs-verhalten	**schlechte Ernährung** Isst die Portion nie auf. Isst selten mehr als $1/3$ jeder Mahl-zeit. Isst zwei eiweiß-	**wahrscheinlich unzureichende Ernährung** Isst selten ganze Mahlzeit auf, in der Regel nur die Hälfte. Die Eiweißzufuhr er-	**ausreichende Ernährung** Isst mehr als die Hälfte der meisten Mahlzeiten, mit ins-gesamt vier eiweiß-	**gute Ernährung** Isst alle Mahlzeiten, weist keine zurück. Nimmt normaler-weise vier eiweißhal-
Reibungs- und Scherkräfte	**Problem** Mäßige bis erhebli-che Unterstützung bei jedem Positions-wechsel erforderlich. (An-)Heben (z. B. auch in Richtung	**potenzielles Problem** Bewegt sich ein we-nig und braucht sel-ten Hilfe. Die Haut scheuert während der Bewegung weni-ger intensiv auf der	**kein feststellbares Problem** Bewegt sich unab-hängig und ohne Hilfe in Bett und Stuhl. Muskelkraft reicht aus, um sich ohne Reibung anzu-	

Auswertung: Bitte addieren Sie die Gesamtsumme des Patienten und werten das Ergebnis nach dem Gefährdungsgrad „kein Risiko" bis „sehr hohes Risiko" aus.

- ☐ >18 Punkte = kein Risiko
- ☐ 18–15 Punkte = geringes Risiko
- ☐ 14–12 Punkte = mittleres Risiko
- ☐ 11–9 Punkte = hohes Risiko
- ☐ < 9 Punkte = sehr hohes Risiko

Summe:

Braden-Skala

Auch die subjektiven Wahrnehmungen des Patienten sollten von der Pflegenden validiert werden:

Beispiel: Ein Patient äußert, dass ihm sehr kalt ist. Die Pflegende überprüft die Körpertemperatur.

Andere Berufsgruppen sammeln ebenfalls Informationen über den Patienten und setzen dafür weitere Assessments ein. Die Ergebnisse dieser Gespräche und Einschätzungen sind für die Pflege bedeutungsvoll und sollten unbedingt zur Informationssammlung benutzt werden.

Beachtet werden muss, dass zum Zeitpunkt der Informationssammlung nicht schon die Bewertung und Interpretation der Informationen stattfinden darf. Dies könnte sonst dazu führen, dass voreilige Schlüsse gezogen werden und nur noch in eine Richtung gefragt wird. Alle gesammelten Informationen werden in den dafür vorgesehenen Formularen der Patienten-/Bewohnerdokumentation dokumentiert (z. B. Stammblatt, Anamnesebogen, Biografiebogen, Assessmentformulare).

Informations-
weitergabe
zwischen den
Pflegenden
Band 1, E 2.2

1.3   Erkennen von Problemen und Ressourcen

Ziel dieses zweiten Schritts des Pflegeprozesses ist es, die gewonnenen Informationen zu bündeln und zu analysieren. Dieser Schritt ist von entscheidender Bedeutung, da hier die Basis für die folgende Pflege gelegt wird. Tim, Olga und Pia hatten bei der Sortierung ihrer Informationssammlung einige Schwierigkeiten und bedachten zunächst bedeutsame Punkte, wie das Geschirr, nicht. Die Gefahr, wesentliche Aspekte zu übersehen, droht grundsätzlich auch immer bei der Erfassung von Problemen und Ressourcen. Deshalb muss ein strukturiertes Vorgehen gewählt werden, das eine Vollständigkeit der Problemformulierung gewährleistet.

Bei **pflegerelevanten Problemen** handelt es sich um körperliche, mentale und/oder soziale Beeinträchtigungen und den daraus resultierenden pflegerischen Handlungsbedarf.

Die genannten Beeinträchtigungen bilden für alle Berufe des Gesundheitswesens Ansatzpunkte für spezifische Interventionen. So können aufgrund einer Fraktur des Handgelenks

♦ aus medizinischer (z. B. verlangsamte Heilung),

♦ aus physiotherapeutischer (z. B. Kontraktur des Gelenks) und auch

♦ aus pflegerischer Sicht (z. B. selbstständiges Öffnen der Kleidung nicht möglich)

Probleme bestehen. Pflegerelevante Probleme zeichnen sich dadurch aus, dass sie durch pflegerische Handlungen beeinflusst werden können.

1.3.1   Formen pflegerelevanter Probleme

Pflegerelevante Probleme lassen sich unterscheiden

♦ in aktuelle Probleme, die beobachtbar oder messbar sind und von den Pflegebedürftigen bestätigt werden,

♦ in potenzielle Probleme, die aufgrund der Rahmenbedingungen möglicherweise auftreten können und

♦ in verdeckte pflegerelevante Probleme, die nicht direkt sichtbar sind und nur vom Verhalten oder von Äußerungen abgeleitet und vermutet werden können.

Weiter lassen sich pflegerelevante Probleme unterscheiden in generelle Probleme, die bei bestimmten Erkrankungen oder Einschränkungen meistens auftreten, und in individuelle Probleme, die bei einem bestimmten Pflegebedürftigen spezifisch auftreten.

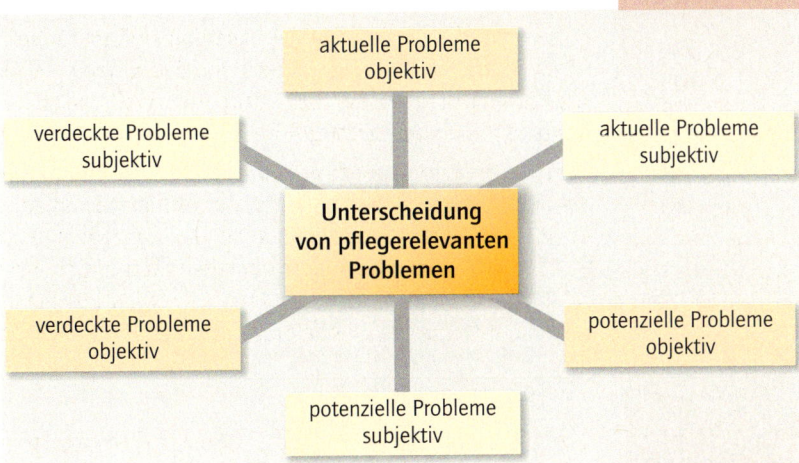

1.3.2 Ressourcen

Unter **Ressourcen** werden Fähigkeiten und Reserven oder Gegebenheiten im sozialen Umfeld eines Pflegebedürftigen verstanden, die wesentlich zu der Lösung des Problems beitragen können.

Das Denken an und die Suche nach konkreten Ressourcen sind zu diesem Zeitpunkt wichtig, da sie sowohl bei der Zielformulierung als auch bei der Planung der Interventionen relevant sind.

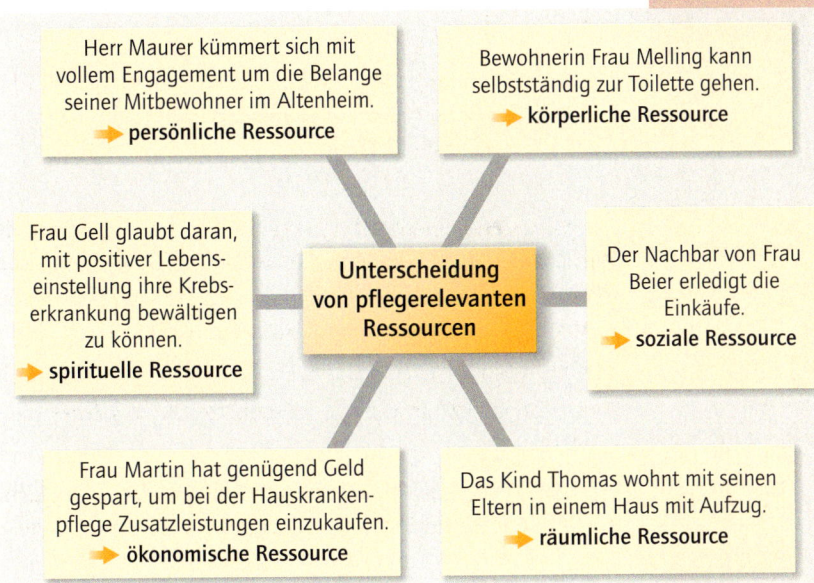

Beispiel: Ist das rechte Handgelenk einer Person frakturiert, stellt die Linkshändigkeit dieses Patienten eine wichtige Ressource dar, da er somit die meisten Handlungen selbstständig erledigen kann. Das Angewiesensein auf Unterstützung ist erheblich geringer, als es bei einem Rechtshänder der Fall wäre. Würde diese Ressource nicht bedacht, könnte eine pflegerische Überversorgung stattfinden, die den Patienten in seiner Selbstständigkeit reduziert.

1.3.3 Durchführung der Problem- und Ressourcenformulierung

Zunächst werden die im ersten Schritt gewonnenen Informationen auf zwei Fragen hin analysiert:

♦ Was sind die für die Pflege relevanten Probleme des Pflegebedürftigen?

♦ Welche Ressourcen hat der Pflegebedürftige für die Lösung dieser Probleme?

Für das Erkennen und die **Formulierung** der pflegerelevanten Probleme ist das zugrunde liegende Pflegemodell ein wichtiges Hilfsmittel. Anhand der Struktur des Modells werden die relevanten Bereiche aufgeführt und können „abgearbeitet" werden. Es zeigt sich, in welcher Beziehung die Probleme zueinander stehen. Jedoch können nicht alle Probleme über das Modell erfasst werden, sodass die Pflegekraft häufig noch weitere Bereiche in ihre Überlegungen einbeziehen muss.

Es können beispielsweise pflegerelevante Probleme aufgrund von medizinisch verordneten Interventionen auftreten.

Beispiel: Eine Monitorüberwachung kann medizinisch verordnet werden und zur Lösung eines medizinischen Problems eine wichtige Intervention darstellen. Bei dem Patienten kann dies jedoch Unsicherheiten und Ängste auslösen. Zudem ist er in seiner Selbstständigkeit eingeschränkt. Außerdem können die auf der Haut aufgeklebten Elektroden zu Hautirritationen führen.

Auch durch den Einsatz pflegerischer Interventionen können Probleme entstehen: Für den Patienten kann ein Transfer vom Bett in den Sessel z. B. Ängste vor Stürzen und Schmerzen auslösen.

Eine wichtige Rolle spielt die Suche nach potenziellen Problemen. Um sie zu erkennen, ist umfangreiches Wissen und zum Teil auch Erfahrung erforderlich.

Pflege-
prophylaxen
Band 2, K

Überlegen Sie, welche Pflegeprophylaxen bei dem Pflegebedürftigen Anwendung finden können. Arbeiten Sie alle Prophylaxen systematisch ab.

Verdeckte Probleme zeigen sich häufig erst, wenn die Pflegende schon einige Zeit mit dem Pflegebedürftigen in direktem Kontakt steht. Ein Vertrauensverhältnis ist unabdingbar, wenn es darum geht, körperliche Beeinträchtigungen anzusprechen, die beispielsweise im Intimbereich liegen. Es kann hilfreich sein, wenn die Pflegende Gesprächsangebote macht, die der Pflegebedürftige aufgreifen kann.

Bei der Problem- und Ressourcenformulierung muss darauf geachtet werden, dass kurz und prägnant formuliert wird. Es muss präzise und charakteristisch beschrieben werden und es muss erkennbar sein, dass die Formulierungen auf Beobachtungen oder Messungen fußen, die objektiv und ohne Wertungen oder Interpretationen durch die Pflegenden beschrieben werden. Die pflegerelevanten Probleme und Ressourcen werden in dem dafür vorgesehenen Formular in der Patienten-/Bewohnerdokumentation dokumentiert.

Informations-
weitergabe
Band 1, E 2.2

Überlegen Sie, ob Sie Probleme mehrfach – nur mit anderen Formulierungen – erfasst haben. Entscheiden Sie sich dann für eine Formulierung.

Die angenommenen Pflegeprobleme müssen grundsätzlich überprüft werden. Dies kann durch Nachfragen bei dem Pflegebedürftigen erfolgen.

Name: Herta Muster

Dat.	Nr.	a) Probleme b) Ressourcen	Pflegeziele	zu er-reichen bis	HDZ	Pflege-standard	Maßnahmen	HDZ	Dat.	Ergebnis	HDZ
10.07.	8	a) Säugling erbricht schwallartig nach der Nahrungsauf-nahme auf Grund einer Pylorusstenose									
		b) Mutter macht Rooming-in und stillt.									

1.3.4 Stellen von Pflegediagnosen

Als Alternative zum oben beschriebenen Vorgehen können auch Pflegediagnosen gestellt und angewendet werden. Dabei folgt die Diagnosestellung der Informationssammlung. In Deutschland werden Pflegediagnosen bisher nur vereinzelt in der Pflegepraxis eingesetzt. Aber in den letzten Jahren war zu beobachten, dass dieses Thema für die Praxis an Bedeutung gewinnt – Pflegeexperten sollten sich deshalb damit auseinandersetzen.

Durch die North American Nursing Diagnoses Association (NANDA) wurde in den 80er-Jahren des vorigen Jahrhunderts mit der Entwicklung von Pflegediagnosen begonnen. Inzwischen sind ca. 170 Pflegediagnosen in die Taxonomie der NANDA aufgenommen. Eine Taxonomie ist eine Vorgehensweise zur Klassifizierung. Die NANDA-Taxonomie dient der Einordnung und Klassifizierung von Begriffen und Phänomenen der Pflege.

Pflege-klassifikationen Band 1, E 3

Die NANDA definiert den Begriff Pflegediagnose folgendermaßen:

Eine **Pflegediagnose** ist eine klinische Beurteilung über die Reaktion eines Individuums, einer Familie oder einer Gemeinschaft auf aktuelle oder potenzielle Gesundheitsprozesse/Lebensprozesse. Pflegediagnosen bilden die Grundlage zur Auswahl von Patienteninterventionen zur Erreichung von Ergebnissen, für die Pflegende verantwortlich sind. [III]

Pflege-
diagnosen
Band 1, E 3.3

Beim Stellen einer Pflegediagnose wird das so genannte PES-Schema eingesetzt.

P – Problem/Pflegediagnosetitel

E – beeinflussende oder ursächliche Faktoren

S – Symptome oder Eigenschaften, die für das Problem oder die Ressource ausschlaggebend sind

P Problem
- chronische Schmerzen

E mögliche beeinflussende oder äthiologische Faktoren
- chronische physische/psychosoziale Behinderung

S bestimmende Merkmale oder Kennzeichen

subjektive:
- Aussagen über Schmerzen, die länger als 6 Monate anhalten
- Furcht vor erneuter Verletzung
- veränderte Fähigkeit, frühere Aktivitäten fortzuführen
- veränderte Schlafgewohnheiten; Erschöpfung
- Appetitveränderungen
- ausschließlich mit dem Schmerz beschäftigt sein
- verzweifelte Suche nach möglichen Alternativen/Therapien zur Linderung/Kontrolle der Schmerzen

objektive:
- Beobachtungen über das Vorhandensein von Schmerz (Schutz- und Schonhaltung, maskenhafte Gesichtszüge, Reizbarkeit, Selbstbezogenheit, Unruhe, Depression)
- verringerte Integration mit anderen Personen
- Anorexie, Gewichtsveränderungen
- Atrophie betroffener Muskelgruppen
- sympathikusvermittelte Reaktionen (Temperatur, Kälte, Veränderung der Körperhaltung, Überempfindsamkeit/Hypersensibilität)

Diagnosetitel: chronische Schmerzen

Definition: Eine unangenehme sensorische und emotionale Erfahrung, die von aktuellen oder potenziellen Gewebeschädigungen herrührt oder mit Begriffen solcher Schädigungen beschrieben werden kann (International Association on Study of Pain); plötzlicher oder allmählicher Beginn in einer Intensität, die von leicht bis schwer reichen kann, mit einem nicht vorhersehbaren oder vorhersagbaren Ende und einer Dauer von mehr als sechs Monaten.

PES-Schema zum Stellen einer Pflegediagnose [IV]

Es werden durch die NANDA vier Arten von Pflegediagnosen unterschieden:

♦ Aktuelle Pflegediagnosen beschreiben die gegenwärtigen Reaktionen auf Gesundheitsprozesse oder Lebensprozesse, die bei Individuen, Familien oder Gemeinschaften vorkommen.

♦ Risikodiagnosen beschreiben ungesunde Reaktionen, die sich bei Anfälligkeit von Individuen, Familien oder Gemeinschaften entwickeln können (z. B.: Gefahr der Hautschädigung – Dekubitus).

♦ Gesundheitsdiagnosen beschreiben die Fähigkeiten und Ressourcen von Individuen, Familien oder Gemeinschaften, die eingesetzt werden können, um Wohlbefinden zu steigern.

♦ Wellnessdiagnosen beschreiben menschliche Reaktionen von Individuen, Familien oder Gemeinschaften auf verschiedene Grade von gesundheitlichem Wohlbefinden, die das Potenzial einer Entwicklung auf ein höheres Niveau beinhalten.

1.4   Pflegeziele

Zu jedem Problemfeld werden ein oder mehrere Pflegeziele formuliert. Unter einem **Pflegeziel** wird ein erwartetes konkretes Resultat verstanden. Es soll einen Zustand beschreiben, der durch pflegerische Aktivitäten erreicht werden kann.

Pflegeziele erfüllen folgende Funktionen:

♦ Sie geben der Pflegebeziehung eine Richtung vor bezüglich des angestrebten Ergebnisses der Pflegehandlungen.

♦ Sie sind das Kriterium, an dem der Erfolg oder die Wirksamkeit der Pflegehandlungen bewertet wird.

♦ Sie formulieren die Beteiligung des Patienten an der Pflege.

1.4.1   Formen von Pflegezielen

Pflegeziele werden unterschieden in Nah- oder Teil- und Fernziele. Nah- oder Teilziele beschreiben einen Zustand oder ein Ergebnis, das in kurzer Zeit erreichbar sein kann beziehungsweise erreicht werden soll. Sie stellen Zwischenschritte auf dem Weg zum Erreichen der Fernziele dar. Dadurch werden für den Pflegebedürftigen und die Pflegenden kurzfristige Möglichkeiten zur Evaluation (= Bewertung) der Pflegehandlungen geschaffen und es bieten sich bei Erreichen dieser Ziele motivierende Erfolgserlebnisse. Außerdem kann durch die Formulierung von Nahzielen rechtzeitig eine Veränderung unwirksamer Interventionen vorgenommen werden, wenn sich dies bei der Evaluation herausstellt.

Fernziele beschreiben den Zustand, der nach einem längeren Zeitraum, am Ende oder nach Abschluss des Pflegeprozesses erreicht werden soll. Diesen Fernzielen sind die Nah- oder Teilziele untergeordnet.

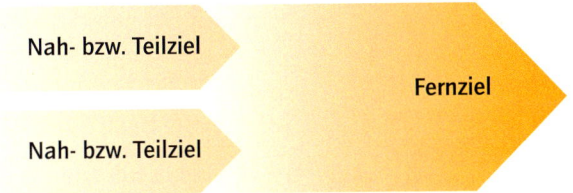

Nah- bzw. Teilziel

Nah- bzw. Teilziel

Fernziel

Beispiel: Elfriede Walter leidet unter einem starken Harndrang-Gefühl. Als Nah- bzw. Teilziele formuliert die Pflegende unter anderem:

- Frau Walter kennt die körperlichen Vorgänge der Harnausscheidung.
- Sie kennt die Muskulatur des Beckenbodens.
- Sie kann bewusst die einzelnen Muskelgruppen des Beckenbodens an- und entspannen.
- Frau Walter kann durch Entspannungsübungen den Harndrang unterdrücken.
- Die Ausscheidungsmenge beträgt pro Miktion 150 ml.
- Der Abstand zwischen den einzelnen Miktionen beträgt drei Stunden.

Das entsprechende Fernziel lautet:
Frau Walter verspürt keinen plötzlichen starken Harndrang.

1.4.2 Durchführung der Zielformulierung

Die Formulierung der Ziele sollte den so genannten RUMBA-Kriterien folgen:

R – relevant (relevant)

U – understandable (verstehbar)

M – measurable (messbar)

B – behavioral (wahrnehmbares Verhalten)

A – attainable (erreichbar)

Die Relevanz eines Pflegeziels sollte nicht nur aus Sicht der Pflegenden sicherge-stellt sein. In erster Linie muss der Pflegebedürftige dieses Ziel für relevant erachten. Seine Beteiligung ist bei der Zielformulierung unabdingbar. Der pflegebedürftige Mensch kann die pflegerischen Interventionen nur dann verstehen, wenn er sie mit einem Ziel in Verbindung bringen kann. Allerdings wird es nicht immer leicht sein, ein Ziel so zu formulieren, dass es auch für den pflegebedürftigen Menschen verständlich ist.

Die Messbarkeit des Ziels ist die Voraussetzung dafür, dass später eine Überprüfung stattfinden kann. Ob die im Beispiel von Frau Walter genannten Ziele erreicht wur-den, lässt sich durch unterschiedliches Vorgehen messen:

♦ indem Wissensfragen an die Patienten gestellt werden,

♦ indem die Menge der Ausscheidung direkt gemessen wird und

♦ indem der Zeitabstand zwischen den einzelnen Miktionen ermittelt wird.

♦ Die Muskelkontraktion könnte durch ein Biofeedback-Gerät dargestellt werden.

In dem Beispiel wird konkret festgelegt, wie das Verhalten von Frau Walter aus-sehen soll. So soll bei auftretendem Harndrang eine Entspannungsübung durch-geführt werden.

Informations-weitergabe Band 1, E 2.2

Um die Erreichbarkeit der Ziele zu gewährleisten, muss berücksichtigt werden, was der Patient kann und will und was er tut. Die Ressourcen spielen bei der Erreichbar-keit der Pflegeziele eine entscheidende Rolle. Die Pflegeziele werden in dem dafür vorgesehenen Formular in der Patienten-/Bewohnerdokumentation dokumentiert.

Name: Herta Muster						
Dat.	Nr.	a) Probleme b) Ressourcen	Pflegeziele	zu er-reichen bis	HDZ	Pfleg stand
10.07.	8	a) Säugling erbricht schwallartig nach der Nahrungsauf-nahme auf Grund einer Pylorusstenose	TZ: wöchentl. Gewichts-zunahme um 150 g	17.07.	SG	
			TZ: Säugling verspürt keinen Hunger			
			TZ: Mutter passt Stillver-halten den Anforderungen an, ist über Krankheits-bild aufgeklärt	11.07.	SG	
		b) Mutter macht Rooming-in und stillt.	TZ: normales Wachstum			
			Zustand erhalten	17.07.	SG	

Beispiel einer Dokumentation von Pflegezielen

1.5   Planung der Maßnahmen

Auch die Planung der Pflegemaßnahmen erfolgt strukturiert. Für die meisten Pflegemaßnahmen gibt es einrichtungs- oder/und stationsinterne Pflegestandards. Man muss sich demnach nicht immer alles neu ausdenken und alles neu erfinden. Wichtig ist, dass überlegt wird, welche Maßnahme sinnvoll ist. So wird die Pflege nicht spontan und „aus dem Bauch heraus" durchgeführt, sondern ein problemlösender Ansatz verfolgt.

> Die Planung und Auswahl geeigneter Pflegemaßnahmen verfolgt das Ziel, die im vorigen Schritt festgelegten Pflegeziele zu erreichen. Die Planung der Pflegehandlungen geschieht somit ressourcen-, problem- und zielorientiert.

Es wird differenziert und detailliert die Art und Weise von Pflegehandlungen beschrieben. Dabei muss festgelegt werden,

- wer
- wann
- wo
- wie
- und wie oft
- welche Pflegemaßnahmen

ausführt.

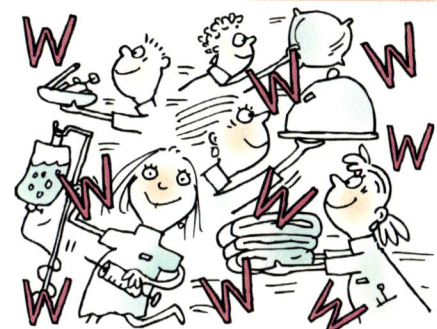

Bei der Beschreibung der Pflegemaßnahmen ist deren Form oder Qualität zu beschreiben. Pflegehandlungen können als

- Unterstützung,
- Teilübernahme,
- vollständige Übernahme,
- Anleitung und/oder
- Beaufsichtigung

ausgeführt werden.

Unter **Unterstützung** versteht man: noch vorhandene Fähigkeiten zu erhalten und zu fördern sowie dem Pflegebedürftigen zu helfen, verloren gegangenen Fähigkeiten wieder zu erlernen und nicht vorhandene zu entwickeln (aktivierende Pflege).

Unter **Teilübernahme** wird die Übernahme desjenigen Teils einer Pflegehandlung durch die Pflegenden verstanden, den der Pflegebedürftige nicht mehr selbst ausführen kann. Hierbei ist auf eine sorgfältige Abgrenzung zwischen den selbstständig durchgeführten Pflegehandlungen und den durch die Pflegekraft übernommenen Handlungen zu achten. Dadurch soll ein Verlernen von Fähigkeiten und damit eine Deaktivierung des Pflegebedürftigen vermieden und eine weitestgehende Selbstständigkeit des Pflegebedürftigen angestrebt werden.

Vollständige Übernahme von Pflegehandlungen wird immer dann erforderlich, wenn ein Pflegebedürftiger nicht mehr in der Lage ist, die Tätigkeit selbstständig auszuführen.

273

Ein weiterer wichtiger Punkt bei der Durchführung der geplanten Pflegemaßnahmen ist, darauf zu achten, wie der Pflegeempfänger auf die festgelegte Pflege reagiert:

♦ durch Beobachtung:
  – Wie sieht der Patient/Bewohner aus?
  – Wie fühlt er sich an (Haut)?
  – Wie reagiert er auf spezielle pflegerische Maßnahmen?

♦ durch gezielte Fragen:
  – nach Schmerzen
  – nach Wohlfühlen z. B. beim Lagern
  – nach Leistungsfähigkeit z. B. bei der Mobilisation

Die bei der Durchführung gesammelten Informationen müssen aufgeschrieben werden, falls man die Pflegemaßnahmen nicht unmittelbar neu anpasst. Diese Informationen dienen der Dokumentation des Pflegeverlaufs.

Beispiel: Einem Patienten wird es bei der Mobilisation schwindlig und die Maßnahme wird abgebrochen. Die Pflegekraft, die am nächsten Tag die Mobilisation durchführen möchte, benötigt auf jeden Fall diese Information, um den Patienten noch genauer zu beobachten und um schneller reagieren zu können.

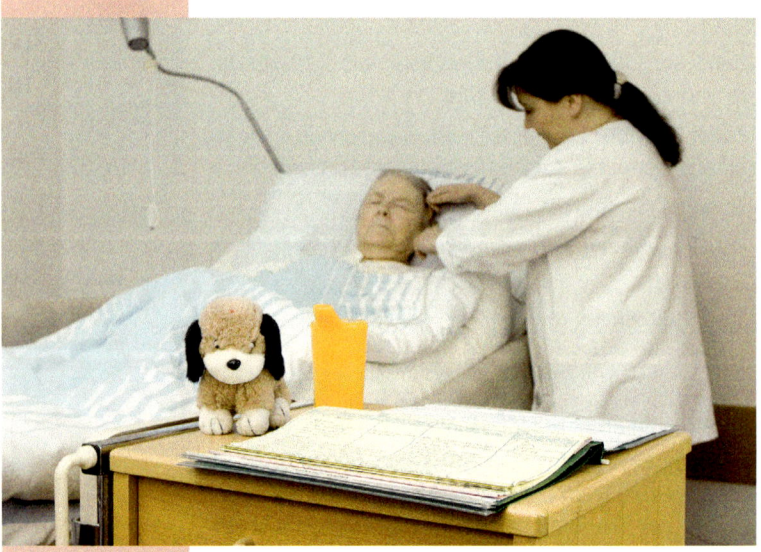

Wenn die Pflegemaßnahmen durchgeführt wurden, müssen sie im Durchführungsnachweis abgezeichnet werden. Dadurch wird sichtbar, dass die Pflege nach Plan durchgeführt wird. Dies ist insbesondere von Bedeutung, wenn zu einem späteren Zeitpunkt die Pflege eines Patienten rekonstruiert werden muss. Das wohl üblichste Beispiel in der Praxis ist die Entwicklung eines Dekubitalgeschwürs.

Informations-
weitergabe
Band 1, E 2

Beispiel: Margarete Lohmann verstirbt im Altenheim. In den letzten Wochen ihres Lebens hat sie unter einem sehr großen Dekubitus III. Grades im Steißbereich gelitten. Frau Lohmanns Angehörige werfen nun der Pflege Vernachlässigung vor und gehen zum Anwalt, um sich Unterstützung zu holen. Die Pflegenden im Altenheim erzählen der Pflegedienstleitung, dass die Bewohnerin den Dekubitus von ihrem Krankenhausaufenthalt mitgebracht habe.

Durch die Sichtung der Dokumentationen beider Einrichtungen kann festgestellt werden, wann und wo sich der Dekubitus entwickelt hat und welche pflegerischen

Maßnahmen zur Dekubitusprävention und Behandlung durchgeführt wurden. Hat eine Einrichtung nicht sorgfältig und lückenlos dokumentiert, bedeutet dies, dass nicht auf die gesundheitlichen Risiken von Frau Lohmann eingegangen wurde. Das wiederum heißt im Klartext: fahrlässige Pflege. Also auch wenn Pflegende strukturiert und fachlich korrekt handeln, dies aber nicht dokumentieren, werden sie beschuldigt unsachgemäß und fahrlässig gehandelt zu haben (Beweislastumkehr).

Datum	Nr.	Probleme und Ressourcen des Patienten (was wurde festgestellt / Fähigkeiten)	Hz.	Datum	Nr.	Pflegeziele (was soll erreicht werden)	Hz.	Datum	Nr.	X F S N	Pflegeplan (was soll getan werden)	Stop Dat.	Hz.

Pflegeplanung und Durchführung   12

Etikett   Blattnr. _____

Kennbuch-stabe/Datum	Pflegeproblem/Ressourcen	Ziele	Maßnahmen	Datum						
										06.00
										12.00
										18.00
										24.00
										06.00
										12.00
										18.00
										24.00

Durchführungsnachweise

Pflegeproblem/Ressource	Ziel	Maßnahme			
Prophylaxen:		O 1 Information des Patienten/Angehörige (Infoblatt) O 2 Mobilisation, je nach Zustand des Patienten			0 Uhr
Dekubitus O _____ Punkte auf der Waterlowskala	Bestmögliche Durchblutung und Versorgung des Gewebes	O a Zur Körperpflege ans Waschbecken O b Zum Essen an den Tisch O c Zur Toilette/zum WC-Stuhl O d _____ x tägl. O e Frühmobilisation nach OP/Untersuchung			
Pneumonie O Mobilitätseinschränkung O Schonatmung durch Schmerzen O Chronische Lungenerkrankung O Immunsuppression O Schluckstörungen	Bestmögliche Belüftung der Lunge	O 3 Ausreichende Flüssigkeitszufuhr (_____ L/Tag) O 4 _____ stdl. Lagerung nach Plan O 5 Antidekubitusauflagen O a Eierschale O b Tempurmatratze O c Wechseldruckmatratze O d Tempursitzkissen		8 Uhr	
Thrombose O Mobilitätseinschränkung O mangelnder venöser Rückfluss durch: O Unterschenkelödeme O Varizen O Exsiccose	Physiologischer venöser Rückfluss	O 6 Mind. 1x tägl. Hautinspektion und –pflege mit _____ O 7 Vitamin- eiweißreiche-, hochkalorische Ernährung (Einschränkungen beachten) O 8 Anleitung/anregen zum richtigen Abhusten/Atmen O 9 _____ x tägl. ASE		12 Uhr	
Soor- und Parotitis O Mobilitätseinschränkung O keine Nahrungs- oder Flüssigkeitsaufnahme O Immunsuppression	Intakte Mundschleimhaut	O 10 ATS (Größe:_____/_____) O 11 Kompressionsverband O 12 _____ x tägl. Anregung zum Betätigen der Muskelpumpe O 13 Übernahme der Mundpflege _____ x tägl. mit _____ O 14 Unterstützung bei der Mundpflege nach Wunsch des Patienten _____ x tägl. O a im Bett O b am Waschbecken O 15 Inspektion der Mundhöhle nach jeder Mahlzeit O 16 _____ x /Schicht anfeuchten der Mundschleim- haut mit _____		18 Uhr 24 Uhr	

Pflegeproblem/Ressource	Ziel	Maßnahme			
Inkontinenz O Urin O zeitweise O vollständige O Stuhl O zeitweise O vollständige Gefahr der mazerierten Haut	O Geschmeidige, intakte Haut O Selbständigkeit erhalten und fördern	O 1 _____ stdl. Kontinenztraining O WC O Nachtstuhl O Urinflasche/Steckbecken O 2 Inkontinenzberatung O 3 Beobachtung der Haut bei der Körperpflege O 4 Baldmöglichst nach dem Einnässen reinigen der Haut, eincremen mit _____ und wechseln der _____ O Nach Rückmeldung des Patienten O Alle _____ Stunden Kontrolle		F S N
DK oder SFK O DK ___ CH_____ O Silikon O Latex Gelegt am _____ HZ_____ O SFK Gelegt am_____	Urin ist physiologisch	O 1 Ausreichende Flüssigkeitszufuhr (_____L/Tag) O 2 Aufklärung über sachgerechten Umgang O 3 Kontrolle und Entleeren O 4 morg. und abds. Intimpflege mit Wasser + Seife O 5 VW O Tägl. O alle 2 Tage O alle 3 Tage		F S N
Ableitungen O Drainage I _____ O Drainage II _____ O Redon I _____ O Redon II _____	O Ungehinderter Abfluss ist gewährleistet O Einstichstelle ist reizlos	O 1 VW und Wundbeobachtung O 2 Kontrolle und Bilanzierung O 3 Redonflasche wechseln/Beutel leeren O 4 Aufklärung über sachgerechten Umgang		F S N
Venöse Zugänge O Braunüle Farbe_____ Lage _____ O ZVK Lage _____ Gelegt am_____	Einstichstelle ist reizlos	O 1 1x tgl. Palpation der Einstichstelle und Kontrolle der Umgebung O 2 VW bei Verunreinigung O 3 VW jeden _____ Tag		F S N

1.7   Evaluation

Dokumentation
Band 1, E 2.1

Im letzten Prozessschritt werden die gesetzten Pflegeziele mit dem tatsächlichen Pflegergebnis – Soll/Ist-Zustand – verglichen. Diese Überprüfung findet zu einem vorher festgelegten Zeitpunkt statt.

Pflegeevaluation bedeutet die sach- und fachgerechte Bewertung von Pflegehandlungen nach festgelegten Normen.

Es wird überprüft, ob

- die gesetzten Pflegeziele erreicht wurden,
- die gesetzten Pflegeziele erreichbar waren,
- die gesetzten Pflegeziele sinnvoll waren,
- die geplanten Maßnahmen wie geplant durchgeführt werden konnten,
- die geplanten Maßnahmen angemessen und wirkungsvoll waren,
- neue Maßnahmen geplant werden müssen,
- weitere pflegerelevante Probleme oder Bedürfnisse entstanden sind,
- alle pflegerelevanten Probleme gelöst wurden und
- alle Ressourcen genutzt wurden.

Das Ziel der Evaluation ist eine Optimierung der Pflege. Dabei wird der Patient oder Bewohner in die Evaluation, so wie in alle anderen Schritte des Pflegeprozesses, mit einbezogen.

> Die wichtigsten Informationsquellen zur Evaluation sind der Patient oder Bewohner selbst und die Pflegedokumentation mit den Pflegeberichten.

Entlassungs-
management
Band 5, H 5

Findet die Pflegeevaluation bei der Entlassung des Patienten statt, kann das pflegerische Entlassungsgespräch zur Evaluation dienen.

Auch Assessmentinstrumente können für die Evaluation genutzt werden.

Pflege-standard	Maßnahmen	HDZ	Datum	Ergebnis	HDZ
	Beratung der Mutter bzgl. Anlegetechnik und Stillrhythmus/häufiges Anlegen in aufrechter Position alle 2 Std.	SG	17.07.	Mutter stillt den Anforderungen entsprechend und kennt das Krankheitsbild	SG
Nr. 7	Gewichtskontrolle durch PFK täglich	SG	17.07.	Säugling hat 105 g zugenommen. (s. neue Planung)	SG
Nr. 9	Feststellen der jeweiligen Trinkmenge durch Mutter	SG			
	Mutter motivieren und unterstützen, positives Feedback geben	SG			

Beispiel einer Dokumentation einer Evaluation

Als Ergebnis der Evaluation lassen sich drei Möglichkeiten aufzeigen:

◆ Ergibt die Evaluation, dass in einem Problemfeld die Pflegeziele erreicht wurden, und bestehen in diesem Problemfeld keine weiteren pflegerelevanten Probleme, so endet dieser Pflegeprozess.

◆ Bestehen pflegerelevante Probleme und Ressourcen weiterhin oder wurden die Pflegeziele nicht erreicht, so fließen die Ergebnisse dieser Überprüfung in einer Rückkopplung auf Prozessschritt eins als Informationen erneut in den Regelkreis ein. Der Prozess setzt sich somit im Sinn einer Spirale fort.

◆ Sind neue pflegerelevante Probleme und Ressourcen entstanden, müssen neue Ziele und neue Maßnahmen formuliert werden.

1 Wie viele Phasen kann der Pflegeprozess haben?

2 Wo liegen die Anfänge des methodischen Pflegens?

3 Warum ist es wichtig, dass der Pflegeprozess als Problemlösungs-instrument angewendet wird?

4 Welche Aspekte der Pflege füllen den Pflegeprozess mit Inhalt?

5 Welche Formen von Informationen gibt es im Pflegeprozess?

6 Welche Formen von pflegerelevanten Problemen kennen Sie?

7 Was sind Ressourcen?

8 Was ist eine Pflegediagnose?

9 An welchen Stellen des Pflegeprozesses können Pflegediagnosen formuliert werden?

10 Welche unterschiedlichen Arten von Pflegediagnosen gibt es?

11 Welche verschiedenen Arten von Pflegezielen gibt es?

12 Nach welchen Kriterien müssen Pflegeziele formuliert werden?

13 Welche Aspekte sollten bei der Planung von Pflegemaßnahmen berück-sichtigt werden?

14 Was müssen Sie bei der Pflegedurchführung beachten?

15 Welche Informationsquellen können Sie zur Pflegeevaluation heranziehen?

16 Welches Ziel wird mit der Pflegeevaluation verfolgt?

1 Lesen Sie die Einstiegssituation vom Anfang des Kapitels noch einmal auf-merksam durch.
  a) Können Sie die einzelnen Schritte des Pflegeprozesses in der Planung der Party wiederfinden? Schreiben Sie die Informationen stichpunktartig auf.
  b) Nun bestimmen Sie die partyrelevanten Probleme und Ressourcen.
  c) Legen Sie die Nah- und Fernziele fest.
  d) Bestimmen Sie die zielrelevanten Maßnahmen.
  e) Führen Sie am Schluss die Partyevaluation durch.

2 Planen Sie anhand des folgenden Beispiels die Pflege nach dem Pflegeprozess. Entweder für die Pflege im Alten- und Pflegeheim, in dem die Patientin lebt, oder für die kurze Zeit, während der sich Jenny im Krankenhaus aufhalten muss.

a) Nutzen Sie dabei die Informationen des Beispiels als Informationsquelle.

b) Halten Sie sich an die Struktur eines Pflegemodells, das Sie bereits kennen.

c) Präsentieren Sie die pflegerelevanten Probleme und Ressourcen, die Pflegeziele und Pflegemaßnahmen Ihrer Ausbildungsklasse und begründen Sie, warum Sie wie vorgegangen sind.

d) Überlegen Sie sich, was Sie bei der Pflegedurchführung beachten müssten und wie Jenny auf die Pflege reagieren könnte.

Beispiel: Die 16-jährige Jenny ist seit einem Verkehrsunfall vor drei Jahren schwer hirngeschädigt. Sie lebt seit drei Monaten in einem Alten- und Pflegeheim, da die Mutter sich nicht mehr kontinuierlich um Jenny kümmern kann. Jennys Mutter ist darüber sehr traurig, leider gibt es zur Zeit keine andere Alternative. Die Mutter kommt jeden Nachmittag von 15:00 bis 19:00 Uhr, um sich um ihre Tochter zu kümmern und um Zeit mit ihr zu verbringen. Jenny ist jetzt für ein paar Tage im Krankenhaus, da die Trachealkanüle entfernt wird und das Tracheostoma chirurgisch verschlossen werden muss.

Jenny hat wieder gelernt zu schlucken und muss nur noch selten abgesaugt werden. Sie wird durch eine PEG-Sonde ernährt, kann aber ganz kleine Mengen breiiger Nahrung schlucken. Am liebsten mag sie Nutella und Himbeerjogurt. Maria, ihre zwei Jahre ältere Schwester, liest ihr regelmäßig Zeitschriften und Bücher vor, was sie sehr gern mag, genauso wie Musikhören. Jenny kann sich durch Augenzwinkern verständigen. Wenn ihr etwas nicht gefällt oder wenn sie ein unerfülltes Bedürfnis hat, verzieht sie das Gesicht. Jenny kann sich nicht selbstständig im Bett drehen, sie sitzt zweimal am Tag für einige Stunden im Rollstuhl und wird einmal in der Woche vom Physiotherapeuten in den Stand gebracht. Jenny ist stuhl- und urininkontinent. Sie hat, durch die permanente Speichelansammlung im Mund, Probleme mit Parodontose und Karies. Sie hat eine sehr sensible, leicht zu Rötungen neigende Haut. Die Gelenke an Armen und Beinen neigen zur Kontrakturenbildung.

Jenny war letztes Jahr bereits für ein paar Tage im Krankenhaus zur Metallentfernung. Danach war sie sehr zurückgezogen, musste viel abgesaugt werden und die Mobilisation war nur erschwert möglich. Der kurze Krankenhausaufenthalt hat Jenny in ihrem Rehabilitationsprozess weit zurückgeworfen. Jennys Mutter ist jetzt sehr besorgt, dass das wieder passiert, und sie tritt deshalb dem Pflegepersonal sehr skeptisch entgegen. Im Alten- und Pflegeheim wird Jennys Mutter als Experte für Jennys Pflegebedürftigkeit gesehen. Das Personal plant zusammen mit der Mutter alle pflegerischen Aspekte.

3 Planen Sie die Pflege eines Patienten oder Bewohners Ihrer Station oder Ihres Wohnbereichs. Wenden Sie dabei die Schritte des Pflegeprozesses an. Nutzen Sie alle verfügbaren Informationsquellen zur Informationssammlung. Halten Sie sich dabei an die Struktur des Pflegemodells, das auf Ihrer Station oder in Ihrem Wohnbereich angewendet wird. Versuchen Sie auch mindestens eine Pflegediagnose zu stellen. Vergleichen Sie dann Ihre Planung mit der, die bereits in der Patienten- oder Bewohnerdokumentation besteht. Welche Unterschiede sind dabei zu finden? Besprechen Sie Ihre Planung mit Ihrer Praxisanleitung.

KDA Poster, Pflegeprozess, www.kda.de

Brobst, Ruth A. u. a.: Der Pflegeprozess in der Praxis. Verlag Hans Huber, Bern 1997

Fiechter, Verona / Meier, Martha: Pflegeplanung. Eine Anleitung für die Praxis. Recom, Fritzlar 1998

Kruijswijk Jansen, Joanne / Mostert, Henry: Pflegeprozess. Die Pflegemodelle von Orem und King im Pflegeprozess. Ullstein Mosby, Berlin / Wiesbaden 1997

Roper, Nancy: Pflegeprinzipien im Pflegeprozess. Verlag Hans Huber, Bern 1997

Wieteck, Pia / Velleuer, Hans-Jürgen: Pflegeprobleme formulieren – Pflegemaßnahmen planen. Leitfaden zur Dokumentation pflegerischer Interventionen. Recom, Bad Emstal 2000

2 Gut, wenn man Bescheid weiß!

Nach ihrem ersten Tag des praktischen Einsatzes auf einer neuen Station treffen sich Olga, Pia und Tim. Alle drei erzählen über ihre Erlebnisse und Erfahrungen.

Tim hat besonders beeindruckt, was seine Praxisanleiterin alles über die Patienten wusste. Ihr waren nicht nur die Diagnosen und pflegerischen Einschränkungen bekannt, sondern auch häusliche und familiäre Umstände; sie konnte zukünftige Therapieverfahren erläutern und Wünsche der Patienten benennen. Auf Tims Frage, woher sie das denn alles wüsste, meinte sie, dass sie vieles davon gelesen hätte.

„Ja, wo denn gelesen ...?", hatte sich Tim gefragt und sich vorgenommen, seiner Praxisanleiterin nachzueifern.

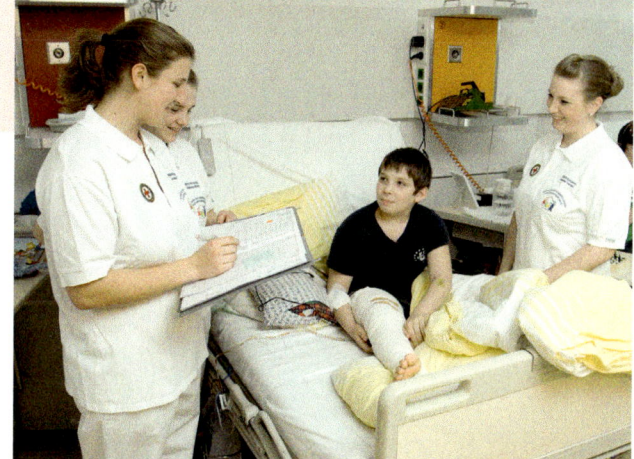

1   Welche persönlichen Erfahrungen haben Sie in Ihren ersten Einsätzen bezüglich des Wissens über die Patienten gemacht?

2   Wo kann Ihrer Vermutung nach das Pflegepersonal Informationen nachlesen?

3   Welche schriftlichen Quellen haben Sie selbst schon genutzt, um Informationen zu bekommen oder einzutragen? Welche Regeln mussten Sie dabei beachten?

2.1   Dokumentation

Um Pflegebedürftige angemessen versorgen zu können, ist es notwendig, dass das Pflegepersonal gut über diese Personen informiert ist und sich über pflegerische und medizinische Gegebenheiten austauscht. Dazu dienen insbesondere die Dokumentation und verschiedene Arten der Übergabe.

Fallbesprechung
Band 5, F 4

Auch die Pflegevisite ist ein Informationsinstrument. Da sie in vielen Bereichen nicht bzw. noch nicht durchgeführt wird, soll sie an dieser Stelle lediglich erwähnt werden.

Pflegevisite
Band 2, A 3

2.1.1   Gründe für eine Dokumentation

Die Dokumentation dient der Information von Therapie- und Pflegebeteiligten untereinander und muss bei Überprüfungen den Anforderungen von Krankenkassen und Gerichten standhalten.

An der Therapie und Pflege eines Patienten sind viele Personen beteiligt. Damit die Informationen der unterschiedlichen Teammitglieder nicht verloren gehen und für alle zugänglich sind, werden diese schriftlich in der so genannten Dokumentationsmappe (auch Dokumentationssystem) festgehalten. Gemäß dem Sozialgesetzbuch sind sogar alle Einrichtungen des Gesundheitswesens zur Dokumentation verpflichtet.

Die Dokumentationsmappe ist eine wichtige Informationsquelle, damit alle Beteiligten auf dem gleichen Informationsstand sind. Somit können sich auch Pflegekräfte nach längerer Abwesenheit (freie Tage, Urlaub, Arbeitsunfähigkeit) einen Überblick über die Pflegebedürftigen verschaffen.

Durch die Dokumentation werden Verläufe und Zustandsänderungen festgehalten, um den Pflegebedürftigen besser einschätzen, pflegerische Leistungen erfassen, Pflege zu planen sowie Verläufe beurteilen zu können (Evaluation). Außerdem stellt die Dokumentation sicher, dass alle Beteiligten gleiche Maßnahmen durchführen und dadurch der Verfolgung gleicher Ziele dienen; so muss nicht alles doppelt und dreifach erfragt werden und im Fall von zivil- und strafrechtlichen Prozessen hat man schriftliche Belege.

Beweislast-
umkehr
Band 1, E 1.6

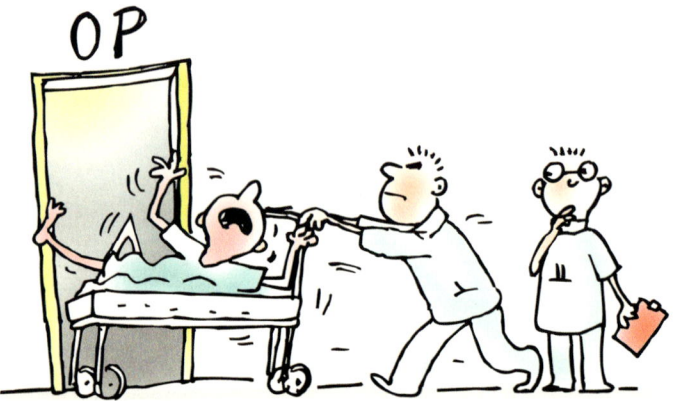

*„Das muss eine Verwechslung sein! …
Ich bin nicht der mit 42 Grad Morgen-
temperatur!!! … Halt …"*

2.1.2   Regeln für eine effektive Dokumentation

Damit die Dokumentation einen guten und schnellen Überblick verschaffen kann, werden innerhalb einer Institution immer gleiche Formulare benutzt. Hierzu gibt es verschiedene Dokumentationssysteme. Diese stammen entweder von externen Firmen, die entsprechende Formulare entwickelt haben, oder sie sind innerhalb der Institution speziell entwickelt worden. Häufig ist eine Mischung dieses Formularwesens zu finden.

Weiterhin ist es notwendig, dass bestimmte Regeln bei der Dokumentation eingehalten werden:

- ✔ genaue Formulierungen treffen: nicht „der Pflegebedürftige hat Fieber", sondern „der Pflegebedürftige hat eine Temperatur von 38,7°C rektal"
- ✔ vollständig und fortlaufend dokumentieren: nicht „der Pflegebedürftige hat Schmerzen im Oberbauch", sondern „der Pflegebedürftige hat Schmerzen im Oberbauch, Arzt informiert, 1 Tablette Paracetamol 500® (erscheint in der Kurve), Patient hat 30 Minuten später keine Schmerzen mehr"
- ✔ kurz und knapp schreiben: keine Romane anfertigen, da es zu aufwändig ist, lange Berichte zu lesen
- ✔ keine doppelte Dokumentation: Was in die Kurve eingetragen wurde (z. B. Blutdruckwerte), wird nicht zusätzlich in den Pflegebericht geschrieben.

✔ lesbare Schrift: So können Verwechslungen vermieden werden.

✔ Fachsprache benutzen: nicht „die Wunde suppt", sondern „die Wunde nässt".

✔ erst Maßnahmen durchführen, dann abzeichnen: Sonst werden Maßnahmen schnell vergessen.

✔ Eintragungen erfolgen mit Datum, Uhrzeit oder Dienstzeit (Früh-, Spät- oder Nachtdienst) und Handzeichen: Dieses stammt dabei unbedingt von der Pflegekraft, die etwas durchgeführt oder beobachtet hat.

✔ Begründungen angeben: nicht „der Pflegebedürftige will nichts essen", sondern „der Pflegebedürftige will nichts essen, da ihm seit zwei Stunden übel ist und er Angst hat sich übergeben zu müssen"

✔ subjektive Daten auch als solche kennzeichnen: nicht „der Pflegebedürftige ist traurig", sondern „der Pflegebedürftige wirkte auf mich traurig"

✔ Bei der Dokumentation muss überlegt werden, ob es notwendig ist, die Informationen sofort an andere Pflegekräfte oder Ärzte weiterzugeben.

✔ In der Dokumentation darf nichts gelöscht werden! Fehler werden durchgestrichen und mit dem Handzeichen gekennzeichnet.

> Die Dokumentationsmappe darf aus Gründen des Datenschutzes nur Personen zugänglich sein, die direkt an der Therapie und Pflege beteiligt sind. Auch die Pflegebedürftigen dürfen ihre Unterlagen einsehen. Dieses Recht kann bezüglich bestimmter Daten bei Pflegebedürftigen mit psychiatrischen Erkrankungen eingeschränkt sein.

2.1.3 Inhalte eines Dokumentationssystems

Das Dokumentationssystem besteht in den meisten Fällen aus:

♦ dem Stammblatt bzw. dem pflegerischen **Anamnesebogen**
Dieses enthält die wichtigsten Informationen über persönliche Daten und Diagnosen, die Telefonnummern der Angehörigen sowie einen Überblick bezüglich pflegerelevanter Einschränkungen.

Datenschutz
Band 4, A 1.3

♦ der Kurve (**Fieberkurve**)
Hier werden tägliche Werte wie Körpertemperatur, Puls, Blutdruck, gegebenenfalls Blutzucker, ZVD (zentraler Venendruck), Einfuhr- und Ausscheidungsmengen und zum Teil auch Blutwerte eingetragen. Außerdem sind hier die verordneten Medikamente und entsprechende Bedarfsmedikationen zu finden und auch die angeordnete Kostform. Hier werden Daten über Körpergröße, Körpergewicht, Aufenthaltsdauer in der Einrichtung und postoperative Tage eingetragen. Die Kurve dient auch zur Erinnerung an anstehende Untersuchungen.

Dokumentationssystem
Band 4, A 1.3

♦ den **Pflegeplanungsbögen**
Hier wird die Pflege durch die Formulierung von Problemen, entsprechenden Zielen und Maßnahmen im eigentlichen Sinne geplant.

♦ den **Durchführungsnachweisen**

Hier werden die erbrachten Pflegemaßnahmen mit Datum, Uhrzeit bzw. Dienstschicht und Handzeichen der entsprechenden Pflegekraft festgehalten.

♦ dem **Pflegebericht**

In diesem werden Informationen gesammelt, die noch nicht in den anderen Unterlagen aufgezeichnet sind und die einen Informationsgewinn und Nutzen für weitere therapeutische und pflegerische Tätigkeiten haben. Dieses können Beobachtungen bezüglich Ess- und Trinkmengen, Schmerzen, Stimmungslagen, Wundveränderungen oder Ähnliches sein. Der Pflegebericht dient somit zur Information und ist Evaluationsgrundlage.

Pflegebericht

Datum	Uhrzeit		Hz.

♦ dem **Anordnungsbogen**

Hier hält der Arzt besonders im Zeitraum der Visite seine neuen Anordnungen schriftlich fest. Aufgabe des Pflegepersonals ist es, diese Anordnungen in die praktischen Tätigkeiten mit aufzunehmen.

♦ der **Befundmappe**

Diese dient als Ablage für den ärztlichen Aufnahmebogen sowie für alle anfallenden Befunde (Labor, Röntgenabteilung, Endoskopieabteilung).

♦ weiteren Kurven und Bögen

Den Erkrankungen des Pflegebedürftigen entsprechend können weitere spezielle Dokumentationsnachweise notwendig sein, z. B.

- Diabetikerkurven
- Wundprotokolle
- Risikoeinschätzungsskalen
- Einfuhr-/Ausfuhrpläne
- postoperative Überwachungsbögen
- Lagerungspläne
- Überleitungsbögen

2.1.4 EDV-unterstützte Dokumentation

Gerade in Krankenhäusern wird die Dokumentation zunehmend von der Elektronischen Datenverarbeitung unterstützt. Dabei können dann die einzelnen Stationen sowie die Aufnahmeabteilung, das Labor, die Röntgenabteilung usw. in kürzester Zeit Informationen und Daten untereinander austauschen. Außerdem gibt es Pflegeplanungsprogramme, die durch das Anklicken einer Problembeschreibung bereits verschiedene Vorschläge zu Zielen und Maßnahmen unterbreiten. Aus dieser Liste kann dann Zeit sparend ausgewählt werden. Natürlich bieten solche Programme auch genügend Freiraum, um eigene Formulierungen einzugeben.

Name: _____ geb.: _____

Puls	Temp.	Datum			
		Kostform			
160	41°				
140	40°				
120	39°				
100	38°				
80	37°				
60	36°				
40	35°				
20	34°				
RR					
Gewicht/Größe					
Stuhl					
Erbrechen					
Einfuhr					
Ausfuhr					
Katheter					
Medikamente	Arzt				
	Arzt				
	Arzt				
	Arzt				
	Arzt				
	Arzt				
	Arzt				
	Arzt				
	Arzt				
	Arzt				
Diagnostik/Befunde	Arzt				
	Arzt				
	Arzt				
	Arzt				
	Arzt				
	Arzt				
	Arzt				

2.2 Datenschutz

Der Datenschutz im Bereich der Pflege unterliegt zwei entscheidenden Prinzipien: dem Schutz der Privatsphäre nach § 203 StGB (Schweigepflicht, Geheimnisverrat) und dem Selbstbestimmungsrecht des Einzelnen.

Schweigepflicht
Band 1, A 3.2.8

2.2.1 Schutz der Privatsphäre

Das Selbstbestimmungsrecht des Einzelnen über seine persönlichen Informationen ergibt sich aus dem Grundgesetz. Aus Art. 2 Abs. 1 GG folgt ein verfassungsrechtlich geschütztes Recht, grundsätzlich selbst zu entscheiden, wann und in welchen Grenzen persönliche Lebenssachverhalte von einem Dritten offenbart werden dürfen – dies ist das Recht auf „informationelle Selbstbestimmung" als Teil des allgemeinen Persönlichkeitsrechts. Das gilt für gesundheitliche, familiäre oder finanzielle Fragen, kann aber auch die bloße Tatsache betreffen, dass sich jemand in psychologischer oder ärztlicher Behandlung befindet.

Wie der Pflegende an die Information gekommen ist, ob sie ausdrücklich anvertraut wurde oder zufällig bekannt geworden ist, macht keinen Unterschied. Entscheidend ist, dass die Tatsache in einem inneren Zusammenhang mit der Ausübung seines Berufs steht.

> Weil die Abgrenzung, wo es sich tatsächlich um eine Verletzung der Privatsphäre handelt, so schwierig ist, sollten überhaupt keine Tatsachen, die nicht für den reibungslosen Umgang mit dem Pflegebedürftigen notwendig sind (Krankheits- und Pflegeverlauf, Behandlungsmaßnahmen), offenbart werden.

§ 203 StGB ist aber nur erfüllt, wenn die Offenbarung des Geheimnisses unbefugt geschieht. Ist der Bewohner mit der Weitergabe einverstanden, entfällt die Strafbarkeit. Dies ist entscheidend bei der Weitergabe von Informationen an Bekannte und Verwandte des Pflegebedürftigen.

> Grundsätzlich sollte im Vorfeld festgehalten werden, wann und an wen Informationen mitgeteilt werden dürfen. Das Einverständnis ist grundsätzlich formlos möglich, die Schriftform empfiehlt sich aber, weil damit Unklarheiten vermieden werden. Ist eine schriftliche Einverständniserklärung nicht möglich, sollten die Umstände der Erklärung (Zeit, Ort, welche Tatsachen dürfen an wen weitergegeben werden) dokumentiert werden – am besten unter Zeugen.

2.2.2   Schutz der Sozialdaten

Datenschutz in SGB V und XI Band 1, B 3.3.2

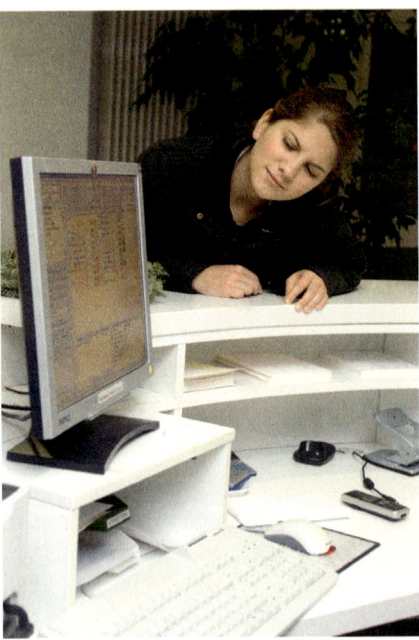

Nach den §§ 67 bis 85a SGB X in Verbindung mit § 35 SGB I hat jeder Anspruch darauf, dass die ihn betreffenden (Sozial-)Daten von den Leistungsträgern (Pflege-/Krankenkassen) nicht unbefugt erhoben, verarbeitet oder genutzt werden. Diese Pflicht gilt auch für alle, die im Auftrag und auf Rechnung der Kassen arbeiten, also auch und insbesondere für die einzelnen Pflegekräfte.

Die Wahrung des Sozialgeheimnisses umfasst zunächst die Verpflichtung, sicherzustellen, dass Sozialdaten nur Befugten zugänglich sind oder nur an diese weitergegeben werden. Dabei werden Sozialdaten als Einzelangaben über persönliche oder sachliche Verhältnisse einer bestimmten Person verstanden.

Die Verarbeitung und Nutzung solcher Daten ist nur zulässig, soweit Rechtsvorschriften es erlauben oder anordnen oder soweit der Betroffene eingewilligt hat. Hier spiegelt sich das verfassungsrechtlich geschützte Recht auf informationelle Selbstbestimmung wider.

Datenschutz
Band 4, A 1.3

Wird die Einwilligung bei dem Betroffenen eingeholt, ist er auf den Zweck der vorgesehenen Verarbeitung oder Nutzung sowie auf die Folgen der Verweigerung der Einwilligung hinzuweisen.

> Es dürfen nur entscheidungserhebliche Informationen weitergeleitet werden und auch nur dann, wenn die Einwilligung des Betroffen vorliegt oder eine gesetzliche Grundlage dies erlaubt. Im Zweifel muss diese erfragt werden.
>
> Auch alle im Rahmen der Pflegeversicherung tätigen Personen haben sich an die genannten datenschutzrechtlichen Bestimmungen zu halten.

Es gibt sogar einen Schadensersatzanspruch des Betroffenen, wenn Vorschriften über den Datenschutz missachtet worden sind. Fügt jemand dem Betroffenen durch eine unzulässige oder unrichtige Erhebung, Verarbeitung oder Nutzung seiner personenbezogenen Sozialdaten einen Schaden zu, muss er diesen ersetzen.

Der umfassende Schutz von Sozialdaten gilt nicht nur für die Datenerhebung selbst, sondern auch für die Weitergabe von Informationen bei Wechsel der Pflegeeinrichtung/des ambulanten Pflegedienstes. Hier muss eine Einwilligung des Patienten gegeben sein, unmittelbar oder über den bestellten Pfleger oder über das Gericht.

Ein Wechsel nur des Pflegepersonals (z. B. Schichtwechsel) ist datenschutzrechtlich unbeachtlich.

> Personen, die Personalentscheidungen treffen oder daran mitwirken, dürfen keinen Zugang zu den Sozialdaten der Beschäftigten und ihrer Angehörigen haben. Arbeitgebern von Kranken oder Heimbewohnern (sehr selten) dürfen niemals Angaben gemacht werden.

Auch den Ärzten des Medizinischen Dienstes sind die Erhebung, Verarbeitung und Nutzung von Sozialdaten nicht beliebig erlaubt. Die Befugnis besteht nur für Zwecke der Pflege-/Krankenversicherung, und zwar nur, soweit dies für die Prüfung, Beratung und die Erstellung der Gutachten erforderlich ist.

Beispiel: Würde ein Mitarbeiter des Medizinischen Dienstes beispielsweise personenbezogene Daten, die ihm dienstlich zugänglich sind, nutzen, um privat einen Aufsatz zu schreiben oder ein Buch zu veröffentlichen, dann wäre dies ein Verstoß gegen § 97 SGB XI, jedenfalls soweit eine Anonymisierung nicht erfolgt. Auf der anderen Seite ist dies unter sehr strengen Gesichtspunkten erlaubt, wenn keinerlei Rückschlüsse auf den Pflegebedürftigen möglich sind (Forschungszwecke).

Um doppelte oder mehrfache Datenerhebungen unnötig zu machen, ist es dem medizinischen Dienst gemäß § 97 Abs. 2 SGB XI gestattet, personenbezogene Daten, die für die Aufgabenerfüllung erhoben wurden, zu verwenden, wenn ohne die vorhandenen Daten diese Aufgabe nicht ordnungsgemäß erfüllt werden kann.

Beispiel: Hat der Medizinische Dienst auf Veranlassung der Krankenkasse geprüft, ob jemand arbeitsfähig ist, und wird von diesem Versicherten später ein Antrag auf Pflegeleistungen gestellt, so dürfen die im Rahmen der gesetzlichen Krankenversicherung erhobenen Daten für die Begutachtung der Pflegebedürftigkeit herangezogen werden.

Pflegedokumentation
Band 1, E 2.1

Die Pflege-/Krankenkasse überprüft die Notwendigkeit der Versorgung mit den beantragten Pflegehilfsmitteln unter Beteiligung einer Pflegefachkraft oder des Medizinischen Dienstes. Für die von der Kasse zu treffenden Entscheidung kann es dabei darauf ankommen, dass Angaben über Versicherungsleistungen aufgezeichnet werden (Pflegedokumentation). Diese Aufzeichnungen durch die Pflegenden sind gesetzlich vorgeschrieben und dürfen verwendet werden.

Aus den Unterlagen der Pflegedokumentation muss jederzeit der lückenlose Verlauf erkennbar sein. Der Bundesgerichtshof (BGH) hat bereits 1978 festgestellt, dass die Führung ordnungsgemäßer Krankenunterlagen eine gegenüber dem Patienten bestehende ärztliche Pflicht ist. In seiner Entscheidung vom 18. März 1996 hat der BGH die Pflicht zur Dokumentation allgemein auf pflegerische Tätigkeiten erweitert mit dem Hinweis, dass fehlende Dokumentation ein Indiz für mangelhafte Pflege darstelle.

2.2.3 Datenweitergabe

Schwierig ist in der Regel die Frage der Weiterleitung ordnungsgemäß erhobener Daten. Die umfassende Aufzeichnung der Daten dient zunächst der Qualitätssicherung in der eigentlichen Pflege. Die Pflegeeinrichtungen müssen auch kontrolliert werden, ohne aber das Recht auf informationelle Selbstbestimmung zu verletzen. Die Daten müssen deshalb bei der Übermittlung so aufbereitet werden, dass der Zweck der Überprüfung gerade noch ermöglicht wird. Bei der Übermittlung der Daten muss darauf geachtet werden, dass eine Identifizierung der pflegebedürftigen Person nicht möglich ist. Bestehen Zweifel an der Wirksamkeit und Wirtschaftlichkeit einer Maßnahme, weil eine konkrete Zuordnung fehlt, muss dies vom Medizinischen Dienst durch Einholung eines Gutachtens geklärt werden.

In der Kinderkrankenpflege muss auf den Willen der Erziehungsberechtigten (gesetzlichen Vertreter) abgestellt werden. Im Zweifel muss das Familiengericht angerufen werden.

Oft ist die Rolle der Leistungsbewilligungsstelle bei der Gewährung von Leistung im Hinblick auf den Datenumfang nicht klar. So hat die Krankenkasse nach einem Urteil des BSG vom 23. Juli 2002 bei Überprüfung einer konkreten Leistung nicht das Recht, die Behandlungsunterlagen einzusehen. Bestehen Zweifel, muss die sachliche Richtigkeit durch ein Gutachten des Medizinischen Dienstes geklärt werden. Diese Rechtsprechung ist uneingeschränkt auf Pflegekassen und ihre Überprüfungsbefugnis anwendbar.

> Das Selbstbestimmungsrecht des Einzelnen über seine persönlichen Daten ist ein hohes verfassungsrechtliches Gebot; ein Eingriff ist nur durch Gesetz möglich. Persönliche Informationen dürfen nur so weit verbreitet werden, wie es der Einzelne bestimmt oder wie sie für die Kontrollinstanzen notwendig sind. Im Bereich der Pflegekontrolle sind sie zu anonymisieren.

2.2.4 Datenschutz unter Kollegen und Kolleginnen

Ein wichtiges Thema ist die Frage der Schweigepflicht oder des Datenschutzes im alltäglichen Miteinander im Pflegeteam. Wer darf eigentlich was wem erzählen?

> „Der Sohn von Frau G. hat angedeutet, dass er uns verklagen würde, wenn wir seinem Vater nicht erlauben, auf ihrem Zimmer zu rauchen."
>
> „Frau H., die Enkelin von Herrn T. auf Zimmer 17, hat erzählt, dass sie voll für die aktive Sterbehilfe sei. Ich habe richtig Angst, sie mit Herrn T. alleinzulassen."
>
> „Hey, Herr P. aus dem ersten Stock hat versucht, mir beim Umbetten an die Brust zu fassen. Sieh dich vor!"
>
> „Nach dem Besuch ihres Mannes ist Frau Ö. immer völlig fertig. Der macht richtig Psychodruck."
>
> „Ich glaube, Frau F. schlägt ihren Neffen. Ich habe es zwar nie gesehen, aber nach ihrem Besuch ist der Kleine immer völlig verstört."

Das Thema ist wichtig. Aber es ist (eigentlich) kein Problem. Denn unter Kollegen/ Kolleginnen darf man sich (fast) alles erzählen. Voraussetzung: Es geht um die Bewohner oder Patienten.

Nach dem Gesetz wird bestraft, wer „unbefugt ein fremdes Geheimnis offenbart", wobei der Verstoß hiergegen nur auf Antrag verfolgt wird. In der Praxis handelt es sich also um ein ausgesprochen selten tatsächlich geahndetes Delikt.

Der Begriff wird eng ausgelegt. Daher müssen Angehörige der Heilberufe davon ausgehen, dass alles, was sie tagtäglich erfahren, ein „Geheimnis" in diesem Sinn ist. Dazu gehören eben nicht nur alle dienstlichen Unterlagen (Befunde, Röntgenbilder oder OP-Berichte), sondern auch alle sonstigen (privaten) Informationen. Selbst wenn sie nicht den Patienten selbst betreffen, aber geheim sind, unterliegen diese Informationen der Schweigepflicht.

Aber: Das Schweigen darf gebrochen werden. Und zwar in Notfällen, zum eigenen Schutz, bei geplanten Straftaten und vor allem **für die gegenseitige Information**.

> Kollegialer Austausch ist vom Gesetzgeber ausdrücklich als notwendige Ausnahme von der Schweigepflicht geregelt worden. Alles, was den Dienstbetrieb angeht, darf (und muss) der Kollegin mitgeteilt werden.

Gerade die Information, dass ein Angehöriger Anhänger aktiver Sterbehilfe ist oder dass ein bestimmter Heimbewohner gewalttätig wurde, sind Tatsachen, die in jedem Fall weitererzählt werden müssen. Schließlich handeln Pflegefachkräfte aus beruflichen Gründen und bekommen Informationen im Rahmen ihrer beruflichen Tätigkeit. Lediglich Geheimnisse, die keinerlei Bezug zum Berufsalltag haben, dürfen nicht ausgeplaudert werden.

2.3 Übergabe

Der Personalwechsel am Ende einer Arbeitsschicht, die so genannte Schichtübergabe, wird in der Praxis – und so auch hier – als „Übergabe" bezeichnet.

> Die Übergabe ist ein mündlicher Informationsaustausch zwischen verschiedenen Pflegekräften.

Grundsätzlich gibt es drei verschiedene Arten der Übergabe, die unterschiedlichen Zwecken dienen:

♦ die Schichtübergabe, Übergabe am Bett
♦ die Übergabe von Station zu Station
♦ die postoperative Übergabe

2.3.1 Schichtübergabe, Übergabe am Bett

Die Schichtübergabe dient dem Austausch der neuesten Informationen über die Pflegebedürftigen/Patienten zwischen den Pflegekräften der einzelnen Dienstschichten. Hier werden auch neu aufgenommenen Pflegebedürftige/Patienten vorgestellt und organisatorische Absprachen getroffen. Bei der Übergabe werden häufig Abkürzungen und in besonderem Maß Fachsprache benutzt.

In vielen Einrichtungen wurde in den letzten Jahren die Übergabezeit drastisch gekürzt. Deshalb sollten „Berufsanfänger" mit den Fragen zu Abkürzungen und Fachausdrücken bis nach der Übergabe warten.

Bereichspflege Band 1, E 4.3

Eine besondere Form der Schichtübergabe ist die Übergabe am Bett. Hier findet die Übergabe nicht im Dienstzimmer, sondern direkt beim Patienten am Krankenbett statt, wobei es notwendig sein kann, dass bestimmte Informationen außerhalb des Zimmers übergeben werden. Aus Zeitgründen ist an dieser Übergabe meist nicht das gesamte, sondern lediglich das für den Bereich zuständige Pflegepersonal beteiligt.

Pflegevisite Band 2, A 3

Achtung: Die Übergabe am Bett wird fälschlicher Weise häufig als Pflegevisite bezeichnet, obwohl sie nur Teilaspekte von dieser enthält.

2.3.2 Übergabe von Station zu Station

Wird ein Pflegebedürftiger von einer Station auf eine andere verlegt, z. B. von der Intensivstation, Wachstation, Aufnahmestation oder einer Stroke-Unit[1] auf die Normalstation oder von einer Altenheimstation auf die andere, dann erhält das Pflegepersonal, das diesen Pflegebedürftigen zukünftig versorgt, eine ausführliche Übergabe, wobei folgende Angaben des Patienten/Bewohners enthalten sein sollten:

♦ Name
♦ relevante biografische Aspekte
♦ Geburtsdatum (Alter)
♦ Aufnahmedatum

---

1 Stroke-Unit (engl.) = Krankenstation mit spezieller Ausrichtung auf die Behandlung und Pflege von Schlaganfallpatienten

- ◆ Aufnahmediagnose
- ◆ Begleitdiagnosen
- ◆ Therapie (gegebenenfalls mit OP-Datum)
- ◆ Krankheits- und Therapieverlauf mit Zu- und Ableitungen, Hilfsmitteln sowie ausstehenden medizinischen und pflegerischen Maßnahmen
- ◆ Befinden des Pflegebedürftigen

> Eine umfassende Übergabe sollte auch bei Praxisanleitungen und Prüfungen erfolgen. So haben alle Beteiligten den gleichen Informationsstand. Dabei bietet eine gut strukturierte Übergabe ein Grundgerüst für ein strukturiertes Arbeiten.

2.3.3 Postoperative Übergabe

Nach Operationen erfolgt eine Übergabe der Pflegekräfte des Aufwachraums an die Pflegekräfte der Station. Dabei muss die abholende Pflegeperson examiniert sein und sollte möglichst von einer zweiten Pflegekraft begleitet werden.

Folgende Informationen werden übergeben:

- ◆ Name, Geburtsdatum
- ◆ durchgeführte Anästhesie und Operation
- ◆ Anästhesie- und Operationsverlauf
- ◆ Zustand des Patienten (Vitalparameter, Ansprechbarkeit, Übelkeit/Erbrechen)
- ◆ Zu- und Ableitungen
- ◆ erfolgte und geplante Medikamentengabe, Restinfusionen
- ◆ Lagerung des Patienten
- ◆ Belastungseinschränkungen, Druckverbände
- ◆ erfolgte und geplante Labor- oder Röntgenkontrolle

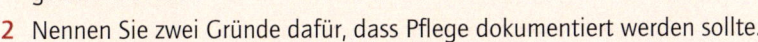

1 Prüfen Sie, ob im Krankenpflegegesetz und/oder in der dazugehörigen Ausbildungs- und Prüfungsverordnung auch Aussagen zur Dokumentation gemacht werden.

2 Nennen Sie zwei Gründe dafür, dass Pflege dokumentiert werden sollte.

3 Was wird in der Dokumentation festgehalten?

4 Nennen Sie die 6 Regeln für eine effektive Dokumentation, die Ihrer Ansicht nach die wichtigsten sind.

5 Was enthält ein Dokumentationssystem mindestens?

6 Treffen Sie für folgende Aussagen genauere professionelle Formulierungen:

  a) nicht „der Pflegebedürftige hat gut gegessen", sondern …

  b) nicht „die Urinausscheidung war heute o. k.", sondern …

  c) nicht „der Pflegebedürftige verweigert die s. c. Spritze", sondern …

  d) nicht „der Pflegebedürftige wurde gewindelt", sondern …

  e) Finden Sie drei weitere Beispiele.

7 Tragen Sie in die geeigneten Dokumentationsblätter folgende Informationen ein:

Herr Erich Müller, geb. am 31. Dezember 1920, wird heute aufgrund chronischer Obstipation (Verstopfung) ins Krankenhaus eingeliefert. Der Arzt hat deswegen bereits 2 x täglich (morgens und mittags) 1 Essl. Liquedepur angeordnet.

Herr Müller kann nur noch sehr schlecht hören. Deswegen trägt er normalerweise ein Hörgerät, das er leider in der Hektik zu Hause vergessen hat.

Die Krankheit macht Herrn M. sehr zu schaffen, sodass er des Öfteren äußert, dass es nun wohl „zu Ende geht".

Da Herr Müller im Laufe seines Lebens fast alle Zähne verloren hat, trägt er oben und unten eine Zahnprothese. Obwohl er eigentlich alles essen darf, mag er am liebsten Weißbrot und Kartoffelbrei. Obst lehnt er allerdings grundsätzlich ab.

Der Patient kann noch sehr gut stehen und sitzen, nur mit dem Laufen klappt es nicht mehr so gut. Zu Hause hat er sich am Waschbecken allein gewaschen. Für den Rücken und die Füße brauchte er allerdings Hilfe. Diese Hilfe hätte er jedoch lieber von einer männlichen Pflegekraft, da er es als unangenehm empfindet, sich vor einer fremden Frau auszuziehen.

Auf der Station wurden folgende Werte festgestellt:
Puls: 68
Blutdruck: 110/75
Temperatur: 37,1 rektal
Größe: 183 cm
Gewicht: 76 kg

Nach fast 50-jähriger Ehe ist seine Frau Hanna vor zwei Jahren verstorben. Seit dieser Zeit lebt er bei seinem Sohn und der Schwiegertochter im Haus, zu denen ein guter Kontakt besteht.

Herr Müller ist in Bingen am Rhein geboren und wohnt schon sein ganzes Leben in dieser Stadt. Er hat früher als Verkäufer gearbeitet, ist aber nun schon seit langer Zeit Rentner.

8 Welche Personenkreise dürfen Dokumentationssysteme einsehen?

9 Erklären Sie in eigenen Worten die „Übergabe".

10 Erläutern Sie die Unterschiede zwischen der Übergabe am Bett und der Übergabe zwischen zwei Stationen.

11 Nennen Sie aus dem Kopf die Informationen, die Sie bei einer ausführlichen Übergabe von Station zu Station weitergeben müssen.

12 Welche Informationen sind bei einer postoperativen Übergabe wichtig?

1 Führen Sie eine Schichtübergabe über eine von Ihnen versorgte pflegebedürftige Person durch.

2 Üben Sie die „Übergabe von Station zu Station", indem Sie Ihren pflegebedürftigen Patienten/Bewohner einer Ihrer Kurskolleginnen vorstellen. Notieren Sie sich vorher die wichtigsten Angaben (Angaben zum Namen und wesentliche Daten sollten Sie aus Gründen der Schweigepflicht und des Datenschutzes verändern). Fragen Sie Ihre Kurskollegin danach, welche wichtigen Informationen ihr gefehlt haben.

3 Holen Sie mit einer examinierten Kollegin einen Patienten aus dem OP ab. Achten Sie bei der Übergabe darauf, ob alle relevanten Informationen mitgeteilt wurden.

3   Pflegeklassifikationssysteme

Pia erzählt ihren beiden Mitschülern, dass sie sich über die Diagnosen ihrer kleinen Patienten in der Dokumentationsmappe näher informieren wollte, aber dort fand sie nur lateinische Begriffe und Nummern. „Könnt ihr mir sagen, was das ist?" Tim sagt daraufhin: „Das sind doch die ICD-10-Codes, die müssen überall eingetragen werden. Anhand dieser Nummern können zum Beispiel auch die Abrechnungen bei der Krankenkasse erfolgen."

Er fügt noch hinzu, dass jede Nummer eine medizinische Diagnose darstellt. Nun ist Olga auf einmal nachdenklich geworden und fragt noch mal nach: „Gibt es solche Codes nur für die Medizin oder auch für die Pflege? Mir fällt gerade diese eine Patientin ein, die über starken Harndrang mit Urinverlust klagt und deshalb ständig zur Toilette gehen will. Da sie zur Toilette gebracht werden muss, klingelt sie stets und bittet um Hilfe. Aber das steht so nicht in der Dokumentation."

1   Erkundigen Sie sich (bei ihren Lehrern, Praxisanleitern und anderen Pflegefachkräften) nach den ihnen bekannten Pflegeklassifikationen.

2   Diskutieren Sie Klassifikationssysteme in der Medizin und Pflege, die Sie bereits kennen.

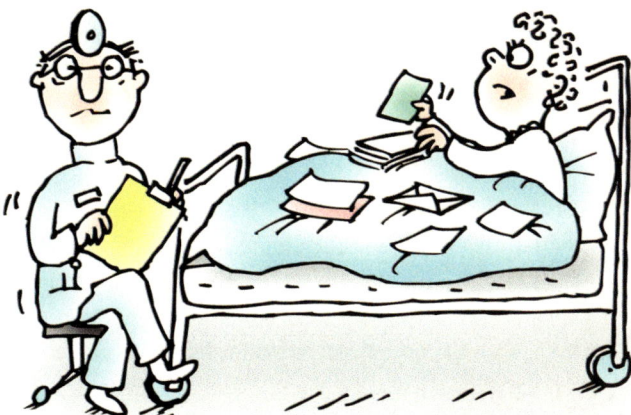

„... und damit Sie alle meine Nebendiagnosen verschlüsseln können, hab ich meine Arztbriefe und Untersuchungsberichte für Sie gesammelt, Herr Doktor!"

3.1   Bedeutung der Klassifikationen in der Pflege

In der Pflege gibt es, wie auch in der Medizin, einheitliche Begriffe für die Pflegediagnosen, die Pflegemaßnahmen oder auch für die Pflegeergebnisse.

> Durch die Strukturierung und anschließende Codierung in Klassifikationssystemen können Fachbegriffe in die EDV-Systeme aufgenommen werden.

Dieses ermöglicht auch eine elektronische Leistungserfassung, eine Leistungsbeurteilung und die Erstellung von Leistungsnachweisen für den einzelnen Patienten, für die Stationseinheit oder sogar für ganze Abteilungen. Somit ist ein schneller Austausch der Daten zwischen den Fachabteilungen und mit den Abrechnungsstellen (Krankenkassen) möglich.

Pflegeprozess
Band 1, E 1

Die Pflegediagnosen sind in den Pflegeprozess integriert. Im Anschluss an eine Informationssammlung schätzt im zweiten Schritt des Pflegeprozesses die Pflegefachkraft die Pflegediagnosen ein. Auf dieser Grundlage werden dann Pflegeziele und relevante Pflegemaßnahmen festgelegt, deren Erfolg nach einem bestimmten Zeitraum überprüft wird.

Pflegeforschung
Band 1, F 2

Bisher werden in der Praxis noch unterschiedliche Begriffe für ein und dasselbe Pflegeproblem, für identische Pflegemaßnahmen oder auch für die Pflegeziele verwendet. Um Missverständnissen vorzubeugen, ist eine einheitliche Fachsprache von Vorteil und verbessert die gemeinsame Kommunikation zwischen den Pflegefachkräften und anderen Berufsgruppen. Im Rahmen der Qualitätssicherung und zu Forschungszwecken werden Pflegeklassifikationen verwendet. So gibt eine Aufstellung der Patienten mit bestimmten Pflegeproblemen (z. B. zu Dekubitus oder Harninkontinenz) Aufschluss über die Anzahl der Patienten in den verschiedenen Abteilungen mit diesen Problemen. Diese Informationen können dann dazu benutzt werden, um präventive Maßnahmen verstärkt einzusetzen. In der Pflegeforschung können daraufhin Fragen nach der Effektivität dieser Maßnahmen untersucht werden.

3.2   Historische Entwicklung

Medizinische Diagnosen, wie sie in der ICD (International Classification of Diseases) zusammengefasst sind, gibt es schon seit dem Ende des 19. Jahrhunderts, in der Pflege wurden sie erst ab Mitte des 20. Jahrhunderts in den USA diskutiert. Amerikanische und kanadische Pflegekräfte haben sich erstmalig 1973 getroffen, um erste Pflegediagnosen zu formulieren. 1982 gründeten sie daraufhin die Nordamerikanische Pflegediagnosenvereinigung (NANDA).

Eine Diagnose ist der erste Schritt in der Pflege und Versorgung der Patienten und Bewohner, darauf aufbauend müssen Pflegemaßnahmen und Ziele bestimmt werden.

So erarbeiteten Pflegeforscher an der Universität von Iowa/USA eine Klassifikation der Pflegemaßnahmen (Pflegeinterventionen) und Pflegeergebnisse (Pflegeoutcomes). Daraufhin konnten 1992 die Pflegeinterventionsklassifikation **NIC** (Nursing Intervention Classification) und 1997 die Pflegeergebnisklassifikation **NOC** (Nursing Outcome Classification) erstmalig präsentiert werden.

Folgende Synonyme (= bedeutungsgleiche Wörter) können im Sprachgebrauch auftreten:

Begriff	auch bezeichnet als
Pflegemaßnahme	Pflegeintervention oder Pflegehandlung
Pflegeergebnis	Pflegeoutcome
Pflegeklassifikationen	Taxonomie der Pflege: eine systematische Einteilung oder Einordnung von einander ähnlichen Begriffen oder Erscheinungen
Pflegeklassifikationssystem	Ordnungsschema, das eine bestimmte Struktur zum Sortieren von Begriffen vorgibt

Bisher liegen aus dem Amerikanischen unzählige verschiedene Pflegeklassifikationen vor, die die Pflegepraxis, also die Diagnosen, die Maßnahmen und die Ergebnisse vereinen.

Bei der Übersetzung dieser Klassifikationen in die deutsche Sprache müssen neben den sprachlichen Besonderheiten auch die kulturellen Unterschiede (wie zum Beispiel unterschiedliche Religionen, unterschiedliche Berufsaufgaben der Pflegefachkräfte) mit einbezogen werden.

Beispiel: So ist die Diagnose „Verminderte Herzleistung" in der NANDA Klassifikation aufgelistet, aber im deutschsprachigem Raum gehört die Diagnostik eindeutig in den Verantwortungsbereich der Ärzte. Im amerikanischen Sprachraum wird zum Beispiel „Chronische Sorgen" als Pflegediagnose benannt, aber diese Form der Traurigkeit aufgrund des Verlustes einer geliebten Person ist für den deutschen Sprachraum noch recht ungewöhnlich.

Alle Pflegeklassifikationen werden regelmäßig aktualisiert und erweitert, allerdings ist es das große Ziel, diese Vielfalt zu vereinheitlichen. Hierzu gibt es erste Ansätze in den USA, eine gemeinsame Taxonomie zu entwickeln, die so genannte NNN-Taxonomie, die die NANDA, NIC und NOC zusammenführt. Bereits 1989 entstand die Internationale Klassifikation der Pflegepraxis, die ICNP, die die Pflegediagnosen, Pflegeinterventionen und Pflegeergebnisse vereinigt. Der Weltbund der Krankenpfleger/-innen (ICN: International Council of Nurses) hat mit dieser ICNP eine Klassifikation entwickelt, die die gesamte Pflegepraxis abbildet. Sie ist in jedem Land anwendbar und liegt in einer dritten Überarbeitung vor.

Klassifikationen	Ort der Entwicklung	Inhalte
NANDA	USA, Kanada	Pflegediagnosen
NIC	USA	Pflegeinterventionen
NOC	USA	Pflegeergebnisse
NNN (in Bearbeitung)	USA	Pflegediagnosen Pflegeinterventionen und Pflegeergebnisse
HHCC = Home Health Care Classification (für die ambulante Pflege)	USA	Pflegediagnosen und Pflegeinterventionen
OMAHA	USA	Pflegediagnosen, Pflegeinterventionen und Pflegeergebnisse
ICNP	Europa (ICN)	Pflegediagnosen, Pflegeinterventionen und Pflegeergebnisse

3.3   Klassifikation der Pflegediagnosen – NANDA

3.3.1   Medizinische und pflegerische Diagnosen

Ähnlich wie der Arzt eine medizinische Diagnose feststellt, werden in der Pflege Pflegediagnosen erstellt.

Diagnosen sind kurze, präzise formulierte Aussagen, die nach einer genauen Datensammlung (Assessment) formuliert werden.

Im Pflegeprozess stehen Pflegediagnosen auf einer Ebene mit den pflegerelevanten Problemen und Ressourcen, da sie erst nach einer Informationssammlung festgelegt werden.

Die Pflegediagnosen wurden entwickelt, nachdem es immer wichtiger wurde, neben den medizinischen Diagnosen auch den Pflege- und Betreuungsaufwand festzustellen, um die Pflegeleistungen mit den Krankenkassen abrechnen zu können. Dieser kann mit den bisherigen medizinischen Diagnosen-Klassifikationssystemen nicht abgebildet werden. Es fehlen im medizinischen Ordnungssystem vor allem die Diagnosen, die für die Pflege relevant sind. Somit ist eine Abrechnung der Pflegeleistung auf der Basis von Pflegediagnosen noch nicht möglich.

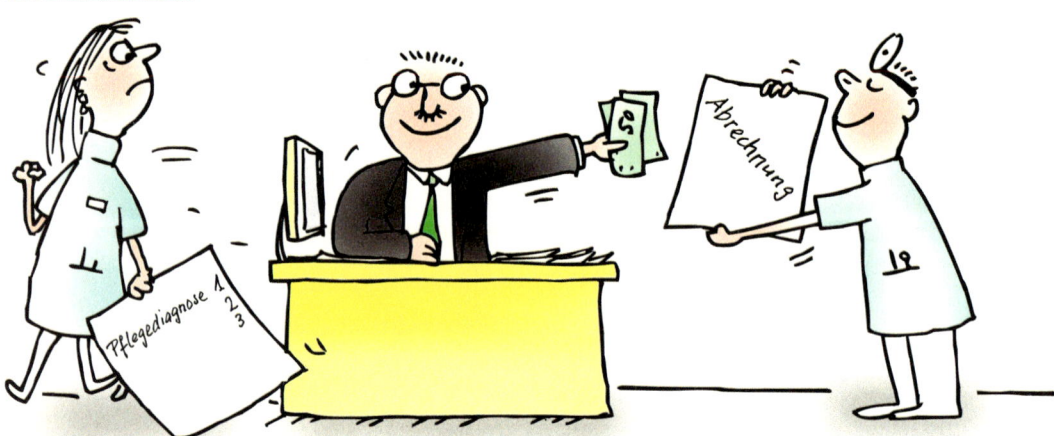

Funktionen von Pflegediagnosen
- Basis für Festlegung des Pflegebedarfs
- Kurzbeschreibung bzw. Charakterisierung der Pflegesituation
- einheitliche, strukturierte Sprache der Pflege
- Argumentation des Pflegeaufwands
- Daten für die Qualitätssicherung und Forschung
- standardisierte Erfassung von Pflegeinformationen in EDV-Systemen und Datenbanken
- Transparenz der Pflege

Medizinische Diagnose	Pflegediagnose
Beschreibung der Krankheit und der Organstörungen	Beschreibung des Krankheitserlebens, dass heißt, wie sich ein Mensch verhält, wenn er krank ist
Benennen von Ursachen für Krankheit und begründete medizinische Behandlung	Benennen von Ursachen für den aktuellen oder potenziellen Pflegebedarf und begründete pflegerische Maßnahmen
betreffen den Patienten als Einzelperson	beschreiben und berücksichtigen neben den Betroffenen auch die Familie oder Gemeinschaften als Funktionseinheit
beziehen sich auf pathophysiologische Veränderungen im Körper, meistens ohne Berücksichtigung psychosozialer Faktoren und Auswirkungen (Ausnahme: Psychiatrie)	beziehen sich auf das Verhalten des Patienten und die physiologischen Reaktionen auf Gesundheitsprobleme oder Lebensprozesse; manche Pflegediagnosen beschreiben Pflegeprobleme, die Pflegepersonen selbstständig oder in Zusammenarbeit mit Ärzten behandeln
rechtliche Zuständigkeit der Ärzte	Zuständigkeit der Pflege
Basis für medizinische Behandlung und Evaluation	Basis für Planung, Durchführung und Evaluation der Pflege
ICD (International Classification of Deseases): Organe und Organsysteme als Ordnungssystem	NANDA: menschliche Reaktionsmuster als Ordnungssystem

Pflegediagnose nach NANDA: Eine Pflegediagnose ist eine klinische Beurteilung der Reaktion eines Individuums, einer Familie oder einer Gemeinschaft auf aktuelle oder potenzielle Gesundheitsprobleme/Lebensprozesse. Auf der Basis der Pflegediagnosen werden die Pflegemaßnahmen ausgewählt, für die die Pflegefachkraft verantwortlich ist.

3.3.2 Aufbau und Struktur der NANDA-Pflegediagnosen

In der zurzeit gültigen Taxonomie sind ca. 170 Diagnosen, die sich in Pflegediagnosen, Gesundheits- und Wellnessdiagnosen unterteilen lassen. Die einzelnen Bereiche sind nach menschlichen Reaktionsmustern benannt. Bereiche sind zum Beispiel Gesundheitsförderung, Ernährung, Aktivität/Ruhe und Sicherheit/Schutz. Jeweils den Bereichen sind Klassen zugeordnet. So gehören z. B. zum Bereich „Ausscheidung" insgesamt vier Klassen: Harnwegssystem, Verdauungssystem, Integumentsystem (Hautsystem) und Atmungssystem. Hier finden sich die Pflegediagnosen wieder. So kann die Pflegediagnose Dranguninkontinenz und die Dranguninkontinenzgefahr in der Klasse Harnwegssystem gefunden werden.

Um eine genaue Einschätzung vorzunehmen, gibt es noch sieben so genannte Achsen. Eine Achse gibt Merkmale vor, die zur näheren Beschreibung der Pflegediagnose von Bedeutung sind.

Achse	Bezeichnung	Erläuterung
1	diagnostischer Begriff	kann die diagnostische Aussage oder auch die Pflegediagnose sein
2	Zeit	akut, chronisch, intermittierend, kontinuierlich
3	Versorgungseinheit	Individuum, Familie, Gruppe, Gemeinde
4	Alter	vom Fetus bis zum hochaltrigen Menschen
5	Gesundheitsstatus	Gesundheitsförderung, Wellness, Risiko: Gefahr von … aktuell: tatsächlich vorhanden
6	Attribut	begrenzt oder spezifiziert den diagnostischen Begriff
7	Topologie	Teile bzw. Regionen des Körpers

P = „Gewebeschädigung"

E = Druck, veränderte Durchblutung

S = verletze Haut, Hautrötungen

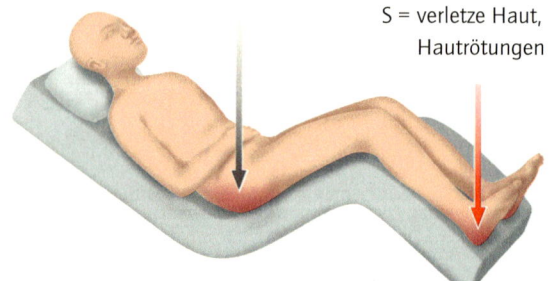

In der NANDA haben die Pflegediagnosen eine bestimmte Struktur:

P = Pflegediagnosentitel (entspricht meist dem Pflegeproblem)
E = Einflussfaktoren bzw. ursächliche Faktoren
S = Symptome und Kennzeichen
R = Risikofaktoren

Es werden verschiedene Diagnosearten in der NANDA unterschieden. Sie bietet eine Auswahl an Kennzeichen und Faktoren, die eine individuelle Beschreibung und Unterscheidung für jede Person möglich macht.

Abkürzungen in der NANDA

a/d: Abkürzung für **a**ngezeigt **d**urch, dient der Verknüpfung von Pflegediagnose und Symptomen und Anzeichen

b/d: Abkürzung für **b**eeinflusst **d**urch, dient der Verknüpfung von Pflegediagnose und Ursache

Diagnoseart	Beschreibung	Beispiel
aktuelle Pflegediagnose	Beschreibung von menschlichen Reaktionen auf Gesundheitszustände/ Lebensprozesse, die bei Individuen, Familien oder Gemeinschaften vorkommen	Angst beeinflusst durch die Operation Stress angezeigt durch offensichtliche Besorgnis Drangurininkontinenz beeinflusst durch erhöhte Flüssigkeitszufuhr …
Risiko-Pflegediagnose	Beschreibung von Gesundheitsproblemen, die sich erst noch entwickeln können	Aspirationsgefahr, Drangurininkontinenzgefahr
Gesundheits-förderungs-/ Wellness-Pflegediagnose	Beschreibung der menschlichen Reaktionen auf Grade des Wohlbefinden bei einer Person, einer Familie oder einer Gemeinde, die wiederum bereit ist, dieses Wohlbefinden zu verbessern oder zu steigern	Bereitschaft für einen verbesserten Schlaf
Syndrom-Pflegediagnose	beschreibt eine Gruppe von mehreren Pflegediagnosen, die aufgrund eines bestimmten Ereignisses oder einer Situation auftreten; Ansammlung mehrerer Pflegediagnosen	Gefahr eines Immobilitätssyndroms

nach: NANDA International: NANDA-Pflegediagnosen –
Definition und Klassifikation 2005–2006. Verlag Hans Huber, Bern 2005

Zu einem Problem kann es werden, dass die Pflegediagnosen meist abstrakt formuliert sind. Für die tägliche Arbeit ist es aber erforderlich, praxisnahe Pflegediagnosen zu formulieren. Somit ist es möglich, dass sich nicht alle Pflegediagnosen, die für einen Patienten festgestellt wurden, in der Klassifikation wiederfinden.

Obwohl der Anspruch erhoben wird, dass das pflegerische Wissen wissenschaftlich überprüfbar sein soll, kann dieser noch nicht auf alle Pflegediagnosen übertragen werden.

Für die Patientin in der Eingangssituation kann die Pflegediagnose „Drangurininkontinenz" erhoben werden. Erst wenn die Ursachen und die Symptome genau festgestellt worden sind, können geeignete Maßnahmen eingeleitet werden.

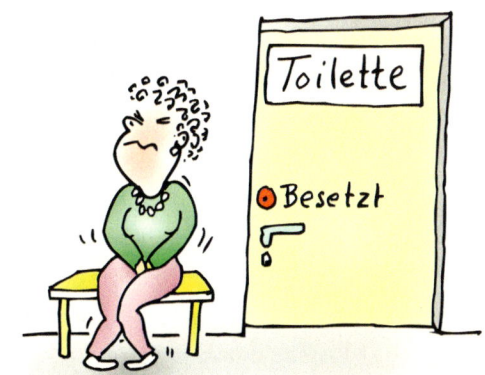

Dranguninkontinenz[V]

Ausscheidung, Harnwegssystem (00019)
NANDA-Originalbezeichnung: „Urge Incontinence"
Diagnosetyp: aktuelle Pflegediagnose (PES)

Definition: ein unfreiwilliger Urinabgang direkt nach starkem Harndrang

bestimmende Merkmale oder Kennzeichen	beeinflussende Faktoren
♦ Harndrang	♦ Alkohol
♦ Blasenkontraktion/Spasmus	♦ Kaffee
♦ häufiges Wasserlösen (häufiger als zweistündlich)	♦ verkleinertes Blasenfüllungsvermögen (z. B. aufgrund anamnestisch bekannter Entzündungen im kleinen Becken, abdomineller Eingriffe, Dauerkatheter)
♦ urinieren in kleinen Mengen (weniger als 100 ml)	♦ erhöhte Flüssigkeitszufuhr
♦ urinieren in großen Mengen (mehr als 550 ml)	♦ erhöhte Urinkonzentration
♦ Nykturie (häufiger als zweimal in der Nacht)	♦ Reizung der Blasendehnungsrezeptoren, die einen Spasmus verursacht
♦ Unfähigkeit, die Toilette rechtzeitig zu erreichen	♦ Blasenüberdehnung

3.4 Klassifikation der Pflegeinterventionen – NIC

3.4.1 Pflegeinterventionen

Eine **Pflegeintervention** wird oft mit dem Begriff Pflegemaßnahme gleichgestellt. Damit ist jede Pflegehandlung, die eine Pflegekraft bei einem Patienten ausführt, als Pflegeintervention zu verstehen. Die Pflegekraft verfügt über das Wissen und die Kompetenz, eine genaue Einschätzung und eine Beurteilung der Situation des Patienten vorzunehmen, die für die Auswahl der Pflegeinterventionen notwendig sind.

Die Klassifikation der Pflegeinterventionen (NIC= Nursing Interventions Classification) umfasst sowohl pflegerische als auch Interventionen, die von anderen Berufsgruppen ausgeführt werden. Die Pflegemaßnahmen sind vorrangig für die Pflege von Erwachsenen in der Akut- und Langzeitversorgung abgestimmt, für die Kinderkrankenpflege sind nur einige wenige der Interventionen verwendbar. Für einige Interventionen müssen aufgrund der rechtlichen Vorschriften ärztliche Verordnungen vorliegen. Die Interventionen werden entweder direkt oder indirekt am Patienten/Bewohner ausgeführt oder sie sind notwendig, um die Pflege und Versorgung im Stationsablauf gewährleisten zu können.

Direkte Pflegemaßnahmen werden am Patienten ausgeführt.
Indirekte Pflegemaßnahmen werden nicht am Patienten ausgeführt, sondern beinhalten Aufgaben im Management oder dienen einer Koordinierung der Berufsgruppen.

3.4.2 Aufbau und Struktur der NIC

Wie auch in der NANDA liegt mit der NIC eine umfassende Darstellung und Strukturierung der Pflegeinterventionen auf der Grundlage bereits vorhandener Forschungsergebnisse und Expertenwissen vor.

Die Klassifikation hat insgesamt 514 Pflegeinterventionen, die sich auf 7 Bereiche mit insgesamt 30 Klassen aufteilen. In jeder Klasse, die mit einem Buchstaben gekennzeichnet ist, wurden die Interventionen zugeordnet.

Jede Pflegeintervention hat einen Code, eine Bezeichnung und eine Definition, die beispielsweise bei einer computerunterstützten Erfassung der Pflegeinterventionen hilfreich ist. Zusätzlich ist ihnen noch eine Auswahl an Tätigkeiten/Aktivitäten zugeordnet, die gemeinsam ausgeführt diese Intervention ergeben. Das heißt: Eine Intervention ist aus mehreren Tätigkeiten zusammengesetzt. Die Auswahl der einzelnen Tätigkeiten wird durch die Pflegefachkraft bestimmt.

Bereiche (Domänen) der NIC	ausgewählte Beispiele für Klassen und Interventionen
1 physiologisch: elementar (physiological: basic): Interventionen zur Unterstützung physiologischer Vorgänge	z. B. Klasse B: Ausscheidungsmanagement: Interventionen: – Beckenbodentraining – Blasentraining – Stuhlinkontinenzpflege – Baden
2 physiologisch: komplexe Interventionen zur Unterstützung homöostatischer und regulierender Prozesse	z. B. Klasse L: Haut-/Wundmanagement Interventionen: – Hautpflege und Wundmanagement – Dekubituspflege
3 Verhalten: Interventionen zur Förderung der psychosozialen Lebensgestaltung und zur Erleichterung von Veränderungen der Lebensweise	z. B. Klasse Q: Kommunikationsförderung Interventionen: – Gedächtnistraining – kognitive Stimulation
4 Sicherheit: Interventionen zum Schutz vor Schädigungen und Verletzungen	Klasse V: Risikomanagement/-bewältigung Interventionen: – Sturzprävention – Prävention von Infektionen
5 Familie: Interventionen zur Unterstützung der Familie	z. B. Klasse W: Entbindungspflege Interventionen: – postpartale Pflege – Familienplanung: Kontrazeption
6 Gesundheitssystem: Interventionen zur Unterstützung der effektiven Nutzung des Gesundheitswesens	z. B. Klasse b: Informationsmanagement Interventionen: – Beratung – Erhebung von Daten zu Forschungszwecken
7 Gemeinde (Community): Interventionen zur Unterstützung der Gesundheitsversorgung in der Gemeinde	z. B. Klasse c: Gesundheitsförderung in der Gemeinde Interventionen: – Case-Management – Gesundheitsbildung

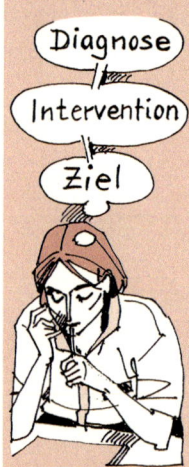

Beispiel: Bei der Pflegediagnose „Drangurininkontinenz" kann das Pflegeziel „Urinkontinenz" lauten, das heißt, dass kein ungewollter Urinverlust bei der Patientin mehr auftritt. Aus der NIC können für dieses Pflegeziel unterschiedliche Interventionen eingeleitet werden. So stehen z. B. das Toilettentraining, die Pflege bei Urininkontinenz, Blasentraining oder das Flüssigkeitsmanagement zur Verfügung. Die Pflegeintervention „Pflege bei Urininkontinenz" gehört zum Bereich 1 und dort in die Klasse B. Im Bereich 1 gibt es 6 Klassen, A bis F, und in jeder Klasse verschiedene Interventionen. Die Pflegeintervention „Pflege bei Urininkontinenz" wird als „Assistenz bei der Förderung der Kontinenz und Sicherstellung der Unversehrtheit der perianalen Haut" definiert (perianal = in Umgebung des Afters). Zu der Intervention gehören Tätigkeiten, die sich z. B. auf die Identifikation von Ursachen, Überwachung des Miktionsverhaltens, Flüssigkeitszufuhr oder die Überwachung von angeordneten Therapiemaßnahmen durch den Arzt beziehen. Welche der Tätigkeiten infrage kommen, geschieht in Abstimmung im Einzelfall.

Wird ein anderes Pflegeziel z. B. „Gewebeintegrität: Haut und Schleimhäute" gewählt, so kommen neben der Pflege bei Urininkontinenz zusätzlich weitere Interventionen wie perianale Pflege oder Baden in Betracht.

> Pflegediagnosen und Pflegeziele bestimmen entscheidend die Auswahl der Pflegemaßnahmen.

3.5 Klassifikation der Pflegeergebnisse – NOC

3.5.1 Pflegeergebnisse

> **Pflegeergebnisse** sind die Auffassungen oder Erlebnisse des Patienten, deren Ursache Pflegeinterventionen sind. Es ist möglich, Aussagen über positive oder negative Veränderungen zu machen. Weiterhin können auch Zustände beschrieben werden, in denen keine Veränderungen eingetreten sind.

Pflegeergebnisse stehen im engen Zusammenhang mit den Pflegeinterventionen. Nach einer erfolgten Intervention kann die Klassifikation der Pflegeergebnisse dazu dienen, den Zustand des Patienten zu bewerten und die erreichten Pflegeergebnisse zu beurteilen. Dabei werden nicht nur die Pflegeergebnisse erfasst, die durch die Pflege beeinflusst werden, sondern auch solche, die durch die Zusammenarbeit in einem interdisziplinären Team zustande kommen. Laut dem Pflegeprozess werden Pflegeziele (also erwartete Pflegeergebnisse) festgelegt, die nun nach Beendigung der Intervention als Pflegeergebnisse bewertet werden können.

Ebenfalls werden, wie in der NANDA und der NIC, Begriffe aufgelistet und standardisiert, die Pflegeergebnisse beschreiben. Ein individueller Gebrauch der Pflegeergebnisse ist dennoch möglich. Auch hier wurden die Pflegeergebnisse durch die Forschungsliteratur und die Pflegepraxis zusammengetragen und geprüft.

3.5.2 Aufbau und Struktur der NOC

Die Struktur der NOC gleicht der NIC. So gibt es 7 Bereiche, die insgesamt 29 Klassen umfassen und in diesen Klassen befinden sich die insgesamt 260 Pflegeergebnisse. Jedes Pflegeergebnis hat eine Bezeichnung, eine Definition und eine Gruppe von Indikatoren, die das Ergebnis näher beschreiben. Die Indikatoren werden auf einer 5-Punkte-Skala bewertet. Ein Indikator ist ein beobachtbarer Zustand, ein Verhalten, eine geäußerte Auffassung oder eine Beurteilung des Patienten.

Bereiche der NOC	ausgewählte Klassen und Pflegeergebnisse (Beispiele)
I. funktionale Gesundheit	Klasse C − Mobilität Pflegeergebnis: Fortbewegung: gehen; Gleichgewicht
II. physiologische Gesundheit	Klasse F − Ausscheidung: Pflegeergebnis: Urinkontinenz; Stuhlkontinenz
III. psychosoziale Gesundheit	Klasse M − psychisches Wohlbefinden Pflegeergebnis: Hoffnung, Lebenswille
IV. Wissen über Gesundheit und Verhalten	Klasse Q − Gesundheitsverhalten Pflegeergebnis: gesundheitsförderliches Verhalten; Gewichtskontrolle
V. wahrgenommene Gesundheit	Klasse U − Gesundheits- und Lebensqualität Pflegeergebnis: Lebensqualität, körperliche Fitness
VI. Familiengesundheit	Klasse W − pflegende Angehörige Pflegeergebnis: Beziehungen zwischen pflegenden Angehörigen und dem Patienten; Belastungsfaktoren der/des pflegenden Angehörigen
VII. Situation der Gesundheitsversorgung in einer Gemeinde	Klasse b − gesundheitliche Lebensqualität in einer Gemeinde Pflegeergebnis: Gesundheitsniveau einer Gemeinde

Beispiel: Der Bereich II „Physiologische Gesundheit" hat insgesamt 10 Klassen und die Klasse F „Ausscheidung" wiederum hat 4 Pflegeergebnisse zum Inhalt. Das Pflegeergebnis „Urinkontinenz" gehört hierzu. Nun kann die Kontinenz auf vielfältige Art und Weise beurteilt werden, also stehen 20 verschiedene Indikatoren zur Verfügung, um den Fortschritt einer Pflegemaßnahme beurteilen zu können. Für den Indikator „adäquate Zeit zur Erreichung der Toilette zwischen Drang und der Ausscheidung" kann die Pflegefachkraft die Patientin dahingehend beurteilen, ob sie dieses „nie", „selten", „manchmal", „oft" oder „konsistent" demonstriert hat. Diese Beurteilung ist besonders wichtig, um schon geringe Unterschiede erkennen zu können. In der Einstiegssituation könnte z. B. die Patientin nur nach den Mahlzeiten Probleme mit dem rechtzeitigen Erreichen der Toilette haben, zu anderen Zeiten besteht dieses Problem nicht.

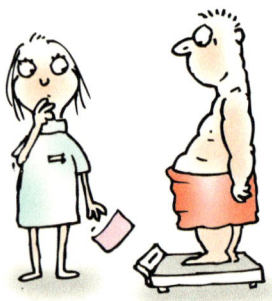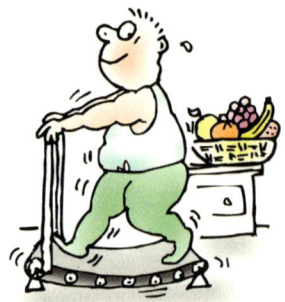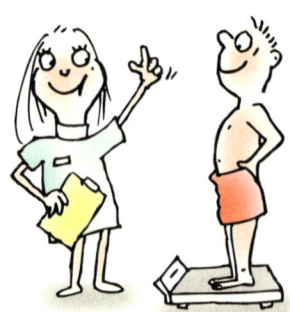

NOC IV. Klasse Q – Pflegeergebnis: gesundheitsförderliches Verhalten

3.6 Internationale Klassifikation der Pflegepraxis – ICNP

3.6.1 Pflegephänomene, Pflegeinterventionen und Pflegeergebnisse

Die ICNP bildet ebenfalls die Pflegepraxis ab, indem sie Pflegephänomene, Pflegeinterventionen und Pflegeergebnisse beschreibt. Im Unterschied zur den bisher genannten Pflegeklassifikationen wurden in der ICNP Begriffe gesammelt und nach
sprachlichen Gesichtspunkten strukturiert. Die pflegewissenschaftliche Bedeutung
der einzelnen Bestandteile der ICNP ist hier nicht relevant.

Um die Pflegephänomene, -interventionen und -ergebnisse zu bestimmen, werden
sie mit den vorhandenen Begriffen aus den jeweiligen Achsen zusammengesetzt.

Die Bezeichnungen sind individuell und lassen unterschiedlichste Kombinationen
zu. Aus diesem Grund erhebt die ICNP den Anspruch in verschiedenen Ländern und
unterschiedlichen Kulturen einsetzbar zu sein. Allerdings muss die Verwendung der
ICNP erlernt werden, damit nicht für ein und dieselbe Pflegediagnose bei einem
Patienten mehrere Formulierungen in der Dokumentation stehen.

> Bisher wurden die Begriffe Pflegediagnosen, Pflegeinterventionen und Pfle-
> geergebnisse jeweils in der Klassifikation definiert. So hat auch die ICNP ihre
> eigenen, aber zum Teil sehr ähnliche Definitionen.

Unter einem **Pflegephänomen** werden relevante Aspekte der Gesundheit verstanden, die für die pflegerische Praxis bedeutsam sind. Oft sind Pflegephänomene gleichbedeutend mit Pflegediagnosen.

Pflegediagnosen sind zusammengesetzte Begriffe aus der Klassifikation der
Pflegephänomene.

Pflegeinterventionen sind Pflegehandlungen, die aufgrund einer Pflegediagnose unternommen werden, um ein bestimmtes Pflegeergebnis zu erhalten.
In der ICNP besteht eine Pflegeintervention aus zusammengesetzten Begriffen aus der Klassifikation der Pflegehandlungen.

Pflegeergebnisse beschreiben das Ausmaß oder den Status der Pflegediagnose zum Zeitpunkt nach der Pflegeintervention.

3.6.2 Aufbau und Struktur der ICNP® Version 1

Die ICNP besteht aus einem umfangreichen System von Begriffen, die miteinander in Beziehung stehen. Die ICNP® Version1 setzt sich aus verschiedenen Bausteinen, den Achsen, zusammen. Den sieben Achsen sind wiederum eine Vielzahl von Begriffen zugeordnet.

Die bisher genannten Klassifikationen sind als Bücher erhältlich, in denen Pflegende die benötigten Codes für eine eventuelle elektronische Pflegedokumentation nachschlagen können. Die ICNP hingegen sieht sich selbst als Katalog von Begriffen für eine elektronische Erfassung von Pflegediagnosen, Pflegeinterventionen und Pflegeergebnissen. Ausgangspunkt ist ein computergestütztes Programm, das in einem Katalog die Begriffe der ICNP gespeichert hat. Anhand der sieben verschiedenen Achsen können nun die unterschiedlichen Begriffe zusammengeführt werden, um die Diagnosen, Interventionen und Ergebnisse zu benennen (s. u.). Die sieben Achsen beziehen sich auf folgende Merkmale:

Achse	Beschreibung	Beispiel
Fokus	Bereich, der stärkere Beachtung erhält	Schmerz, Atmungssystem, aggressives Verhalten
Beurteilung	Einschätzung der jeweiligen Situation oder des Symptoms	abhängig, Risiko, verbessert
Mittel	Hilfen, Methoden oder die Art und Weise, die zur Ausführung der Intervention nötig sind	Vorlage, Hilfsmittel, Wunddrain
Handlungstyp	ausgeführte Tätigkeiten	assistieren, beobachten, bewegen
Zeit	Zeitpunkt, Zeitraum oder Dauer eines Ereignisses	immer, chronisch, morgens
Lokalisation	genaue Bezeichnung des Ortes	posterior, Abdomen
Klient	Pflegeempfänger	Erwachsener, Kind, Familie

Beispiel: Die Patientin leidet unter einer verstärktem Dranginkontinenz. Dieser Begriff findet sich unter der Achse „Fokus" wieder. Da der Harndrang stark ist, liegt hier eine Einschätzung der Dranginkontinenz vor. Aus der Achse „Beurteilung" muss demzufolge der Begriff „erhöht" hinzugenommen werden.

Eine mögliche Pflegemaßnahme kann z. B. das Blasentraining darstellen. Zur Beschreibung dieser Pflegeinterventionen werden aus der Achse „Handlungstyp" der Begriff „Training" und aus der Achse Mittel „Technik des Blasentrainings" ausgewählt. Als Ergebnis kann eine verringerte Dranginkontinenz angestrebt werden. Auch hierfür werden aus der Achse „Fokus" der Begriff „Dranginkontinenz" und aus der Achse „Beurteilung" der Begriff „verringert" ausgesucht.

> Zur Beschreibung der einzelnen Diagnosen, Interventionen und Ergebnisse werden jeweils Begriffe aus den Achsen zusammengesetzt, dabei darf pro Achse nur ein Begriff verwendet werden.

Zusammenfassend lassen sich folgende Mindestvoraussetzungen festhalten:

Beschreibung Pflegediagnose (zusammengesetzt aus Pflegephänomenen):

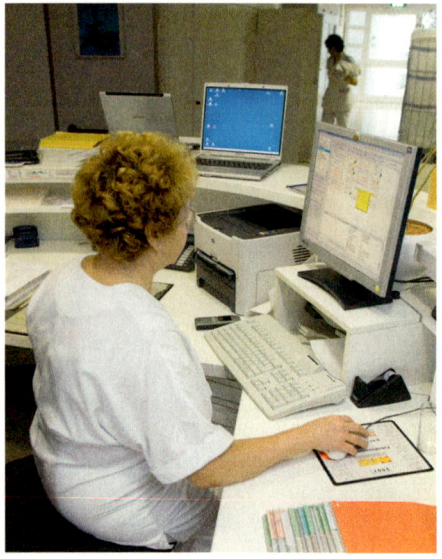

1. Achse Fokus
2. Achse Beurteilung
3. andere Achsen sind bei Bedarf mit einzubeziehen

Beschreibung der Pflege-interventionen:
1. Achse Handlungstyp
2. es muss ein Ziel bestimmt werden, hierzu können sämt-liche Achsen verwendet werden – außer der Achse Beurteilung
3. andere Achsen sind bei Bedarf mit einzubeziehen

Beschreibung Pflegeergebnisse:
1. Achse Fokus
2. Achse Beurteilung
3. andere Achsen sind bei Bedarf mit einzubeziehen

Die ICNP ist eine Plattform, um elektronisch die Diagnosen, Interventionen und Ergebnisse zu dokumentieren.

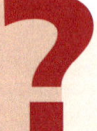

1 Welche Bedeutung können Klassifikationen in der Pflege haben?

2 Wann und wo wurde erstmalig damit begonnen, sich mit einer einheit-lichen Pflegefachsprache auseinanderzusetzen?

3 Worin unterscheiden sich medizinische und pflegerische Diagnosen?

4 Welche Funktionen haben Pflegediagnosen?

5 Warum finden sich in der NANDA nicht alle Pflegediagnosen wieder?

6 Was sind Pflegediagnosen, Pflegeinterventionen und Pflegeergebnisse?

7 Welche Formen der Pflegediagnosen unterscheidet die NANDA?

8 Welche Art von Interventionen sind in der NIC vorhanden?

9 Was ist für die Auswahl der Pflegeinterventionen entscheidend?

10 Wie unterscheiden sich die Pflegediagnosen der NANDA von denen der ICNP?

11 Wozu dient die 5-Punkte-Skala bei der Bewertung der Pflegeergebnisse mit der NOC?

12 Welche Achsen der ICNP werden zur Beschreibung einer Pflegediagnose, einer Pflegeintervention und eines Pflegeergebnisses mindestens verwendet?

▌ 1 Beschreiben Sie die wichtigsten Pflegediagnosen auf Ihrer Einsatzstation und vergleichen Sie Ihre Ergebnisse mit der NANDA. Vergleichen Sie die Pflegediagnosen mit den Diagnosen aus der Medizin.

▌ 2 Machen Sie sich in der Gruppe anhand eines realen Fallbeispiels mit den Klassifikationen der Pflegediagnosen, Pflegeinterventionen und Pflegeergebnisse vertraut.

- Jede Gruppe formuliert drei Pflegediagnosen, mögliche Pflegeinterventionen und erwartete Pflegeergebnisse.
- Nehmen Sie je ein Beispiel aus den Bereichen Kinderkrankenpflege, Krankenpflege und Altenpflege.
- Stellen Sie die Ergebnisse im Plenum vor und diskutieren Sie folgende Fragestellungen:
  a) Sind die vorgestellten Pflegediagnosen zum Fallbeispiel nachvollziehbar?
  b) Passen die vorgestellten Pflegeinterventionen zu den Pflegediagnosen?
  c) Sind die erwarteten Pflegeergebnisse realistisch?
- Anschließend suchen Sie in den jeweiligen Klassifikationen NANDA, NIC, NOC und ICNP nach den vorgestellten Begriffen. Was fällt Ihnen auf?

Doenges, Marylinn E./Moorhouse, Mary Frances/Geissler-Murr, Alice C.: Pflegediagnosen und Maßnahmen. Verlag Hans Huber, Bern 2002

Johnson, Marie/Maas, Meridean I./Moorhead, Sue: Pflegeergebnisklassifikation NOC, Verlag Hans Huber, Bern 2005

NANDA International: NANDA-Pflegediagnosen – Definition und Klassifikation 2005–2006. Verlag Hans Huber, Bern 2005

McCloskey-Dochtermann Joanne/Bulechek, Gloria M.: Nursing interventions classification NIC. Mosby, St. Louis 2004

McCloskey-Dochtermann Joanne/Bulechek, Gloria M.: Pflegeinterventionsklassifikation NIC. Verlag Hans Huber, Bern (Veröffentlichung voraussichtlich 2008) Stand 04/08

Johnson, Marion: Pflege – Diagnosen, Interventionen, Ergebnisse. Verlag Hans Huber, Bern (Veröffentlichung voraussichtlich 2008) Stand 04/08

ICN – International Council of Nurses (Hrsg.): ICNP® Version 1.0, 2005

ICN – International Council of Nurses (Hrsg.): ICNP® Internationale Klassifikation der Pflegepraxis. Verlag Hans Huber, Bern 2003

www.nanda.org

www.icnp.info

www.kda.de – Informationen zur Altenpflegeausbildung, Abbildung Pflegediagnosen in der Altenpflege

www.omahasystem.org

4 Pflegeorganisationssysteme

Nach einem anstrengenden Arbeitstag im praktischen Einsatz treffen sich Olga, Pia und Tim, um gemeinsam zu lernen. Bevor es aber so richtig losgeht, plaudern die drei ein wenig.

Pia berichtet den anderen, dass auf der Station, auf der sie gerade eingesetzt ist, die Pflegenden einen ganz besonders intensiven Kontakt zu den Kindern und ihren Angehörigen haben. Eine Fachkraft ist während der gesamten Zeit des Krankenhausaufenthaltes für bestimmte Kinder zuständig und kümmert sich um diese. Das heißt, sie ist die erste Ansprechperson für die Eltern und alle anderen des therapeutischen Teams. Sie ist verantwortlich für den Pflegeprozess und die Pflegeplanung. Selbstverständlich kann sie die Pflege nicht allein durchführen – dafür müsste sie ja rund um die Uhr im Dienst sein. Aber sie legt fest, welche Pflegemaßnahmen wie durchgeführt werden sollen.

Daraufhin beklagt sich Tim, dass er heute den ganzen Vormittag nur die Vitalzeichenkontrolle durchgeführt hat und im Anschluss daran alle Betten neu beziehen musste: „Das hat insgesamt drei Stunden gedauert und ich konnte mich auf keinen Patienten richtig konzentrieren, da ich ja nur Fieber, Puls und Blutdruck messen sollte. Das Unangenehmste war, dass ich die meisten der Patienten gar nicht kannte und deshalb auch keine Fragen beantworten konnte."

Nun erzählt Olga, dass der Wohnbereich, in dem sie arbeitet, in drei Bereiche aufgeteilt ist und dass es für jeden Bereich eine zuständige und verantwortliche Fachkraft gibt. Sie selbst ist einem Bereich seit Anfang ihres Einsatzes zugeteilt und übernimmt je nach Schicht feste Aufgaben für bestimmte Bewohner.

Tim, Pia und Olga sind erstaunt darüber, wie unterschiedlich die Pflege organisiert sein kann.

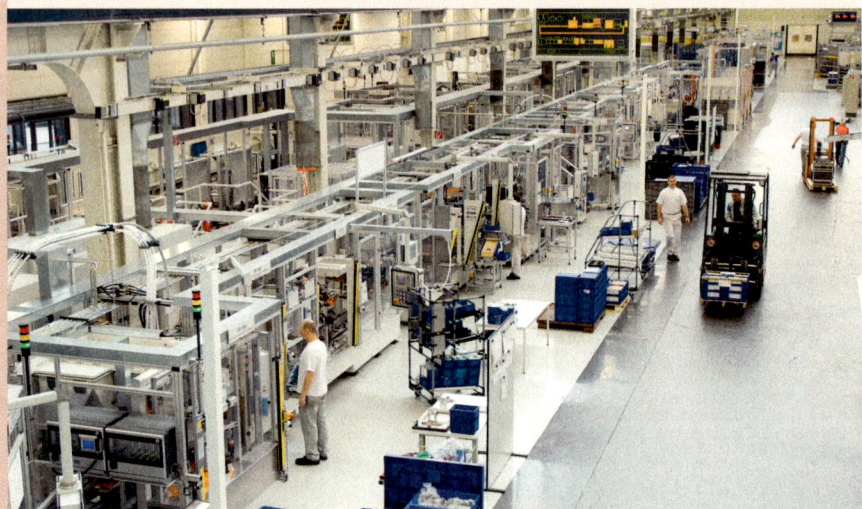

Organisationssysteme müssen gut aufeinander abgestimmt sein –
hier: eine der weltweit modernsten Fertigungsstraßen für Lenkstangen

1   Wie ist die Pflege auf Ihrer Station organisiert?

2   Welche verschiedenen Organisationsformen kennen Sie aus der Praxis?

3   Macht es grundsätzlich Sinn, Pflege zu organisieren? Wie denken Sie darüber?

4.1 Organisationen

Organisation meint die Regelung von Aufgaben, Funktionen und Tätigkeiten in sozialen Beziehungen, wie zum Beispiel Betrieben, Behörden, Verbänden; alle Elemente dieses Beziehungsgeflechts und alle daraus gebildeten abgegrenzten Einheiten (Stellen, Abteilungen, Arbeitsprozesse) sind in das Gefüge eines umgebenden Sozialgebildes eingegliedert.[VI]

Organisationen lassen sich nach zwei verschiedenen Zielsystemen unterscheiden. Zum einen gibt es die Organisationen, deren Ziel darin besteht, Leistungen zu erbringen bzw. Produkte herzustellen oder bestimmte Außenwirkungen zu erzielen (Polizei, Gewerkschaften). Andererseits gibt es Organisationen, deren Ziel auf die Veränderung von Human-Kompetenzen gerichtet ist. Hier handelt es sich vorrangig um Non-Profit-Organisationen, wozu beispielsweise Schulen, Beratungsstellen und vor allem Krankenhäuser gehören.

Die Zunahme der Komplexität menschlicher Tätigkeiten führt zwangsläufig zu der Konsequenz einer Arbeitsteilung. Damit das Zusammenwirken der einzelnen „geteilten" Arbeitsgänge überhaupt gelingen kann, ist es notwendig, diese zu organisieren.

> Organisation ist notwendig: Durch die Festlegung von Wegen und Mitteln wird eine Basis geschaffen, um grundsätzlich das Erreichen eines Ziels zu ermöglichen.

> **Beispiel:** Wenn Olgas Tochter Ina krank wird, die sich normalerweise um die Einkäufe kümmert, wenn Olga Frühdienst hat, muss Olga Inas Anteil an den Hausarbeiten anders organisieren. Die Einkäufe könnte beispielsweise vorübergehend Inas Bruder Andre übernehmen.

Wie die Ziele erreicht werden, ist in den verschiedenen Pflegeeinrichtungen unterschiedlich geregelt. Im Folgenden sollen deshalb die verschiedenen Pflegeorganisationssysteme einzeln dargestellt werden.

Die Organisation der auf einer Station anfallenden pflegerischen Tätigkeiten kann sehr unterschiedlich gestaltet sein. Die Aufteilung dieser Tätigkeiten und die Verteilung des Personals richten sich nach bestimmten Strukturen, diese werden als Pflegeorganisationssysteme bezeichnet.

> Durch Pflegeorganisationssysteme werden Rahmenbedingungen geschaffen, um zeitliche und personelle Ressourcen optimal nutzen zu können – auch, wenn wenig Personal anwesend ist und viel Arbeit anfällt.

Die drei bekanntesten Pflegeorganisationssysteme sind: Funktionspflege, Bereichspflege und Bezugspflege/Primary Nursing.

4.2   Funktionspflege

Die Funktionspflege ist das älteste Pflegesystem in der professionellen Pflege.

Funktionspflege: Die pflegerischen Arbeitsschritte werden in einzelne Bereiche unterteilt und sollen möglichst von der für diesen Schritt am besten qualifizierten Pflegekraft durchgeführt werden.

Hierbei handelt es sich um Arbeitsteilung: Die Pflege eines Menschen wird in einzelne Arbeitsschritte zerlegt. So ist eine Pflegekraft beispielsweise während der gesamten Schicht für das Messen der Vitalwerte zuständig, eine andere wäscht in dieser Zeit die Patienten. Diese Art der Pflege bringt ein hohes Maß an Monotonie mit sich. Auch ist diese Form der Pflegeorganisation durch eine ausgeprägte Hierarchie gekennzeichnet. Die Stationsleitung hält alle Fäden in der Hand, vergibt Aufgaben und tritt als Einzige mit den behandelnden Ärzten in Kontakt. Das heißt, die Leitung plant und organisiert die Pflege aller Patienten ihrer Station allein.

Beispiel: Tim war gestern den ganzen Tag auf den Beinen, um bei allen Patienten seiner Station die Vitalwerte zu messen. Diese Aufgabe nahm viel Zeit in Anspruch. In einigen Zimmern konnte er nicht gleich seine Tätigkeit ausführen, weil eine Kollegin noch damit beschäftigt war, die Patienten zu waschen und anzukleiden. Fragen, die von verschiedenen Patienten an ihn gerichtet wurden, konnte Tim nur sehr allgemein beantworten und die Patienten nur immer wieder an die Stationsschwester verweisen. Da diese aber zu derselben Zeit eine Besprechung mit dem Oberarzt hatte, reagierten einige Patienten sehr ärgerlich auf die mangelnden Informationen. Tim war es sichtlich unangenehm, hier nicht helfen zu können.

Bei der Funktionspflege stehen also nicht die Bedürfnisse der Patienten im Vordergrund, sondern die einzelnen Tätigkeiten. Komplexe Pflegehandlungen werden in Einzelteile zerlegt, ähnlich der Fließbandarbeit.

Die Vorteile dieses Pflegeorganisationssystems sind:

♦ Pflegende werden nach ihrer Qualifikation eingesetzt.
♦ Immer gleiche Arbeitsabläufe können bei der Aufgabenerfüllung Sicherheit geben.

Nachteilig wirken sich hier aus:

♦ Die Arbeit ist sinnentleert und monoton.
♦ Eine Eigenverantwortlichkeit der Pflegekraft ist nicht erwünscht.
♦ Die Stationsleitung hat alle Informationen über den Patienten, die Pflegekräfte sind oft nicht genau informiert.
♦ Ein Fortbildungsbedarf der Mitarbeiter kann nicht erkannt werden, dadurch kommt es zu einer Minderung der Pflegequalität.
♦ Der Aufbau von Beziehungen zwischen Pflegekraft und Patient ist kaum möglich.

Da viele verschiedene Pflegepersonen die einzelnen Arbeitsgänge beim Patienten erledigen, fehlt dem Patienten die Transparenz, er hat keine Bezugsperson, er wird wichtige Informationen nicht zeitnah und ausführlich erhalten. Somit kann dieses Pflegeorganisationssystem nicht als patientenorientiert und ganzheitlich bezeichnet werden.

4.3 Bereichspflege

Bereichspflege bedeutet die Zuordnung eines oder mehrerer Pflegender zu einer bestimmten Anzahl von Patienten.

Die Pflegekraft kann ebenfalls für mehrere Zimmer zuständig sein, deshalb spricht man hier in einigen Pflegeeinrichtungen von Zimmerpflege. Während des gesamten Dienstes ist die Pflegekraft für die vorher festgelegten Patienten zuständig. Die Aufgaben umfassen die gesamte Pflege, das bedeutet sowohl die Organisation und die Durchführung der Pflege als auch das Führen der Pflegedokumentation.

Aufgaben, die die gesamte Station bzw. den Wohnbereich betreffen, werden von anderen Personen durchgeführt.

Beispiel: Olga hat gestern gemeinsam mit ihrer Praxisanleiterin eine Gruppe von Bewohnern auf ihrer Station gepflegt. Während Silke sich hauptsächlich um organisatorische Dinge kümmerte und die Tabletten verteilte, übernahm Olga selbstständig für eine vorher bestimmte Gruppe das Anreichen des Frühstücks und versorgte sie mit Getränken. Nach dem Mittagessen half Olga den Bewohnern „ihrer" Gruppe beim Auskleiden. Von einer Bewohnerin wurde Olga gefragt, wann denn morgen der Arzt bei ihr vorbeikommen würde. Weil Olga schon seit mehreren Tagen für diese Bewohnerin zuständig war, konnte sie der alten Dame die Frage leicht beantworten.

Vorteile dieses Pflegesystems der Bereichspflege sind:

♦ Die Pflegenden haben zu den Patienten/Bewohnern einen intensiven Kontakt.

♦ Der Patient hat einen direkten Ansprechpartner und braucht sich nicht immer wieder auf eine andere Pflegekraft einzustellen.

♦ Die Pflegende kann individueller auf die Bedürfnisse „ihrer" Patienten/ Bewohner eingehen.

♦ Pflegemaßnahmen können zusammenhängend durchgeführt werden, der Patient/Bewohner wird nicht so oft gestört.

♦ Durch die kontinuierliche Betreuung bestimmter Patienten kann die Pflegekraft Veränderungen schneller wahrnehmen und somit im Sinn des Patientenwohls handeln.

♦ Die Eigenverantwortlichkeit der Pflegenden nimmt zu. Das kann zu einer höheren Arbeitszufriedenheit und mehr Motivation bei den Pflegenden führen.

Als Nachteil lässt sich aufzeigen:

Die Pflegenden sollten gleiche Qualifikationen und Berufserfahrungen mitbringen, um eine möglichst gleichmäßige Versorgung der Patienten zu gewährleisten. Eventuell kommen dabei aber spezielle Zusatzausbildungen und Qualifikationen nicht in vollem Maße zum Einsatz und damit den Patienten nicht zugute.

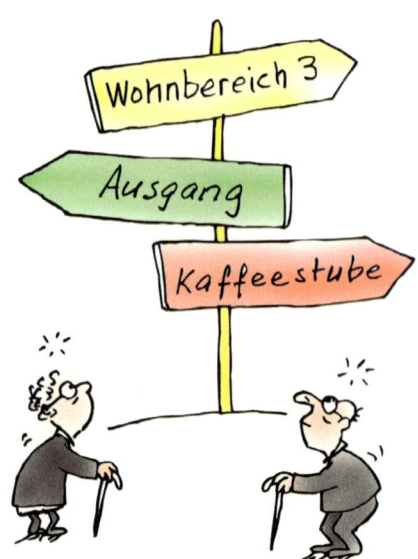

Abschließend lässt sich festhalten, dass dieses Pflegesystem den Anspruch erhebt, eine patientenorientierte, ganzheitliche Pflege sicherzustellen. Letztlich handelt es sich hier bereits um eine individuelle Form der Pflege.

4.4 Bezugspflege und Primary Nursing

Bezugspflege ist ein Pflegeorganisationssystem, in dem jeder Patient eine für ihn zuständige Pflegeperson hat.

Besonderes Kennzeichen dieser Form der Pflege ist, dass eine Pflegefachkraft von der Aufnahme bis zur Entlassung für den Patienten zuständig ist. So wird eine kontinuierliche Patientenbetreuung erreicht. Die beständig Pflegende wird Primary Nurse genannt. Dieses Pflegesystem kommt aus dem US-amerikanischen Raum und geht auf Marie Manthey[VII] zurück, die es Ende der Sechzigerjahre am Universitätskrankenhaus von Minneapolis entwickelte und erstmals umsetzte. In Deutschland besteht seit Ende der Neunzigerjahre ein verstärktes Interesse an Primary Nursing.

Nach Manthey sind vier Elemente für Primary Nursing bestimmend:

♦ **Verantwortung** – Übertragung und Übernahme individueller Verantwortung für pflegerische Entscheidungen durch eine Pflegende

♦ **Kontinuität** – Zuteilung der täglichen pflegerischen Arbeit nach der Fallmethode

♦ **direkte Kommunikation**

♦ **der Pflegeplanende ist zugleich Pflegedurchführender** – eine Person ist operational verantwortlich für die Qualität der für den Patienten geleisteten Pflege, und zwar 24 Stunden am Tag und sieben Tage in der Woche.

Demzufolge hat die Primary Nurse die Autonomie, frei und eigenständig über die Pflegemaßnahmen für ihre Patienten entscheiden zu können. Sie trägt die Verantwortung für die Erstellung und Aktualisierung der Pflegeplanung. Sie hat die Autorität, um Pflegemaßnahmen im Pflegeplan anzuordnen, die ihre Kollegen durchführen müssen, wenn sie selbst nicht im Dienst ist. Ist sie anwesend, pflegt sie die Patienten, für die sie zuständig ist, selbst.

!

Für alle am Pflegeprozess beteiligten Personen ist die Primary Nurse der Ansprechpartner. Sie verantwortet die Pflege nicht nur gegenüber dem Patienten, sondern auch gegenüber dessen Angehörigen und den anderen Berufsgruppen, die an der Pflege und Betreuung beteiligt sind.

Beispiel: Pia war in den letzten Wochen den Patienten ihrer Kollegin Kerstin zugeteilt. Sie sollte sich ausschließlich um die Betreuung von drei Kindern kümmern. Bevor Pia in die Zimmer der Kinder aufbrach, wurde sie von Kerstin genau über die kleinen Patienten informiert. Als es mittags einen Notfall bei einem der drei Kinder gab, leitete Kerstin sofort die entsprechenden Maßnahmen ein, informierte die Eltern des Jungen und besprach mit dem zuständigen Arzt die weitere Vorgehensweise. Direkt im Anschluss überarbeitete sie die Pflegedokumentation und informierte alle anderen an der Pflege des Jungen beteiligten Personen über die Änderungen im Pflegeprozess. Auch die Eltern des Jungen wussten sofort, an wen sie sich wenden konnten, um an Informationen zu gelangen.

Vorteile des Primary Nursing können sein:

♦ Pflegende arbeiten selbstständig und werden entsprechend ihrer Qualifikation gefördert. Sie sind Ansprechpartner für andere Berufsgruppen und umfassender informiert. Das führt zu mehr Arbeitszufriedenheit.

♦ Die Mitarbeiterin fühlt sich kompetent und in ihrer Arbeit aufgewertet.

♦ Arbeitsgänge werden nicht in Teilfunktionen zerlegt, sondern in ihrer Ganzheitlichkeit belassen.

♦ Betreuungskontinuität: Der Patient kennt seine pflegerische Bezugsperson. Der Ablauf der Pflege wird für ihn transparent, er ist gut informiert und fühlt sich sicher.

♦ Der Patient wird aktiv in die Pflege eingebunden. Schritte, die zum Ziel führen, werden gemeinsam geplant und durchgeführt.

♦ Kommunikation wird als selbstverständlicher, integrativer Bestandteil der Pflege betrachtet.

♦ Durch die Kontinuität in der Pflege eignet sich dieses System sehr gut für die Pflege von demenziellen Patienten.

Als Nachteile lassen sich aufzeigen:

♦ Die Pflegefachkräfte müssen eventuell erst durch entsprechende Fort- und Weiterbildung befähigt werden, in einem solchen Pflegesystem zu arbeiten.

♦ Die Stationsleitung muss die Verantwortung tatsächlich den Mitarbeiterinnen überlassen, also ihre Rolle und Aufgabe neu definieren.

Pflegeorganisation in Form von Primary Nursing schafft die Voraussetzung für eine ausgeprägte Orientierung an den Bedürfnissen des Patienten. Kontinuität und deutliche Verantwortlichkeiten unterstützen den Aufbau einer professionellen Beziehung zum Patienten und bieten die Möglichkeit für einen optimalen Ablauf der Pflege. Auch kann Primary Nursing unterstützend bei der Aufdeckung von Schwachstellen in der pflegerischen Versorgung wirken. Das wiederum führt, bei Überarbeitung der Schwachstellen, zu einer Steigerung der Pflegequalität. Für die Pflegekräfte wird die Arbeit leichter, da trotz der nicht durchgehend guten personellen Besetzung immer ein bestimmter Kern von Patienten zu betreuen ist. So weiß jeder Mitarbeiter, wie viel Zeit für die Pflege eines Patienten zur Verfügung steht, und kann seine Pflegeinterventionen darauf abstimmen.

?

1 Was bedeutet Organisation?

2 Wer legt die Organisation fest?

3 Warum ist es sinnvoll, bestimmte Tätigkeiten zu organisieren?

4 Wie werden Pflegeabläufe organisiert?

5 Wie gestaltet sich die Beziehung zwischen Patient und Pflegekraft innerhalb der Funktionspflege? Fühlt sich der Patient in diesem Pflegesystem gut betreut und informiert?

6 Welche Vor- und Nachteile sehen Sie in der Anwendung der Bereichspflege?

7 In welchen Bereichen der Pflege bietet sich die Bezugspflege/Primary Nursing ganz besonders an?

Präsentations-
techniken
Band 1, G 2.4

1 Erstellen Sie in der Kleingruppe ein Konzept für die Organisation der Produktion einer Tiefkühlpizza.
 a) In welche Arbeitsschritte können Sie die Produktion unterteilen?
 b) Was muss wie organisiert werden?
 c) Welche Arbeitskräfte benötigen Sie in Ihrem Betrieb? usw.
 Präsentieren Sie Ihre Ergebnisse in geeigneter Form der Klasse.

2 Überlegen Sie sich, wie Sie die Pflege auf Ihrer Station organisieren könnten.
 a) Nach welchen Kriterien würden Sie vorgehen?
 b) Welches Organisationssystem würden Sie für Ihre Station wählen und warum?
 c) Welche Qualifikationen müssten die Pflegekräfte in der von Ihnen gewählten Pflegeorganisationsform mitbringen?
 d) Für welche Aufgaben wären welche Pflegekräfte zuständig und verantwortlich?
 e) Wie wäre die Aufnahme eines Patienten auf Ihrer Station gestaltet, wenn die von Ihnen gewählte Pflegeorganisationsform angewendet würde?

3 Erarbeiten Sie in der Gruppe die Unterschiede von Funktionspflege, Bereichspflege und Bezugspflege/Primary Nursing.
 a) Wo liegen Unterschiede in den Aufgaben einer examinierten Pflegefachkraft?
 b) Welches der Pflegeorganisationssysteme wird dem Anspruch einer ganzheitlichen patientenorientierten Pflege gerecht?
 c) Welche besonderen Kompetenzen sollte die Stationsleitung innerhalb der Funktionspflege, der Bereichspflege und der Bezugspflege/Primary Nursing mitbringen oder erlernen?

Manthey, Marie: Primary nursing: ein personenbezogenes Pflegesystem. Deutschsprach. Ausg. hrsg. von Maria Mischo-Kelling. Verlag Hans Huber, Bern 2002

Meraki, Ilse: „Stellen Sie sich vor, heute Nacht passiert ein Wunder". Systematisch orientierte Bezugspflege. In: Pflegezeitschrift, 57/8, 2004, S. 531–533

5 „Ganzheitlich pflegen"

Das Ganze ist mehr als die Summe seiner Teile
und unterscheidet sich von diesen.
überliefert nach Aristoteles

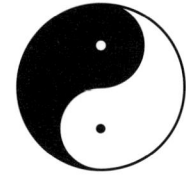

Anneliese Larner ist 82 Jahre alt. Früher bewohnte sie am Stadtrand von Berlin ein großes Haus mit verwinkelten Zimmern, langen Treppen und großem Garten. Ihre einzige Angehörige, ihre Tochter Susanne Pors, lebt in Hamburg. Bei ihrem letzten Besuch fiel Frau Pors auf, dass das Haus verwahrlost, der Garten verwildert war und ihre Mutter unangenehm roch. Außerdem fand sie Unterwäsche und Socken im Backofen und eine Schale verschimmelter Erdbeeren in einer Schublade im Kleiderschrank. Darauf angesprochen war ihre Mutter ganz erstaunt und bestritt, damit etwas zu tun zu haben, das müsse jemand anderes gewesen sein. Frau Pors drängte ihre Mutter daraufhin, doch unbedingt einen Platz in einem Heim zu suchen, da sie Angst bekam, dass ihre Mutter bald nicht mehr selbst für sich sorgen können würde. Frau Larner weigerte sich: Sie wolle in dem Haus sterben, in dem sie aufgewachsen ist und gelebt hat.

Am Tag nach Frau Pors Besuch fanden Nachbarn im Garten die bewusstlose, unterkühlte und verwirrte Frau Larner. Der Notarzt stellte einen Oberschenkelhalsbruch fest. Frau Larner wurde noch am selben Tag operiert und kam als Patientin auf die Station, auf der Tim zurzeit eingesetzt ist. Diese Station ist vor allem mit älteren Langzeitpatienten belegt. Nach der Operation ist Frau Larner verwirrt und desorientiert. Die Ärzte stellen nach Rücksprache mit ihrer Tochter die Diagnose einer Erkrankung des demenziellen Formenkreises.

In Absprache mit Frau Pors wird eine amtliche Betreuung für sie bestellt und sie kommt nach ihrer Entlassung auf die Station des Seniorenzentrums Gutleben, auf der Olga ihren Einsatz absolviert. Frau Pors hatte sich für diese Einrichtung entschieden, da im Prospekt beschrieben war, dass hier aus einer ganzheitlichen Sicht auf den Menschen gepflegt wird.

Im Wohnbereich fällt Frau Larner besonders dadurch auf, dass sie sich nicht an die festgelegten Stationszeiten halten kann, sie fügt sich nicht ein in den Stationsablauf und versucht ständig wegzulaufen. Sie terrorisiert ihre Mitbewohner, da sie in hohem Maße aggressiv ist und niemanden neben sich dulden kann. Sie beschimpft und schlägt die Pflegekräfte, die sie immer nur „Susanne" nennt.

Olga ertappt sich dabei, dass sie – wie alle anderen auch – genervt ist von Frau Larner und dass ihre Geduld auch manchmal am Ende ist. Da im Nachtdienst eine Pflegekraft für 40 Bewohner zuständig ist, wird Frau Larner regelmäßig fixiert und die Bettgitter werden hochgestellt, damit sie nicht davonlaufen kann. Eines Morgens findet Olga Frau Larner in ihrem Bett über und über mit Kot beschmiert. Aufgebracht und wütend geht sie zu der Nachtschwester, die nur mit den Achseln zuckt und sagt: „Was soll's, sie merkt ja eh nichts mehr. Ich hatte so viel zu tun, dass ich nicht nach ihr sehen konnte. Außerdem – es scheint ihr ja zu gefallen, anscheinend will sie mich doch bloß ärgern."

Olga ist zutiefst unglücklich, sie ist den Tränen nahe und erzählt Tim davon, der Olga von Frau Larners Vorgeschichte berichtet.

1   Was stellen Sie sich unter einer ganzheitlichen Pflege vor?

2   Wo sehen Sie in der beschriebenen Pflegesituation zu Ihrer persönlichen Einstellung zur Ganzheitlichkeit Widersprüche und Konflikte?

3   Welche Regeln und Normen kennen Sie für die Institution Pflegeheim und wie werden sie in der Regel umgesetzt?

4   Welche Konflikte sehen Sie in der Beziehung von Frau Larner zum Pflegepersonal?

5   Welche Lösungsmöglichkeiten können Sie sich für das Verhalten der Pflegekräfte vorstellen?

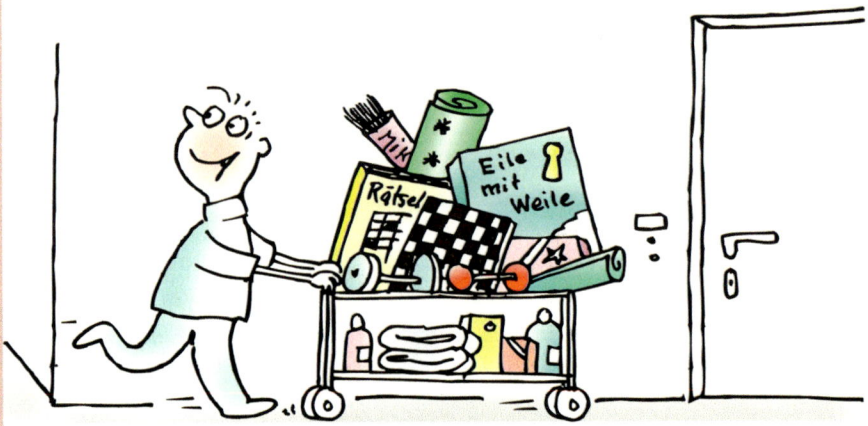

„Ich gehe jetzt mal die ganzheitliche Pflege bei Herrn Becker durchführen."

Der Umgang mit Gesundheit und Krankheit ist kulturell geprägt und von daher sehr unterschiedlich. Betrachtet die westliche moderne Medizin den kranken Menschen in erster Linie als ein biologisches System, dessen Funktionen außer Kontrolle geraten sind und repariert werden sollen, stützt sich die Medizin anderer Kulturen auf einen ganzheitlichen Ansatz der Heilung, in dem Gesundheit des Körpers auch eine Gesundheit des Geistes und der Seele ist (chinesische Medizin, Ayurveda, Schamanismus). Dies muss aber kein Widerspruch sein: Das moderne wissenschaftliche Denken in Biologie, Physik und Psychologie integriert ebenso diese Aspekte und führt zu einer Annäherung an eine ganzheitliche Sicht auf den Menschen.[VIII] In der praktischen Umsetzung in den konkreten Pflegealltag mangelt es jedoch manchmal bei den theoretischen Vorüberlegungen schon an einer tragbaren und umsetzbaren Definition von Ganzheitlichkeit und einer entsprechenden Konzeption des Pflegeleitbilds für eine konkrete Institution.

**Menschenbild
Band 1, A 1.3**

Im Alltag der Institutionen wie Krankenhaus oder Pflegeheim betrachten die medizinischen Berufsgruppen und die Berufsgruppe der Pflege den Menschen aus verschiedenen Blickwinkeln. Dabei hat sich das Bild der Pflege in den letzten Jahren entscheidend geändert:

♦ Professionelle Pflege emanzipiert sich von der Medizin als ein eigenständiger Beruf mit einem eigenverantwortlichen Aufgabenbereich.

◆ Aus dem Blickwinkel der Pflege als Frauenberuf wird der Anspruch auf Ganzheitlichkeit kritisch diskutiert. Aus der Geschichte der Pflege wird erkennbar, dass die bürgerliche Weiblichkeitsideologie eine große Rolle bei der Entwicklung des Berufsbilds spielte: Pflege wird oft missverstanden als Dienst am Nächsten in Aufopferung, Liebestätigkeit und absoluter Hingabe. Dies betrifft auch die Aufgabenverteilung und das Ansehen der Berufsgruppe innerhalb des therapeutischen Teams. Der dienende Aspekt des früheren Berufsbilds der Pflegenden kann den heutigen ganzheitlichen Ansprüchen nicht genügen, wo es auch um die Hilfe zur Selbsthilfe für den Patienten geht.

Pflege heute Band 1, D 2.5, 2.6

Das Leben des Menschen wird durch drei Bereiche bestimmt, die miteinander wirken: − die biologischen Funktionen des Organismus,
− psychische (seelische) Faktoren des Lebens,
− die Beziehung des Menschen zu seiner Umwelt, zur Gesellschaft.
Das versteht man unter dem **Menschen als bio-psycho-sozialem Wesen**.

Ganzheitlichkeit in der Pflege bedeutet, dass professionell Pflegende den Menschen als bio-psycho-soziales Wesen sehen, als eine Einheit, die in ständigem Kontakt und Austausch steht mit anderen Einheiten wie Gesellschaft, Umwelt, Gesundheit; eine Einheit, die sich in Abgrenzung oder Anpassung ständig verändert − auch in Institutionen wie Krankenhaus oder Pflegeheim.

Der Begriff der Ganzheitlichkeit beschreibt dabei nicht nur die individuelle Beziehung zwischen Pflegenden und Patienten, sondern er schließt ebenso die politische und gesellschaftliche Dimension ein wie auch das geistig-spirituelle Wesen des Menschen.

5.1 Individuell und umfassend pflegen

Der Begriff der Ganzheitlichkeit kann nicht über eine klare, abgrenzbare Beschreibung definiert werden, in der jedes einzelne Teil seine Funktion und Rolle hat. Es wird immer so sein, dass es verschiedene Optionen gibt, unterschiedliche Denk- und Verhaltensrichtungen, die von sich behaupten, zu wissen, was unter dem Begriff zu verstehen ist: So ist Ganzheitlichkeit immer das, was sich ein individueller Mensch darunter vorstellt. Pflegende befinden sich in einer individuellen Beziehung und sehen ihre professionelle Arbeit in einem Bezug zum Patienten/Klienten/Kunden. Die Pflegewissenschaft[IX] rät dazu, den Begriff „ganzheitliche Pflege" abzuschaffen, denn die professionelle Pflege ist nicht und kann nicht für den ganzen Menschen zuständig sein.

Für die Pflege kann daher statt „ganzheitliche Pflege" der Begriff einer individuellen, umfassenden Pflege verwendet werden.

Pflegeprozess
Band 1, E 1

Im Alltag der Pflegenden drückt sich das im pflegerischen Handeln nach dem Pflegeprozess aus: Pflege ist Beziehungshandeln in einem Prozess, der als spiralförmiger Kreislauf bezeichnet werden kann: Informationssammlung, Pflegediagnose, Pflegeplanung, Durchführung und Evaluation.

Menschenbild
Band 1, E 1.3

Um individuell und umfassend zu pflegen, ist es wichtig, dass das Menschen- und Weltbild des Pflegebedürftigen wie auch das der Pflegenden unterschiedlich sein kann und damit den Pflegeprozess beeinflusst – das ist oft die Spannung und Herausforderung im Pflegealltag.

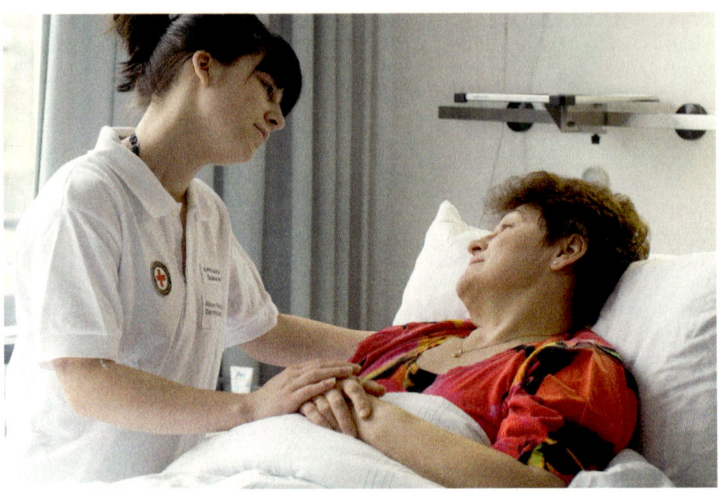

5.1.1   Menschen- und Weltbild

Jeder von uns hat eine bestimmte Sicht auf die Welt und den Menschen, sie ist individuell verschieden und auch abhängig von der Situation, in der wir uns gerade befinden. Sie entsteht im Lauf unseres Lebens im Kontakt mit den Menschen, denen wir begegnen, und ist geprägt durch die jeweilige Kultur, in der wir aufgewachsen sind. Neben der individuellen Auffassung vom Menschen steht die Weltanschauung, die unser Bild vom Menschen entscheidend beeinflusst. Für die heutige Zeit sind für unsere westliche Welt vier Richtungen prägend: Materialismus, Biologismus, Christentum und Humanismus.

Menschenbild
Band 1, A 1.3

Materialismus: Aus dieser Sicht wird der Mensch als funktionierende Materie betrachtet; sein Wert bemisst sich nach dem Nutzen für die Gesellschaft: Körperlich und seelisch Kranke können ihre Aufgaben nicht mehr erfüllen, somit wird ihr Leben nicht mehr lebenswert.

Biologismus: Die Medizin betrachtet den Menschen als physisch-biologisches Wesen. In ihrer Orientierung an der Naturwissenschaft ist sie in der Lage, seine biologischen Funktionen wiederherzustellen.

Nach der Auffassung des **Christentums** ist der Mensch ein in seiner Ganzheit von Gott erschaffenes Wesen und kann daher auch nur in seiner Ganzheit von Körper, Geist und Seele gesehen werden: Niemand hat das Recht, diese Ganzheit zu zerstören.

Der **Humanismus** sieht den Menschen als Individuum, das sein Leben frei gestalten kann, in der Orientierung an der Vernunft (ratio), am unantastbaren Wert der menschlichen Existenz (Würde) und in Solidarität mit allen Menschen.

Pflege als Berufsgruppe orientiert sich am humanistischen Ideal der Autonomie, Würde und in der Verantwortung für den kranken Menschen.

Das folgende Fallbeispiel verdeutlicht die unterschiedlichen Weltanschauungen, wie sie sich im Pflegealltag zeigen können: Für jeden der Beteiligten ergibt sich eine unterschiedliche Handlungsoption je nach individueller Sichtweise.

Ethik
Band 1, H 3

Beispiel: Beate Klar ist 43 Jahre alt. Sie ist Patientin in der ambulanten Kinderwunsch-Sprechstunde der Klinik, da sich ihr Mann und sie seit Jahren vergeblich ein Kind wünschen. Die Ursachen für die Kinderlosigkeit sind unbekannt. In Absprache mit den zuständigen Ärzten hat sich Frau Klar einer Hormontherapie unterzogen und ist seit acht Wochen schwanger. Das Ehepaar ist überaus glücklich, weil sie es als ein Ziel ihres Lebens ansehen, einem Kind ihre Werte und ihre Lebenseinstellung weiterzugeben. In Anbetracht ihres Alters rät der Arzt dem Ehepaar Klar zu einer Amniozentese (Fruchtwasseruntersuchung). Die diagnostische Untersuchung ergibt, dass das Kind mit 90%iger Wahrscheinlichkeit schwer geistig und körperlich behindert sein wird. Die Ärzte raten dem Ehepaar zu einer Abtreibung.

Amniozentese
Band 4, A 4.1

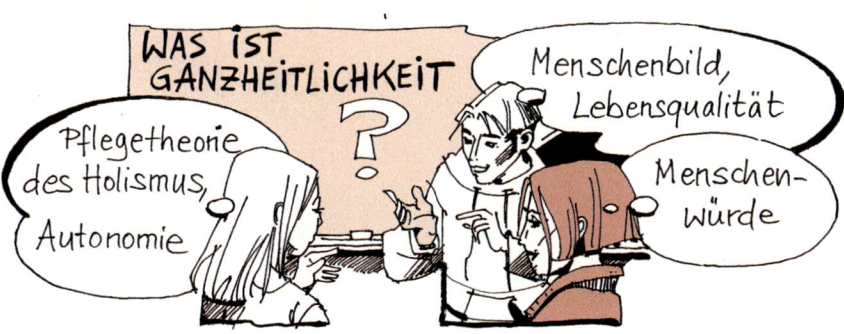

Ethische Ansätze in der Pflege

Das Menschen- und Weltbild drückt unsere Sicht auf den Menschen aus und ist die Grundlage für ethisches Handeln, ein Handeln aus einer bestimmten Gesinnung heraus. Die Grundsätze ethischen Handelns in der Pflege sind in den Berufskodizes der Berufsverbände DBfK (Deutscher Berufsverband für Pflegeberufe) und ICN (International Council of Nurses [Internationaler Berufsverband für Pflegeberufe, Genf/Schweiz]) ausgedrückt.

Ethik
Band 1, H 3

Berufskodizes (Einzahl: der Berufskodex) beschreiben ein zusammenhängendes Ganzes von ethischen Prinzipien und Regeln bezüglich der Ziele und Werte eines Berufs und die Haltung und das Verhalten, die für das berufliche Handeln notwendig sind. Sie bilden den essentiellen Bestandteil des Professionalisierungsprozesses.

Zusammenfassend sind dies:

♦ Förderung von Wohlergehen/Wohlbefinden: Der Patient definiert selbst seine Bedürfnisse und äußert sie. Im gemeinsamen Gespräch klärt die Pflegekraft, wie sie sein Wohlergehen fördern und erhalten kann.

♦ Förderung von Autonomie/Selbstständigkeit: Der Patient muss seine Zustimmung zu einer geplanten Maßnahme geben. Zunächst gilt, dass ein Eingreifen ohne seine Zustimmung eine Verletzung der Persönlichkeitsrechte ist. Für nichteinwilligungsfähige Patienten gelten Sonderregelungen.

♦ Gerechtigkeit, bedürfnisentsprechende und faire Verteilung von Pflegeleistungen: Die Pflegenden setzen Prioritäten entsprechend den Bedürfnissen der Patienten.

♦ Aufrichtigkeit und Wahrhaftigkeit: Der Patient hat ein Recht auf eine aufrichtige Aufklärung und Darstellung seiner Situation unter der Angabe verschiedener Handlungsmöglichkeiten. Dies muss mit dem Patienten, seinen Angehörigen und Vertretern der verschiedenen beteiligten Berufsgruppen gemeinsam diskutiert werden. Die Ärzte unterliegen der gesetzlichen Pflicht zur Aufklärung, die Pflegenden sind wegen der Nähe und Intensität der Beziehung zum Patienten engste Beteiligte, die in diesen Prozess mit eingebunden werden müssen.

♦ dialogische Verständigung: Handeln findet im Dialog statt, in der Kommunikation kann der Mensch in seiner ganzen Identität erfasst werden. Ganzheitliche und umfassende Pflege kann nur gemeinsam mit dem Patienten erfolgen in einem Dialog über Bedürfnisse, Möglichkeiten der Handlung, Resultate.

Autonomie Band 1, E 5.2

Heimrecht Band 4, A 1.4.1 Band 5, G 2.3

5.1.2 Lebensqualität

Ein weiterer wichtiger Aspekt bei individueller und umfassender Pflege ist die Lebensqualität des Pflegebedürftigen/des Pflegeempfängers.

In der **Bezugswissenschaft Medizin** spielt es eine große Rolle, den Erfolg von Therapien und Rehabilitationsmaßnahmen feststellen zu können, beispielsweise, um über eine weitere Behandlung zu entscheiden. In vielen Fällen kann man den Erfolg daran messen, ob eine Krankheit „geheilt" wurde.

Lebensqualität Band 5, F 1.1

In manchen Fällen ist das aber leider nicht so einfach. Zum Beispiel bei chronischen Krankheiten ist es sehr viel schwieriger festzustellen, ob die Krankheit erfolgreich behandelt wird. In solchen Fällen wird in der Medizin häufig nach der „Lebensqualität" des Patienten gefragt, um einen Gradmesser für die Besserung zu erhalten. Auch in der Pflege gewinnt die Lebensqualität der Pflegebedürftigen immer mehr an Bedeutung. Gemessen könnte sie zum Beispiel als Qualitätskriterium in der Pflege dienen. Momentan ist die Forschung damit beschäftigt, Instrumente zu entwickeln, die die Lebensqualität eines Pflegebedürftigen untersuchen können.

Der Begriff Lebensqualität ist sehr vielschichtig – vermutlich versteht jeder Mensch etwas anderes darunter. Trotzdem versucht man, allgemein gültige Kriterien zu entwickeln, um verschiedene Patienten in ihrem Heilungserfolg zu ihrer Lebensqualität befragen und vergleichen zu können. Je nachdem, um welche Krankheit es sich handelt, stehen ganz unterschiedliche Fragen im Vordergrund. Bei Rheuma zum Beispiel wären das vor allem Fragen zur Beweglichkeit, zur Alltagsgestaltung und zu Schmerzen.

320

Man bekommt einen allgemeinen Eindruck davon, was alles zur Lebensqualität gehören kann, wenn man sich die folgende Abbildung anschaut.

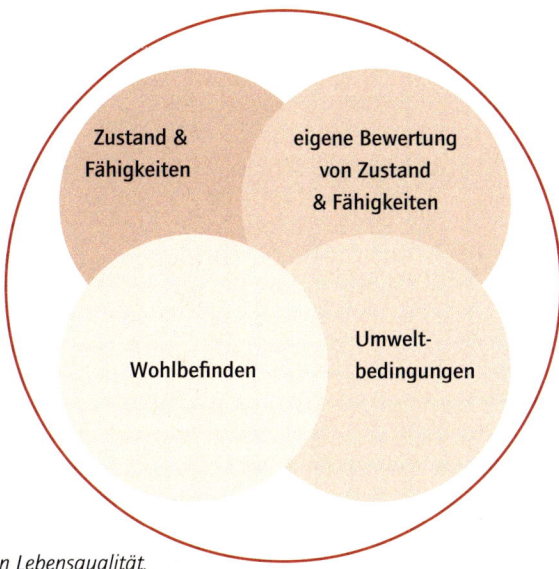

Dimensionen von Lebensqualität.
Darstellung modifiziert nach Lawton[X]

Die Werbung macht uns vor, was unter dem Begriff der Lebensqualität in unserer Gesellschaft zu verstehen ist: Der aktive, dynamische, junge Mensch mit Geld hat sie, alle anderen müssen sie sich erarbeiten, auch dafür gibt es Tipps und Tricks. Damit verbunden ist eine Wertung, eine Beurteilung dessen, was gesellschaftlich akzeptiert ist. Lebensqualität ist natürlich verknüpft mit Gesundheit, bezieht sich jedoch in erster Linie auf körperliche Faktoren. Pflegende erleben einen Menschen, der aus unterschiedlichen Gründen nicht mehr in dieses Bild passt – er ist nicht unbedingt jung, schlank und schön, hat meist körperliche Beschwerden und zumindest in ihrer Einrichtung ist er nicht unbedingt aktiv; sie erleben den Menschen jedoch auch in seiner Ganzheit aus Körper, Geist und Seele. Damit erreichen Pflegekräfte eine Nähe, wie es sonst nur bei engen Angehörigen der Fall ist.

Aus pflegewissenschaftlicher Sicht ist es nicht möglich, ein anderes Leben als das eigene in seinem Wert zu bestimmen. Pflege ist Beziehungsarbeit; Lebensqualität wird daher beurteilt aus der Sicht der einzigartigen und unvergleichlichen Beziehung zwischen Pflegekraft und Patient. Sie ist ein komplexer Prozess, der von mehreren Faktoren bestimmt wird: persönliche Biografie, Gesellschaft und Kultur. Bei Menschen mit Einschränkungen der selbstständigen Lebensführung, den Pflegebedürftigen, ist sie abhängig von der Verantwortung und Solidarität der Gesellschaft.

5.1.3 Pflegetheorie der Ganzheitlichkeit (Holismus)

Die amerikanische Pflegewissenschaftlerin Martha Rogers[XI] hat ab 1970 eine Pflegetheorie entwickelt, in der die Pflege den Menschen in seiner Ganzheit betrachtet. Ziel der Pflege soll sein, die maximalen Möglichkeiten für die Gesundheit des Patienten zu erreichen. Dies kann nach Rogers gelingen, wenn der Blick auf den Patienten sich nicht nur an rational erfahrbaren Parametern festmacht (wie in der Schulmedizin an Laborwerten), sondern alle anderen Möglichkeiten mit eingeschlossen werden, z. B. die geistigen und seelischen Bedürfnisse und der Bezug des Menschen zu seiner Umwelt (Lebenssituation, soziale Situation). Rogers spricht hier von Mustern, die der Mensch in sich trägt und im Laufe seines Lebens aufgebaut hat. In seiner körperlichen, geistigen und seelischen Reaktion auf eine Krankheit können die Pflegenden erkennen, welche Ursachen ihren Ausbruch begründet haben und welche Ressourcen der Mensch hat, ihnen zu begegnen. Grundsätzlich hat jeder Mensch in sich das Potenzial, sich selbst zu helfen oder zu wissen, wie er sich selbst helfen kann. Die Pflege leistet hierbei einen erkennenden, unterstützenden und beratenden Beitrag: Ein Patient, der mit einer Magenerkrankung zur Operation in ein Krankenhaus kommt, kann durch die Pflege angeleitet werden, die Muster für die Entstehung der Krankheit in seinem bisherigen Verhalten zu erkennen und sie auch zu ändern.

Jeder Mensch hat in sich viele verschiedenartige Muster, wie er bestimmten Situationen in seinem Leben begegnet (wütend, zornig, ruhig, im Gespräch oder für sich allein, abhängig von anderen oder autonom), sie sind stets individuell. Rogers bezeichnet die individuelle Gesamtheit dieser Muster in einem Menschen als Energiefeld. Natürlich stehen diese Energiefelder auch im Kontakt mit dem Außen, also anderen Energiefeldern, sie haben Austausch miteinander, können sich gegenseitig behindern oder unterstützen.

andere Pflegetheorien Band 1, F 2.2

Holismus bedeutet die ideale Vorstellung von ganz, völlig, ohne Unterteilung[XII]: Holismus ist eine Philosophie, die die Natur und das Universum als Ganzes sieht, das nicht auf seine Teile reduziert werden kann.

Beschäftig man sich mit der Pflegetheorie nach M. Rogers, so wird schnell deutlich, dass es nicht so einfach ist, einen Menschen ganzheitlich zu betrachten und danach die Pflege zu planen und durchzuführen. Gerade dann nicht, wenn Menschen durch ihre Erkrankung oder Pflegebedürftigkeit in ihrem Tun und in der Sorge um sich selbst eingeschränkt sind oder sich selbst gefährden.

Beispiel: Wie ist das bei Frau Larner (Einstiegssituation)? Sie ist durch ihre Erkrankung verändert, möchte das Pflegeheim verlassen. Das Pflegepersonal kann ihr nicht verständlich machen, dass sie nicht weggehen kann. Demzufolge werden Bettgitter angebracht oder Frau Larner wird fixiert – zu ihrem Selbstschutz.

Der ganzheitliche Blick auf die individuelle Person – ohne dabei zu unterteilen – ist in einem solchen Fall nur sehr schwer möglich. Welche alternativen Umgangsformen sind denkbar, um auch bei Frau Larner eine individuelle und umfassende Pflege sicherzustellen?

Die Grundlage ist sicher, auf ihre persönliche Situation und Lebensbiografie einzugehen, sie einfühlsam und behutsam an das Leben im Heim heranzuführen, ihr eine Aufgabe zu geben, die sie bewältigen kann und die sie gewohnt ist (Geschirr spülen, Gartenpflege, Handarbeiten) und in der Nacht eine Sitzwache bereitzuhalten.

5.2   Autonomie und Würde des Pflegebedürftigen

> Die Würde des Menschen ist unantastbar. (Grundgesetz Artikel 1)

§

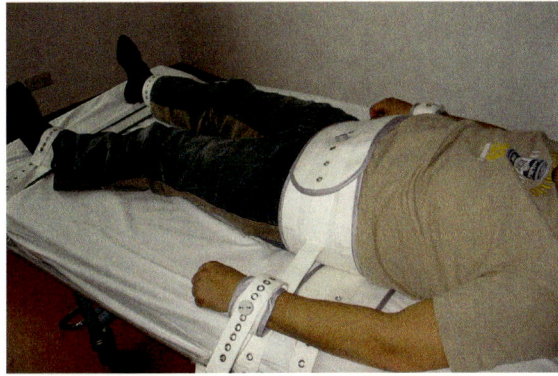

Die Fixierung eines Patienten stellt seine Würde in Frage

Jeder Mensch hat eine Würde, einen unantastbaren Wert an sich, allein aufgrund seiner menschlichen Existenz. Die Pflegewissenschaft beruft sich hier auf die humanistische Tradition, nach der jeder Mensch einzigartig ist und als vernunftbegabtes Wesen nach Autonomie, Selbstverwirklichung, Gesundheit und Freiheit strebt.

Was lange als selbstverständlich gegolten hat, die menschliche Würde, ist in den letzten Jahren wieder zunehmend diskutiert worden. Die technischen Möglichkeiten der Medizin lassen auf grenzenlose Heilungschancen hoffen; andererseits steigt die Zahl der an vielen Krankheiten leidenden, oftmals alten Menschen an, sodass die Frage der Finanzierbarkeit in den Vordergrund rückt. Das wiederum führt zu Diskussionen über den Wert des Lebens bei Menschen in Grenzsituationen (Frühgeborene oder demenziell erkrankte Menschen), die nicht nur ethisch, sondern auch ökonomisch geführt werden: Es gibt viele Krankheiten, die nicht mehr geheilt werden können (chronische oder altersbedingte Krankheiten, Behinderungen) und teuer sind für das Gesundheitswesen und somit für die Gesellschaft. Nicht nur in Fachbüchern oder Fachartikeln, sondern auch in der Tagespresse kann man bei der Lektüre erkennen, dass diese Diskussionen um den Wert, die Würde des Menschen gehen. Angesprochen wird die Finanzierung von Krankheiten, nicht die Gesundheit und das Wohlbefinden der Menschen.

Selbstbestimmung und rechtliche Aspekte Band 5, F 3.2

Die Würde des Menschen ist ein ethischer Begriff; in der Praxis drückt sich das darin aus, in welchem Maß und Umfang der Patient selbst über seine Therapien und Maßnahmen bestimmen kann, bzw. welches Maß an Selbstbestimmung ihm in seiner Autonomie zugestanden wird. Bei Menschen, die nicht mehr in der Lage sind ihre Situation selbst und autonom zu bestimmen (bewusstseinsgetrübte Patienten, Patienten im Koma, schwerverletzte Patienten), gilt der mutmaßliche Wunsch des Patienten (Patiententestament, Gespräche mit nahen Angehörigen). Pflegende setzen sich in einer derartigen Situation intensiv mit der Frage der Würde auseinander und empfinden dies oft als Grenzsituation, die letztendlich durch die Medizin, die Ärzte, entschieden wird.

Ethik Band 1, H 3.2

> **Autonomie** bedeutet Selbstständigkeit, Unabhängigkeit, Willensfreiheit (Begriff aus der Philosophie).

Autonomie bezeichnet in der Pflege die persönliche Freiheit des Patienten zur Selbstbestimmung. Dazu gehören

◆ das Recht auf Zustimmung oder Ablehnung einer Maßnahme: Der Wille des Patienten entscheidet, ob eine Maßnahme durchgeführt wird oder nicht. Notwendig ist immer die gegenseitige Absprache. Bei nicht-einwilligungsfähigen Patienten gilt ihr mutmaßlicher Wille oder eine im Vorfeld unterzeichnete Patientenverfügung.

◆ das Recht auf Information und Beratung: Der Patient hat das Recht auf eine Beratung und Aufklärung über jede geplante Maßnahme (Mobilisation, Essen verabreichen usw.), damit er sich das Wissen aneignen kann, das Grundlage ist für eine selbstständige Entscheidung.

◆ das Recht auf Festlegung des Eigenwohls (eigener Nutzen): Es darf nicht aus dem Nutzen für das therapeutische Team heraus entschieden werden (z. B. Temperatur messen und aufstehen morgens um 6:00 Uhr), sondern es muss danach entschieden werden, was das Beste für den Patienten ist (nach Aufklärung und Information) und seinen Bedürfnissen entspricht.

◆ das Recht auf Wahl zwischen möglichen Alternativen: Der Patient hat das Recht auf das Angebot verschiedener Handlungsmöglichkeiten (es ist z. B. auch möglich, erst nach dem Frühstück aufzustehen und sich zu waschen). Das heißt aber auch, dass sich das therapeutische Team auf die individuellen Bedürfnisse der Patienten einlässt.

◆ das Recht auf möglichst geringe Einschränkung des Handlungsspielraums durch Institutionen: Krankenhaus/Heim haben strenge strukturelle Vorgaben und Arbeitsabläufe, die nicht immer im Interesse der Patienten und an ihren Bedürfnissen orientiert sind. Der Patient hat das Recht, dass seine eigenen Bedürfnisse möglichst wenig durch die Strukturen der Institution eingeschränkt sind (z. B. Abendessen um 17:30 Uhr).

In der Praxis stößt die oben dargestellte Autonomie oft an ihre Grenzen, bedingt durch die Strukturen der Institution, der jeder Mensch unterworfen ist (strenge Zeiteinteilung bei pflegerischen Maßnahmen und diagnostischen Untersuchungen, Mahlzeiten, Räumlichkeiten usw.). Oft ist es ein Spagat auf der Suche nach einer bedürfnisentsprechenden Lösung: Was ist zu tun, wenn aus pflegerischen Gründen der Patient mobilisiert werden soll, er aber nicht will? Wird in solchen Situationen nicht ein Lösungsweg gefunden, der im beiderseitigen Interesse ist, kann es zu einem Zwang mit dementsprechender Handlung und Reaktion kommen.

Gewaltanwendungen

Gewalt in der Pflege wird oft noch als Tabuthema gehandelt, weil sie dem Bild von der grundsätzlich „guten" Pflege zuwiderläuft. Schweigen hilft jedoch nicht: Es geht darum, sich mit den eigenen Gefühlen in aggressiven Situationen auseinanderzusetzen und sie im Team zu besprechen. Die gesetzlichen Grundlagen für Gewaltanwendungen finden sich im Grundgesetz (GG Art. 1, 2, 104), im Strafgesetzbuch

Recht auf
Beratung
Band 4, A 1.1

(StGB § 240) und im Gesundheits- und Krankenpflegegesetz. Eine wesentliche Rolle spielen die Berufskodizes, die Interaktion und Kommunikation zum Anker der Beziehung zwischen Pflegekraft und Patient machen. Dabei sind jedoch auch immer die Umweltfaktoren von Bedeutung (institutionelle und strukturelle Vorgaben, gesellschaftliche Einschätzung). Die Pflegewissenschaft sieht Lösungsansätze auf mehreren Ebenen: individuell (Konfliktmanagement), im Team (Gesprächsführung, Supervision), strukturell (Rahmenbedingungen der Pflegeheime) und gesellschaftlich (Öffentlichkeitsarbeit, Professionalisierung der Berufsgruppe)

Gewalt in der Pflege Band 1, H 4

?

1   Nennen Sie verschiedene Aspekte der Ganzheitlichkeit. Gehen Sie dabei im Besonderen auf die ein, die Ihnen persönlich wichtig sind.

2   Aus welchen Perspektiven betrachten die verschiedenen Berufsgruppen des therapeutischen Teams den Menschen?

3   Was verändert sich für einen Patienten, wenn er plötzlich im Krankenhaus/ Pflegeheim wohnt?

4   Welche verschiedenen Sichten auf den Menschen prägen unsere Gesellschaft?

5   Beschreiben Sie den Berufskodex der Pflege.

6   Stellen Sie eine Verbindung her zwischen Lebensqualität und Gerechtigkeit der Verteilung der Leistungen in einer Ihnen bekannten Einrichtung wie Pflegeheim oder Krankenhaus.

7   Definieren Sie die Würde des Menschen. Wie ist sie begründet und welche Konflikte gibt es bezüglich der Wahrung der Würde in Institutionen wie Krankenhaus oder Pflegeheim?

8   Welche Verbindung besteht zwischen Gewalt und Macht? Orientieren Sie sich hier an der Situation von Frau Larner im Seniorenzentrum: Welche Beziehungen gibt es zwischen den Beteiligten? Wie drücken sie sich aus?

1   Führen Sie in einer Arbeitsgruppe (4–6 Personen) eine Recherche im Internet durch: Wählen Sie die Website eines Krankenhauses oder Heims und notieren Sie seine Darstellung in Bezug auf die Rolle der Pflege, die Sicht auf den Patienten/Bewohner, die verwendeten Begriffe, Leitbilder, Organisationsstrukturen.

2   Arbeiten Sie Ihre individuellen Erlebnisse in pflegerischen Situationen auf.

   a)   Erstellen Sie ein Mindmap oder eine Stichwortsammlung: Was haben diese Situationen in Ihnen ausgelöst? Welche Gefühle sind damit verbunden, wenn Sie heute an die Situationen denken?

   b)   Diskutieren Sie Ihre Ergebnisse in Arbeitsgruppen (4–6 Personen) und erstellen Sie eine Auflistung der möglichen Verhaltensformen und der damit verbundenen Gefühle.

   c)   Entscheiden Sie für sich selbst: Was entspricht dabei am ehesten Ihrer individuellen Persönlichkeit?

3 Diskutieren Sie die berufsethischen Prinzipien des DBfK anhand Ihrer persönlichen Erfahrungen auf Ihrer Station und anhand des Beispiels des Ehepaars Klar und vergleichen Sie die Ergebnisse mit den Erfahrungen Ihres Lebensalltags.

4 Sammeln Sie aus öffentlichen Darstellungen (Zeitungen, Zeitschriften, Flyern, Fernsehberichten u. Ä.) die Sicht der Gesellschaft auf Gesundheit/Krankheit/Pflege. Berücksichtigen Sie dabei die Sichtweise, die Absicht und das Ziel.

Ammende, Michael: Der Paradigmenwechsel in der Pflege: Theorie von Martha Rogers. Pflege, Heft 9/1996, S. 5–11

Fawcett, Jaqueline: Konzeptuelle Modelle der Pflege im Überblick. Hans Huber, Bern 1998

Kim, Hezook Suzie: Holismus. In: Kollak, Ingrid/Kim Hezook Suzie: Pflegetheoretische Grundbegriffe. Hans Huber, Bern 1999, S. 163–181

Käppeli, Silvia: Pflegekonzepte 3. Hans Huber, Bern 2000

Lay, Reinhard: Ethik in der Pflege. Schlütersche Verlagsgesellschaft, Hannover 2004

Meyer, Monika: Gewalt gegen alte Menschen in Pflegeeinrichtungen. Hans Huber, Bern 1998

Piechotta, Gudrun/van Kampen, Norbert: Ganzheitlichkeit im Pflege- und Gesundheitsbereich. Anspruch – Mythos – Umsetzung. Schibri Verlag, Strasburg (Uckermark) 2006

Rehbock, Theda: Braucht die Pflege eine eigene Ethik? Pflege, Heft 13/2000, S. 280–289

Schwerdt, Ruth: Eine Ethik für die Altenpflege. Hans Huber, Bern 1998

Schreiner, Paul-Werner: Gewalt in der Pflege. Pflege & Gesellschaft, 6. Jg., Nr. 2/2001, S. 51–63

Stemmer, Renate: Ganzheitlichkeit in der Pflege – unerreicht, da unerreichbar? Pflege & Gesellschaft, 4. Jg., Nr. 4/1999, S. 86–91

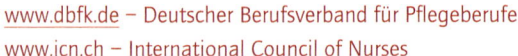

www.dbfk.de – Deutscher Berufsverband für Pflegeberufe

www.icn.ch – International Council of Nurses

I   *Fiechter, Verona/Maier, Martha:* Pflegeplanung. Eine Anleitung für die Praxis. Recom, Fritzlar 1998

II   *Edwards, Deming W.:* Out of the Crisis. Massachusetts Institute of Technology Press, Cambridge/Mass. 1986

III   nach: NANDA International: NANDA-Pflegediagnosen – Definition und Klassifikation 2005–2006. Hans Huber, Bern 2005

IV   *Doenges, Marylynn E./Moorhouse, Mary Frances/Geisler-Murr, Alice C.:* Pflegediagnosen und Maßnahmen. Hans Huber, Bern u. a. 2002, S. 636

V   nach: NANDA International: NANDA-Pflegediagnosen – Definition und Klassifikation 2005–2006. Hans Huber, Bern 2005

VI   nach: Meyers Großes Taschenlexikon in 26 Bänden. Bibliographisches Institut, 9. Auflage, Mannheim 2003

VII   *Manthey, Marie:* Primary Nursing. Hans Huber, 2. Auflage, Bern 2005

VIII   Weiterführende Erläuterungen sind beschrieben in: Capra, Fritjof: Wendezeit. Bausteine für ein neues Weltbild. Knaur, München 1988

IX   z. B. Claudia Bischoff, Sabine Bartholomeycik, siehe auch oben bei den Literaturempfehlungen: Gudrun Piechotta, Renate Stemmer

X   *Lawton, M. Powell:* A Multidimensional View of Quality of Life in Frail Elders. In: Birren, James E. u. a.: The Concept and Measurement of Quality of Life in the Frail Elderly. Academic Press. INC., San Diego u. a. 1991

XI   *Fawcett, Jaqueline:* Analysis and Evaluation of Conceptual Models of Nursing. F.A. Davis Company, Philadelphia 1995

XII   nach J. Smuts 1926, südafrikanischer Politiker

Pflege, die Wissen-schaf(f)t

Sich über Forschung, Lehre, wissenschaftliche Ansätze informieren

1   Theorie geleitet pflegen

1.1   Wissen als grundlegende Quelle

1.2   Pflege als wissenschaftliche Disziplin

1.3   Theorien und Modelle der Pflege

1.4   Ausgewählte Pflegetheorien und konzeptuelle Modelle der Pflege

2   Pflegeforschung

2.1   Warum müssen wir forschen?

2.2   Methoden der Pflegeforschung

2.3   Forschungsprozess

2.4   Bedeutung und Anwendung von Forschungs- ergebnissen in der Pflegepraxis

3   Pflegequalität

3.1   Was ist Qualität in der Pflege?

3.2   Qualitätszirkel

F

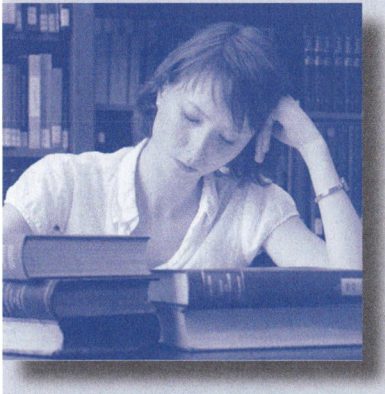

Nach der Besichtigung der Rehabilitationsklinik unterhalten sich Tim, Olga und Pia im Bus über das eben Gelernte. „Ganz besonders hat mich die Station beeindruckt, auf der sie gerade diese Forschung durchführen", sagt Olga. „Das habe ich gar nicht richtig mitgekriegt", wirft Tim ein, „erzähl doch mal!" Olga überlegt kurz und berichtet dann: „Nunja, da kommt eine Wissenschaftlerin auf die Station und interviewt die Eltern der kranken Kinder, welche Unterstützung sie vom Pflegepersonal erhalten, welche Informationen sie für wichtig erachten, wie sie ihre Situation meistern – im Großen und Ganzen das Erleben." „Wer will denn so was wissen?" „Also Tim", sagt Pia empört, „professionell Pflegende von kranken Kindern müssen doch wissen, wie sie auf die Eltern wirken, wie ihre Informationen ankommen, mit welchem Handeln man die Eltern unterstützt und mit welchem man sie eher verunsichert!" „Das kann ich doch auch direkt fragen, dafür muss ich doch keine aufwändige Forschung durchführen ..." Pia überlegt: „Dann hast du aber wissenschaftliche Fakten, die du zur Qualitätsentwicklung und -sicherung heranziehen kannst, denn die Eltern und Kinder sind ja eigentlich unsere Kunden und wir müssen doch unser Pflegeangebot an den Bedürfnissen der Kunden ausrichten." „Nicht nur!", betont Tim. „Viele Qualitätsaspekte können die Patienten doch gar nicht beurteilen – sie sind doch Laien, da müssen schon die Pflegekräfte bestimmen, was gute Qualität ist."

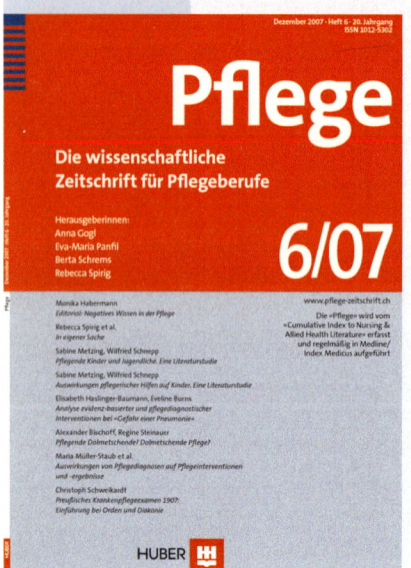

„Die machen da auf jeden Fall sehr viel mehr als die Einrichtungen, die ich bisher kennen gelernt habe", überlegt Olga. „Habt ihr euch gemerkt, nach welchem Pflegemodell sie in der Klinik arbeiten?" Tim antwortet: „Ja, nach Orem: ‚Die pflegetheoretische Basis unserer Pflege ist das Selbstpflegemodell nach Orem.' – das habe ich mir ganz genau gemerkt. Das ist auch so eine Frage, für was ein Modell gut sein soll!" „Man hat den Eindruck, dass die ganz genau wissen, was sie tun," entgegnet Olga nachdenklich, „nicht so einfach aus dem Bauch heraus, die ganze Pflege beruht auf einer wissenschaftlichen Basis – spannend, oder? Das ist doch auch Qualitätssicherung."

Pia antwortet: „Ja da hast du recht, wir müssen uns unbedingt mal mit Orem beschäftigen, bis jetzt kenne ich nur Krohwinkel."

1   Welche pflegewissenschaftlichen Aspekte – die Ihnen bereits bekannt sind – finden Sie in der Einstiegssituation?

2   Pia kann sich an das Pflegemodell nach Krohwinkel erinnern. Welche Theorien und Modelle der Pflege kennen Sie? Was beinhalten die Ihnen bekannten Theorien und Modelle?

3   Kennen Sie Pflegeforschungsergebnisse, die Sie in Ihrer täglichen Arbeit anwenden?

4   Welche Methoden zur Qualitätsentwicklung, -sicherung und -überprüfung kennen Sie bereits?

1   Theorie geleitet pflegen

Stefan und Brigitte Meyer sind seit neun Jahren verheiratet und haben zwei Kinder. Stefan ist 39 Jahre alt und berufstätig. Brigitte Meyer ist 37 Jahre alt und hat ihre Berufstätigkeit – seit der Geburt von Leon (7) und Paula (2) – aufgegeben. Leon ist seit seiner Geburt schwer pflegebedürftig, da er mit einem Hydrozephalus und einem Anfallsleiden zu früh geboren wurde.

Seit drei Monaten lebt nun Hildegard Meyer (78), die Mutter von Stefan, mit im Haus der Meyers. Die alte Dame konnte sich zu Hause nicht mehr selbst versorgen. Sie wurde zunehmend vergesslich und die Ärzte diagnostizierten bei ihr eine beginnende Demenz.

Zur Unterstützung und Pflege von Leon und Hildegard Meyer kommen täglich Pflegekräfte von verschiedenen ambulanten Pflegediensten zu den Meyers nach Hause. Brigitte Meyer fällt auf, dass die Pflegekräfte, die für Leon zuständig sind, andere Prioritäten bei der Planung und Durchführung der Pflege setzen als die Pflegekräfte, die zu Hildegard Meyer kommen. Bei Leon hat Frau Meyer das Gefühl, „mit gepflegt" zu werden. Bei allen Aspekten, die seine Pflege betreffen, wird der Rest der Familie einbezogen. Bei der Pflege von Hildegard Meyer steht im Fokus, was Frau Meyer noch selbst kann und für welche Dinge sie Unterstützung benötigt. Die Pflegekräfte sprechen von Selbstpflegekompetenz oder -defizit. Brigitte Meyer ist schwer beeindruckt vom Können und von der Professionalität der Pflegekräfte, sie hat den Eindruck, dass die Arbeit der Pflegekräfte auf einer soliden Basis beruht und nicht nur „aus dem Bauch heraus" geschieht.

Vor wenigen Wochen lag Brigittes Vater, Ottfried Weber, im Krankenhaus. Nach einem Oberschenkelhalsbruch musste er einige Tage auf einer chirurgischen Station im Krankenhaus versorgt werden. Das Pflegepersonal führte ein Aufnahmegespräch durch, bei dem auch Brigitte Meyer anwesend war. Es wurden z. B. Fragen gestellt, ob Herr Weber Probleme mit der Ausscheidung hat, was er gern isst und trinkt, wie mobil er vor seinem Sturz war oder welche Schlafgewohnheiten er hat. Die Pflegekraft hat sich alles notiert und auch die Haut von Ottfried Weber angeschaut. Auf dem Formular konnte Brigitte Meyer erkennen, dass die Aussagen über Essen und Trinken, Ausscheiden, Schlafen usw. dokumentiert wurden.

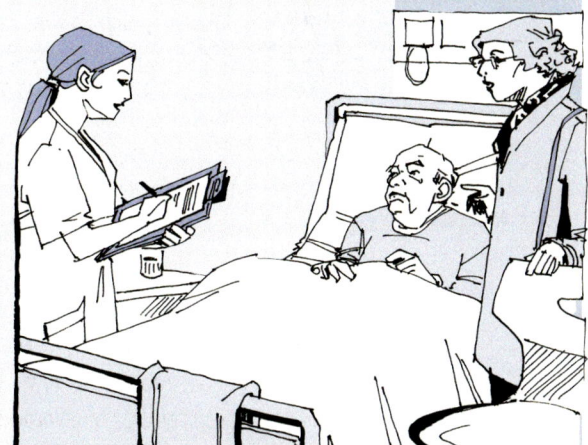

1   Was ist Ihrer Meinung nach der Grund dafür, dass bei der Pflege der Familienmitglieder so unterschiedliche Aspekte fokussiert werden?

2   Woran können Sie erkennen, dass die Pflege von Leon Meyer, Hildegard Meyer und Ottfried Weber Theorie geleitet ist?

3   Welche Theorien der Pflege finden Sie im Beispiel wieder?

1.1 Wissen als grundlegende Quelle

Menschen streben danach, Wissen zu erlangen. Von Geburt an setzt ein lebenslanger Prozess des Lernens und des Strebens nach Wissen ein. Dabei spielen die Erfahrungen des Einzelnen mit sich selbst, mit seinen Mitmenschen und mit seiner Umgebung eine Rolle. Was ein einzelner Mensch weiß, ist das Ergebnis all seiner alltäglichen Erfahrungen.

Aber nicht nur der einzelne Mensch lernt und eignet sich Wissen an, sondern auch innerhalb ganzer Wissensdisziplinen vermehrt sich das Wissen ständig durch weiterführende Forschung. So ist das fachspezifische Wissen innerhalb zum Beispiel der Physik, der Biologie, der Psychologie oder auch der Medizin im Lauf der Zeit immer breiter und auch detaillierter geworden.

Die Disziplin Pflege verfügt über:

♦ empirisches Wissen,

♦ intuitives Wissen,

♦ persönliches Wissen und

♦ ethisches Wissen.

Empirisches[1] Wissen

Methoden der Pflegeforschung Band 1, F 2.2

Ende der 1950er Jahre entstanden erste empirische Methoden, um Pflegewissen zu bündeln. Dabei wurde ein wissenschaftlicher Befund durch andere Beobachter verifiziert oder falsifiziert (= als wahr oder als falsch nachgewiesen). Dafür mussten Hypothesen aufgestellt und überprüft werden. Nach und nach kamen auch andere wissenschaftliche Methoden hinzu, die für die Pflege mittlerweile als legitim gelten. So zum Beispiel phänomenologische (= streng objektive Aufzeigung des Gegebenen) Beschreibungen oder induktive (vom Einzelphänomen ausgehende) Methoden der Theorieentwicklung.

> Empirisches Pflegewissen findet sich wieder in Theorien und Modellen der Pflege.

Intuitives Wissen

Intuition in der Pflege ist eine einzigartige, individuelle und subjektive Ausdrucksform von Wissen. Deshalb wird Pflege auch oft als „Kunst" bezeichnet. Das spezifische Handeln, Verhalten und die Haltungen und Interaktionen der Pflegekräfte als Reaktion auf die zu Pflegenden basieren auf Fachwissen, werden aber intuitiv situations- und personenangemessen angewendet. Dieses Umsetzen ist weder vom Intellekt noch von kognitiven Fähigkeiten abhängig, vielmehr geht es dabei um Einlassen, Erspüren und um intuitives Verstehen.

> Intuitives Wissen gibt einer Pflegekraft ein, was in einem bestimmten Moment unverzüglich zu tun ist – ohne bewusstes Nachdenken.

---

1 empirisch = aus der Erfahrung, Beobachtung erwachsen, dem Experiment entnommen

Persönliches Wissen

Persönliches Wissen, das für die Pflege bedeutsam ist, drückt sich in der Persönlichkeit der Pflegekraft aus. Dieses Wissen wird im Lauf der Entwicklung eines Menschen angesammelt.

Durch die Persönlichkeit, das Verhalten, die Sprache und das Handeln kann ein Mensch sein wahres Selbst zum Ausdruck bringen, Selbstbewusstsein entwickeln und dadurch bedeutsame zwischenmenschliche Erfahrungen sammeln, die in die Pflegeinteraktionen einfließen.

Ethisches Wissen

Diese Wissensform setzt sich zum einen aus ethischen Theorien und Normen und zum anderen aus den moralischen Einstellungen der Pflegeperson zusammen. Oftmals ist es schwierig, eine ethisch vertretbare Entscheidung zu treffen und Pflegekräfte befinden sich leicht in ethischen Dilemmas.

Durch die Darstellung und Bewertung von Werten können Pflegekräfte verschiedene Standpunkte darlegen. Dabei finden die Fragen Berücksichtigung,

♦ was als gut und richtig anzusehen ist,

♦ wessen Interessen dabei Berücksichtigung finden,

♦ welche Handlung vertretbar ist,

♦ welchem Ziel die Handlung dient.

Ethik in
der Pflege
Band 1, H 3

Durch diese persönlichen ethischen Grundsätze treten Pflegekräfte für ihre eigenen Rechte und Pflichten ein und als Vertreter der Pflegebedürftigen auf.

Alle vier Wissensformen sind miteinander verbunden, stehen in Beziehung zueinander und bedingen sich gegenseitig.

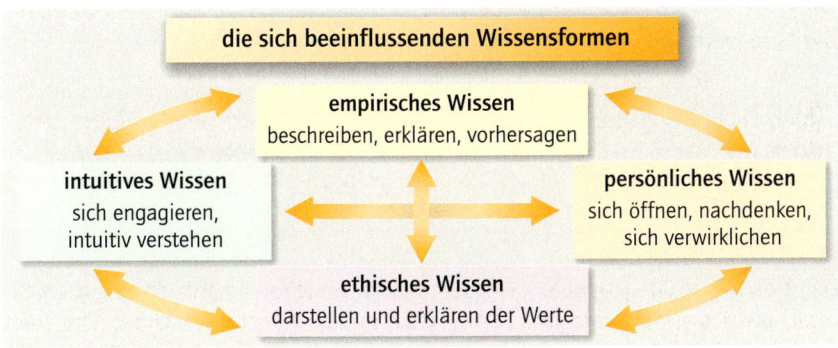

nach: Chinn, Peggy L. / Kramer, Maeona K.: Pflegetheorie. Konzepte – Kontext – Kritik. Ullstein Mosby, Berlin / Wiesbaden 1996

Die Disziplin Pflege hat sich im Lauf ihrer Entwicklung verschiedener Wissensarten bedient. Das ethische und das empirische Wissen sind als die „älteren" Wissensformen schon länger anerkannt, dagegen wurden intuitives und persönliches Wissen eher vernachlässigt, weil sie nur schwer den „Gütekriterien" einer Forschung genügen (Reliabilität, Objektivität, Validität usw.). Gerade das persönliche Wissen ist für die zwischenmenschliche Beziehung von Pflegekraft und Pflegebedürftigen von besonderer Bedeutung. Mittlerweile sind intuitives und persönliches Wissen als Wissensquelle für die Pflegepraxis anerkannt, doch beide Wissensbereiche sind erst ungenügend untersucht, um neue Erkenntnisse für die Praxis zu erlangen.

Beispiel: Nennen wir einmal an, Sie wollen ein bestimmtes Pflegephänomen untersuchen: Sie möchten mehr darüber erfahren, wie sich pflegebedürftige Menschen an die Pflege gewöhnen. Nun müssen Sie Forschungsmethoden auswählen und einsetzen, um das Phänomen „Gewöhnen an Pflege" beschreiben zu können. Außerdem werden Sie beschreiben, unter welchen Voraussetzungen „Gewöhnen" geschieht. Während Ihrer Arbeit werden Sie verschiedene Theorien zu diesem Thema studieren und eigene Theorien entwerfen; dabei wird Ihnen die ethische Dimension des Themas begegnen. Ihr Blickwinkel wird sich erweitern und Sie werden die intuitive Bedeutung von „Gepflegtwerden" und die persönliche Erfahrung der Pflegebedürftigen in Ihre Arbeit integrieren.

> Die Pflegewissenschaft als Disziplin trägt dazu bei, empirisches Wissen zu entwickeln. Dieses empirische Wissen findet vor allen in Theorien und Modellen der Pflege seinen Ausdruck und entwickelt sich ständig weiter.

1.2 Pflege als wissenschaftliche Disziplin

Pflegewissenschaft versucht bestehendes Pflegewissen zu systematisieren und neues Pflegewissen zu entwickeln, damit das pflegerische Handeln auf eine begründbare theoretische Basis gestellt und der eigentliche Tätigkeitsbereich der Pflegeberufe definiert werden kann. Dabei kommt der Pflegeforschung und der Entwicklung von Pflegetheorien entscheidende Bedeutung zu.

Definition der Berufsaufgaben des Pflegeberufs lauf KrPflG Abschnitt 2, § 3:

„(1) ...entsprechend dem allgemein anerkannten Stand pflegewissenschaftlicher, medizinischer und weiterer bezugswissenschaftlicher Erkenntnisse fachliche, personale, soziale und methodische Kompetenzen zur verantwortlichen Mitwirkung insbesondere bei der Heilung, Erkennung und Verhütung von Krankheiten ...

(2) Die Pflege im Sinne von Satz 1 ist dabei unter Einbeziehung präventiver, rehabilitativer und palliativer Maßnahmen auf die Wiedererlangung, Verbesserung, Erhaltung und Förderung der physischen und psychischen Gesundheit der zu pflegenden Menschen auszurichten.

(3) Dabei sind die unterschiedlichen Pflege- und Lebenssituationen sowie Lebensphasen und die Selbstständigkeit und Selbstbestimmung der Menschen zu berücksichtigen ..."

Aus der Definition der Berufsaufgaben des Pflegeberufs ergibt sich der Auftrag der Pflegewissenschaft. Der soziale Auftrag besteht folglich darin, Menschen zu unterstützen, die aus gesundheitlichen und/oder funktionsbedingten Einschränkungen nicht dazu in der Lage sind, ihre täglichen Aktivitäten zur Erhaltung und Förderung des Lebens aus eigener Kraft oder mit Hilfe von Familie und Freunden wahrzunehmen.

Pflege-
forschung
Band 1, F 2

In der Pflegewissenschaft geht es also darum, Erkenntnisse über Ursachen, Auswirkungen, Prävention und Therapie von Pflegebedürftigkeit zu erlangen, pflegerisches Wissen zu systematisieren und dieses Wissen bereitzustellen und weiterzuentwickeln, um die Pflegepraxis zu unterstützen und zu verbessern.

Dies geschieht auf mehreren Ebenen:

♦ Auf der Mikroebene stehen der Patient, der Pflegende und die Interaktion im Zentrum des Interesses.

♦ Auf der Mesoebene sind die direkten Umgebungs- und Umweltfaktoren, die auf die Entstehung bzw. Vermeidung von Pflegebedarf Einfluss nehmen, von Bedeutung.

♦ Auf der Makroebene werden gesellschaftliche Faktoren untersucht, die Pflegebedarf und Pflegebedürftigkeit beeinflussen können, so z. B. der mögliche Zusammenhang zwischen Armut und Pflegebedarf.

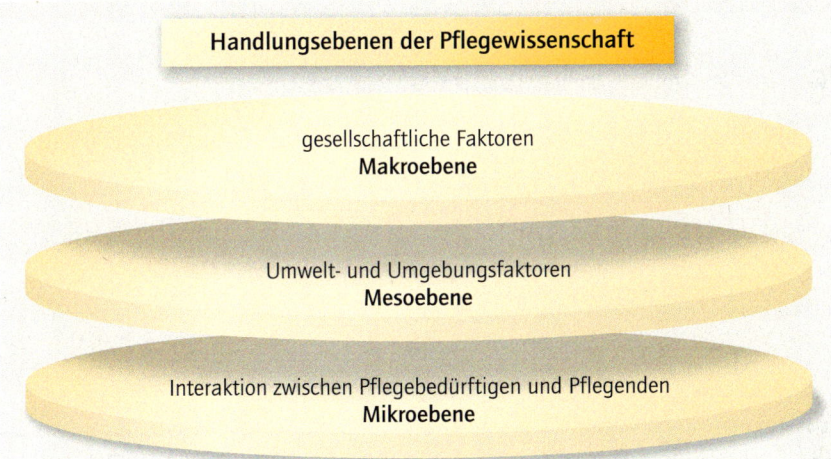

Handlungsebenen der Pflegewissenschaft

gesellschaftliche Faktoren
Makroebene

Umwelt- und Umgebungsfaktoren
Mesoebene

Interaktion zwischen Pflegebedürftigen und Pflegenden
Mikroebene

1.2.1 Entwicklung der Pflegewissenschaft in Deutschland

In den letzten 20 Jahren hat sich in Deutschland die noch junge Pflegewissenschaft ausgebildet. Es entstanden Anfang der 1990er Jahre die ersten pflegebezogenen Studiengänge und mittlerweile kann man an über 40 Fachhochschulen und einigen wenigen Universitäten Pflegewissenschaften, Pflegemanagement oder Pflegepädagogik studieren. Die Absolventen solcher Studiengänge haben größtenteils vor ihrem Studium eine Ausbildung in einem Pflegeberuf abgeschlossen. Mittlerweile geht der Trend dahin, dass man Pflege auch ohne vorherige Berufsausbildung studieren kann. Mit der erfolgreichen Beendigung des Studiums dürfen die Absolventen die akademischen Grade Diplom-Pflegewirt, Diplom-Pflegepädagoge oder Diplom-Pflegewissenschaftler tragen. Wenn das Studium an einer Fachhochschule abgeschlossen wurde, muss in Klammern hinter den Titel noch FH (für Fachhochschule) stehen, z. B. Diplom Pflegewirt (FH).

Informationen dazu unter: www.pflegestudium.de

Geschichte der Pflegeberufe Band 1, D 1.1–1.7

Berufsentwicklung Band 1, G 5

Die Internationalisierung hält auch in der Pflege Einzug: Die europäischen Bildungsminister unterzeichneten im Juni 1999 in Bologna eine Deklaration, die sich das Ziel setzt, insbesondere die Mobilität der Studierenden und die Internationalität des Studiums zu fördern. Damit wurde die Möglichkeit geschaffen – neben den in Deutschland bislang üblichen Studienabschlüssen – Studiengänge anzubieten, die mit den international gebräuchlichen Abschlüssen Bachelor (BA) und Master (MA) abschließen.

Veränderung der Studien- und Berufs- abschlüsse Band 1, G 5

Schon vor der Etablierung pflegebezogener Studiengänge wurde in der Pflege geforscht. Die weitere historische Entwicklung der Pflegewissenschaft (mit dem Schwerpunkt Pflegeforschung als Aufgabe der Pflegewissenschaft) wird an anderer Stelle ausführlicher beschrieben.

Entwicklung der Pflege- forschung in Deutschland Band 1, F 2.1

1.2.2 Geschichtliche Entwicklung der Theoriebildung

Die Theoriebildung und -überprüfung – als originäre Aufgabe der Pflegewissenschaft – steht in Deutschland noch ziemlich am Anfang. Ein Großteil der Theorien und Modelle, die die theoretische Basis der Pflege bilden, kommen aus dem angloamerikanischen Sprachraum. In den USA und in Großbritannien findet die Auseinandersetzung mit Theorien in der Pflege bereits seit den 1950er Jahren statt. Viele der dort entwickelten Theorien und Modelle wurden in den 1990er Jahren ins Deutsche übersetzt.

Erste pflegewissenschaftliche Orientierungen finden sich bereits im 19. Jahrhundert. So nutzte die englische Krankenschwester Florence Nightingale, die als die Pionierin der modernen Krankenpflege gilt, statistische Methoden zur Sammlung und Untersuchung von Gesundheitsdaten. Die weitere historische Entwicklung ist der folgenden Tabelle zu entnehmen.

Methoden der Pflege- forschung Band 1, F 2

Nightingale Band 1, D 1.1.2

Historische Entwicklung der Pflegetheorien

Jahr	Theoretiker/-in	Schwerpunkt der Theorie
1952	Hildegard Peplau	Therapeutische Beziehung der Pflege
1960	Faye Abdellah	Problemlösungsprozess
1961	Ida Jane Orlando	Interaktionsprozess
1964	Ernestine Wiedenbach	Alltagserfahrungen und -theorien
1966	Virginia Henderson	Lebensaktivitäten
1966	Joyce Travelbee	professionelle Beziehung
1967	Myra Levine	Erhaltungsprinzipien
1969	Dorothy Johnson	Verhaltenssystem
1970	Martha Rogers	Energiefelder
1971	Imogene King	Zielfindung und -erreichung
1971	Dorothea Orem	Autonomie und Selbstfürsorge
1972	Betty Newmann	Präventives Gesundheitshandeln

Jahr	Theoretiker/-in	Schwerpunkt der Theorie
1974	Alfred Kuhn	Intersystemische Pflegefürsorge
1976	Callista Roy	Anpassung
1976	Josephine Paterson und Loretta Zderad	Subjektive Lebenswelt
1978	Madleine Leininger	Transkulturelles Pflegemodell
1979	Jane Watson	Theorie der menschlichen Zuwendung
1980	Joan Riehl	Symbolischer Interaktionismus
1980	Nancy Roper, Winifred Logan, Alison Tierney	Modell der Lebensaktivitäten
1981	Rosemarie Rizzo-Parse	Theorie des menschlichen Werdens
1983	Margaret Newmann	Bewusstseinsentwicklung
1984	Monika Krohwinkel	Modell der fördernden Prozesspflege
1986	Patricia Benner und Judith Wrubel	Pflegekompetenzmodell
1987	Akinsanva	Modell Bionursing
1991	Karin Wittneben	Modell der multidimensionalen Patientenorientierung
1996	Joyce Dungan	Modell der dynamischen Integration
1996	Marie-Luise Friedemann	Familien- und umweltbezogene Pflege
1999	Erwin Böhm	Psychobiografisches Pflegemodell

Afaf Meleis beschrieb 1999[I] sechs Stadien der Pflegetheorieentwicklung im anglo-amerikanischen Sprachraum:

1. Stadium der Praxis

Ausgangspunkt war die Versorgung verwundeter Soldaten in Kriegen des vorletzten Jahrhunderts. Die ersten pflegepraktischen Handlungen, die gezielt von in der Pflege tätigen Frauen an andere Pflegende weitergegeben wurden, betrafen die Herstellung eines die Heilung begünstigenden Umfeldes. Es wurde versucht, die Ziele der Pflege zu beschreiben und erste Ansätze eines Pflegeprozesses zu entwickeln.

Florence Nightingale (1820–1910) organisierte im Krimkrieg die Verwundeten- und Krankenpflege. Sie war eine der ersten Statistikerinnen und stützte ihre Aussagen auf systematisch erhobenes Informationsmaterial. Die Nutzung statistischer Daten von pflegerischen und medizinischen Merkmalen brachte eine neue Argumentationsqualität hervor. Als besonders wichtig erachtete Nightingale, pflegerische Maßnahmen aus erhobenem Datenmaterial abzuleiten.

Blick in die Vergangenheit Band 1, D 1

2. Stadium der Ausbildung und Administration

Dies war das Stadium des Wandels von der 3-jährigen traditionellen Ausbildung zu einer universitären Ausbildung. Die notwendige curriculare Arbeit warf wichtige Fragen in Bezug auf das Pflegeverständnis, die Aufgabe und die zukünftige Verantwortung von Pflege im gesellschaftlichen Kontext auf. Was Pflege eigentlich ausmacht, musste deutlich beschrieben und in den Ausbildungszielen der Hochschulen umgesetzt werden. Dementsprechend konzentrierte sich die Theoriearbeit in erster Linie auf die Begründung von Curricula und die Festschreibung von Ausbildungszielen.

3. Stadium der Forschung

Forschungen begleiteten diese Entwicklung. Die Lehrenden, die die Entwicklung mit trugen, sind jene berühmten Persönlichkeiten, die im dritten Schritt die Theorieentwicklung in der Praxis im Auge behielten: Faye Abdellah, Virginia Henderson, Imogene King und Martha Rogers – sie alle lehrten am Teachers College an der Columbia University.

Ohne systematisches und zielgerichtetes Bearbeiten von Fragen konnten keine neuen Erkenntnisse für Praxis und Ausbildung gewonnen werden. In dieser Zeit, den 1950er und 1960er Jahren, kamen die ersten Zeitschriften für Pflegeforschung auf den Markt.

4. Stadium der Theorie

Dieses Stadium beschreibt den Werdegang des „Wesens" der Pflege. Systematisch wurde die Frage nach der Notwendigkeit von Theorie gestellt: Welche Philosophie sollte Pflege zugrunde liegen? Wie sollte Pflegetheorie gestaltet, auf welchen Paradigmen (hier: Denkmustern) sollte Pflege basieren? Ergebnis dieser Diskurse war die Einsicht, dass Pflege(wissenschaft) eine komplexe Wissenschaft ist, die sich nicht auf eine einzige Fachrichtung reduzieren lässt – Pflege sollte über eine inhaltliche und methodische Autonomie verfügen.

5. Stadium der Philosophie

Dieses Stadium ist von dem Versuch geprägt, die philosophischen Prämissen hinter den Theorien zu verstehen. Die Wissenschaftlichkeit erreichte einen hohen Reifegrad. Eine junge Generation von Metatheoretikerinnen wie Patricia Benner, Callista Roy und Betty Newman fragte nach dem komplexen Phänomen der Pflege und versuchte über die Empirie hinausgehend deren Eigenheiten zu erkunden.

6. Stadium der Integration

In diesem Stadium werden intensive Diskurse über die Struktur des Fachgebietes als Ganzem und seiner Spezialisierungen mehr oder weniger spielerisch von Pflegepraktikern, Pflegemanagern und Pflegelehrern geführt. Die Anwendung von Theorien ist Bestandteil der täglichen Praxis, das Analysieren und Kritisieren selbstverständlicher Bestandteil dieses Reifestadiums. Die Weiterentwicklung von Theorien sowie Rückbesinnung auf philosophische und theoretische Elemente bilden die Schwerpunkte wissenschaftlichen Handelns.

Die Theorieentwicklung im deutschen Sprachraum befindet sich dieser Einteilung zufolge in den Stadien 3 bis 4.

1.3   Theorien und Modelle der Pflege

Theoriebildung ist eine notwendige Voraussetzung für die weitere Professionalisierung der Pflegeberufe. Nur durch ein theoretisches Fundament bekommt die Arbeit mit pflegebedürftigen Menschen eine solide Basis. Theorien und Modelle der Pflege sind richtungweisend für:

♦ die Entwicklung und Gestaltung von Ausbildungslehrplänen (Curricula),

♦ das pflegerische Handeln in der Praxis,

♦ die Pflegeforschung,

♦ das Pflegemanagement,

♦ die Weiterentwicklung der Pflegequalität,

♦ als Grundlage pflegerischer Ethik und

♦ für die Ordnung von Phänomenen.

> **Beispiel:** In der Praxis wird beobachtet, dass ältere Menschen oft stürzen. Es entwickelt sich ein **Forschung**sprojekt, das sich mit dem Sturz von älteren Menschen befasst. Die Ergebnisse werden im Expertenstandard zusammengefasst, der nun auch vom **Pflegemanagement** in der Praxis umgesetzt werden muss. Standards werden überprüft, die Mitarbeiter entsprechend geschult und die **Pflegequalität** dadurch verbessert. Das **Pflegehandeln** verändert sich entsprechend den Ergebnissen des Expertenstandards. **Ethische Fragestellungen** wie „Müssen sturzgefährdete Menschen fixiert werden?" haben eine neue Diskussionsgrundlage und können differenzierter betrachtet werden. In den Aus-, Fort- und Weiterbildungen werden die Ergebnisse der Forschung ins **Curriculum** aufgenommen. Das **Phänomen** Angst bekommt im Zusammenhang mit Mehrfachstürzen eine neue Bedeutung ...

Wenn Pflegekräfte über pflegetheoretische Grundlagen verfügen, kann bestimmten pflegerelevanten Problemen oder Phänomenen professioneller begegnet werden. Zu denken wäre dabei z. B. an den Umgang mit demenziell erkrankten Patienten, an sterbende Menschen, an die Kommunikation mit aphasischen Menschen oder an die Bedeutung der Angehörigen für einen kranken Menschen.

> Das Wissen über und die Anwendung von Theorien und Modellen der Pflege, ermöglicht Pflegekräften, professionell – nicht allein „aus dem Bauch heraus" – zu handeln.

Meleis sagt dazu: Um das Ziel der optimalen Gesundheit für ihre Klientel zu erreichen, muss das Fachgebiet Pflege Theorien haben, um seine Phänomene zu beschreiben, Beziehungen zu erklären, einen Handlungsrahmen zu liefern und Ergebnisse vorherzusagen.[II]

> Ein **Phänomen** ist ein Aspekt der Realität (Ereignis, Situation), der bewusst gefühlt oder sinnlich erfahren werden kann. Innerhalb einer Wissensdisziplin sind Phänomene Aspekte, die den Bereich einer Disziplin widerspiegeln.

1.3.1   Theorie und Konzept

Theorien nachzugehen bedeutet zunächst, dass man Annahmen über die so genannte Wirklichkeit trifft und diese dann verifiziert oder falsifiziert.

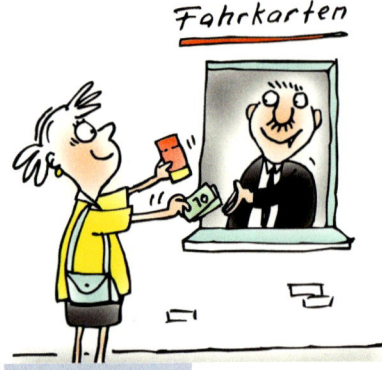

Fahrkarten

Beispiel: Eine solche Theorie bildet die Annahme, dass mir eine Fahrkarte verkauft und ausgehändigt wird, wenn ich zu einer Fahrkartenverkaufsstelle gehe, eine Fahrkarte kaufen möchte und diese bezahlen kann. Hinter diesem Verhalten steht die Theorie des Kaufens und Verkaufens.

Der Unterschied zwischen wissenschaftlichen Theorien und Alltagstheorien besteht darin, dass die wissenschaftlichen Theorien immer bewusst vorhanden sein sollten, d. h., der Wissenschaftler muss genau wissen, welcher Theorie er folgt oder welche Theorie er gerade zu entwickeln versucht. Im Gegensatz dazu handelt man nach Alltagstheorien eher intuitiv.

> Eine Theorie enthält Begriffe/Konzepte, Definitionen und Aussagen, in denen eine systematische Sicht der Pflegephänomene vermittelt wird. In einer Theorie werden spezifische Wechselwirkungen der Konzepte oder Begriffe aufgezeigt mit dem Ziel, die Phänomene zu beschreiben, zu erklären, vorherzusagen und zu kontrollieren.

Eine **Theorie** ist die Gesamtheit von logisch zusammenhängenden und unstreitbaren Behauptungen.

Konzept (lat. concipere) bedeutet: etwas erfassen, in sich aufnehmen. Der Begriff wird unterschiedlich verwendet. So zum Beispiel kann ein Konzept ein Plan (z. B. Therapieplan) oder ein Programm (z. B. Ablauf einer Veranstaltung) sein. Ein Konzept kann aber auch die Vorstufe einer Theorie sein.

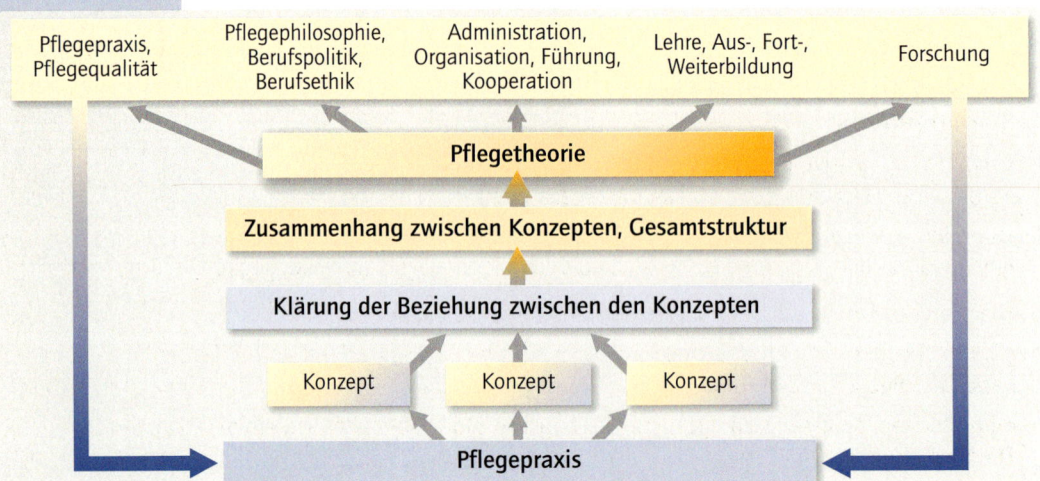

Unter Konzept versteht man in diesem Zusammenhang inhaltlich gefüllte Begriffe. Das kann ein Handlungsentwurf sein, den sich Menschen von bestimmten Dingen, Prozessen oder Beziehungen zurechtlegen. Konzepte bringen gedankliche und begriffliche Klarheit in Handlungen. So kann ein Pflegekonzept helfen, bestimmte Handlungen zu bewältigen.

Pflegetheorien sind mit unterschiedlichen Definitionen und Auffassungen verbunden. Das liegt daran, dass die Vorstellungen von Pflege auch innerhalb der Disziplin nicht eindeutig sind, wie die folgende Tabelle aufzeigt:

Einverständnis	kein Einverständnis
◆ Wirklichkeit wird vereinfacht dargestellt; Aspekte, die für die Theoretiker bedeutend sind, werden in den Vordergrund gestellt und andere vernachlässigt. ◆ Eine Theorie ist die systematische Beschreibung von Phänomenen. ◆ Pflegetheorien sollen sowohl für das Feld Pflege als auch für das Verständnis für das Fach Pflege relevante Phänomene beschreiben.	◆ Terminologie ◆ verschiedene Niveaus und Arten von Theorien ◆ Ziele einer Pflegetheorie ◆ Abstraktionsgrade von Theorien ◆ Reichweite von Theorien ◆ Struktur von Theorien ◆ Weltbild (philosophische Annahmen) eine oder viele Theorien? ◆ Methoden der Theorieentwicklung ◆ Inhalt von Pflegetheorien

Theorien sind mit wissenschaftlichen Methoden auf ihren Wahrheitsgehalt hin zu überprüfen.

Theorien können unterschiedlich eingeteilt oder strukturiert werden:

◆ nach ihrem Wahrheitsgehalt
  - richtig
  - falsch
◆ nach ihrer Genese
  - Alltagserfahrungen
  - Wissenschaft
◆ nach ihren Funktionen
  - beschreibend
  - erklärend
  - prognostizierend
  - vorschreibend
◆ nach der Hermeneutik
  - verstehend (macht Zusammenhänge verständlich)

wissenschaftliche Methoden
Band 1, F 2.2

Theorien können aber auch nach ihrer Reichweite eingeteilt werden:

◆ Mikrotheorien (praktische Theorien): Beschreibung eines bestimmten Phänomens
◆ Theorien mittlerer Reichweite: mehrere Phänomene werden erklärt
◆ „Grand Theories": stellen das Wesen der Pflege dar, allgemeine Ziele und Aufgaben der Pflege (z. B. Dorothea Orem)
◆ Metatheorien: befassen sich mit methodischen und philosophischen Fragen der Theoriebildung in der Pflege

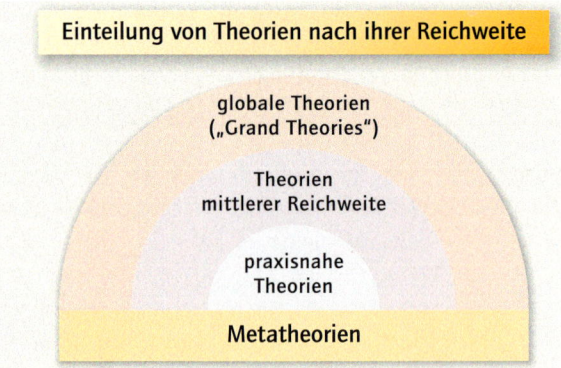

Einteilung von Theorien nach ihrer Reichweite

globale Theorien
(„Grand Theories")

Theorien
mittlerer Reichweite

praxisnahe
Theorien

Metatheorien

1.3.2   Theoriebildung

Zur Entwicklung einer Theorie können unterschiedliche Methoden verwendet werden. Bedeutend ist dabei, ob Theorien induktiv oder deduktiv entwickelt werden.

Induktiv entwickelte Theorien gehen vom Einzelfall aus, um Rückschlüsse auf allgemeine Gegebenheiten zu ziehen. Der Einzelfall kann dabei ein beobachtetes Phänomen der Praxis sein.

Beispiel: Sie beobachten in der Praxis, dass alte Menschen, die nach einer Operation schnell mobilisiert werden, weniger an Verwirrtheit leiden. Nun beobachten Sie dieses Phänomen intensiv mit wissenschaftlichen Methoden und können am Ende Ihrer Arbeit eine Theorie darüber aufstellen.

Deduktiv entwickelte Theorien gehen vom Allgemeinen aus, um Rückschlüsse auf Einzelfälle zu ziehen.

Beispiel: Allgemein anerkannt ist, dass immobile Menschen der Gefahr einer Pneumonie ausgesetzt sind. Demnach führen Sie immer bei immobilen Patienten die Pneumonieprophylaxe durch.

> Grundsätzliche Vorgehensweise bei der Theoriebildung sind die Induktion (vom Einzelfall ausgehend) und die Deduktion (vom Allgemeinen ausgehend).

1.3.3   Modelle

Modelle werden konstruiert, um die Wirklichkeit zu vereinfachen. So gibt es zum Beispiel Modelle von Häusern, Flugzeugen und Autos. Am bekanntesten sind sicherlich anatomische Modelle. Dabei können Modelle in unterschiedlichen Formen dargestellt werden (Schemen, Formeln, Kurven usw.).

> Ein **Modell** ist eine reduzierte und akzentuierte Erscheinungsform der Wirklichkeit, in der lediglich die Elemente und Beziehungen aus einer bestimmten Perspektive betrachtet werden, die in einem hohen Maß zur Transparenz führen.

Modelle können grundsätzlich in zwei Kategorien unterschieden werden:

theoretische Modelle	empirische Modelle
um theoretische Probleme zu lösen	um empirische Probleme zu lösen
Wirklichkeit wird ausgedrückt durch: ♦ Begriffe (Konzepte) ♦ Theorien ♦ Diagramme ♦ grafische Darstellungen	Bezug zur Wirklichkeit sehr groß oder sehr abstrakt z. B. EKG-Kurve als Modell

Modell aus der Anatomie:
Torso mit inneren Organen

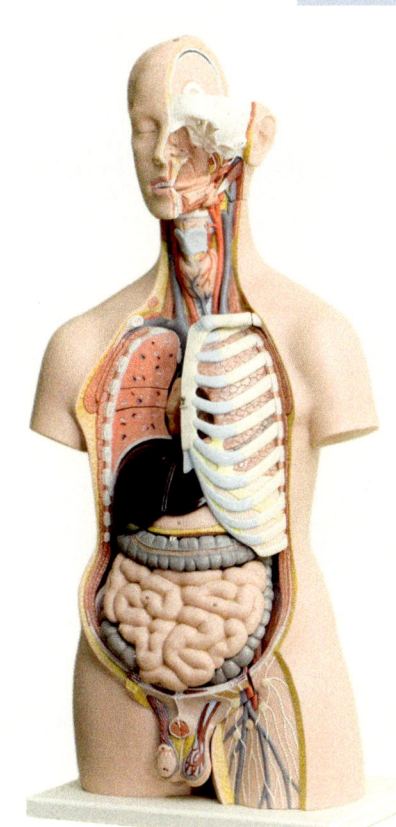

Merkmale eines Modells:

♦ nützliche Reduktion der Wirklichkeit

♦ auszugsweise Wiedergabe der Realität

♦ Akzentuierung von Teilen der Realität, das heißt, dass bestimmte Teile der Realität bewusst hervorgehoben werden

♦ Zunahme von Transparenz der Wirklichkeit, die komplexe Realität wird durchschaubarer (transparenter), z. B. werden Teile der Realität, Begriffe oder Theorien zueinander in Bezug gesetzt

Durch Reduktion und Transparenz bekommt das Modell eine bestimmte Perspektive. Dadurch wird deutlich, dass auch andere Annäherungen an eine Realität möglich sind.

Beispiel: Das Modell der Bedürfnispyramide nach Maslow
Maslow's Theorie zufolge bauen die menschlichen Bedürfnisse aufeinander auf. Demnach werden zuerst körperliche Bedürfnisse, wie atmen, trinken, essen usw. befriedigt, bevor das Bedürfnis nach Sicherheit überhaupt entsteht, z. B. das Bedürfnis nach einem festen Arbeitsplatz oder einem festen Wohnsitz.

Grafik dieser Bedürfnispyramide Band 1, B 3.2

Durch das Studium und die Betrachtung von Modellen haben Pflegekräfte die Möglichkeit, komplexe Zusammenhänge besser zu verstehen. Ein Modell kann als Hilfsmittel zur Entwicklung von Theorien herangezogen werden.

1.3.4 Konzeptuelle Modelle der Pflege

Da in der Pflege die bestehenden Theorien und Modelle noch unzureichend auf ihren Wahrheitsgehalt hin überprüft wurden, entstand der Begriff „konzeptuelles Modell". Man spricht von einem konzeptuellen Modell der Pflege, wenn das Modell Aussagen zu den Meta-Paradigmen der Pflege trifft.[III]

Ein **Paradigma** ist, nach dem Wissenschaftsphilosophen Thomas S. Kuhn, eine bestimmte Denkrichtung innerhalb einer Disziplin, um die Theoriebildung in dieser Disziplin voranzubringen. Dafür müssen unter den Angehörigen einer Disziplin Kommunikation und Austausch von Forschungsergebnissen stattfinden. Es muss eine Übereinstimmung in den philosophischen und theoretischen Annahmen vorhanden sein und ebenso müssen Untersuchungsmethoden, Lehre und Literatur übereinstimmen.

Die vielfältigen Möglichkeiten, Ansichten und Annäherungen an das, was Pflege bedeutet, sind eine besondere Herausforderung. Damit Theorien trotzdem vergleichbar werden oder die wesentlichen inhaltlichen Begriffe beinhalten, wurden folgende Schlüsselbegriffe für die Theorieentwicklung festgelegt:

♦ **Mensch**: Damit können sowohl das abstrakte Bild vom Menschen an sich gemeint sein als auch der Mensch, der Pflege oder Versorgung erhält, und der Mensch, der Pflege durchführt.

♦ **Umwelt**: „Umwelt" oder „Umgebung" bezieht sich einerseits auf die Umwelt des Pflegebedürftigen, aber auch auf die Umgebung, in der die Pflege stattfindet.

♦ **Gesundheit und Krankheit**: gibt Auskunft über die soziokulturelle und individuelle Bedeutung von Gesundheit und Krankheit.

♦ **Pflege**: Mit „Pflege" an sich wird die theoretische Ausrichtung der Pflege begründet.

Mit Hilfe dieser vier Meta-Paradigmen lässt sich Pflege definieren. In einer Theorie oder in einem konzeptuellen Modell der Pflege müssen diese Konzepte – Meta-Paradigmen – genau beschrieben sein, damit Pflege beschrieben werden kann.

Nach Afaf Meleis (s. o.) werden Pflegemodelle nach ihrem jeweiligen inhaltlichen Schwerpunkt eingeteilt in:

♦ Bedürfnismodelle

♦ Interaktionsmodelle

♦ Pflegeergebnismodelle

Bedürfnismodelle betrachten die Bedürfnisse der Pflegebedürftigen und gehen der Frage nach: „Was ist Pflege?" – so zum Beispiel Virginia Henderson mit: „Das Wesen der Pflege" oder Dorothea Orem mit ihrer Selbstfürsorge-Defizit-Theorie.

Interaktionsmodelle gehen der Frage nach: „Wie wird gepflegt?" Dabei steht der Prozess des pflegerischen Handelns im Mittelpunkt. Die Beziehung zwischen dem Patienten und dem Pflegenden ist ein wichtiger, wenn nicht der entscheidende Faktor für die Qualität und den Erfolg die Behandlung – so zum Beispiel Imogene King mit dem „Allgemeinen Systemmodell" oder Ida Jean Orlando mit „Die lebendige Beziehung zwischen Pflegeperson und Patient".

Ergebnismodelle gehen der Frage nach: „Warum wird gepflegt?" Dabei beschäftigen sie sich mit den Zielen der Pflege und der Diskussion über Interventionen – so zum Beispiel Martha Rogers mit „Theoretische Grundlagen der Pflege" oder Callista Roy mit ihrem „Adaptionsmodell".

1.3.5 Zusammenhang von Phänomenen, Konzepten, Modellen und Theorien in der Pflege

Ein Modell ist ein Hilfsmittel zur weiteren Entwicklung einer Theorie. Modelle sind vereinfachende, schematisierende Darstellungen der Wirklichkeit. Pflegemodelle sind systematische, auf einer wissenschaftlichen Grundlage beruhende, logisch aufgebaute Konzepte, die die grundsätzlichen Komponenten der Bedürftigenpflege, ihre theoretische Basis und die erforderlichen Werthaltungen bei der Anwendung in der Pflegepraxis darstellen.

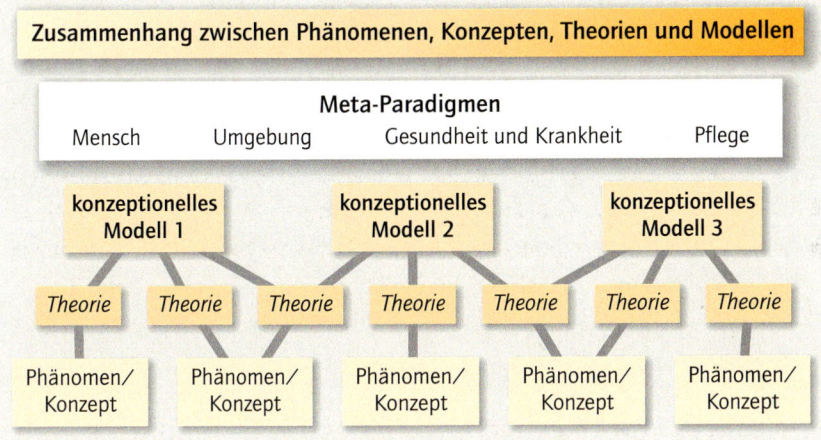

1.4 Ausgewählte Pflegetheorien und konzeptuelle Modelle der Pflege

Es existiert eine Vielzahl von Theorien und Modellen der Pflege, die in der Praxis mehr oder weniger häufig die Grundlage des pflegerischen Handelns bilden. Einige dieser Theorien oder Modelle haben eine rein wissenschaftliche Relevanz, was bedeutet, dass diese herangezogen werden, um bestimmte Pflegephänomene zu erklären. Andere jedoch wurden im Lauf der Zeit und werden auch heute noch immer weiter entwickelt und finden in der Praxis Anwendung bei der täglichen Arbeit mit pflegebedürftigen Menschen. Die wichtigsten Pflegetheorien dieser zweiten Gruppe werden im Folgenden vorgestellt.

Beispiel für die Weiterentwicklung: Virgina Henderson entwickelte in den 1960er Jahren ihr Modell mit dem Titel „Das Wesen der Pflege". Darin beschrieb sie vierzehn Aktivitäten/Grundbedürfnisse des pflegebedürftigen Menschen. Damit ist ihr Modell den Bedürfnismodellen zuzuordnen. Nancy Roper beschreibt dann, in den 1970er Jahren, in ihrem Modell „Elements of Nursing" zwölf Lebensaktivitäten. In den 1980er Jahren brachte Liliane Juchli dieses Thema in den deutschen Sprachraum. Ihr bekanntes ATL-Modell – die Aktivitäten des täglichen Lebens – wird bis heute in der Pflege angewendet. Monika Krohwinkel veröffentlichte 1984 erstmals ihr konzeptionelles Modell der „ganzheitlich-fördernden Prozesspflege". In diesem Modell werden dreizehn „Aktivitäten und existentielle Erfahrungen des Lebens" (AEDL) beschrieben.

Die LA, die ATL und die AEDL systematisieren diese Modelle. Sie sind demnach nicht der einzig bedeutende Inhalt des jeweiligen Modells, sondern ein Teil. Um eine Theorie oder ein Modell zu verstehen, muss immer das gesamte Modell betrachtet werden und nicht nur die – in der Praxis häufig bekanntere – Systematisierung.

Virginia Henderson	Nancy Roper	Liliane Juchli	Monika Krohwinkel
Das Wesen der Pflege	**Elements of Nursing**	**Aktivitäten des täglichen Lebens**	**Konzeptuelles Modell der ganzheitlich-fördernden Prozesspflege**
◆ bei der Atmung helfen	◆ eine sichere Umgebung bewahren	◆ wach sein und schlafen	◆ kommunizieren
◆ beim Essen und Trinken helfen	◆ kommunizieren	◆ sich bewegen	◆ sich bewegen
◆ bei Ausscheidungen helfen	◆ atmen	◆ sich waschen und kleiden	◆ vitale Funktionen des Lebens aufrechterhalten
◆ helfen eine gewünschte Haltung einzunehmen	◆ essen und trinken	◆ essen und trinken	◆ sich pflegen
◆ beim Ruhen und Schlafen helfen	◆ ausscheiden	◆ ausscheiden	◆ essen und trinken
◆ beim Kleiden helfen	◆ den eigenen Körper pflegen und kleiden	◆ Körpertemperatur regulieren	◆ ausscheiden
◆ helfen die Körpertemperatur zu regulieren	◆ Körpertemperatur regulieren	◆ atmen	◆ sich kleiden
◆ bei der Reinhaltung und Pflege des Körpers helfen	◆ bewegen	◆ sich sicher fühlen und verhalten	◆ ruhen und schlafen
◆ helfen Gefahren der Umgebung zu meiden	◆ arbeiten und spielen	◆ Raum und Zeit gestalten – arbeiten und spielen	◆ sich beschäftigen
◆ helfen zu kommunizieren	◆ Sexualität erleben	◆ kommunizieren	◆ sich als Mann oder Frau fühlen und verhalten
◆ helfen seinen Glauben bekennen zu können	◆ schlafen	◆ Kind, Frau, Mann sein	◆ für eine sichere Umgebung sorgen
◆ helfen bei kreativen Betätigungen	◆ sterben	◆ Sinn finden im Werden, Sein, Vergehen	◆ soziale Bereiche des Lebens sichern
◆ Helfen beim Lernen			◆ mit existentiellen Erfahrungen des Lebens umgehen

Die später entwickelten wurden erkennbar von den früheren Pflegemodellen beeinflusst.

Da Pflege individuell und jeder Mensch, der professionelle Pflege in Anspruch nimmt, anders ist – und damit auch pflegerelevante Probleme und Ressourcen unterschiedlich sind – bedarf es einer Auswahl an Theorien und Modellen, die bestimmte Aspekte der Pflege abbilden und/oder erklären. Oftmals gestaltet es sich in der praktischen Anwendung schwierig, wenn eine Einrichtung der Gesundheitsversorgung nur eine bestimmte Theorie oder ein bestimmtes Modell zur Grundlage der pflegerischen Arbeit heranzieht. Idealerweise müssten Pflegekräfte über ein breites Wissen von Theorien und Modellen verfügen, um in der Pflege patientenorientiert handeln zu können.

Aus der Vielfalt von Theorien und Modellen werden im Folgenden einige bekannte Theorien vorgestellt.

1.4.1 Theorie des systemischen Gleichgewichts von Marie-Luise Friedemann

Wie in der Einstiegssituation beschrieben wird der kleine Leon von einem ambulanten Kinderkrankenpflegedienst betreut. Die Pflegekräfte pflegen nach der Theorie des systemischen Gleichgewichts, die von Marie-Luise Friedemann entwickelt wurde. Dieser Theorie zufolge wird nicht nur der einzelne Mensch und seine Gesundheit oder Erkrankung in den Fokus des pflegerischen Handelns gesetzt, sondern auch seine Familie und die ihn umgebenden Systeme, zum Beispiel die Gemeinde, in der der Pflegebedürftige lebt, die Gesellschaft, in die er sich integriert hat.

Theorieentwicklung

In den 1980er Jahren beschäftigte sich Marie-Luise Friedemann mit krisengeplagten Familien in der Innenstadt von Detroit/USA. Die konventionell bekannte Familientherapie fand dort keine Akzeptanz. Das war der Auslöser für die Entwicklung der „Theorie des systemischen Gleichgewichts". Wie jede andere Theorie entstand sie aus vielfältigem Gedankengut (Familiensoziologie, Familientherapie, Lebenserfahrung, Umwelt, historischen Ereignissen, Berufserfahrung). Marie-Luise Friedemann sagt selbst, dass aufgrund der sich stets wandelnden Faktoren ihre Theorie nie vollendet ist, sich weiterentwickelt und sich immer neu anpasst. Diese Weiterentwicklung wird nicht zuletzt durch die Mitwirkung von Angehörigen der Berufsgruppe Pflege im nötigen Gedankenprozess gefördert.

Diese Pflegetheorie gehört zu den jüngeren Theorien, 1996 wurde sie auch in deutscher Sprache veröffentlicht. Friedemanns Theorie beruht auf verschiedenen Grundsätzen der Systemtheorie, diese wiederum entspringt aus verschiedenen anderen Theorien.

Beispiel: Bei der Pflege des kleinen Leon beziehen die Pflegekräfte die gesamte Familie in ihre pflegerische Zielsetzung mit ein. Ein Punkt ist beispielsweise, dass Brigitte Meyer jeden Tag genügend Zeit zur Verfügung hat, um mit ihrer Tochter Paula zu spielen.

345

Systemtheorie

Die Systemtheorie geht von einer komplexen Ordnung in Systemen – von der kleinsten Zelle bis zum Universum – aus. Alle Systeme bewegen sich um ein Zentrum und sind gekennzeichnet durch ein strukturiertes und dynamisches Muster und eine rhythmische Bewegung. In den Systemen ist alles, bis hin zu Energie und Materie, in Informationen und Ideen organisiert. Jedes System ist offen gegenüber der Umwelt und nimmt Informationen, Substanzen und Energie auf, aus denen dann z.B. Arbeit, Gegenstände, Verhaltensweisen oder andere Informationen und Ideen produziert und wiederum an die Umwelt weitergegeben werden. Umliegende Systeme werden dadurch motiviert und bringen ihre eigenen Erzeugnisse ein, die dann wiederum weitere Systeme aktivieren. Dadurch kann ein Zusammenhang zwischen Ursache und Wirkung angenommen werden.

Die Systeme bilden eine eigene Hierarchie, die aus verschiedenen Sub- und Suprasystemen besteht, in denen der einzelne Mensch als kleinstes Subsystem gesehen werden kann. Jedes dieser Systeme gehört einem oder mehreren anderen Systemen an, denen es sich unterordnet. Alle Systeme wirken zusammen, um ein gemeinsames Resultat zu erbringen, wobei jedes seine eigene Aufgabe hat.

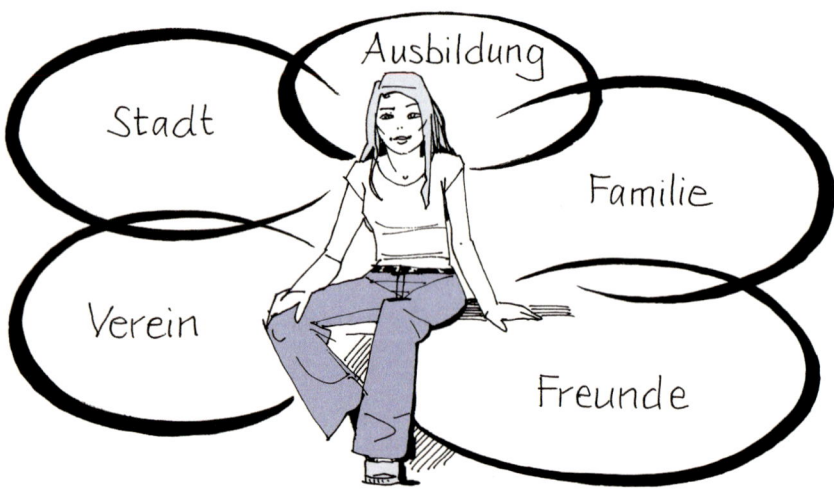

Beispiel: Pia ist organisiert (im Sinne der Systemtheorie) in ihrer Familie, in ihrer Ausbildungsklasse, in der Praxiseinrichtung, im Sportverein, im Freundeskreis und sie wohnt in einer Stadt in Deutschland. Pia ist es möglich, eigene Entscheidungen zu treffen und somit diese Systeme zu verändern.

Theorieinhalte

Meta-paradigmen
Band 1, F 1.3.4

Die Theorie betrifft sowohl Einzelpersonen, Familien und Gruppen als auch Organisationen und Gemeinden. In dieser Theorie werden die Meta-Paradigmen Mensch – Umwelt – Gesundheit und Krankheit – Pflege um die Konzepte Familie und Familiengesundheit erweitert.

Der **Mensch** definiert sich über Beziehungen zu seinen Mitmenschen, zu Gegenständen und anderen Lebewesen in seiner Umwelt. Die Realität des Menschen wird durch die Funktionen seines Körpers bestimmt, wodurch sie zugleich eine Einschränkung erfährt. Das Leben ist nur dann sinnvoll, wenn die Werte, die sich der Mensch zuvor gesetzt hat, auch ohne Einschränkung realisierbar sind. Das größte Bestreben des Menschen ist das Streben nach Sinn und die Angstfreiheit.

> Das hauptsächliche Ziel dieser Theorie ist es, Ängste zu reduzieren, da dies als essentiell für die Gesundheit und für die Gesundheitsförderung gesehen wird.

Beispiel: In der Familie Meyer ist die größte Angst, das Leon einen Rückfall erlebt oder dass neue Komplikationen auftreten. Die Pflegekräfte sehen es als ihre Aufgabe, mit den Eltern über Ängste und Unsicherheiten zu sprechen, um ein Gefühl von Sicherheit zu vermitteln und den Eltern mit ihren Ängsten und Sorgen zur Seite zu stehen.

Der Mensch richtet sich in seinen Verhalten auf die vier Prozessdimensionen Stabilität, Wachstum, Regulation/Kontrolle und Spiritualität aus. Durch eine ständige Anpassung an sein Umfeld verändert er die ihn umgebenden Systeme, um eine möglichst hohe Kongruenz (= Übereinstimmung) zu erlangen. Damit versucht der Mensch Ängste zu bekämpfen. Im Laufe seines Lebens eignet er sich durch Entwicklung und Sozialisation Verhaltensweisen an, um die eben genannten Ziele (Prozessdimensionen) zu erreichen.

Ein systemisches Gleichgewicht entsteht dann, wenn durch Handlungen, die sowohl die betreffende Person als auch seine Umwelt als zweckmäßig erachten, die gesetzten Ziele im richtigen Ausmaß erreicht wurden. Dies geschieht meist unbewusst und willkürlich.

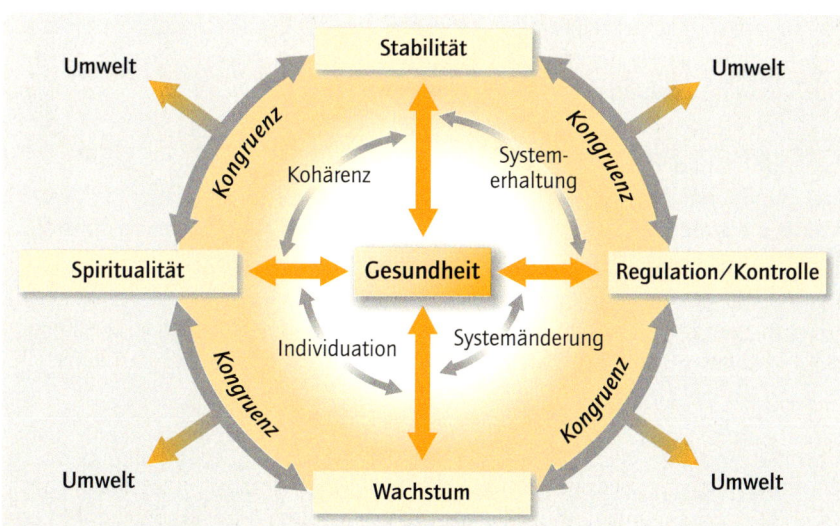

Die vier Prozessdimensionen nach Marie-Luise Friedemann: Familien- und umweltbezogene Pflege: die Theorie des systemischen Gleichgewichts. Bern 1996

347

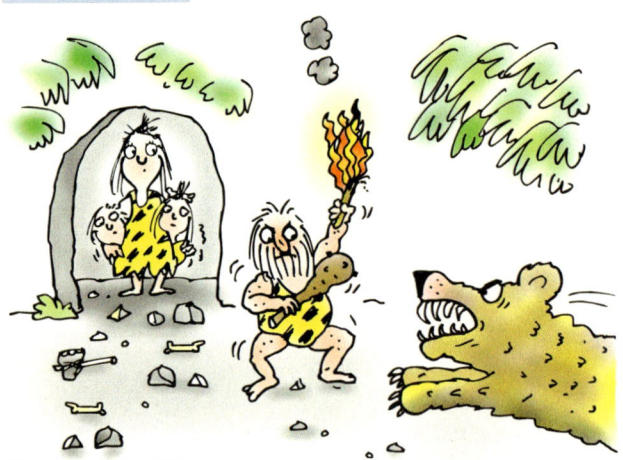

Unter anderem zur Angstbekämpfung lebten die Menschen in der Steinzeit in Höhlen. In der heutigen Zeit sind dafür weitaus komplexere Einrichtungen nötig, wie zum Beispiel politische, ökonomische und zivile Systeme. Angst entsteht in erster Linie durch Unwissenheit und Hilflosigkeit; vor allem die Wahrnehmung und Realisierung der eigenen Sterblichkeit ruft noch immer Angst hervor.

Unter **Umwelt** versteht man die Systeme, die den Menschen und seine Familie umgeben. Dazu zählen Gegenstände, Gebäude, Städte, politische und soziale Systeme, Biosysteme und Ökonomien bis hin zur Natur und zum Universum. Die Übereinstimmung (Kongruenz) der Systeme wird durch ständige Anpassung und Wiederanpassung untereinander zwar immer wieder angestrebt, wird aber eine Utopie bleiben.

Beispiel: Familie Meyer versucht – trotz der extrem belastenden Situation – Normalität in ihren Leben zu erreichen. Dafür passt die Familie ihre Umgebung immer weiter ihren Bedürfnissen an.

So besucht Leon dreimal in der Woche für jeweils vier Stunden eine Betreuungseinrichtung;

das Haus der Meyers wurde rollstuhlgerecht umgebaut;

für Hildegard Meyer wurde ein ambulanter Pflegedienst beauftragt;

die Meyers treffen sich einmal pro Monat in einer Selbsthilfegruppe für Eltern von Kindern mit Hydrocephalus. Durch diese Gruppe haben sie auch neue Freundschaften gefunden.

Gesundheit und Krankheit: Gesundheit ist der Kern des menschlichen Erlebens und Empfindens und bestimmt jegliches Handeln. Ein sicheres Zeichen von Gesundheit ist ein allgemeines Wohlgefühl. Dieses ist jedoch aufgrund von Systemstörungen, die jedem System innewohnen, nicht dauerhaft möglich.

Gesundheit entsteht durch eine vollständige Übereinstimmung aller Systeme im menschlichen Körper und mit den Systemen seiner Umwelt. Gesundheit wirkt gegen die Angst und gibt Antrieb zu eigenem Denken und Tun. Krankheit wird durch eine Störung in einem der menschlichen Systeme hervorgerufen.

Krankheit und Gesundheit schließen sich nicht aus, auch in einem kranken Organismus kann Gesundheit vorhanden sein; so können zum Beispiel im Alter verschiedene Systeme nicht mehr vollständig funktionsbereit sein und eine Erkrankung hervorrufen, die jedoch vom Menschen nicht als Konflikt zur Gesundheit gesehen wird.

Eine Aufgabe der Pflege ist es, den Pflegebedürftigen die empfundene Gesundheit bewusst zu machen und neue Wege zur Kongruenzfindung (s. u.) aufzuzeigen. Dabei spielt die Integration des Kranken in die Familie und in die Umwelt eine unmittelbare Rolle. Im Falle einer schweren Krankheit muss die Pflegekraft ihren Schwerpunkt auf die Spiritualität legen, da die Regulation/Kontrolle des Schwerkranken nicht mehr ausreichend ist, um Gesundheit von innen und Kongruenz von außen erreichen zu können.

Beispiel: In der Familie Meyer sind zwei Menschen krank; die Pflegekräfte versuchen der Familie Wege aufzuzeigen, wie Normalität möglich ist.

Hildegard Meyer fühlt sich nicht wirklich wohl, sie hat immer wieder das Gefühl, der Familie zur Last zu fallen, und sie hat Angst, in ein Pflegeheim gehen zu müssen.

Obwohl Hildegard von den Pflegekräften nicht körperlich gepflegt wird, nehmen sich die Pflegekräfte immer wieder Zeit, um mit ihr zu sprechen. Sie geben Stefan und Brigitte Tipps, wie sie mit Hildegards Angst umgehen können. So nimmt sich Stefan nach der Arbeit eine halbe Stunde Zeit, um mit seiner Mutter Kaffee zu trinken; dabei schauen sie alte Fotos an und reden über vergangene Zeiten.

Auch hat Hildegard jetzt feste Aufgaben im Familienalltag bekommen. Sie hilft beim Gemüseputzen und beim Wäschezusammenlegen. Auch wenn das nicht immer eine wirkliche Hilfe ist, hat Hildegard das Gefühl, nützlich zu sein und nicht mehr nur zur Last zu fallen.

Pflege ist ein aktiver Prozess mit der Beteiligung von Pflegendem und Pflegebedürftigem. Um wirksame Pflege zu leisten, ist eine Anpassung an das Gesundheitsstreben des Systems erforderlich; dann können sowohl Pflegender als auch Gepflegter durch aktive Ausführung der Pflege zu Wachstum und Gesundheit gelangen.

Im Mittelpunkt des Handelns steht immer das System des Empfängers. Pflegerelevante Probleme und Bedürfnisse spielen eine untergeordnete Rolle. Die Aufgabe der Pflege besteht vielmehr darin, den Gepflegten auf seine Kräfte aufmerksam zu machen, die ihn zu Kongruenz und Gesundheit hinführen.

Eine wichtige Voraussetzung für die Verbindung zwischen Pflegekraft und Pflegeempfänger ist der Beziehungsaufbau. Von der Persönlichkeit der Pflegekraft ist es abhängig, ob es gelingen kann, für den Patienten eine Atmosphäre zu schaffen, die ihn stützt und vor Angst schützt.

Beispiel: Bei Leon ist es natürlich sehr schwierig, ihn auf seine Kräfte aufmerksam zu machen, umso mehr konzentriert sich die Pflege auf die Beziehung. Leon hat eine feste Bezugspflegeperson. Wann immer es möglich ist, kommt diese Pflegekraft in das Haus der Meyers. Im Fall von Urlaub oder Krankheit springt eine andere Pflegekraft ein, die ebenfalls eine Beziehung zu Leon aufgebaut hat. Die Familie vertraut den Pflegekräften und Leon fühlt sich wohl, wenn eine der beiden Pflegekräfte sich um ihn kümmert.

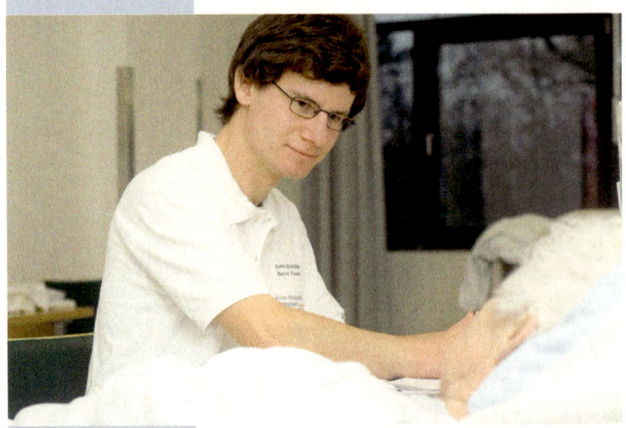

Um sich auf die Person einzustellen, ihre Werte, Rhythmen, Muster und ihre Gesundheit zu erkennen, muss die Pflegeperson ihre Fachlichkeit im Hintergrund bewahren. Ein Vertrauensverhältnis tritt erst durch die Annahme seitens des Gepflegten ein. Da jeder einzelne Mensch individuelle Barrieren gegenüber anderen Menschen hat, entsteht einmal mehr und einmal weniger Bindung, was jedoch nicht mit Erfolg oder Misserfolg gleichzusetzen ist.

Familiengesundheit wird erreicht, wenn die Familie in jeder der vier Prozessdimensionen handelt und Kongruenz im Inneren der Familie und der Familie mit ihrer Umwelt vorhanden ist. Außerdem beurteilen in diesem Fall die Familienmitglieder ihre Familie als positiv und jeder Einzelne empfindet wenig Angst.

Ein Streben nach immer wieder neuer Kongruenz in den verschiedenen Prozessdimensionen – je nach momentaner Bedeutung – ist von großer Wichtigkeit für die Systemerhaltung. Jede Familie entwickelt einen eigenen Stil, in dem sie sich von anderen Familiensystemen unterscheiden lässt. Dies wird durch die spezifischen Familienprozesse gekennzeichnet.

Die Familie gibt grundlegende Werte und Lebensmuster an die nächste Generation weiter. Sie unterstützt die persönliche Entwicklung, gibt Zugehörigkeit und emotionale Bindung. Familienprozesse verfolgen die Ziele Stabilität, Wachstum, Regulation / Kontrolle und Spiritualität. Laut Friedemann sind zugehörige Familienmitglieder subjektiv von den einzelnen Personen bestimmt. Das heißt, jedes Familienmitglied bestimmt selbst, wer zur Familie gehört.

Friedemann
Band 1, F 1.4.1

Der Pflegeprozess

Nach dem Beziehungsaufbau zwischen zwei Personen sind sie in der Lage, sich gegenseitig auszutauschen und voneinander zu profitieren, vorausgesetzt, dass ein Bestreben nach Kongruenz und Gesundheit vorhanden ist. Die Angst vor Stabilitätsverlust spielt dabei oft eine Rolle. Die Aufgabe der Pflege liegt hier in der Unterstützung des Patienten zur Findung neuer Strategien zur Systemerhaltung. Durch das Durchdenken der Situation durch beide Beteiligte und die Betrachtung der damit zusammenhängenden Faktoren sollen neue Erkenntnisse gewonnen und nach Wachstum und Spiritualität gestrebt werden, die dann zur Gesundheit führen sollen.

Der Pflegeprozess in der Theorie des systemischen Gleichgewichts gliedert sich in neun Schritte (siehe nachfolgende Aufzählung); setzt man die Anfangsbuchstaben der verschiedenen Prozessdimensionen zusammen, so entsteht das Wort Kongruenz (= Übereinstimmung).

Pflegeprozess nach der Theorie des systemischen Gleichgewichts

1. **K**lassieren der systemischen Prozesse innerhalb der vier Prozessdimensionen
   - ♦ Aufnahmegespräche, Gewichtung der Themen und Zusammenhänge erkennen, die Pflegekraft benötigt Kenntnisse in der Gesprächsführung

2. **O**ffen die Theorie und die systemischen Prozesse erklären
   - ♦ Ordnung der Daten
   - ♦ dem Pflegebedürftigen mit Hilfe eines Diagramms erklären, worauf die Pflege basiert und wo er sich selbst integrieren kann

3. **N**achforschen, welche Veränderungen stattfinden sollen
   - ♦ Zusammenhänge zwischen Handlungen, Gefühlen und Erkrankung erkennen und Hypothesen entwerfen
   - ♦ Hypothesen mit dem Pflegebedürftigen besprechen
   - ♦ Pflegebedürftiger bestimmt die Gewichtung der Ziele

4. **G**utheißen der nützlichen Handlungen
   - ♦ Gewichtung der Ziele näher betrachten und mit Angehörigen besprechen
   - ♦ dem Pflegebedürftigen Mut zusprechen

5. **R**epetieren und verstärken der nützlichen Handlungen

6. **U**mlernen bei mangelhaften Handlungen

7. **E**xperimentieren mit neuen Handlungen
   - ♦ Schritte 5 bis 7 nur möglich, wenn der Pflegebedürftige fähig ist, seinen Weg zur Gesundheit zu sehen
   - ♦ Die Pflegekraft unterstützt den Patienten beim Umlernen, Wiederholen und Verstärken bereits vorhandener, nützlicher Handlungen. Neue Handlungen werden nur dann angeboten, wenn die alten nicht mehr förderlich sind. Die Aufgabe der Pflegeperson ist dann die Anleitung, das Helfen und die Unterstützung des Erkrankten.
   - ♦ Alle Ressourcen des Patienten, auch Reflexe oder ein Augenzwinkern, sollen respektiert und in die Pflege integriert werden. Ein weiteres Ziel der Pflege sollte es sein, frühere, dem Patienten eigene Routinen in die Pflege zu integrieren.

8. **N**ützlichkeit und Erfolg der Änderungen prüfen
   - ♦ Evaluation der Pflege, ein Zeichen ist Angstminderung und Wohlbefinden

9. **Z**usprechen, ermuntern, loben
   - ♦ während des gesamten Pflegeprozesses

Die **Auflösung der Beziehung** (durch Entlassung oder auch Tod) wird zusammen mit der Dauer des Prozesses und der Rollenverteilung zwischen Pflegendem und Pflegeempfänger bereits zu Beginn der Pflegebeziehung angesprochen. In diesem Gespräch wird dem Patienten vermittelt, dass die Pflegeperson nicht nur für ihn allein zuständig ist und dass mit zunehmender Genesung auch vermehrt Selbstständigkeit von ihm erwartet wird.

Je länger die Beziehung besteht, desto mehr Zeit sollte auch deren Auflösung gewidmet werden. Bei Verlust der Beziehung durch den Tod sollte sich die Pflegende mit dem Gewinn, den sie aus dieser Beziehung gezogen hat, auseinandersetzen, ebenso wie mit Gefühlen des eigenen Verlustes.

Systemische Pflege der Familie

Die Familie ist der wichtigste Bezugspunkt für den Pflegebedürftigen und somit wird sie als Ressource für die Pflege gesehen. Die Familie soll angeleitet werden, wie sie den Pflegebedürftigen unterstützen kann, damit er Gesundheit erreichen und emotionale Hilfestellung empfinden kann, ohne dass eigene Energien geopfert werden. Dazu wird ein von allen akzeptierter Pflegeplan ausgearbeitet.

Die Zusammenarbeit mit Systemen in der Gemeinde, die die Familie umgeben, kann als höchste Ebene der Familienpflege gesehen werden, da das Ziel der Familie eine Systemerhaltung durch Beschaffung von nötigen Ressourcen von außerhalb ist. Familienpflege ist dann wichtig, wenn die Pflege des Individuums auch nach der Entlassung fortgesetzt werden muss, um einer Inkongruenz im Familiensystem durch eine geplante Pflege vorzubeugen.

Beispiel: Die Systeme in der Gemeinde der Meyers sind zum Beispiel die Selbsthilfegruppe, die Betreuungseinrichtung für körperlich und geistig behinderte Kinder, die sozialen Sicherungssysteme, von denen die Familie finanzielle Unterstützung erfährt, aber auch die ehrenamtlichen Helfer, die die Familie unterstützen.

Die folgende Tabelle zeigt auszugsweise Aspekte, die für Informationssammlung und Anamnesegespräch bei der Pflege von Kindern und Jugendlichen von Bedeutung sind. In der letzten Spalte steht die Perspektive der verantwortlichen Pflegekraft. Einige der Aspekte sind auch auf die Pflege älterer Menschen übertragbar.

Befragungsthemen für Informationssammlung und Anamnesegespräch bei der Pflege von Kindern und Jugendlichen[IV]

Familiensystem	Familie	Kind	Pflegekraft
Familienstruktur	• Haushaltsmitglieder • weitere Familienmitglieder • Kinder • unterstützende Personen • Personen, die zur Last fallen • Anzahl der Geschwisterkinder • Geburtenfolge	• Körperfunktionen: Atmung, Verdauung, Ausscheidung, Nervensystem • Herz, Blutzirkulation • Sexualfunktion • Endokrinsystem • Immunsystem • Sinnesorgane • Skelett/Muskeln • Schmerz	• fachliche Expertin • direkte Pflegehandlungen beherrschen und anbieten
Wohnsitz	• Ortschaft, Stadtviertel • Art der Wohnung, des Hauses • Lebensstandard • Einrichtung (notdürftig/zweckmäßig/luxuriös) • Dekoration • Welcher Raum für welche Person?	• körperliche Pflege: Hygiene, Körperpflege, Essen/Trinken • Bewegung • Praktiken zum Einschlafen • Medikamente zur Schmerzbekämpfung • Heilmittel, medizinisch-pflegerische Hilfsmittel • Prävention, Unfallverhütung	

Familiensystem	Familie	Kind	Pflegekraft
Rollenstruktur	◆ Entscheidungen ◆ Hausarbeit ◆ Finanzhaushalt ◆ Kindererziehung ◆ Disziplin und Konsequenz ◆ Förderung der Gesundheit ◆ Förderung des Umgangs mit Menschen ◆ Pflege von Kranken	◆ altersgemäße Pflichten ◆ Schule ◆ Verantwortungen	◆ professionelles Selbstverständnis und Rollenverständnis in der Familie
Lebensmuster	◆ Tagesablauf ◆ Beruf, Entspannung ◆ gemeinsame Aktivitäten ◆ Kommunikation ◆ Tradition ◆ usw.	◆ Tagesroutine, Therapieplan ◆ Schulbildung ◆ Betreuung durch Familienmitglieder und durch andere	◆ Pflegeplanung im Einverständnis mit dem (interdisziplinären) Team ◆ Terminplanung in Absprache mit der Familie
Problemsituation	◆ widersprüchliche Interpretation der Rollen ◆ unterschiedliche Ansichten über Familienpflichten ◆ unflexible Lebensmuster ◆ zu wenig oder zu viel Struktur ◆ unterschiedliche Ansichten über Erziehung	◆ Abhängigkeit und Unabhängigkeit des Kindes	◆ widersprüchliche Rollenerwartungen vonseiten der Pflegenden oder der Familie ◆ unterschiedliche Auffassungen über die Pflege ◆ familiäre Ressourcen ◆ Fähigkeiten und Bedürfnisse ◆ Fehleinschätzung der eigenen Ressourcen, Fähigkeiten und Bedürfnisse

Interaktionssystem	Familie	Kind	Pflegende
Struktur/Ziel	◆ Ziel, Nutzen der Bindung ◆ Kriterien der Zugehörigkeit	◆ Annahme/Integration des Kindes in das Familienleben	◆ Verstehen ◆ Vertrauen ◆ Akzeptanz
Rollen/Lebensmuster	◆ Machtverteilung ◆ Verteilung der Verantwortung	◆ in Bezug auf das Kind	◆ Unterstützung Beratung
Problemsituation	◆ fehlende Koordination ◆ widersprüchliche Erwartungen ◆ Abhängigkeit, Rollenzwang, Misshandlung	◆ Vernachlässigung des Kindes: physisch, psychisch, geistig, sozial ◆ mangelnde Förderung, Pflege	◆ fehlendes Vertrauen ◆ Nichtwissen ◆ belehrende Haltung

Kohärenz/Familiensystem	Familie	Kind	Pflegende
Verbundensein	◆ gemeinsame Familienidentität ◆ Akzeptanz der Krankheit ◆ Verständnis von Schmerz, Leiden	◆ gesunde Entwicklung im Rahmen der emotionalen Bindung	◆ Vertrauen ◆ Regulierung von persönlicher Distanz und Anteilnahme

Beziehungsaufbau
Band 1,
H 4.2.1, E 1.1.3

Die Theorie des systemischen Gleichgewichts wurde hier in ihren Grundzügen inhaltlich beschrieben und an dem Beispiel des Kindes Leon erläutert. Gerade bei der Pflege chronisch kranker Kindern sind der Einbezug und das Verhalten der Eltern und der gesamten Familie von besonderer Bedeutung für die Pflege und den Genesungsprozess. Hat man vor 15 Jahren kranke Kinder noch ohne die Eltern im Krankenhaus versorgt, ist es heute üblich – vor allem bei Säuglingen und Kleinkindern – die Eltern mit auf der Station aufzunehmen (Rooming-in).

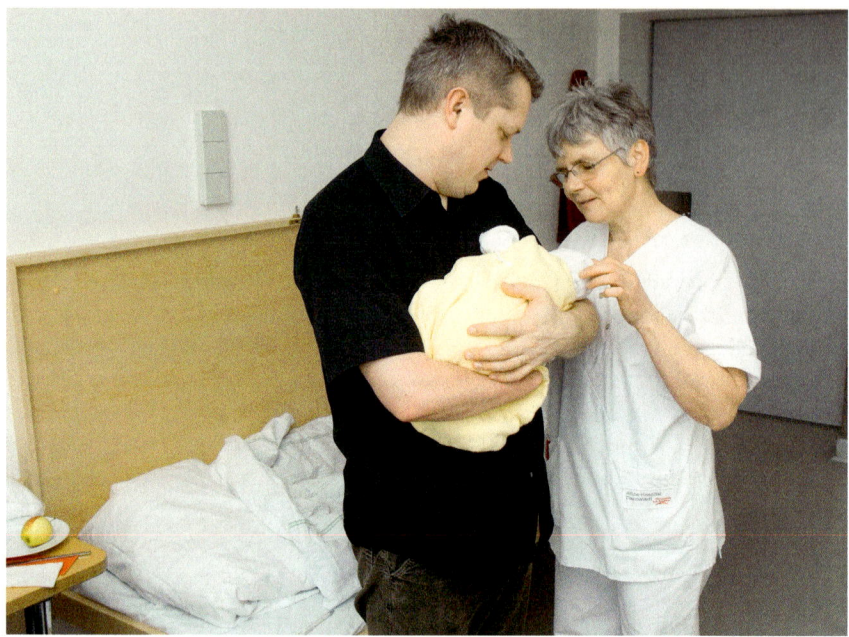

1.4.2 Selbstpflegemodell nach Dorothea Orem

Dorothea Orem war eine amerikanische Pflegewissenschaftlerin. In den 1950er Jahren hatte sie begonnen an ihrem Modell zu arbeiten und 1971 wurde es das erste Mal in den USA und 1997 in Deutschland veröffentlicht. Orems Modell wurde in zehn Sprachen übersetzt und findet weltweit Anwendung in der Pflegepraxis.

Bei der Entwicklung ließ Orem sich von drei Fragen leiten:

♦ Was tun Pflegekräfte und was sollten sie tun?

♦ Warum tun sie es?

♦ Was ist das Ergebnis ihres Tuns?

Orem geht davon aus, dass jeder Mensch zur **Selbstpflege** fähig ist. Ein Streben und die Fähigkeit, für sich selbst zu sorgen, stellen ihn in den Mittelpunkt seiner Überlegungen. Bei Krankheit oder Beeinträchtigung kann es zu einem **Selbstpflegedefizit** kommen. Aus dem Selbstpflegedefizit des Pflegebedürftigen und aus den Kompetenzen der Pflegekräfte entsteht das **Pflegesystem**. Demnach besteht das Selbstpflegemodell nach Dorothea Orem aus drei Theorien:

♦ Theorie der Selbstpflege

♦ Theorie des Selbstpflegedefizits

♦ Theorie des Pflegesystems

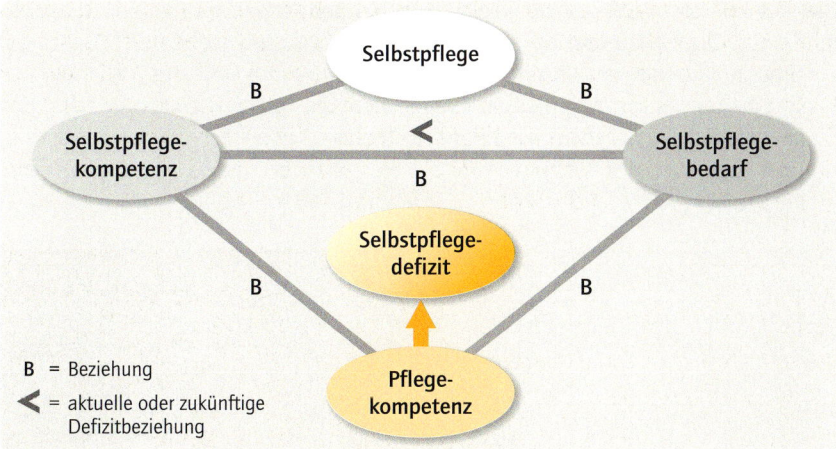

Selbstpflegemodell nach Dorothea Orem[V]

Orems Theorie wird auch als „konzeptuelles Modell der Pflege" bezeichnet. Dieses ist den Bedürfnismodellen zuzuordnen. Orem trifft Aussagen zu den Meta-Paradigmen der Pflege:
Der **Mensch** wird als ein ganzheitliches Wesen gesehen, als eine Einheit aus biologischen, symbolischen und sozialen Funktionen. Braucht ein Mensch Hilfe und Unterstützung von einer Pflegekraft, so Orem, wird er zum Patienten und damit zum Empfänger pflegerischer Handlungen.

> **Beispiel:** Hildegard Meyer braucht Hilfe bei alltäglichen Handlungen wie zum Beispiel bei der Körperpflege, beim Ausscheiden und bei Bewegungen. Sie ist eine Patientin der Sozialstation Gutleben.

Die **Umwelt** besteht aus physiochemischen (z. B. Zusammensetzung der Luft), biologischen (z. B. Haustiere) und sozialen (z. B. Familie) Merkmalen, die miteinander in wechselseitiger Verbindung stehen.

> **Beispiel:** Hildegard Meyer lebt seit drei Monaten im Haus ihrer Schwiegertochter und ihres Sohnes.

Gesundheit und Krankheit: Eine gesunde Person ist gekennzeichnet durch Solidität (= Zuverlässigkeit) oder Ganzheit der menschlichen Strukturen und durch körperliche und menschliche Funktionalität. Dazu gehören physische, psychische, zwischenmenschliche und soziale Aspekte.
Krankheit ist ein abnormer biologischer Prozess mit charakteristischen Symptomen. Jede Abweichung von der normaler Funktionalität oder Struktur kann als Abwesenheit von Gesundheit bezeichnet werden.

> **Beispiel:** Hildegard Meyer ist nicht gesund. Sie kann sich nur noch teilweise selbst versorgen und ihre zwischenmenschlichen Beziehungen nicht mehr allein aufrechterhalten. Außerdem verfällt Frau Meyer von Zeit zu Zeit in Depressionen.

Pflege ist ein menschlicher, helfender Dienst und basiert

◆ auf dem Selbstpflegebedarf von Personen, die in ihrer Selbstpflege-Handlungs-kompetenz eingeschränkt sind, und

◆ auf einem spezialisierten Wissen und besonderen Fertigkeiten, die Pflegekräfte in einer Ausbildung erworben haben.

Im Mittelpunkt der pflegerischen Handlungen muss immer die kontinuierliche pflegetherapeutische Betreuung stehen, die die Patienten/Bewohner brauchen.

Beispiel: Die Sozialstation Gutleben hat für Frau Meyer einen speziellen Pflege-plan entworfen, der ihren Selbstpflegebedarf genau berücksichtigt.

Theorie der Selbstpflege

Für das Konzept der Selbstpflege ist es von zentraler Bedeutung, dass ein Mensch seine Pflege aus eigenem Antrieb durchführt.

Der Begriff „selbst" drückt die Gesamtheit eines Individuums aus, seine physi-schen, psychischen und spirituellen Bedürfnisse. Der Begriff „Pflege" bezeichnet die Gesamtheit aller Aktivitäten, die ein Individuum einleitet, um am Leben zu bleiben und sich zu entwickeln.

Selbstpflege ist das persönliche Für-sich-Sorgen, das ein Individuum jeden Tag benötigt, um sein allgemeines Funktionieren und seine Entwicklung zu regulieren. Dies sind erlernte, zielgerichtet und bewusst durchgeführte Hand-lungen, die dem Selbstpflegebedarf dieses Individuums entsprechen.

Ein Mensch, der seine Selbstpflege nicht allein durchführen, aber diese alleine orga-nisieren kann (z. B. indem er eine andere Person um Hilfe bittet) verfügt über Selbst-pflegekompetenz. Ein Säugling dagegen würde ohne die Pflege und Führsorge einer verantwortlichen erwachsenen Person sterben, auch kann er sich seine Selbstpflege nicht organisieren. Neugeborene haben demnach keine Selbstpflegekompetenz. In solchen Fällen sprich Orem von der Dependenzpflege (Abhängigenpflege).

Dependenzpflege umschließt alle konkreten Handlungen, die verantwor-tungsvoll und bewusst von Angehörigen, Freunden oder Bekannten für ihre „zeitweise Abhängigen" oder voll Pflegebedürftigen übernommen werden.

Allgemeine Selbstpflegeerfordernisse	Entwicklungsbedingte Selbstpflegeerfordernisse	Gesundheitsbedingte Selbstpflegeerfordernisse
1. Aufrechterhaltung einer ausreichenden Sauerstoff-zufuhr	Unterscheidung von drei Formen: 1. Gewährleistung von Bedingungen, die die Entwicklung fördern	1. Inanspruchnahme und Sichern einer geeig-neten medizinischen Unterstützung bei Gefahr für Gesundheit oder bestehender Erkrankung

Allgemeine Selbstpflegeerfordernisse	Entwicklungsbedingte Selbstpflegeerfordernisse	Gesundheitsbedingte Selbstpflegeerfordernisse
2. Aufrechterhaltung einer ausreichenden Flüssigkeitszufuhr	2. Engagement bei der Selbstentwicklung	2. Bewusstsein über die Auswirkungen von pathologischen Bedingungen einschließlich der Folgen für die eigene Entwicklung
3. Aufrechterhaltung einer ausreichenden Zufuhr an Nahrungsmitteln	3. Vorbeugen oder Überwinden der Auswirkungen von Bedingungen und Lebenssituationen, die die menschliche Entwicklung negativ beeinflussen	3. effektive Ausführung der verordneten diagnostischen, therapeutischen und rehabilitativen Maßnahmen
4. Gewährleistung einer Versorgung in Verbindung mit Ausscheidungsprozessen und Exkrementen		4. Bewusstsein über mögliche negative Folgen der medizinischen Maßnahmen
5. Aufrechterhaltung eines Gleichgewichts zwischen Aktivität und Ruhe	Die sechs Stadien des Lebenszyklus:	
6. Aufrechterhaltung eines Gleichgewichts zwischen Alleinsein und sozialer Interaktion	1. intrauterines Stadium und der Prozess der Geburt	5. Veränderung des Selbstbildes: Akzeptanz des Gesundheitszustands und des damit verbundenen Bedarfs an spezieller Gesundheitspflege
7. Vorbeugung von Risiken für das Leben, das menschliche Funktionieren und das menschliche Wohlbefinden	2. neonatales Stadium – termingerechte oder verfrühte Geburt – normales oder niedriges Geburtsgewicht	
8. Förderung der menschlichen Funktionen und Entwicklungen innerhalb sozialer Gruppen in Übereinstimmung mit den menschlichen Potenzialen, bekannten menschlichen Grenzen und dem Wunsch der Menschen, normal zu sein. Normalität bezieht sich darauf, was menschlich ist, sowie darauf, was in Übereinstimmung mit den genetischen konstitutionellen Eigenschaften und Talenten von Individuen steht.	3. frühes Kindesalter 4. Kindheit, Jugend und Eintritt ins Erwachsenenalter 5. Erwachsenenalter 6. Schwangerschaft als Jugendliche oder Erwachsene	6. Lernen, mit den Auswirkungen der pathologischen Bedingungen und medizinischen Diagnostik und Therapie zu leben, und zwar in einem Lebensstil, der die persönliche Entwicklung fördert

nach Dorothea Orem: Strukturkonzepte der Pflegepraxis. Ullstein Mosby, Berlin/Wiesbaden 1997

Wie anhand der Tabelle deutlich wird, sind allgemeine Selbstpflegeerfordernisse allen Menschen gemeinsam – unabhängig von Alter, Geschlecht, Entwicklungsstadium, Gesundheitszustand, soziokultureller Orientierung und persönlichen Ressourcen. Bei den entwicklungsbedingten Selbstpflegeerfordernissen ist das Entwicklungsstadium des jeweiligen Menschen ausschlaggebend. Gesundheitsbedingte Selbstpflegeerfordernisse treten bei Menschen auf, die krank, verletzt oder behindert sind.

Als zwei weitere Konzepte in der Theorie der Selbstpflege beschreibt Orem den situativen Pflegebedarf und den therapeutischen Selbstpflegebedarf.

Der **situative Selbstpflegebedarf** ist die Zusammenfassung von Maßnahmen der Selbstpflege, die zu einem Zeitpunkt und über eine gewisse Dauer, an einem bestimmten Ort für die Individuen erforderlich sind, um die individuellen Selbstpflegeerfordernisse zu erfüllen.

Der **situative Selbstpflegebedarf** wird beeinflusst von zehn Bedingungsfaktoren. Diese zehn Faktoren bestimmen die Art und den Umfang, die Methoden und die Techniken zur Erfüllung der Selbstpflegeerfordernisse:

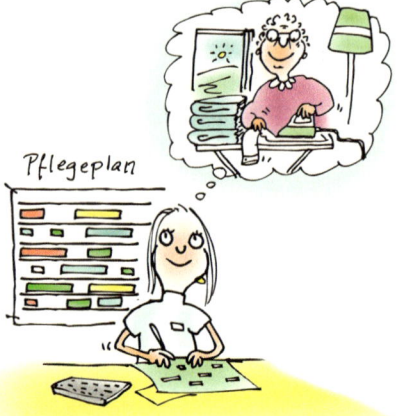

Pflegeplan

- ♦ Alter
- ♦ Geschlecht
- ♦ Entwicklungsstand
- ♦ Gesundheitszustand
- ♦ soziokulturelle Orientierung
- ♦ Faktoren des Gesundheitssystems, z. B. medizinische Diagnostik- und Behandlungsmethoden
- ♦ familiäre Systemfaktoren
- ♦ Lebensstrukturen einschließlich der regelmäßigen Aktivitäten
- ♦ Umweltfaktoren
- ♦ Verfügbarkeit und Angemessenheit von Ressourcen

Der **therapeutische Selbstpflegebedarf** entsteht, wenn die Gesundheit zu fördern oder aufrechtzuerhalten ist. Demnach folgt nicht aus allen Selbstpflegeerfordernissen ein therapeutischer Selbstpflegebedarf.

Jeder Mensch muss über Kenntnisse verfügen,

- ♦ warum ein Selbstpflegeerfordernis mit Gesundheit zusammenhängt,
- ♦ welche Mittel notwendig sind, um die Selbstpflegeerfordernisse erfüllen zu können, und
- ♦ die erforderliche Selbstpflege muss kontinuierlich durchgeführt werden.

Übersteigt der situative und/oder therapeutische Pflegebedarf die Selbstpflegekompetenz, dann spricht Orem vom Selbstpflegedefizit.

Theorie des Selbstpflegedefizits

In der Theorie des Selbstpflegedefizits sind drei Konzepte ausschlaggebend:

- ♦ Selbstpflegekompetenz
- ♦ Selbstpflegeeinschränkungen
- ♦ Selbstpflegedefizit

Selbstpflegekompetenz zeigt sich durch komplexe erworbene Fähigkeiten eines Menschen, mit denen er seine Selbstpflegeerfordernisse erfüllt.

Selbstpflegekompetenz ist die Fähigkeit eines Menschen, sich an seiner Selbstpflege zu beteiligen.

Zur Selbstpflegekompetenz gehören alle bewussten Handlungen der Selbstpflege:

♦ die Selbsterkenntnis,

♦ rationale Überlegungen,

♦ eine bewusste Zielsetzung,

♦ die Vorgehensplanung,

♦ Entschlossenheit,

♦ Entwurf und Durchführung eines Planes und

♦ das Wissen über gültige Methoden und Techniken zur Anwendung.

> **Beispiel:** Brigitte Meyer putzt sich zwei- bis dreimal täglich die Zähne. Es gehört zur ihrem Tagesablauf, aber sie weiß auch, warum sie Zähne putzen muss: Sie putzt mit der Zielstellung, keine Zahn- und Mundkrankheiten zu bekommen. Sie kennt sich aus in der Putztechnik und weiß, was sie dafür benötigt (Zahnbürste, -pasta). Sie hat demnach Selbstpflegekompetenz bezüglich der Mund- und Zahnpflege.

Unter Dependenzpflegekompetenz versteht man komplexe erlernte Fähigkeiten von Menschen, die Selbstpflegeerfordernisse von anderen Menschen zu erfüllen. Das beste Beispiel dafür sind wohl hilfsbedürftige Familienmitglieder.

> **Beispiel:** Brigitte Meyer putzt ihren Kindern und auch ihrer Schwiegermutter Hildegard Meyer zweimal täglich die Zähne, bzw. sie übernimmt die Prothesenpflege.

Wenn die Selbstpflegekompetenz durch verschiedene Faktoren begrenzt wird, spricht man von **Selbstpflegeeinschränkungen**. Orem unterscheidet drei Gruppen solcher Einschränkungen:

♦ Wissenseinschränkungen

♦ Einschränkungen der Urteils- und Entscheidungsfähigkeit (z. B. bei Menschen, die nicht fähig sind sich Alternativen – mit den damit verbundenen Konsequenzen – zu überlegen)

♦ Einschränkungen der Handlungsdurchführung (z. B. durch körperliche Gebrechen)

Durch Selbstpflegeeinschränkungen kommt es zum Selbstpflegedefizit.

> Ein **Selbstpflegedefizit** liegt vor, wenn ein Ungleichgewicht (Missverhältnis) zwischen Selbstpflegekompetenz und Selbstpflegebedarf aufgrund von bestehenden Selbstpflegeeinschränkungen vorliegt.

Es kann sich um ein teilweises oder um ein vollständiges Selbstpflegedefizit handeln, je nachdem, wie viele Selbstpflegekompetenzen eingeschränkt sind.

Theorie des Pflegesystems

> Die Art und Weise, wie Pflegekräfte und Patienten/Bewohner miteinander interagieren, und die Umgebung, in der die Pflege stattfindet, werden als **Pflegesystem** bezeichnet.

Orem beschreibt drei verschiedene Typen von Pflegesystemen:
♦ das vollständig kompensatorische Pflegesystem
♦ das teilweise kompensatorische Pflegesystem
♦ das unterstützende oder anleitende Pflegesystem

Handlungen des Patienten	Pflegesystem	Handlungen der Pflegekraft	Helfende Methoden	
keine	vollständig kompensatorisch	♦ Selbstpflegedefizit kompensieren ♦ Patienten unterstützen und schützen ♦ urteilen und entscheiden für den Patienten ♦ vorhandene Kompetenzen fördern	A B C D E	A: für andere handeln und agieren B: andere anleiten
♦ kann einige Selbstpflegehandlungen selbst durchführen ♦ nimmt Unterstützung durch das Pflegepersonal an	teilweise kompensatorisch	♦ Selbstpflegedefizit kompensieren ♦ Patienten unterstützen und schützen ♦ urteilen und entscheiden für den Patienten ♦ vorhandene Kompetenzen fördern	A B C D E	C: andere unterstützen D: ein für die Entwicklung günstiges Umfeld schaffen
♦ wird seinen Selbstpflegeerfordernissen gerecht ♦ lernt weiter dazu und entwickelt neue Kompetenzen	unterstützend-anleitend	♦ bei Entscheidungsprozessen den Patienten unterstützen ♦ beim Lernen unterstützen ♦ wichtige Informationen regelmäßig wiederholen	C D E	E: andere unterrichten

nach: Pflegesysteme nach Dorothea E. Orem: Strukturkonzepte der Pflegepraxis. Ullstein Mosby, Berlin/Wiesbaden, 1997

Das vollständig kompensatorische Pflegesystem kommt zum Einsatz bei stark eingeschränkten Menschen, bei denen keine oder nur wenige Selbstpflegekompetenzen vorhanden sind (z. B. beatmete Patienten auf der Intensivstation). Bei der Anwendung des teilweise kompensatorischen Pflegesystems übernehmen der Pflegebedürftige und die Pflegekraft bestimmte Handlungen der Selbstpflege.

Beispiel: Hildegard Meyer kann allein essen, sie braucht dazu keine Anleitung oder Unterstützung. Soll sie jedoch beim Frühstücken ihr Brötchen selbst bestreichen, weiß sie nicht, was sie mit den verschieden Alltagsgegenständen und Brotbelägen anfangen soll. Die Pflegekraft richtet ihr das Frühstück und hilft der alten Dame beim Platznehmen. Das Essen und Trinken schafft Frau Meyer dann allein und die Pflegekraft kann zu einer anderen Patientin fahren.

Das unterstützende oder anleitende Pflegesystem wird eingesetzt, wenn die Patienten ihre Selbstpflege zwar allein durchführen oder erlernen können, dafür aber Hilfe benötigen.

> **Beispiel:** Ein Patient lernt, wie er mit seiner Diabetes-Erkrankung umgehen muss. Das bedeutet nicht nur Verhaltensänderungen und Ernährungsumstellung, sondern auch Gefahren einschätzen zu können und die Handhabung von Pen und Blutzuckermessung.

> Die Pflegekompetenz der Pflegenden ist das wichtigste Element der Theorie des Pflegesystems.

> Unter **Pflegekompetenz** wird die Fähigkeit verstanden, die Pflegekräfte durch eine spezialisierte Aus- und Weiterbildung erwerben, um mit Pflegebedürftigen zu interagieren und gemeinsam mit ihnen die Pflege durchzuführen.

Die folgende Grafik verdeutlicht die zentralen Aspekte und Konzepte des Selbstpflegemodells.

Selbstpflegemodell

Theorie der Selbstpflege	Theorie der Selbstpflegedefizits	Theorie der Pflegesystems
◆ Selbstpflege	◆ Selbstpflegekompetenz	◆ Pflegekompetenz
◆ Dependenzpflege	◆ Selbstpflege-einschränkung	◆ Pflegesysteme
◆ Selbstpflegebedarf – situativer – therapeutischer	◆ Dependenzpflege-kompetenz	– vollständig kompensatorisch – teilweise kompensatorisch
◆ Selbstpflegeerfordernisse – allgemein – entwicklungsbedingt – gesundheitsbedingt	◆ Selbstpflegedefizit	– anleitend-unterstützend

1.4.3 Ganzheitlich-fördernde Prozesspflege nach Monika Krohwinkel

Wie in der Eingangssituation erwähnt lag Ottfried Weber wegen eines Oberschenkelhalsbruches vor ein paar Wochen auf einer chirurgischen Station. Auf dieser Station pflegen die Pflegekräfte nach dem Pflegemodell der „Ganzheitlich-fördernden Prozesspflege" von Monika Krohwinkel.

In diesem konzeptuellen Modell der Pflege bilden die AEDL (= **A**ktivitäten und **E**xistentielle Erfahrungen **d**es **L**ebens) den Schwerpunkt der Theorie. Die AEDL sind eine Weiterentwicklung der LA (Lebensaktivitäten) nach Virgina Henderson.

konzeptuelle Modelle Band 1, F 1.3.4

Krohwinkel kam zu dem Ergebnis, dass eine ausschließliche Anwendung der LA sowohl die existenziellen Erfahrungen als auch die willentlich-emotionale Dimension von Unabhängigkeit und Wohlbefinden im Pflegeprozess vernachlässigt. Die Pflege nach dem Modell der AEDL wird überwiegend in der stationären Altenpflege angewendet.

Theorieentwicklung

Monika Krohwinkel veröffentlichte ihr konzeptuelles Modell erstmals 1984 unter dem Namen „Modell der Aktivitäten und existentiellen Erfahrungen des Lebens". 1991 wurde es dann in einer Studie erprobt und weiterentwickelt. Diese Studie beschäftigte sich mit der ganzheitlich-fördernden rehabilitierenden Pflege von Apoplexiekranken und war die erste pflegewissenschaftliche Studie, die von Pflegenden durchgeführt und vom Bundesministerium für Gesundheit in Auftrag gegeben und gefördert wurde.

> An dieser Kette von Theorieweiterentwicklung ist erkennbar, dass Pflegetheorien nicht immer komplett neu entwickelt werden müssen, sondern dass bei der Theorieentwicklung andere Theorien wichtige Impulse geben oder als Vorlage dienen.

Grafik zum
Thema
Band 1, F 1.4

Theorieinhalte

Bei dieser Theorie handelt es sich um ein Bedürfnismodell. Das heißt: Krohwinkel betrachtete die Bedürfnisse der Pflegeempfänger und stellte sich die Frage: „Was ist Pflege?" Man spricht bei dieser Theorie auch von einem konzeptuellen Modell der Pflege, da die Autorin Aussagen zu den Meta-Paradigmen der Pflege trifft.

ganzheitliche
Sichtweise
Band 1, E 5.1.3

Monika Krohwinkel zählt zur **Umwelt** alle Lebewesen, aber auch ökologische, physikalische, materielle und gesellschaftliche Faktoren. Bei einer ganzheitlichen Sichtweise ist die Umwelt der wesentliche Faktor für Gesundheit, Leben und Wohlbefinden. Der Mensch und die Umwelt sind sich wechselseitig beeinflussende Systeme. Der Bedarf an Veränderungen der Umwelt wird besonders deutlich bei Krankheit.

Beispiel: Zu Ottfried Webers Umwelt gehört neben seiner Familie und seinem Freundes- und Bekanntenkreis auch seine kleine Eigentumswohnung. Diese hat er sich vor einigen Jahren selbst ausgebaut. Er ist nachts auf dem Weg zur Toilette über einen Hocker gestürzt. Der Hauptgrund dafür war die mangelnde Beleuchtung im Flur. Nun hat sein Schwiegersohn Stefan Meyer einen Bewegungsmelder für ein Nachtlicht installiert. Wenn Herr Weber jetzt nachts den Flur betritt, leuchtet ihm ein Licht den Weg zur Toilette, ohne dass er den Lichtschalter suchen muss.

Monika Krohwinkel sieht den **Menschen** als ein einheitliches, integrales Ganzes, das mehr und anders ist als die Summe seiner Teile, mit seiner ganz individuellen Identität und Integrität. Durch Erfahrungen wird der Mensch – unabhängig von Alter, Krankheit und Behinderung – geprägt und ist fähig sich zu entwickeln, zu wachsen und sich selbst zu verwirklichen. Unter Mensch wird in erster Linie der Pflegebedürftige verstanden, es wird aber auch immer die pflegende Person mit eingeschlossen.

Gesundheit und Krankheit werden von Krohwinkel als dynamischer Prozess definiert. Gesundheit ist Lebensqualität, die der Pflegebedürftige für sich selbst durch Wohlbefinden und Unabhängigkeit erklärt.

> **Beispiel:** Obwohl Herrn Webers Hüfte wieder gut verheilt ist und er ohne Hilfsmittel gehen kann, fühlt er sich nicht wohl. Fragt man ihn nach seiner Gesundheit, gibt er an, noch nicht wieder fit zu sein. Er hat mit seinen Hausarzt darüber gesprochen, dass er große Angst habe wieder zu fallen.

Die Aufgabe der **Pflege** ist es, dem Pflegebedürftigen in seinen Aktivitäten und existenziellen Erfahrungen des Lebens zu fördern, damit er Unabhängigkeit, Wohlbefinden und Lebensqualität erlangt. Die Pflege muss dabei einen besonderen Schwerpunkt auf die Bedürfnisse und Fähigkeiten des Pflegebedürftigen legen. Diese müssen erfasst, unterstützt und gefördert werden. Dabei kommt der ganzheitlichen Betrachtung eine entscheidende Bedeutung zu: Bedürfnisse und Fähigkeiten der Pflegebedürftigen dürfen nicht fragmentiert werden in physisch-funktional, willentlich-emotional, kulturell oder sozial – auch wenn sie rein physisch-funktional erscheinen, finden sie sich immer in allen Komponenten wieder.

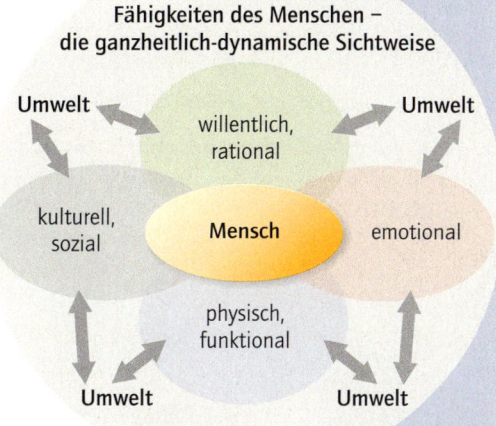

Bedürfnisse und Fähigkeiten des Menschen – die ganzheitlich-dynamische Sichtweise

> **Beispiel:** Ottfried Weber war schon immer ein sportlicher und aktiver Mensch, der sich nicht wohlfühlt, wenn er den ganzen Tag im Bett liegt. Während seines Aufenthalts im Krankenhaus war es ihm besonders wichtig, so schnell wie möglich wieder selbstständig zu gehen. Die Pflegekräfte haben dieses Bedürfnis erfasst und in die Planung der Pflege einbezogen.

Die 13 AEDLs

Monika Krohwinkel benennt 13 Bereiche – die Aktivitäten und existentiellen Erfahrungen des Lebens –, die in Wechselseitigkeit zueinander stehen und keiner Hierarchie unterliegen. Pflegerische Bedürfnisse stehen im Zusammenhang mit diesen AEDLs. Obwohl die Theorie von einer ganzheitlichen Sichtweise ausgeht, muss jeder einzelne Bereich vorerst für sich betrachtet werden, um dann im Anschluss die Wechselseitigkeit der AEDLs zu prüfen.

> Die AEDL-Bereiche sollen als Orientierungshilfe für die Einschätzung von pflegerelevanten Problemen und Ressourcen des pflegebedürftigen Menschen genutzt werden.

Im Folgenden werden alle 13 Bereiche kurz vorgestellt.

1. Kommunizieren

Kommunikation ist in erster Linie ein menschliches Hilfsmittel, um mit anderen Menschen in Beziehung zu treten. Zur Aufgabe der Pflege gehören die folgenden Punkte:

♦ Kommunikation fördern und unterstützen

♦ Bewusstseinslage

♦ Orientierung zu Ort, Zeit und zur Person

♦ Erinnerungs- und Konzentrationsvermögen

♦ Mimik, Gestik und der Ausdruck von Gefühlen

♦ Wahrnehmungsvermögen im Bereich Hören und Sehen

♦ Fähigkeit, Wärme und Kälte und Schmerz zu empfinden und auszudrücken

Wichtig ist bei der Kommunikation auch, welche Hilfsmittel dem Pflegebedürftigen im Bereich Kommunikation Unterstützung geben können.

bewegungs-
fördernde
Maßnahmen
Band 2, F 3

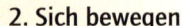

2. Sich bewegen

Sich bewegen können ist eine wesentliche Grundlage des menschlichen Lebens. Ist ein Mensch in seiner Bewegungsfähigkeit eingeschränkt, wird dies als negativ empfunden. Zur Aufgabe der Pflege gehören:

♦ Bewegung des Pflegebedürftigen unterstützen, sodass Bewegungsfähigkeit wiedererlangt werden kann, zum Beispiel Lagerung, Transfer, Gehen

♦ Bewegung innerhalb und außerhalb des Bettes

♦ alle Risikoeinschätzungen und Prophylaxen, die aufgrund von Bewegungseinschränkung durchgeführt werden müssen

3. Vitale Funktionen aufrechterhalten

Zu diesem Bereich gehören alle lebenserhaltenden Körperfunktionen. Hat der Pflegebedürftige Einschränkungen in dieser Lebensaktivität, muss die Pflege Hilfe oder Unterstützung anbieten

♦ Kreislauf

♦ Atmung

♦ Wärmeregulation

Körperfunktio-
nen, -pflege
Band 2 und 3,
Stichwort-
verzeichnis

4. Sich pflegen

Mit dem Bereich „sich pflegen" ist die individuelle Körperpflege des einzelnen Menschen gemeint. Zur Aufgabe der Pflege gehören:

♦ Hautbeobachtung und Hautpflege

♦ Mund-, Nasen-, Augen-, Nagel-, Haar- und Intimpflege

5. Essen und trinken

Essen und Trinken ist ein menschliches Grundbedürfnis, das nicht nur dem physischen, sondern auch dem psychischen Wohlbefinden dient. Zur Aufgabe der Pflege gehören:

Ernährungslehre
Band 2, J 2

♦ Vorlieben und Gewohnheiten zu erkennen und diese zu ermöglichen

♦ Verträglichkeit von Speisen

♦ besondere Kostformen (z. B. Diäten)

♦ Menge der Nahungsaufnahme

♦ Trinkmenge

♦ Appetit und Geschmacksempfinden

♦ Kau- und Schluckvermögen

6. Ausscheiden

Auch „ausscheiden können" ist ein menschliches Grundbedürfnis. Für die Pflege sind die folgenden Punkte entscheidend:

Ausscheidung
Band 2, E 3

♦ Förderung von Kontinenz

♦ Ausscheidungsverhalten, z. B. Menge und Rhythmus

♦ Bilanzierung

♦ Ausscheidungsrituale

7. Sich kleiden

Kleidung schützt nicht nur vor Umwelteinflüssen (z. B. Hitze und Kälte), sondern sie ist auch ein Ausdruck von Individualität. Für die Pflege sind folgende Aspekte von Bedeutung:

♦ Individualität ermöglichen

♦ Fähigkeit zum An- und Auskleiden

8. Ruhen, schlafen und entspannen

Auch ruhen und schlafen sind Ausdruck von Individualität und zählen zu den menschlichen Grundbedürfnissen. Pflege muss die folgenden Aspekte beachten:

♦ physiologischer Schlaf-wach-Rhythmus

♦ Schlafstörungen

♦ Schlafqualität, -dauer und -zeit

♦ Ruhephasen

9. Sich beschäftigen, lernen und entwickeln

Die Tagesgestaltung, Hobbys, Interessen gehören zur Gestaltung des eigenen Lebens. Bei Pflegebedürftigkeit muss die Pflege eventuell in diesem Bereich Unterstützung anbieten. Dabei sind zu beachten:

♦ psychische Faktoren

♦ soziokulturelle Faktoren

♦ Umwelt

♦ physiologische Faktoren

Sexualität
Band 2, B 5, 7

10. Sich als Mann oder Frau fühlen und verhalten

Sexualität gehört zu den menschlichen Bedürfnissen, sie sind auch bei Pflegebedürftigkeit vorhanden. Zur Aufgabe der Pflege gehört es,

♦ die Sexualität eines Menschen zu akzeptieren

♦ Störungen im Bereich Nähe-Distanz zu erkennen und zu begleiten

♦ Körperbildstörungen erkennen (zum Beispiel nach Mamma-Amputation oder Anlage eines Stomas)

11. Für eine sichere und fördernde Umgebung sorgen

Die Pflege hat in diesem Bereich die Aufgabe, den Pflegebedürftigen vor Verletzungen zu schützen, aber trotzdem die Umgebung so zu gestalten, dass sie die Genesung unterstützt (räumliche Ausstattung des Zimmers, Bettausstattung, Orientierungsgegenstände usw.).

12. Soziale Bereiche des Lebens sichern und Beziehungen gestalten

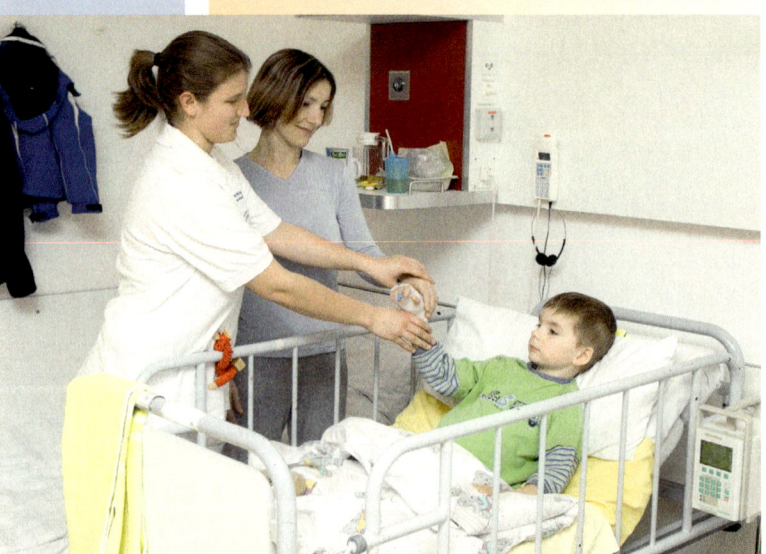

Bei Pflegebedürftigkeit kann es möglich sein, dass der Mensch nicht (mehr) oder nur eingeschränkt in der Lage ist, sein soziales Umfeld zu gestalten. Dies muss die Pflege erkennen und intervenieren.

„Sie dürfen ihn ruhig streicheln …"

13. Mit existenziellen Erfahrungen des Lebens umgehen

Existenzielle Erfahrungen sind Angst, Isolation, Ungewissheit, Sterben und Tod – alles Erfahrungen, mit denen pflegebedürftige und kranke Menschen konfrontiert werden. Dadurch kommt diesem letzten Lebensbereich eine besondere Bedeutung zu. Monika Krohwinkel unterscheidet dabei in:

♦ die Existenz gefährdende Erfahrungen wie Verlust der Unabhängigkeit, Sorgen und Ängste, Misstrauen, Trennung, Isolation, Ungewissheit, Hoffnungslosigkeit, Schmerzen und Tod

♦ die Existenz fordernde Erfahrungen wie Wiedergewinnung von Unabhängigkeit, Vertrauen, Zuversicht und Freude, Integration, Sicherheit, Hoffnung und Wohlbefinden

♦ die Existenz fördernde oder gefährdende Erfahrungen wie kulturgebundene Weltanschauung, Religionsausübung, lebensgeschichtliche Erfahrungen

Rahmenmodell ganzheitlich-fördernder Prozesspflege

Zur Theorie gehört ein Rahmenmodell, in dem das pflegerische Interesse, die pflegerische Zielsetzung und die pflegerische Hilfeleistung beschrieben werden.

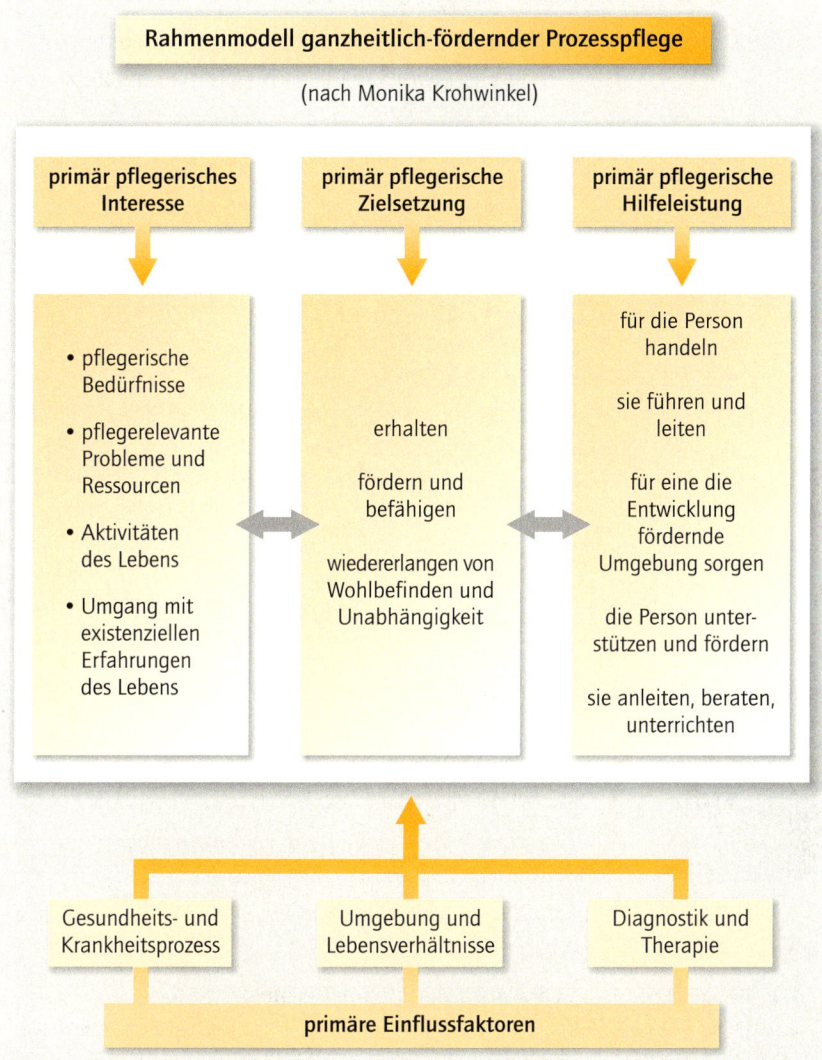

Das pflegerische Interesse gilt der pflegebedürftigen Person mit ihren pflegerelevanten Problemen und Ressourcen und ihren Bedürfnissen, immer in Bezug gesetzt zu den AEDLs. Hinzu kommen Einflüsse aus der Umgebung und dem Gesundheits- und Krankheitsprozess.

> Die primäre pflegerische Zielsetzung ergibt sich aus der Unabhängigkeit und dem Wohlbefinden des Pflegebedürftigen, die durch die Förderung der Fähigkeiten des Pflegebedürftigen und/oder seiner Angehörigen erhalten oder wiedererlangt werden sollen.

Die primäre pflegerische Hilfestellung ergibt sich aus:

♦ dem Handeln für den Pflegebedürftigen

♦ dem Führen und Leiten des Pflegebedürftigen

♦ der Schaffung einer förderlichen Umgebung

♦ dem Anleiten, Beraten, Unterrichten und Fördern des Pflegebedürftigen

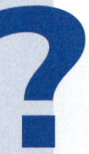

1 Nennen Sie die spezifischen Wissensbereiche der Disziplin Pflege.

2 Was ist die Hauptaufgabe der Pflegewissenschaft?

3 Meleis beschreibt sechs Stadien der Theorieentwicklung. In welchem Stadium befindet sich Deutschland? Begründen Sie Ihre Antwort.

4 Welchen Nutzen und welche Relevanz haben Theorien und Modelle der Pflege für die Pflegepraxis?

5 Erklären Sie die Unterschiede von Theorie, Modell und Konzept.

6 Was ist ein konzeptuelles Modell der Pflege?

7 Nach welchen inhaltlichen Schwerpunkten können konzeptuelle Modelle der Pflege eingeteilt werden? Erläutern Sie die Schwerpunkte.

8 Was ist das hauptsächliche Ziel in der Theorie des systemischen Gleichgewichts und wie können Pflegekräfte handeln, um dieses Ziel zu erreichen?

9 Zählen Sie die Konzepte des Selbstpflegemodells auf und erklären Sie diese kurz.

10 Was sind existenzielle Erfahrungen des Lebens und wie werden sie unterschieden?

1 Diskutieren Sie in der Kleingruppe die Anwendung, Umsetzung und den Nutzen einer Pflegetheorie, die Sie aus der Praxis kennen.

– Beschreiben Sie kurz in Stichpunkten die Theorie.

– Wie wird sie in der Praxis angewendet?

– Wird die Theorie komplett oder nur fragmentiert umgesetzt?

– Welchen Nutzen sehen Sie für die Station/den Wohnbereich/die Einrichtung, den Klienten/Patienten/Bewohner und das Pflegepersonal?

– Präsentieren Sie Ihre Diskussionsergebnisse der Ausbildungsklasse.

2 In Kapitel 1.2.2 werden verschiedene Theorien aufgezählt. Suchen Sie sich zu zweit eine Theorie aus, um ein Referat zu halten.

– Die Zielsetzung Ihres Referats soll sich aus einer speziellen Fragestellung ergeben. (Zum Beispiel: Von welchen Theorien wurde Erwin Böhm bei der Entwicklung seines psychobiografischen Pflegemodells beeinflusst?) Die Beantwortung der Frage ist der Schwerpunkt Ihres Vortrags. Stellen Sie sich eine Frage, die Sie auch wirklich interessiert.

– Referieren Sie vor Ihrer Ausbildungsklasse.

❙ 3 Vergleichen Sie in Kleingruppenarbeit die drei näher beschriebenen Pflegetheorien (Kapitel 1.4.1 bis 1.4.3).

– Welche Gemeinsamkeiten und Unterschiede können Sie feststellen?

– Wo sehen Sie Defizite?

– Welche der Theorien würde am besten auf die Patienten/Klienten/
Bewohner passen, die Sie zurzeit betreuen?

Benner, Patricia: Stufen der Pflegekompetenz. Hans Huber, Bern 1997

Böhm, Erwin: Pflegediagnosen nach Böhm. 4. Auflage Recom, Basel 1994

Fawcett, Jacqueline: Konzeptuelle Modelle der Pflege im Überblick. Hans Huber, Bern 1996

Fawcett Jacqueline: Spezifische Theorien der Pflege im Überblick. Hans Huber, Bern 1999

Friedemann, Marie-Luise/Köhlen, Christina: Familien- und umweltbezogene Pflege. Hans
Huber, Bern 2003

Krohwinkel, Monika: Der Pflegeprozess am Beispiel von Apoplexiekranken. Nomos Verlagsgesellschaft, Baden-Baden 1993

Leininger, Madeleine: Kulturelle Dimensionen menschlicher Pflege. Lambertus, Freiburg 1997

Meleis, Afaf: Pflegetheorie. Gegenstand, Entwicklung und Perspektiven des theoretischen
Denkens in der Pflege. Hans Huber, Bern 1999

Schaeffer, Doris/Moers, Martin/Steppe, Hilde/Meleis, Afaf: Pflegetheorien. Beispiele aus
den USA. Hans Huber, Bern 1997

Orem, Dorothea: Strukturkonzepte der Pflegepraxis. Ullstein Mosby, Berlin/Wiesbaden 1996

Orlando, Ida Jean: Die lebendige Beziehung zwischen Pflegenden und Patienten. Hans
Huber, Bern 1996

Paterson, Josephine/Zderad, Loretta: Humanistische Pflege. Hans Huber, Bern 1999

Peplau Hildegard: Zwischenmenschliche Beziehungen in der Pflege. Hans Huber, Bern 1997

Rogers Martha: Theoretische Grundlagen der Pflege. Eine Einführung. Lambertus, Freiburg
1997

Roper, Nancy/Logan, Winifred/Tierney, Alison: Das Roper-Logan-Tierney-Modell. Hans
Huber, Bern 2002

Schröck, Ruth/Drerup, Elisabeth: Pflegetheorien in Praxis, Forschung und Lehre. Lambertus,
Freiburg 1997

Watson, Jean: Pflege: Wissenschaft und menschliche Zuwendung. Hans Huber, Bern 1996

www.spdt.de – deutsches Netzwerk zur Pflege der Selbstpflegedefizit-Theorie

www.scdnt.com – Dorothea Orem und ihre Theorie, in englischer Sprache

www.enpp.at/theorie.php – europäisches Netzwerk für psychobiografische Pflegeforschung
nach Prof. Erwin Böhm

2   Pflegeforschung

Pflegeforschung bedeutet ganz genau hinzusehen, Erfahrungen der Pflege als Wissen für die Zukunft zu nutzen, Ursachen und Zusammenhänge zu erkennen, Lösungen zu erarbeiten, Pflegekonzepte zu entwickeln und Wirkungen zu überprüfen.

Tim, Pia und Olga haben Mittagspause vom theoretischen Unterricht. Sie sitzen in der Sonne und Olga ist vertieft in eine Zeitschrift. Nachdem sie mehrmals von Tim und Pia angesprochen wurde und nicht reagiert hat, nimmt ihr Tim die Zeitschrift aus der Hand: „Was liest du denn da Spannendes, Olga – du hörst uns ja gar nicht zu!" Olga ist empört: „Was soll das, Tim! Es war gerade so spannend, gib sie mir bitte zurück."

Tim liest laut vor: „Die wissenschaftliche Zeitschrift Pflege – Mensch Olga – kannst du nicht mal einen Moment abschalten? Was steht denn da so Interessantes drin?" Olga antwortet: „Berichte, Ergebnisse von Pflegeforschungsstudien ..." „Das ist doch sowieso alles Quatsch und völlig praxisfern!", mischt sich Pia ein. „Ist es überhaupt nicht, ich lese gerade etwas über den Prozess des Bettlägerigwerdens", verteidigt sich Olga und fragt Pia: „Nun sag doch mal, was weißt du denn darüber?" „Na ja, alte kranke Menschen sind bettlägerig. Darüber muss ich doch nicht forschen, das weiß ich als Pflegekraft auch so", antwortet Pia. Olga ist etwas verunsichert: „Ich finde schon, dass Pflegeforschung wichtig ist, weil wir in der Pflege doch genau wissen müssen, was wir wie tun und warum – oder?" Olga fehlen die nötigen Argumente, um mit Pia und Tim zu diskutieren, aber die Pause ist ohnehin zu Ende und sie müssen wieder in den Unterricht zurück.

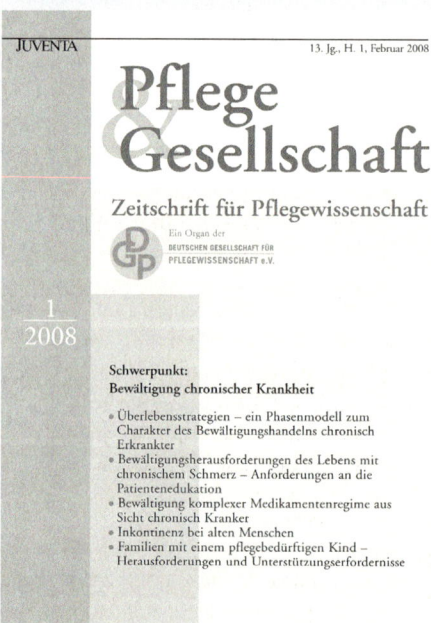

1   Was wissen Sie über Pflegeforschung? Notieren Sie sich in Stichpunkten alles, was Ihnen dazu einfällt.

2   Diskutieren Sie mit Ihren Mitschülern, warum die Disziplin Pflege forschen muss – oder warum dies nicht nötig ist.

3   Welche pflegespezifischen Themen würden Sie gern einmal erforschen? Notieren Sie sich dazu Ihre eigenen Forschungsleitfragen.

2.1 Warum müssen wir forschen?

Ein wichtiges Aufgabengebiet der Pflegewissenschaft ist die Pflegeforschung. Pflegekräfte, die in der Praxis arbeiten, müssen verstehen, dass sie Forschung als notwendige Basis für ihre berufliche Praxis brauchen, sie müssen fähig sein, Forschungsergebnisse zu lesen und anzuwenden und sie müssen darauf vorbereitet werden, ihre praktische Tätigkeit anhand von Forschungsergebnissen zu reflektieren. Voraussetzung dafür ist ein Verständnis für den Forschungsprozess und das Wissen darüber, wie Forschungsergebnisse für die Praxis nutzbar werden.

> **Beispiel:** So hat man früher Dekubitusgeschwüre mit Eis und Fönen behandelt, um die Durchblutung und damit die Heilung anzuregen. Heute wissen wir – aufgrund von Pflegeforschungsergebnissen – dass diese Art der Dekubitusbehandlung nicht geeignet oder, genauer ausgedrückt, kontraindiziert ist.

Im Rahmen des folgenden Kapitels kann nur ein kurzer Überblick über die wichtigsten Grundbegriffe und Methoden der Forschung gegeben werden. Es sollen die Neugier und der Mut geweckt werden, sich vertiefter mit Pflegeforschung zu beschäftigen. Dafür sei auch auf die Literatur- und Internetempfehlungen am Ende des Kapitels verwiesen.

> Die Disziplin Pflege muss forschen, um Pflegewissen zu erweitern und um bereits vorhandenes Wissen systematisch zu überprüfen. Hierbei geht es um Wissen, das in der Praxis Anwendung findet, um Wissen für die Pflegeausbildung, für das Pflegemanagement und um Wissen, das sich auf die Berufsgruppe der Pflegenden bezieht.

Wissensbereiche der Pflege

praxisrelevantes Wissen
– z. B., wie sollte ein Pflegebedürftiger mit einem bestimmten Hilfebedarf gepflegt werden?

berufsgruppenrelevantes Wissen
– z. B., wie gehen Pflegekräfte mit den Belastungen durch den Beruf um?

ausbildungsrelevantes Wissen
– z. B., wie wie kann Pflege mit bestimmten didaktischen Methoden vermittelt werden?

managementrelevantes Wissen
– z. B., wie kann die Arbeit in ambulanten Pflegediensten effektiv und kostengünstig durchgeführt werden?

strukturiert

unstrukturiert

induktives Wissen
➡ Schlussfolgerungen vom Einzelfall auf das Allgemeine

deduktives Wissen
➡ Schlussfolgerungen vom Allgemeinen auf den Einzelfall

z. B. Wissen aus Tradition, Intuition, Erfahrungswissen und Autoritätswissen

mögliche Forschungsansätze

Die professionelle Pflege braucht eine Basis an spezifischem, wissenschaftlich gesichertem Pflegewissen. Durch Pflegeforschung besteht die Möglichkeit, dieses Pflegewissen systematisch zu vermehren und dadurch eine Wissensgrundlage für die professionelle Pflege zu entwickeln. Pflege ist eine eigenständige Disziplin; deshalb ist es nicht möglich, dass die Probleme und Phänomene von Pflege durch andere Disziplinen erforscht werden.

theoretische
Basis
Band 1, F 2.2

Die Pflegewissenschaft ist im deutschsprachigen Raum eine noch sehr junge Disziplin. Erst in den 1980er Jahren haben sich deutschsprachige Wissenschaftler damit beschäftigt, den Gegenstand der Pflege zu untersuchen. Zum Beispiel erforschte Monika Krohwinkel von 1988 bis 1991 den Pflegeprozess am Beispiel von Apoplexiekranken.

Pflegeforschung dient der systematischen Wissensvermehrung in der Pflegepraxis. Mithilfe empirischer, analytischer, historischer und philosophischer Forschungsmethoden beschäftigt sich Pflegeforschung mit dem Gegenstand der Pflege. Der Gegenstand der Pflege sind die pflegerische Praxis (auch die Bereiche Berufspolitik, Ausbildung und Management), die dazugehörigen beeinflussenden Faktoren und die theoretischen Grundlagen der Pflege. Das durch die Pflegeforschung gefundene Wissen findet seine Anwendung in der direkten Pflege, aber auch auf organisatorischer, institutioneller und politischer Ebene.

Die Entwicklung der Pflegeforschung in Deutschland

Die Pflegeforschung in der Bundesrepublik kann noch auf keine lange Tradition zurückblicken. Die Anfänge der Pflegeforschung waren Hindernissen ausgesetzt, die sich vielleicht am ehesten durch die Benachteiligung von Frauen in der allgemeinen Bildung erklären lassen. Forschung zu pflegerelevanten Themen wurde bis in die 1970er Jahre vornehmlich von angrenzenden Wissenschaften (Soziologie, Psychologie, Wirtschaftswissenschaften usw.) aus deren jeweiliger Perspektive durchgeführt. Mitte der 1980er Jahre wurden erste Forschungen vollendet, die täglich angewendetes Pflegewissen kritisch hinterfragten (z. B.. Kälte- und Wärmebehandlung als Dekubitusprophylaxe). Mittlerweile gibt es einige private sowie auch an Fachhochschulen und Universitäten angegliederte Pflegeforschungsinstitute, die vier großen Pflegeforschungsverbünde und zahlreiche Pflegeforschungsergebnisse aus Bachelor-, Diplom- und Masterarbeiten, Promotionen und Habilitationen. Die Ergebnisse werden in Fachzeitschriften, Fachbüchern und auf Kongressen und Tagungen vorgestellt.

Studiengänge
Band 1, G 5.4

Um 1900	Der Krankenpflege werden wissenschaftliche Fähigkeiten abgesprochen, Forschung zu Pflegethemen der Hypurgie (therapeutische Krankenpflege) wird durch die Medizin geleistet
1950er bis 1970er Jahre	Forschung zu pflegerelevanten Themen aus soziologischer, psychologischer und ökonomischer Perspektive (z. B. 1972: Maria Pinding: „Krankenschwestern in der Ausbildung")

1976	DBfK bietet Seminare zum Thema Pflegeforschung an
1978	Gründung der Workgroup of European Nurse Researchers, Deutschland ist vertreten durch den DBfK
1984	Gründung der Agnes-Karll-Stiftung für Pflegeforschung
1988	Erstherausgabe der deutschsprachigen wissenschaftlichen Zeitschrift Pflege, Verlag Hans Huber, Bern
1988	Gründung des Vereins zur Förderung von Pflegewissenschaft und -forschung, heute Deutsche Gesellschaft für Pflegewissenschaft
Ende der 1980er Jahre	Das Bundesministerium für Jugend, Frauen, Familie und Gesundheit fördert das erste Mal ein Pflegeforschungsprojekt: „Der Pflegeprozess am Beispiel von Schlaganfallpatienten" (M. Krohwinkel u. a., 1993)
1989	1. Internationale Pflegeforschungskonferenz in Frankfurt am Main
1991	Gründung des Agnes-Karll-Instituts für Pflegeforschung
1991	Eröffnung des ersten pflegeorientierten Vollzeitstudiengangs Krankenpflegemanagement an der Fachhochschule Osnabrück
1990er Jahre	Entwicklung der Pflegeforschung aus pflegerischem Blickwinkel z. B. I. Bauer 1996: „Die Privatsphäre der Patienten – Eine Pflegeforschungsstudie über Verletzungen des privaten Raums und den Schutz der Intimsphäre in der Pflege" Robert-Bosch-Stiftung fördert Pflegeforschung über Promotionsstipendien Etablierung von Forschungsinstituten
2000	Ausschreibung des Bundesforschungsministeriums zu klinischer Pflegeforschung
2003	Gründung der vier großen Pflegeforschungsverbünde: Pflegeforschungsverbund NRW, Pflegeforschungsverbund Nord, Pflegeforschungsverbund Mitte-Süd, Verbund Hebammenforschung
2006	Über 40 Fachhochschulen und Universitäten bieten pflegebezogene Studiengänge an

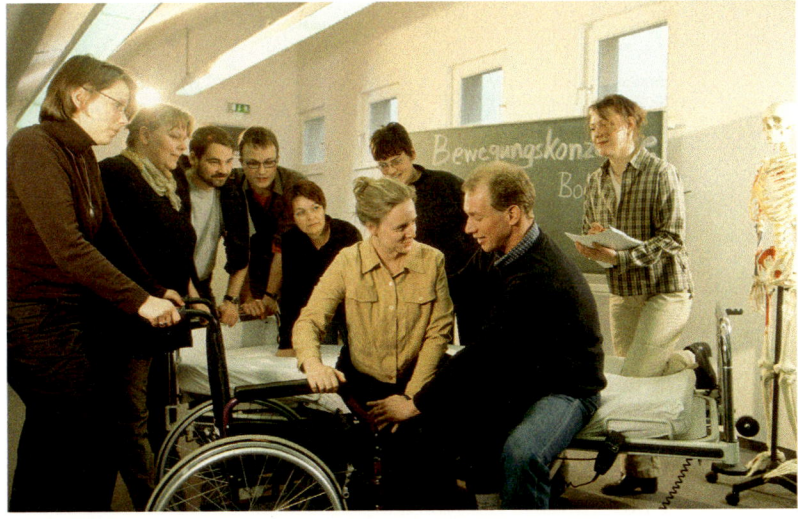

Studenten beim Durchspielen einer Transferaktion

2.2 Methoden der Pflegeforschung

Es gibt in der Forschung zwei unterschiedliche Ansätze: die qualitative Forschung und die quantitative Forschung (siehe die folgende Tabelle). Sie unterscheiden sich bezüglich der Erhebung der Forschungsdaten und der Auswertungsmethoden. Beide Ansätze werden in der Pflegeforschung benötigt und auch verwendet.

induktiv/
deduktiv
Band 1, F 1.3.2

	qualitative Forschung	quantitative Forschung
Orientierung	Geisteswissenschaft	Naturwissenschaft
Grundannahme	Wirklichkeit wird subjektiv vom Einzelnen wahrgenommen	Wirklichkeit ist objektiv messbar
Herangehensweise	induktiv ➤ vom Einzelfall ausgehend	deduktiv ➤ vom Allgemeinen ausgehend, Hypothesen werden aufgestellt und überprüft
Forschungsziel	Konstruktion von Wirklichkeit; Theorien werden entwickelt	Theorien werden überprüft
Datenerhebung	durch offene oder halbstandardisierte Methoden	durch standardisierte Methoden
Teilnehmer	geringe Anzahl von Teilnehmern, die gezielt ausgesucht werden	große Anzahl von Teilnehmern, die nicht gezielt ausgesucht werden
Daten	verbale und visuelle Daten, Text als empirisches Material	Zahlen

Ein Beispiel für die quantitative Forschung sind Dekubitusprävalenz-Erhebungen[VI]: Die Forscher messen bei einer möglichst großen Anzahl von Personen bestimmte Merkmale. In dem erwähnten Beispiel waren die Personen Patienten und das Merkmal war der Dekubitus. Die gewonnenen Daten werden dann statistisch ausgewertet und miteinander in Bezug gesetzt. Die Aussagekraft solcher quantitativer Studien hängt vor allem von der Stichprobe und der Repräsentativität der Daten ab.

> Die Bezugswissenschaft Statistik beschäftigt sich mit dem Verfahren zur Gewinnung empirischer Daten, der methodischen Grundlegung von wissenschaftlichen Studien und der richtigen Interpretation der gewonnenen Ergebnisse.

Im Gegensatz dazu beschäftigt sich die qualitative Pflegeforschung mit subjektiven Sichtweisen von Individuen. So zum Beispiel die schon erwähnte Studie zur Bettlägerigkeit[VII], in der das Phänomen Bettlägerigkeit in den Zusammenhang gesetzt wurde mit der Perspektive der Pflegebedürftigen, mit ihrem Erleben und ihrer Wirklichkeit. Mit nur wenigen (32) offenen Interviews wurden die Pflegebedürftigen zum Prozess des Bettlägerigwerdens befragt. Die Interviews wurden dann verschriftlicht und mit Methoden der qualitativen Forschung ausgewertet.

Forschungsspezifische Begriffe:

analytisch etwas Ganzes (eine Beziehung, eine Situation, ein Text) wird in seine Bestandteile zerlegt und sorgfältig untersucht

Auswertungsmethoden Art und Weise, wie die gewonnenen Daten analysiert bzw. miteinander in Beziehung gesetzt werden

empirisch aus der Erfahrung wissenschaftlich gewonnen, auf ihr beruhend; im europäischen Raum wird von empirischer Forschung gesprochen und gemeint ist damit die qualitative Forschung

Forschungsdaten aus der Forschung gewonnenes Material, z. B. Zahlen, Texte oder Aufnahmen

Forschungsprojekt der systematische Verlauf und Aufbau einer Untersuchung

historisch die Geschichte und vergangenes Geschehen betreffend

offenes Interview nicht standardisierte Form der mündlichen Befragung, ohne Fragebogen oder Leitfragen, der Interviewer gibt am Anfang ein Thema vor; Interviews werden überwiegend auf Tonband aufgenommen

Phänomen ist mit menschlichen Sinnen wahrnehmbar, es fällt in seiner Erscheinungsform auf; die Phänomenologie ist eine Erkenntnistheorie, die in der qualitativen Forschung häufig als Ansatz genutzt wird

philosophisch betrifft die Lehre und Wissenschaft von der Erkenntnis des Sinns des Lebens

Publikation/publizieren etwas veröffentlichen, in Zeitschriften oder Büchern

Repräsentativität typische Zusammensetzung einer bestimmten Gruppe (Alter, Geschlecht, Bildung usw.)

Reliabilität Zuverlässigkeit einer wissenschaftlichen Studie

Ressource Fähigkeit, Verhaltensweise; soziale Möglichkeit, die zur Erhaltung der Gesundheit betragen könnte

Stichprobe Teilmenge einer Grundgesamtheit, die unter bestimmten Gesichtspunkten ausgewählt wurde

Studie wissenschaftliche Untersuchung

transkribieren verschriftlichen

Validität Übereinstimmung, Gültigkeit

2.2.1 Qualitative Pflegeforschung

In der qualitativen Pflegeforschung lassen sich verschiedene Forschungstraditionen und -strategien unterscheiden. Diese werden auch als Forschungsmethodologie bezeichnet:

Die **Phänomenologie** ist entstanden aus der Philosophie. In dieser Tradition wird versucht, die durchlebte Erfahrung von Individuen – und ihre Strategien zum Verständnis ihrer eigenen Lebenswelt – zu untersuchen. Ein Pflegeforschungsprojekt mit phänomenologischem Ansatz würde sich z. B. die folgende Frage stellen: „Was bedeutet es für Eltern, ein zu früh geborenes, behindertes Kind zu haben?"

In der **Ethnographie** werden Konzepte entwickelt, um den Standpunkt der Betroffenen zu begreifen. Die Ethnographie konzentriert sich auf das spezifische Verhalten von Kulturen. Somit ist die Möglichkeit gegeben, Zugang zu erhalten zu den Überzeugungen und dem Verhalten einer Kultur zu gesundheitlichen Fragen. Der Begriff

kulturell
bedingtes/
erklärbares
Krankheits-
verhalten
Band 1, A 1.3

Kultur wird dabei als sehr umfassend gesehen, einerseits als ethnische Gruppe und andererseits bezogen auf Gruppen von Personen, die bestimmte gleiche Merkmale aufweisen, wie z. B. die Bewohner von Pflegeheimen. Eine Forschungsfrage könnte dann lauten: „Welche Vorstellungen haben Bewohner von Pflegeheimen zu ihrer pflegerischen und medizinischen Versorgung?"

Die **Grounded Theory** gründet auf der Auffassung, dass sich durch die Interaktion mit Mitmenschen menschliches Verhalten in einem kontinuierlichen Prozess des Verhandelns befindet. Es werden Theorien entwickelt, die das menschliche Verhalten erklären sollen. Ein Forschungsprojekt, das den Ansatz der Grounded Theory verfolgt, könnte sich folgende Frage stellen: „Wie gehen Frauen, die an Brustkrebs erkrankt sind, mit ihrer Diagnose um?"

Weitere Strategien und Traditionen der qualitativen Forschung sind die Qualitative Ethologie (= Verhaltensforschung), die Ethnomethodologie und die Ethnowissenschaften. Auch in der historischen Pflegeforschung werden überwiegend qualitative Methoden eingesetzt. Das Datenmaterial, das bearbeitet wird, so zum Beispiel schriftliche Aufzeichnungen, Augenzeugenberichte oder mündliche Überlieferungen, ist überwiegend qualitativ und demnach nicht in großen Mengen (Zahlen, Fakten usw.) vorhanden.

Bei den **Methoden** der qualitativen Forschung kann man außerdem unterscheiden in Methoden der Daten**erhebung** und Methoden der Daten**analyse**. Die nun folgenden Methoden der Erhebung und der Analyse werden in den oben erwähnten qualitativen Forschungsstrategien verwendet.

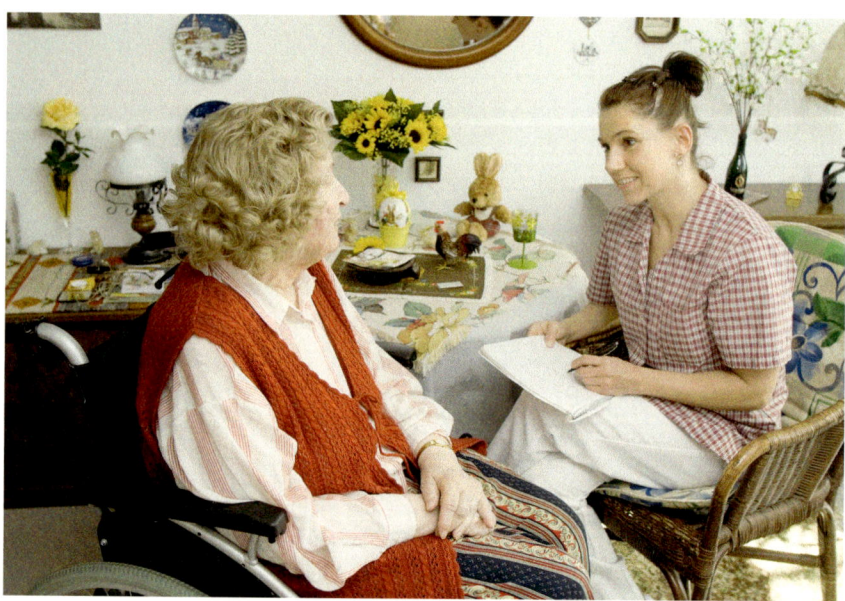

Das Interview – eine qualitative Methode der Datenerhebung

Qualitative Methoden der Datenerhebung (Forschung)

Es wird in der qualitativen Forschung eine Vielzahl von Techniken zur Datenerhebung eingesetzt. Die beiden wichtigsten sind das Interview und die Beobachtung. Natürlich gibt es noch eine Vielzahl anderer Methoden wie z. B. physiologische oder biologische Messungen (Puls, Blutdruck, Temperatur), den Einsatz strukturierter Fragebögen (um ergänzende Daten zu sammeln) oder die Sichtung schon vorhandener Materialien (Tagebücher, Briefe, Fotografien). Da die Interviewtechnik und die Beobachtung in der qualitativen Pflegeforschung am häufigsten eingesetzt werden, sind diese beiden Techniken hier erläutert.

Dokumentationsbogen

Interviewnummer: _____

Name des Interviewers: _____

Interviewdatum: _____   Interviewort: _____

Alter des Befragten: _____   Geschlecht des Befragten: _____

Beruf des Befragten: _____

Im Beruf seit: _____

Zusatzausbildung: _____

Pflegeorganisationsform auf der Station:

Funktionspflege: ❏   Bereichspflege: ❏   Bezugspflege: ❏

Sonstiges: ❏ _____

Anmerkungen zur Interviewsituation/Besonderheiten:

_____

_____

_____

_____

_____

Beispiel eines Fragebogens, der ergänzend eingesetzt wurde in einer Studie, in der Pflegekräfte zum Pflegeprozess interviewt wurden

Pflegeprozess
Band 1, E 1

Das Interview

Interviews werden nicht nur in der Forschung oder in den Medien sehr häufig angewendet, um Informationen zu erhalten, sondern auch in der professionellen Pflegepraxis. So kann jedes Anamnesegespräch im Rahmen des Pflegeprozesses als Interview gesehen werden.

Die Interviewtechnik lässt sich unterteilen in teilstrukturierte und nichtstrukturierte Interviewmethoden.

Das **nichtstrukturierte** Interview wird angewendet, wenn noch sehr wenig Material über ein bestimmtes Thema vorhanden ist bzw. wenig geforscht worden ist. Die Pflegeforscherin weiß nicht genau, welche Fragen sie stellen soll, und lässt die Interviewten zu einem bestimmten Thema erzählen.

Die Teilnahme der Beobachtung variiert zwischen **aktiv** und **passiv**. Bei einer aktiven Beteiligung nimmt der Forscher am Geschehen teil und beobachtet gleichzeitig. In den meisten Fällen ist es aber so, dass der Beobachter am Geschehen teilnimmt, aber nicht ins Geschehen eingreift.

Beispiel: Eine Forscherin beobachtet Abläufe auf der Station, um herauszufinden, welche Begebenheiten den Stationsablauf stören. Sie ist demnach täglich auf der Station anwesend und macht sich Notizen, aber sie pflegt nicht mit und sie greift auch in schwierigen Situationen nicht ein.

Das Gegenteil zur teilnehmenden, offenen Beobachtung ist die Technik der nicht teilnehmenden, verdeckten Beobachtung. Die Klienten werden in Situationen beobachtet, in denen die Forscherin sie vom angrenzenden Raum aus durch einen Einwegspiegel sieht. Diese Methode wird in der Pflegeforschung schon allein aus ethischen Gründen nicht angewendet.

Beobachtungen können – genauso wie Interviews – strukturiert oder nicht strukturiert sein. Das hängt davon ab, wie viel die Forscherin über den Gegenstand der Untersuchung weiß. So können Beobachtungen anfangs unstrukturiert sein und sich dann im Lauf der Datenerhebung strukturieren. Das bedeutet, dass die Beobachtung dann auf bestimmte Situationen fokussiert wird.

Beispiel: Die Forscherin, die den Stationsablauf beobachtet, stellt fest, dass es immer bei der Aufnahme eines neuen Patienten zu Störungen kommt. Demnach beobachtet sie jetzt nicht mehr den gesamten Ablauf, sondern gezielt Situationen, die mit der Neuaufnahme zu tun haben.

In der Regel benutzt die Forscherin ein **Beobachtungsprotokoll**, in dem sie sich alle wichtigen Aspekte stichpunktartig notiert. Im Anschluss an die Beobachtung muss sie ein unfassendes Protokoll erstellen, um die Beobachtung zu dokumentieren.

Beobachtungsprotokoll

Datum/Uhrzeit/Schicht: _____ Nummer: _____

Wo geschieht es und wie lange dauert das Ereignis oder die beobachtete Situation?

_____

Wer ist anwesend und in welcher Rolle?

_____

Was geschieht?

_____

Wie gestaltet sich die Atmosphäre?

_____

Ausschnitt aus einem Beobachtungsbogen

Methoden der Datenanalyse in der qualitativen Pflegeforschung

Sind die Daten gesammelt und verschriftlicht (in der Regel Interviewtranskripte und Beobachtungsprotokolle), müssen sie analysiert und ausgewertet werden.

Am häufigsten werden die Texte der Interviews und Beobachtungen kodiert, um die wichtigen und bedeutenden Aussagen zu finden. Das Kodieren orientiert sich am einzelnen Fall. Eine wichtige bestimmte Aussage des Interviewten wird markiert und mit einem Stichwort versehen. Vereinfacht dargestellt wird dann in allen anderen Texten nach diesem Stichwort gesucht oder es werden andere/zusätzliche Stichworte gefunden.

> **Beispiel:** Eine Forscherin hat Pflegekräfte zu ihrer Berufsmotivation interviewt und sie findet während der Auswertung immer wieder die Aussage: „Ich habe Krankenschwester gelernt, weil ich etwas Nützliches und Sinnvolles arbeiten wollte." Dann könnte sie dies kodieren mit „sinnerfüllender Beruf".

Es gibt in der qualitativen Forschung eine Vielzahl von Analysemethoden, diese sind abhängig von der gewählten Forschungsmethode (z. B. Grounded Theory).

2.2.2 Quantitative Pflegeforschung

Mit einem quantitativen Forschungsansatz kann der Pflegeforscher bei einer möglichst großen Anzahl von Personen bestimmte Merkmale messen. Die erhobenen Daten werden dann mithilfe statistischer Methoden ausgewertet, indem sie z. B. miteinander in Beziehung gesetzt werden. Eine typisches Beispiel für eine solche Studie sind Bevölkerungsumfragen. Je mehr Personen befragt werden, umso repräsentativer ist die Untersuchung – sie repräsentiert dann die Sicht der Gesellschaft zu einem bestimmten Thema.

Methoden der quantitativen Pflegeforschung

Die wichtigste und am häufigsten verwendete Methode zur Datenerhebung in der quantitativen Forschung ist die schriftliche Befragung mithilfe eines Fragebogens. Damit wird dem Forscher die Möglichkeit geboten, mit geringem zeitlichem und finanziellem Aufwand eine große Anzahl von Personen zu einem bestimmten Thema zu befragen. Die Entwicklung eines solchen Fragebogens ist dagegen aufwändig. Der Forscher muss bei der Formulierung der Fragen sehr sorgfältig sein. In der Regel ist es einfacher und auch sinnvoller bereits entwickelte und valide (= gültige) Fragebögen zu verwenden.

Die Fragen

♦ müssen klar und verständlich formuliert sein,
♦ dürfen keinen Interpretationsspielraum zulassen,
♦ dürfen nicht suggestiv sein.

Ist der auf die Forschungsfragen passende Fragebogen ausgewählt oder entwickelt, wird ein so genannter Pretest (pre = vor) durchgeführt. Das bedeutet, dass der Bogen an einer kleinen Anzahl von Teilnehmern getestet wird, um herauszufinden, ob die Fragen eindeutig formuliert sind und ob die Befragten gut mit dem Fragebogen zurechtkommen. Die Fragen müssen daraufhin überarbeitet und angepasst werden.

Die Fragebögen können sowohl geschlossene als auch offene Fragen beinhalten. In der Regel entschließen sich die Forscher für eine Mischform.

Beispiele:

Geschlossene Frage: „Wie schätzen Sie Ihren Gesundheitszustand ein?
sehr gut – gut – zufriedenstellend – schlecht – sehr schlecht"

Offene Frage: „Wenn Sie über Ihre Gesundheit nachdenken, wie würden Sie diese beschreiben?

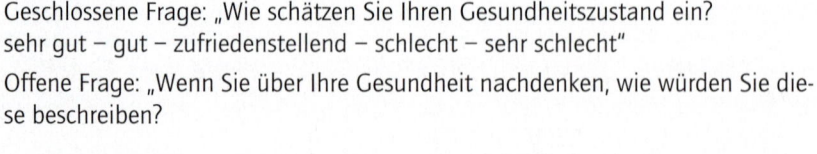

Die Bögen werden meistens per Post verschickt und mit einem Rückumschlag versehen. Die Rücklaufquote ist höher, wenn die Anonymität der Befragten gewahrt bleibt.

Methoden der quantitativen Datenanalyse

Mithilfe der Bezugswissenschaft Statistik werden die Daten analysiert. Dabei werden Häufigkeiten errechnet und bestimmte Merkmale in Beziehung gesetzt.

Beispiel: Eine Forschungsgruppe möchte das Verhältnis von Pflegebedürftigkeit und Armut untersuchen. Vielleicht können die Forscher auf schon vorhandenes Datenmaterial aus einer früheren Untersuchung zurückgreifen. In einer statistischen Berechnung werden dann die Merkmale „Pflegebedarf" und „monatliches Nettoeinkommen" zueinander in Beziehung gesetzt.

Jeder Pflegeforscher muss den Umgang mit Statistik und Statistikprogrammen der EDV beherrschen. Zwar errechnet der Computer oder die Computersoftware die Statistik, jedoch muss der Forscher bestimmen, was errechnet werden soll.

Die wichtigsten statistischen Grundbegriffe sind:

- Grundgesamtheit, Gegenstand der statistischen Erfassung, z. B. Personen oder Dekubitusfälle
- Merkmale, Eigenschaften, die in der Grundgesamtheit auftreten, z. B. Alter, Geschlecht, Wohnort, Familienstand
- Mittelwert; es gibt vier unterschiedliche Arten von Mittelwerten
  - „Modus" ist der Wert, der bei einer Untersuchung am häufigsten auftritt
  - „Median" ist der Wert, der in einer Zahlenreihe genau in der Hälfte/Mitte steht
  - „arithmetisches Mittel": Für diesen Wert werden alle Zahlen zusammengezählt und durch ihre Anzahl geteilt.
  - „Verhältniszahlen": Dabei wird das Verhältnis mehrerer Zahlen zueinander bestimmt.

Sind die Statistiken errechnet worden, muss der Forscher die Daten interpretieren, das heißt, er muss sie verstehen, deuten und in einen Kontext setzen. Hierfür wird er andere Forschungen heranziehen, die sich mit demselben Thema beschäftigt haben. Er erklärt/diskutiert also seine Ergebnisse. Um diese zu veranschaulichen, werden Grafiken und Diagramme erstellt und in den Forschungsbericht eingefügt.

Es gibt unterschiedliche Arten von Diagrammen, eine allgemein bekannte Variante ist das Börsendiagramm.

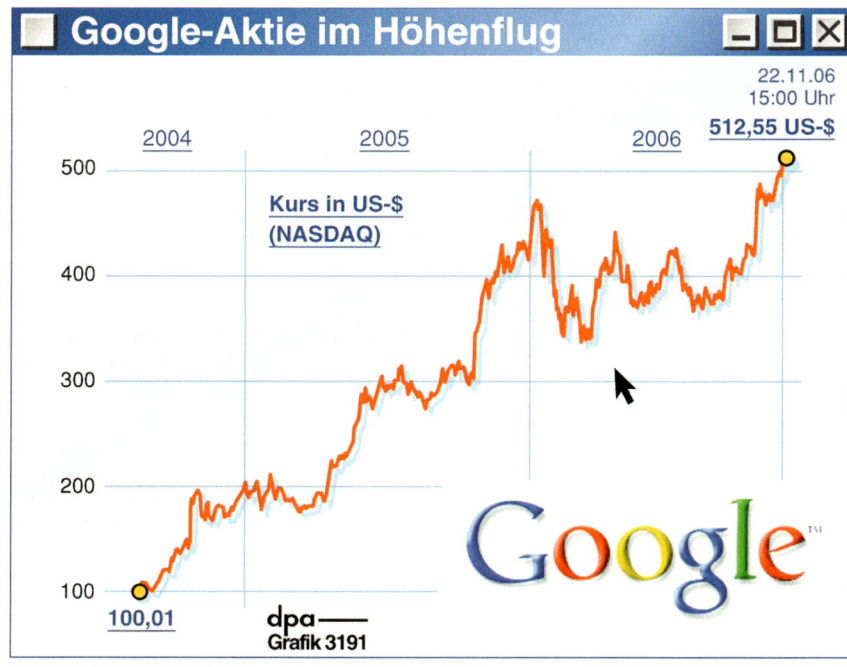

Beispiel eines Börsendiagramms

2.3 Forschungsprozess

Jede Studie verläuft nach einer bestimmten Struktur. Diese Struktur wird als Forschungsprozess bezeichnet, der aus verschiedenen Schritten und Phasen besteht. Der Forschungsprozess ist vergleichbar mit dem Pflegeprozess.

Pflegeprozess
Band 1, E 1

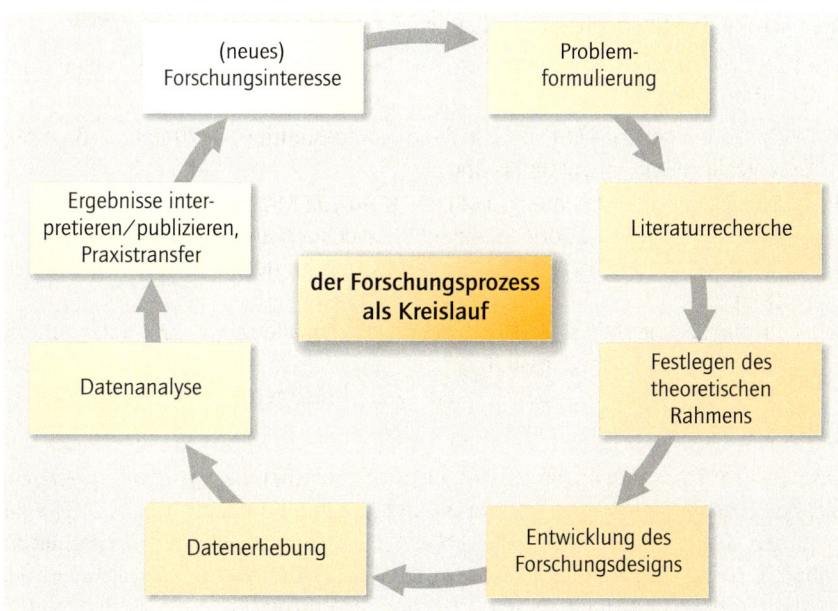

Die Dauer des Forschungsprozesses ist abhängig

♦ vom Umfang des zu erforschenden Phänomens,

♦ von der Zeit, die dem Forscher zur Verfügung steht,

♦ von der Anzahl der Mitarbeiter im Forschungsprojekt,

♦ von der Zeit, die der Forscher benötigt, um die Daten zu interpretieren,

♦ und letztendlich von der Zeit, die benötigt wird, die Ergebnisse zu publizieren.

Die einzelnen Schritte des Forschungsprozesses scheinen logisch aufeinander aufzubauen, doch in der Praxis kann es vorkommen, dass mehrere Phasen gleichzeitig durchlaufen werden.

2.3.1   Forschungsinteresse

Zu Beginn einer jeden Forschungsarbeit steht immer ein gewisses Forschungsinteresse an einem bestimmten Thema; also der Wunsch, etwas zu erfahren oder zu erkennen. Mithilfe von Brainstorming kann der Forscher seine Gedanken spielen lassen und erste grobe Forschungsfragen stellen. In dieser Phase sollten die Forscher so viel wie möglich mit Kollegen diskutieren, um andere Sichtweisen in die eigenen Überlegungen mit einzubeziehen.

Es kann natürlich auch sein, dass ein Forschungsauftrag zu einem bestimmten Thema (z. B. Pflegebedürftigkeit und Armut) in Auftrag gegeben wurde, es soll also ein bestimmter Sachverhalt untersucht werden, zum Beispiel auf Wunsch eines Ministeriums. Aber auch dann beginnt die Forschungsarbeit mit Brainstorming.

Beispiele:

♦ Die Forscher sind überzeugt davon, dass die atemstimulierende Einreibung schmerzlindernd wirkt, und möchten dies beweisen.

♦ Die Forscher möchten mehr darüber wissen, ob männliches Pflegepersonal anders mit den Patienten kommuniziert als weibliches Pflegepersonal, und welche Auswirkungen das Kommunikationsverhalten auf die Patienten hat.

♦ Es wurde beobachtet, dass viele Bewohner in einem Pflegeheim in den ersten Monaten nach Heimeinzug inkontinent wurden. Jetzt möchte man wissen, ob das wirklich so ist und welche Gründe dafür vorliegen.

2.3.2   Problemformulierung und Forschungsfragen

Das Forschungsthema kann als Problem formuliert werden und aus dieser Formulierung müssen sich die Forschungsfragen ergeben. Die unterschiedlichen Ideen und Themen des Forschers müssen in diesem Schritt des Forschungsprozesses eingegrenzt werden. Schon beim Formulieren der Forschungsfrage wird nicht nur das Thema, sondern werden auch die anwendbaren Methoden eingegrenzt. Das Entwickeln einer Forschungsfrage kann als Kette der Operationalisierung bezeichnet werden (siehe Grafik folgende Seite).

Operationalisierung bezeichnet die Umformung von theoretischen Begriffen und Hypothesen im Sinn ihrer empirischen Überprüfbarkeit durch Angabe konkreter im Einzelnen prüfbarer Zielvorgaben und Schritte (Soziologie).

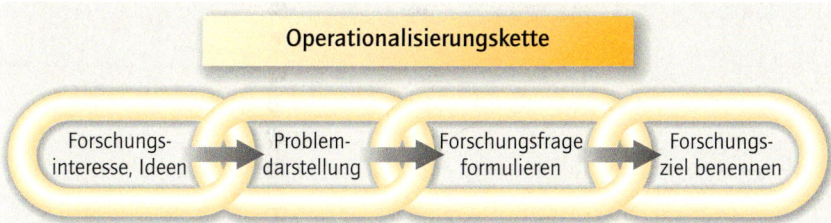

Außerdem müssen Forschungsfragen relevant sein, das bedeutet, dass sie für die Pflegepraxis einen Nutzen haben sollten. Und sie müssen erforschbar sein. Sie sollten demnach mit den Mitteln beantwortbar sein, die den Forschern zur Verfügung stehen, und den Umständen entsprechen, in denen die Forschung stattfinden soll.

Beispiel: In einer qualitativen Forschungsstudie mit dem Titel: „Festgenagelt sein – Der Prozess des Bettlägerigwerdens durch allmähliche Ortsfixierung"[IX] wurden u. a. folgende Forschungsfragen gestellt:

♦ Auf welche Art und Weise werden Menschen bettlägerig?

♦ Lassen sich verschiedene Ursachen und Formen unterscheiden?

♦ Ist Bettlägerigwerden immer mit einer Abwärtsentwicklung verbunden?

♦ Wie gehen die Betroffenen mit der Situation um und hat dieses Einfluss auf die Entwicklung?

Beispiel: In einer quantitativen Forschungsstudie mit dem Titel: „Dekubitus-prävention: Theorie und Praxis"[X] wurden folgende Forschungsfragen gestellt:

♦ Wie häufig werden bestimmte Präventionsmaßnahmen und -hilfsmittel bei dekubitusgefährdeten und nicht dekubitusgefährdeten Patienten angewendet?

♦ Wie oft kommen diese Maßnahmen und Hilfsmittel zur Dekubitusprävention bei Patienten ohne Dekubitus und bei den verschiedenen Dekubitusstadien zum Einsatz?

♦ Wie evident sind jene Präventionsmaßnahmen und Hilfsmittel?

Auch müssen Zweck und Ziele einer Studie an dieser Stelle formuliert und schriftlich festgehalten werden.

2.3.3 Literaturrecherche

Bei diesem Schritt des Forschungsprozesses steht das intensive Literaturstudium im Zentrum. Die Forscher sichten die gesamte Literatur, die für das Forschungsthema relevant erscheint. Dazu gehört alles, was zu diesem Thema veröffentlicht wurde; dadurch können die Forscher herausfinden, welche Aspekte noch nicht genauer untersucht wurden, bzw. welche Fragen noch nicht beantwortet wurden.

Da die Pflegewissenschaft eine junge Disziplin ist, müssen auch Veröffentlichungen anderer Wissenschaften mit einbezogen werden (z. B. Psychologie, Soziologie, Medizin, Rehabilitationswissenschaften).

Um relevante Literatur zu finden, ist es üblich, in elektronischen Datenbanken – mit festgelegten Stichworten oder Schlagworten – zu suchen. Aber eine umfassende

Literaturrecherche muss erlernt werden, dafür bieten die meisten Bibliotheken Einführungen bzw. Kurse zum Umgang mit Datenbanken an. Relevante Datenbanken für Pflegeforschungsstudien sind:

CINAHL   – Cumulative Index to Nursing and Allied Health Sciences

Carelit   – Pflegeliteratur

GEROLIT – GEROntologische LITeratur

HECLINET – HEalth Care Literatur Information NETwork

MEDLINE – Medizinische Datenbank

PsycINFO – Psychologische Datenbank

Informationen beschaffen Band 1, G 2.1

Es lohnt sich aber auch ein bestimmtes Thema zu „googeln" und die Datenbank „Google Scholar" für wissenschaftliche Themen zu verwenden.

Hat man Literatur gefunden, muss sie bearbeitet, also gelesen und zusammengefasst werden (siehe hierzu auch Kap. 2.4.1).

Theorien und Modelle der Pflege Band 1, F 1.3

quantitative/ qualitative Forschung Band 1, F 2.2.1, 2.2.2

2.3.4   Festlegung des theoretischen Rahmens

Schon während der Sichtung der relevanten Literatur wird der theoretische Rahmen des Pflegeforschungsprojektes erarbeitet. Somit ergibt sich der theoretische Rahmen zum einen aus der Literaturarbeit und zum anderen aus Theorien. Diese können aus angrenzenden Wissenschaftsdisziplinen stammen. Hierbei kommt es darauf an, ob qualitativ oder quantitativ geforscht wird.

> Der theoretische Bezugsrahmen kann als Wegweiser für die Forschung gesehen werden. Er fasst die Erkenntnisse des zu untersuchenden Gebiets zusammen, macht Verbindungen deutlich und weist dem Forschungsproblem eine Bedeutung zu.

Der theoretische Bezugsrahmen ermöglicht die Formulierung von Hypothesen.

> Eine **Hypothese** ist eine vorläufige Annahme über die zu erwartende Beziehung zwischen den Variablen der Untersuchung. Damit stellt eine Hypothese die vorläufige Erklärung des Problems dar.
>
> **Variablen** sind Faktoren, Einstellungen oder Eigenschaften, die untersucht werden sollen.

Hypothesen werden aber nur in einer quantitativen Forschung formuliert. In der qualitativen Forschung können keine Antworten im Vorfeld der Datenerhebung gegeben werden.

Die Hypothesen müssen im Verlauf der Forschung belegt oder widerlegt werden.

Beispiel: Eine Hypothese könnte lauten: Durch die regelmäßige Anwendung der atemstimulierenden Einreibung verringert sich die Menge der benötigten Schmerzmittel.

2.3.5 Entwicklung des Forschungsdesigns

Nun muss das Forschungsdesign entwickelt, festgelegt und begründet werden. Dabei spielt natürlich wieder das zu untersuchende Phänomen oder Forschungsproblem die ausschlaggebende Rolle.

So wird zum Beispiel in einer **Interventionsstudie** die Wirksamkeit einer bestimmten Intervention geprüft. Das schon vorher erwähnte Beispiel der atemstimulierenden Einreibung zur Schmerzreduzierung, könnte untersucht werden. Dafür müsste eine Patientengruppe die Intervention erhalten und eine andere Patientengruppe müsste über einen bestimmten – vorher festgelegten – Zeitraum eine vergleichbare Intervention erhalten.

In einer **Längsschnittstudie** werden an den Untersuchungsteilnehmern – mit den gleichen Methoden – zu zumindest zwei unterschiedlichen Zeitpunkten die Daten erhoben. So könnte die Nachhaltigkeit der Überleitungspflege erforscht werden, indem die nach Hause entlassenen Patienten nach vier Wochen und nach drei Monaten zu Hause besucht werden, um sie zu ihrer Lebenssituation zu befragen.

In einer **Querschnittsstudie** wird ein bestimmtes Phänomen oder Problem zu einem Zeitpunkt untersucht. Solche Studiendesigns eignen sich besonders, um den Ist-Zustand zu beschreiben. Eine Forscherin befragt z. B. die Eltern von schwerkranken Kindern zum Umgang mit ihrem Kind. Sie führt, zu einem Zeitpunkt, Interviews mit den Eltern und kann aufgrund der Daten eventuell beschreiben, wie die Eltern ihre spezielle Lebenssituation bewältigen.

In einer **Vergleichsstudie** werden Untersuchungsteilnehmer mit bestimmten Merkmalen miteinander verglichen. So können z. B. Männer mit Frauen, junge Menschen mit alten Menschen, eine Station mit Funktionspflege mit einer Station mit Bereichspflege usw. verglichen werden.

Bei einer **Fall-/Kontrollstudie** untersuchen die Forscher rückblickend (= retrospektiv). Durch Sichtung und Analyse der Patientendokumentation könnte zum Beispiel festgestellt werden, welche Maßnahmen zur Dekubitusprävention Patienten erhalten haben, die inkontinent waren, und welche Maßnahmen solche Patienten erhalten haben, die kontinent waren.

In **experimentellen Studien** werden – wie es der Name schon sagt – Experimente durchgeführt. Dabei müssen die Rahmenbedingen der Untersuchungssituation gleichgehalten werden und nur eine bestimmte Variable wird geändert. So untersuchte eine Forschergruppe die Wirkung von Antidekubitus-Matratzen, indem sie den Auflagedruck einer Gummipuppe auf verschiedenen Matratzen maßen. Es wurden immer nur die Matratzen (Variable) ausgetauscht, um die Situation des Experiments gleichzuhalten.

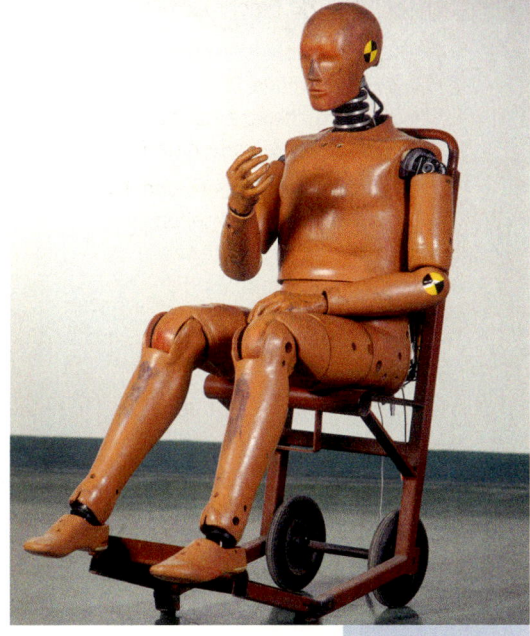

Dummy = eine dem durchschnittlichen menschlichen Körper in Größe und Gewicht nachgebildete Gummipuppe für Forschungsexperimente

Forschungs-
methoden
Band 1, F 2.2

Bei der Entwicklung des Forschungsdesigns muss nicht nur die Form der Studie fest-gelegt werden, sondern auch die Forschungsmethode. So muss als Erstes festgelegt werden, ob mit einer qualitativen oder mit einer quantitativen Forschungsmethode gearbeitet wird.

Eine weitere wichtige Aufgabe bei der Entwicklung des Forschungsdesigns ist die **Benennung der Stichprobe** – oder wie es in der qualitativen Forschung genannt wird: die Wahl der Samplingmethode. Die Stichprobe ist die Auswahl von Personen, die in die Untersuchung einbezogen wird. Die Personen der Stichprobe verfügen über bestimmte Merkmale in Alter, Bildung, Beruf, Erkrankung usw., die für die Untersuchung relevant sind. Diese Merkmale müssen im Vorfeld festgelegt werden. Dann werden aus einer Grundgesamtheit (z. B. alle stationär behandelten Patienten im Jahr 2007) zufällige (z. B. 100) Patienten „gezogen", die für die Untersuchung infrage kommen könnten. Die Anzahl der Testpersonen, die teilnehmen müssen, um repräsentative statistische Aussagen machen zu können, wird im Vorfeld von einem Statistiker berechnet.

2.3.6 Datenerhebung

Auch für die Erhebung der Daten muss aus verschiedenen Methoden gewählt wer-den. Diese werden im Rahmen des Designs festgelegt.

Methoden
der Pflege-
forschung
Band 1, F 2.2.1
und 2.2.2

Bei der Datenerhebung müssen die Forscher beachten, dass die rechtlichen Daten-schutzbestimmungen eingehalten werden. Jeder Untersuchungsteilnehmer muss schriftlich seine Zustimmung erteilen.

2.3.7 Datenanalyse

Auch für die Analyse der Daten muss aus verschiedenen Methoden gewählt wer-den. Diese Analysemethoden werden wie die Erhebungsmethoden im Rahmen der Forschungsdesignentwicklung festgelegt.

2.3.8 Ergebnisse interpretieren und publizieren

Im letzten Schritt des Forschungsprozesses erfolgt die Interpretation und Diskussion der Forschungsergebnisse. Hierfür hat der Forscher keine Hilfsmittel oder Methoden zur Verfügung. Er muss durch logisches Denken und aus seinem Wissen über das Thema Schlussfolgerungen ziehen.

In dieser Phase geht der Forscher zurück in die Literatur oder muss eventuell erneut recherchieren. Er muss seine Ergebnisse auch in Bezug auf die Forschungsfragen, das Forschungsziel und die gewählten Methoden überprüfen. Es können sich in diesem Schritt des Prozesses neue Forschungsprobleme und Fragen zeigen, die in einen neuen Forschungsprozess führen würden.

Die Forscher sollten ihre Ergebnisse verschriftlichen und in Forschungsberichten, Fachbüchern oder Fachzeitschriften veröffentlichen. Dadurch werden sie anderen Forschern und der Praxis zugänglich gemacht.

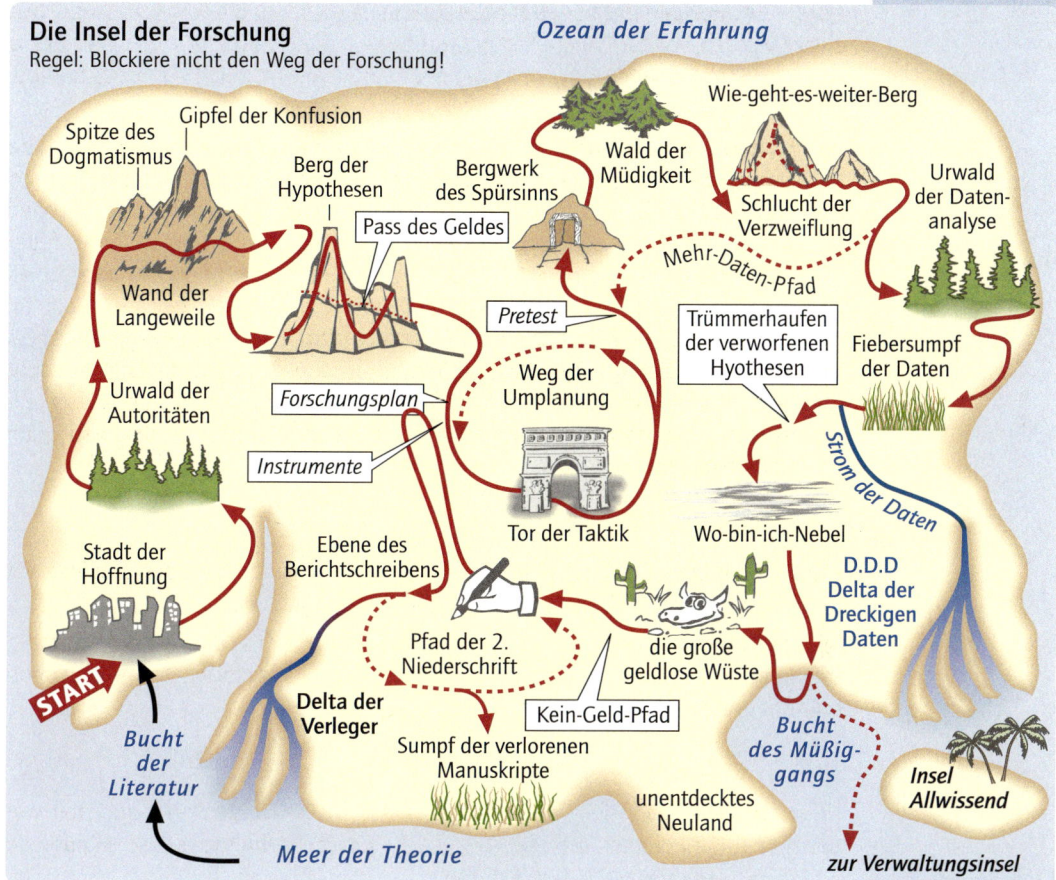

Die Insel der Forschung
Regel: Blockiere nicht den Weg der Forschung!

Ozean der Erfahrung

Wie-geht-es-weiter-Berg

Spitze des Dogmatismus / Gipfel der Konfusion / Berg der Hypothesen / Bergwerk des Spürsinns / Wald der Müdigkeit / Urwald der Datenanalyse / Schlucht der Verzweiflung / Pass des Geldes / Mehr-Daten-Pfad / Wand der Langeweile / Pretest / Trümmerhaufen der verworfenen Hypothesen / Fiebersumpf der Daten / Urwald der Autoritäten / Forschungsplan / Weg der Umplanung / Instrumente / Stadt der Hoffnung / Ebene des Berichtschreibens / Tor der Taktik / Wo-bin-ich-Nebel / Strom der Daten / D.D.D Delta der Dreckigen Daten / Pfad der 2. Niederschrift / die große geldlose Wüste / Delta der Verleger / Kein-Geld-Pfad / Bucht des Müßiggangs / Insel Allwissend / START / Bucht der Literatur / Sumpf der verlorenen Manuskripte / unentdecktes Neuland / Meer der Theorie / zur Verwaltungsinsel

nach: Dr. Heine von Alemann, Köln

2.4 Bedeutung und Anwendung von Forschungsergebnissen in der Pflegepraxis

Pflegeforschung muss in erster Linie dazu beitragen, Pflegewissen zu vermehren, die Pflegepraxis weiterzuentwickeln und die Qualität der Pflege zu verbessern. Dies kann aber nur geschehen, wenn die Ergebnisse von Pflegeforschungsstudien in die Pflegepraxis und in die politische und gesellschaftliche Öffentlichkeit gelangen. Die Ergebnisse müssen demnach nicht nur in den Medien, in Fachzeitschriften oder auf Kongressen veröffentlicht werden – und das in einer Sprache, die auch Nicht-Wissenschaftler verstehen –, sondern Pflegekräfte in der Praxis müssen Studien verstehen und beurteilen können, um die Ergebnisse für ihre Praxis als relevant einzustufen und um diese in ihrer Praxis anzuwenden.

Alle Pflegepersonen sollen ein Grundlagenwissen über Forschung erwerben. Sie sollen dadurch Verständnis für Forschung entwickeln, Forschungsarbeiten lesen und Forschungsergebnisse in die Praxis umsetzen können. Das heißt, sie sollen ihr pflegerisches Tun reflektieren und es – so weit es möglich ist – auf wissenschaftlichen Grundlagen aufbauen. Keinesfalls aber sollte es die Aufgabe aller Pflegenden sein, Forschungsvorhaben selbst durchzuführen.

2.4.1 Richtiges Lesen von Forschungsartikeln

Literatur-
recherche
Band 1, F 2.3.3

Eine der wichtigsten Quellen für neue Ergebnisse aus der Forschung sind Fachzeit-schriften. Viele Forscher stellen ihre Ergebnisse auf Kongressen und Tagungen vor; hier hat man die Möglichkeit, die Forscher nach ihrem Vortrag anzusprechen, um die Ergebnisse in Schriftform zu erhalten. Auch über Literaturdatenbanken kann man Studien finden.

Beim Lesen von Forschungsberichten ist es sehr hilfreich, wenn man nach einem bestimmten Schema vorgeht. Als Erstes sollte man den Titel, das Abstract[1] und die dazugehörigen Stichworte (s. u.) lesen.

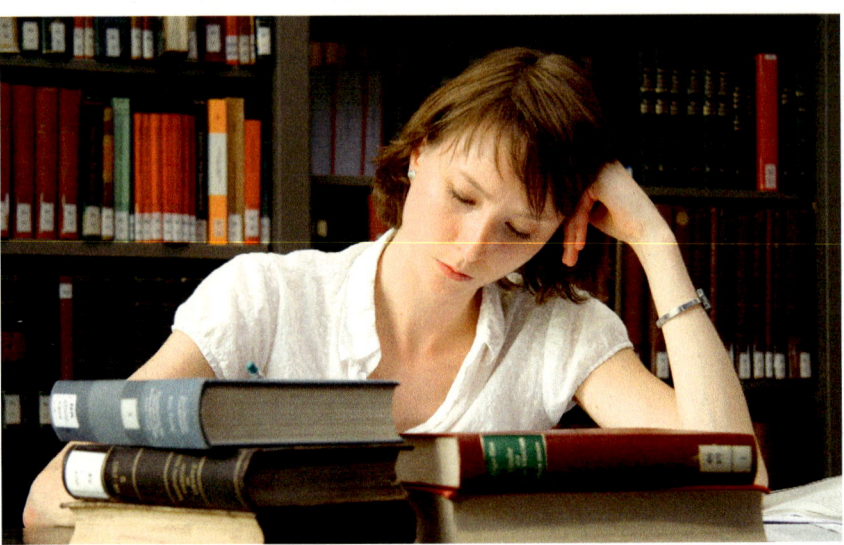

Jeder wissenschaftliche Artikel sollte nach der folgenden Struktur aufgebaut sein:

1. Titel
2. Abstract (und Schlüsselwörter)
3. Einleitung
4. Methoden
5. Ergebnisse
6. Diskussion
7. Literatur

Der **Titel** muss klar und eindeutig formuliert sein. Er muss ansprechend sein und Lust hervorrufen, den Artikel zu lesen. Die alleinige Orientierung am Titel reicht aber noch nicht aus, um die Studie als relevant oder irrelevant für die eigene Arbeit zu beurteilen.

Das **Abstract** ist eine kurze prägnante Zusammenfassung des Artikels. Es gibt Aus-kunft über den Aufbau des Textes und vermittelt einen Überblick über die Inhal-te des Artikels. Nach dem Lesen des Abstracts kann entschieden werden, ob der Artikel relevant oder unwichtig ist – für die Arbeit in der Praxis, für die eigene For-schungsarbeit oder einfach nur für das eigene Interesse.

---

1 Abstract, das (engl.) = kurze Inhaltsangabe eines Artikels oder Buches

Am Ende des Abstracts stehen in der Regel **Schlüsselwörter**, Schlagwörter oder Stichwörter. Diese werden vom Autor ausgesucht und sind dazu bestimmt, den Text inhaltlich zu erschließen.

Wenn der Artikel als relevant eingestuft wurde, wird er kursorisch gelesen, das heißt: überflogen. Kursorisches Lesen bedarf einiger Übung, da man immer wieder Gefahr läuft „sich festzulesen". Beim kursorischen Lesen verschafft sich der Lesende einen Überblick über die verwendeten Methoden, über die Ergebnisse und Schlussfolgerungen. Eventuell wird es notwendig sein, zum besseren Verständnis noch andere Literatur hinzuzuziehen. Man sollte sich beim kursorischen Lesen Fragen notieren, die man an den Text hat. Sind die Fragen notiert und eventuell zusätzliche Bücher besorgt (z. B. Lexika), kann man beginnen den Text intensiv zu lesen.

Die **Einleitung** muss eine Begründung enthalten, warum dieses Thema forschungsrelevant war, und sie muss wichtige Forschungsprobleme verdeutlichen. Die Einleitung sollte aber auch die Hauptziele, die Fragestellung und die Hypothesen der Forschung benennen.

Der Abschnitt über die **Methoden** muss aufzeigen, welche Methoden in der Forschung eingesetzt wurden, und die Autoren müssen erklären, warum die eingesetzten Methoden für diese Untersuchung geeignet waren. Außerdem werden in diesem Abschnitt der Untersuchungsplan und die Stichprobe kurz und prägnant beschrieben. Es muss Auskunft darüber gegeben werden, wie die Ergebnisse gewonnen und wie sie geprüft wurden.

Die **Ergebnisse** müssen Antworten auf die Forschungsfragen geben. Es sollten Tabellen, Abbildungen und Grafiken vorhanden sein, die die Ergebnisse verdeutlichen. Dabei ist es wichtig, dass diese Tabellen, Abbildungen und Grafiken leicht verständlich sind. In diesem Abschnitt sollten aber auch die Grenzen der Untersuchung aufgezeigt werden und die Autoren können die von ihnen eingesetzten Methoden kritisieren.

In der **Diskussion** müssen die Konsequenzen für die Praxis verdeutlicht werden, z. B., was bei einer Umsetzung in die Praxis zu beachten wäre. Es müssen eventuelle Anschlussforschungen benannt werden und die wichtigsten Ergebnisse sollten zu anderen Studien in Bezug gesetzt werden.

Am Schluss eines Artikels steht die verwendete **Literatur**. Für den Leser wird daraus ersichtlich, auf welche Literatur die Autoren sich bezogen haben und wer sich noch mit diesem Thema beschäftigt.

Der Leser kann sich nun Notizen machen und kann kontrollieren, ob die Fragen, die er an den Text hatte, beantwortet wurden.

2.4.2 Beurteilen eines Forschungsartikels

Die Autoren müssen also darlegen, wie sie zu ihren Ergebnissen gekommen sind und welche wissenschaftlichen Methoden angewendet wurden. Natürlich kann man nicht nur durch das Lesen eines Artikels beurteilen, ob die Forschung qualitativ hochwertig und seriös war. Aber es gehört zur guten wissenschaftlichen Praxis, dass bei Veröffentlichungen in Fachzeitschriften das im vorherigen Abschnitt beschriebene Schema eingehalten wird.

Der folgende Fragenkatalog kann helfen, einen wissenschaftlichen Text besser beurteilen zu können:

Kriterien für die Evaluation eines Forschungsberichts

1 Titel

a) Beschreibt der Titel des Artikels die Studie in bezeichnender Weise?

b) Ist die Sprache bzw. Formulierung des Titels verständlich und informativ?

2 Abstract

a) Ist das Abstract präzise, kurz, liefert aber ausreichend Informationen?

b) Ist der Zweck der Studie beschrieben, das zu untersuchende Problem definiert, die Forschungsfrage oder Hypothese präzise formuliert, eine Beschreibung des Forschungsdesigns, der Methodik, der Stichprobe und der Instrumente (oder anderer Datensammlungsmethoden) enthalten und sind die Ergebnisse beschrieben?

3 Forschungsproblem

a) Ist die Forschungsfrage eindeutig und klar formuliert?

b) Sind die Fragen erforschbar, kann der Forscher sie untersuchen?

c) Welche Relevanz hat diese Studie für die Pflegepraxis?

d) Vermehrt sie das Pflegewissen?

e) Sind die Fragen (Hypothesen) präzise und klar formuliert, oder sind sie unpräzise und schwierig zu verstehen?

f) Was sind die Annahmen und die Einschränkungen der Studie? Werden sie erwähnt, beschrieben oder muss man annehmen, dass es welche gibt, sie sind aber nicht genannt?

4 Literatursuche

a) Ist die Literatursuche relevant für die Studie?

b) Umfasst die angegebene Literatur zeitgemäße sowie klassische Artikel, welchen Bezug zur Studie haben die Werke?

c) Sind hauptsächlich primäre oder mehr sekundäre[1] Quellen angegeben?

5 Design und Methodik

a) Werden die Probanden (Untersuchungsteilnehmer) beschrieben?

b) Wurde beschrieben, wie diese Probanden ausgewählt wurden?

c) Wird beschrieben, wo die Studie stattfindet?

d) Sprechen die Autoren ethische Aspekte an?

e) Wie wird mit den Faktoren Reliabilität und Validität (oder Gütekriterien) umgegangen?

f) Wird die Validität des Designs und des Instruments beschrieben oder nur die des Instruments?

g) Können die Resultate verallgemeinert werden?

h) Wird das Design klar beschrieben?

i) Könnte diese Studie wiederholt werden?

---

1 sekundär = an zweiter Stelle stehend, zweitrangig; hier: man hat *über* ein Buch, ein Forschungsprojekt o. Ä. in der Veröffentlichung eines anderen Autors gelesen, nicht aber das (primäre) Buch oder den Forschungsbericht selbst (Gefahr der Verfälschung oder subjektiven Färbung der Darstellung)

6 Ergebnisse

a) Was sind die Ergebnisse und folgen sie logisch aus Design und Methodik?

b) Beschreibt der Autor die Ergebnisse in klarer verständlicher Sprache?

c) Beantworten die Ergebnisse die Forschungsfragen oder Hypothesen?

d) Enthält der Artikel Tabellen und Grafiken? Sind diese anschaulich genug, um die Ergebnisse zu vermitteln? Kann man die Tabellen und Grafiken verstehen?

7 Diskussion

a) Was für einen Gesamteindruck haben Sie von der Studie?

b) Welche Schlussfolgerungen werden gezogen? Halten Sie diese aufgrund der Untersuchung für gerechtfertigt?

c) Sind die Schlussfolgerungen logisch?

d) Welche logischen Auswirkungen auf die Pflegepraxis, die Pflegeausbildung, das Pflegemanagement werden beschrieben?

2.4.3 Anwenden von Forschungsergebnissen in der Praxis

Die erste Voraussetzung, um Forschungsergebnisse in der Praxis anzuwenden, ist, dass die gewonnenen Ergebnisse für die Praxis anwendbar sind. Nicht jede Pflegeforschungsstudie erzielt Ergebnisse, bei denen dies der Fall ist.

Beispiel: Eine Forscherin hat herausgefunden, dass die meisten Pflegekräfte nicht wissen, was der Pflegeprozess ist, obwohl dieser in der Ausbildung vermittelt werden muss. Dieses Ergebnis hat eine Relevanz für die Ausbildung und zieht eine neue Forschungsfrage in das Interesse der Forschung: „Wie wird der Pflegeprozess in der Ausbildung vermittelt?"

Die Anwendung von Forschungsergebnissen in der Praxis bedeutet in erster Linie eine Veränderung des Arbeitsablaufs. Man kann demnach nicht einfach – nach dem Lesen eines Artikels – am nächsten Tag zur Arbeit gehen und die neuen Informationen anwenden. Die Beratung und Unterstützung durch Pflegeforscher vor Ort können helfen organisatorische oder strukturelle Veränderungen vorzunehmen.

Es muss im Pflegeteam besprochen werden, wie neue Erkenntnisse für die Arbeit am und mit dem Pflegeempfänger genutzt werden könnten. Und es ist wichtig, dass alle im Team sich dann an die neuen Gegebenheiten halten.

Beispiel: Eine Studie hat herausgefunden, dass eine bestimmte Technik des Rückeneinreibens schmerzlindernd wirkt. Eine Station beschließt daraufhin, diese Technik zu erlernen und sie in Zukunft bei ihren Patienten anzuwenden. Es gibt jedoch Pflegekräfte im Team, die der Meinung sind, sie hätten das „schon immer so gemacht" und könnten die alte Technik beibehalten. Die schmerzlindernde Wirkung tritt aber nur ein, wenn die neue Technik regelmäßig angewendet wird.

Für die Anwendung von Forschungsergebnissen in der Praxis ist es sicherlich auch sinnvoll, neue Pflegetechniken, Methoden oder Instrumente in der innerbetrieblichen Fortbildung vorzustellen und ihre Anwendung zu üben. Es ist aber auch die persönliche Aufgabe einer Pflegekraft, sich für die Weiterentwicklung ihrer Berufsdisziplin zu interessieren, was das Interesse für Pflegeforschung mit einschließt.

?

1 Warum muss die Disziplin Pflege forschen?

2 Definieren Sie Pflegeforschung.

3 Welche pflegewissenschaftlichen Aufgaben und Ziele können mit dem in der Einstiegssituation besprochenen Forschungsprojekt zum Krankheitserleben bearbeitet bzw. erreicht werden?

4 Nennen Sie die beiden unterschiedlichen methodischen Ansätze in der Pflegeforschung und erläutern Sie diese durch Grundannahme, Orientierung, Herangehensweise, Forschungsziel, Datenerhebung, Teilnehmerkreis und Daten.

5 Nennen Sie mindesten zwei unterschiedliche Forschungstraditionen der qualitativen Pflegeforschung.

6 Welche Methoden werden in der Datenerhebung der qualitativen Forschung häufig eingesetzt? Erläutern Sie diese.

7 Erläutern Sie die Methode, die in der Datenerhebung der quantitativen Forschung häufig eingesetzt wird.

8 Nennen Sie die Schritte des Forschungsprozesses.

9 Welche Bedeutung hat der theoretische Bezugsrahmen einer Studie?

10 Nennen Sie verschiedene Formen von Forschungsdesigns.

11 Wie muss ein wissenschaftlicher Artikel aufgebaut sein und welche Informationen muss der Leser unbedingt durch das Lesen erhalten?

▌ 1 Bleiben wir bei dem vorher erwähnten Beispiel der Bettlägerigkeit: Besorgen Sie sich den folgenden Artikel: Zegelin, Angelika: „Festgenagelt sein" – Der Prozess des Bettlägerigwerdens durch allmähliche Ortsfixierung. Die wissenschaftliche Zeitschrift Pflege 18/2005, S. 281–288. Verlag Hans Huber, Bern.

Lesen Sie den Artikel aufmerksam, um ihn anschließend in der Gruppe diskutieren zu können.

a) Was können die Ergebnisse der vorgestellten Studie für die Pflegepraxis bedeuten?

b) Argumentieren Sie anhand dieses Forschungsbeispiels, warum die Disziplin Pflege forschen muss.

▌ 2 Suchen Sie sich über eine Datenbank mehrere Pflegeforschungsartikel zu einem bestimmten pflegerischen Thema, das Sie persönlich interessiert. Beschaffen Sie sich dann diese Artikel über eine Bibliothek.

a) Bearbeiten, lesen und beurteilen Sie die Artikel so, wie es im Kapitel 2.4 beschrieben wurde.

b) Stellen Sie Ihre Ergebnisse, also Ihre Einschätzung und Beurteilung des Artikels in Ihrer Ausbildungsklasse vor.

▌3 Diskutieren Sie mit Ihren Kolleginnen auf Station oder aus Ihrer Ausbildungsklasse mögliche Forschungsthemen.

a) Führen Sie ein Brainstorming durch und formulieren Sie Forschungsfragen.

b) Besorgen Sie sich Literatur zu Ihrem Thema und lesen Sie diese.

c) Versuchen Sie nun, ein Forschungsdesign zu entwickeln.

d) Welche Methoden würden Sie einsetzen und wie würden Sie vorgehen?

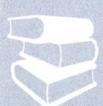

Atteslander, Peter: Methoden der empirischen Pflegeforschung. De Gruyter, Berlin/New York
1991

Bartholomeyczik, Sabine (Hrsg.): Pflegeforschung verstehen. Urban und Schwarzenberg,
München u. a. 1996

Holloway, Immy/Wheeler, Stefanie: Qualitative Pflegeforschung: Grundlagen qualitativer
Ansätze in der Pflege. Ullstein Medical, Wiesbaden 1998

LoBiondo-Wood, Geri/Haber, Judith (Hrsg.): Pflegeforschung: Methoden, Bewertung,
Anwendung. Urban & Fischer, München 2005

Mayer, Hanna: Einführung in die Pflegeforschung. Facultas Universität Verlag, Wien 2002

Mayer, Hanna: Pflegeforschung: Elemente und Basiswissen. Facultas Universität Verlag, Wien
1999

Mayer, Hanna (Hrsg.): Übungsheft Pflegeforschung. Facultas Universität Verlag, Wien 2004

Morse, Janice M./Field, Peggy A.: Qualitative Pflegeforschung: Anwendung qualitativer
Ansätze in der Pflege. Ullstein Medical, Wiesbaden 1998

Notter, Lucille Elizabeth/Hott, Jacqueline Rose: Grundlagen der Pflegeforschung. Hans
Huber, Bern u. a. 1997

Polit, Denise F./Beck, Cheryl T./Hungler, Bernadette P.: Lehrbuch Pflegeforschung. Deutsch-
spr. Ausg. bearb. und hrsg. von Sabine Bartholomeyczik. Verlag Hans Huber, Bern u. a.
2004

Roper, Janice M./Shapira, Jill: Ethnographische Pflegeforschung. Hans Huber, Bern u. a.
2004

Schaeffer, Doris/Müller-Mundt, Gabriele (Hrsg.): Qualitative Gesundheits- und Pflegeforschung. Hans Huber, Bern u. a. 2002

Weidner, Frank (Hrsg.): Pflegeforschung praxisnah: Beispiele aus verschiedenen Handlungs-
feldern. Mabuse-Verlag GmbH, Frankfurt am Main 1999

www.pflegeforschung.de – private Seite über Evidence based Nursing

www.dip-home.de – Seite des Deutschen Instituts für angewandte Pflegeforschung e.V.

www.pflegeforschungsverbuende.de – Informationen zu aktuellen Pflegeforschungsthemen

www.pflegeforschung.net – Seite über Pflegeforschung in der Pflegeausbildung

www.iap.uni-bremen.de – Seite des Instituts für Public Health und Pflegeforschung

www.hessip.de – Seite des Hessischen Instituts für Pflegeforschung

www.kda.de – Kuratorium Deutsche Altershilfe

www.dbfk.de – Deutscher Berufsverband für Pflegeberufe

www.dza.de – Deutsches Zentrum für Altersfragen

3 Pflegequalität

Die 93-jährige Frau Wölfle liegt nun schon seit vier Wochen auf der Unfallchirurgie. Sie hatte sich bei einem Sturz den Oberschenkelhals gebrochen. Heute Morgen, als Olga die Patientin waschen wollte, schlief diese noch ganz fest. Vom Nachtdienst wusste Olga, dass die Patientin am Abend ziemliche Schmerzen gehabt hatte und fast die ganze Nacht wach lag. Also gut, dachte sich Olga, dann lassen wir Frau Wölfle doch noch ein wenig schlafen – wir können sie ja auch gegen 10:00 oder 11:00 Uhr noch versorgen. Der Schlaf tut ihr bestimmt gut!

Gesagt, getan! Aber Olga hat nicht mit Frau Wölfles Tochter gerechnet. Empört stürzt diese – es ist inzwischen 10:30 Uhr – in das Dienstzimmer und will den zuständigen Arzt sprechen.

„Das ist ja wohl eine Unverschämtheit! Da liegt meine Mutter noch immer ungewaschen und unversorgt im Bett! Wenn ich nicht regelmäßig kommen würde, wer weiß, vielleicht würden Sie noch vergessen, ihr etwas zu essen anzubieten ... Und dafür bekommen Sie von den Krankenkassen einen Tagessatz von 800 Euro! Wenn das für Sie eine gute Pflegequalität ist, dann armes Deutschland!"

Olga steht da und kommt nicht zu Wort. Hat sie nicht heute Morgen ganz speziell die Bedürfnisse von Frau Wölfle wahrgenommen und dann den Pflegeplan ganz individuell für sie umgestellt? Und ist diese individuelle Betreuung nicht gerade ein Zeichen einer guten Pflegequalität? Und doch, wenn Sie sich in die Situation von Frau Wölfles Tochter versetzt – vielleicht würde sie als Angehörige genau so reagieren?

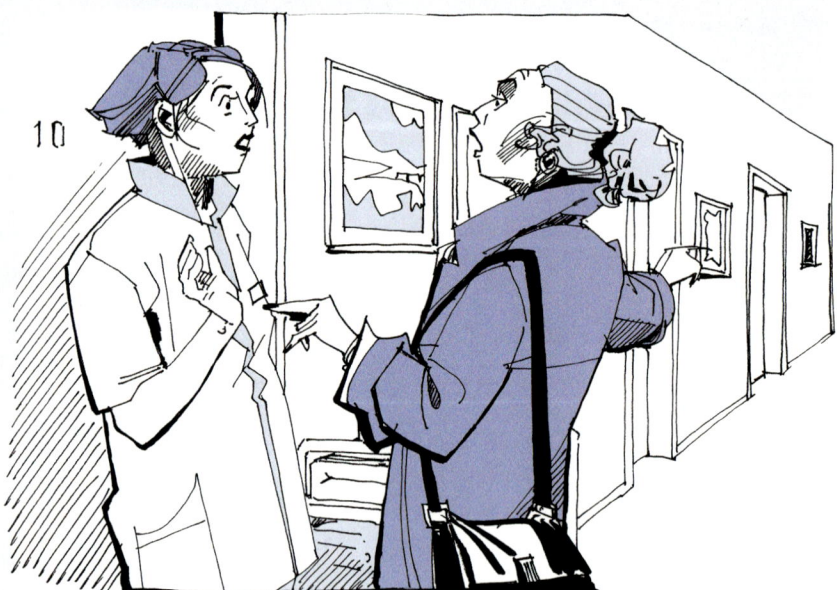

1 Warum müssen wir Ihrer Ansicht nach die Qualität unserer Arbeit definieren und darlegen?

2 Überlegen Sie, welchen Nutzen ein transparentes Qualitätsmanagementsystem den zu betreuenden Patienten/Bewohnern, den Mitarbeitern und den sozialen Einrichtungen bringt.

3.1 Was ist Qualität in der Pflege?

Was ist Qualität? [XI]

Der Kunde wollte ...

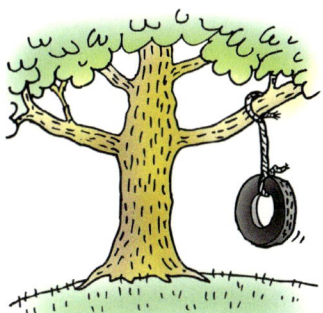

Der Verkauf verkaufte ...

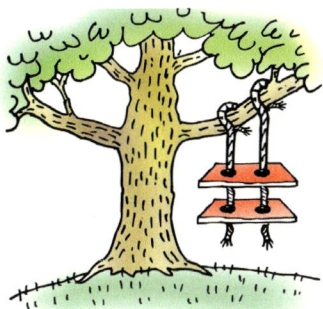

Die Technik konstruierte ...

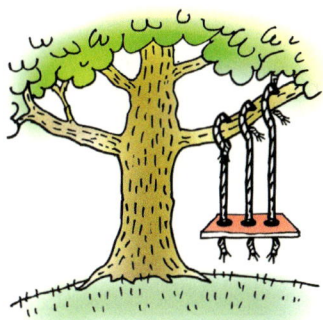

Die Montage installierte ...

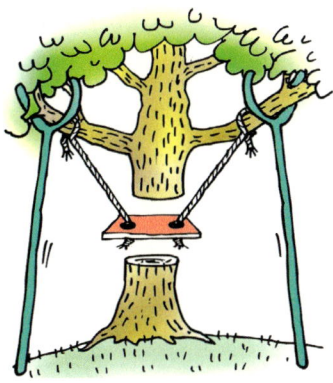

> Qualität erlebt und beurteilt jeder Mensch anders.

Im persönlichen Bereich definieren wir Qualität subjektiv, z. B. beim Kauf von Lebensmitteln oder bei der Ausübung unserer Freizeitaktivitäten.

> **Beispiel:** Beim Kauf von Äpfeln können verschiedene Qualitätsmerkmale über die Auswahl entscheiden. Der eine Kunde wählt Bioäpfel, die zwar nicht so schön aussehen, aber weniger gespritzt wurden – ein anderer suchen sich möglichst tadellos aussehende Äpfel aus, denn das Auge isst schließlich mit ...

Auch soziale Einrichtungen werden miteinander verglichen und von außen bewertet. Gesetze legen einen gewissen Standard für Pflegequalität fest, Krankenkassen zahlen entsprechend erbrachte Leistungen und auch die Kunden wählen bewusst ein Krankenhaus oder ein Heim nach ihren Bedürfnissen und Erwartungen aus. Angehörige unterscheiden sich in ihren Vorstellungen manchmal jedoch extrem von denen der Patienten/Bewohner/Klienten. Und dazu kommt als weitere Komponente die Qualitätsdefinition der Berufsgruppe, deshalb ist es so schwierig, allgemein gültige Aussagen darüber zu treffen, was Pflegequalität ist.

Definitionen
Band 1, F 3.1.4

Für die sozialen Einrichtungen ist es daher wichtig, die Qualität ihrer Dienstleistungen im Vorfeld klar zu definieren und zwar in Bezug auf:

Strukturqualität	Prozessqualität	Ergebnisqualität
z. B. räumliche Ausstattung	die eigentliche Pflegetätigkeit	das Pflegeresultat

Pflegequalität bedeutet die Einhaltung von standardisierten Dienstleistungen und deren Weiterentwicklung – im Verhältnis zu den Versprechungen gegenüber den Patienten/Bewohnern und unter Berücksichtigung der Wirtschaftlichkeit.

Andere Definitionen für **Qualität** lauten:

„Die Gesamtheit von Eigenschaften und Merkmalen einer Einheit (Dienstleistung und Produkt) bezüglich ihrer Eignung, festgelegte und vorausgesetzte Erfordernisse zu erfüllen" (aus: DIN EN ISO 8402)

oder

„Qualität = lat. qualis, (Beschaffenheit, Güte, Wertstufe) im Unterschied zur Quantität" (aus: Duden 2005)

3.1.1 Qualitätsmanagement (QM) im Wandel

Qualitätsmanagement: alle Tätigkeiten des Gesamtmanagements, die im Rahmen des QM-Systems die Qualitätspolitik, die Ziele und Verantwortung festlegen sowie diese durch Mittel wie Qualitätsplanung, Qualitätslenkung, Qualitätssicherung/QM-Darlegung und Qualitätsverbesserung verwirklichen (DIN EN ISO 8402)

Die ersten Bemühungen um QM-Konzeptionen beinhalten um 1950 eine sehr aufwändige Kontrolle der Qualitätsrisiken nach der Erbringung einer Dienstleistung oder Fertigung eines Produkts.

Beispiel: Es wurde festgestellt, dass viele Menschen nach einer sehr langen Operation einen Dekubitus entwickelten. Der Dekubitus stellte somit ein Qualitätsrisiko bei einer großen Operation dar.

In den 1960er bis 1970er Jahren wurden planmäßig Vorbeugemaßnahmen schon in der Entwicklungsphase zur weiteren Reduzierung der Qualitätsrisiken und zur Verbesserung der Effektivität vorgesehen.

Auf obiges Beispiel bezogen erklärt sich das weitere Vorgehen: Man konnte feststellen, dass ein hoher Druck über einen längeren Zeitraum auf bestimmte Körperstellen (Flächen) zur Entwicklung der Dekubitalulcera führte. Um den Druck auf dem Operationstisch zu verringern, wurden spezielle Lagerungsmatratzen entwickelt. So konnte das Risiko verringert werden und es entstanden weniger Dekubitalulcera postoperativ.

Seit 1980 bemühen sich immer mehr Unternehmen, integrale Qualitätsmanagementsysteme unter Einbeziehung aller Unternehmensprozesse und aller Mitarbeiter zu entwickeln. Hier gilt:

Fehlervermeidung vor Fehlerbeseitigung

Fachkräfte aus den verschiedensten Bereichen haben nun einen rechtlich verbindlichen[1] Standard zur Prophylaxe des Dekubitus entwickelt. Darin werden sowohl Struktur, Prozess als auch Ergebniskriterien für eine qualitative und wissenschaftlich begründete Dekubitusprophylaxe festgelegt. Während vielleicht noch in den 50er Jahren der Dekubitus als nicht vermeidbar galt, wird die Entstehung eines Dekubitus heute in den meisten Fällen als Pflegefehler gewertet.

3.1.2   Sinn und Nutzen eines QM-Systems in sozialen Einrichtungen

Veränderte Rahmenbedingungen für den gesellschaftlichen Auftrag, Menschen zu betreuen und zu pflegen, wie die Verknappung finanzieller, staatlicher und kirchlicher Ressourcen, die steigenden gesetzlichen Forderungen oder Anforderungen durch die Kostenträger (zum Beispiel die Krankenkassen) sowie der Wettbewerb unter den verschiedenen Dienstleistern/Trägerschaften verursachen einen verstärkten Kostendruck.

Aber auch ein verändertes Denken und Handeln seitens der Patienten/Bewohner und deren Angehöriger in Bezug auf die Auswahl von Krankenhäusern, Pflegeheimen oder anderen sozialen Einrichtungen bewegen zum Handeln. Darüber hinaus kann ein QM-System die Zufriedenheit der Patienten/Bewohner durch eine ständig verbesserte Qualität der Leistungen steigern. Dieses ist eine gute Grundlage zur Vertrauensbildung. Einerseits müssen die Erwartungen und Forderungen der Menschen und die der anderen Interessenpartner ermittelt und berücksichtigt werden, andererseits müssen die Interessen des Unternehmens möglichst risikofrei und wirtschaftlich realisiert werden.

Wirtschaft-
lichkeit
Band 1, B 3.4

Ein Qualitätsmanagementsystem ermöglicht es uns, bisher Vorhandenes zu überprüfen und systematisch und kontinuierlich weiterzuentwickeln. Es geht dabei um die Transparenz der geleisteten Arbeit.

---

1 Der nationale Expertenstandard Dekubitusprophylaxe z.B. hat noch keine direkte Verbindlichkeit für die Einrichtungen, wird aber schon heute als „vorweggenommenes Sachverständigengutachten" bei juristischen Auseinandersetzungen als Maßstab herangezogen. Ähnliches gilt für die Expertenstandards für Kontinenz, Sturz, Entlassungsmanagement, Schmerz. Die Pflegewissenschaft trägt hier mit wissenschaftlichen Methoden für Sicherung und Weiterentwicklung der Pflegequalität Sorge; siehe auch die Internetseite des DNQP www.dnqp.de

3.1.3 Aufbau eines Qualitätsmanagement-Systems (QMS)

Unter **Qualitätsmanagementsystem** wird die Gesamtheit aller qualitätsrelevanten Maßnahmen einer Einrichtung verstanden.

Der Begriff „System" soll dabei darauf verweisen, dass Qualität nicht als Bündel von unabhängigen Maßnahmen zu verstehen ist, sondern dass die qualitätsrelevanten Maßnahmen so miteinander verwoben sein müssen, dass ein funktionierendes, ineinander verzahntes und aufeinander aufbauendes System entwickelt wird.[XII]

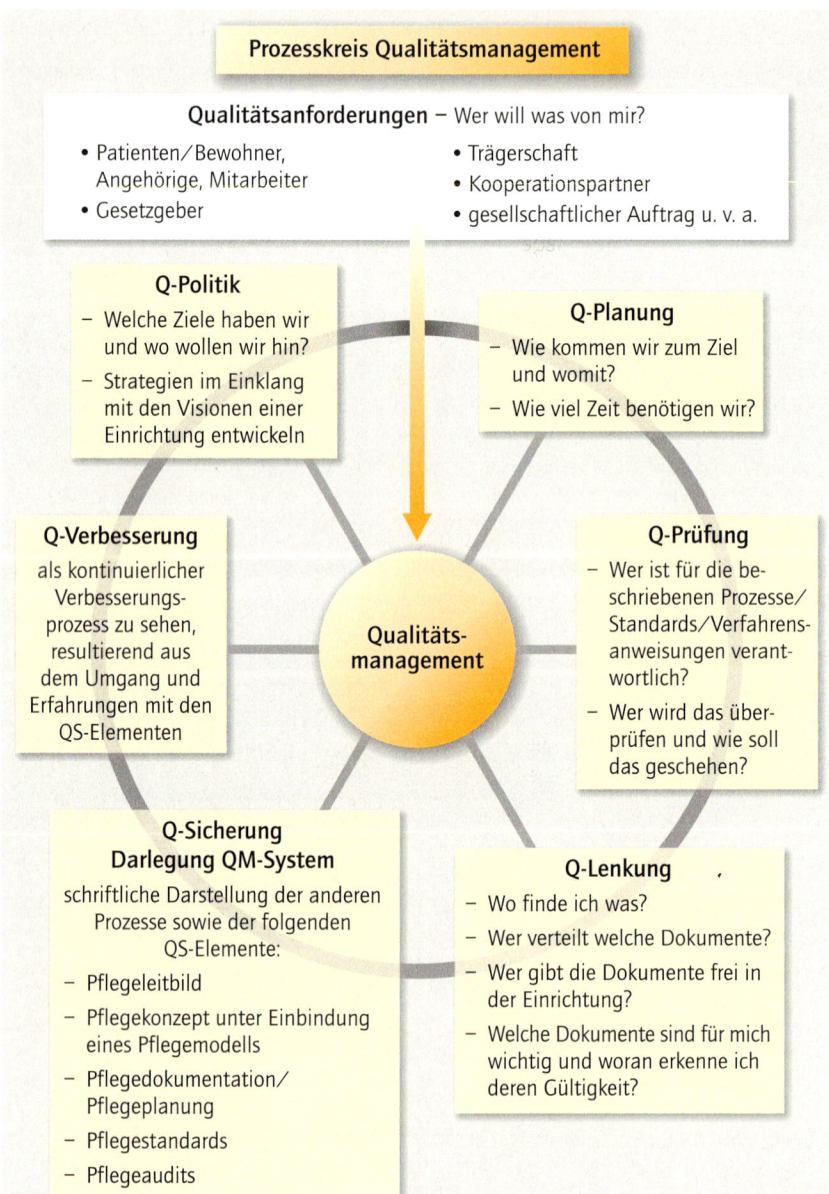

Prozesskreis Qualitätsmanagement

Qualitätsanforderungen – Wer will was von mir?

- Patienten/Bewohner, Angehörige, Mitarbeiter
- Gesetzgeber
- Trägerschaft
- Kooperationspartner
- gesellschaftlicher Auftrag u. v. a.

Q-Politik
- Welche Ziele haben wir und wo wollen wir hin?
- Strategien im Einklang mit den Visionen einer Einrichtung entwickeln

Q-Planung
- Wie kommen wir zum Ziel und womit?
- Wie viel Zeit benötigen wir?

Q-Verbesserung
als kontinuierlicher Verbesserungsprozess zu sehen, resultierend aus dem Umgang und Erfahrungen mit den QS-Elementen

Qualitätsmanagement

Q-Prüfung
- Wer ist für die beschriebenen Prozesse/Standards/Verfahrensanweisungen verantwortlich?
- Wer wird das überprüfen und wie soll das geschehen?

Q-Sicherung
Darlegung QM-System
schriftliche Darstellung der anderen Prozesse sowie der folgenden QS-Elemente:
- Pflegeleitbild
- Pflegekonzept unter Einbindung eines Pflegemodells
- Pflegedokumentation/Pflegeplanung
- Pflegestandards
- Pflegeaudits

Q-Lenkung
- Wo finde ich was?
- Wer verteilt welche Dokumente?
- Wer gibt die Dokumente frei in der Einrichtung?
- Welche Dokumente sind für mich wichtig und woran erkenne ich deren Gültigkeit?

3.1.4   Qualitätsdimensionen

> Wir stürzen uns manchmal auf Arbeitsabläufe, ohne die Tragweite der bereits vorhandenen Strukturen zu berücksichtigen. Deshalb heißt es in einem ersten Schritt: „Ordnung schaffen!"

Ordnung lässt sich nur schaffen, wenn die Arbeitsabläufe Ihnen und anderen transparent sind. Aus diesem Grund ist auf allen Arbeitsebenen eine gute Dokumentation unerlässlich. Damit die eigentlichen Arbeitsabläufe und Maßnahmen zu beurteilen sind, unterteilt man die Leistungen einer Einrichtung in drei Qualitätsdimensionen: Struktur, Prozess und Ergebnis. Die Berücksichtigung dieser Dimensionen ist Voraussetzung, um qualitätsfördernd und qualitätssichernd zu arbeiten.

Unter **Strukturqualität** versteht man die Rahmenbedingungen, die eine Einrichtung zur Erfüllung der von ihr angebotenen Leistungen erbringen muss. Das sind z. B.. die räumliche Ausstattung, die Anzahl der Mitarbeiter sowie die Mitarbeiterqualifikation.

Unter **Prozessqualität** versteht man die patienten-/bewohnerbezogenen Leistungen, z. B.. die eigentliche pflegerische Leistung, die Anwendung der Pflegestandards, die Pflegeplanung und Dokumentation.

Unter **Ergebnisqualität** versteht man das zu erzielende Resultat, das man anhand z. B.. einer Patienten/Bewohnerbefragung überprüfen kann; oder das eigentliche Pflegeergebnis.

Dokumentation
Pflegebericht
Band 1, E 2

Struktur	Prozess	Ergebnis
Beispiel: Pflegebericht		
Pflegefachkraft	bitte lesbar schreiben	kontinuierlicher Verlauf nachweisbar
Dokumentationsmappe	Datumsangabe, Handzeichen	Beurteilung der Pflege
Pflegeberichtsblatt	Inhalt der Dokumentation (z. B. Verlaufsbeschreibungen, Abweichungen von Standards, Reaktionen bezüglich Pflegeplan)	Sicherheit für den Patienten/Bewohner
Beispiel: Aufnahmeverfahren in einer sozialen Einrichtung		
Heimleitung/Sozialarbeiter	Informationsgespräch über die Einrichtung	Bewohner ist über das Aufnahmeverfahren informiert
räumliche Ausstattung z. B. Anzahl der Einzelzimmer	Klärung über einen freien Wohnplatz und die Tagesstruktur	Zimmer ist den persönlichen Wünschen entsprechend vorhanden
Datenverwaltung über EDV ist durch eine Halbtagsstelle gesichert	evtl. Warteliste	Rückmeldung über die zu erwartende Wartezeit

3.1.5 Umgehung von Fehlerquellen im QM-System

> **!**
>
> Wichtig ist es, auftretende Schwierigkeiten frühzeitig zu erkennen und zu analysieren.

Ein gelebtes QM-System kann nur aufgebaut werden, wenn sich alle am Prozess Beteiligten darüber klar sind, dass es sich um einen langwierigen, kosten- und mitarbeiterintensiven Prozess handelt. Grundvoraussetzung für das Gelingen ist die umfangreiche Schulung und Motivation aller Mitarbeiter. Diese werden das System tragen, umsetzen und weiterentwickeln. Alle Mitarbeiter, wie auch Patienten/ Bewohner, sollten dazu angeregt werden, Vorschläge zur Qualitätsverbesserung einzureichen. Das oberste Management muss hinter dieser Entwicklung stehen, benötigte Mittel zur Verfügung stellen und die Richtung vorgeben.

◆ Es ist verantwortlich für die Einführung und Wirksamkeit des QMS in der gesamten Einrichtung unter Einbindung eines Qualitätssicherungsbeauftragten/Qualitätsmanagementbeauftragten. Viele größere Einrichtungen erkennen nicht nur die Notwendigkeit, sondern auch die Entwicklungsmöglichkeiten, die ein gutes QM-System mit sich bringt. So ist es nicht mehr selten, dass eine eigene Stabstelle dafür besetzt wird.

◆ Der Geltungsbereich von Verfahrensanweisungen/Standards muss eindeutig festgelegt werden. Verantwortlichkeiten sind zu benennen.

◆ Eine offene Kommunikation, in der die Schwachstellen einer Einrichtung auch benannt werden dürfen, ist für die Analyse und Bearbeitung eines Systems/ Organisation unerlässlich.

Das heißt, auch Auszubildende sind verpflichtet, die Qualitätsvorgaben einzuhalten und auf Qualitätsmängel hinzuweisen. Das können ganz konkrete Mängel, wie z. B. Beschwerden vonseiten der Patienten/Bewohner über die Qualität der Mahlzeiten auf der Station/dem Wohnbereich sein. Eine Möglichkeit, die Verbesserungspotenziale zu erkennen, wäre, dass in einem ersten Schritt zur Analyse im jeweiligen Arbeitsbereich eine Liste erstellt würde, in der über einen Zeitraum von vier Wochen alle Beschwerden oder Anregungen von den Patienten/Bewohnern aufgelistet werden. Das könnte folgendermaßen aussehen:

Fehlersammelliste Station: _1_	Zeitraum: _März 20.._	
Nummer	Fehler/Reklamation/Anregung	Anzahl Meldungen
1	Essensreklamation	|||
2	unregelmäßiger Bettwäschewechsel	☐ (5)
3	unfreundliches Personal	||
4	Störungen während der Übergabe	|||
5	schlechte Beschilderung im Haus	☐ | (6)

> Alle Mitarbeiter, also auch Auszubildende, sind verpflichtet, die Qualitätsvorgaben einzuhalten und auf Qualitätsmängel hinzuweisen.

In einem zweiten Schritt wird dann diese Liste analysiert. Es können bereits in diesem Zeitraum Vorschläge zur Verbesserung einzelner Punkte gemacht werden. Die so bearbeitete Liste wird über die Leitung an das oberste Management weitergegeben. Häufig erfolgt dann in einem dritten Arbeitsschritt die Entwicklung und Umsetzung der Lösung durch einen Qualitätszirkel.

Beispiel: In Olgas Pflegeheim wird in einem Qualitätszirkel das Thema „Umgang mit Essensreklamationen – Sicherung der Bewohnerzufriedenheit" bearbeitet.

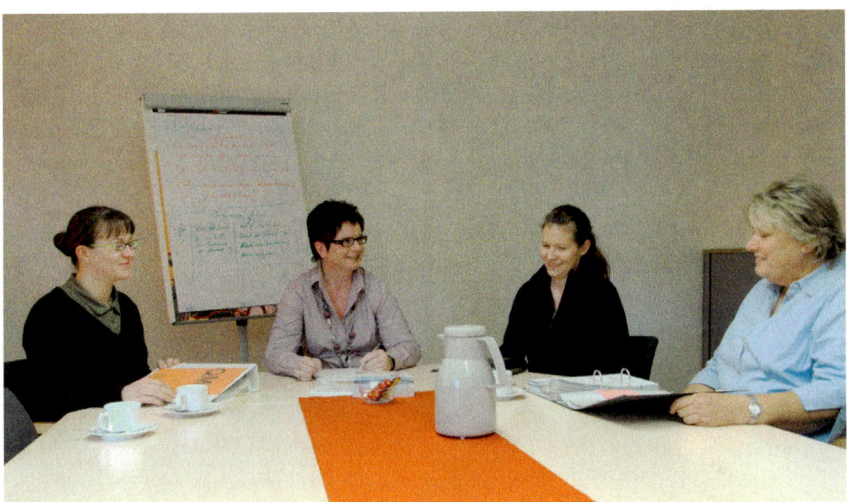

Qualitätszirkel mit der Belegschaft einer Einrichtung der Behindertenhilfe

3.1.6 Gesetzliche Grundlagen für ein QM-System in der Pflege

Die rechtlichen Vorgaben ergeben sich für die Pflegeeinrichtungen aus § 80 **Pflegeversicherungsgesetz (PflVG)** und **§ 93 Bundessozialhilfegesetz (BSHG)**. Hier werden die Pflegeeinrichtungen verpflichtet, sich an qualitätssichernden Maßnahmen in den Bereichen Pflege-, Hotel- und Zusatzleistungen zu beteiligen.

Für die Rehabilitationseinrichtungen ist die Qualitätssicherung durch **§ 20 Sozialgesetzbuch** geregelt.

Im Krankenhausbereich ist die Sicherung der Qualität der Leistungserbringung im Abschnitt 9 des 4. Kapitels des **Sozialgesetzbuchs V** (SGB V) geregelt. Dabei sind ausgehend vom Versorgungsvertrag die notwendigen Qualitätssicherungsmaßnahmen in den Bereichen Diagnose, Therapie, Pflege, Arzneimittelversorgung, Unterkunft und Verpflegung gemäß § 39 Abs. 1 zu veranlassen und zu bewerten.

Nach § 137 SGB V sollen sich die Maßnahmen auf die Qualität der Behandlungen, der Versorgungsabläufe und der Behandlungsergebnisse erstrecken und so gestaltet werden, dass sie prüfbar und damit vergleichbar sind.

Beispiel: § 80 Pflegeversicherungsgesetz

Ausdrücklich werden eine Sicherung sowie eine Überprüfung der Pflegequalität verlangt. Sie erstrecken sich von den Versorgungsabläufen bis hin zu den Pflegeergebnissen und umfassen somit den gesamten Pflegeprozess. Der formale Nachweis der geleisteten Pflege kann nur über eine fachlich gut geführte Pflegedokumentation geschehen, wie sie (nochmals) ausdrücklich im § 85 Abs. 3, SGB XI gefordert wird.

Am 01.01.2002 ist das **Pflegequalitätssicherungsgesetz (PQsG)** in Kraft getreten. Hiermit verschärfen sich die Anforderungen für die Pflege hinsichtlich der Qualität der Leistungen, der Transparenz der Leistungs- und Qualitätsmerkmale und der Wirtschaftlichkeit. Das Gesetz hat zum Ziel, die Pflegequalität zu sichern und weiterzuentwickeln und die Verbraucherrechte zu stärken.

§ 112 **SGB** XI, Grundsätze (1)

Die Träger der Pflegeeinrichtungen sind sowohl für die Qualität ihrer Leistungen als auch für die Sicherung und Weiterentwicklung der Qualität ihrer Leistungen verantwortlich. Verbindliche Anforderungen, nach denen ihre Leistungen und die Qualität der Leistungen überprüft werden, finden sich in § 80.

> Die Qualität der Pflegeleistungen und deren Weiterentwicklung sind gesetzlich verankert und verpflichtend.

Die Krankenkassen wiederum haben einen Sicherstellungsauftrag lt. § 69, das heißt: Die Einrichtungen müssen nachweisen, dass sie sich mit der Qualität ihrer Einrichtung auseinandersetzen und diese weiterentwickeln.

SGB IX Rehabilitation und Teilhabe behinderter Menschen, § 20 Qualitätssicherung (1)

Die Rehabilitationsträger nach § 6 Abs. 1, Nr. 1 bis 5 vereinbaren gemeinsame Empfehlungen zur Sicherung und Weiterentwicklung der Qualität der Leistungen. Dadurch wird eine Grundlage für ein effektives Qualitätsmanagement geschaffen.

3.2 Qualitätszirkel

> Ein **Qualitätszirkel** ist ein zeitlich begrenzter Arbeitskreis, in dem sich eine Anzahl von Mitarbeitern treffen, um anstehende Probleme oder mögliche Qualitätsentwicklungen zu bearbeiten.

Die Probleme einer Einrichtung (z. B. in einem Krankenhaus, einem Alten- und Pflegeheim oder in einer Einrichtung der Behindertenhilfe) sollen dort erkannt und bearbeitet werden, wo sie tatsächlich entstehen, nämlich bei den Mitarbeitern oder Beteiligten vor Ort. Man möchte ganz bewusst die Ideen der Mitarbeiter nutzen, kurz: man nutzt die „Intelligenz vor Ort".

!

In einem Qualitätszirkel haben alle Mitarbeiter die größte Möglichkeit, Verbesserungen, Qualitätsbemühungen und Entwicklungen entscheidend mitzugestalten. Er gilt als wichtige interne Qualitätssicherungsmaßnahme.

Das Ziel ist die kontinuierliche Verbesserung der Arbeitsqualität. Der zu betreuende Patient/Bewohner und die Pflegefachkraft erfahren dadurch ein erhöhtes Maß an Zufriedenheit und die Pflegenden zusätzlich eine bessere Identifikation mit ihrer Arbeit.

Beispiel: Im Krankenhaus Gutleben wurde im Rahmen des Qualitätsmanagements eine „Mängelliste" erstellt. Ein Ergebnis ihrer Auswertung ist, dass die Aufnahmesituation von Patienten von den Mitarbeitern als unprofessionell und belastend empfunden wird; auch vonseiten der Patienten wird die Aufnahmesituation in der „Mängelliste" sehr häufig als belastend und negativ beschrieben: Ohne Voranmeldung stehen die Patienten mit ihrem Koffer oder von Sanitätern begleitet plötzlich auf Station. Meist sind alle Pflegekräfte gerade mit Wichtigem beschäftigt, sodass eigentlich keiner Zeit hat, sich um die Neuaufnahme zu kümmern. Schlimmstenfalls müssen sogar erst noch Patienten verlegt oder schnell entlassen werden, damit überhaupt ein Platz für den Neuzugang vorhanden ist. Und dann sind die Pflegefachkräfte – inmitten der alltäglichen Hektik – mindestens eine halbe Stunde damit beschäftigt, die Patientenkurve anzulegen und den zuständigen Arzt für eine erste Untersuchung zu erreichen.

Die Pflegedirektion beschloss aufgrund der Auswertung des Fragebogens, einen Qualitätszirkel mit dem Schwerpunkt „Aufnahme eines Patienten in Krankenhaus Gutleben" einzuberufen.

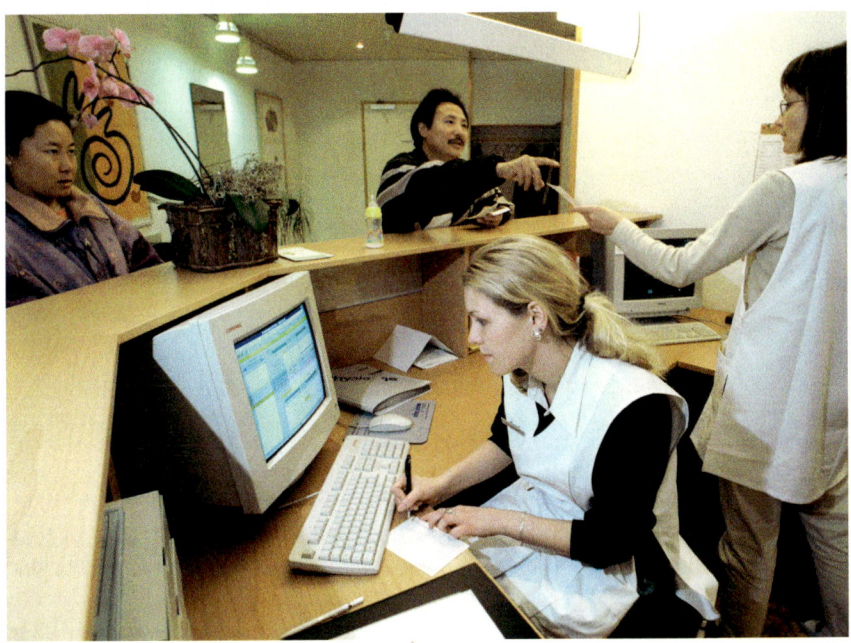

Hektik am Aufnahmetresen

405

3.2.1   Themen für Qualitätszirkel (QZ)

In den Qualitätszirkeln werden u. a.

♦ Informationen über Problemstellungen gesammelt und bearbeitet

♦ die Ursachen der Probleme erforscht

♦ Pflegestandards erarbeitet und weiterentwickelt

♦ Ergebnisse von Patienten- oder Bewohnerbefragungen bearbeitet

♦ Problemstellungen besprochen, die vielleicht erst zukünftig auf die Einrichtung zukommen, aber bereits absehbar sind (z. B. veränderte Aufnahmesituation)

♦ Informationsmängel entdeckt

♦ Schnittstellenprobleme angesprochen

♦ Arbeitsabläufe reflektiert

> Sozial-, Personal- und Entlohnungsfragen sind aufgrund der gesetzlichen Regelung der Mitbestimmung von der Bearbeitung in einem QZ ausgeschlossen.

Die Themen können z. B.

♦ intern sein: Ergebnisse aus Stations- und Teambesprechungen; oder es gibt neue Entwicklungen in der Pflege, die Kollegen auf Fort- und Weiterbildungen gehört haben und die wichtig für die eigene Arbeit vor Ort sind; oder es gibt möglicherweise Beschwerden oder Verbesserungsvorschläge von Patienten/Bewohnern oder Mitarbeitern/Kollegen.

♦ extern sein: Rückmeldungen von den jeweiligen Kostenträgern, gesetzliche Veränderungen oder Rückmeldungen aus der Öffentlichkeit.

3.2.2   Teilnehmer und Moderator

Ein Qualitätszirkel wird immer unabhängig vom Thema durch die Geschäftsführung/Pflegedienstleitung einberufen. Sie ist der Auftraggeber. Die Teilnahme an einem Qualitätszirkel muss immer freiwillig sein, damit sich nur die Mitarbeiter melden, die tatsächlich am Thema interessiert sind und bei denen die Bereitschaft vorhanden ist, die Probleme/Fragen zu benennen und an deren Bearbeitung mitzuwirken. Die Durchführung erfolgt während der Arbeitszeit. Für die QZ-Arbeit wählt man eine **Teilnehmer**zahl von fünf bis neun. Die Teilnehmer sollen ein gutes fachliches Wissen und Fähigkeiten besitzen, um das gewählte Thema zu bearbeiten. Sinnvoll ist je nach Thema eine multiprofessionelle Besetzung des Zirkels.

Beispiel: Es kommt bei den Patienten/Bewohnern vermehrt zu Beschwerden darüber, dass das Essen oft zu kalt serviert wird. Hier würde man die Mitarbeiter der Küche, der Hauswirtschaft sowie die Mitarbeiter der Station/Wohngruppe einladen, um gemeinsam alle Aspekte zu besprechen.

typische
Teamprozesse
Band 1, C 1.2

Es sollte für die Durchführung der QZ-Arbeit ein **Moderator** bestimmt werden, der möglichst über eine entsprechende Qualifikation (in Moderationstechniken) und über Kenntnisse der Gruppendynamik verfügt. Er ist das Bindeglied zwischen den Teilnehmern und der Person, die den Qualitätszirkel in Auftrag gegeben hat. Außerdem sorgt der Moderator für die notwendigen Vorbereitungen.

3.2.3 Vorbereitung eines Qualitätszirkels

Zuerst müssen alle Mitarbeiter über die Durchführung einer QZ-Arbeit informiert werden. Das geschieht über eine interne Fortbildung. Das ist wichtig, damit alle Mitarbeiter verstehen, warum man diese Arbeit durchführen will, und erkennen, dass mit dieser Arbeit eine aktive statt einer passiven Problembewältigung durch die Mitarbeiter selbst durchgeführt werden soll.

Da alle Mitarbeiter einer Einrichtung über den laufenden Prozess im QZ informiert sein sollen, können alle Informationen – z. B. über eine Mitarbeiterzeitung, über ein Informationsbrett, über ein Rundschreiben oder per EDV – weitergeleitet werden. Es soll nicht der Eindruck einer „geheimen Runde" entstehen.

Für die Vorbereitung der ersten Sitzung muss der Moderator dafür sorgen, dass

♦ die endgültige Zusammensetzung des QZ innerhalb der Mitarbeiterschaft feststeht,

♦ Termine vereinbart sind,

♦ ein störungsfreier Raum und benötigte Medien (z. B. ein Overhead-Projektor) zur Verfügung stehen,

♦ die Einladungen verschickt werden, damit die teilnehmenden Mitarbeiter vom Dienstplan freigestellt werden.

Der Moderator eröffnet die Sitzung und vereinbart mit den Teilnehmern die Inhalte und die Vorgehensweise.

3.2.4 Durchführung eines Qualitätszirkels

Die Durchführung erfolgt unabhängig von der Themenauswahl wie folgt:

♦ Problemsammlung,

♦ Problemanalyse und Definition,

♦ Problemlösungen,

♦ Sammlung von Vorschlägen für die praktische Umsetzung,

♦ die zeitverzögerte (wegen der Überprüfung der Effizienz der beschlossenen Maßnahmen in der Praxis) Bewertung und Evaluation aller eingeleiteten Maßnahmen nach einem festgelegten Zeitraum.

1 Was ist ein Qualitätszirkel?

2 Was für Themen können in einem QZ bearbeitet werden?

3 Wer darf daran teilnehmen?

4 Wie wird ein Qualitätszirkel vorbereitet?

5 Nennen Sie drei Gesetze, die sich inhaltlich mit der Qualität der Pflegeleistungen befassen.

6 In welchem Gesetz ist die Dokumentationspflicht verankert?

7 Nennen Sie vier Qualitätskriterien für Leistungen in der Pflege, die im Gesetzestext erwähnt werden.

8 Das Gesetz schützt die Interessen verschiedener Gruppierungen. Nennen Sie drei.

1 Welche Dinge könnte man an Ihrer Ausbildungsstelle zu Ausbildungsbeginn verbessern, damit Ihnen der Anfang erleichtert wird? Diskutieren Sie diesen Aspekt innerhalb Ihrer Klasse. Wie würden Sie vorgehen?

2 Viele Strukturen in den Einrichtungen sind sehr stark aufeinander angewiesen und müssen gut koordiniert werden. Erläutern Sie kurz zwei Beispiele aus Ihrer praktischen Arbeit, die deutlich machen, wie Strukturen miteinander verknüpft sind. Welche Auswirkungen hat das auf die Bildung eines Qualitätszirkels und die Einführung entsprechender qualitätsverbessernder Maßnahmen?

3 Nehmen Sie Kontakt mit dem Qualitätsbeauftragten in Ihrer Einrichtung auf. Informieren Sie sich über seine Vorgehensweise bei der Verbesserung der Qualität im Bereich von Pflegeleistungen und verschaffen Sie sich einen Einblick in sein Aufgabenfeld.

Baartmans, Paul C.M. / Geng, Veronika: Qualität nach Maß. Entwicklung und Implementierung von Qualitätsverbesserungen im Gesundheitswesen, Bern 2006

Medizinischer Dienst der Spitzenverbände der Krankenkassen e. V. (MDS): Grundlagen der MDK-Qualitätsprüfungen in der stationären Pflege, Essen 2005

Medizinischer Dienst der Spitzenverbände der Krankenkassen e. V. (MDS): Grundlagen der MDK-Qualitätsprüfungen in der ambulanten Pflege, Essen 2005

www.mds-ev.de – Medizinischer Dienst der Spitzenverbände der Krankenkassen e. V., dort: Maßstäbe zur Überprüfung der Pflege

www.bmfsfj.de – Bundesministerium für Familie, Senioren, Frauen und Jugend, dort: QM

I   *Meleis, Afaf Ibrahim:* Pflegetheorie. Gegenstand, Entwicklung und Perspektiven des theoretischen Denkens in der Pflege. Hans Huber. Bern 1999

II   ebd.

III   nach der amerikanischen Pflegewissenschaftlerin Jaqueline Fawcett, 1984

IV   Auszüge aus: *Köhlen, Christina:* Die Langzeitpflege eines Kindes. In: *Friedemann, Marie-Luise / Köhlen, Christina:* Familien- und umweltbezogene Pflege, Hans Huber, Bern 2003

V   nach: *Orem, Dorothea E.:* Strukturkonzepte der Pflegepraxis. Ullstein Mosby, Berlin / Wiesbaden 1997

VI   *Bräutigam, Katrin / Flemming, Anke / Halfens, Ruud / Dassen, Theo:* Dekubitusprävention: Theorie und Praxis. Die wissenschaftliche Zeitschrift Pflege 16 / 2003, S. 75–82. Hans Huber, Bern u. a.

VII   *Zegelin, Angelika:* „Festgenagelt sein" – Der Prozess des Bettlägerigwerdens durch allmähliche Ortsfixierung. Die wissenschaftliche Zeitschrift Pflege 18 / 2005, S. 281–288. Hans Huber, Bern

VIII *Atteslander, Peter:* Methoden der empirischen Sozialforschung. De Gruyter, Berlin / New York 1991

IX   *Zegelin, Angelika:* „Festgenagelt sein" – Der Prozess des Bettlägerigwerdens durch allmähliche Ortsfixierung. Die wissenschaftliche Zeitschrift Pflege 18 / 2005, S. 281–288. Hans Huber, Bern

X   *Bräutigam, Katrin / Flemming, Anke / Halfens, Ruud / Dassen, Theo:* Dekubitusprävention: Theorie und Praxis. Die wissenschaftliche Zeitschrift Pflege 16 / 2003, S. 75–82. Hans Huber, Bern u. a.

XI   nach einer Idee von: TÜV Akademie GmbH Bayer, Hannover / Sachsen-Anhalt, Hessen, Sachsen

XII   nach: *Schmitz, Mario / Hofmann, Werner:* Qualitätsmanagement für Senioreneinrichtungen. Schlütersche Verlagsanstalt, Hannover 2000, S. 46

Wecke, was in dir steckt!

Das Lernen lernen

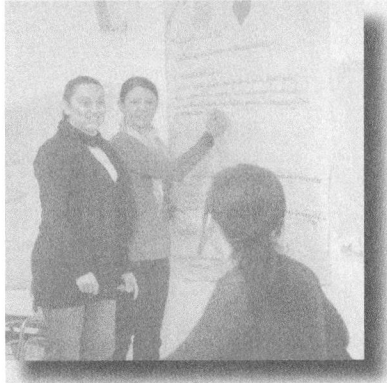

G

1 **Entwicklung und Ausbau von Lernkompetenz**

1.1 Wie lernt man eigentlich?

1.2 Arbeitsplatzgestaltung

1.3 Richtiges Zeitmanagement

1.4 Tipps für Klausuren

2 **Erarbeitung und Verwertung von Informationen**

2.1 Informationen beschaffen

2.2 Das Handwerkszeug – wie verfasse ich Berichte, Protokolle usw.?

2.3 Vorbereitung eines Referats

2.4 Freier Vortrag eines Referats – Präsentationstricks und -tipps

2.5 Ideen kreativ erarbeiten und strukturieren

3 **Projektarbeit – selbsterfahrendes Lernen üben**

4 **Effektive Prüfungsvorbereitung**

5 **Pflege als Weg beruflicher und persönlicher Entwicklung**

5.1 Fortbildung

5.2 Weiterbildung

5.3 Akademisierung der Pflegeausbildung

5.4 Studienstruktur in Deutschland

5.5 Pflegeausbildung in Europa

Emilie Frontzek ist auch im Alter von 86 Jahren noch eine sehr aktive Person. Nach dem Tod ihres 13 Jahre älteren Ehemannes fing sie zunächst an zu reisen und sich in der Welt neugierig alles anzuschauen, was sie bisher nur aus Büchern kannte. Stephan Frontzek lebte sehr zurückgezogen, war menschenscheu und erlaubte seiner vielseitig interessierten Frau, die wegen des Zweiten Weltkriegs ihre Lehre als Buchhalterin nicht beenden konnte und nach der Flucht als ungelernte Verkäuferin arbeitete, auch keine eigenen Aktivitäten außerhalb des Hauses. Im Alter von 68 schrieb sich Frau Frontzek für das Seniorenstudium Alte Geschichte an der Universität ein und machte jede der angebotenen Exkursionen zu den europäischen Ausgrabungsstätten mit. Zusammen mit anderen Senioren ihres Kurses erarbeitete sie sich den Umgang mit dem Internet und lernte zu recherchieren.

Das kommt ihr nun, da ihre körperlichen Aktivitäten durch den altersbedingten Gesundheitszustand stark eingeschränkt sind, zugute. Von ihrem Zimmer im Pflegeheim aus hält sie Kontakt „mit dem Rest der Welt", entdeckt immer wieder Neues und hat neulich sogar für die Station eine wichtige technische Internetadresse herausgefunden.

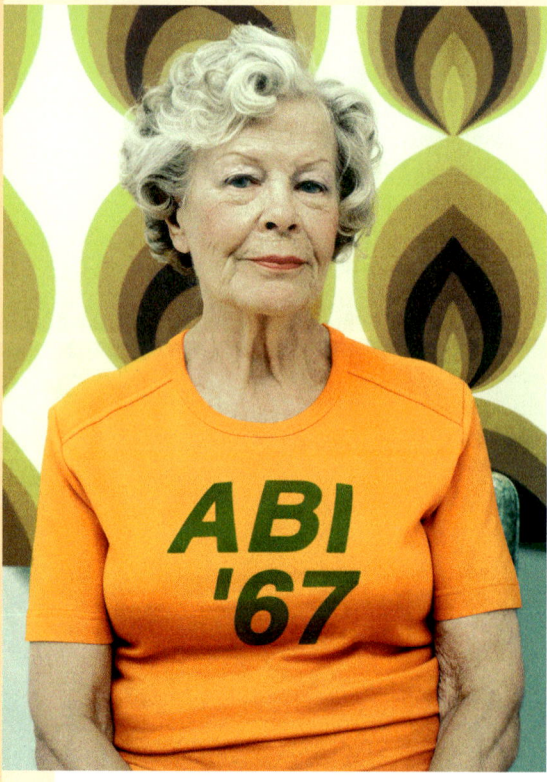

Im ganzen Leben sammelt jeder Mensch eine Unmenge an Erfahrungen, d.h., er lernt sein Leben lang hinzu. Bis ins hohe Alter können wir uns eine neue Sprache, ein neues Lied, neue Informationen zu einem Thema erarbeiten. Kurzum: Man hört nie auf zu lernen!

1   Was symbolisiert für Sie die Dame auf dem Foto? Warum, vermuten Sie, trägt sie dieses T-Shirt immer noch?

2   Betrachten Sie Ihre bisherige Ausbildung. Haben Sie sich eher vorgeben lassen, was Sie lernen sollten, oder haben Sie Ihre Lernwünsche eher eigeninitiativ verfolgt?

1 Entwicklung und Ausbau von Lernkompetenz

Nachdem sie einige Klassenarbeiten wiederbekommen haben, treffen sich Pia, Tim und Olga nachmittags noch bei Olga zum Quatschen und Kaffeetrinken.

„Ich bin ganz zufrieden mit meinen Ergebnissen, aber ich habe schon einen Horror vor den nächsten drei Jahren. Allein, was wir jetzt schon für Stoff für eine Klausur lernen mussten ... Wie soll das erst am Ende der Ausbildung aussehen?", fragt Pia die anderen beiden.

„Das ist nun wirklich nicht mein Hauptproblem", erwidert Tim. „Ich habe einiges gar nicht lernen können, weil ich es einfach nicht behalten konnte. Mein Kopf war einen Tag vorher schlichtweg zu. – Wie ging es dir, Olga?"

„Meine Klassenarbeiten sind so mittelprächtig ausgefallen, aber ich wusste einige Fachbegriffe beim besten Willen nicht mehr. Ich habe bis jetzt auch keine Ahnung, wie ich das in Zukunft in den Griff kriegen soll ..."

1 Überlegen Sie, warum Pia, Tim und Olga das Lernen so unterschiedlich leicht fällt.

2 Wie geht es Ihnen beim Lernen? Was können Sie leicht behalten? Was vergessen Sie sofort?

3 „Das Genie beherrscht das Chaos." Sehen Sie sich Ihren Arbeitsplatz an und entscheiden Sie, was Ihnen dort beim Lernen hilft.

4 Jeder kennt den Ausspruch: „Da ist mir schon wieder die Zeit weggerannt!" Erleben Sie das auch häufig? Wo könnten Sie Zeit einsparen?

1.1 Wie lernt man eigentlich?

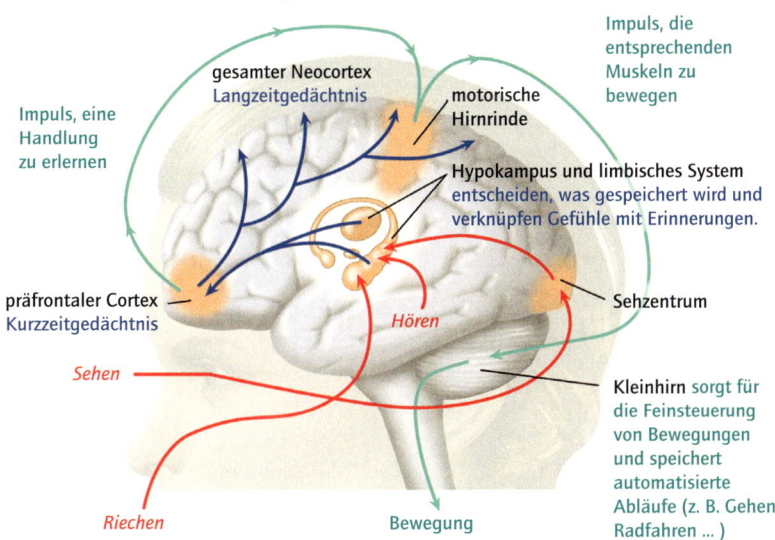

Das **Lernen** ist ein Prozess der Aufnahme und Verarbeitung, Speicherung und Wiederverwertung von Informationen, der neue Verhaltensmöglichkeiten eröffnet.

Gehirn,
Gedächtnis
Band 2, C 1.3

Um unser Gehirn bzw. unsere Gedächtnisleistung optimal nutzen zu können, ist es wichtig, einiges über dessen Funktionsweise zu erfahren. Unser Gehirn ist ein höchst komplexes Gebilde. Es ist tatsächlich in der Lage, rund 100 000 Bücher in der geistigen Bibliothek unserer Großhirnrinde abzuspeichern. Um diesen Riesenspeicherplatz richtig nutzen zu können, ist es wichtig zu wissen, dass das Gehirn aus einer rechten und einer linken Hälfte besteht. In der rechten Hälfte werden Bilder abgespeichert und die linke Hälfte ist für die Aufnahme von theoretischem Wissen wie z. B. Zahlen, Logik, die Urteilsbildung zuständig. Je besser es uns gelingt, die beiden Gehirnhälften zur Zusammenarbeit anzuregen, umso mehr kann das Gehirn leisten und umso besser können wir lernen. Werden also die bloßen Fakten zur Funktionsweise des Gehirns beispielsweise mit Abbildungen zu derselben Thematik verbunden, so merken wir uns letztlich bedeutend mehr von den Informationen.

> Abstrakte Informationen sollten immer mit Bildern verknüpft werden, dann können sie besser gelernt werden.

Man spricht in diesem Zusammenhang auch von den drei Tests, die das Gehirn automatisch bei jedem Lernvorgang sofort durchführt. Es hat sich als neurophysiologische Tatsache herausgestellt, dass unser Gehirn Informationen, die es als besonders wichtig (1. Test) und neu (2. Test) einstuft, leichter und schneller erfasst und verarbeitet. Kommt dann noch ein Erkennen von schon bekannten Mustern hinzu (3. Test), d. h.: Lassen sich Assoziationen zu Bekanntem herstellen, so gelingt eine gute Informationsverarbeitung.

Beispiel: Wenn ich weiß, dass die Pflegeplanung in der Prüfung ein großes Thema sein wird, so stufe ich sie als wichtig ein (1. Test). Erhalte ich nun als neue Informationen (2. Test) zusätzliche Hinweise zur Erstellung von Pflegediagnosen, die sich in die mir schon bekannten Muster (Pflegeprobleme, -ziel, -maßnahmen ermitteln) einfügen (3. Test), so nehme ich diese Neuigkeiten leichter und schneller auf.

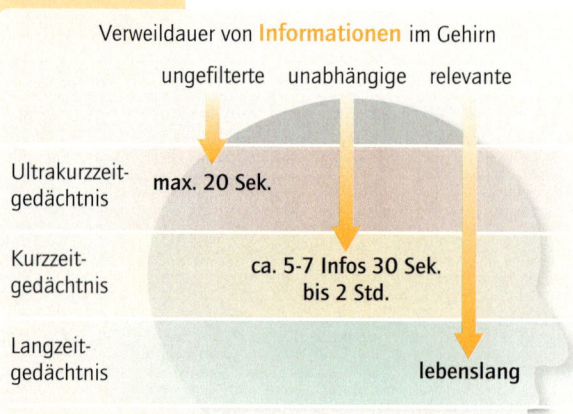

Verweildauer von **Informationen** im Gehirn

ungefilterte   unabhängige   relevante

Ultrakurzzeit-
gedächtnis   max. 20 Sek.

Kurzzeit-
gedächtnis   ca. 5-7 Infos 30 Sek.
                              bis 2 Std.

Langzeit-
gedächtnis   lebenslang

Für das eigene Lernverhalten ist es zusätzlich wichtig zu wissen, dass unser Gedächtnis Informationen auch zeitlich filtert. So verbleiben in unserem Ultrakurzzeitgedächtnis ungefilterte Informationen maximal 20 Sekunden, im Kurzzeitgedächtnis fünf bis sieben unabhängige Informationen ca. 30 Sek. bis max. 2 Stunden. In den lebenslangen Langzeitspeicher gelangen dagegen nur die Informationen, die uns relevant erscheinen und die wir uns mithilfe von Merkhilfen aus dem Kurzzeitgedächtnis dahin übertragen haben.

Wenn Informationen als wichtig, neu und leicht mit alten Inhalten verknüpfbar erkannt werden, können sie vom Lernenden leicht abgespeichert werden.

Merkhilfen sinnvoll nutzen!

Zu den so genannten Merkhilfen gehören die beliebten Eselsbrücken, die uns „Eseln" erleichtern, Inhalte leichter zu erfassen und zu behalten.

Wie war das noch einmal mit den Osteoblasten und Osteoklasten? Die Buchstaben können eine gute Eselsbrücke sein: So steht das „B" für die Knochen aufbauenden Zellen (sie „bauen") und das „K" steht für den Verlust von Knochengewebe, da diese Zellen im übertragenen Sinne Knochensubstanz „klauen".

Weitere nützliche Merkhilfen können das Führen eines Vokabelhefts für medizinisch-pflegerische Fachbegriffe sein oder die Erstellung einer Mindmap, damit bei einem zu komplexen Sachverhalt nicht die Übersicht verloren geht.

Lerntypen

Generell nehmen wir Informationen, die über mehrere Sinneskanäle laufen, besser auf. Aber das ist von Mensch zu Mensch unterschiedlich, da es vier verschiedene Lerntypen gibt.

So ist es für den **visuellen** Lerner (Seh-Lerntyp) wichtig, Texte farblich zu untergliedern und mit Bildern usw. zu versehen.

Der **auditive** Lerner (Hör-Lerntyp) hingegen behält Inhalte leichter, wenn er sie sich laut vorliest oder eventuell auf Kassette aufnimmt und abhört.

Die **Lese**-Lerntypen müssen sich Texte zum Thema immer noch einmal intensiv durchlesen und der Tast-Lerntyp (**habitueller** Lerner) lernt am besten, wenn er zum Unterrichtsstoff passende Gegenstände anfassen kann oder Verfahren, wie z. B. das Blutdruckmessen, selbst durchführen kann.

Aber am besten kann jeder Mensch lernen, wenn er Probleme selbst entdeckt, erarbeitet und löst.

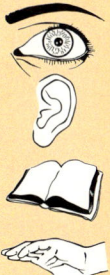

Aufnehmen und Behalten über die Sinneskanäle

10% durch das Lesen

20% durch das Hören

30% durch das Sehen

40% durch das Sehen und Hören

60% beim darüber Reden

80% beim eigenen Entdecken und Formulieren

90% beim eigenen Entdecken und Überwinden von Schwierigkeiten

> Je mehr wir auf den eigenen Lerntyp Rücksicht nehmen, desto leichter fällt es uns, das Erlernte zu behalten. Die Merkhilfen können außerdem das Abspeichern von Informationen im Langzeitgedächtnis erleichtern.

1.2 Arbeitsplatzgestaltung

Für Pflegekräfte steht es außer Frage, dass der Arbeitsplatz im Krankenhaus, im Altenpflegeheim usw. stets sauber und aufgeräumt an die nächste Schicht weitergegeben werden sollte. Warum stellen wir diese hohen Anforderungen nicht auch an unsere Arbeitsplätze zu Hause? Meist kommt uns hier der „innere Schweinehund" dazwischen, er hält uns vom konzentrierten Lernen ab. Hier folgen nun einige Tipps, wie man ihn erfolgreich verdrängen kann.

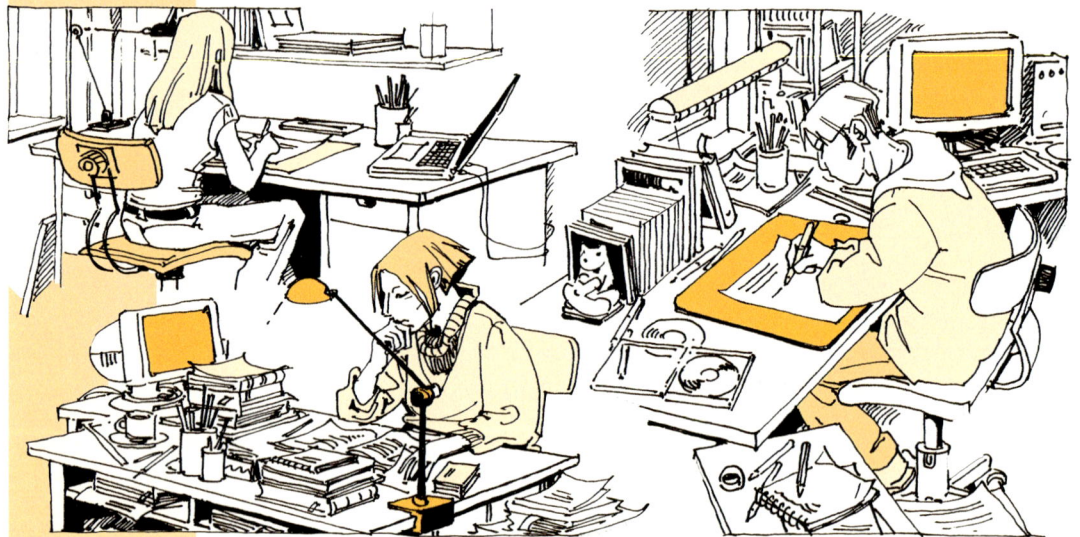

Tipps für den idealen Arbeitsplatz

♦ einen hellen und gut zu belüftenden Raum für den Arbeitsplatz wählen, denn unser Gehirn braucht viel Sauerstoff beim Lernen und gute Lichtverhältnisse erleichtern uns das Lesen

♦ genügend Ablagefläche für Arbeitsbücher usw. mit einplanen

♦ häufig verwendete Arbeitsmaterialien, wie z. B. Fremdwörter-Duden, medizinische Nachschlagewerke, in greifbarer Nähe aufbewahren

♦ Textmarker und Lineal immer bereitlegen

♦ Musikgeräte und den Fernseher vor Lernbeginn vom Arbeitsplatz entfernen, da sie gerade bei schwierigem Lernstoff zu leicht vom Lernen ablenken können

♦ ... und zum Schluss auch noch an eine genügende „Flüssigkeitszufuhr" denken: Empfehlenswert sind Wasser, Obstsäfte, Tees usw. Auch kleine Knabbereien während des Lernens, wie z. B. Obst, können den Lernprozess unterstützen.

1.3   Richtiges Zeitmanagement

Die gute Zeit fällt nicht vom Himmel,
sondern wir schaffen sie selbst,
sie liegt in unseren Herzen eingeschlossen.
Fjodor M. Dostojewski

Es liegt also an **uns selbst** – um mit Dostojewski zu sprechen – aus unserer Zeit eine wirklich **gute** Zeit zu machen.

Grundsätze bei der Zeitplanung:

♦ feste Arbeitszeiten einplanen: Je nach individueller Leistungskurve (siehe nächste Seite) und familiären und anderen Verpflichtungen ist es wichtig, genaue Zeiten zum Arbeiten pro Tag bzw. pro Woche einzuplanen.

♦ realistisch planen: Leistbare Lernziele setzen, damit sie auch wirklich erreicht werden können.

♦ Pausen mit einplanen: Generell lautet die Faustregel:
Arbeitszeit = Lernzeit + Pausen!

♦ Zeitpuffer vorsehen: Mit eingeplanten Zeitreserven kann der eigene Zeitplan auch durch unvorhersehbare Störungen nicht gekippt werden.

Vermuten Sie, dass bei Ihrer Zeitplanung etwas nicht stimmt, so ist es sinnvoll, eine zeitliche Übersicht über die eigene Wochenplanung zu erstellen. Schreiben Sie auf, was Sie Stunde für Stunde getan haben: Essen, Schulweg, Telefonieren, Sport, Aufgaben usw. Überlegen Sie dann, was Sie ändern können. Bei anschließendem Erfolg belohnen Sie sich!

Planung ist alles: Ziele setzen

Es ist wichtig, bei allem, was man vorhat, das Ziel nicht aus den Augen zu verlieren. Erfolgreiches Zeitmanagement erfordert daher die Definition klarer Ziele. Des Weiteren ist es wichtig, diese zu unterscheiden in

♦ kurzfristige Ziele, z. B. Vokabeln wiederholen für den Test in zwei Tagen,

♦ mittelfristige Ziele, z. B. Aufarbeitung der Mitschriften für die nächste Klausur im Bereich Pflegeplanung in zwei Wochen,

♦ langfristige Ziele, z. B. Gründung einer Arbeitsgruppe, um für die Abschlussprüfungen gemeinsam zu wiederholen.

Um diese verschiedenen Ziele erreichen zu können, ist es sinnvoll, sich eine Übersicht (schriftlich oder elektronisch) über die zur Verfügung stehenden Möglichkeiten zu machen. Beispielsweise sind vielleicht einige Ziele besser allein und andere effektiver in einer Arbeitsgruppe zu erreichen. Außerdem sollte sich jeder Lernende selbst einen individuellen Lernplan erstellen, in dem er seine eigenen Wiederholungsphasen usw. fest einteilt.

Leistungskurve: Konzentrations- und Erholungsphasen

Die Leistungsfähigkeit unterliegt natürlichen Rhythmen. Allerdings variieren sie von Mensch zu Mensch. Biologische Rhythmen haben ihre eigene Gesetzlichkeit und sind nicht einfach nur an Schlaf und Wachen gekoppelt. Es gibt somit Morgenmenschen, die gleich zu Beginn des Tages enorm leistungsfähig sind. Dagegen ist der Abendmensch ein echter „Morgenmuffel", da sein Leistungshoch erst in der 2. Tageshälfte richtig auftritt.

Generell ist es also sinnvoll, im Einklang mit der eigenen biologischen Uhr zu leben und beim Gestalten des Tagesablaufs auf sie zu hören. **Regelmäßigkeit** ist dabei ein wesentlicher Faktor. Wer jeden Tag etwa zur gleichen Zeit aufsteht und ins Bett geht, kann seinen eigenen biologischen Rhythmus besser finden und einhalten.

Beim Lernen sollte besonders beachtet werden, dass gegen 11 Uhr vormittags und ab 15 Uhr geistige **Leistungshochs** auftreten. Ab 13 bis 14 Uhr haben wir dagegen unseren **Tagestiefpunkt,** sodass unsere Konzentrationsfähigkeit sehr gering ist. Ein kurzes Nickerchen in diesem Zeitraum ist am sinnvollsten.

Nachts zwischen 3 und 4 Uhr ist unsere Aufmerksamkeits- und Konzentrationsfähigkeit am geringsten. Gerade in der Nachtarbeit entstehen in dieser Phase die häufigsten Fehler und es tritt eine erhöhte Unfallgefahr auf. Die Schichtdienste sind somit die extremsten Beispiele für ein Arbeiten gegen die „innere Uhr", da gerade die Nachtarbeit zu Schlafstörungen und gesundheitlichen Problemen, wie z. B. Magengeschwüren, führt. Wichtig ist also, sich selbst eine ausreichende Ruhephase nach einer Nachtarbeit zu gewähren.

Schichtdienst
Band 1, B 1.3

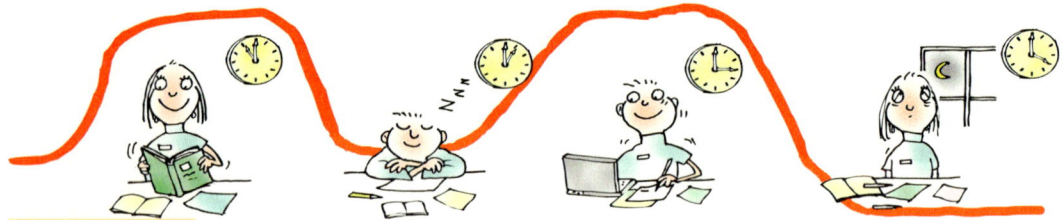

Störmomente beim Lernen

Aus eigener Erfahrung kennt jeder die nachfolgenden Störungen alle nur allzu gut:

◆ keine klare Trennung zwischen Arbeit und Freizeit: In der Freizeit haben wir ein schlechtes Gewissen, da wir nicht am Schreibtisch sitzen. Am Schreibtisch haben wir das ungute Gefühl, die Freunde gerade zu vernachlässigen.

◆ „Aufschieberitis": Vor unangenehmer Arbeit drückt sich jeder gern oder andere Aufgaben sind sooo wichtig ...

◆ falsche Prioritäten setzen: Wir beschäftigen uns lieber mit dem, was wir schon können.

◆ uneffektive Papierform: Unsere Mitschriften sind schwer wiederzufinden und zu lesen.

◆ nicht „Nein" sagen können

◆ fehlende Selbstdisziplin: Es gibt immer eine gute Ausrede, um nicht an den Schreibtisch zu gehen.

1.4 Tipps für Klausuren

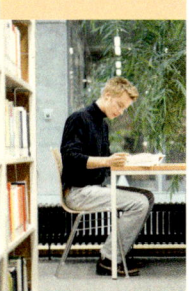

Beispiel: Tim ist empört: „Nun habe ich bei dieser Aufgabe alles geschrieben, was ich wusste, und trotzdem habe ich nicht alle Punkte dafür bekommen – ich verstehe einfach nicht, was ich da falsch gemacht habe!" „Da stand ja auch ‚Erklären Sie' und nicht ‚Nennen Sie', darum hast du nur die Hälfte der Punkte", antwortet ihm Pia. „Wie meinst du das?", fragt Tim erstaunt nach.

„Nennen Sie …", „Erarbeiten Sie …", „Beschreiben Sie …" – der richtige Umgang mit den verschiedenen Fragestellungen

Es gibt innerhalb der Klausuren typische Fragestellungen, die wenig bis sehr ausführliche Ausarbeitungen erfordern. Auf der untersten Stufe der Fragestellung stehen die Aufforderungen „Nennen Sie" und „Zählen Sie auf". Hier wird nur eine Aufzählung von zuvor gelernten Fakten erwartet.

Beispiel: Aufgabe: **Nennen** Sie die Bestandteile des Atmungssystems.
Antwort: Nase, Rachenraum, Trachea usw.

Im Unterschied dazu kommen bei „Erklären Sie" und „Erläutern Sie" zum Aufzählen von Begriffen noch zusätzliche Erläuterungen zu den genannten Begriffen hinzu.

Beispiel: Die Aufgabenstellung **„Erklären** Sie die Bestandteile des Atmungssystems!"** erfordert dann beispielsweise, die Nase als Bestandteil des Atmungstraktes zu nennen und gleichzeitig auch noch ihre Funktionen (erwärmen, filtern, anfeuchten) zu ergänzen.

Alles Wissen kann man bezogen auf die Aufgabenstellung kundtun, wenn der Auftrag **„Beschreiben** Sie" zu lesen ist. Hier sollte die dargelegte Beschreibung sinnvoll in einen Zusammenhang eingebettet sein und je nach Zeitvorgabe kann zu dieser Aufgabenstellung ein kurzer oder ausführlicher „Aufsatz" geschrieben werden.

verschiedene Fragestellungen und ihre Wertigkeit

Benennen/ Aufzählen	Definieren	Erklären/ Erläutern	Beschreiben	Beurteilen/ Bewerten

wenig Ausarbeitung, geringe Punktzahl bei der Bewertung   **viel Ausarbeitung, hohe Punktzahl bei der Bewertung**

Die höchsten Punktzahlen bringen generell Aufgabenstellungen wie „Diskutieren Sie", „Beurteilen Sie" oder auch **„Bewerten** Sie", da sie von der Schülerin bzw. dem Prüfling eine eigene Stellungnahme zu einem neuen Sachverhalt verlangen. Bevor die eigene Meinung zum Abschluss dargelegt wird, sollte zuvor in Pro- und Kontra-Argumenten die Problematik diskutiert werden. Je schlüssiger dieses gelingt, umso höher fällt dann die Bewertung dieser Aufgabe aus.

Eine Sonderform im medizinisch-pflegerischen Bereich stellt die Aufgabenstellung „**Definieren** Sie" dar. Sie ist in ihrer Wertigkeit zwischen „Nennen Sie" und „Erklären∕Erläutern Sie" anzusiedeln, da sie nur repetitives (= wiederholendes) Wissen abfragt, aber erwartet wird, dass dieses inklusive Fachtermini in schlüssiger Abfolge dargestellt wird.

Zusatztipps zum „Punktesammeln"

Um die eigene Zeit innerhalb einer Klassenarbeit planen zu können und um Punkte zu sammeln, ist es sinnvoll, gleich zu Beginn auf die Punkteverteilung innerhalb der Arbeit zu achten. Es müssen nicht zwingend alle Aufgaben der Reihenfolge nach abgearbeitet werden.

Aufgaben, die von Anfang an schwierig erscheinen, kann man sich bis zum Schluss zum Nachdenken aufheben. Aber Vorsicht! Wenn diese Aufgabenstellungen die meisten Punkte erbringen, ist es ratsam diese nach ein paar „leichten" Fragestellungen in der Mitte der Zeit anzugehen, damit nicht zu viele Punkte verschenkt werden.

> Bei Aufgabenstellungen immer genau auf die vorgegebene Punktzahl und die Fragestellung achten!

1 a) Erklären Sie, welche verschiedenen Lernprobleme Pia, Olga und Tim in der Einstiegssituation am Anfang des Kapitels haben.

  b) Welche Lösungen wären jeweils möglich?

2 Welche Art von Wissen wird in der rechten bzw. linken Gehirnhälfte gespeichert?

3 Warum eignet sich eine Mindmap besonders gut, um abstrakte Fakten zu lernen?

4 Wann lassen sich neue Informationen gut abspeichern?

5 Erklären Sie die vier verschiedenen Lerntypen.

6 Welche Anforderungen stellen Sie an ideale Arbeitsplätze?

7 Schreiben Sie die sechs Störmomente um, indem Sie aus ihnen Aufforderungen machen, wie man sich vom Lernen nicht ablenken lässt. (Beispiel: Zwischen Arbeit und Freizeit klar trennen, damit das schlechte Gewissen uns nicht vom Lernen abhält!)

8 Geben Sie Tim für die nächste Klausur Tipps zum Punktesammeln.

1 Beobachten Sie sich im Verlauf eines Tages: Wann fühlen Sie sich besonders wohl, wann fühlen Sie sich eher müde und schlaff? Erstellen Sie für sich eine Leistungskurve. (Tipp: Unterscheiden Sie in verschiedene Phasen, wie z. B. „zu Beginn des Lernens", „während des Lernens" usw.)

2 Lernen Sie „mit allen Sinnen" den Aufbau des Herzens: zuerst die Fremdwörter, versuchen Sie dazu Eselsbrücken zu bauen, schauen Sie die Anatomie am Modell an, machen Sie selbst eine Skizze, verfolgen Sie in Stichwörtern schriftlich den Weg der Blutkörperchen, erklären Sie all dies einer anderen Person …

2   Erarbeitung und Verwertung von Informationen

Auf Tims Station findet die monatliche Teambesprechung statt.

„Mir graut schon davor", sagt er zu Pia. „Warum, das ist doch immer ganz witzig und informativ", antwortet sie ihm. „Ja klar, normalerweise schon, aber dieses Mal muss ich das Protokoll schreiben. Schöner Mist, ich weiß gar nicht, was ich da machen muss. Außerdem habe ich gestern noch einen Rüffel von unserer Leitung einkassiert, weil ich angeblich zu viel im Pflegebericht geschrieben habe", entrüstet sich Tim.

„Du kannst dich gar nicht beklagen," antwortet Pia, „ich muss einen Bericht über unsere Exkursion ins Hämatologie-Labor abgeben, weil ich noch etwas zusätzlich für meine Zensur tun will. Ein bisschen Hintergrundwissen brauche ich dazu noch. Ich hab aber nur eine vage Vorstellung, wo ich das herkriegen soll. Wir haben mal früher in der Schule Recherchen gemacht, aber das ist ja schon ein bisschen her ..."

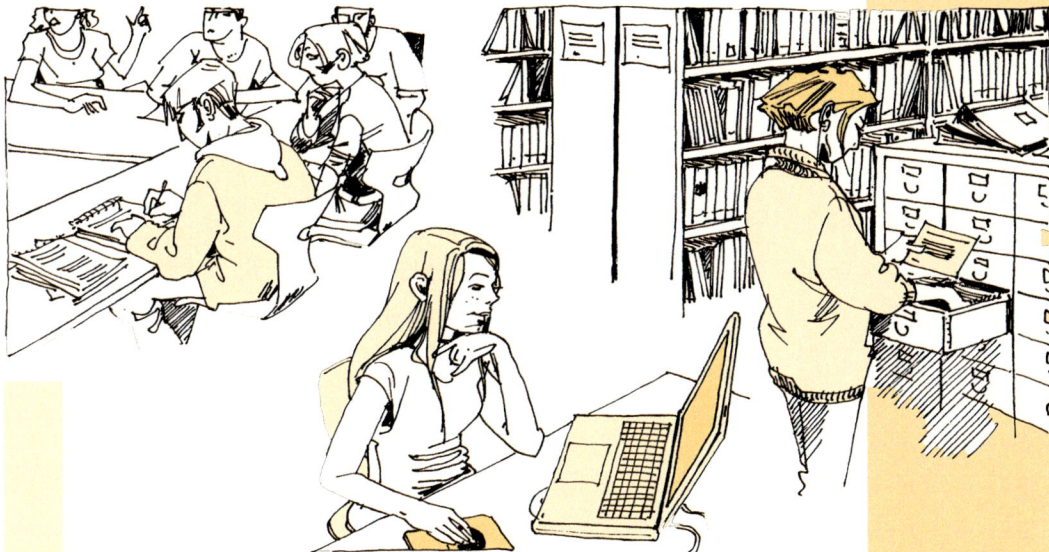

1   Überlegen Sie, wie Sie vorgehen würden, wenn Sie sich Informationen über einen unbekannten Sachverhalt beschaffen wollten.

2   Reflektieren Sie: Wie sortieren, ordnen und wählen Sie gesammelte Informationen derzeit aus, wenn Sie sie in einem Referat weiterverwerten wollen?

2.1   Informationen beschaffen

Internetrecherche leicht gemacht

Per Internet sind uns heute Informationen aus der ganzen Welt zugänglich. Die Menge der Daten ist unsagbar groß und wächst von Tag zu Tag. Es ist daher eine gewisse Kunst, die gesuchten Informationen aus diesem riesigen „Datensumpf" herauszufiltern. Eine Recherche ist somit eine gezielte Suche nach Informationen zu einem bestimmten Thema.

Die umfangreichsten Möglichkeiten ergeben sich durch Recherchen im World-Wide-Web (www). Kennt man keine spezielle Internet-Adresse (URL), so ist der Einstieg über eine Suchmaschine zu empfehlen. Eine der bekanntesten Suchmaschinen ist Google, es bieten sich aber auch Yahoo, Lycos usw. an.

Wie filtert man die Datenmenge? Je besser man sich bereits in einem Thema auskennt, desto leichter fällt es, geeignete Stichwörter zu finden. Die nachfolgenden Tipps beziehen sich auf den Fall, dass einem zum fraglichen Thema schon einige brauchbare Stichwörter einfallen. Besonders geeignet sind dabei Begriffe, die aus dem alltäglichen Leben nicht bekannt sind, also zum „Fachchinesisch" des betreffenden Themengebietes gehören. Verwendet man solche Fachbegriffe aus einem Themengebiet als Stichwörter für eine Suchmaschine, ist die Wahrscheinlichkeit besonders groß, dass die angezeigten Seiten sich auch wirklich auf das Themengebiet beziehen.

Speziell für Pflege und Medizin gibt es folgende hilfreiche Adressen:

pflegen-online.de   www.medinfo.de   www.altenpflegeschueler.de

Für den Schulbereich: www.schulweb.de

Für weiterführende Hinweise zur Internetrecherche: www.werle.com

Recherche in anderen Medien

Bevor man mit der Informationssuche beginnt, sollte man sich drei Fragen stellen, um sich darüber klar zu werden, worum es bei der Suche überhaupt geht:

♦ Was genau will ich wissen?

♦ Was weiß ich bereits über das Thema?

♦ Zu welchen Begriffen will ich Informationen suchen?

Das gilt für die Internetrecherche – aber auch für alle anderen Medien, die Informationen zum gesuchten Thema zur Verfügung haben könnten. Je nach Umfang des Themas und der veranschlagten Zeit kann man die Recherche ausdehnen auf:

Printmedien

♦ Bücher – allgemeine Literatur, Fachliteratur (Schulbücher, Bibliotheken)

♦ Zeitungen/Zeitungsarchive – regionale oder überregionale, mit politischem oder wirtschaftlichem Schwerpunkt

♦ Zeitschriften – Fachzeitschriften, sachbezogene Illustrierte

♦ Firmenarchive

audiovisuelle Medien

♦ Fernsehen – politische, technische, wissenschaftliche Sendungen

♦ Filme, CDs, Videos

♦ auditive Quellen – Radio, Interviews

Am besten notieren Sie sich die Begriffe, die Sie suchen wollen, auf einzelnen Blättern oder Karten, auf denen Sie Ihre Suchergebnisse gleich notieren können.

Während und nach der eigentlichen Suche sollten die gefundenen Informationen unter drei Aspekten begutachtet werden:

♦ Wer hat das Material verfasst?

♦ Verfolgen die Autoren ein spezielles Interesse? (Wollen sie z. B. bei der Thematik „Ulcus cruris" ihre Art der Wundversorgung verkaufen?)

♦ Welche wichtigen Informationen zur Forschungsfrage stecken in dem Informationsmaterial?

Haben die Daten diese Proben bestanden, kann man daraus ein Produkt zusammenstellen, z. B. ein Manuskript für ein Referat.

2.2 Das Handwerkszeug – wie verfasse ich Berichte, Protokolle usw.?

2.2.1 Markieren und Exzerpieren von Texten

Exzerpierendes Lesen ist ein völlig anderer Vorgang als das Lesen zum reinen Vergnügen oder zum oberflächlichen Informieren. Der Begriff „Exzerpieren" bedeutet so viel wie „heraussuchen". Er bezieht sich auf den Umgang mit schwierigen Sachtexten. Wer einen Text exzerpiert, wendet ein Verfahren an, mit dem er einen unverständlichen Sachtext nach und nach so bearbeitet, dass er gut verstanden wird und dass man sich die wichtigsten Aussagen des Textes langfristig einprägen kann. In einem ersten Schritt lesen Sie den Text mit größter Aufmerksamkeit. Als wichtigste Werkzeuge benötigen Sie hierfür Stifte und Textmarker. Besonders geeignet sind Rotstift und gelbe Textmarker. Den Rotstift benutzen Sie, um Randbemerkungen vorzunehmen. Mit einem Fragezeichen am Rand verdeutlichen Sie, dass hier eine Aussage unverständlich geblieben ist und mit einem Ausrufezeichen kennzeichnen Sie wichtige Textpassagen. Einzelne Hinweise/Begriffe am Rand erinnern Sie daran, dass Sie diese im Wörterbuch nachschlagen möchten.

> !

> Rotstift, Textmarker besorgen!

> ?

> Wörterbuch hinlegen

Durch Ihre persönliche Bearbeitung erhält der Text nach und nach eine eigene Optik und verwandelt sich von einer „Textwüste" in ein persönlich gestaltetes Produkt.

Im weiteren Vorgehen kann man nun wichtige Begriffe und ganze Sätze aus dem Text herausschreiben, so erhalten Sie ein Exzerpt. Das ist Ihre eigene Kurzfassung, die Sie mithilfe der markierten Stellen und Randnotizen erstellt haben. Diese ist schneller durchzulesen und bildet den Kern dessen, was Sie wissen und anwenden möchten.

421

- Denken Sie beim Textmarkieren daran, dass nur das Wichtigste hervorzuheben ist. Beachten Sie also, dass Sie nicht mehr als 10–20% eines Textes markieren. Wird zu viel angestrichen, fällt das Markierte nicht mehr besonders ins Auge.
- Gelbe Markierstifte hinterlassen beim Kopieren keine „Spuren".
- Machen Sie beim Lesen Pausen und wiederholen Sie das Gelesene laut für sich selbst. Oder fassen Sie es in Ihren eigenen Worten kurz zusammen.

2.2.2 Bericht

Der Bericht informiert sachlich über ein einmaliges, zurückliegendes Ereignis. Er beschränkt sich dabei auf die Darstellung des Wesentlichen und verzichtet gänzlich auf Wertungen und Deutungen.

Die Absicht des Verfassers und die Erwartungen der Leser beeinflussen die inhaltliche und sprachliche Gestaltung des Berichts. So fällt bei einem **Zeitungsbericht** dem Leser sofort die Schlagzeile ins Auge, diese Art des Berichts soll Aufmerksamkeit erregen. Ein **Pflegebericht** dagegen hat vorrangig das Ziel, sowohl langfristige Pflegeverläufe als auch das aktuelle Befinden des Patienten/Bewohners möglichst objektiv widerzuspiegeln.

Bei einem **Erinnerungsbericht** hält eine Pflegekraft beispielsweise im Nachhinein den Hergang eines Notfalls fest. Auch hier ist die Interpretation des Sachverhalts dringend zu unterlassen.

Die äußere Form

Jeder Bericht weist eine aussagekräftige Überschrift auf und ist in Sinnabschnitte gegliedert, die jeweils einen zusammengehörigen Gedanken zusammenfassen. Außerdem ist es wichtig, Ereignisse chronologisch (= in der richtigen zeitlichen Abfolge) wiederzugeben.

Der Inhalt

Mithilfe einer Stoffsammlung, die auf den so genannten „W-Fragen" beruht, ist es für den Schreiber einfacher, alle erforderlichen Angaben für den Bericht zusammenzutragen. W-Fragen für die Stoffsammlung:

- Was geschah? (Geschehen, Ereignis, Vorfall)
- Wo geschah es?
- Wann geschah es?
- Wer war beteiligt? (Beim Unfallbericht sind auch die möglichen Zeugen namentlich zu benennen.)
- Wie war der Ablauf des Ereignisses im Einzelnen?
- Warum geschah es? (Ursachen, Bedingungen, Hintergründe)
- Welche Folgen hat das Ereignis? (Schaden, Ergebnis)

Die Sprache

Das Ereignis, über das der Bericht verfasst wird, hat schon stattgefunden, daher wird das Präteritum (Vergangenheit) oder das Plusquamperfekt (vollendete Vergangenheit) benutzt.

Pflegedokumentation Band 1, E 2

Die Sätze sind einfach aufgebaut und enthalten nur sachlich eindeutige Aussagen, die keine wertenden Ausdrücke und schmückenden Adjektive enthalten.

2.2.3 Protokoll

Es gibt drei verschiedene Protokollformen: das Ergebnisprotokoll, das Verlaufsprotokoll und das wörtliche Protokoll. Am häufigsten wird im medizinisch-pflegerischen Bereich das Ergebnisprotokoll verwendet, indem beispielsweise Beschlüsse, die während einer Teamsitzung gefasst wurden, schriftlich so fixiert werden. Daher wird im Folgenden vorrangig diese Form vorgestellt.

> Wichtig zu Beginn: Erst denken, dann schreiben!

Das spätere Abfassen eines Protokolls wird entscheidend erleichtert, wenn Sie während der Sitzung genau zuhören und dann erst Notizen aufschreiben. Wenn Sie etwas nicht verstanden haben, bitten Sie den Vortragenden um Wiederholung. Schreiben Sie möglichst stichpunktartig und knapp mit. Heften Sie Fotokopien, Tafelmitschriften u. Ä. mit an das Protokoll.

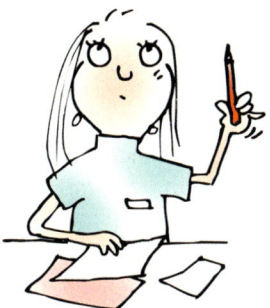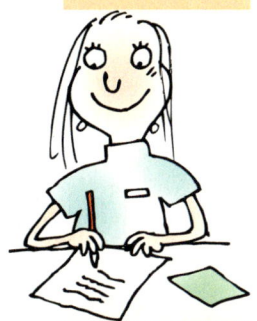

Die äußere Form

Bei jeder Art von Protokoll ist es wichtig, die formalen Aspekte einzuhalten. Am Beginn steht der so genannte „Protokollkopf", der Folgendes umfassen sollte:

♦ Ort, Datum, Uhrzeit des Beginns und Endes der Veranstaltung,

♦ Teilnehmer (oder Hinweis auf die Anwesenheits- oder Teilnehmerliste),

♦ Name der Leitung,

♦ Anlass oder Thema mit Tagesordnung,

♦ Name des/der Protokollführenden.

Der Inhalt wird in TOP = **T**ages**o**rdnungs**p**unkte untergliedert.

Zum Schluss wird das Protokoll vom Protokollanten mit dem Tagesdatum versehen und unterschrieben (für die Richtigkeit des Inhalts).

Der Inhalt

Die gefassten Beschlüsse und Ergebnisse von Abstimmungen werden im Wortlaut miterfasst und klar formuliert. Wichtig ist es hier, Wortwiederholungen zu vermeiden. So kann beispielsweise das Verb „sagen" durch andere Formulierungen (erläutern, darstellen, ausführen, antworten, feststellen usw.) variiert werden. Beigeheftet werden dem Protokoll Unterlagen, Handouts oder Fotokopien mit den Inhalten, die Gegenstand des Treffens waren.

Die Sprache

Sprachlich ist ein Protokoll nüchtern und knapp gehalten. Eigene persönliche Wertungen sind hier fehl am Platz. Wichtig ist der Gebrauch des Präsens und bei der Wiedergabe von Zitaten die Verwendung des Konjunktivs.

2.3 Vorbereitung eines Referats

Übergabe
Band 1, E 2.3

Das Wort „Referat" stammt aus dem Lateinischen und heißt wörtlich übersetzt „überbringen". Ein Referent überbringt seinem Publikum einen Fachgegenstand, mit dem er sich intensiv auseinandergesetzt hat. Referate sind schriftliche Ausarbeitungen, die dem Vortragenden zusätzlich dazu dienen können, das Halten von Vorträgen zu üben. Dieses könnte beruflich später von Nutzen sein, beispielsweise bei der Übergabe innerhalb des Teams oder in der Funktion als Stations-/Wohnbereichsleitung.

Was ist bei der Vorbereitung eines Referats zu beachten?

Informationen
beschaffen
Band 1, G 2.1

♦ Sinnvoll ist es immer, nach der Vergabe von Referatsthemen noch einmal mit dem Lehrer abzusprechen, was er genau unter dem Thema versteht, sodass beide Seiten dieselben Erwartungen an den Vortrag haben.

♦ Nachdem Sie sich in die Thematik eingelesen haben, werden Sie feststellen, dass die Materialien bei Weitem das übersteigen, was in einem Referat vorzustellen ist. Sie müssen daher nach intensiver Lektüre der Materialien eine Auswahl treffen.

♦ Nach der Lesephase ist es nun sinnvoll, eine Gliederung vorzunehmen. Die klassische Gliederung umfasst drei Bereiche:

   – **Einleitung:** Einführung der Zuhörer in die Thematik und Herausstellen der Bedeutung dieses Themas.

   – **Hauptteil:** einen in sich schlüssigen Überblick über die einzelnen Punkte geben: Information 1, Information 2, Information 3 usw.

   – **Schlussteil:** kurze Zusammenfassung, eventuell Rückfragen an das Publikum stellen und dann mit einem interessanten Fazit/Gedanken enden.

♦ Zuletzt sollten Sie bei der schriftlichen Ausarbeitung noch einmal überprüfen, ob Sie alle formalen Vorgaben eingehalten haben: Titelblatt vorhanden? Seiten durchgängig nummeriert?

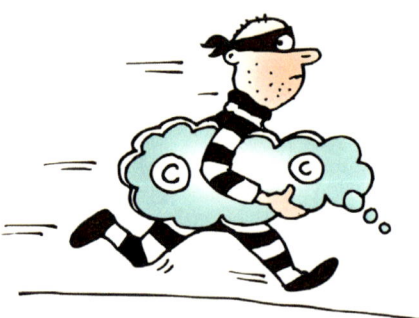

Besondere Sorgfalt sollten Sie wegen des Urheberrechts bei Quellenangaben und **Zitaten** walten lassen: Wenn Sie Gedankengänge einer anderen Person übernehmen, müssen Sie deren Urheber nennen und als Quelle im Literaturverzeichnis (am Schluss Ihrer Ausarbeitung) angeben. Bei Angabe einer Internetadresse als Quelle ist es erforderlich, das Datum hinzuzufügen, an dem Sie die Information entnommen haben, weil Internetseiten häufig geändert werden. Bei Büchern, Zeitschriften und Zeitungen müssen Verfasser, Titel, Erscheinungsort und -jahr angegeben werden. Wenn Sie Textpassagen wortwörtlich übernehmen, handelt es sich um Zitate, die mit Anführungszeichen am Anfang und Ende kenntlich zu machen sind. In diesem Fall ist es üblich, bei der Quellenangabe auch die Seitenzahl zu nennen.

Beispiel: Zitat und Quellenangabe:

„Zum Verkaufen eines Referats gehört der Blickkontakt und das erfordert eine freie Rede."

aus: Zindel, Manfred: Entscheidungsnetz Industriebetrieb. Darmstadt 2005, S. 546

Es gibt nicht nur **eine** Form, richtig zu zitieren. Wichtig ist jedoch, dass Sie die einmal gewählte Form innerhalb eines Schriftstücks konsequent verwenden und nicht zwischendurch wechseln.

2.4 Freier Vortrag eines Referats – Präsentationstricks und -tipps

Was Sie als Referent dem Zuhörer sagen möchten: 100 %
Was Sie als Referent wirklich sagen: 80 %
Was der Zuhörer hört: 70 %
Was der Zuhörer versteht: 50 %
Was der Zuhörer davon glaubt: 30 %
Was er davon behält: 10 bis 20 %
Was also bleibt?

Ein guter Eindruck, ein gutes Gefühl, eine Bestätigung seiner (Vor-)Urteile – oder vielleicht doch eine neue Einsicht, ein neues Wissen, eine neue Sichtweise?

2.4.1 Überzeugen durch klare Gliederung

Zum Beispiel durch die Standpunktformel ...	... oder den Fünfsatz
• Standpunkt kurz und deutlich sagen	1. Warum spreche ich?
• Begründung anführen	2. Was ist der Stand der Dinge?
• Beispiele bringen	3. Was müsste (stattdessen) sein?
• Schlussfolgerung ziehen	4. Wie lässt sich das erreichen?
• Aufforderung zur Aktivität	5. Was können wir tun?

Es ist sinnvoll, seine Gliederung vor dem Vortrag an der Tafel zu präsentieren oder den Zuhörern per Folie vorzustellen, sodass diese leichter dem Vortrag folgen können. Hierzu gibt es einige kreative Techniken, die gut Interesse und Assoziationen bei den Zuhörern wecken können.

kreative Techniken
Band 1, G 2.5

Ein guter Einstieg (z. B. indem ein persönlicher Bezug der Zuhörer zum Thema hergestellt wird) verschafft dem Referenten gleich die ungeteilte Aufmerksamkeit des Publikums.

Die Hauptaussagen können interessanter gestaltet werden, wenn sie z. B. durch eine Übung, einen Versuch oder Ähnliches anschaulicher gemacht werden. Außerdem wirkt der mündliche Vortrag dann noch lebendiger.

Der Vortrag rundet sich, wenn zum Schluss die Aussagen des Vortrags kurz zusammengefasst werden oder noch einmal auf die Eingangsfrage eingegangen wird.

2.4.2   Überzeugen durch Stimme und Körper

- ◆ mit dem Mund, den Augen und den Händen reden
- ◆ gleich zu Beginn Blickkontakt mit dem Publikum aufnehmen
- ◆ ab und zu die Zuhörerschaft anschauen (nicht anstarren und auch nicht den Blick schweifen lassen) und/oder direkt ansprechen
- ◆ mit einer Anrede beginnen (Guten Tag/Abend/Morgen, meine Damen und Herren, liebe Sportskameraden, Mitschüler, Landsleute, Leidensgefährten …)
- ◆ mit einem deutlichen Schlusssignal enden (Danke/ich danke Ihnen, nicht: So, das war's …)
- ◆ langsamer sprechen, als man es gewöhnt ist, aber besser artikulieren (deutlich aussprechen) und intonieren (Satzmelodie, Tonhöhe und -stärke beim Sprechen bewusst einsetzen)
- ◆ Keine Angst vor der Sprechpause, der Zuhörer ist vielleicht dankbar dafür.
- ◆ Was macht man mit den Händen? Am besten ist es, etwas zum Festhalten zu haben, z. B. einen Stift, ein Blatt Papier, ein Rednerpult.

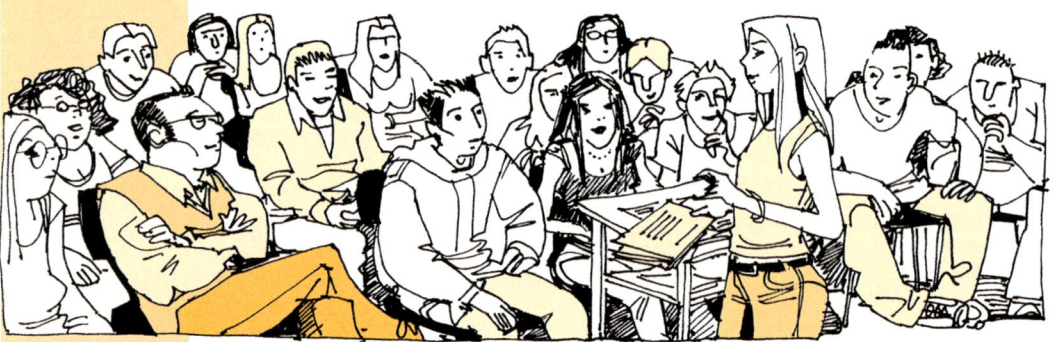

Tipps gegen das Lampenfieber:

- gründlich vorbereiten
- den Eröffnungssatz im Manuskript ausformulieren und gut merken oder auswendig lernen
- vorher eine Redeprobe abhalten (z. B. vor Freunden, Familie, Mitschülern)
- Freunde mitnehmen zum Vortrag
- entspannen vor Redebeginn (z. B. 20 tiefe Atemzüge)
- gerade zu Beginn langsam reden (wichtig, denn die Thematik ist für die Zuhörer neu)

2.4.3   Handouts – Serviceleistung für den Zuhörer

Manche Lehrkräfte verlangen von den Vortragenden ein so genanntes „Handout", das den Mitschülerinnen später an die Hand gegeben wird. Es hilft den Zuhörern, sich auf das gesprochene Wort zu konzentrieren, da sie sich keine Notizen machen müssen und später in Ruhe die Fakten noch einmal nachlesen können.

Wie kann ein Handout aussehen?

♦ Oben auf dem Blatt befindet sich die Kopfzeile: Kurs/Klasse, Lehrer/-in, Referent/-in, Datum und Thema des Referats.

♦ Gliederung: übersichtlich und kein wortwörtlicher Abdruck des Vortrags

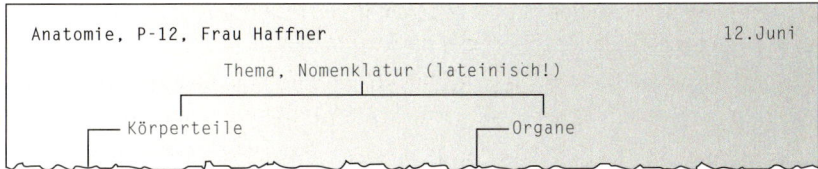

♦ Inhalt: Sie können die in Ihrer Präsentation verwendeten Overheadfolien mit der oben genannten Kopfzeile versehen und fertig ist Ihr Handout. Idealer ist ein einseitiger Handzettel, in dem Sie die Kernaussagen Ihrer Präsentation zusammenfassen und darin eventuell durch verschiedene Schrifttypen (fett, kursiv, Unterstreichung, Farbe) noch Akzente setzen. Aber Achtung: zu bunt und unruhig ist auch zu viel des Guten!

Zur Überprüfung, ob Ihr Handout gelungen ist, stellen Sie sich folgende beiden Fragen:

Ist das Papier verständlich und logisch gegliedert?

Stellt das Papier eine informative Hilfestellung dar?

2.5   Ideen kreativ erarbeiten und strukturieren

2.5.1   Brainstorming

brainstorm (engl.) = Geistesblitz

Brainstorming, das = Sammeln von spontanen Einfällen, um die beste Lösung eines Problems zu finden

Viele Menschen verwechseln das gemeinsame Nachdenken und Diskutieren über ein Problem manchmal mit dem Brainstorming. Tatsächlich aber ist die Kernidee keineswegs, systematisch zu diskutieren. Es geht vielmehr darum, vollkommen ohne jedes Urteil und ohne jede Bewertung möglichst viele – auch verrückte – Ideen zu entwickeln. Die Bewertung und Diskussion der Ideen und der Umsetzung erfolgt erst in einem späteren Schritt. Ziel dieser Methode ist es also, so viele Ideen wie möglich zuzulassen. Sie können das Brainstorming allein oder auch in einer Gruppe durchführen. Es ist leicht zu erlernen – Sie müssen nur einige grundlegende Regeln beachten.

Wenn Sie das Brainstorming allein durchführen wollen, gehen Sie wie folgt vor:

♦ Schreiben Sie die Fragestellung, zu der Sie neue Ideen entwickeln wollen, genau und präzise auf.

♦ Nehmen Sie sich ein großes weißes Blatt Papier. Stellen Sie einen Wecker oder eine Zeitschaltuhr auf zehn Minuten. Wenn Sie merken, dass Sie mehr Zeit brauchen, können Sie im Anschluss an die zehn Minuten einfach verlängern.

♦ Wenn die Zeit läuft, fangen Sie an, alle Ideen auf das Papier zu schreiben, die Ihnen im Zusammenhang mit Ihrer Fragestellung in den Sinn kommen. Das tun Sie so lange, bis der Wecker klingelt. Zensieren Sie in dieser Phase keinesfalls. „Spinnen" Sie herum, lassen Sie alles zu, was Ihnen in den Kopf kommt. Lassen Sie sich dabei auch von dem inspirieren, was Sie bereits geschrieben haben.

♦ Erst nach dem Klingeln des Weckers oder wenn Ihnen keine weiteren Ideen kommen, bewerten Sie Ihre Ideen dahingehend, ob Sie realistisch und umsetzbar sind.

Beachten Sie bitte immer die folgenden Regeln:

Quantität vor Qualität – Schreiben Sie alle Ideen auf, die Sie haben. Schreiben Sie auch verrückte, lustige oder unrealistische Ideen auf. Tun Sie so, als wäre alles möglich. Ignorieren Sie Sachzwänge, Machbarkeit, Zeit und Budget. Schreiben Sie auch all das auf, was Ihnen in den Kopf kommt und möglicherweise überhaupt nichts mit dem Thema oder der Fragestellung zu tun hat. Sie können nicht wissen, ob Sie durch eine solche Notiz nicht vielleicht auf eine andere gute Idee kommen.

Keine Zensur – Bewerten Sie Ihre Ideen in der Phase des Schreibens auf keinen Fall. Die Bewertung erfolgt erst nach dem eigentlichen Brainstorming. Kreativität braucht Spielraum. Nur wenn Sie sich nicht selbst durch rationale Gründe oder Bedenken einschränken, werden Sie ganz aus Ihrer Kreativität schöpfen können. Benutzen Sie lustige oder unrealistische Ideen als Ausgangspunkt für weitere Gedankengänge. Den besten Plänen liegen gewöhnlich verrückte Ideen zugrunde. Sie helfen uns, unsere gewohnten Denkbahnen zu verlassen und wirklich Neues zu entwickeln.

Durchhalten – Sie sollten in jedem Fall die zehn Minuten ganz ausschöpfen. Hören Sie nicht einfach auf, wenn nach dem ersten Schreibfluss keine Idee mehr kommt. Wenn Ihnen nichts mehr einfällt, kritzeln Sie einfach auf dem Papier herum. Malen Sie Kringel oder schreiben Sie wahllos Buchstaben auf. Bleiben Sie auf jeden Fall im Fluss. Sie können sich auch die schon aufgeschriebenen Ideen durchlesen und sich von ihnen inspirieren lassen.

> Nutzen Sie beim Brainstorming den ganzen Raum eines Papierblatts. Legen Sie es quer vor sich und dann schreiben Sie kreuz und quer überall auf das Papier. Nur wenn Sie Ihre gewohnten Denkbahnen verlassen, können Sie wirklich kreativ sein. Also bitte für das Brainstorming keine linearen Aufzeichnungen von oben nach unten, sondern das Blatt vollkommen frei nutzen.

Brainstorming in einer Gruppe

Das Brainstorming wird sehr häufig in Gruppen durchgeführt. Die Regeln sind dieselben wie beim individuellen Brainstorming: Quantität vor Qualität, keine Zensur und im Fluss bleiben.

Beim Gruppenbrainstorming brauchen Sie einen so genannten Moderator. Der Moderator ist dafür verantwortlich, dass alle sich an die Regeln halten. In der Hauptsache muss er darauf achten, dass kein Gruppenmitglied die Ideen anderer Teilnehmer bewertet oder kritisiert. Kritik ist in dieser Phase absolut tabu. Jeder Teilnehmer sollte andere Wortmeldungen als Grundlage für weitere Ideen nehmen und kontinuierlich weiterentwickeln.

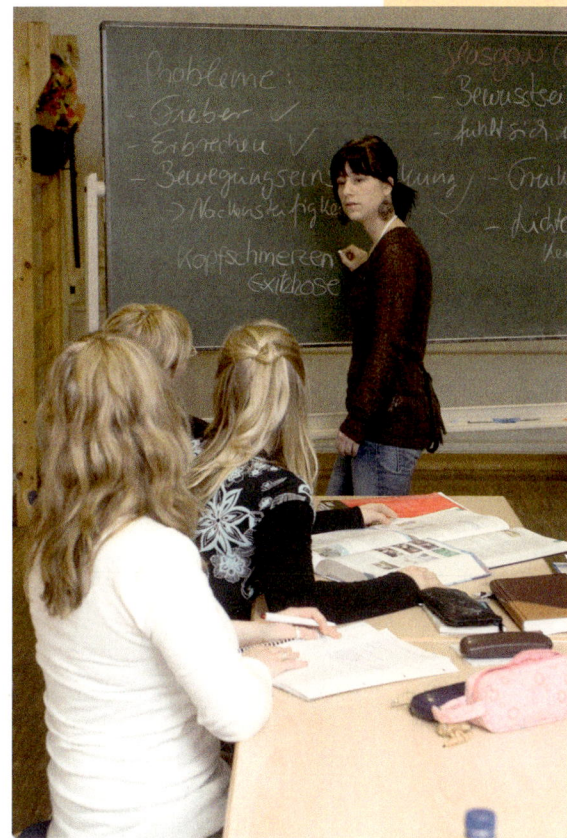

Pflegeschülerinnen beim Brainstorming

Ein Gruppenbrainstorming wird meist durch Zurufe durchgeführt. Alle Ideen werden dann vom Moderator auf eine Tafel oder ein Flipchart geschrieben. Es ist auch möglich, in einer Gruppe ein schriftliches Brainstorming durchzuführen. Dann bekommen alle Teilnehmer Zettel oder Kärtchen in der Größe einer Postkarte und schreiben ihre Ideen stichpunktartig auf (pro Karte eine Idee). Der Moderator sammelt die Kärtchen laufend ein und heftet Sie für alle sichtbar an eine Pinnwand. Die Teilnehmer können so immer auch die Ideen der anderen sehen und diese weiterentwickeln.

Beim Brainstorming in einer Gruppe werden gewöhnlich noch mehr Ideen produziert, als wenn Sie allein brainstormen. Das liegt einerseits daran, dass verschiedene Personen meist mehr Ideen haben als nur einer allein, und andererseits ergeben sich deutlich mehr Ideen aus dem Zusammenspiel verschiedener Blickwinkel und Erfahrungen beim Brainstorming.

2.5.2   Cluster

Der Cluster ist ein Brainstormingverfahren, in dem Verbindungen der notierten Assoziationen sichtbar werden. Entwickelt wurde er von Gabriele L. Rico in ihrem Buch „Writing the natural way"[1]. Zuweilen wird der Cluster mit einer Mindmap verwechselt. Trotz gewisser Ähnlichkeiten dienen die Methoden aber unterschiedlichen Zwecken. Der Cluster ist ein Assoziationsverfahren, die Mindmap ein Verfahren zur Systematisierung. Die Methoden sind aber miteinander kombinierbar. Die folgende Schritt-für-Schritt-Anleitung folgt Ricos Ansatz:

1. Legen Sie ein leeres Blatt **quer** vor sich, schreiben Sie in **Druckbuchstaben** das Zentralwort/-motto in die Mitte des Blattes und zeichnen Sie einen Kreis darum.

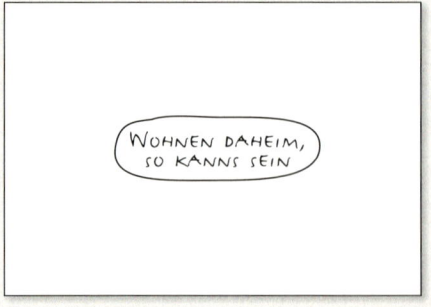

2. Beginnen Sie nun, Ihre **Einfälle zu notieren**. Ziehen Sie um den ersten Einfall einen Kreis und verbinden Sie ihn mit dem Zentralwort in der Mitte. Einen weiteren Einfall verbinden sie mit dem vorigen Kreis. Was immer Ihnen einfällt, dürfen Sie notieren: Wörter, längere Ausdrücke, Zitate.

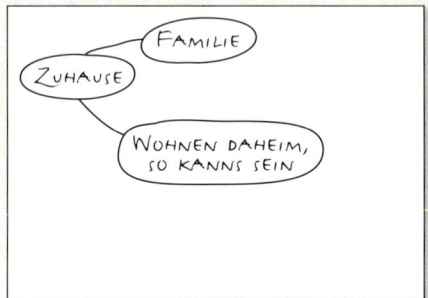

3. Bei einem neuen Einfall, der Ihnen nicht in die Kette der vorigen Assoziationen zu passen scheint, verbinden Sie den Kreis wieder mit dem Zentralwort und entwickeln Sie eine neue Kette.

4. Bewerten Sie keinen Einfall. Alles ist erlaubt. Es gibt keine „richtigen" oder „falschen" Cluster.

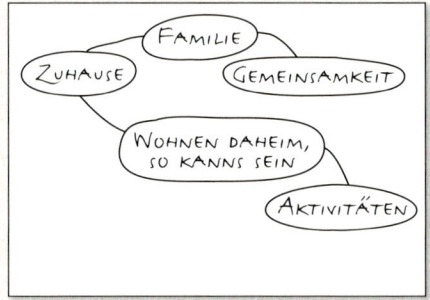

5. Wenn der Schreibfluss ins Stocken gerät, betrachten Sie ihren bisherigen Cluster. Ergänzen Sie neue Assoziationen an anderen Kreisen. Ziehen Sie Verbindungslinien zwischen unverbundenen Kreisen. **Verstärken Sie wichtige Verbindungslinien.**

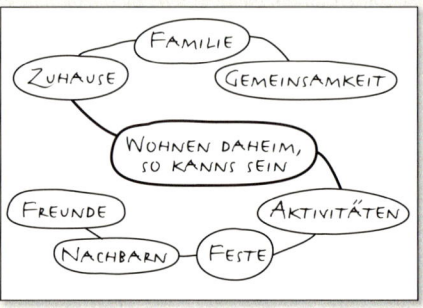

Wer zum ersten Mal einen Cluster erstellt, wird sich schon bald nach dem Sinn des Ganzen fragen. Rico erklärt diese Reaktion zum einen mit dem inneren Widerstand des gewohnten, begrifflich-linearen Denkens, zum anderen mit der anfänglichen Konzentration auf die neue Methode. In der Regel stellt sich aber schon nach kurzer Einübung das eigentlich gewünschte Phänomen ein: Innerhalb der vielen Assoziationen wird ein Zusammenhang zwischen einzelnen Notizen sichtbar. Eine Idee blitzt auf. Rico spricht von einem Muster, das erkennbar wird.

2.5.3 Mindmap

Eine Mindmap (eingedeutscht auch: Wissenskarte) ist eine Methode zur Strukturierung, Kategorisierung und Hierarchisierung von Informationen. Das Verfahren wurde in den 70er-Jahren von dem Briten Tony Buzan entwickelt und immer weiter verfeinert.

Für das Mindmap-Verfahren gibt es verschiedene Anleitungen. Die folgende Schritt-für-Schritt-Anleitung beschreibt die Grundzüge, wie sie sich in den meisten Anwendungen finden.

1. Legen Sie ein leeres Blatt vor sich, schreiben Sie in Druckbuchstaben das **Zentralwort** in die Mitte des Blatts und umkreisen Sie das Wort. Sie können auch anstelle des Zentralwortes oder zusätzlich ein **Zentralbild** einsetzen.

2. Zeichnen Sie **Linien („Äste")**, die vom Zentralwort ausgehen. Notieren Sie **auf diesen Ästen** zügig Ihre **Einfälle** zum Zentralwort.

3. Verwenden Sie **für jeden Ast** (und später für jeden Zweig) **nur einen** Begriff!

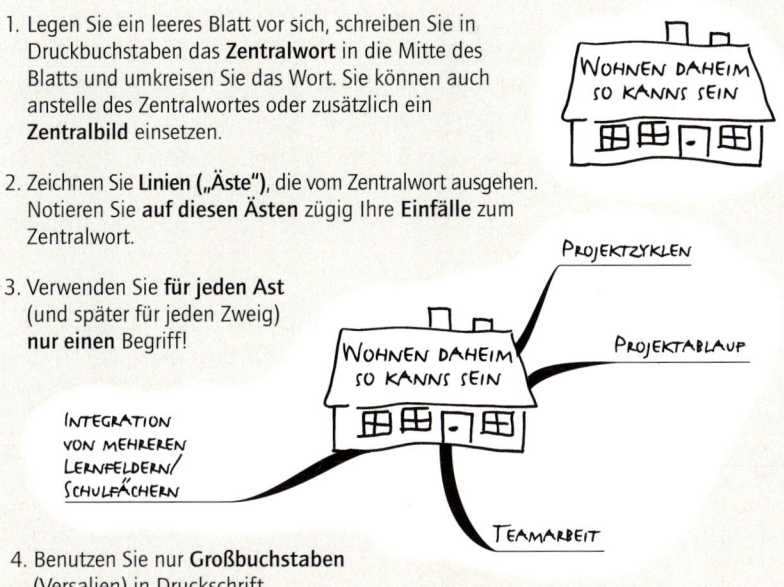

4. Benutzen Sie nur **Großbuchstaben** (Versalien) in Druckschrift.

5. Erweitern Sie Ihre Anfangsmindmap, indem sie den ursprünglichen Ästen **weitere Zweige** hinzufügen.

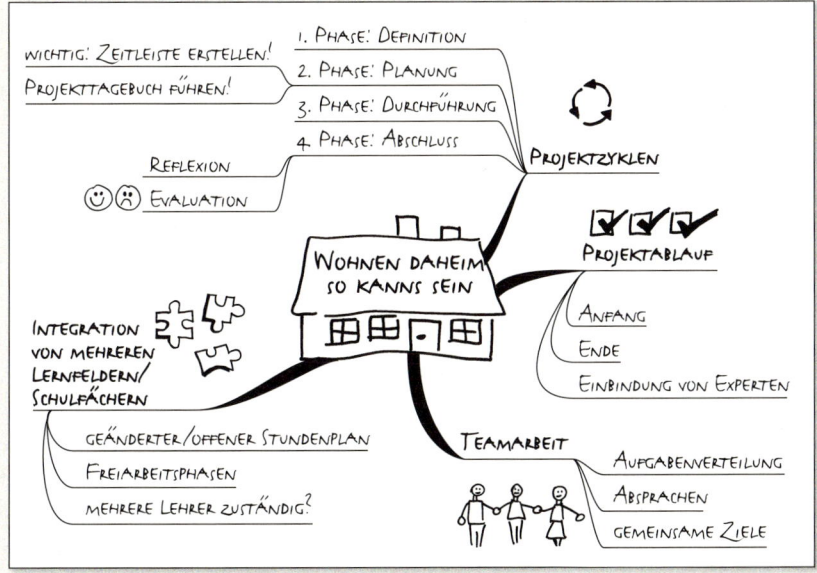

Erweiterte Regeln

♦ Verwenden Sie statt eines Zentralwortes ein Zentralbild. Schon eine Wolke ist mehr als ein einfacher Kreis. In unserem Beispiel kann daraus eine Sturmwolke werden. Weil ein Bild bekanntlich mehr sagt als 1000 Worte, kann ein Zentralbild zu Assoziationen führen, die bei der alleinigen Verwendung von Begriffen nicht möglich gewesen wären.

♦ Verwenden Sie möglichst häufig Bilder und Symbole. Diese können neben Ästen und Zweigen stehen oder sogar ein geschriebenes Wort ganz ersetzen.

♦ Variieren Sie die Größe der Schrift.

♦ Unterstreichen, rahmen, gestalten Sie die einzelnen Begriffe.

♦ Benutzen Sie verschiedene Farben und Stifte.

♦ Bemühen Sie sich um Übersichtlichkeit. Kreisen Sie z. B. einzelne Äste und ihre Zweige ein, um Zusammenhänge zu verdeutlichen.

♦ Bemühen Sie sich um hierarchische Strukturen. Suchen Sie nach Ober- und Unterbegriffen. Nummerieren Sie Zweige und Äste durch. Verstärken Sie die Hauptäste. Alles ist erlaubt, was Wichtiges von weniger Wichtigem, Übergeordnetes von Untergeordnetem, Zusammengehörendes von Zutrennendem unterscheidet und solche Unterschiede sichtbar macht.

♦ Arbeiten Sie mit (vorläufigen) Anfangsmindmaps und ausgearbeiteten Mindmaps. Oft ergibt sich eine endgültige Struktur erst, wenn die Anfangsmindmap schon so weit entwickelt ist, dass sie nur noch schwer umzustellen geht. Fangen Sie dann einfach eine neue Mindmap an. Betrachten Sie die erste Mindmap immer als vorläufige Anfangsmindmap; das hilft, sich von dem ersten Entwurf zu lösen und eine Umgestaltung in Angriff zu nehmen.

?

1 Was bedeutet „www"
a) wörtlich?
b) für Ihre Arbeit an Themen, über die Sie noch wenig wissen?

2 Zählen Sie die W-Fragen zur Vorbereitung eines Berichts auf.

3 Welche Protokollformen gibt es und welche wird am häufigsten in der Pflege verwendet?

4 Wie sollte ein Protokoll gegliedert werden?

5 Welche Präsentationstricks sind für Sie besonders wichtig?

6 Erklären Sie, worauf Sie bei der Abfassung eines Handouts achten werden.

1 Stellen Sie in einer Mindmap zusammenfassend dar, wie Ideen kreativ strukturiert werden können. Beachten Sie alle Regeln.

2 Wie gehen Sie bei einer Internetrecherche zum Thema „Pflege eines Patienten mit Ulcus cruris" vor?

3   Projektarbeit – selbsterfahrendes Lernen üben

In der Cafeteria des Klinikums erzählt Olga eines Mittags, dass sie in der Schule demnächst das Projekt „Wohnen daheim, so kann's sein" durchführen werden. „Wie lief das denn bei euch ab, als ihr so gearbeitet habt?", erkundigt sie sich bei Tim.

„Eigentlich war es echt gut, so selbstständig ohne direkten Lehrerkontakt zu arbeiten. Aber manche haben ganz viel gemacht und andere waren eher faul", erklärt Tim nachdenklich.

Pia ergänzt: „Bei uns war es auch ganz o.k., aber wir mussten uns am Ende ziemlich beeilen, da hatten wir uns etwas verplant."

„Na, da bin ich mal gespannt", freut sich Olga, die ganz neugierig geworden ist.

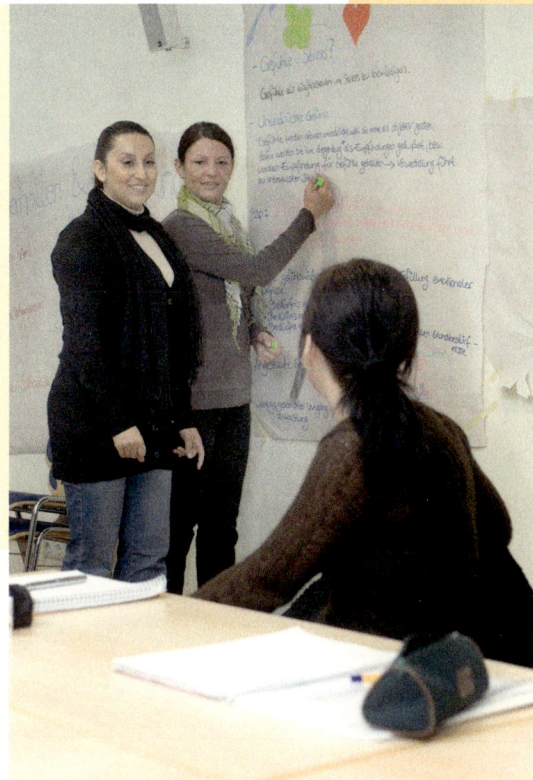

1   Überlegen Sie: Wie läuft ein Projekt üblicherweise ab?

2   Warum werden vor allem in der Ausbildung verstärkt Projekte durchgeführt?

3   Projektarbeit hilft besser planen zu können, stimmt das?

Das **Projekt** ist eine offene Unterrichtsmethode, die sich an den Interessen der Beteiligten orientiert und von ihnen Eigenverantwortlichkeit, Teamfähigkeit und Selbstorganisation fordert. An Ende eines Projekts steht das so genannte Produkt in Form von Informationsveranstaltungen, Präsentationen, Umfrageergebnissen, Theateraufführungen, Veröffentlichungen usw.

Kennzeichen eines Projekts:

♦ Es ist einmalig mit einem Anfang und Ende.

♦ Es schließt eine oder mehrere Person/-en mit ein.

♦ Es weist inhaltlich eine gewisse Größe und Komplexität auf.

♦ Es ist nicht an einzelne Schulfächer gebunden, sondern überschreitet eher Grenzen, indem es Denken und Handeln, Schule und Leben, Lernen und Arbeiten, Theorie und Praxis zusammenbringt.

1. Phase – Definition:

Die Aufgabenstellung wird problematisiert und konkretisiert. Anschließend werden Ziele festgelegt und der Zeitrahmen wird abgesteckt.

2. Phase – Planung:

Nun werden Entscheidungen über das methodische Vorgehen getroffen und die Arbeit innerhalb der Gruppen verteilt. In Projektprotokollen werden die genauen Absprachen festgehalten. Wichtig ist es, den Organisationsplan zu erstellen: Wer macht was und wann?

4. Phase – Abschluss:

Die Gruppen präsentieren ihre Ergebnisse der Öffentlichkeit. Abschließend werden der Projektverlauf und die interne Zusammenarbeit in der Großgruppe reflektiert und evaluiert, sodass die gemachten Erfahrungen beim nächsten Projekt von allen zu einer Weiterentwicklung und Verbesserung genutzt werden können.

3. Phase – Durchführung:

Die jeweiligen Arbeitsaufträge werden kreativ gelöst und die Planung wird stets überprüft und aktualisiert. Auf regelmäßigen Treffen der Gruppenteilnehmer informieren sich die Beteiligten über die erreichten Zwischenziele und noch zu bewältigende Aufgaben.

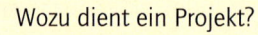

1 Wozu dient ein Projekt?

2 Stellen Sie in einer Mindmap die verschiedenen Projektphasen dar.

3 Erklären Sie, worauf Olga demnächst in ihrer Projektarbeit besonders achten sollte. Begründen Sie Ihre Aussage.

Entwickeln Sie ein Projekt zum Thema „Wie geht es nach der Ausbildung weiter?"

a) Informieren Sie sich über Stellenangebote, Bewerbungsverfahren usw.

b) Bereiten Sie die Informationen in Form eines Referats auf.

c) Stellen Sie die Informationen am Ende in der Klasse vor. Beachten Sie dabei die Vortragstechniken und Ihre Körpersprache.

4 Effektive Prüfungsvorbereitung

*„Was ich will,
das schaffe ich auch!"*

*„Nur Mut, Pia, andere haben
auch ihre Schwierigkeiten!"*

*„Jetzt bin ich so weit
gekommen, das schaffe
ich jetzt auch noch!"*

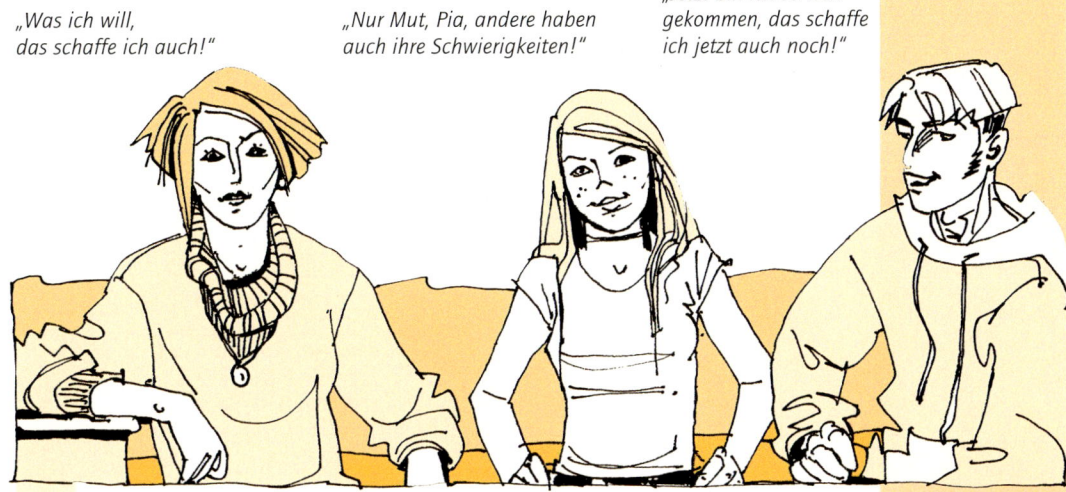

1 Wie sind Sie bisher „heil" durch Prüfungen gekommen?

2 Wann und wie haben Sie mit der Prüfungsvorbereitung angefangen – und war es rückblickend sinnvoll so?

3 Gibt es Ihrer Meinung nach Möglichkeiten, Prüfungsängste zu besiegen?

Sind Prüfungen sinnlos? Ein klares NEIN. Sie zeigen einem, was man kann, da eine bestandene Prüfung die eigenen Fähigkeiten bestätigt und unser Vertrauen in unsere Kompetenz berechtigt bestärkt. Außerdem bereiten uns Prüfungen auf spätere Stresssituationen im Leben vor, sodass wir dann nicht den „Kopf verlieren". Natürlich können Prüfungen auch kleinere Wissenslücken aufdecken, aber das ist auch positiv zu bewerten, denn so wissen wir, wo wir noch dazulernen müssen.

Beurteilung
als Chance
Band 1, B 2.4

Kein Mensch macht das nur so „mit links", jeder muss sich auf Prüfungen vorbereiten. Bei der Planung ist es sinnvoll, die Hinweise zum Lernen, zur Zeitplanung und zur Arbeitsplatzgestaltung zu berücksichtigen.

Darüber hinaus sind ein paar Vorbereitungsfragen an „sich selbst" hilfreich. Beantworten Sie daher die nachfolgenden Fragen für sich selbst und tauschen Sie sich dann mit Ihrem Sitznachbarn aus.

Der Selbsttest

♦ Was beherrsche ich schon vom Prüfungsstoff und was weiß ich noch nicht?

♦ In welche Portionen kann ich den Lernstoff unterteilen?

♦ Wie kann ich bei der Planung meinen Lerntyp berücksichtigen?
Kenne ich meinen Lerntyp überhaupt?

♦ Wer hat Informationen über schon abgelaufene Prüfungen?

♦ Was mache ich am Vorabend der Prüfung?

Prüfungsstrategien für die schriftliche Prüfung

◆ Zu Beginn: Alle Fragen durchlesen und Unklarheiten sofort klären, danach die Zeit einteilen.

◆ Im Prüfungsverlauf: Zuerst die leichten Fragen beantworten. Die Fragestellungen immer präzise lesen und darauf genau antworten. (Nicht 30 Minuten lang alles hinschreiben, was man dazu weiß – das kostet Zeit und geht eventuell an der eigentlichen Aufgabenstellung vorbei, kostet also auch Punkte!) Bei längeren Ausführungen zuvor eine Gliederung auf einem Notizzettel anlegen. Streichen Sie auf dem Fragenbogen die beantworteten Fragen durch – so haben Sie immer einen schnellen Überblick, welche Fragen noch nicht beantwortet sind.

◆ Zum Ende: Alles noch einmal sorgfältig durchlesen und eventuell Ergänzungen anbringen. Danach ruhig aus dem Fenster schauen – und dann noch einmal die Arbeit auf Rechtschreibfehler usw. nachsehen, denn es findet sich bestimmt noch etwas …

Prüfungsstrategien für die mündliche Prüfung

◆ Zur Vorbereitung: „Die Verpackung macht's!" – nach diesem Motto sollten Sie bewusst die Kleidung für den Prüfungstag auswählen, da ein zu legeres Outfit die Prüfer eventuell negativ beeinflussen könnte. Aber Sie sollten sich auch nicht „verkleiden", sondern sich in dieser Kleidung wohlfühlen. Wählen Sie am besten den Mittelweg zwischen elegant und salopp.

◆ Zu Beginn: Während der Vorbereitungszeit alle Fragen sorgfältig durchlesen und Ideen/Lösungen sofort stichpunktartig notieren. Danach eine Strategie für den Vortrag überlegen, z. B.: Wann werden welche Materialien im Vortrag verwendet? Welche Fachtermini müssen auf jeden Fall mit eingebracht werden? Wie können Bezüge zur pflegerischen Praxis hergestellt werden?

◆ Im Prüfungsverlauf: Ein mühsames Frage-Antwort-Spiel ist für beide Seiten eher langweilig und nervenaufreibend. Stellen Sie sich darauf ein, einen kurzen Vortrag von ca. 10 Minuten als Eingangsstatement zu halten. Bei Unklarheiten wird der Prüfer vermutlich sofort nachhaken. Wenn Sie nicht weiterwissen, ist es sinnvoll, statt zu schweigen laut zu denken, sodass der Prüfer lenkend oder korrigierend eingreifen kann.

Salutogenese/
Entspannungs-
techniken
Band 1, H 1

◆ Zum Ende: Geben Sie Ihre Ausarbeitungen bei der Prüfungskommission ab, sodass diese auch ihre Vorbereitung mit einsehen kann.

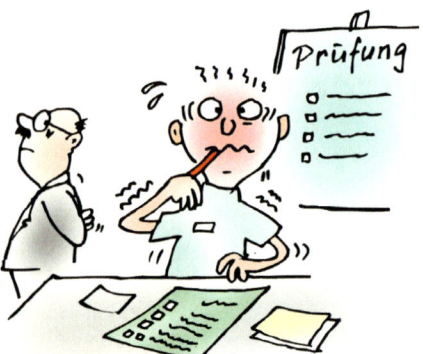

Prüfungsangst

Jeder Mensch hat Prüfungsängste, ohne sie würden wir uns weit weniger intensiv vorbereiten, d. h., die Angst treibt uns an.

Es ist nicht verwunderlich, dass wir Angst haben, denn schließlich wissen wir nicht genau, was uns bevorsteht, und wir befürchten, eventuell zu versagen. Wenn Sie sich aber die Hinweise in den bisherigen Kapiteln zu Herzen genommen haben, so haben Sie schon viele Gefahren gebannt. Sie können dann ruhig in die Prüfungen gehen, denn schließlich steht Ihr positives Resultat doch schon fest!

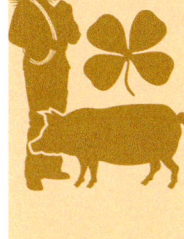

Wenn andere aus der Klasse Sie eher noch nervöser machen, sorgen Sie dafür, dass Sie kurz vor der Prüfung allein sind.

Gehen Sie mit der richtigen Einstellung in eine Prüfung: Ich möchte den Prüfern beweisen, was ich alles kann!

Stehen Sie rechtzeitig auf, sodass Sie nicht abgehetzt ankommen.

Sorgen Sie für ausreichenden Schlaf am Abend vorher.

Machen Sie vorher einen kurzen Spaziergang, wenn das bei Ihnen Stress abbaut.

Nehmen Sie sich ein Maskottchen mit, das Sie während der Prüfung anschauen können – das beruhigt mitunter und hilft gedanklich etwas frei zu werden.

Vertrauen Sie sich selbst und Ihrem Wissen und sagen Sie sich das auch laut vor.

Schätzen Sie die Bedeutung der Prüfung (es geht hier nicht um einen Kampf auf Leben und Tod ...) richtig ein.

Nehmen Sie den wahrgenommenen Stress als etwas ganz Natürliches und versuchen Sie nicht, alle Aufregung unterdrücken zu wollen: Stresshormone erhöhen auch die Aufmerksamkeit ...

Wenn Sie jedoch unter extremer Prüfungsangst leiden, das heißt, sich ständig überfordert und wie „gelähmt" fühlen, sollten Sie die Hilfe von Experten suchen. Ihr Fach- oder Klassenlehrer hilft Ihnen sicherlich weiter. Suchen Sie das Gespräch mit ihm!

1 Was sollten Sie bei der Prüfungsvorbereitung alles beachten? Geben Sie jeweils fünf Hinweise für die mündlichen und die schriftlichen Prüfungen.

2 Olga bekommt ihre Prüfungsängste nicht in den Griff. Recherchieren Sie, welche Möglichkeiten sie hat.

1 Erstellen Sie für sich einen eigenen Lernplan, in den Sie die Hinweise zum Zeitmanagement und zur Prüfungsvorbereitung mit einfließen lassen.

2 Zur Vorbereitung auf die mündliche Prüfung: Überlegen Sie, welche Themen Ihnen noch „Bauchschmerzen" bereiten, und suchen Sie sich für diese geeignete Lernpartner.

Gugel, Günther: Methoden Manual I und II. Beltz Verlag, Weinheim 1998

Klippert, Heinz: Methodentraining. Übungsbausteine für den Unterricht. 11. Auflage Beltz Verlag, Weinheim 1994

Kolossa, Bernd: Methodentrainer. Arbeitsbuch für die Sekundarstufe II. Gesellschaftswissenschaften. Cornelsen Verlag, Berlin 2000

Matthes, Wolfgang: Methoden für den Unterricht. 75 kompakte Übersichten für Lehrende und Lernende. Schöningh Verlag, Paderborn 2002

Wottreng, Stephan: Handbuch Handlungskompetenz. Einführung in die Selbst-, Sozial- und Methodenkompetenz. 4. Auflage Bildung Sauerländer, Aarau 2003

www.learnline.de

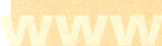

437

5   Pflege als Weg beruflicher und persönlicher Entwicklung

Sonntagnachmittag: Pia hat sich mit Olga zum Lernen verabredet. Als sie bei Olga eintrifft, ist sie ganz aufgeregt, hat einen Stapel Prospekte und erzählt, dass sie von Freitag auf Samstag bei Verwandten in Hannover war. „Ich weiß jetzt, dass ich nach der Ausbildung studieren will!", verkündet Pia.

Da ihre Freundin sonst eher zurückhaltend ist, fragt Olga verwundert, wie sie denn so plötzlich darauf kommt. Pia erzählt: „Ich habe mit meiner Cousine die Aus- und Weiterbildungsmesse im Congress-Zentrum besucht. Als ich am Informationsstand der Evangelischen Fachhochschule vorbeikam, wurde ich gefragt, ob ich Informationen über das aktuelle Angebot haben möchte. Ich habe, ohne groß zu überlegen, ja gesagt und bin anschließend sehr freundlich und ausführlich über das aktuelle Angebot informiert worden. Du glaubst nicht, was es alles für Möglichkeiten für uns gibt im Anschluss an unsere Pflegeausbildung! Die Hälfte habe ich bestimmt schon wieder vergessen. Was meinst du, Olga, kannst du dir vorstellen, dass ich studiere?" Die Frage kommt sehr überraschend, aber spontan erwidert Olga: „Ja, vorstellen kann ich mir das bei dir schon, aber ..."

Olga selbst hat in letzter Zeit häufiger überlegt, welche Zusatzqualifikationen oder Spezialisierungen in der Pflege möglich sind, wenn sie Kolleginnen bei besonderen Arbeiten beobachtet hat. An Lernen ist jetzt nicht mehr zu denken, denn Olga hat nun ganz viele Fragen.

1   Was wissen Sie schon über Zusatzqualifikationen und Berufe, die Sie aufbauend auf Ihrer Pflegeausbildung erlernen könnten?

2   Welche Zugangsvoraussetzungen muss man für ein Studium erfüllen?

3   Wie können Sie herausfinden, welcher berufliche Weg der richtige für Sie ist?

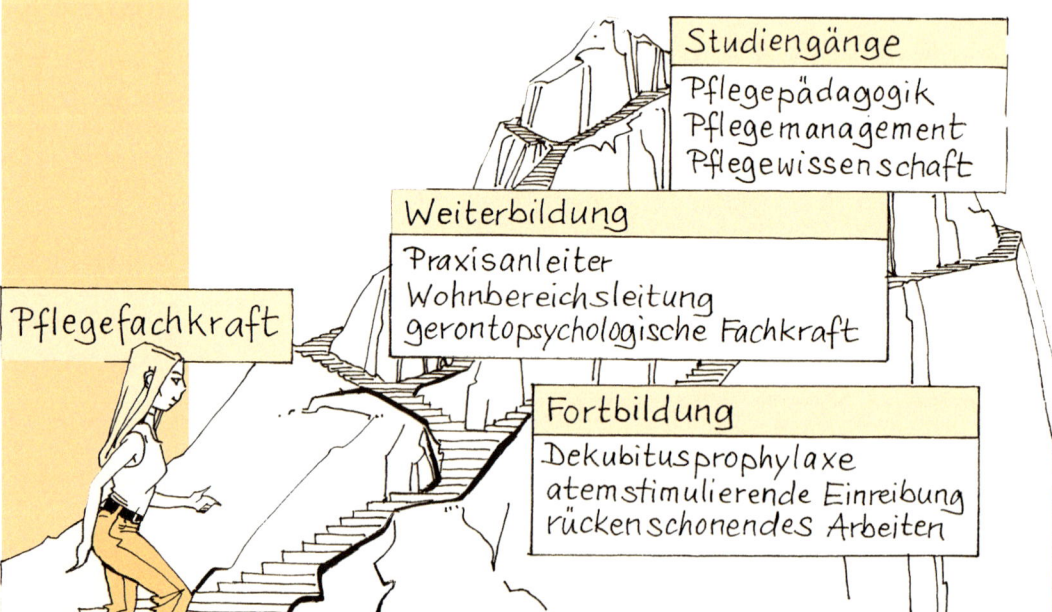

Finden Sie sich schon in der Welt der beruflichen Professionalisierung zurecht?

Wer kennt diesen Spruch nicht: „Du sollst es im Leben zu etwas bringen." Leichter gesagt als getan. Zwar ist Lernen bis ins hohe Alter möglich, aber der Weg und die Richtung müssen individuell entschieden werden.

Nach der Ausbildung zur Kranken-/Kinderkranken-/Altenpflegerin bieten sich durch Fort- und Weiterbildung ausgesprochen viele Möglichkeiten für den beruflichen und persönlichen Aufstieg. Die berufliche Grundausbildung ist in ihrer Funktion der „Lehre" beim Handwerk oder dem Studium in anderen Berufen vergleichbar, Fort- und Weiterbildung bauen darauf auf. Umgangssprachlich werden diese beiden Begriffe häufig gleichbedeutend verwendet, obgleich sie sich wesentlich unterscheiden.

5.1   Fortbildung

Die Anpassungsweiterbildung ist uns besser unter dem Begriff „Fortbildung" bekannt. Gemeint sind unaufgeforderte, persönliche Initiativen – wie z. B. das Lesen einer Fachzeitschrift –, mit denen das Fachwissen aktualisiert oder vertieft wird, aber auch die Auseinandersetzung mit neuen medizinischen Geräten und den Hilfsmitteln in der Pflege. Das kontinuierliche Reflektieren des eigenen Tuns und Handelns sowie die Teilnahme an internen und externen Fachveranstaltungen sind Bestandteile der Fortbildung.

> Eine Fortbildung führt nicht zum sofortigen beruflichen Aufstieg und beinhaltet auch keine Höhergruppierung.

Expertenstandard Kontinenzförderung in der Pflege

Veranstalter: wird noch bekannt gegeben

Termin: 12. – 14. Oktober 2008

Harninkontinenz zählt zu den häufigsten Alterserkrankungen in Deutschland, wobei Frauen hier stärker betroffen sind als Männer. Inkontinenz betrifft verschiedene Dimensionen des Menschen. So sind nicht nur physiologische Aspekte, sondern in hohem Maße auch psychosoziale Aspekte betroffen. Schätzungen gehen von 4 bis 8 Mill. inkontinenter Menschen in Deutschland aus. Der Expertenstandard befasst sich mit der Harninkontinenz bei Erwachsenen und mit Risikogruppen, die harninkontinenzgefährdet sind.

Der Expertenstandard Kontinenzförderung richtet sich an Pflegekräfte in Einrichtungen der ambulanten Pflege, der Altenhilfe und der stationären Gesundheitsversorgung.

Seminarinhalte:	• Harninkontinenz – Definition und Kategorisierung
	• Risikofaktoren und Risikogruppen zur Harninkontinenz
	• Feststellung der Harninkontinenz
	• Maßnahmen und pflegerische Interventionen zur Kontinenzförderung
Methodik:	• Erarbeiten der Thematik
	• Diskussion im Plenum
	• Vortrag
Zielgruppe:	Pflegefachkräfte
Kursgebühr:	…
Referent:	NN

Beispiel für eine Fortbildung

439

Fortbildung ist die Auffrischung und Aktualisierung von Wissen und Kenntnissen, die in der Grundausbildung erlernt wurden und meist direkt das eigene Arbeitsfeld betreffen. Gerade im Gesundheitswesen sind Fortbildungen aufgrund ständig neuer Erkenntnisse in der Medizin – und neuerdings auch der Pflegeforschung – sehr wichtig. Durch Fortbildungskurse werden keine neuen Abschlüsse erworben; es wird meist nur die erfolgreiche Teilnahme bescheinigt.

5.2 Weiterbildung

Weiterbildung in der Pflege hat das Ziel einer Zusatzqualifizierung, um sich beruflich weiterzuentwickeln oder aufzusteigen. Die Weiterbildung endet meist mit einer Prüfung und führt zu einer neuen Berufsbezeichnung. Die Teilnahme an einer Weiterbildung ist freiwillig.

Staatliche Anerkennung zur Fachkraft für Leitungsaufgaben in der Pflege
– *Verkürzte Weiterbildung im Umfang von 360 Stunden* –

Nach Verordnung über die Weiterbildung im Gesundheitswesen vom 18.03.2002 können examinierte Kranken- u. Altenpflegekräfte, die vor nicht mehr als 3 Jahren eine Weiterbildung mit mind. 400 Stunden abgeschlossen bzw. abgebrochen haben, die staatliche Anerkennung erlangen. Der Aufbaukurs knüpft an die vorgegebenen Inhalte der Weiterbildung „Leitung und Management nach § 80 SGB XI" an.

Unterrichtsinhalte:
1. Beruf und berufliches Selbstverständnis
2. Führen und Leiten
3. Das Unternehmen Krankenhaus und Altenheim
4. Vorbereitung auf Hausarbeit und Kolloquium

Teilnahmevoraussetzung:
Nachweis einer Weiterbildung von mindestens 400 Stunden zur Leitung einer Station, die nicht länger als 3 Jahre zurückliegen darf

Umfang:
360 Stunden

Beginn:
...

Kosten:
...,– € inklusive Pausengetränken, Unterrichtsmaterial und Prüfungsgebühren

Seminarort:
...

Unterrichtszeiten:
von ... bis ... berufsbegleitend im Blocksystem

Abschluss:
Staatliche Anerkennung zur Pflegefachkraft im mittleren Leitungsbereich

---

Beispiel für eine Weiterbildung

Nach den Grundausbildungen in der Alten-, Kranken- und Kinderkrankenpflege existieren als weiterführende Ausbildungsmöglichkeiten die so genannten Fachweiterbildungen, z. B. „Geprüfte Fachkraft für Leitungsaufgaben in der Pflege".

Eine weitere Möglichkeit der Weiterqualifizierung sind die akademischen Studiengänge der Pflegewissenschaft, Pflegepädagogik und des Pflegemanagers / Pflegewirtes.

Gegen Ende der 80er-Jahre entwickelten die Bundesländer Regelungen für staatliche Weiterbildungsgänge mit unterschiedlichem Charakter. Das Land Berlin verfügt seit 1979, zuletzt geändert 1995, über ein Gesetz über die Weiterbildung in Medizinalfachberufen und in den Berufen der Altenpflege (Bln.GVI. 1995). Auch das Land Rheinland-Pfalz verfügt über ein Gesetz über die Weiterbildung in den Gesundheitsfachberufen (GV.RLP 1995). Die Deutsche Krankenhausgesellschaft (DKG) hat 1991 die erste Initiative für ein einheitliches Weiterbildungssystem in der Pflege empfohlen.

1995 legte der **Deutsche Bildungsrat** (DBR) eine Konzeption vor. Diese erlaubt es, den Bedarf an Weiterbildungsangeboten individuell zu ermitteln, Inhalte zu modularisieren, um sie zeit- und kostenökonomisch zu organisieren. Als Grundlage der Weiterbildung liegt ein Curriculum vor, in dem die Ziele und Inhalte der Weiterbildung beschrieben sind. Die Weiterbildung schließt mit einer Prüfung, der Teilnehmer erhält ein Zertifikat.

Modularisierung, die = Unterteilung von Programmabläufen in überschaubare Einzelbausteine, wobei die Funktion dieser Bausteine und ihre Beziehungen zueinander beschrieben werden

„Sich neues Wissen aneignen" wird als Weiterbildung bezeichnet. Wir unterscheiden zwischen der Weiterbildung zum Zweck der fachlichen Spezialisierung und der Aufstiegsweiterbildung.

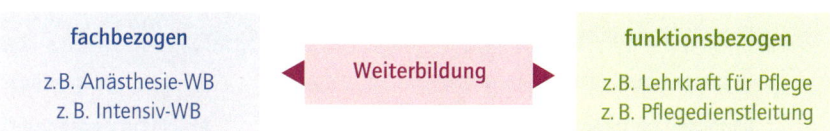

fachbezogen — z.B. Anästhesie-WB, z.B. Intensiv-WB — Weiterbildung — funktionsbezogen — z.B. Lehrkraft für Pflege, z.B. Pflegedienstleitung

Jede Pflegefachkraft kann eine Weiterbildung absolvieren, die Teilnahme ist freiwillig. Wird eine Weiterbildung jedoch vom Arbeitgeber gewünscht, so übernimmt dieser auch die Finanzierung. In diesem Fall kann die erfolgreich abgeschlossene Weiterbildung zu einer höheren Eingruppierung führen.

5.3 Akademisierung der Pflegeausbildung

Die Wellen der Akademisierungsbewegung schwappten aus den USA mit unterschiedlicher Stärke und Geschwindigkeit nach Europa herüber. Bereits Ende der 1960er Jahre wurden in der DDR erste pflegebezogene Studiengänge an der Humboldt-Universität zu Berlin und in Halle/Wittenberg etabliert. Diese waren allerdings stark pädagogisch-didaktisch und medizin-naturwissenschaftlich ausgerichtet. Auch in Großbritannien und den skandinavischen Ländern wurde mit dem Aufbau von Pflegestudiengängen begonnen.

In der Bundesrepublik Deutschland entstanden Mitte der 80er-Jahre die ersten Studiengänge mit einem Schwerpunkt „Pflege", zum Teil in Verbindung mit anderen Fachbereichen – wie beispielsweise die Besetzung des Lehrstuhls „Pflege- und Sozialwissenschaften" an der Fachhochschule Osnabrück. Ende der 80er-Jahre entstanden auch außerhalb von Fachhochschulen und Universitäten Institutionen, die sich der Förderung der Pflegewissenschaft und -forschung verschrieben haben.

Geschichte der Pflege Band1, D 1.7

Die traditionellen Studienabschlüsse werden in den nächsten Jahren wohl auslaufen. Bisher heißen die Berufe:

◆ Diplom-Pflegewirt (FH)

◆ Diplom-Pflegewissenschaftlerin/Diplom-Pflegewissenschaftler (FH)

◆ Diplom-Kauffrau/Diplom-Kaufmann-Krankenpflegemanagement, Pflegewissenschaft (FH)

◆ Diplom-Pflegemanagerin/Diplom-Pflegemanager (FH)

◆ Diplom-Pflege- und Gesundheitswissenschaftler/-in

◆ Diplom-Pflegepädagogin/Diplom-Pflegepädagoge (FH)

◆ Diplom-Pflegepädagoge/Diplom-Pflegepädagogin

◆ Diplom-Medizinpädagogin/Diplom-Medizinpädagoge

◆ Diplom-Berufspädagoge/Diplom-Berufspädagogin (FH)

◆ Diplom-Berufspädagogik, Abschluss: Erstes Staatsexamen für das Lehramt

Die aktuellen Bezeichnungen lauten wie folgt:

◆ Bachelor of Science in Nursing

◆ Master of Science in Nursing

◆ Master of Public Health Schwerpunkt Pflegewissenschaft

Überwiegend richten sich die oben genannten Studiengänge an Pflegende, die ihre Erstausbildung in einem Pflegeberuf abgeschlossen haben und über eine Hochschulzugangsberechtigung verfügen. Praxiserfahrung wird vorausgesetzt.

Ferner besteht die Möglichkeit, die Erstausbildung in einem der oben genannten Pflegeberufe zu absolvieren und z. B. einenStudiengang zu belegen, in dem die Ausbildungsträger der Pflegeberufe mit einer Fachhochschule kooperieren.

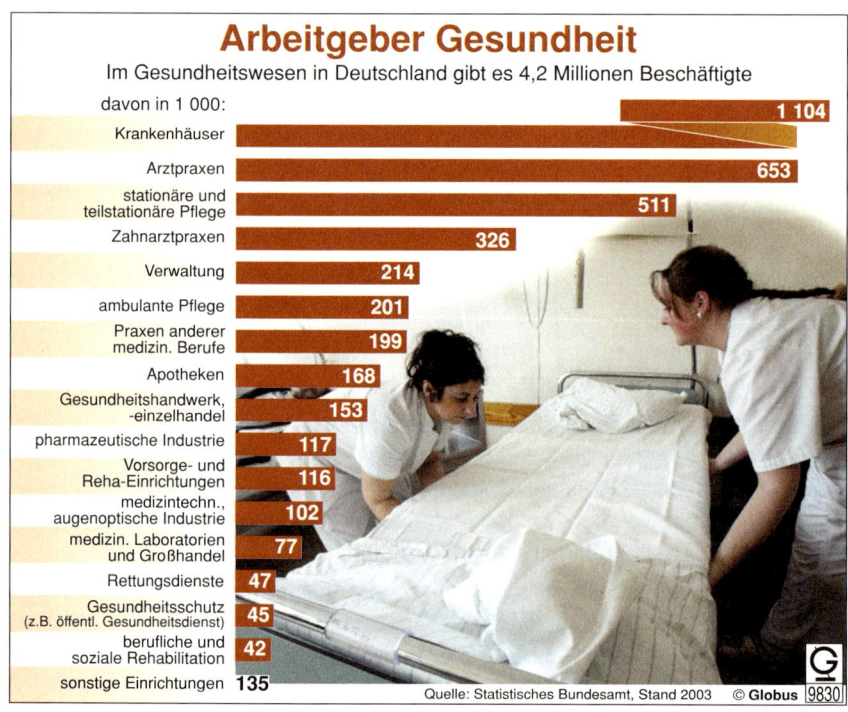

Arbeitgeber Gesundheit
Im Gesundheitswesen in Deutschland gibt es 4,2 Millionen Beschäftigte

davon in 1 000:

Krankenhäuser	1 104
Arztpraxen	653
stationäre und teilstationäre Pflege	511
Zahnarztpraxen	326
Verwaltung	214
ambulante Pflege	201
Praxen anderer medizin. Berufe	199
Apotheken	168
Gesundheitshandwerk, -einzelhandel	153
pharmazeutische Industrie	117
Vorsorge- und Reha-Einrichtungen	116
medizintechn., augenoptische Industrie	102
medizin. Laboratorien und Großhandel	77
Rettungsdienste	47
Gesundheitsschutz (z.B. öffentl. Gesundheitsdienst)	45
berufliche und soziale Rehabilitation	42
sonstige Einrichtungen	135

Quelle: Statistisches Bundesamt, Stand 2003   © **Globus** 9830

5.5 Pflegeausbildung in Europa[II]

Land	Zugangsvoraus-setzungen		Status der Lernenden	Struktur der Ausbildung				System der Ausbildung		
	Alter	Allgemeiner Schulabschl.		Kranken-pflege	Kinderkran-kenpflege	Psych. Pflege	Alten-pflege	Dauer/ Jahre	Verortung	Abschluss
Belgien	18	12 Jahre	Student	+				4	Fachhochschule	Fachhochschuldiplom
			Angestellter + Schüler					3	Berufsschule	Berufsdiplom
Dänemark	–	12 Jahre	Student	+				4	Fachhochschule	Fachhochschuldiplom
Deutschland	–	10 Jahre	Angestellter + Schüler	+	Differen-zierung in der Aus-bildung		+	3	Krankenpflegeschule oder Berufsfachschule (BFS)	Staatliche Prüfung/ Zeugnis als Diplom-äquivalent
Estland	–	12 Jahre	Student	+				3,5	Universität	Bachelor of Science in Nursing – BScN
Finnland	–	–	Student	+				3,5	Universität	BScN
Frankreich	–	12 Jahre	Student	+				3	Akademie	Berufsdiplom
Griechenland	–	12 Jahre	Student	+				4	Universität	BScN
Großbritannien England	17,5	12 Jahre	Student	+	Differen-zierung in der Aus-bildung	Differen-zierung in der Aus-bildung		3	Universität/College	Diploma in Higher Education
Nord-Irland Schottland Wales								4		BScN
Irland (Republik)	–	13 Jahre	Student	+	+			3	Universität/College	BScN
Italien	–	13 Jahre	Student	+				3	Universität	BScN
Lettland	–	12 Jahre	Student	+				3	Universität	BScN
Litauen	–	12 Jahre	Student	+				3	Universität	BScN
Luxemburg	–	11 Jahre	Schüler	+				3	Technisches Lyzeum	Berufsdiplom u. Abitur
Niederlande		12 Jahre	Student	+				4	Fachhochschule	BScN
	17		Angestellter + Schüler					4	Berufsschule	Berufsdiplom
Österreich	17	10 Jahre	Schüler	+	+	+		3	Gesundheits- und Krankenpfleschule als berufsbildende mittlere Schule (BMS)	Berufsdiplom und Berufs-Reifeprüfung möglich
Polen	–	12 Jahre	Student	+				4	Universität	BScN
Portugal	–	12 Jahre	Student	+				4	Universität	BScN
Schweden	–	12 Jahre	Student	+				3	Universität/College	Universitätsdiplom Berufsdiplom
Schweiz	18	10 Jahre	Lernender	+	Differen-zierung in der Aus-bildung	Differen-zierung in der Aus-bildung		4	Höhere Fachschule	Diplom
	18	13 Jahre	Studierender	+				3	Fachhochschule	BScN
Slowakei	–	12 Jahre	Student	+				3	Universität	BScN
Slowenien	–	12 Jahre	Student	+				3	Universität	BScN
Spanien	–	12 Jahre	Student	+				3	Universität/College	Universitätsdiplom
Tschechien	–	12 Jahre	Student	+				4	Universität	BScN
Ungarn	18	12 Jahre	Student	+				3 o. 4	Universität	BScN oder Berufsdiplom

+ = nur dieser Ausbildungsweg wird im jeweiligen Land angeboten

?

1 Welche berufliche Qualifizierung können Sie sich für Ihre Zukunft vorstellen? Überlegen Sie sich Ihre Interessenlage und diskutieren Sie eventuelle Berufsperspektiven, die diesen Interessen entsprechen, im Klassenverband.

2 Recherchieren Sie die Zugangsvoraussetzungen für Ihre Wunschqualifikation. Welche Schritte müssten Sie gehen, um diese Qualifikation zu erwerben?

3 Beschreiben Sie den Unterschied zwischen einer Fortbildung und einer Weiterbildung.

4 Erklären Sie, warum sich in Deutschland die Studienstruktur verändert.

5 Welche Bedeutung hat das European Credit Transfer System?

1 Überlegen Sie, welcher Beruf/welche Berufe – aufbauend auf Ihrer Qualifikation nach der abgeschlossenen Pflegeausbildung – Sie ansprechen würde/n. Recherchieren Sie (Internet, Träger der Einrichtung usw.), welche Schritte Sie gehen müssten, um dieses Ziel zu erreichen. Weiten Sie Ihre Recherche über die Staatsgrenze hinaus auf den europäischen Raum aus.

Landenberger, Margarete/Stöcker, Gertrud/Filkins, Jacqueline/de Jong, Anneke/Them, Christa: Ausbildung der Pflegeberufe in Europa. Schlütersche Verlagsgesellschaft mbH & Co. KG, Hannover 2005

Pflegebildung in Europa, in: Zeitschrift Pflege, Heft Januar 2005, Kohlhammer Verlag, Stuttgart, Seite 24–27

www www.ewers-ecc.de – Hochschule München, AG Gesundheit und Pflege

www2.fh-fulda.de – Fachhochschule Fulda, Studiengänge Pflegeberufe

www.pflegestudium.de – Sammlung aktueller Artikel und Aufsätze

I auf deutsch: Rico, Gabriele L.: Garantiert schreiben lernen. Rowohlt Verlag GmbH, Reinbek 1984

II ergänzt nach: Stöcker, Gertrud: Pflegeausbildungen in der EU. In: Deutscher Bundesverband für Pflegeberufe, Suchwort EU-Anerkennung, www.dbfk.de

Danke,
es geht mir gut!

Selbstpflege als Voraussetzung der Fremdpflege akzeptieren

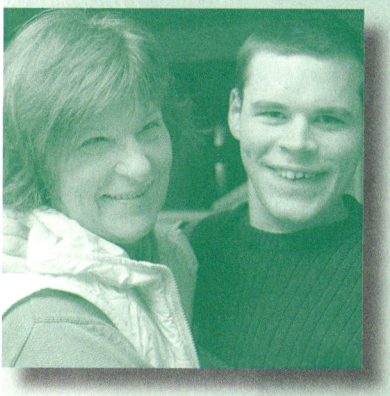

H

1   **Selbstpflege – nur etwas für „Egos"?**
1.1   Was ich anderen rate, gilt auch für mich ...
1.2   Gesund oder krank – eine Frage des Blickwinkels
1.3   Salutogenese heißt: Heil entstehen lassen
1.4   Selbstpflege – Voraussetzung für die Pflege anderer

2   **Mit persönlichen Krisen und Konfliktsituationen konstruktiv umgehen**
2.1   Wenn wir von Stress reden ...
2.2   Helfersyndrom
2.3   Burnout

3   **Bei Ethik geht's nicht nur um Mord und Totschlag**
3.1   Was ist Ethik?
3.2   Ethik in der Pflege

4   **Gewalt in der Pflege**
4.1   Ist das denn schon Gewalt?
4.2   Wie kommt es zu Gewalt? Analyse einer komplexen Situation
4.3.   Pflege zwischen Zwang und Fürsorge
4.4   Professionell mit Gewalt umgehen – handeln statt misshandeln

5   **Ekel und Scham in der Pflege**
5.1   Ekel – Reaktion auf einen Reiz?
5.2   Ich schäme mich so ...

Endlich – nur noch ein paar Tage und dann geht's ab in den Urlaub! Die Vorfreude ist bei allen zu spüren, bei Schülern wie bei Lehrern. Und überall herrscht Aufbruchstimmung, die Urlaubsvorbereitungen sind in vollem Gang.

Auch Pia und Olga freuen sich mächtig auf die wohlverdiente Pause! Drei Wochen kein Wochenenddienst, keine Nachtwache, keine Schule, nicht der permanente Zeitdruck, nicht ständig die Verantwortung spüren – das klingt einfach wunderbar! Drei Wochen ohne Verpflichtungen, ausschlafen, es sich einfach nur gut gehen lassen!

„Ich freu mich schon riesig", sagt Olga zu Pia, „– was machst du eigentlich im Urlaub?"

„Ich werde auf jeden Fall zwei Wochen zu meiner Oma fahren. Sie bettelt schon seit Beginn der Ausbildung. Ich habe ihr versprochen, eine große Aufräumaktion mit ihr zu starten ...", antwortet Pia. „In der letzten Woche weiß ich noch nicht so genau, was ich tue. Und du?"

„Wir, das heißt wirklich die ganze Familie, fahren zwei Wochen zum Gardasee. Endlich wieder Zeit füreinander haben – die Kinder müssen durch meine Ausbildung so viel auf mich verzichten, dass ich das jetzt unbedingt nachholen will – ich habe ihnen gegenüber schon ein richtig schlechtes Gewissen! Sie sagen zwar nicht viel, aber ich spüre doch sehr genau, dass es eine ziemliche Umstellung für sie ist, seit ich in der Schule bin. Und jetzt, in diesen drei Wochen, werden wir alles nachholen!"

Olga strahlt und ihre Augen leuchten – dann schaut sie Pia nachdenklich an und sagt: „Aber noch mal zu dir, ganz ehrlich – du musst schon auch ein bisschen Urlaub machen und etwas für dich tun! Du brauchst die Erholung doch auch! Ich finde, deine Oma kann doch nicht gleich zwei Wochen deiner Ferien beanspruchen – das ist ganz schön viel verlangt!"

„Ja, ich weiß", sagt Pia. „Zuerst war ich auch hin- und hergerissen. Auf der einen Seite mag ich sie viel zu sehr, als dass ich ihr diesen Wunsch ausschlagen könnte; auf der anderen Seite hatte ich mir meine Ferien anders vorgestellt. Aber wenn ich jetzt nein sage, schäme ich mich fast. Ich bringe es einfach nicht übers Herz ... Und, wenn ich jetzt wirklich drei Wochen wegfahren würde, hätte ich bestimmt die ganze Zeit ein schlechtes Gewissen. Also, was soll's! Ich werde einfach aufpassen, dass ich mich auch dabei erhole und nicht nur arbeite ..."

1   Der Begriff „Erholung" ist sehr dehnbar! Was beinhaltet echte Erholung für Sie?

2   Pia ist in einer Konfliktsituation: Da ist auf der einen Seite ihr Wunsch nach Erholung und auf der anderen Seite die „Verpflichtung" ihrer Oma gegenüber. Wie könnte für Sie eine sinnvolle Lösung in diesem Fall aussehen?

3   Olga möchte in diesem Urlaub ganz für ihre Familie da sein. Die Kinder äußern zwar nie direkt, was sie von ihrer Mutter erwarten oder an ihr vermissen, aber durch ihr Verhalten zeigen sie Olga deutlich, dass „etwas" nicht stimmt.

Können versteckte Vorwürfe oder nicht ausgesprochene Erwartungen eine Form von Aggression oder Gewalt sein? Begründen Sie Ihre Meinung.

1 Selbstpflege – nur etwas für „Egos"?

Pia, Tim und Olga haben sich zum Lernen getroffen.

Tim und Pia sind schon ganz bei der Sache, während Olga immer wieder abschweift. Es fällt ihr sichtlich schwer, sich auf den Stoff zu konzentrieren.

„Hallo, was ist denn mit dir los?", fragt Tim sie schließlich leicht genervt, nachdem er ihr etwas zum dritten Mal erklärt hat.

„Ach", seufzt Olga, „ich bin total müde. Ich kann mich einfach nicht konzentrieren und irgendwie fühle ich mich krank. Dabei habe ich noch fünf Frühdienste vor mir! Und überhaupt geht es bei mir daheim wie auf Station drunter und drüber ..."

„Warum bist du denn so kaputt?", fragt Pia mitleidig. „Du warst doch erst gestern mit deinen Freunden beim Schwimmen und ..."

„Von wegen!", wird sie von Olga unterbrochen. „Wie immer ist etwas dazwischengekommen! Ich habe schon lange keine richtige Erholung mehr gehabt, selbst mit dem Schlafen klappt es zurzeit nicht mehr so richtig ..."

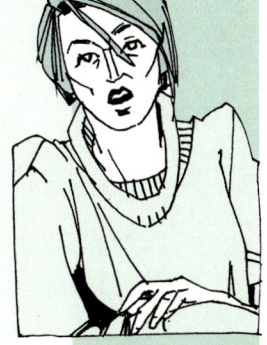

„Vielleicht hast du ja recht", sagt Olga leise, „aber wenn ich mich richtig zusammenreiße, geht es so schlecht auch wieder nicht ..."

„Fragt sich nur, wie lange noch –", sagt Tim besorgt und alle schweigen.

1 Olga schafft es einfach nicht, einmal eine Auszeit für sich zu nehmen. Sie ist als Ratgeberin in der Klasse sehr beliebt und hat so manchem schon mit ihren Tipps geholfen. Warum fällt es Olga Ihrer Meinung nach so schwer, etwas für sich selbst zu tun?

2 Im Gespräch sagt Olga zuerst, dass es ihr zurzeit gar nicht gut geht; und dann am Ende des Gesprächs wirft sie ein: „So schlecht geht es mir nun auch wieder nicht ..." Ist das nicht ein Widerspruch? Vielleicht kennen Sie solche Situationen aus eigener Erfahrung. Wie kommt es zu zwei so unterschiedlichen Aussagen?

1.1 Was ich anderen rate, gilt auch für mich ...

Tim und Pia machen sich Sorgen um Olga. Sie scheint im Moment an ihre Grenzen zu kommen. Ob sie es schaffen wird, damit zurechtzukommen? Sind ihre Symptome von Unkonzentriertheit und Schlaflosigkeit noch normal? Auf der anderen Seite gibt es immer mal wieder Phasen, in denen es drunter und drüber geht. Man ist doch nicht gleich krank, nur weil man mal überfordert ist, oder?

Was ist krank und wer ist gesund? An dieser Frage scheiden sich im wahrsten Sinn des Wortes die Geister. Für die einen ist Gesundheit die Abwesenheit von Krankheit, für andere ist es das absolute Wohlbefinden und die volle Funktionsfähigkeit eines Menschen. Das klingt zunächst ganz einfach und klar. Aber wenn mich (nur) Kopfschmerzen plagen, bin ich dann krank oder gesund? Gesundheit und Krankheit werden individuell wahrgenommen und von jedem Menschen unterschiedlich definiert.

Dasselbe gilt für das Bedürfnis, etwas für die eigene Gesundheit tun zu wollen und zu können. „Ich bin für meine Gesundheit verantwortlich" – dieser Gedanke soll neu im Bewusstsein der Menschen verankert werden. Projekte in Kindergärten und Schulen wie „das gesunde Frühstück" oder „suchtfrei leben", Kursangebote der Krankenkassen zur Prävention verschiedenster Erkrankungen, Gesundheitserziehung und Beratung zu den unterschiedlichsten Lebensfragen sind Beispiele dafür. Alle diese Angebote teilen ein großes Ziel: den Wert der Gesundheit, die Gesundheit selbst zu erhalten, zu fördern oder wiederherzustellen, um das Wohlbefinden des Menschen zu stärken und seine Leistungsfähigkeit zu erhalten.

Dieser Auftrag ist an alle gerichtet, in besonderer Weise jedoch an die Menschen, die im Gesundheitswesen tätig sind. Allein die neue Berufsbezeichnung der **Gesundheits- und Krankenpflegerin** macht dies deutlich. Es geht dabei nicht nur darum, anderen gute „Ratschläge" zu geben, sondern auch für die eigene Gesundheit zu sorgen. Ein Blick „hinter die Kulissen" der im Gesundheitswesen Beschäftigten – gerade in Bezug auf das Thema Selbstpflege – wirft Fragen auf:

♦ Was sind wir, Fachleute des Gesundheitswesens, bereit für unsere Gesundheit zu tun?

♦ Wie gesund leben wir?

♦ Wie ernst nehmen wir uns und unsere Bedürfnisse?

♦ Gilt der Satz: „Gesundheit ist das höchste Gut" auch für uns?

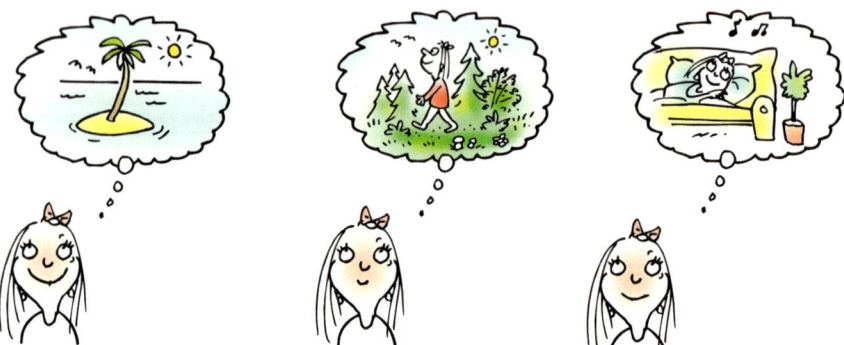

1.2 Gesund oder krank – eine Frage des Blickwinkels

Coping
Band 1, H 2.1.3

Es hängt entscheidend von mir und meiner Einstellung ab, wie schwer oder leicht manche Situation zu lösen ist, wie belastend oder einfach ich sie erlebe – diese „Weisheit" ist nichts Neues für alle, die sich z. B. mit Psychologie, Coping (= Bewältigung) oder mit dem Selbstkonzept beschäftigt haben. Olga steckt gerade in so einer Situation: Sie empfindet Stress in höchster Konzentration! Im Grunde hat sie die Wahl zwischen zwei Möglichkeiten, um sich damit auseinanderzusetzen:

♦ Sie kann darüber grübeln, welche Belastungen im Moment alle auf sie einströmen, oder

♦ sie kann versuchen herauszufinden, welche Ressourcen, welche Fähigkeiten sie hat, um die Situation zu entspannen.

Das sind zwei völlig verschiedene Bewältigungsansätze. Ähnlich wie in diesem Beispiel unterscheiden sich in der Medizin: der pathogenetische und der salutogenetische Forschungsansatz:

Die **pathogenetisch** orientierte Forschung vergleicht eine Gruppe von Patienten mit einer „gesunden" Gruppe mit der Fragestellung: **Warum wurden diese Menschen krank?** Sie versucht zum Beispiel, **Risikofaktoren** für diese Erkrankung zu erforschen.	**Salutogenetisch** orientierte Forschung dagegen fragt, warum Menschen **gesund bleiben** und welche **Fähigkeiten und Ressourcen** sie auszeichnen (Beispiel: Welche Raucher bekommen keinen Lungenkrebs?).

Pathogenese, die = Gesamtheit der an Entstehung und Entwicklung einer Krankheit beteiligten Faktoren

Salutogenese, die = beschreibt gesundheitsfördernde Prozesse und Einstellungen.

Salus (lat.) = Unverletztheit, Heil, Glück

Genese (griech.) = Entstehung

Viele Jahrzehnte lang stand die Pathogenese im Vordergrund der wissenschaftlichen Arbeit. Erst die letzten Jahre brachten einen grundlegenden Wandel hin zum salutogenetischen Denkansatz. Menschen nicht mehr primär problemorientiert zu betrachten, prägt zunehmend das Denken der in der Pflege Beschäftigten: Der passive Patient wird zu einem aktiven Partner, der Lagerungsplan zu einem Bewegungsplan usw.

1.3 Salutogenese heißt: Heil entstehen lassen

Fragen, Gedanken, Anregungen in eine neue Richtung wurden durch den Medizinsoziologen Aaron **Antonovsky,** den Begründer der Salutogenese, zum Thema, über das man sprach und spricht. Er stellte die Fragen nach Krankheit und Gesundheit aus einer anderen Perspektive: Welche Ressourcen liegen vor, wenn Menschen gesund bleiben, obwohl sie mit denselben Verlusten und Traumata konfrontiert sind, die bei anderen Menschen zu Krankheiten führen? Auf der Grundlage seiner Forschung entwickelte er daraus das Modell der Salutogenese. Was verbirgt sich konkret dahinter? Und wie kann es praktisch angewendet werden?

1.3.1 Das gibt es nicht: gesund oder krank

Antonovsky hat die Vorstellung von völliger Gesundheit und völliger Krankheit aufgehoben und das Leben als einen Zustand beschrieben, der zwischen mehr oder weniger Gesundheit und mehr oder weniger Krankheit wechselt. Diesen Zustand bezeichnet er als Kontinuum des Lebens.

Konkret bedeutet dies: Ein Mensch ist immer mehr oder weniger gesund bzw. krank – und in jedem kranken Menschen stecken gesunde Anteile.

> A. Antonovsky beschreibt Krankheit als einen dem Leben zugehörigen Zustand und nicht länger als eine zu vermeidende Krise im Leben. Gesundheit und Krankheit sind nicht zwei sich widersprechende Zustände.

1.3.2 Kohärenz – der Schatz, der in mir ruht

„Wie wird ein Mensch **mehr gesund** und weniger krank? Welche Ressourcen liegen vor, dass dieser Mensch gesund bleibt, obwohl doch ...?"

Es geht darum **Ressourcen** zu entdecken. Praktisch bezogen auf Olgas Situation heißt das: In aller erlebten Überforderung besitzt sie Fähigkeiten, die ihr helfen, die Anforderungen zu meistern.

Leicht gesagt, aber wie finde ich diese Ressourcen? Wie kann ich meine Fähigkeiten entdecken? Manchmal beginnt das Entdecken mit der Suche, wie nachfolgende Geschichte[I] zeigt:

Auf einer alten Kiste saß seit Jahrzehnten ein Bettler. Es war sein Sitzplatz, damit er nicht auf dem harten, kalten Pflaster sitzen musste. Dieser Kiste hatte er noch niemals seine wache und bewusste Aufmerksamkeit geschenkt. Aber eines Tages brachte ihn jemand dazu, die Kiste zu öffnen. Und siehe da, sie enthielt nicht Bauschutt und Steine, wie er immer geglaubt hatte, sondern Gold, Juwelen und Diamanten. Er hatte sein Leben lang auf einem enormen Schatz gesessen und es nicht gewusst.

Welche individuelle Grundeinstellung (kognitiv = die Erkenntnis betreffend, affektiv = das Gefühl betreffend) mir selbst und meinem Leben gegenüber entdecke ich dabei? Wie bewusst ist mir, dass gerade die Grundeinstellung sich fördernd oder hemmend auf die vorhandenen Ressourcen auswirkt? Traue ich dem Leben und mir? Aaron Antonovsky definiert diese Grundeinstellung als Kohärenzgefühl (sense of coherence = SOC):

> Das **Kohärenzgefühl** entspricht der Grundeinstellung des Menschen zu seinem eigenen Leben und seiner Weltanschauung. „Kohärenz bedeutet Zusammenhang, Stimmigkeit."[II]
>
> Gemeint ist die optimistische Einstellung, Lebensaufgaben aus eigener Kraft oder mithilfe sozialer Unterstützung zu meistern.

Das Kohärenzgefühl umfasst drei wesentliche Elemente:

Verstehbarkeit: „Diese Komponente beschreibt die Erwartung bzw. Fähigkeit von Menschen, Stimuli – auch unbekannte – als geordnete, konsistente, strukturierte Informationen verarbeiten zu können und nicht mit Reizen konfrontiert zu sein bzw. zu werden, die chaotisch, willkürlich, zufällig und unerklärlich sind ..."[III]

Sinnhaftigkeit bzw. Bedeutsamkeit: Damit ist das „Ausmaß, in dem man das Leben als emotional sinnvoll empfindet", gemeint. „Dass wenigstens einige der vom Leben gestellten Probleme und Anforderungen es wert sind, dass man Energie in

Biografie-arbeit
Band 1, A 1.2.3

452

sie investiert, dass man sich für sie einsetzt und sich ihnen verpflichtet, dass sie eher willkommene Herausforderungen sind als Lasten, die man gerne los wäre."[IV]

Bewältigbarkeit: Sie beschreibt „die Überzeugung eines Menschen, dass Schwierigkeiten lösbar sind. ... dass man geeignete Ressourcen zur Verfügung hat, um den Anforderungen zu begegnen".[V]

> Das Kohärenzgefühl wird uns nicht in die Wiege gelegt. Auch ich selbst wähle das Glas, durch das ich mein Leben betrachte ...

1.3.3 Herausforderungen und Widerstandsressourcen – im Wechselspiel des Lebens

Herausforderungen fordern heraus – nicht mehr und nicht weniger.

A. Antonovsky versteht Herausforderungen oder Stressoren[1] zunächst völlig wertneutral. Sie bauen im Körper notwendige Spannungszustände auf, die wichtige Bestandteile in jedem Leben sind.

Ob sich diese Spannungsbögen gesunderhaltend oder gesundheitsschädigend auswirken, hängt von deren Bewältigung ab. Faktoren, die die Spannungsbewältigung erleichtern, bezeichnet Antonovsky als generalisierte Widerstandsressourcen und unterteilt sie in:

♦ individuelle (körperliche Faktoren, Intelligenz, Copingstrategien),

♦ soziale (soziale Unterstützung, finanzielle Möglichkeiten) und

♦ kulturelle Faktoren (kulturelle Sicherheit, Rollen).

Diese und andere Aspekte des Modells der Salutogenese werden praktisch angewendet u. a. in der Prävention, der Psychosomatik, der Psychotherapie, der Rehabilitation – und Sie können sie auch bei sich selbst anwenden, wenn Sie wollen.

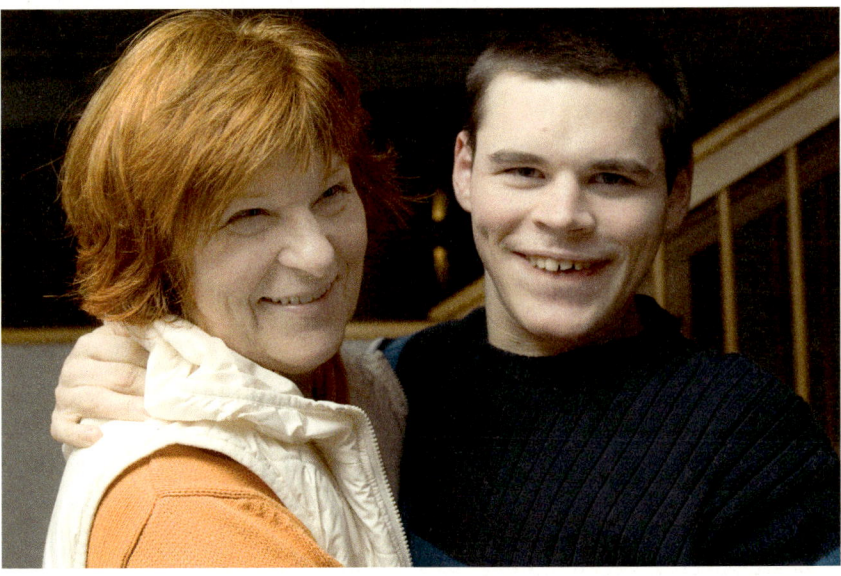

---

1 Stressor, der = Mittel oder Faktor, der Stress bewirkt oder auslöst

1.4 Selbstpflege – Voraussetzung für die Pflege anderer

Selbstpflege gleicht der Entdeckungsreise zu sich selbst: zu seinem Kohärenzgefühl, seinen Widerstandsressourcen und dem Umgang mit seinen Stressoren. Selbstpflege hat nichts mit Egoismus zu tun.

Selbstpflege heißt Herausforderungen anzunehmen, zu wachsen und zu reifen und sich Zeit für Ruhe und Entspannung, für Bewegung und Hobbys zu gönnen. Nur wer gut zu sich selbst ist, wird auch gut für die Menschen sorgen können, die ihm anvertraut sind.

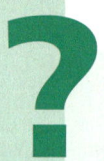

Sorgen Sie gut für sich, denn Sie haben es verdient!

1 Wie unterscheiden sich der pathogenetische und der salutogenetische Forschungsansatz?

2 Was versteht A. Antonovsky unter dem Kohärenzgefühl?

3 Erklären Sie das Kontinuum des Lebens mit Ihren eigenen Worten.

4 Nennen Sie je zwei Ihrer eigenen Widerstandsressourcen zu den Aspekten individuell, sozial und kulturell.

1 Selbstpflege hat etwas mit der eigenen Wahrnehmung zu tun. Ganz auf die Bedürfnisse, auf die Gesunderhaltung anderer Menschen trainiert, nehmen sich viele Menschen, gerade in sozialen Berufen, häufig selbst zu wenig ernst. Zeichnen Sie sich drei Tabellen (siehe Muster) auf ein Blatt und beantworten Sie dann folgende Fragen:

(1 niedrig –10 hoch)

| 1 | 2 | 3 | 4 | 5 | 6 | 7 | 8 | 9 | 10 |

a) Wie wichtig ist Ihnen im Moment Ihre Gesundheit?

b) Wie gesund oder krank fühlen Sie sich im Moment?

c) Wie viel „Einsatz" zeigen Sie, um sich gesundzuerhalten?

Reflektieren Sie nun Ihre Ergebnisse mit einer Person Ihres Vertrauens.

2 Versetzen Sie sich zurück in eine Situation, die sehr schwierig für Sie war und die Sie positiv gelöst haben. Und nun machen Sie sich auf die Schatzsuche nach Ihrem Kohärenzgefühl und Ihren Widerstandsressourcen Ihrem Stressor gegenüber. Schreiben Sie sich die Ergebnisse auf – und bei der nächsten „brenzligen" Situation lesen Sie diesen Zettel langsam und konzentriert durch.

3 Aaron Antonovsky stellt die Frage: Was erhält den Menschen gesund? Veranstalten Sie mit Freunden ein Brainstorming zu dieser Frage.

Bene, Jürgen/Strittmatter, Regine/Willmann, Hildegard: Was erhält Menschen gesund – Antonovskys Modell der Salutogenese – Diskussionsstand und Stellenwert. Bundeszentrale für gesundheitliche Aufklärung, Köln 2001

2 Mit persönlichen Krisen und Konfliktsituationen konstruktiv umgehen

Freitagmittag, Olga Kuhn kommt den fünften Tag zum Spätdienst, morgen beginnt der Wochenenddienst. Ihr Mann ist dieses Wochenende zu einer Fortbildung gefahren und beide Kinder waren wegen einer schweren Erkältung schon zwei Tage nicht in der Schule.

Auch Olga selbst sieht man ihre Erkältung schon von weitem an. Bei der Dienstbesprechung wird auf die Krankmeldung einer Kollegin, die auch die Praxisanleiterin von Olga ist, aufmerksam gemacht. Olga bekommt zusätzliche Aufgaben, die sie erledigen soll. Sie beißt die Zähne zusammen und denkt: Irgendwie muss ich das jetzt schaffen!

Sie eilt den ganzen Tag durch die Gänge und Flure, von Bewohner zu Bewohner. Kurz vorm Abendbrot begegnet sie ihrer Pflegedienstleitung auf dem Flur. Diese ranzt sie an: „Ein freundliches Gesicht hat auch noch keinem geschadet!" Olga Kuhn bricht in Tränen aus.

1 Welche persönlichen Eigenschaften von Olga könnten in dieser Situation besonderer Belastungen erschwerend sein?

2 An welchen Punkten hätte Olga an diesem Tag Ihrer Ansicht nach anders handeln können?

3 Welche Bedingungen in der Pflege sind Ihrer Meinung nach besonders belastend?

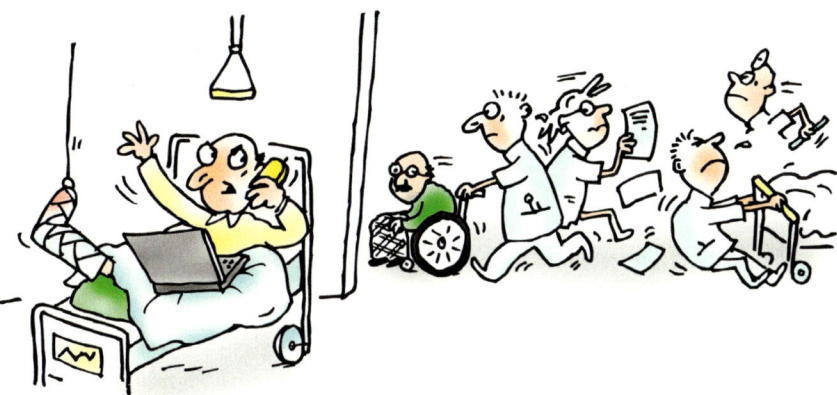

„Wenn ich nur rauskriegen würde, wie die hier ihre Mitarbeiter motivieren – wir könnten unsere Rendite um 40 % steigern!"

2.1 Wenn wir von Stress reden ...

Was ist Stress? Ist Stress für alle gleich? Erleben auch Kinder und alte Menschen Stress? Was tun Sie selbst in Stresssituationen?

Stress ist ein Phänomen des Alltags. Wie oft am Tag hören wir Sätze wie: „Ich bin gestresst!" oder: „Ich habe grad solchen Stress!" Wenn wir diese Aussagen hören, denken wir an viel Arbeit, Hektik und keine guten Gefühle.

Stress (engl.) = Druck, Belastung, Spannung, Kraft

Stress kann definiert werden als die Art und Weise, wie ein Mensch mit erlebten Belastungen umgeht, die aus einem Ungleichgewicht zwischen Anforderungen der Umwelt und Reaktionsmöglichkeiten des Individuums resultieren.

Im Laufe der letzten Jahrzehnte haben sich die **theoretischen Erklärungsansätze zur Entstehung und Bedeutung von Stress** verändert.[VI]

Ausgangspunkt war ein reizzentriertes Stressmodell, nach dem nur externe Reize (Stressoren) Stress auslösen können. Ein anderes Modell beschreibt Stress als Folge individueller Reaktionsweisen auf eine Situation. Die Verbindung dieser beiden Ansätze enthält das folgende Erklärungsmodell:

Das transaktionale Stressmodell

Dieses Modell wurde von den Stressforschern Lazarus und Launier 1981 entwickelt[VII]. Das transaktionale Stressmodell betont eine Wechselwirkung von Situation und Reaktion der Person. Erst die individuelle Bewertung der Situation löst Stress aus. In der Bewertung werden externe Anforderungen mit den individuellen Handlungsmöglichkeiten der Person verglichen. Kommt es dabei zu einem Ungleichgewicht, d. h., es werden keine Handlungsmöglichkeiten zur Bewältigung der Anforderung gefunden, entsteht das Empfinden von Stress.

Das transaktionale Stressmodell erklärt individuelle Unterschiede bei Stress und Stressreaktionen. Was dieses Modell zudem interessant macht, ist das Potenzial zur Stressprävention und Stressbewältigung, das in der „Bewertung einer Situation" und der „Bewertung der Handlungsmöglichkeiten" enthalten ist.

Warum zeigen Menschen eigentlich Stressreaktionen? Stress ist kein neuzeitliches Phänomen unserer Industriegesellschaft, sondern eher ein „steinzeitliches Phänomen". Stress hat sich als ein Reaktionsmuster herausgestellt, das entwicklungsgeschichtlich für den Menschen von Vorteil gewesen ist. Das „Programm Stress" hat den Menschen in die Lage versetzt, in kürzester Zeit Kräfte zu mobilisieren, um auf Gefahr reagieren zu können (siehe Kapitel 2.1.1).

Der Mensch hat sich und seine Umgebung jedoch weiterentwickelt, es sind nun andere Anforderungen, die an ihn gestellt werden, aber der Reaktionsmechanismus, der Stress, ist derselbe geblieben.

2.1.1 Was passiert in unserem Körper?

Wird bei der Verarbeitung der Reize im Wahrnehmungsprozess eine Situation als „gefährlich" eingestuft, beginnt eine ganze Reihe von physiologischen Reaktionen. Zunächst wird der Thalamus aktiviert. Es erfolgt die Ausschüttung von Noradrenalin bei gleichzeitiger Aktivierung des sympathischen Nervensystems. Das Hormon Noradrenalin sorgt als Botenstoff zusätzlich im Nebennierenmark für die Ausschüttung von Adrenalin.

Aktivierung des Thalamus	
Ausschüttung Noradrenalin	**Ausschüttung CRH**
Aktivierung Sympathikus und Nebennierenmark	Aktivierung Hirnanhangsdrüse
Ausschüttung Adrenalin	Ausschüttung Corticotropin
	Aktivierung Nebennierenrinde
	Ausschüttung Cortisol Ausschüttung Endorphine
Folgen: – schnelle Reaktion – Abbau von Fett und Zucker zur Energiegewinnung – Erhöhung des Pulses zur besseren Energieversorgung der Muskulatur – Unterdrückung von Körperfunktionen wie Hunger, Verdauung, Sexualität – u. a.	Folgen: – nachhaltige Wirkung – Blutgerinnungsfähigkeit wird erhöht – Schmerzempfinden wird reduziert – Einschränkung der Insulinaufnahme in den Zellen – Muskeln verbrennen Fettsäuren – Gehirn wird mit Zucker versorgt – u. a.

Doppelt hält besser: Das ebenfalls durch die Aktivierung des Thalamus ausgeschüttete Corticotropin-Releasing-Hormon, kurz CRH, fördert die Bildung von Corticotropin in der Hirnanhangsdrüse. Über diesen Weg werden die Nebennieren angeregt, vermehrt Cortisol zu produzieren.

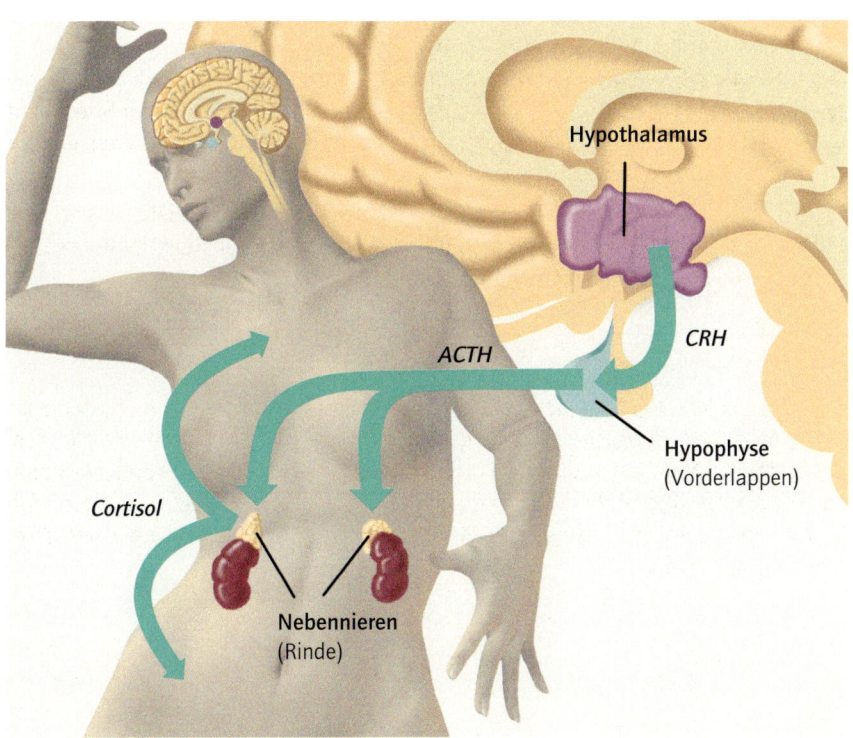

457

körperliche
Reaktion bei
Stress
Band 2, C 1

Dieses Zusammenspiel zwischen Kognition und Physiologie, d.h. der Bewertung einer Situation und der körperlichen Reaktion, gewährleistet eine gute Bewältigung der „Gefahrensituation".

2.1.2   Eustress und Disstress

Lernen lernen
Band 1, G 1.1

Der Stressforscher Selye und auch Lazarus und Launier unterscheiden verschiedene Formen des Stresserlebens[VIII] und benutzen dafür die Begriffe „Eustress" und „Disstress". Salopp ausgedrückt steht Eustress dabei für „guten" Stress und Disstress für „schlechten" Stress.

Eustress wird als eine Herausforderung wahrgenommen. Die Situation wird als „machbar" eingestuft, es fließt Hoffnung auf Erfolg und Anerkennung mit ein. Die Person ist motiviert und angeregt. Wird die Situation erfolgreich bewältigt, bedeutet dies eine Stärkung des Selbstwertes und der Selbstsicherheit. Welche Situation als Eustress erlebt wird, ist individuell unterschiedlich und abhängig von den lebensgeschichtlichen Erfahrungen, d.h. von den erlernten Handlungsmustern und Bewältigungsstrategien, die in solchen Situationen eingesetzt wurden.

Disstress kann in zwei Kategorien unterschieden werden:

Dauerstress
durch perma-
nente Überfor-
derung als
Ursache für
Burnout
Band 1, H 2.3

Disstress 1. Ordnung ist ein vorübergehendes **angstbesetztes Stresserlebnis**. Die Einschätzung der Situation lässt einen Misserfolg befürchten. Ist die Situation vorbei, kommt es zu einer Neubewertung: Wurde die Stress auslösende Situation wider Erwarten erfolgreich bewältigt, führt dies neben einer Stärkung des Selbstwertes auch zu einer Veränderung in der Bewertung der Situation. Ein erneutes Auftreten dieser Situation kann dann zu Eustress statt zu Disstress 1. Ordnung führen.

Tritt jedoch der erwartete Misserfolg ein, kommt es zu Disstress 2. Ordnung. Dieses Stresserlebnis ist durch **wiederholte Misserfolgserfahrungen** geprägt. Die Bewertung der eigenen Handlungsmöglichkeiten auf die externe Anforderung ist negativ, es können keine erfolgreichen Bewältigungsstrategien genutzt werden. Die häufige Wiederholung dieser Erfahrung führt zu Dauerstress.

Stress-Spirale

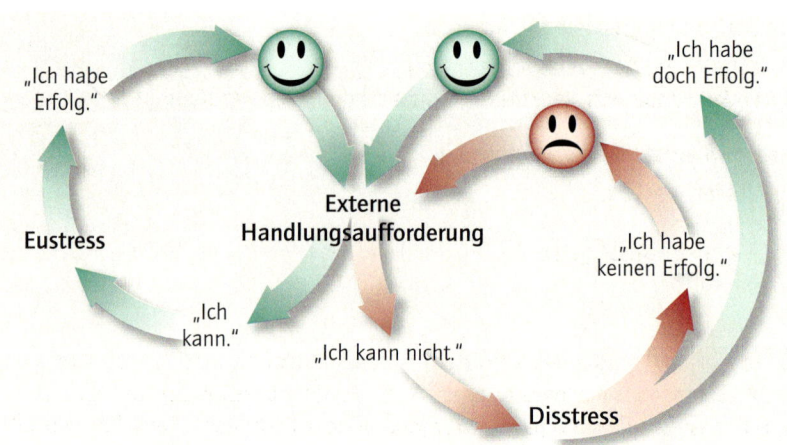

2.1.3 Stressprävention und Stressbewältigung

Stress wird sich im Berufsfeld „Pflege" nie wirklich vermeiden lassen. Deshalb gewinnt die Bewältigung („coping") von Stress eine besondere Bedeutung. Zudem sind die Fähigkeiten, die benötigt werden, um Stress zu bewältigen, auch nützlich in der Stressprävention: Ein hohes Selbstwertgefühl hilft bei der Bewältigung von Stress und gleichzeitig schützt es vor Überlastung. Das Erkennen und Einsetzen der eigenen Stärken – gemeint sind neben Fähig- und Fertigkeiten auch erfolgreiche Bewältigungsstrategien – dient der Stärkung des Selbstwerts.

Pflegetheorien
Band 1, F 1

Was steckt eigentlich dahinter, wenn wir sagen „Ich bin im Stress"? Oft bedeutet Stress zu haben eigentlich etwas ganz anderes, nämlich „ich bin überfordert" oder „ich habe Angst, zu versagen". Zur Stressprävention und -bewältigung gehört also auch eine Auseinandersetzung mit den eigenen Gefühlen und Bedürfnissen. Nur über die Wahrnehmung und das Erkennen der eigenen Gefühle und Bedürfnisse kann es zu einem angemessenen Umgang mit Stress kommen. Den eigenen Wert erkennen, für sich sorgen heißt auch: Grenzen deutlich machen und „nein" sagen.

Selbstpflege
und Lernen
lernen/Zeit-
management
Band 1, G 1.3

> **Ich nehme mich wichtig!**

Stressvermeidung – Stressverminderung

Arbeit richtig planen

♦ genügend Zeit für anstehende Arbeit einplanen
♦ wenn es zu viel wird, eine Rangliste erstellen: das Wichtigste zuerst
♦ Pausen einplanen
♦ Unterstützung einfordern

Gedanken lenken, Einstellungen überprüfen

♦ destruktive Gedanken (z. B.: Das schaff' ich nie!) durch positive Selbstanweisungen ersetzen (z. B.: ruhig durchatmen, was ist wichtig in der Situation, eins nach dem anderen, ...)
♦ keine Selbstvorwürfe

Wahrnehmung fokussieren

♦ sich auf eine Aufgabe konzentrieren
♦ sich kurzfristig von der Stresssituation distanzieren (Abstand gewinnen)

Entspannungstechniken anwenden

♦ Schultern lockern
♦ ausatmen
♦ Unterkiefer entspannen

Sport als aktives Ausspannen vom Arbeitsalltag spielt bei der **Stressbewältigung** in verschiedener Hinsicht eine positive Rolle. Zunächst ergibt sich die Bedeutung des Sports aus den physiologischen Vorgängen des Stressgeschehens. Wie ausführlich beschrieben löst Stress ein hohes Aktionspotenzial aus. In der Regel wird diese Energie aber heutzutage nicht mehr zur Lösung der Stresssituation gebraucht.

Körperliche Bewegung und sportliche Anstrengung bauen diese angestauten Energien ab. Sporttreiben ist die angemessene Alternative zur Stressbewältigung, auch wenn Entspannungsmittel Alkohol, andere „Trösterchen" und das bequeme Sofa viel verlockender erscheinen.

Sportliche Aktivität bedeutet auch ein bewusstes Erleben unseres Körpers. Die Wahrnehmung dessen, was unser Körper kann und wo seine Grenzen liegen, wird sensibilisiert. Die Stärken und Schwächen sind konkret erfahrbar, wenn wir etwas Tolles geleistet haben oder eine Umsetzung überhaupt nicht klappt. Und Selbstwahrnehmung ist die Grundlage für Selbstbewusstsein.

Sinnvolle Freizeitgestaltung, Kreativität und soziale Kontakte helfen, sich vom Stress zu erholen und neue Kräfte zu aktivieren. Auch die Konzentration, die bei fast allen Sportarten erforderlich ist, unterstützt das „Loslassen" der Stresssituation und führt zu Entspannung.

Besondere Erwähnung soll hier deshalb Kampfsport und Selbstverteidigung erfahren. Diese Sportrichtungen vereinen viele Merkmale und Bedingungen, die zur Stressprävention und Stressbewältigung notwendig sind.

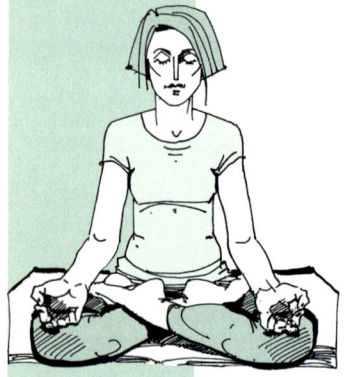

Nicht zu trennen von der Stressbewältigung sind **Entspannungstechniken,** die angewendet werden können, wenn es nicht mehr gelingt, Stress vermeidende oder Stress mindernde Maßnahmen einzusetzen. Dass sich Körper und Psyche gegenseitig beeinflussen, ist bereits deutlich geworden. Innere Anspannung zeigt sich oft auch in der Anspannung der Muskulatur. Umgekehrt kann über gezielte muskuläre Entspannung auch eine innerliche Entspannung und Ruhe erreicht werden. Zu den wichtigsten Entspannungstechniken zählen das autogene Training, progressive Muskelrelaxation nach Jacobson, aber auch Yoga, Qui gong und die klassische Kneipp-Therapie.

2.1.4 Sich selbst kennen lernen

Leitfragen zur Selbstreflexion

♦ Wie bewerten Sie persönlich das Erleben von Stress?

♦ Gibt es Ausnahmen?

♦ Welchen Stellenwert nimmt Stress in Ihrer eigenen Lebensgeschichte ein?

♦ In welchen Situationen haben Sie Stress als Belastung erlebt?

♦ Welche Art der Bewältigung haben Sie in diesen Situationen gewählt?

♦ Wann haben Sie das erste Mal so reagiert? Wie sah Ihre allgemeine Lebenssituation damals aus?

♦ Waren Sie damit erfolgreich? Sind Sie auch heute mit Ihrer Strategie erfolgreich?

♦ Wie reagiert Ihre Umgebung auf Ihre Stressbewältigungsstrategien?

♦ Hat sich die Situation durch Ihr Verhalten verändert?

♦ Gibt es etwas, das Sie hinsichtlich Ihrer Stressbewältigung verändern möchten?

Die **Selbstreflexion** gibt die Möglichkeit zum Erkennen eigener Stärken und Schwächen. Sie macht Ressourcen deutlich, die genutzt werden können, aber auch Punkte, bei denen die Stressbewältigung unangemessen und gesundheitsschädlich ist.

Der persönliche Umgang mit Stress hat sich im lebensgeschichtlichen Zusammenhang entwickelt, d. h., jeder von uns hat irgendwann gelernt, in einer für jeden spezifischen Weise auf Stress zu reagieren. Nun wenden wir diese Strategie immer wieder an, oft ohne zu hinterfragen, ob sie noch angemessen ist oder nicht. Die Auseinandersetzung mit Stressbewältigung ist deshalb nicht zu trennen von der Arbeit mit der eigenen Biografie.

Biografiearbeit
Band 1, A 1.2

2.2 Helfersyndrom

Beispiel: Tim sucht ein Gespräch mit seiner Stationsleitung. Pflegerin Erika arbeitet erst wenige Wochen auf Tims Station, doch die beiden haben bereits einen heftigen Konflikt. Tim berichtet, Erika hätte auf der Station zwei „Lieblinge", für die sie alles erledigen würde, ständig würde sie zugunsten dieser Patienten von Absprachen abweichen und Tim würde sich vor diesen Patienten dann wie „der doofe Schüler" fühlen. Er habe versucht mit Erika zu reden, aber leider erfolglos. Die anderen Kollegen würden nichts sagen, weil Erika ja auch immer einspringt und viele zusätzliche Dienste und Arbeiten übernimmt. Und gestern, da habe er Frau Schneider eine Flasche Wasser auf den Nachttisch gestellt, da habe diese gesagt: „Schwester Erika schenkt mir aber immer ein!"
Tim ist aufgebracht: „Wie soll ich mich denn da verhalten?"

Durch ihr Verhalten macht Erika Tim die Arbeit mit den Patienten nicht einfacher. Offenbar leidet sogar die Zusammenarbeit im ganzen Team darunter – aber Erika ist dennoch nicht bereit, ihre Verhaltensweisen zu ändern. Obgleich sie sonst so hilfsbereit und kollegial ist, lässt sie in diesem Punkt nicht mit sich reden und nimmt sogar eine Beschwerde bei der Stationsleitung in Kauf.
Worin könnte die Motivation für Erikas Verhalten liegen?

2.2.1 Helferpersönlichkeit

Der Psychoanalytiker Wolfgang Schmidbauer[IX] beschreibt eine Helferpersönlichkeit als einen Menschen, der nach außen ein Bild von Stärke, Souveränität und Können vermittelt, innerlich aber extrem bedürftig nach Anerkennung und Zuwendung ist, ohne dieses Bedürfnis zeigen zu können.
Übertragen auf den Alltag heißt das, es sind vor allem diejenigen betroffen, die immer alles können, immer alles machen, nie „nein" sagen, immer für andere da sind, unersetzlich sind und … Helfen und auch pflegen ist etwas Schönes und man darf es mit einem guten Gefühl tun. Aber wenn das Helfen zu einem Zwang wird, wenn helfen „helfen müssen" heißt, ist die Frage nach der Motivation, d. h. nach dem Grund für dieses Verhalten, durchaus sinnvoll.

2.2.2 Ursachen für die Entstehung des Helfersyndroms

Die Entstehung der „Helferpersönlichkeit" wird auf eine Störung in der Beziehung zwischen Eltern und Kind zurückgeführt, in einer Zeit der totalen Abhängigkeit des Kindes von den Eltern, nämlich des Säuglingsalters. Die Psychologen sprechen auch von einer „frühen Störung", weil in dieser Zeit Basiserfahrungen gemacht werden.

So erfährt der Säugling, später auch das Kind und der Jugendliche, eine Kränkung seines Selbstwertes, eine „narzisstische Kränkung", da nicht seine Bedürfnisse und Gefühle im Vordergrund stehen, sondern nur seine Antworten auf die Anforderungen der Umgebung, in diesem Fall der Eltern. Das Kind wird nicht bestätigt in dem, was es ist, sondern nur in dem, was es tut, und zwar im Sinn der anderen.

Aus der Verarbeitung dieser emotionalen Konfliktsituation folgt die besonders starke Identifikation mit den elterlichen Normen. Dies führt zu Persönlichkeitsstrukturen, die es nicht möglich machen, eigene Bedürfnisse und Gefühle wahrzunehmen und zu äußern, und zu dem Zwang, es allen anderen recht machen zu müssen, damit man als Person Liebe, Anerkennung und Zuwendung bekommt.

2.2.3   Folgen einer „Helferbeziehung"

Burnout-
Syndrom
Band 1, H 2.3

Die Bedingungen im sozialen Bereich, d.h. vornehmlich die Arbeit mit „Schwächeren, Kranken, Hilfsbedürftigen", bietet einen guten Nährboden für die Dynamik einer „Helferbeziehung". Der Motor ist immer der Zwang, zu helfen, verbunden mit dem Wunsch nach Anerkennung und Liebe.

Die **Beziehung Helfer und Hilfsbedürftiger:**

♦ Helferpersönlichkeit sucht sich ungleichwertige Beziehungspartner, es entsteht eine Abhängigkeit.

♦ Die geleistete Hilfe sichert die Anerkennung und Zuwendung für den Helfer.

♦ Der Hilfsbedürftige wird nicht zur Selbstständigkeit angeleitet, regressionsfördernde Pflege.

♦ Der Helfer kann sich nicht abgrenzen, fühlt sich in der Folge überfordert, ausgenutzt und ist burnoutgefährdet.

♦ Die gespürte gegenseitige Abhängigkeit lässt Aggressionen entstehen, die aber in der Beziehung nicht ausgelebt werden dürfen.

Die **Beziehung Helfer und Kollegen/Team:**

♦ Helferpersönlichkeiten stehen häufig in Konkurrenz mit den Kollegen, um den Erhalt der Helferbeziehung zu sichern.

♦ Verschiebung rationaler Arbeitsabläufe zugunsten der Beziehung zu dem Hilfsbedürftigen.

♦ Verdeckte und offene Aggressionen gegen Kollegen und auch gegen „störende" Angehörige, die aus der konfliktbeladenen Beziehung zu dem Hilfsbedürftigen entstehen.

♦ Helferpersönlichkeiten haben häufig das Gefühl, schlechter als die Kollegen „wegzukommen", aus einem Grundgefühl heraus, das durch frühkindlichen Mangel an Zuwendung geprägt ist.

Zusammenfassend wird deutlich, dass die „Helferbeziehung" langfristig eher negative Auswirkungen für alle Beteiligten hat, nicht zuletzt natürlich auch für die Helferpersönlichkeit, die in dieser Situation nie die Erfahrung tatsächlicher Zuwendung, Anerkennung und Gleichwertigkeit erhalten wird.

Wichtig: Nicht jeder, der hilft und pflegt, hat ein Helfersyndrom.

Der Weg aus dieser Situation kann nur über das Erkennen der Beweggründe eigenen Handelns und über die Erfahrung von Leidensdruck führen. Ein wesentlicher

Schritt dabei ist das Erkennen und die Akzeptanz eigener Schwächen, der Umgang damit und genauso ein veränderter Umgang mit eigenen Bedürfnissen und Wünschen. Unterstützend sollten hier auf jeden Fall Supervision, Teamgespräche und auch therapeutische Hilfe in Anspruch genommen werden.

Es ist nicht das Ziel, alle Menschen, die diese oder eine ähnliche Persönlichkeitsproblematik haben, aus der Pflege zu verbannen; vielmehr ist es das Ziel, mit dieser Problematik verantwortlich in der Tätigkeit und der eigenen Entwicklung umzugehen im Sinne ständiger Selbstreflexion und Überprüfung der Motive des eigenen Handelns oder auch durch eine therapeutische Auseinandersetzung.

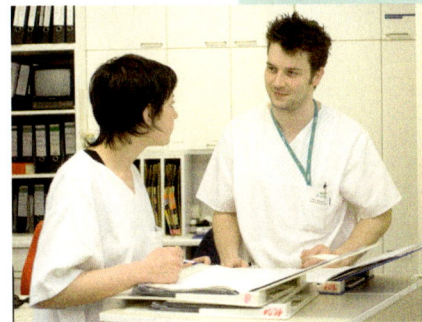

2.3 Burnout

Der Begriff „Burnout" ist in der Lernsituation mit Olga zu Beginn des Kapitels 2 das zentrale Thema und nicht nur in diesem Kapitel schon häufig gefallen. Er taucht im Alltag immer wieder auf, vor allem dann, wenn es um Menschen geht, die in sozialen Berufen arbeiten. Was ist gemeint, wenn von Burnout oder Burnout-Syndrom gesprochen wird?

to burn out (engl.) = ausbrennen

Burnout bezeichnet einen Zustand körperlicher, geistiger und emotionaler Erschöpfung, der sich in einer Kombination typischer Symptome (Erleben und Verhalten) als Reaktion auf (berufs-)spezifische Belastungen zeigt.

Freudenberger[X], ein amerikanischer Psychoanalytiker und Sozialforscher, hat den Begriff des Ausbrennens geprägt. Danach ist der Burnout eine Reaktion auf übergroße Anforderungen, die mit dem Gefühl des Versagens und der Erschöpfung auftritt. Die Burnout-Forscherin Maslach[XI] erweiterte diese Definition noch um den Begriff der „Dehumanisierung". Darunter versteht sie eine gefühllose und abgestumpfte Reaktionsweise gegenüber den Menschen, die auf Hilfe angewiesen sind. Dehumanisierung steht für die Versachlichung der menschlichen Beziehungen, zum Beispiel: „Hast du dich schon um die Lunge aus Zimmer 18 gekümmert?"

Soziale Berufe mit den dazugehörigen Bedingungen, wie z.B. die Nähe-und-Distanz-Problematik, die mangelnde soziale und finanzielle Anerkennung, die ständige Auseinandersetzung mit Krankheit usw. scheinen die Entstehung eines Burnouts zu begünstigen.

2.3.1 Burnout als Prozess

Burnout als Zustand der Erschöpfung steht am Ende einer in der Regel langen Entwicklung. Er vollzieht sich in mehreren Schritten. In den verschiedenen theoretischen Modellen werden die Schritte in Phasen zusammengefasst. Jeder Phase werden typische Symptome auf der Erlebens- und Verhaltensebene zugeordnet. Wie bei allen Modellen ist auch hier anzumerken: Die Reihenfolge muss nicht zwingend immer so sein und manche Symptome können früher, später oder auch gar nicht auftreten. Diese Modelle sollen den Prozess des Burnouts verdeutlichen und erklären. Inhaltlich kommen die Modelle von z.B. Freudenberger oder Burisch[XII] zu sehr ähnlichen Ergebnissen. Die folgende Tabelle beschreibt die Phasen des Burnouts mit ihren Hintergründen und Symptomen.

Die vier Phasen des Burnouts

	1. Enthusiastische Phase
Psychodynamik	Der berufliche Neuanfang ist geprägt von enthusiastischer Begeisterung und hohem Engagement sowie unrealistischen Erwartungen, idealisierten Zielen und Hoffnung auf beruflichen Erfolg.
Verhalten	– hohe Einsatzfreude und Flexibilität – freiwillige und unbezahlte Mehrarbeit – Überschätzung der eigenen Kräfte und Ressourcen – „Missionarseifer" – Einschränkung der Sozialkontakte im privaten Bereich
Emotion/Kognition	– viele Ideen und Größenfantasien – Gefühle von Unersetzbarkeit
psychosomatische Reaktion	– noch keine psychosomatischen Reaktionen – erste Warnzeichen: Unruhe, hoher Puls, Blutdruck und Atemfrequenz, Bedürfnis nach körperlicher Bewegung

	2. Stagnation
Psychodynamik	Zweifel am Erfolg stellen sich ein, Misserfolgserlebnisse können nicht länger verdrängt werden. Die erlebte Diskrepanz zwischen den idealisierten Zielen und dem tatsächlich Erreichten führt zu Schuldgefühlen, veranlasst den Betroffenen zu vermehrter Anstrengung und gleichzeitig zu einer Reduzierung des allgemeinen Engagements.

Verhalten	– widersprüchliches Verhalten:
	  • verringertes Engagement
	  • Versuch, mit verstärktem Einsatz kurzfristig das Ziel doch zu erreichen
	– schnelles Aufgeben
	– geringe Belastbarkeit
	– Fehlzeiten
	– Schuldzuweisungen an andere (Institution, Einrichtung, Kollegen, …)

Emotion/Kognition	– Gefühl des „Nicht-Vorankommens" – Selbstzweifel – Gefühle des Versagens – Schuldgefühle – Stimmungsschwankungen – Verminderung der Selbstachtung – „Wozu bin ich hier überhaupt gut?" – Gefühle des Ausgebeutetwerdens und der Unterbezahlung
psychosomatische Reaktion	– Magenschmerzen und Kopfschmerzen – Schlafstörungen – Alpträume – Muskelverspannungen – Infektanfälligkeit – Veränderung im Essverhalten

	3. Frustration
Psychodynamik	Kernpunkt des Burnouts; mangelnde Unterstützung als zusätzliche Quelle der Frustration; Enttäuschung und Schuldgefühle führen zu Aggressionen und zur Dehumanisierung im Umgang mit Patienten und Bewohnern
Verhalten	– Dehumanisierung – viele Konflikte – zynische Reaktionen gegenüber Patienten – Verminderung der Flexibilität – Schwierigkeiten, Entscheidungen zu treffen – Dienst nach Vorschrift
Emotion/ Kognition	– Verlust der Fähigkeit zur Empathie – Gefühl der Ausweglosigkeit – Schwarz-Weiß-Denken – Fatalismus
psychosomatische Reaktion	– Verschärfung der Symptome aus Phase 2 – Herz-Kreislauf-Erkrankungen – ständiges Unwohlsein

	4. Apathie
Psychodynamik	Wenn es nicht gelingt, aus der Frustration heraus Kräfte zur Veränderung zu mobilisieren, verfällt der Betroffene mehr und mehr in eine apathische Haltung. Achtung: Burnout kann „ansteckend" sein, besonders wenn Führungskräfte ausgebrannt sind. Interventionen sind jetzt am schwierigsten.
Verhalten	– sozialer Rückzug – Kündigung – „innere Kündigung" – Verhindern von Veränderungen – Demotivation der Mitarbeiter und Kollegen – Rückzug auch im privaten Bereich – Aufgabe von Hobbys
Emotion/ Kognition	– Abscheu sich selbst und dem Beruf gegenüber – Ekel – Suizidgedanken – Leere und Sinnlosigkeit – existenzielle Verzweiflung – „Was kann ich schon machen?" – Resignation – unflexibles Denken – Einsamkeit
psychosomatische Reaktion	– Verschärfung aller vorangegangenen Symptome – chronische Krankheiten – Depressionen – Schwächung des Immunsystems – erhöhtes Krebsrisiko

Ekel und Scham
Band 1, H 5

Für Außenstehende ist ein Burnout oft nicht gleich zu erkennen. Erst wenn es zu heftigen Reaktionen wie z. B. Gewalt, Übergriffen kommt, wird die Lage des Betroffenen deutlich. Professionelle Distanz und eine emotionale Distanzierung als Reaktion auf Überforderung sind nicht immer einfach zu unterscheiden. Hinzu kommt, dass ähnlich wie bei Stress oder auch im Fall einer Helferpersönlichkeit möglichst lange versucht wird, den Schein einer „heilen Fassade" aufrechtzuerhalten.

2.3.2   Faktoren, die die Entwicklung eines Burnouts fördern

Die Entwicklung eines Burnouts kann aus unterschiedlichen Perspektiven betrachtet werden. Hier werden zwei Blickrichtungen vorgestellt: die Person betreffend und den Beruf betreffend. Es geht um die Frage, welche allgemeinen Persönlichkeitsmerkmale des Helfers und welche Bedingungen des Berufs förderlich für die Entstehung eines Burnouts sind.

Die Person betreffend:

♦ Motive, die bei der Berufswahl eine Rolle gespielt haben, wie z. B. die so genannte „Helferpersönlichkeit"

♦ Unvermögen, klare Grenzen zu setzen

♦ ein labiles Selbstwertgefühl und Orientierung an der Anerkennung durch andere Personen

♦ u. a.

Den Beruf betreffend:

♦ die Rahmenbedingungen, wie z. B. Dienstplangestaltung, schlechtes Personalmanagement, schlechtes Zeitmanagement, Arbeitsüberlastung, Kostendruck, schlechte Bezahlung

♦ wenig Mitsprache und Autonomie

♦ unklare Absprachen und unklare Kompetenzverteilung

♦ widersprüchliche und unterschiedliche Rollenerwartungen

♦ hohe emotionale Belastung (Auseinandersetzung mit Krankheit, Leid, Sterben und Tod)

♦ u. a.

Gewalt in der
Pflege
Band 1, H 4

Ethik
Band 1, H 3

2.3.3   Wie kann ein Burnout verhindert werden?

Auch hier können wieder die beiden unterschiedlichen Perspektiven eingenommen werden. Einmal geht es um individuelle Präventions- und Interventionsmaßnahmen und zum anderen können Verbesserungen und Veränderungen auf der institutionellen Ebene eingeleitet werden. Aber auch hier zeigt die Erfahrung, dass individuelle Präventionsmaßnahmen größere Erfolgsaussichten haben als ein Hoffen auf institutionelle Veränderungen.

Beispiele für **individuelle** Präventions- und Interventionsmaßnahmen sind:

♦ Problembewusstsein herstellen

♦ Verantwortung für das eigene Verhalten übernehmen

♦ Klärung der eigenen Ziele im Beruf

♦ deutliche Grenzen zwischen Arbeit und Freizeit

♦ sinnvolle Freizeitgestaltung

♦ soziale Kontakte und Unterstützung

♦ und vieles mehr!

Beispiele für **institutionelle** Veränderungen und Präventionsmaßnahmen sind z. B.:

♦ gutes Personalmanagement und sinnvolles Zeitmanagement

♦ mehr Mitbestimmung und organisatorische Spielräume für die Mitarbeiter

♦ den Mitarbeitern Fort- und Weiterbildung ermöglichen

♦ Supervision als Standard und Teamcoaching als Interventionsmaßnahme

♦ Veränderung der Gesprächskultur

Gewalt in der Pflege
Band 1, H 4

2.3.4 Mein Weg zu einem gesunden Leben

Stress, Burnout und Helfersyndrom – Sie haben jetzt hoffentlich nicht die Lust auf Pflege als Beruf verloren? Die Bewältigung von schwierigen, konflikthaften Situationen und persönlichen Krisen gehört zu unserem Leben dazu. In der Auseinandersetzung mit diesen Schwierigkeiten liegt ein großes Potenzial zur persönlichen Weiterentwicklung. Jede gelungene Bewältigung bedeutet auch neue Erfahrungen und vielleicht neue Fertigkeiten. Die Krise ist also auch Chance und nicht nur Belastung.

Salutogenese
Band 1, H 1

Die eigene Gesundheit herstellen und erhalten ist ein aktiver Prozess. Für sich selbst sorgen, präventive Maßnahmen ergreifen, aber auch das Erkennen der schwierigen Situationen muss bewusst geschehen. Dieser Prozess ist auch damit verbunden, dass Ziele entwickelt und angestrebt werden. Dazu bietet der Psychotherapeut C. Rogers eine Orientierung, die den seelisch gesunden Menschen folgendermaßen charakterisiert:

♦ Er ist offen für neue Erfahrungen und frei von Abwehrverhalten.

♦ Er ist bereit und daran interessiert, sich weiterzuentwickeln, zu wachsen, eigene Potenziale zu verwirklichen und zu reifen.

♦ Er hat ein realistisches Selbstkonzept (Kongruenz von Selbstkonzept und Erfahrung).

♦ Er legt Wert auf seine innere Unabhängigkeit und verzichtet darauf, anderen gefallen zu wollen.

♦ Er akzeptiert sich selbst und hat ein hohes Selbstwertgefühl.

♦ Er verhält sich anderen gegenüber offen, natürlich und frei von Fassaden.

♦ Er zeigt anderen gegenüber Wertschätzung.[XIII]

467

Vielleicht gelingt es, über den Weg zur eigenen Gesundheit auch Lebenszufrieden-
heit zu erreichen und damit auch ein bisschen Glück?

*Glück ist Ausdruck erfüllten Lebens. Wenn du mit allen Sinnen lebst,
dann wirst du in deiner Lebendigkeit auch Glück erfahren. Das Glück
lässt sich nicht festhalten, genauso wenig wie das Leben. Das Leben
fließt immer weiter. Manchmal fließt es durch finstere Täler, manchmal wird es zum jähen Wasserfall.*[XIV]

1 Beschreiben Sie die physiologischen Reaktionen bei Stress.

2 Erklären Sie den Unterschied von Eustress und Disstress.

3 Welche Folgen kann Dauerstress haben?

4 Welche persönlichen Eigenschaften kennen Sie, die einen Burnout fördern?

5 Wie heißen und verlaufen die Phasen eines Burnouts?

6 Welche Auswirkungen hat das Verhalten einer Helferpersönlichkeit
  auf den Patienten?

7 Was ist eine narzisstische Kränkung?

8 Worin liegen die Ursachen eines so genannten Helfersyndroms?

9 Was tun Sie persönlich, um Ihre eigene Gesundheit zu erhalten
  und zu fördern?

1 Ergänzen Sie die Listen der Faktoren, die einen Burnout fördern. Überlegen Sie,
  welche zusätzlichen Anforderungen und Bedingungen die Arbeit

  a) mit demenziell erkrankten Menschen

  b) auf der Onkologie mit Erwachsenen und Kindern

  an den Helfer stellt.

2 Erstellen Sie einen Flyer für Ihre Arbeitskollegen, der auf die Bedeutung und die
  Möglichkeiten zur eigenen Gesunderhaltung aufmerksam macht.

3 Welche Punkte wirken sich positiv oder negativ auf die Bewertung einer
  möglichen Stresssituation für den einzelnen Menschen aus? Tragen Sie die
  Punkte in einer Kleingruppenarbeit zusammen.

Burisch, Matthias: Das Burnout-Syndrom. Springer, Berlin 2005

Domnowski, Manfred: Burnout und Stress in Pflegeberufen. Brigitte Kunz Verlag, Hagen 2005

Litzcke, Sven / Schuh, Horst: Stress, Mobbing und Burnout am Arbeitsplatz. Springer, Berlin
  2004

Schmidbauer, Wolfgang: Helfersyndrom und Burnoutgefahr. Urban & Fischer, München 2002

Schmidt, Brinja: Burnout in der Pflege. Kohlhammer Verlag, Stuttgart 2004

Schützendorf, Erich: Wer pflegt, muss sich pflegen. Springer, Wien 2006

3   Bei Ethik geht's nicht nur um Mord und Totschlag

Pia und Tim treffen sich im Bus auf dem Weg zur Schule. Pia wirkt bedrückt und sagt plötzlich: „Ich habe meiner kleinen Schwester versprochen, mit ihr am nächsten Samstag in den Zoo zu fahren und Maike freut sich schon seit Tagen darauf. Seit ich die Ausbildung mache, habe ich ja viel weniger Zeit für sie. Am letzten Wochenende in der Disko habe ich jetzt aber Frank kennen gelernt. Wir haben den ganzen Abend getanzt und geredet und ich glaube, dass ich mich richtig in Frank verknallt habe. Gestern hat er an-gerufen und mich gefragt, ob ich am nächsten Sonnabend mit ihm zu einem Konzert gehen möchte, er hat zwei Karten und lädt mich ein. Nun weiß ich nicht, was ich tun soll. Einerseits möchte ich Maike nicht enttäuschen, aber ich will auch Frank auf keinen Fall absagen ..."

Als sie aus dem Bus aussteigen wollen, kommt ein älterer Mann auf Tim zu: „Könn' Sie mir viel-leicht 'n Euro geben, damit ich mir 'n Brötchen kaufen kann?"

Tim nimmt wahr, dass der Mann etwas nach Alkohol riecht. Im ersten Moment denkt er nur: „Warum spricht er gerade mich an?" Tim zögert, er weiß nicht, wie er sich verhalten soll.

Als Pia und Tim in den Klassenraum kommen, treffen sie Olga. Sie sieht müde und genervt aus. Als Pia sie fragt, ob alles okay sei, erzählt Olga: „Oh, ich habe Stress mit meiner zwölfjährigen Tochter Ina. Die ist am nächsten Wochenende mit ihrer Freundin zu einer Party 20 km südlich von Gutleben eingeladen. Weil so spät am Abend kein Bus mehr zurückfährt, möchte Ina unbedingt mit der Freundin bei den Gastgebern übernachten. Sie argumentiert immer wieder, dass die Eltern der Freundin da überhaupt nicht so ein Problem draus machen wie ich. – Versteht mich richtig: Ich vertraue meiner Tochter schon, aber Ina ist noch minderjährig und falls sie doch mal was Schlimmes anstellt, trage eben immer noch ich die Verantwortung! Andererseits will ich auch nicht als Spielverderber dastehen – ich kann nachts schon nicht mehr schlafen, weil ich nicht weiß, ob ich's erlauben soll ..." Pia findet, dass Olga sich nicht so viele Sorgen machen soll, und fügt hinzu: „Du warst doch auch mal so jung!" Olga antwortet: „Meine Eltern hätten mir das nie erlaubt!"

1   Wo sehen Sie das Gemeinsame an den hier geschilderten Situationen?

2   Wie würden Sie sich in diesen drei Fällen entscheiden?

3   Welche zwiespältigen Gefühle haben Pia, Tim und Olga?

4   Erinnern Sie sich an eine ähnliche Situation, in der Sie eine Entscheidung treffen mussten?

Wenn Sie sich mit diesen Fragen beschäftigen, denken Sie bereits über Ethik nach.

Wir treffen täglich ethische Entscheidungen oder lassen uns in unserem Handeln von ethischen Überlegungen leiten – bewusst oder unbewusst. Mit Erfahrung, Alltagswissen und Intuition sind wir in der Lage, moralische Entscheidungen zu treffen, ohne dabei schon viel über Ethik zu wissen.

Die Beschäftigung mit Ethik in diesem Kapitel geschieht zunächst unabhängig von pflegerischem Handeln, denn die Pflegeethik als angewandte Ethik hat, wie wir noch zeigen werden, allgemeine ethische Prinzipien auf ihr Handlungsfeld angewendet, ebenso wie es in anderen Berufsbereichen geschehen ist. Zu nennen wären hier z. B. politische Ethik, Umweltethik, Wissenschaftsethik, Wirtschaftsethik, Rechtsethik. Die Frage lautet also zunächst: Was ist Ethik?

3.1   Was ist Ethik?

Erstmals von Aristoteles (384–322 v. u. Z.) als eine eigenständige Disziplin beschrieben, wird Ethik heute als eine praktische Disziplin der Philosophie verstanden, als Wissenschaft vom moralischen Handeln.

Ethik beschäftigt sich mit den Grundlagen menschlicher Werte und Normen, mit Fragen der Sittlichkeit und der allgemeinen Moral und stellt zum Beispiel die Frage: **Was ist gut und was ist gerecht?** Ethik bedeutet, über das eigene Handeln nachzudenken, sich beim täglichen Handeln zu entscheiden und diese Entscheidung vor anderen zu rechtfertigen.

Ethik als Wissenschaft beschreibt die Werte, Denkmuster und Verhaltensweisen der Menschen (deskriptive Ethik), untersucht Maßstäbe (Normen) und Prinzipien richtigen Handelns (normative Ethik) und erörtert kritisch die Leistungsfähigkeit ethischer Theorien (Metaethik; meta [griech.] = von einer höheren Ebene aus gesehen). Metaethik ist die kritische Untersuchung der Ethik durch sich selbst.

3.1.1   Ethik und Moral

In der Einstiegssituation hat Olga ein Problem, in dem auch die Moral eine Rolle spielt. Olga hat nicht nur Angst, dass Ina in eine gefährliche Situation geraten könnte, die Olga als Erziehungsverantwortliche verhindern müsste (Verletzung der Aufsichtspflicht), sondern sie fragt sich auch, ob sie es moralisch verantworten könne, dass ihre 12-jährige Tochter nach einer Party bei den Gastgebern übernachtet.

Moral leitet sich vom lateinischen Begriff „moralis" ab, was „die Sitte betreffend" heißt. Die Moral besteht aus einem System von Werten und Normen, das Grundlage menschlichen Verhaltens ist. Moral wird auch im Zusammenhang mit Sittlichkeit gebraucht, einem aus heutiger Sicht eher veralteten Begriff, der in Wortkombinationen wie z. B. Sittenpolizei, Sittenverfall, Sittlichkeitsdelikt eine überwiegend negative, besonders auf die Sexualmoral bezogene Bedeutung hat.

Ethik leitet sich vom griechischen Begriff „Ethos" (= gewohnter Lebensort, Charakter) ab. Damit war die Einheit des Guten gemeint, dessen, was sich gehört, sowie „das Gerechte".

Auch wenn Ethik (griech.) und Moral (lat.) eigentlich das Gleiche bedeuten, hat sich herausgebildet, dass Ethik für die theoretische Reflexion und den Wissenschaftsbereich steht und Moral das praktische Handeln meint.

Moralvorstellungen einer Gesellschaft unterliegen kulturellen, sozioökonomischen, politischen und wissenschaftlichen Entwicklungen. Sie können sich bereits bei zwei aufeinander folgenden Generationen verändern (z. B. Sexualmoral, Arbeitsmoral). Schon zwischen Pia und Olga scheint es unterschiedliche Einschätzungen hinsichtlich der Frage zu geben, ob man einem 12-jährigen Mädchen erlauben könne, nach einer Party bei den Gastgebern zu übernachten. Olgas Eltern hätten diese Frage, den Moralvorstellungen der Fünfzigerjahre des letzten Jahrhunderts entsprechend, entrüstet verneint.

Ebenso wie in einer freien und offenen Gesellschaft Moralvorstellungen, Werte und Normen immer wieder neu diskutiert und erarbeitet werden, muss auch das Individuum seine ethische Grundhaltung erarbeiten und entwickeln. Diese Grundhaltung erwerben wir vor allem im Sozialisationsprozess, d. h. in der Familie, im Kindergarten, in der Schule, und entwickeln sie im Kontakt mit anderen Menschen weiter, stellen unser Verhalten kritisch infrage und verändern es, wenn wir zu anderen Überzeugungen gekommen sind.

Bezugswissenschaft Sozialwissenschaften:

Die Sozialwissenschaften befassen sich mit der Struktur, die das Zusammenleben von Menschen in einer Gesellschaft regelt. Die Zusammenhänge von Individuen und gesellschaftlichen Gruppen werden untersucht und die gegenseitige Wechselwirkung analysiert. Werte und Normen, die die Gesellschaft an ihre Mitglieder vermittelt, sind ebenso Gegenstand der Untersuchungen wie auch die Frage, wie sich die Gesellschaft durch ihre Individuen und deren Werte weiterentwickelt.

Die Entwicklung einer ethischen Haltung ist ein lebenslanger Prozess.

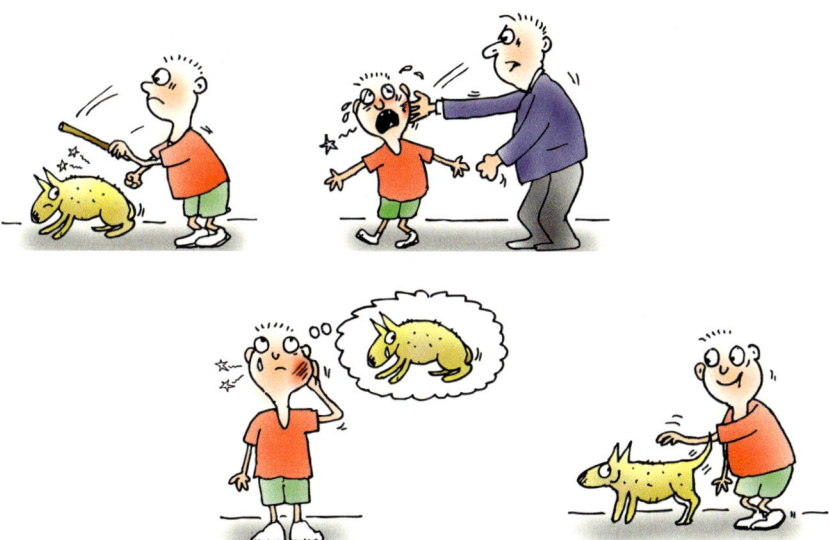

Lernprozess: Schläge erzeugen Angst, Zuwendung schafft Vertrauen.

Wie entstehen moralisches Handeln und Erleben in der Entwicklung des Individuums?

Hierzu lassen wir zwei bedeutende Entwicklungspsychologen zu Wort kommen: Der Schweizer Philosoph und Psychologe **Jean Piaget** vertritt den Ansatz, dass sich das moralische Urteil durch die Fähigkeit des Kindes zur Nachahmung und im symbolischen Spiel entwickelt. Piaget unterscheidet drei Entwicklungsstadien des moralischen Urteils: Im so genannten vormoralischen Stadium (1) hat das Kind noch keine inneren Wertmaßstäbe, nach denen es handeln kann. Es folgt strikt der Befriedigung seiner aktuellen Bedürfnisse. Das Stadium des kindlichen Realismus (2) ist gekennzeichnet durch Anschaulichkeit, Orientierung an eigenen Handlungserfolgen und an den konkreten Forderungen der Eltern. Das Kind lernt in dieser Phase, gut und böse zu unterscheiden. Im Stadium der Verinnerlichung von Moral und Selbstverantwortung (3) ist das Kind in der Lage, eigene Bedürfnisse allgemeinen Regeln oder Interessen anderer unterzuordnen (Überwindung des kindlichen Egozentrismus und Fähigkeit zum Perspektivenwechsel).

Sigmund Freud, der Begründer der Psychoanalyse, stellt die emotionale Entwicklung in konflikthaften zwischenmenschlichen Situationen in den Mittelpunkt. Über die Erfahrung einer liebevollen Beziehung zur Mutter entsteht im Kind Urvertrauen, bei negativen Erfahrungen dagegen ein Urmisstrauen. Konflikte zwischen kindlichen Wünschen und elterlichen Forderungen, zwischen Selbstbestimmung und Unterwerfung, finden ihren Ausdruck in Trotz oder Gehorsam. Die Forderungen der Eltern, denen das Kind aus Angst vor Liebesverlust entsprechen will, bilden in ihm eine Instanz der Gebote und Verbote. Ihr gegenüber steht die Instanz der Wünsche des Kindes. Über Identifizierungsprozesse werden positive und negative Leitbilder in das kindliche Gewissen aufgenommen.

Die Fähigkeit zum Perspektivenwechsel und die so genannte Ambivalenzfähigkeit begründen in beiden Ansätzen die Entwicklung einer moralischen Haltung der Toleranz.

Der Begriff „Ambivalenzfähigkeit"[1] bedeutet im psychoanalytischen Ansatz, dass der Mensch in der Lage ist, positiv und negativ erlebte innere Anteile zu integrieren, sodass die negativen inneren Anteile nicht nach außen projiziert und dort als fremd und bedrohlich abgelehnt und bekämpft werden.

Beispiel: Olga erweist sich als ambivalenzfähig, wenn sie Folgendes überlegt: „Ich bin nicht nur die Gute und die Tüchtige. Ich nehme auch negative und schwache Seiten an mir wahr. Oft bin ich ungeduldig und reagiere dann anderen Menschen gegenüber gereizt. Wenn ich mir dessen bewusst bin, kann ich andere Menschen auch differenziert wahrnehmen und ihnen mit Toleranz begegnen. So habe ich bei dem schimpfenden und klagenden Herrn Franke auch seine Verzweiflung gespürt."

---

1 Ambivalenz, die = Doppelwertigkeit bestimmter Phänomene, z. B. Zuneigung und Abneigung zugleich, woraus Zwiespältigkeit, innere Zerrissenheit entsteht

Bezugswissenschaft Entwicklungspsychologie:

Beeinflusst von endogenen (= im Körper selbst entstandenen) Faktoren (Gene, Reife, Wachstum) wie auch exogenen (= außen entstandenen) Faktoren (Umwelt), befindet sich der Mensch in einem lebenslangen Lern- und Veränderungsprozess. Verhalten und Erleben sind durch oben genannte Faktoren beeinflussbar und werden im Lauf der Entwicklung zunehmend differenzierter. Die Entwicklungspsychologie versucht, menschliches Verhalten unter Berücksichtigung dieser Faktoren zu beschreiben, zu erklären und vorherzusagen.

3.1.2 Werte und Normen

Wer eine Entscheidung trifft, muss in der Lage sein, aus den ihm zur Verfügung stehenden Handlungsmöglichkeiten die „richtige" zu wählen. Werte und Normen geben dem sozialen Handeln einen Orientierungsrahmen und einen Sinn.

Werte sind allgemeine Grundprinzipien des sozialen Handelns. Es sind Vorstellungen vom Wünschenswerten. Die in einer Gesellschaft bestehenden Wertorientierungen sind das Grundgerüst der Kultur. In unserem Kulturkreis gelten die Würde des Menschen und die damit verbundenen Grundrechte als die höchsten Werte. Werte bestimmen kulturelle, religiöse, ethische und soziale Leitbilder.

Der Begriff **Norm** kommt aus dem Lateinischen und bedeutet Winkelmaß, Richtschnur, Regel. Normen habe eine bestimmte Konstanz, sodass das Verhalten, das auf Regeln beruht, in gewisser Weise vorhersehbar ist. Was einer Norm entspricht, heißt „normal". Nach dem Grad der Verbindlichkeit und der Art (Strenge) lassen sich Muss-, Soll- und Kann-Normen unterscheiden.[xv]

Bezugswissenschaften Sozialwissenschaft, Rechtswissenschaft:

Ebenso wie die Sozialwissenschaft befasst sich die Rechtswissenschaft als Gesellschaftswissenschaft mit Rechten und Normen, Gesetzen und Regeln. Diese sind abhängig von Ländern, Menschen und Zeiten und nicht allein durch Logik nachvollziehbar. Die Rechtswissenschaft ist wie die Sozialwissenschaft Veränderungen ausgesetzt.

Moralische Normen sind in diesem Sinne von Muss-Normen (Gesetzen) zu unterscheiden. Das Einhalten moralischer Normen ist eine Selbstverpflichtung, ein moralisches Muss. Schwerwiegende Konflikte können entstehen, wenn die eigene moralische Norm im Widerspruch zur gesetzlichen (oder vertraglichen) Norm steht. Zum Beispiel machen sich Atomkraftgegner, die den Transport von Atomabfall behindern, strafbar; sie folgen andererseits einer moralischen Selbstverpflichtung, die besagt, dass die Lagerung von atomaren Brennstäben in Salzstöcken unter der Erde gegenüber nachfolgenden Generationen nicht zu verantworten sei.

In der Einstiegssituation geht es auch um die Verletzung bestehender Werte und Normen. Als Tim beim Verlassen des Busses von einem Mann um einen Euro angebettelt wird, ist ihm die Situation offensichtlich unangenehm. Der Grund dafür könnte sein, dass Betteln in unserem Kulturkreis kein „normales" Verhalten ist (ganz anders als z. B. in Indien oder Pakistan) und Tim deshalb verunsichert ist. Es könnte auch sein, dass Tim – da er wahrgenommen hat, dass der Mann nach Alkohol riecht – keinen Sinn darin sieht, ihm einen Euro zu geben. Denn er befürchtet, damit nur das Suchtverhalten zu unterstützen, weil der Mann sich vermutlich kein Brötchen, sondern Alkohol kaufen wird. Andererseits möchte er den Mann nicht in seiner Not allein lassen, weil er weiß, dass auch in unserer Gesellschaft viele Menschen mit sehr wenig Geld auskommen müssen und manchmal nicht genug zum Essen haben. Wenn Tim eine bewusste Entscheidung trifft, kann er seine Handlung als die für ihn in dieser Situation richtige begründen.

Ebenso wie Moralvorstellungen verändern sich auch Werte und Normen im Laufe der Zeit. **Wertewandel** bedeutet, dass sich der Stellenwert eines Wertes in der gesellschaftlichen und individuellen Werteordnung verändert. Noch zu Beginn des 20. Jahrhunderts wurden Tugenden, die in der Wertehierarchie weit oben standen, durch eine relativ geschlossene Gesellschaft getragen. Familie, Schule und Militärdienst sowie die Kirchen und die staatliche Obrigkeit beeinflussten entscheidend die Werteordnung. So genannte Sekundärtugenden wie Ordnung, Sauberkeit, Pünktlichkeit, Fleiß, Pflichterfüllung, Respekt und Gehorsam den Autoritäten gegenüber standen in der **Wertehierarchie** ganz oben.

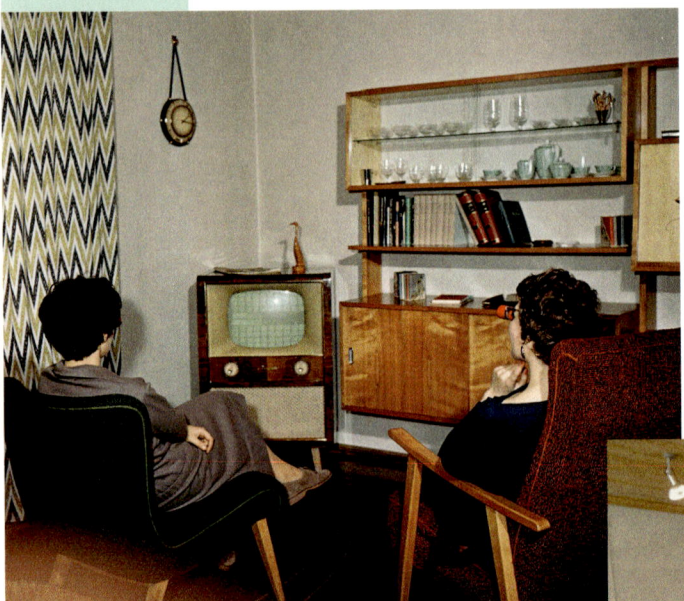

Wertewandel: Wohnzimmer in den 50er Jahren ...

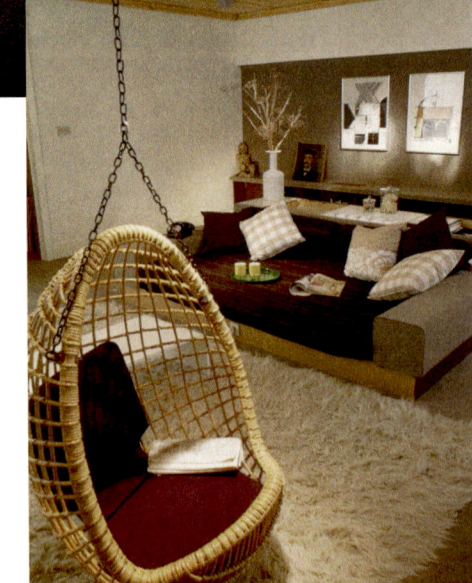

... Wohnzimmer in den 70er Jahren

474

Sekundärtugenden sind jedoch nicht an sich gut. Es kommt darauf an, zu welchem Zweck sie eingesetzt werden. Zum Beispiel kann ein Massenmörder ordentlich, sauber und pünktlich sein und zudem noch ein gutes Familienleben führen.

Dagegen stehen Werte, die uneingeschränkt gelten, z. B. das Achten der Menschenwürde. Sekundärtugenden sind jedoch auch heute im Berufs- und Privatleben wichtig. Sprachlich werden sie moderner ausgedrückt: Engagement und Leistungsbereitschaft statt Fleiß, gepflegtes Äußeres und Hygiene statt Sauberkeit. Aber es werden heute auch andere Werte für wichtig erachtet: Selbstverwirklichung, Verantwortungsbewusstsein, Zivilcourage, Solidarität. Aufgrund von Veränderungen gesellschaftlicher Strukturen in einer pluralen[1] Gesellschaft (z. B. Veränderung der Familie, Mobilität, Einflüsse der Medien) können heute Werte auch eine gewisse Beliebigkeit haben. Diejenigen, die den Wertewandel in unserer Zeit beklagen, gehen davon aus, dass es heute (im Gegensatz zu früher) keine verbindlichen Werte in unserer Gesellschaft gibt und sehen hierin einen wichtigen Grund für Orientierungslosigkeit, soziale Konflikte und Radikalisierung in der Gesellschaft.

Bezugswissenschaften Sozialwissenschaft, Rechtswissenschaft:

Gesellschaft und Recht beeinflussen sich gegenseitig. Die Diskussion um die Frage nach dem „Was ist richtig und was ist falsch?", nach dem „Wofür werde ich bestraft und was entspricht noch der Norm?" hat ihren stärksten Ausdruck im Prinzip der Rechtsstaatlichkeit in Deutschland gefunden. Legislative (gesetzgebende), judikatorische (richterliche) und exekutive (ausführende) politische Organe arbeiten zusammen und die Gesellschaft fordert dies entsprechend ein.

politische Organe in Deutschland Band 1, D 2.2.1

Als grundlegende Menschenrechte und damit oberste Prinzipien moralischen Handels gelten in unserem Kulturkreis – orientiert an den Werten der Aufklärung – **Freiheit** und **Gleichheit.**

Das Zeitalter der Aufklärung ist eine geistige Bewegung in Europa im 17. und 18. Jahrhundert. Die Menschen der Aufklärung beflügelte der Glaube, dass Vernunft und Freiheit die Menschheit von Unterdrückung und Armut befreien würden. Die Aufklärung in Deutschland wird eng mit dem bedeutenden Philosophen Immanuel Kant (1724–1804) verbunden. Berühmt ist seine Definition:

„Aufklärung ist der Ausgang des Menschen aus seiner selbst verschuldeten Unmündigkeit. Unmündigkeit ist das Unvermögen, sich seines Verstandes ohne Leitung eines anderen zu bedienen. Selbstverschuldet ist diese Unmündigkeit, wenn die Ursache derselben nicht am Mangel des Verstandes, sondern der Entschließung und des Mutes liegt, sich seiner ohne Leitung eines anderen zu bedienen. Sapere aude! Habe Mut, dich deines eigenen Verstandes zu bedienen!, ist also der Wahlspruch der Aufklärung."[XVI]

Freiheit ist nach Kant Willensfreiheit und nicht ohne Selbstbestimmung denkbar.

---

1 plural = hier: aus vielen selbstständigen Wertprinzipien bestehend

> Die Freiheit des Einzelnen verpflichtet zur Selbstbeschränkung, da seine Freiheit eng mit der Freiheit seiner Mitmenschen verbunden ist.

Freiheit

Zu sagen
„Hier herrscht Freiheit"
ist immer ein Irrtum
oder eine Lüge:
Freiheit
herrscht nicht.
(Erich Fried)[XVII]

Freiheit ist ein Ideal, der Inbegriff der Sehnsucht. Ideale lassen sich nicht gänzlich in die Wirklichkeit umsetzen. So kann das oberste moralische Gut in der Ethik als das Streben nach Verwirklichung von Freiheit bezeichnet werden. Eine Vielzahl **ethischer Grundprinzipien** dient letztendlich diesem höchsten moralischen Gut:

♦ Achtung der Menschenwürde
♦ Wahrhaftigkeit
♦ Gerechtigkeit und Fairness
♦ Förderung der Autonomie
♦ Toleranz
♦ Solidarität

Ebenso wie philosophische Schulen haben auch **Religionen** ihre ethischen Systeme und Prinzipien entwickelt. Im Christentum, das mit seinen jüdischen Wurzeln neben der griechischen und römischen Antike das Fundament unserer westlichen Kultur darstellt, gilt die **Nächstenliebe** als wichtigster ethischer Grundsatz.

Bezugswissenschaft Religionswissenschaft:

Die Religionswissenschaft befasst sich mit religiösen Weltanschauungen, sowohl in der Vergangenheit als auch in der Gegenwart. Die Theologie, als eine von vielen Teilwissenschaften der Religionswissenschaft, beschreibt die Überlegungen zu verschiedenen religiösen Themen. Dabei wird die jeweilige Tradition berücksichtigt.

3.1.3 Ziele und Aufgaben der Ethik

Ethik hat das Ziel, zum Gelingen menschlichen Lebens und des Umgangs miteinander beizutragen. Ethik tritt für die Wahrung menschlicher Würde ein. Die vielfältigen Aufgaben der Ethik zeigt die folgende Grafik[XVIII]:

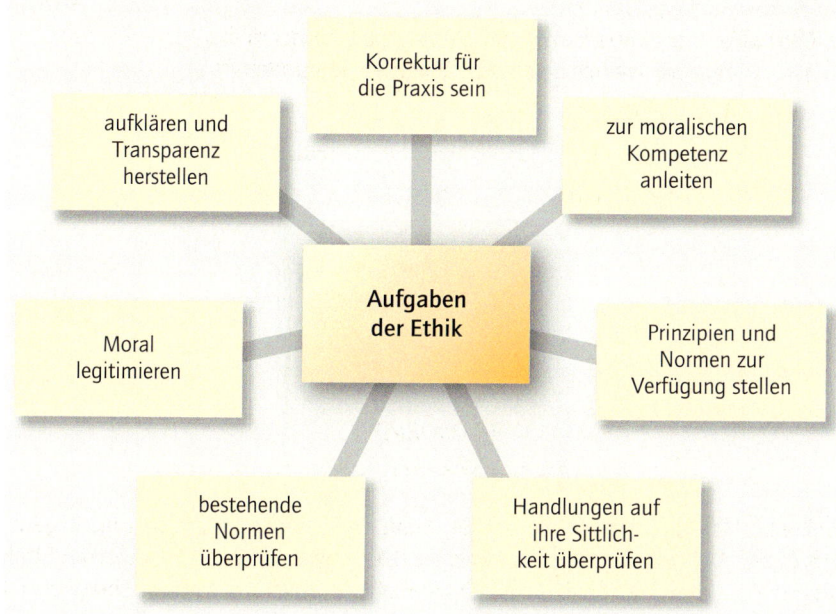

Für die Bewältigung des Berufsalltags und die Fähigkeit, ethische Entscheidungen zu treffen, hat die Entwicklung moralischer Kompetenz eine besondere Bedeutung.

Wesentliche Komponenten der **moralischen Kompetenz** sind Einsicht, Besonnenheit, Entschlusskraft und Verantwortungsbewusstsein. „Moralisch kompetent ist, wer fähig und bereit ist, sein selbstbestimmtes Handeln als an ethischen Theorien oder Prinzipien ausgerichtet zu verantworten"[XIX].

3.1.4 Ethikkommissionen, Nationaler Ethikrat

Ethisches Handeln und verantwortliches Entscheiden ist in vielen gesellschaftlichen Bereichen ohne fachlichen Rat und professionelle Unterstützung kaum möglich. Ethikkommissionen werden gebildet, um Stellungnahmen zu verschiedenen Themen zu erarbeiten und beratend tätig zu sein. Die Kommissionen treffen keine Entscheidungen, haben aber sehr wohl eine Kontrollfunktion, da sie über die Einhaltung ethischer Grundsätze und Prinzipien z. B. in der medizinischen Forschung am Menschen wachen.

Ethikkommissionen in der Medizin arbeiten im Sinne der **Deklaration von Helsinki** (1975), die besagt, dass die Planung und Durchführung jedes Versuchs am Menschen einem Ausschuss von berufenen Fachleuten zur Beratung, Stellungnahme und Orientierung vorgelegt werden muss. Ethikkommissionen werden je nach Themenstellung und Auftrag von medizinischen Fachbereichen, Arzneimittelherstellern, Ärzteorganisationen oder auch vom Gesetzgeber einberufen. Der Gesetzgeber lässt sich von Ethikkommissionen beraten, wenn z. B. Richtlinien und Gesetze zur Wahrung ethischer Grundsätze erlassen werden. Wichtige Entscheidungsfelder sind beispielsweise Forschungsvorhaben in der Reproduktionsmedizin, z. B. Forschung an menschlichen Embryonen. Die Mitglieder solcher Kommissionen werden in der

Regel für einen bestimmten Zeitraum berufen. Die Berichte der Ethikkommission oder ihrer Ausschüsse werden regelmäßig veröffentlicht.

Im April 2001 gründete die damalige Bundesregierung einen **Nationalen Ethikrat** als nationales Forum des Dialogs über ethische Fragen in den Lebenswissenschaften. Er bestand aus 25 Mitgliedern, die in besonderer Weise naturwissenschaftliche, medizinische, theologische, philosophische, soziale, rechtliche, ökologische und ökonomische Belange repräsentierten (§ 3) und vom Bundeskanzler für vier Jahre berufen wurden. Die Aufgabe des Ethikrates war es, Stellungnahmen im Auftrag der Bundesregierung zu erarbeiten, Empfehlungen für politisches und gesetzgeberisches Handeln zu unterbreiten und mit nationalen Ethikkommissionen und vergleichbaren internationalen Organisationen zusammenzuarbeiten (§ 2).

Am 1. August 2007 trat das Gesetz zur Errichtung des **Deutschen Ethikrats** in Kraft. Dieser wird die Arbeit des Nationalen Ethikrats fortsetzen.

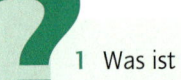

1 Was ist Ethik?

2 Gibt es einen Unterschied zwischen „Ethik" und „Moral"?

3 Wie erwirbt das Individuum seine ethisch-moralische Grundhaltung?

4 Wie unterscheiden sich Werte und Normen?

5 Was versteht man unter Wertewandel? Nennen Sie Beispiele.

6 Ethik soll ein Korrektiv für das praktische Handeln sein. Was bedeutet das?

7 Nennen Sie Ziele und Aufgaben der Ethik.

8 Was versteht man unter „moralischer Kompetenz"?

9 Können Ethikkommissionen Gesetze erlassen?

1 Finden Sie Ihren eigenen Zugang zum Thema und zu den Begriffen.

 a) Suchen Sie in Fachbüchern, Lexika, im Internet nach weiteren Definitionen und Gegenstandsbeschreibungen des Begriffs „Ethik" und vergleichen Sie sie mit der Definition im Text.

 b) Fragen Sie Personen, die Ihnen nahe stehen, was sie unter „Moral" bzw. „moralischem Handeln" verstehen. Vergleichen Sie Ihre Ergebnisse mit dem eigentlichen Wortsinn.

2 Sicher kennen Sie das Sprichwort: „Was du nicht willst, das man dir tu, das füg auch keinem anderen zu." Informieren Sie sich anhand von Fachliteratur, Bibel, Lexika, im Internet über die „goldene Regel" der Bergpredigt, auf die sich dieses Sprichwort bezieht.

3 Informieren Sie sich über die Arbeit verschiedener Ethikkommissionen und des Deutschen Ethikrats im Internet.

www.bundesregierung.de – Suchbegriff: Deutscher Ethikrat

www.zentrale-ethikkommission.de – Zentrale Kommission zur Wahrung ethischer Grundsätze in der Medizin und ihren Grenzgebieten

www.dbfk.de – Ethikkommission des Deutschen Berufsverbands für Pflegeberufe

www.bundesrecht.juris.de/ethrg

3.2 Ethik in der Pflege

Olga ist in ihrem zweiten Ausbildungsjahr acht Wochen in der Sozialstation Gut-leben tätig. Seit dem ersten Tag ihres Einsatzes geht sie mit ihrer Anleiterin, Bärbel Hausmann, zu Hilde Mayer.

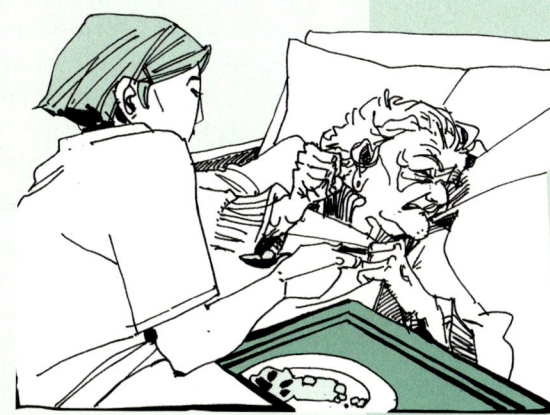

Frau Mayer ist 85 Jahre alt und nach einer Oberschenkelhalsfraktur vor zwei Monaten bettlägerig. Da ihre Tochter sich tagsüber um sie kümmern kann, konnte sie nach dem Krankenhausaufenthalt wieder in ihre eigene Wohnung zurückkehren, denn Frau Mayer wollte auf gar keinen Fall in ein Pflegeheim umziehen. Allerdings isst Frau Mayer seit ihrer Entlassung aus dem Kran-kenhaus sehr schlecht und trinkt auch nur widerwillig. Seit zwei Wochen verweigert sie zunehmend die Nahrungsaufnahme, sodass sich ihr Zustand täglich verschlechtert.

Olga hat nach anfänglicher Einarbeitung die Aufgabe übernommen, Frau Mayer mittags das Essen und das Getränk zu reichen, was sich immer schwieriger gestaltet. Auch heute dreht Frau Mayer den Kopf zur Seite, presst die Lippen zusammen und deutet Olga mit einer Armbe-wegung an, dass sie weggehen solle. Bärbel, Olgas Anleiterin, ist der Meinung, dass Olga alles versuchen müsse, um Frau Mayer zum Essen und Trinken zu motivieren. Der Arzt hat bereits angekündigt, dass er eine PEG legen wird, wenn Frau Mayer auch in den nächsten Tagen die Nahrungsaufnahme verweigert. Die Tochter fühlt sich mit der zugespitzten Situation überfordert und möchte die Mutter in Kürze in ein Pflegeheim bringen; andererseits fordert sie von Olga, dass sie sich beim Nahrunganreichen mehr Zeit nehmen solle.

Olga hat das Gefühl, dass sehr viel Verantwortung auf ihren Schultern lastet. Sie weiß nicht, was sie tun soll. Außerdem geht ihr immer wieder durch den Kopf, dass sie gestern in der Dokumentation gesehen hat, dass Sonja, eine Pflegefachkraft, die gesamte morgendliche Flüssigkeitsmenge eingetragen hat. Hat Sonja einen speziellen „Trick"? Trinkt Frau Mayer morgens etwas, aber später nicht mehr? Hat Frau Mayer zu ihr, Olga, kein Vertrauen, weil sie eine Schülerin ist? Hat Sonja etwas dokumentiert, was nicht der Wahrheit entspricht? Eigentlich versteht sich Olga gut mit Sonja, aber sie weiß trotzdem nicht, ob sie den Mut aufbringen wird, mit ihr darüber zu sprechen.

1   Was könnte der Grund dafür sein, dass Frau Mayer Essen und Getränke ablehnt?

2   Welche zwiespältigen Gefühle könnte Olga in Bezug auf ihre Aufgabe bei Frau Mayer haben?

3   Was wäre Ihnen, wenn Sie an Olgas Stelle wären, besonders wichtig?

4   Warum fällt es Olga schwer, mit Sonja über die Situation zu sprechen?

5   Waren Sie schon einmal in einer ähnlichen Situation?

In der Pflege wird, ebenso wie in vielen anderen gesellschaftlichen Bereichen, eigenverantwortlich gehandelt und es müssen ethische Entscheidungen getroffen werden. Die Fragen „Was soll ich tun?", „Wie soll ich mich entscheiden?" können jedoch mit allgemeinen theoretischen Überlegungen nicht beantwortet werden, und so hat sich aus der allgemeinen Ethik in den letzten Jahrzehnten der Zweig der **angewandten Ethik** entwickelt. Die so entstandenen Bereichsethiken beschäftigen sich mit moralischen Normen und ethischen Prinzipien, die dem Handeln und Entscheiden eine Richtung geben können. Eine der ältesten Bereichsethiken ist die Rechtsethik und eine der jüngsten die der Genethik. Ebenso ist die Pflegeethik noch eine recht junge Disziplin.

Geschichtliche Entwicklung einer Pflegeethik

Ethik in der Pflege ist ein noch junges Fachgebiet, das seit den frühen 70er Jahren des 20. Jahrhunderts besonders in den USA, in Großbritannien und in den skandinavischen Ländern entwickelt wurde. Dies ist ein Zeichen für die zunehmende Selbstständigkeit und Eigenverantwortung des Berufsstandes Pflege, der in den USA besonders durch die Verlagerung der Ausbildung an die Universitäten und die Entstehung einer eigenständigen Pflegewissenschaft forciert wurde.

In Deutschland findet diese Entwicklung mit einiger Verzögerung statt: In den 60er Jahren des 20. Jahrhunderts wurde die Pflege besonders von den rasanten Entwicklungen in der Medizin beeinflusst. Einige Stichworte dazu sollen hier genügen: Reproduktionsmedizin, Intensivmedizin, Reanimationstechnik, neue Diagnose- und Operationstechniken. Erste Spezialisierungskurse für Intensivpflege, Anästhesie und Operationsdienst wurden angeboten und die Durchführung ärztlicher Verordnungen (so genannte Behandlungspflege) sowie die Assistenz bei Diagnostik und Therapie wurden zum zentralen Inhalt pflegerischer Tätigkeit. Die Krankenpflege profilierte sich als hoch qualifizierter ärztlicher Assistenzberuf. Bei ethischen Fragen war jedoch die ärztliche Sicht maßgebend, d. h., Pflegende führten die von anderen bestimmten ethischen Entscheidungen aus.

In den 70er Jahren wurde die Kluft zwischen der technisierten Medizinentwicklung und dem humanitären Anspruch der Gesundheitsversorgung deutlich sichtbar und die Krankenpflege begann ein verändertes Berufsverständnis zu entwickeln, in dessen Mittelpunkt nun der Pflegeprozess und die Patientenorientierung stehen. Die Bestimmung eines eigenständigen Aufgaben- und Verantwortungsbereichs war ein großer Schritt im Professionalisierungsprozess.

Eigenverantwortliches Handeln ist ohne ethische Reflexion nicht möglich und so entwickelte sich eine eigene Pflegeethik. Ende der 80er Jahre erschienen die ersten deutschsprachigen Bücher zu diesem Thema.[xx]

Beruf im
Wandel der Zeit
Band 1, D 1
Band 1, D 2.6.3

3.2.1 Ethische Herausforderungen in der Pflege

Üblicherweise wird Ethik vor allem mit den Themen „Sterben, Tod und Trauer" oder mit den großen Konfliktfeldern wie Organtransplantation, Gentechnologie und Abtreibung verbunden. Von wirklich pflegeethischer Bedeutung, auch im Sinne hoher Pflegequalität, sind allerdings die alltäglichen Konfliktfelder und Versäumnisse.

> *Die Einbrüche in die Privatheit des Patienten, die Halbwahrheiten und Lügen, die gebrochenen Versprechen, die großen und kleinen Freiheitsberaubungen, der Mangel an Respekt, die Verletzung menschlicher Würde, die unangemessene Machtausübung, die verbalen und physischen Gewalttätigkeiten, das Mitansehen und Dabeistehen und das Wegschauen, die Vertrauensbrüche, das Fehlermachen, die Gehorsamkeit aus Bequemlichkeit ..., all dieses und mehr hat in erster Linie nur etwas mit den Pflegenden selbst zu tun.*[XXI]

In der Pflege sind ethische Fragestellungen allgegenwärtig, sie sind Teil alltäglichen Pflegehandelns. Die Herausforderung besteht vor allem darin, dies auch zu erkennen, sich der leitenden Normen und Werte bewusst zu sein und die jeweils bestmögliche Handlungsalternative zu finden.

Die meisten pflegeethischen Fragestellungen und Konfliktfelder betreffen das Spannungsverhältnis zwischen Macht und Ohnmacht, Nähe und Distanz, Autonomie und Fürsorge sowie den Erhalt menschlicher Würde bei knappen materiellen Ressourcen.

Hier einige Beispiele:

Konfliktfelder	Gesundheits- und Krankenpflege	Gesundheits- und Kinderkrankenpflege	Altenpflege
Macht – Ohnmacht	häufig klingelnden Patienten warten lassen	unerwünschtes Verhalten des Kindes bestrafen (schimpfen, nicht beachten)	Flüssigkeitsaufnahme erzwingen
Nähe – Distanz	Krankenpflegerin befreundet sich mit Patientin	Kinderkrankenpflegerin hat zu ihrem „Lieblingskind" einen besonders engen, auch körperlichen Kontakt (schmusen)	alten Menschen beim Trösten umarmen und mit „du" ansprechen
Autonomie – Fürsorge	Zuteilung des Insulins bei einem selbstständigen Patienten mit Diabetes mellitus	überfürsorgliches Verhalten bei der Verabreichung der Nahrung	Bewohner zur Teilnahme an Veranstaltung überreden
Erhalt menschlicher Würde	Schutz der Intimsphäre bei der Körperpflege vernachlässigen	mangelnde Elternintegration, z. B. durch unzureichende Anleitung in der Pflege	einen notwendigen Toilettengang aus Zeitmangel nicht durchführen

Wir haben eingangs erklärt, dass ethische Entscheidungen im Alltag überwiegend intuitiv getroffen werden. Sie werden von den eigenen Gefühlen, Erfahrungen und verinnerlichten Moralvorstellungen ebenso beeinflusst wie von der Situation und den beteiligten Personen. Dies gilt auch für die Pflegepraxis.

Die Tatsache, dass als richtig erkannte moralische Grundsätze nicht immer zu den entsprechenden Handlungen führen, liegt

♦ einerseits an Rahmenbedingungen, die moralisch richtiges Handeln erschweren, wie z. B. Zeitmangel, fehlende Qualifikation, räumliche Bedingungen, fehlende Befugnisse,

♦ andererseits auch an psychologischen Faktoren, die das Handeln beeinflussen. So fällt es offensichtlich besonders schwer moralische Grundsätze einzuhalten, wenn die eigene Betroffenheit besonders groß ist.

In der Einstiegssituation steht es für Olga vermutlich zweifelsfrei fest, dass Bärbel nicht wahrheitsgemäß dokumentiert hat und dass es Olgas Pflicht wäre, auf diesen Fehler hinzuweisen. Andererseits zögert sie, dies zu tun, weil sie möglicherweise Angst vor den Folgen der Kritik hat, da Bärbel ihre Vorgesetzte ist. Vielleicht fürchtet sie eine schlechte Beurteilung nach dem Praktikum. Vielleicht hat sie einfach nur Bedenken, sich unbeliebt zu machen; was sie vermeiden möchte, weil sie Bärbel so besonders gern mag. Olga fühlt sich von Bärbel abhängig und von den Folgen ihres Handelns unmittelbar selbst betroffen.

> Die Wahrnehmung des eigenen Unbehagens und die Auseinandersetzung mit der eigenen Betroffenheit sind in aller Regel der Ausgangspunkt der ethischen Reflexion.

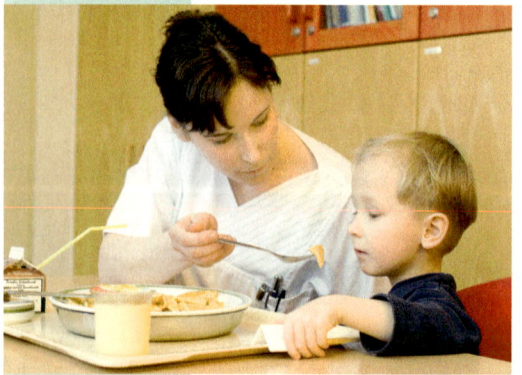

Autonomie / Fürsorge

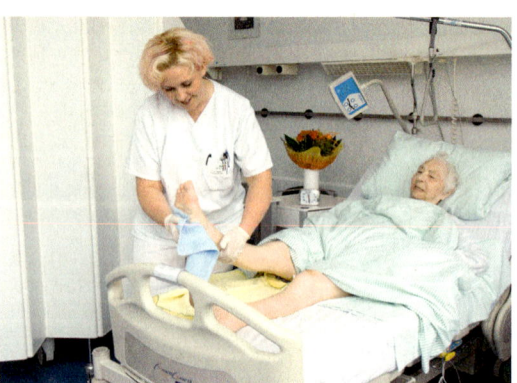

Menschliche Würde

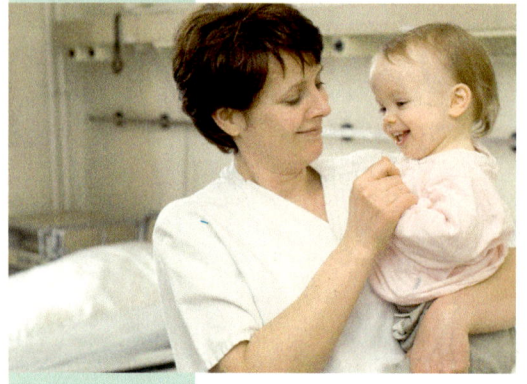

Nähe / Distanz

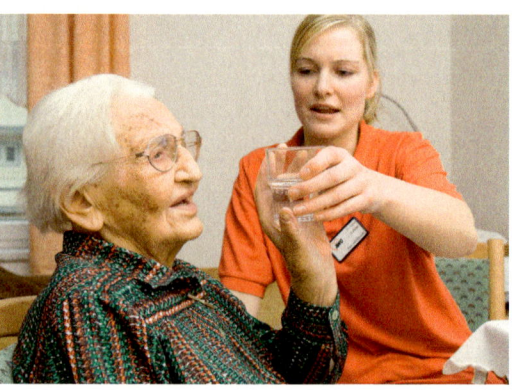

Macht / Ohnmacht

3.2.2 Ethische Prinzipien – Ethikkodex für Pflegende

Der professionelle Umgang mit ethischen Konfliktsituationen unterscheidet sich vom Alltagshandeln unter anderem dadurch, dass das Handeln mit ethischen Prinzipien, die in der Pflege Allgemeingültigkeit haben, begründet werden kann. Ethische Prinzipien spiegeln das in der Pflege geltende Menschenbild wider.

Menschenbild
Band 1, A 1.3
Band 1, A 3.1.2

> **Bezugswissenschaften Pflegewissenschaft, Sozialwissenschaft:**
>
> Die Pflegewissenschaft untersucht u. a. drei wichtige Aspekte:
> 1. die Interaktion zwischen Pflegeempfänger und Pflegekraft
> 2. das Verhalten und Erleben beider Gruppen
> 3. die Auswirkung von ethischen, gesellschaftlichen oder organisatorischen Faktoren auf die Pflege
>
> Theoretische Modelle werden dabei auch mithilfe sozialwissenschaftlicher Methoden untersucht.

> Ethische Prinzipien sind Grundregeln, die Maßstab des Handelns sein sollen.

Die Grundlage der Pflegeethik bilden vor allem folgende Prinzipien:

Das Prinzip vom Wert des Lebens

Dieses grundlegende Prinzip aller ethischen Entscheidungen bedeutet, dass jeder Mensch seine Lebensform frei wählen und gestalten kann und das Leben seiner Mitmenschen respektieren und wertschätzen soll. Menschen sollen Achtung vor dem Leben haben, aber auch die Endlichkeit des Lebens akzeptieren. Aufgabe der Pflegenden ist es, Leben zu fördern und zu bewahren und ein Sterben in Würde zu begleiten.

> **Beispiel:** Während seines Einsatzes auf der inneren Station erlebt Tim den Sterbeprozess eines 40-jährigen Mannes, Elmar Wagner. Der Zustand von Herrn Wagner, der an einem akuten Nierenversagen leidet, hat sich plötzlich gravierend verschlechtert. Die Therapie hat versagt. In einer Fallbesprechung haben die behandelnden Ärzte und das Pflegeteam entschieden, bei Herrn Wagner Palliativpflege und -therapie durchzuführen. Herr Wagner kann in ein Einzelzimmer gelegt werden. Die Schritte der Begleitung sind vorab festgelegt worden: wenn möglich, das Einverständnis des Patienten und seiner Angehörigen einholen, die religiösen Bedürfnisse des Patienten berücksichtigen, rechtzeitige Benachrichtigung, Information und Begleitung der Angehörigen, möglichst wenig wechselnde Pflegekräfte. Der Krankenpfleger, Knut Petersen, und Tim führen gemeinsam mit der Familie die Pflege durch. „Minimal Handling", Ruhe und einfühlsames Verhalten bestimmen die Pflegemaßnahmen.

ethische Fallbesprechung
Band 5, F 4

Das Prinzip der Autonomie

Selbstbestimmung und Selbstverantwortung des Menschen sind unabdingbare Bestandteile seiner Würde, die bei allen Pflegehandlungen gewahrt werden muss.

Autonomie setzt Willens- und Entscheidungsfreiheit, aber auch Aufklärung und Information über die eigene Situation voraus.

Beispiel: Tim informiert und erläutert Agnes Schmidt nach ihrer Venenoperation die Notwendigkeit einer postoperativen, regelmäßigen Mobilisation. Es liegt in der Entscheidung und Verantwortung von Frau Schmidt, diese auch durchzuführen.

Das Prinzip der Gerechtigkeit und Fairness

Wenn es um die Verteilung von Ressourcen geht, hat jeder die gleichen Rechte, d. h. auch, dass jeder die Pflege und Zuwendung erhält, die er benötigt, unabhängig von Hautfarbe, Geschlecht, Religion und Alter und unabhängig von Sympathie und persönlichen Neigungen.

Beispiel: Pia leitet eine junge libanesische Mutter in der Körperpflege ihres kranken dreimonatigen Säuglings an. Die Mutter spricht wenig Deutsch, sodass Pia bei der Anleitung etwas mehr Zeit aufwenden muss. Pia gelingt es, durch Vormachen und Unterstützen bei den Pflegemaßnahmen einen guten Kontakt aufzubauen. Die Mutter wird in die Lage versetzt, ihr Kind selbstständig zu versorgen. Pia weiß, dass der mit Kohle schwarz umrandete Nabel des Kindes den „bösen Blick", d. h. die Dämonen, abwehren soll. Aus medizinischer und pflegerischer Sicht ist es nicht nötig, den schwarzen Rand zu entfernen.

Das Prinzip des Guten und Richtigen

Die Dinge, die das Leben wertvoll machen, gilt es, zu schützen und zu fördern. Das Gute und Richtige tun bedeutet auch, Schaden und „Schlechtes" zu verhindern. Dies kann auch im Fürsorgeprinzip zusammengefasst werden.

Beispiel: Tim beachtet bei seiner Arbeit die Händehygiene, damit er den Patienten, die er betreut, keinen Schaden zufügt.

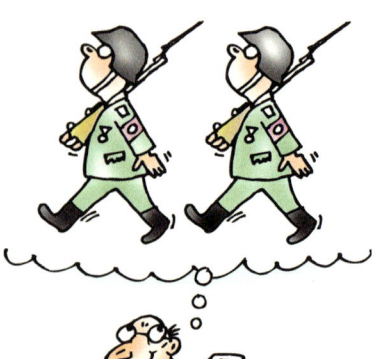

Das Prinzip der Wahrheit und Ehrlichkeit

Eine vertrauensvolle Beziehung ist ohne Wahrheit und Ehrlichkeit nicht denkbar, ebenso wie Wahrheit und Ehrlichkeit Grundlage jeder sinnvollen Kommunikation sind. Sie bilden die Eckpfeiler einer moralischen Handlung.

Beispiel: Olga sagt Adolf Peters, den sie täglich betreut, dass sie seine positiven Ansichten über das Naziregime nicht teilen kann; sie bittet ihn deshalb, dieses Thema in ihrer Gegenwart nicht anzusprechen.

Oft ist es allerdings auch schwierig, das Prinzip der Wahrheit und Ehrlichkeit einzuhalten. Eine eingeschränkte Wahrhaftigkeit kann notwendig sein, um es dem Patienten auf behutsame Weise zu ermöglichen, seinen Weg zur Krankheitsbewältigung zu finden. Eine bedingungslose Wahrhaftigkeit kann dem Patienten schaden.

Das professionelle Handeln in der Pflege setzt eine ethische Haltung voraus, die sich an ethischen Prinzipien orientiert.

Die ethischen Prinzipien sind ebenso Leitgedanken der **Berufsethik.**

Die Berufsethik umfasst sowohl die persönlichen Wertsetzungen, die bei der Ausübung des Berufs Beachtung finden, als auch die Gesamtheit der Werte und Normen eines bestimmten Berufsstandes, die bei der Ausübung des Berufs von allen Berufstätigen beachtet werden sollen.

Berufsethische Grundlagen werden unter Beachtung ethischer Prinzipien entwickelt und sind z. B. in Berufskodizes festgelegt, die sich der Berufsstand selbst auferlegt hat. Sie sind Leitmotive und Orientierungshilfen des beruflichen Handelns.

Ein internationaler Ethikkodex für Pflegende wurde erstmals 1953 vom Weltbund der Krankenschwestern und Krankenpfleger (International Council of Nurses = ICN) angenommen. Der Kodex wurde seitdem mehrmals überprüft und überarbeitet. Die neueste Fassung stammt aus dem Jahr 2000.

Präambel des ICN-Ethikkodex für Pflegende

Pflegende haben vier grundlegende Aufgaben: Gesundheit zu fördern, Krankheit zu verhüten, Gesundheit wieder herzustellen, Leiden zu lindern. Es besteht ein universeller Bedarf an Pflege.

Untrennbar von Pflege ist die Achtung der Menschenrechte, einschließlich des Rechts auf Leben, auf Würde und auf respektvolle Behandlung. Sie wird ohne Rücksicht auf das Alter, Behinderung oder Krankheit, das Geschlecht, den Glauben, die Hautfarbe, die Kultur, die Nationalität, die politische Einstellung, die Rasse oder den sozialen Status ausgeübt.

Die Pflegende übt ihre berufliche Tätigkeit zum Wohl des Einzelnen, der Familie und der sozialen Gemeinschaft aus; sie koordiniert ihre Dienstleistung mit denen anderer beteiligter Gruppen.[XXII]

Ausbildungs- und Kranken-pflegegesetz Band 1, A 2.1

Aufgaben der Pflegenden Band 1, B 3.3

Dialog zwischen Olga, Pia und Tim über **Berufsrolle, Pflegeverständnis und Pflegeethik:**

Olga: „Pflege bedeutet für mich die professionelle Fürsorge für Patienten und Bewohner auf der Grundlage des Pflegeprozesses. Die pflegerische Handlungskompetenz erwerbe ich während meiner Ausbildung, die ich zunehmend durch berufliche Erfahrung erweitere. Im Pflegeprozess treffe ich immer wieder auch pflegeethische Entscheidungen. Ich muss sie mir oft nur bewusst machen."

Tim: „Mit dem Begriff ‚Fürsorge' verbinde ich, dass der Patient eher passiv die Pflege über sich ergehen lässt. Verliert der Patient nicht seine Autonomie durch die fürsorgliche Pflege? Die professionelle Pflege ist auch ein Dienstleistungsberuf. Im Krankenhausalltag wünsche ich mir manchmal mehr so genannte Kundenorientierung. Freundliches und höfliches Verhalten des Personals lassen manchmal sehr zu wünschen übrig."

Pia: „Ich finde, fürsorgliche Pflege bedeutet auch Hilfe zur Selbsthilfe. Dabei fördere ich die Mitarbeit sowie die Selbstständigkeit des Patienten. Es sollte um eine ganzheitliche Sichtweise des Patienten gehen, die die körperlichen Aspekte und psychosozialen Erfordernisse in die Pflege einbezieht."

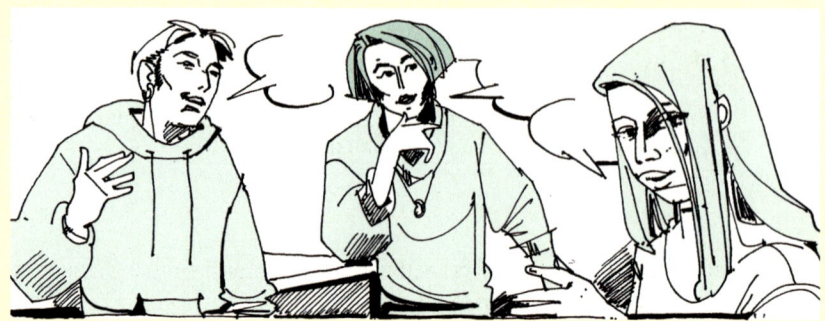

Tim: „Meiner Meinung nach ist das Ziel einer ganzheitlichen Pflege utopisch. Schon allein wegen der Gerechtigkeit! Bist du in der Lage, alle dir anvertrauten Patienten immer mit dem gleichen hohen Anspruch der Ganzheitlichkeit zu betreuen? Solche selbstlose, immer nur den höchsten eigenen Ansprüchen genügen wollende Pflege führt zur Selbstausbeutung und zum Burnout-Syndrom."

Olga: „Fürsorglichkeit im professionellen Kontext bedeutet auch Abgrenzung. Ich bin ja nicht nur für einen Patienten oder Bewohner verantwortlich. Die professionelle fürsorgliche Pflege unterscheidet sich von dem liebenden, fürsorgenden Verhalten einer Mutter zu ihrem Kind. Dennoch ist die professionelle Pflege keine beziehungslose, durchökonomisierte Dienstleistung."

Pia: „Für mich gehört die so genannte Behandlungspflege ganz wesentlich zur professionellen Pflege. Die Gesundheits- und Kinderkrankenpflegerin arbeitet im Kinderkrankenhaus sehr eng mit den Kinderärzten und anderen Berufsgruppen zusammen. Die Pflege z. B. in der Neonatologie oder Kinderonkologie ist hoch spezialisiert. Das gilt natürlich auch für die beiden anderen Pflegeberufe. Die Pflegenden übernehmen auch die Rolle eines Anwalts dem Arzt, den Eltern, den Angehörigen u. a. gegenüber. Das entspricht einer patientenorientierten Pflege, die Bedürfnisse des Patienten beachtet. Die Pflegenden, die einen intensiveren Kontakt zum Patienten und seiner Familie haben als z. B. die Ärzte, müssen in den medizinisch-ethischen Entscheidungsprozess eingebunden werden – auch wenn der Arzt letztendlich die Entscheidung trifft. Im Zusammenhang mit einer patientenorientierten Pflege steht auch die interkulturelle Pflege, die sich auf der Grundlage des Pflegeprozesses um Verständigung mit Menschen aus anderen Kulturen und Religionen bemüht."

Tim: „Der Arbeitsplatz des Pflegepersonals wird zukünftig vermehrt im außerklinischen Bereich sein. In diesem Arbeitsfeld handeln Pflegende weitgehend eigenverantwortlich und es werden pflegeethische Entscheidungen getroffen. Das heißt, eine Pflegesituation muss in ihrer Gesamtheit verstanden und beurteilt und nicht nach einer Checkliste abgehakt werden."

Olga: „Ich glaube, die jeweilige Sicht auf den Patienten bestimmt das Selbstverständnis der Pflegenden und ihr Handeln. Das heißt, wir sehen den Patienten oder Bewohner als Klienten oder Kunden, als einen der Hilfe bedürftigen

Menschen, dessen Würde unantastbar bleibt; oder als Person, die sich an den Krankenhaus- oder Heimbetrieb anpassen muss und möglichst nicht stören soll."

Tim: „Einer müsste jetzt unsere Aussagen zusammenfassen, um eine, wie auch immer unvollständige Antwort auf die Frage des Pflegeselbstverständnisses und die damit verbundene Pflegeethik zu bekommen. Eine Frage müsste dann auch unbedingt diskutiert werden: ‚Wie sieht die Pflegerealität aus unserer Erfahrung in den Krankenhäusern, Pflegeheimen und im Bereich der ambulanten Pflege aus?' Theorie und Praxis klaffen häufig auseinander und damit werden ethische Probleme oft erst verursacht!"

Diskutieren Sie die Aussagen der drei Schüler. Bilden Sie sich eine zusammenfassende Meinung über die Berufsrolle, das Pflegeverständnis und die Pflegeethik, die Sie auch begründen können.

3.2.3 Ethischer Entscheidungsprozess

Ethik vollzieht sich in Entscheidungen. Sie ist eine Wahl zwischen Möglichkeiten und setzt die Freiheit zur Entscheidung voraus.

Wir können Olgas Entscheidungsfindungsprozess, z. B. hinsichtlich ihres Verhaltens in der Pflegesituation mit Frau Mayer, mit einem strukturierenden Verfahren unterstützen. In der Fachliteratur gibt es dafür verschiedene Vorschläge. Hier wird der Entscheidungsprozess in sechs Arbeitsschritten durchgeführt:

1. **Problemsituation beschreiben und verstehen**
   - Was ist geschehen (genaue Beschreibung der Situation)?
   - Was ist das Problem?
   - Wo und in welcher Frage liegt für Olga der Konflikt?
   - Warum ist das Ereignis für Olga bedeutsam?
   - Welche Gefühle und Gedanken hatte Olga in der beschriebenen Situation?

2. **Das Umfeld beschreiben und verstehen**
   - Wer ist an dem Konflikt noch beteiligt oder von ihm betroffen?
   - Welche Reaktion löst das Problem bei den anderen Beteiligten aus?
   - In welcher Weise wird das Umfeld von der Konfliktlösung beeinflusst?

3. **Werte benennen und verstehen**
   - Welche Werte sind für Olga wichtig?
   - Worüber ist Olga beunruhigt?
   - Welche Werte sind für die anderen Beteiligten wichtig?
   - Welche Motive leiten ihr Handeln?
   - Welche verborgenen Wünsche der Beteiligten spielen (möglicherweise) eine Rolle?

4. **Lösungen suchen und prüfen**

 ♦ Welche Handlungsmöglichkeiten gibt es für Olga?
 ♦ Welche Lösungen sind denkbar?
 ♦ Welche Vor- und Nachteile haben diese Lösungen?
 ♦ Welche Konsequenzen sind denkbar?

5. **Entscheidung treffen**

 ♦ Welche Lösung wird gewählt und warum?
 ♦ Welche Vor- und Nachteile hat diese Lösung?
 ♦ Welche Handlungen folgen aus der Entscheidung? Wer macht was?

6. **Entscheidungsprozess und Ergebnis reflektieren**

 ♦ Wie geht es den Beteiligten subjektiv mit der Entscheidung?
   Welche Gefühle und Gedanken haben sie?
 ♦ Welche Perspektiven ergeben sich aus der Entscheidung?
 ♦ Welche ethischen Prinzipien wurden in der Entscheidungsfindung
   berücksichtigt?

Ethikkodex für Pflegende Band 1, H 3.2.2

Olga befindet sich in einer schwierigen Pflegesituation (s. Anfang des Kap. 3.2), an der auch andere Personen beteiligt sind: Frau Mayer, ihre Tochter, Olgas Anleiterin Bärbel, der behandelnde Arzt. Es ist wünschenswert, dass alle Beteiligten die Lösung des Problems gemeinsam suchen und im Austausch unterschiedlicher ethischer Perspektiven zu einer differenzierten Betrachtungsweise der Situation kommen.

Hierbei ist zu beachten: Im ethischen Gespräch gibt es keine Sieger oder Verlierer, die Lösung muss dem Wohl des Klienten dienen.[XXIV]

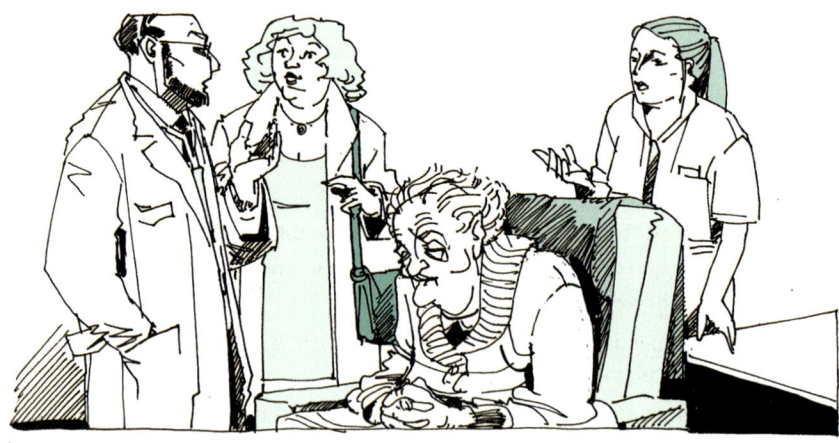

Nicht immer gelingt es, eine ethisch schwierige Situation zufriedenstellend zu lösen. Dafür gibt es mehrere Gründe:

♦ Der Konflikt kann ein unlösbarer Konflikt sein, bei dem nur die Wahl zwischen zwei gleichermaßen unbefriedigenden Handlungsmöglichkeiten bleibt.

♦ Die objektiven Rahmenbedingungen lassen keine freie ethische Entscheidung zu, wenn z. B. die Zeit fehlt, das ethisch Richtige zu tun.

♦ Die Pflegende selbst entscheidet sich falsch, weil sie in der Situation nur das für sie Mögliche tun kann. Deshalb können im Pflegealltag moralische Fehlentscheidungen immer wieder vorkommen, auch wenn sie in vermeintlich bester Absicht erfolgen.

Fehlentscheidungen und Fehler sind menschlich. Es kommt darauf an, diese moralischen Fehlentscheidungen zu erkennen, bei Bedarf entlastende Gespräche führen zu können (z. B. durch Supervision) und falsche Entscheidungen als Erfahrungen für weiteren Kompetenzgewinn zu nutzen.

3.2.4 Unterstützung durch Ethikkomitees und Ethikforen

In vielen Kliniken oder sozialen Einrichtungen werden zunehmend Ethikkomitees oder Ethikforen eingerichtet. Sie sind ein Zeichen dafür, dass in der medizinisch-pflegerischen Arbeit immer häufiger ethische Fragestellungen entstehen, die der Einzelne nicht mehr allein qualifiziert beantworten und verantworten kann.

Ziel von Ethikkomitees, -foren und -konzilen ist es, ethische Probleme, Konflikte oder Dilemmas[1] interdisziplinär (d. h. mit Pflegenden, Ärzten, Angehörigen, Seelsorgern, Therapeuten und den Patienten selbst) zu diskutieren und zu Lösungen zu kommen, die gemeinsam getragen werden. Ethikkomitees können auch nach Bedarf einberufen werden, wenn Pflegende Hilfestellung und Begleitung in schwierigen ethischen Situationen benötigen. Im Mittelpunkt der Arbeit von Ethikkomitees steht jedoch immer das Wohl und der Wille des Patienten/Klienten.

ethische Fallbesprechung
Band 5, F 4

1 Worin unterscheidet sich der professionelle Umgang mit ethischen Konflikten vom Alltagshandeln?

2 An welchen Prinzipien orientiert sich die Pflegeethik?

3 Der internationale Ethikkodex des ICN nennt vier grundlegende Verantwortungsbereiche Pflegender. Zählen Sie diese auf.

4 Wie heißen die sechs Schritte des strukturierten ethischen Entscheidungsprozesses?

5 Warum sind bei dem ethischen Entscheidungsprozess die Reflexion und das Verstehen so wichtig?

6 Warum gelingt es nicht immer, eine ethisch schwierige Situation befriedigend zu lösen? Nennen Sie einige Gründe dafür.

7 Welche Aufgaben haben Ethikkomitees und Ethikforen?

---

1 Dilemma, das = hier: ein ethischer Konflikt, in dem es keine zufriedenstellende Lösung gibt; die Wahl zwischen zwei Übeln

1 Entwickeln Sie Problemlösungsstrategien für Olgas Situation.

   a) Spielen Sie in der Gruppe eine Szene aus der beschriebenen Lernsituation nach.

   b) Tauschen Sie die Rollen, sodass Sie sich in mehrere Personen einfühlen und ihre Haltung reflektieren können.

   c) Erarbeiten Sie für Olga eine Konfliktlösung und wenden Sie dabei die sechs Arbeitsschritte der ethischen Entscheidungsfindung an.

   d) Diskutieren Sie die Frage, inwieweit Olga unter den gegebenen Umständen eine freie Entscheidung treffen kann.

   e) Reflektieren Sie in der Gruppe den Begriff der „moralischen Kompetenz". Welche Kompetenzen erfordert Ihrer Meinung nach die Konfliktlösung in der von Ihnen bearbeiteten Einstiegssituation?

2 Setzen Sie sich mit folgender Konfliktsituation auseinander:

Tim Ziegler ist in seinem ersten Einsatz auf der Kinderstation. Er führt die morgendliche Grundpflege bei einem 8 Monate alten Säugling durch. Tim hat guten Kontakt zu dem kleinen Sven und hat die Pflege schon öfter selbstständig übernommen. Sven ist ein lebhaftes Kind, dem es nach einer akuten Gastroenteritis wieder gut geht. Als Tim sich einen Moment von ihm wegdreht, um Pflegeutensilien zu ergreifen, fällt Sven vom Wickeltisch. Er weint etwas, lässt sich aber schnell von Tim beruhigen. Er scheint sich nicht verletzt zu haben.

Tim weiß nicht, wie er sich nach dem Vorfall verhalten soll. Soll er die für ihn zuständige Pflegekraft bzw. die Stationsschwester sofort informieren? Tim zögert einen Moment, da ihm in einem Zwischengespräch über seinen Lernstand sein in den Augen der Praxisanleiterin übermäßiges medizinisch-technisches Interesse vorgehalten worden ist, das angeblich zulasten seiner pflegerischen Aufgaben ginge. Über diese Kritik war er sehr verärgert. Aus dem Unterricht über die körperliche Entwicklung des Kindes weiß Tim zudem, dass die Schädelknochen des Kindes erst im 2. Lebensjahr verknöchert sind und durch die Verschiebbarkeit der Schädelknochen Kleinkinder bei Stürzen oft keine schwerwiegenden Kopfverletzungen davontragen …

Beantworten Sie zunächst folgende Fragen:

   a) Welche ethischen Prinzipien berührt dieses Beispiel?

   b) Was bedeutet in diesem Beispiel „Verantwortung für sich und andere tragen"?

   c) Kennen Sie Situationen, in denen Sie überlegt haben, ob es richtig ist, die Wahrheit zu sagen?

Diskutieren Sie nach Anwendung des strukturierten Entscheidungsfindungsprozesses verschiedene Lösungen der Konfliktsituation und ihre jeweiligen Vor- und Nachteile.

3 Beschreiben Sie ein persönlich bedeutsames Ereignis, das Sie unter dem Gesichtspunkt „Gerechtigkeit und Fairness" in Ihrem pflegerischen Berufsalltag als kritisch erlebt haben.

Analysieren Sie die Situation nach dem strukturierten Verfahren des Entscheidungsfindungsprozesses.

Großklaus-Seidel, Marion: Ethik im Pflegealltag. Kohlhammer Verlag, Stuttgart 2002

Körtner, Ulrich H. J.: Grundkurs Pflegeethik. Facultas UTB, Wien 2004

Lay, Reinhard: Ethik in der Pflege. Schlütersche Verlagsgesellschaft, Hannover 2004

Sperl, Dieter: Ethik der Pflege. Kohlhammer Verlag, Stuttgart 2002

4 Gewalt in der Pflege

Pia arbeitet zurzeit auf einer inneren Station. Die Station ist voll belegt und viele Patienten sind der Pflegestufe 3 zuzuordnen – ausgerechnet während der Haupturlaubszeit im August. Jede Schicht wird zu einer Herausforderung: Werden wir die Arbeit heute einigermaßen schaffen? Pia ist hier als volle Arbeitskraft und nicht als Auszubildende gefragt, die Kolleginnen haben nur wenig Zeit, sich um sie zu kümmern.

Zu bestimmten Stoßzeiten häuft sich die Arbeit extrem. Eine dieser „intensiven" Zeiten ist das Mittagessen. In dieser Zeit möchten nicht nur viele Patienten auf Toilette oder wieder zurück ins Bett, zusätzlich muss häufig Patienten bei der Nahrungsaufnahme geholfen werden oder – wie auch bei Herrn Kraus – das Essen vollständig verabreicht werden.

Rudolf Kraus, 86 Jahre, ist wegen einer demenziellen Erkrankung und Exsikkose seit drei Tagen auf Station. Heute Morgen hat die Ergotherapie mit ihm ein Waschtraining am Waschbecken gemacht und seitdem sitzt er in einem Rehastuhl. Eigentlich wollte er gleich wieder ins Bett, aber dann würde er vermutlich den ganzen Tag schlafen und wäre nachts wach ...

Pia soll Herrn Kraus das Mittagessen geben. Doch sobald sie ihm etwas zu trinken oder zu essen anbieten will, dreht der alte Mann den Kopf zur Seite und presst die Lippen zusammen. Pia versucht es wieder und wieder. Mit dem Blick auf die Uhr wird sie zunehmend nervöser. Wenn er nur endlich essen würde!

Rudolf Kraus erlebt diese Situation so: „Seit ewiger Zeit sitze ich schon hier im Stuhl. Merken die denn nicht, dass ich total müde bin und nur noch eins will: zurück in mein Bett? – Ich habe keinen Hunger – kapiert die junge Frau das denn nicht? – Was soll ich denn noch machen außer meinen Mund zu und den Kopf wegdrehen? – Mir reicht's jetzt! Beim nächsten Löffel, den sie mir geben will, schmeiße ich den Teller auf den Boden – und ich weiß nicht was noch ..."

Pias Reaktion: „Das geht wirklich einen Schritt zu weit! Nicht nur, dass der Teller kaputt, das ganze Essen auf dem Boden verschmiert ist, nein, er hat sogar nach mir geschlagen! Ich werde Herrn Kraus jetzt auf sein unmögliches Verhalten hinweisen, die Scherben zusammenkehren und das Zimmer verlassen!"

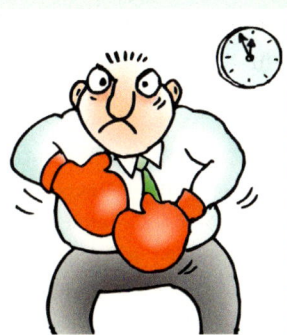

1   Versetzen Sie sich in die Lage von Pia und von Rudolf Kraus. Welche Gefühle und Gedanken steigen in Ihnen hoch? Stellen Sie die Situation nach und spielen Sie wechselseitig beide Personen.

2   Schreiben Sie diese „Geschichte" zu Ende – wie könnte es weitergehen?

3   Würden Sie bei dieser Situation von Gewalt sprechen? Begründen Sie ihre Meinung.

4   Hat Pia in Ihren Augen richtig gehandelt? Welche anderen Handlungsalternativen fallen Ihnen ein?

rechtliche Aspekte körperlicher Misshandlung Band 4, A 1.4

4.1   Ist das denn schon Gewalt?

Was ist Gewalt?

Häufig wird „Gewalt" mit vielen unterschiedlichen Begriffen, Gefühlen oder Handlungen in Verbindung gebracht – oder das Thema Gewalt wird verschwiegen, tabuisiert. Gewalt ist nicht nur ein Gefühl und es ist kein einseitiges Erlebnis. Aber was ist es dann? Ist es ein Ausdruck von Aggression, ist es ein Wutausbruch, ist es …? Was ist es für Sie?

Aggression, aus dem Lateinischen übersetzt (aggredior), bedeutet zunächst: „herangehen, nähern" sowie „angreifen" und „anfallen". Aggression dient der Durchsetzung eigener Interessen. Sie ist die Reaktion auf eine wirkliche oder vermeintliche Beschränkung der eigenen Macht und hat das Ziel, die eigene Macht zu steigern oder die des Gegners zu mindern[XXV].

In Anlehnung an den Gestalttherapeuten Fritz Perls kann man Aggression definieren als „die Energie, um auf etwas zuzugehen oder sich einer Sache zu bemächtigen. Aggression ist weder gut noch böse. Ziel ist die Lebenssicherung. Die Zerstörung wird allenfalls billigend in Kauf genommen und scheint grundsätzlich gerechtfertigt. Zudem dient die Aggressionsenergie dem Überwinden von Hindernissen und Schwierigkeiten."[XXVI]

Aggression ist also ein integraler Bestandteil jedes Menschen. Die Intensität und die Ausdrucksweisen jedoch sind individuell verschieden.

Aggression kann sich zeigen in:

♦ Fremdaggression, wie beispielsweise verbale, sach- und personenbezogene Aggression (Drohungen, Erpressungen, Sachbeschädigung und Körperverletzung)

♦ Autoaggression: gegen die eigene Person gerichtete Aggression (kratzen, beißen, Haare ausreißen, Nahrungsverweigerung bis hin zum Suizid)

„**Gewalt** ist ein Handeln, das menschliches Leben unmittelbar verletzt, bedroht oder mittelbar gefährdet."[XXVII]

Grundsätzlich entsteht Gewalt aus einer komplexen, nicht einseitigen Situation, in der viele verschiedene, oft „versteckte" Faktoren eine Rolle spielen. Meist gibt es keine eindeutigen Täter und keine eindeutigen Opfer, sondern Täter werden zu Opfern und Opfer werden zu Tätern. Darum: Es lohnt sich, genauer hinzusehen!

Täterprofil:	Opferprofil:
Examinierte und Hilfskräfte	Examinierte und Hilfskräfte
Haushandwerker	Haushandwerker
Heimleiter/Arbeitgeber	Heimleiter/Arbeitgeber
Besucher, Verwandte	Besucher, Verwandte
Bewohner und Patienten	Bewohner und Patienten
Politiker, Medien, Öffentlichkeit	Politiker, Medien, Öffentlichkeit

Dazu einige Beispiele aus der Berufspraxis:

| **mögliches aggressives/gewalttätiges Verhalten des Patienten/Bewohners** | **mögliches aggressives/gewalttätiges Verhalten der Pflegekraft** |

mögliches aggressives/gewalttätiges Verhalten des Patienten/Bewohners

- häufiges Klingeln wegen Kleinigkeiten
- einnässen und einkoten
- ausspucken von Nahrung
- schreien, schlagen, kneifen
- gegen einzelne Pflegekräfte oder gegen das gesamte Team „Stimmung machen"
- bei Pflegemaßnahmen gegen die Pflegekraft arbeiten (sich steif machen o. Ä.)
- häufige Toilettengänge einfordern
- Verweigerung der Kommunikation
- Informationen vorenthalten
- anschreien, drohen, beschimpfen

mögliches aggressives/gewalttätiges Verhalten der Pflegekraft

- warten lassen
- unangenehme Mitpatienten aus-suchen oder Pat./Bewohner isolieren
- grobes Anfassen, waschen mit kaltem Wasser
- das Team gegen den Patienten/ Bewohner aufhetzen
- Bedarfsmedikation nicht oder viel später ausgeben
- Informationen vorenthalten
- Gespräche über den Patienten/ Bewohner hinweg
- finanzieller Missbrauch
- Verweigerung der Kommunikation
- Infantilisierung
- aktive und passive Vernachlässigung
- anschreien, drohen, beschimpfen
- Türen verschließen
- Verstoß gegen das Briefgeheimnis

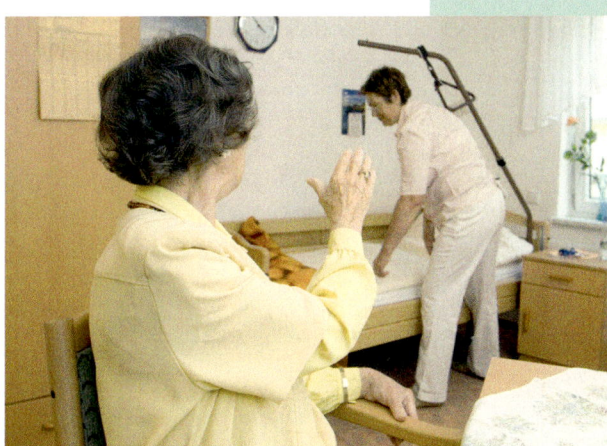

Patient erschwert bewusst das Ausziehen *Pflegekraft ignoriert Patientin*

Fällt ein Mensch durch aggressives oder auch gewalttätiges Verhalten auf, sollten zwei Fragen immer gestellt werden: *Warum* ist dieser Mensch aggres-siv und warum zeigt sich die Aggression *in dieser Weise gerade jetzt*?

4.2 Wie kommt es zu Gewalt? – Analyse einer komplexen Situation

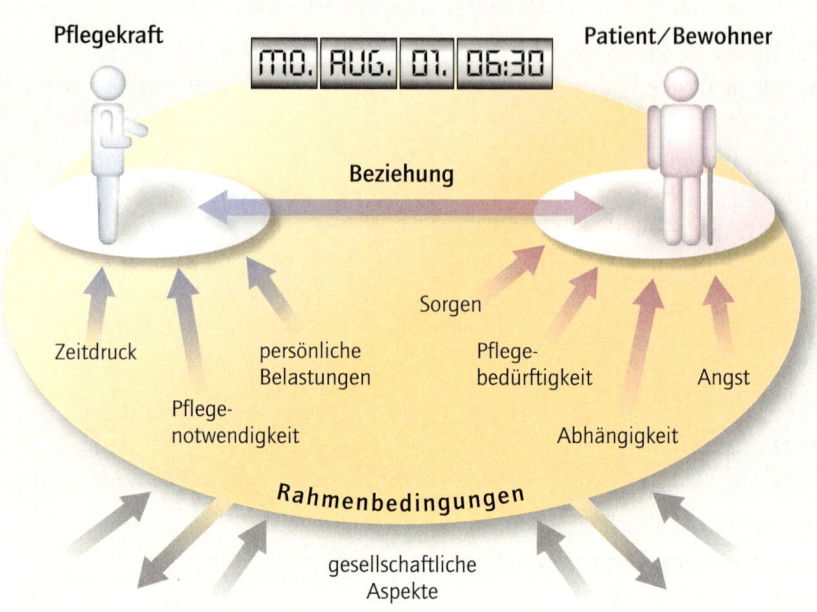

4.2.1 Pflege ist Beziehungsarbeit

!

Jede Pflegetätigkeit, jede Begegnung, jeder Kontakt ist im tiefsten ein Kontakt zwischen zwei oder mehr Menschen, die in einer Beziehung zueinander stehen.

Diese Beziehung in der Pflege ist einerseits durch die **Notwendigkeit, Pflege auszuführen,** und andererseits durch die **Bedürftigkeit, Pflege zu empfangen,** gekennzeichnet.

Viele Faktoren wirken störend oder fördernd auf den Beziehungsaufbau oder seine Weiterentwicklung. Hier einige Beispiele für mögliche Störfaktoren – sowohl aus Sicht der Pflegekraft als auch aus Sicht des Pflegeempfängers:

◆ **Rollenerwartungen** sind nicht klar erkenntlich, werden nicht erfüllt (Rollenerwartungen oder Konflikte sowohl zwischen mehreren Personen als auch intrapersonal).

◆ Die Beziehung ist durch starke **Macht, Ohnmacht,** Schwäche oder Verlustempfindungen geprägt. (Es besteht ein deutlicher Zusammenhang zwischen Abhängigkeit und Gewalt!)

◆ **Nähe** und **Distanz** stehen in keinem professionellen Verhältnis zueinander.

Rolle der Pflegekraft und des Patienten Band 1, B 3.1

◆ Individuelle Bedürfnisse und Wünsche werden nicht wahrgenommen, nicht beachtet oder missachtet – es besteht keine Möglichkeit der **Selbst-/Mitbestimmung.**

◆ Die Beziehung ist durch **Vorverurteilungen** und Urteile geprägt.

◆ Es ist keine **Empathie** und **Wertschätzung** spürbar.

◆ Eine **mangelnde, unechte oder ungenügende Kommunikation** zeichnet die Beziehung aus – Orientierungslosigkeit und Hilflosigkeit sind die Folge.

◆ **Angst** prägt den Kontakt. Dieses – oft unbewusste – Gefühl verhindert eine hilfreiche, therapeutische Beziehung. Dahinter kann auch eine erlebte oder vermeintliche Bedrohung verborgen sein.

◆ Das **Vertrauen** wurde **verletzt,** missbraucht oder ausgenutzt.

4.2.2 Krankheitsbedingte Ursachen für Aggression und Gewalt

> Jede Erkrankung bedeutet – sowohl für den Betroffenen selbst als auch für sein soziales Umfeld – die Auseinandersetzung mit einer neuen Situation.

Das Krankheitserleben wird häufig – bei gleichem Krankheitsbild – völlig unterschiedlich wahrgenommen.

◆ Eine geringe Frustrationstoleranz kann sehr schnell zu aggressiven Reaktionen auf Konflikte führen.

◆ Menschen mit geistigen Behinderungen zeigen mitunter aggressives Verhalten, wenn sie versuchen kommunikative Defizite auszugleichen (mangelnde Möglichkeit, Bedürfnisse und Wünsche mitzuteilen).

◆ Im Zusammenhang mit Drogenkonsum kommt es zu einer veränderten Wahrnehmung und häufig zu gesteigerter Aggression.

◆ Der Wechsel von einer Lebensphase in die nächste (wie Pubertät und Alter) bedeutet Veränderungen, die ganz unterschiedliche Verhaltensweisen auslösen können.

◆ Die Bedeutung der Erkrankung, die Auswirkungen und die möglicherweise erlebte Bedrohung werden individuell verarbeitet.

geistige
Behinderung
Band 5, G

Beispiel für das patientenbezogene Erleben einer Fixation aus dem Bereich der Psychiatrie:

„Nein! Nein! Nein! schrie ich. Ich versuche zu rennen. Ich kann nirgendwo hin. Ich will mich verstecken. Nirgends bin ich sicher. Sie (die Stimmen) sind überall. Ein Stuhl. Ein Fenster. Ich muss weg. Muss etwas schlagen. Ich schlage und trete um mich. Die Schreie der Gepeinigten. Der Alarmknopf wird gedrückt. Ich höre eiliges Laufen, lautes Rufen. Sie kommen, sie kommen! Ich kann sie nicht aufhalten!

Ich muss etwas zerschlagen, etwas zerstören. Ich muss jemanden verletzen (...). Die starken Männer kamen und hielten mich fest (...). Die Spritze mit Sodium Amytal wirkte noch nicht. Die großen, stämmigen Pfleger sahen aus wie die scheußlichen Vergewaltiger in der Hölle. Mein Entsetzen flammte wieder auf.

Mein Adrenalinspiegel stieg. Ich wurde immer stärker und mächtiger. Ich konnte mich gegen alle Männer im Beruhigungsraum verteidigen. Sie würden mich nicht anrühren, da war ich mir ganz sicher. Ich trat, schlug um mich und biss. Einen Augenblick lang sah es aus, als könnte ich den ganzen Raum voller Männer besiegen. Dann gewannen sie wieder die Oberhand. Genauso, wie es mir die Stimmen gesagt hatten. Es war wie bei den Vergewaltigungen in der Hölle. Große starke Männer hielten mich fest, während unsichtbare Hände mich auszogen (...). Ich hatte Todesangst." [XXVIII]

Die Compliance des Patienten oder Bewohners stellt ein wesentliches Grundelement für eine gewaltfreie Pflege dar. Kann der betroffene Mensch die Therapie oder Pflegemaßnahme nicht verstehen oder akzeptieren, wehrt er sich – wenn es sein muss, mit Gewalt.

Compliance
Band 5, J 3.8.1

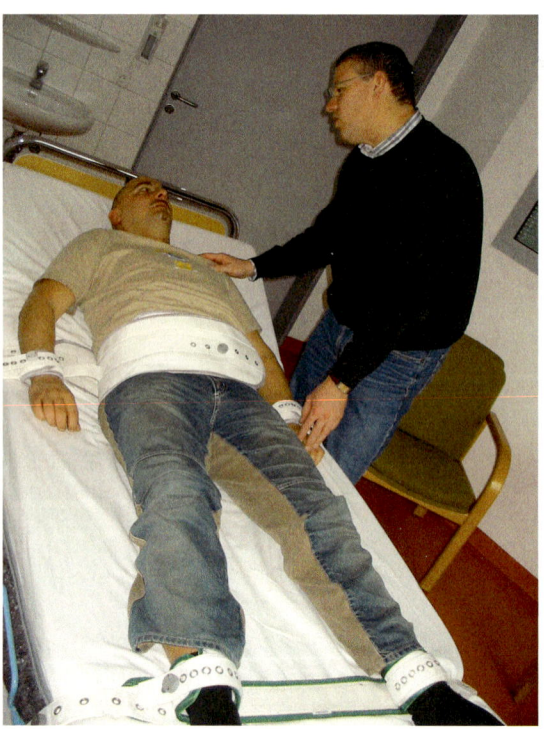

Betreuer beruhigt gewaltbereiten Patienten nach Fixierung

Gewalttaten finden nicht zufällig, sondern unter bestimmten Voraussetzungen statt.

4.2.3   Die erlebte Situation

Heimgesetz
Band 5, G 2.3

Montag, 1. August, 06:30 Uhr: „Ich konnte in dieser Situation, nach der Vorgeschichte, in meiner damaligen Verfassung und zu diesem Zeitpunkt nicht mehr anders, als so zu reagieren ..."

Situationen in Krankenhäusern, Altenheimen, Behinderteneinrichtungen oder auch in der ambulanten Pflege, in denen Menschen sich mit Gewalt ihren Weg freimachen, treten gehäuft auf, wenn:

♦ die ganze Situation für die Beteiligten nicht mehr überschaubar und einschätzbar ist;

♦ persönliche Rechte wie Freiheit, Menschenwürde, Mitspracherecht, Entscheidungsbeteiligung, soziale Kontakte, Intimsphäre usw. stark eingeschränkt bzw. nicht erfüllt werden;

♦ die Individualität, das individuelle Erleben negiert, für unwahr gehalten oder als unwichtig eingestuft wird;

♦ eine Überforderung der Pflegekraft oder des Bewohners bzw. Patienten spürbar ist;

♦ die Situation aufgrund eines für den Betroffenen bedrohlichen Ereignisses entsteht (z. B. Zwangseinweisung, Einzug ins Altenheim gegen den Willen des Betroffenen).

Die Atmosphäre in Einrichtungen könnte zwischen den Extremen „hochexplosiv" und „leblos" beschrieben werden. Manchmal kann man die Grundstimmung schon nach wenigen Minuten in einem Haus spüren. Was aber „macht" die Atmosphäre?

4.2.4   Institutionelle Rahmenbedingungen

> Die Rahmenbedingungen, unter denen in einer Institution Pflege geleistet wird, sind mitentscheidend für die Qualität des Umgangs miteinander.

Hier einige Beispiele, was zu einer negativen und aggressionsfördernden Atmosphäre beiträgt:

♦ ein starres Reglement, das keine individuelle Anpassung ermöglicht, das heißt auch strukturelle Formen der Freiheitsbeschränkung gegenüber den pflegebedürftigen Menschen;

♦ schlechte Arbeitsbedingungen wie Pflegepersonal-Notstand, überbelegte Stationen, nicht angepasste Ausstattung;

♦ mangelnde Führungsqualitäten wie ungenügender Informationsfluss, unausgesprochene oder nicht gelöste Spannungen im Team, unklare Arbeitsverteilung und uneinheitliches Vorgehen, keine eindeutigen Verantwortlichkeiten, Konkurrenzkampf, mangelnde Qualifikation der Mitarbeiter, hohe Fluktuation des Personals, fehlende Fortbildungen und Schulungen;

♦ geschlossene Bereiche, Türen usw.: Geschlossene Bereiche können nicht nur Sicherheit, sondern auch Angst auslösen. Der Schlüssel teilt die Menschen einer Station in zwei Gruppen: die mit Schlüssel und freiem Ausgang und die ohne ... Diese Situation kann ausgenutzt werden oder die Beziehungen belasten.

♦ fehlende Rückzugsmöglichkeiten, keine Privatsphäre;

♦ Stressfaktoren von außen: hoher Lärmpegel, keine ausreichende Lüftung oder Heizung usw.

Das multiprofessionelle Team
Band 1, C 2

4.2.5 Gesellschaftliche Aspekte

Das Thema Gewalt ist für uns zu einem alltäglichen Thema geworden. Gewalt gegen Minderheiten, Gewalt auf der Straße, in der Schule, ausgeübt von Kindern und Erwachsenen – es scheint keinen Ort zu geben, der sicher gewaltfrei ist. Eine Gewalt, die existent ist und uns doch persönlich kaum mehr berührt. Anders ist es, wenn wir selbst oder ein uns nahe stehender Mensch zum Opfer oder Täter einer Gewalttat geworden sind.

Der Umgang mit Aggression und Gewalt entwickelt sich mehr und mehr zu einem gesellschaftlichen Auftrag – über die Grenzen eines Staates hinweg. Die Gesellschaft prägt den Einzelnen und der Einzelne prägt die Gesellschaft. Die entscheidende Frage jeder Gesellschaft und jeder Einzelperson wird deshalb sein, wie sie mit Aggression und Gewalt umgeht.

> *Man kann das Lied der Freiheit nicht auf einem Instrument der Gewalt spielen. (Stanislaw Jerzy Lee)*

Hier einige Thesen zum Nachdenken:

♦ Eine gewaltfreie Erziehung fördert den aufrechten Gang. Menschen mit ausgeprägter Zivilcourage hatten überwiegend Eltern, die Konflikte nicht autoritär und mit Gewalt gelöst haben, sondern fair und argumentativ miteinander umgegangen sind.

♦ Die Fähigkeit, Mitleid zu empfinden und entsprechend zu handeln, wird durch eine liebevolle Erziehung gefördert.

♦ Couragiertes Verhalten zeigt sich häufiger in einer Gesellschaft, in der gegenseitige Anerkennung spürbar ist.

Kooperation
Band 4, A 1.2

Zwangs-
maßnahmen
Band 5, G 2.3
Band 1, E 5.2

4.3 Pflege zwischen Zwang und Fürsorge

Pia weiß, dass Rudolf Kraus dringend etwas Nahrung und vor allem Flüssigkeit zu sich nehmen muss. Er aber verweigert das Essen. Muss Pia ihn zum Trinken zwingen? Was sind Zwangsmaßnahmen?

Zwangsmaßnahmen sind jede Anwendung unmittelbaren Zwangs, soweit sie im Sinne von und nach den Regeln des § 19 der PsychKG durchgeführt werden. Dazu zählen des Weiteren Zwangsmaßnahmen, die unter § 17 PsychKG „besondere Sicherungsmaßnahmen" und „unterbringungsähnliche Maßnahmen" im Sinne des § 1906, 4 BGB aufgeführt werden:

– Wegnahme oder Vorenthalten von Gegenständen
– Beschränkung des Aufenthaltes im Freien
– Absonderung in einen besonderen Raum (Isolierung)
– Fixierung
– Ruhigstellung durch Medikamente, soweit die dabei eingesetzten Medikamente nicht bereits der Behandlung der Grunderkrankung dienen
– Maßnahmen zur Einschränkung der Bewegungsfreiheit, wie Bettseitenteile und Seniorenstuhl
– zwangsweise Verabreichung von Medikamenten zur Behandlung der Grundkrankheit[XXIX]

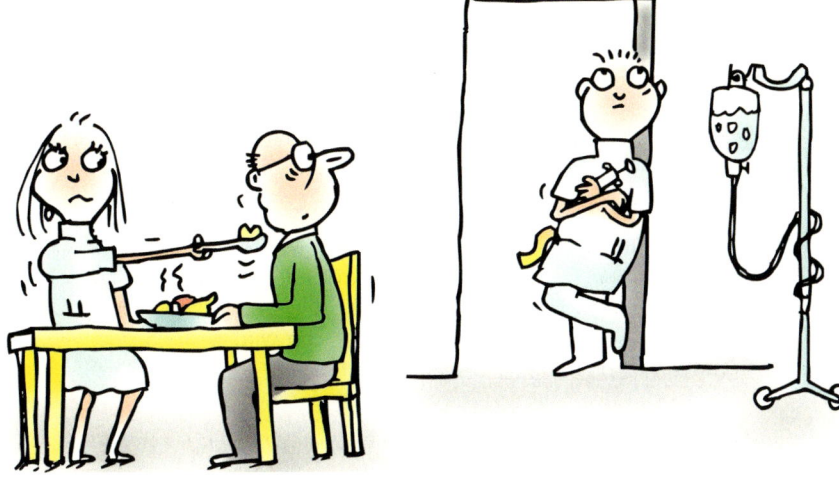

!

Bei der Anwendung von Zwangsmaßnahmen muss immer im Vorfeld der Grundsatz der Verhältnismäßigkeit und möglicher alternativer Lösungen beachtet werden.

Verantwortung für einen Menschen zu übernehmen bedeutet auch, sich der Macht, die einem dadurch zugesprochen ist, bewusst zu sein: sein Vertrauen nicht zu missbrauchen und zu zerstören, sondern sich machtvoll zum Wohl für ihn einzusetzen, damit er nicht ohnmächtig leben muss.

Entscheidungen zu Zwangsmaßnahmen sind ethisch äußerst schwierig. Daher sollten sie nicht von einer Pflegekraft allein getroffen, sondern die Notwendigkeiten im multiprofessionellen Team besprochen werden!

Bezugswissenschaft Rechtswissenschaft:

Rechtswissenschaft umfasst auch die Lehre von der Gesetzesauslegung, das heißt die Interpretation der rechtlichen Regelungen. Die Gesetze werden in erster Linie durch die legislativen politischen Organe, teilweise auch durch die Gerichte (so genannte Richterrechte) erlassen.

Gesetzliche Grundlagen:

Zwangsmaßnahmen dürfen ausschließlich im Rahmen der gesetzlichen Bestimmungen durchgeführt werden. Diese sind festgelegt im Landesgesetz für psychisch kranke Personen (PsychKG), im Betreuungsgesetz (BetrG) und im Zusammenhang mit Unterbringung nach dem Strafgesetzbuch (StGB) oder der Strafprozessordnung (StPO).

Unter folgenden Voraussetzungen können Zwangsmaßnahmen rechtmäßig angewendet werden:

- rechtskräftiger richterlicher Unterbringungsbeschluss nach PsychKG
- sofortige Unterbringung nach § 15 PsychKG
- Genehmigung durch Vormundschaftsrichter und gesetzlichen Betreuer (Bevollmächtigten); bei Gefahr im Verzug kann der Betreuer allein, bei dessen Verhinderung der Vormundschaftsrichter allein entscheiden
- Einwilligung der Eltern oder des Vormunds bei Minderjährigen (entspricht den Rechten des gesetzlichen Betreuers)
- bei fehlender Rechtsgrundlage kann akut selbst- oder fremdgefährdendes Verhalten die Anwendung von Zwangsmaßnahmen ermöglichen; hier tritt § 34 StGB (rechtfertigender Notstand) in Kraft.

Patientenrecht
Band 5, G 2.3

Situationen in der Pflege, die zur Anwendung von Zwangsmaßnahmen führen können, sind beispielsweise:[xxx]

Art der Zwangsmaßnahme	Indikation zur Anwendung	zu beachten:
Wegnahme oder Vorenthaltung von Gegenständen – hierunter fallen auch Maßnahmen wie die Wegnahme oder Androhung der Wegnahme von Bewegungshilfen wie Rollstuhl und Gehhilfe.	Eigen- oder Fremdgefährdung durch Gegenstände wie Messer, Feuerzeug oder Waffen	– Würde des Menschen – Normalitätsprinzip – Eigentumsrecht: Gegenstände, deren Besitz nicht verboten ist, sind dem Besitzer baldmöglichst wieder auszuhändigen.
Beschränkung des Aufenthaltes im Freien	bei nach PsychKG untergebrachten Patienten	Es wird gefordert, die Möglichkeit eines täglichen Aufenthaltes im Freien zu überprüfen. Dieser darf nur eingeschränkt sein, falls und solange davon eine unmittelbare Gefährdung ausgeht. Möglichkeiten eines geschützten Gartens oder eines Ausgangs in Begleitung sind zu prüfen.

Art der Zwangsmaßnahme	Indikation zur Anwendung	zu beachten:
Zwangsmedikation	bei akuten Erregungszu-ständen mit Eigen- oder Fremdgefährdung kann eine ärztlich angeordnete Zwangsmedikation i. m. oder i. v. erfolgen	Hier sollten erst Alternativen ausgeschöpft sein: – Anbieten oraler Medi-kation – Überreden – erneutes Anbieten oraler Medikation – Androhung von Zwang mit erneutem Anbieten
Isolierung, Fixierung und evtl. Zwangsmedikation	angedrohte oder tatsächlich angewandte Gewalttätigkeit gegenüber Dritten oder sich selbst, drängende akute Selbstverletzungs- oder Suizidgefahr, Gefahr des Entweichens, Fixierung: § 32 und § 34 StGB	Durchführung wird meist im Zusammenhang mit sedierenden Maßnahmen ausgeführt – vorher alter-native Möglichkeiten aus-schöpfen

Urteile zu pflegerelevanten Themen können Sie nachlesen z. B. unter: www.gesetzeskunde.de („Medizin – Pflege" anklicken).

Eine besondere Pflegesituation: **Pflege in der Psychiatrie**

Pflegekräfte in der Psychiatrie haben einen doppelten Auftrag: Einerseits erfüllen sie einen medizinisch-pflegerischen Behandlungsauftrag, auf der anderen Seite müssen sie einen ordnungspolitischen Auftrag erfüllen (Beispiel: Maßregelvollzug, Unterbringung, Zwangseinweisungen, Pflege im Strafregelvollzug). Hier kann das Arbeiten zwischen Zwang und Fürsorge besonders belastend werden.

Pflege in der Psychiatrie Band 5, C 1.4

4.4 Professionell mit Gewalt umgehen – handeln statt misshandeln

Gewalt ist immer eine Auseinandersetzung mit sich selbst, mit anderen und mit einer Situation. Deshalb müssen Prävention, Deeskalation und Nach-sorge ursächlich und aus verschiedenen Blickwinkeln betrachtet werden.

Es geht darum, sich zu wehren, ohne zu schlagen,
zu kämpfen, ohne zu zerstören,
zu handeln, bevor misshandelt wird!

Konkret umgesetzt bedeutet dies:

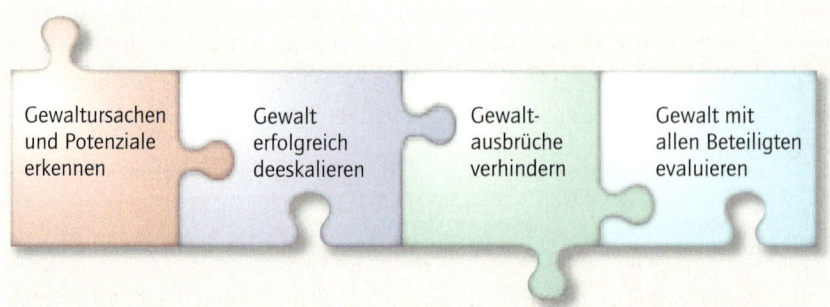

4.4.1 Maßnahmen zur Gewaltprävention und Minderung von Aggression in Pflegeeinrichtungen

Hier einige Beispiele:

- Die **Ursache der Aggression** wird reflektiert und die dahinter stehenden Gefühle werden erkannt. (Bei welchen Aktivitäten und unter welchen Umständen tritt das aggressive Verhalten verstärkt auf? Welche Handlungen, Aktionen und Reaktionen zeigen sich in diesen Situationen?)

- Aufmerksamer Umgang im Team: Verändertes, aggressives Verhalten bei Kollegen wird beobachtet und thematisiert; auch Vorgesetzte werden dabei einbezogen.

- **Grenzen** werden angesprochen, aggressives Verhalten als normale Verhaltensweise wird nicht geduldet.

- **Krisentraining** mit Patienten/Bewohnern und Pflegekräften – auch Fortbildungen, Supervisionsmöglichkeiten, Balintgruppen usw.

- Pflege wird als **gemeinsamer, aktiver Prozess** verstanden: z. B. gemeinsame Erstellung der Pflegeplanung mit den Betroffenen.

- Erhaltung der **Eigenständigkeit**: ambulante vor stationärer Pflege

- Einbeziehung der Angehörigen: Rooming-in – auch im Erwachsenenbereich

- individuelle Pflegeplanung und individuelle Pflege

Krisentraining
Band 1, C 3

4.4.2 ... und wenn es doch zu Aggression und Gewalt kommt?

Verhalten im Ernstfall:

- klare, deutliche, eindeutige und ruhige Sprache

- sichtbare Übermacht von Personal kann einschüchternd oder provokant wirken – hier muss individuell entschieden werden

- Versuch, den aggressiven Menschen durch Gespräche zu beruhigen, zu lenken; aktiv zuhören, ernst nehmen, Interesse zeigen

- in der „akuten" Situation keine Versuche machen, das Fehlverhalten zu evaluieren oder Schuldzuweisungen vornehmen

- Wahrung eines Sicherheitsabstandes, immer einen Fluchtweg für sich selbst offen halten
- weder sich selbst noch den Patienten räumlich einengen, Hilfe anfordern
- Aufsuchen einer anderen Umgebung: Möglichkeit zum Aggressionsabbau durch Bewegung oder Sport anbieten; dem Patienten Rückzugsmöglichkeiten geben
- Medikation anbieten

> mit Krisen und Konflikt-situationen konstruktiv umgehen
> Band 1, H 2

4.4.3   Nachsorge nach einem Gewaltübergriff

Die Nachsorge nach einem Gewaltübergriff richtet sich an:

- die **Institution:** Hier gilt es, die zuständigen Stellen zu informieren, zum Beispiel die Pflegedienstleitung, gegebenenfalls die Polizei.
- die **Opfer** der Gewalt: Anbieten von Gesprächen, Supervisionen oder therapeutischer Hilfe; auf individuelle Bedürfnisse eingehen wie Dienstbefreiung, Versetzung o. Ä.; Reflexion der Gewaltsituation und Entlastung von Schuldgefühlen und Angst; weitere Gespräche oder Hilfe anbieten und Verarbeitung des Erlebnisses beobachten
- die **Täter:** Ursachenerforschung (Gespräch führen, sobald der Täter dazu in der Lage ist); Gewaltursachen und Gewaltverhalten reflektieren; gemeinsam mit dem Täter andere Umgangs-/Verhaltensmöglichkeiten entwickeln (Empowerment, Coping), auch in Form von Behandlungsvereinbarungen; Reflexion des Geschehenen im Zusammenhang mit der Erkrankung und damit Förderung der Compliance; gegebenenfalls Anzeige erstatten
- das **Stationsteam** und die Bereichsleitung: Ursachensuche; Reflexion des Geschehenen; Schuldzuweisungen unterlassen; Grenzen wahrnehmen; aus Fehlern lernen; gegenseitige Entlastung und Aussprache
- die **Mitpatienten:** informieren über das Geschehene (um Gerüchten vorzubeugen); Wiederherstellung von Sicherheit; Ängste, Befürchtungen und Beobachtungen der Mitpatienten und Bewohner auswerten

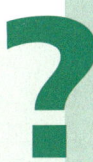

1 Definieren Sie „Aggression" und „Gewalt" – wie unterscheiden sich die beiden Begriffe?

2 Nennen Sie fünf verschiedene Ursachen für Gewalt und für jede Ursache jeweils zwei Beispiele.

3 Was versteht man unter Zwangsmaßnahmen?

4 Beschreiben Sie fünf Zwangsmaßnahmen aus dem Pflegebereich.

5 Welche gesetzlichen Grundlagen liegen Zwangsmaßnahmen zugrunde?

6 Welche Probleme ergeben sich, wenn Zwangsmaßnahmen an Menschen durchgeführt werden – denken Sie dabei auch an die therapeutische Beziehung, das Krankheitserleben des Patienten/Bewohners und an Ihr eigenes Berufsverständnis.

7 Einer Ihrer Patienten ist sehr aggressiv und Sie befürchten, dass er Sie jeden Moment angreifen könnte. Wie verhalten Sie sich?

8 Warum ist es wichtig, nach einer Gewaltanwendung mit den Tätern und den Opfern das Erlebte zu bearbeiten?

1 Aggression und Gewalt werden nicht nur vom Pflegeempfänger erlebt, sondern auch von Pflegekräften als Opfer erfahren. Dies kann sich in Beschimpfungen, mangelnder Privatsphäre, unangemessenen Ausdrücken bis hin zum „in die Pobacken kneifen" zeigen.

   a) Überlegen Sie sich in Kleingruppen, welche Situationen von Ihnen als beängstigend, unangenehm oder aggressiv erlebt werden.

   b) Versuchen Sie in einem zweiten Schritt eine Ursachenanalyse zu erstellen, bei der Sie die im Kapitel beschriebenen Punkte berücksichtigen.

   c) Klären Sie anschließend, an wen Sie sich in Ihrer Einrichtung wenden könnten, wenn ein Übergriff auf das Personal geschehen ist.

   d) Wie wäre das weitere Vorgehen in Ihrem Haus?

2 Lesen Sie noch einmal aufmerksam die Ursachen durch, die zu Aggression und Gewalt führen können. Erarbeiten Sie nun für Ihre Einrichtung einen entsprechenden „Präventionsmaßnahmen-Katalog".

3 Vorsicht Fettnapf! Jeder Mensch hat bestimmte Dinge, Situationen oder Begegnungen, die ihn „von 0 auf 100 bringen" können.

   a) Damit Sie in Ihrer Klasse nicht in ein solches Fettnäpfchen treten, schreibt jeder auf ein Blatt die Dinge, die nicht passieren sollten, wenn man mit ihm zu tun hat. Die Zettel werden gemischt und die Personen erraten.

   b) Erzählen Sie sich anschließend in Kleingruppen, was Ihnen hilft, wieder ruhig zu werden und Aggressionen abzubauen – vielleicht lernen Sie so eine weitere Methode kennen, die Ihnen gut tut.

Informationen und Hilfe zum Thema Gewalt:

Selbsthilfeorganisation: Der Weiße Ring, Bundesgeschäftsstelle Weberstr. 16, 55130 Mainz, Info@weisser-ring.de

Opferschutzbeauftragte der Polizei

Psychosoziale Beratungsstellen vor Ort

Deutsche Arbeitsgemeinschaft für Jugend- und Eheberatung e.V., München www.dajeb.de

„Handeln statt misshandeln" – Bonner Initiative gegen Gewalt im Alter e.V., Goetheallee 51, 53225 Bonn, www.hsm-bonn.de

Notruftelefone

Arbeitskreis gegen Menschenrechtsverletzungen, Riemerschmidtstraße 41, 80933 München

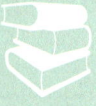

Arndt, Marianne: Gewalt in der Pflege? Mit mir nicht. In: Die Schwester/der Pfleger 12/2000

Bundesministerium für Familie, Senioren, Frauen und Jugend, Alexanderplatz 6, 10178 Berlin, www.bmfsfj.de,

Höffe, Otfried: Lexikon der Ethik. Verlag C.H. Beck, München 1997

Milisen, Koen/de Maesschalck, Lieven/Abraham, Ivo: Die Pflege alter Menschen in speziellen Lebenssituationen. Springer, Berlin 2004

Sauter, Dorothea/Richter, Dirk (Hrsg.): Gewalt in der psychiatrischen Pflege. Hans Huber Verlag, Bern 1998

5 Ekel und Scham in der Pflege

Tim hat die Nase – im wahrsten Sinne – gestrichen voll!

So schlimm hatte er sich seinen Einsatz in der ambulanten Pflege nicht vorgestellt, dabei hat er sich seit seinem Ausbildungsbeginn ja bereits an einiges gewöhnt. Aber das heute war wirklich der Höhepunkt. Das erste Mal ist er mit seinem Anleiter zu einer neuen Kundin gefahren, Edith Uhlemaier. Völlig unvorbereitet hat dieser Besuch alles übertroffen, was er sich an ekligen Dingen vorstellen konnte. Gut, auch er ist kein Freund des täglichen Saubermachens, aber hier sieht es nicht nur furchtbar, sondern katastrophal aus!

In der ganzen Wohnung verteilt liegen Nahrungsmittel herum – oft bereits schimmlige Reste, dazwischen laufen zwei gut genährte Katzen einem zwischen die Füße. Edith Uhlemaier ist dement und macht einen verwahrlosten Eindruck – trotzdem lebt sie allein in der Wohnung. Auf den ersten Blick erscheint es Tim unzumutbar, wie hier Pflege durchgeführt und was eigentlich vom Pflegedienst erwartet wird.

Auf der anderen Seite packt Tim auch wieder das schlechte Gewissen – ist es nicht unverantwortlich, so eine Frau allein leben zu lassen? Und ist es nicht seine Aufgabe als Gesundheits- und Krankenpfleger, dass er sich auch gerade um solche Menschen kümmert? Schließlich kann sie ja eigentlich gar nichts dafür ... Er spürt, dass er sich ein bisschen schämt für seine Gedanken. Sein Anleiter Roman Müller packt indessen schimmlige Essensreste in eine Tüte und schafft ein wenig Ordnung.

Als sie die Wohnung verlassen, ruft er sofort die Leitung des Pflegedienstes Lenz an und schildert die Zustände. „Jetzt muss erstmal eine Meldung an das Gesundheitsamt und den Kostenträger gemacht werden", erklärt er Tim. „Hier liegt wirklich eine Eigengefährdung vor!" Tim ist fürs Erste beruhigt – der Geruch und die Bilder von den Zuständen bei Frau Uhlemaier bleiben ihm jedoch noch über Stunden präsent.

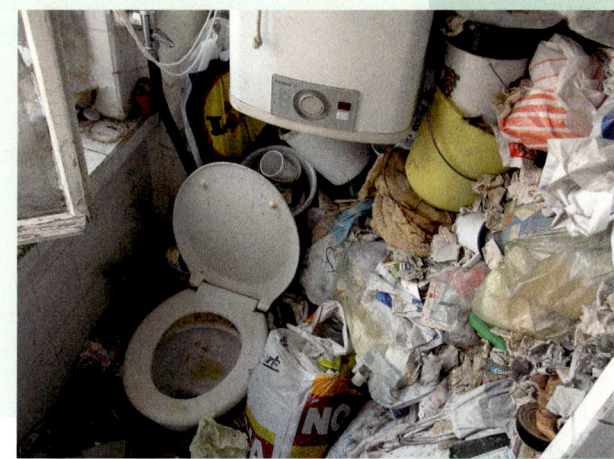

Das Messie-Syndrom – ein Defizit in der Fähigkeit, seine Alltagsaufgaben zu regeln, z. B. Ordnung zu halten

1   Wie hätte Frau Uhlemaiers Situation eventuell vermieden werden können?

2   Welche Tätigkeiten in der Pflege fallen Ihnen besonders schwer, weil Sie dabei Ekel empfinden oder weil Sie sich schämen?

3   Überlegen Sie in Kleingruppen, was Ihnen hilft, dennoch diese notwendige Pflege gut durchführen zu können ...

5.1   Ekel – Reaktion auf einen Reiz?

Ekel ist ein spezifischer subjektiver, emotionaler Zustand, der als bedrohlich erlebt werden kann. Es ist das „stark unlustbetonte Gefühl des Widerwillens".[XXXI]

Die Entstehung des Ekelgefühls ist kein einfaches Reiz-Reaktions-Schema. Über unsere Sinne (Sehen, Hören, Riechen, Schmecken Tasten) nehmen wir Eindrücke unterschiedlich intensiv auf:

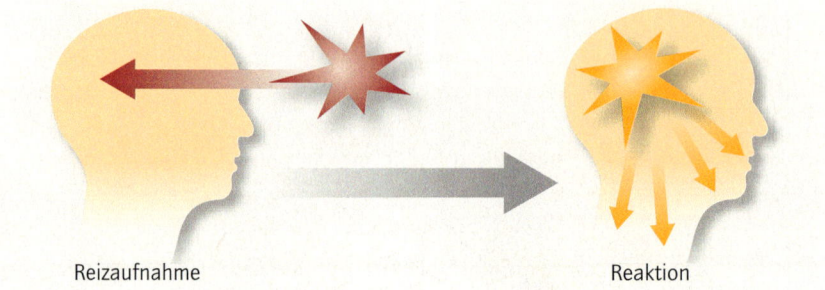

Reizaufnahme   Reaktion

Einfaches Reiz-Reaktions-Schema

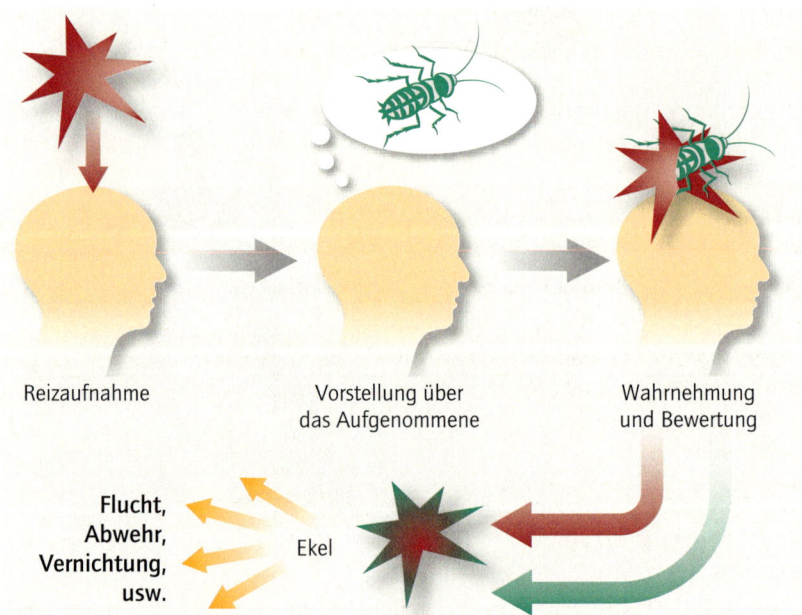

Reizaufnahme   Vorstellung über   Wahrnehmung
                        das Aufgenommene   und Bewertung

Flucht,
Abwehr,   Ekel
Vernichtung,
usw.

Entstehung des Ekelgefühls

Es ist nicht der Ekel erregende Gegenstand, die Situation oder die Person, die in uns das Gefühl des Ekels auslösen, sondern unsere eigene Vorstellung beeinflusst unsere Wahrnehmung und lässt das Gefühl des Ekels in uns entstehen.

Umgang
mit Ekel
Band 2, C 4

5.1.1   Wer ekelt sich wovor?

Jeder Mensch bewertet Reize – auch Ekel auslösende Reize – individuell. Dabei spielen seine Kultur, seine Sozialisation und sein momentanes eigenes Befinden eine entscheidende Rolle.

Die **Reizbewertung** entscheidet wesentlich über die Intensität beim Erleben von Ekelemotionen. Sie kann sich nicht nur von Kultur zu Kultur (= Träger gesellschaftlicher Normen), sondern auch innerhalb einer Kultur und sogar innerhalb eines einzelnen Lebens verändern.

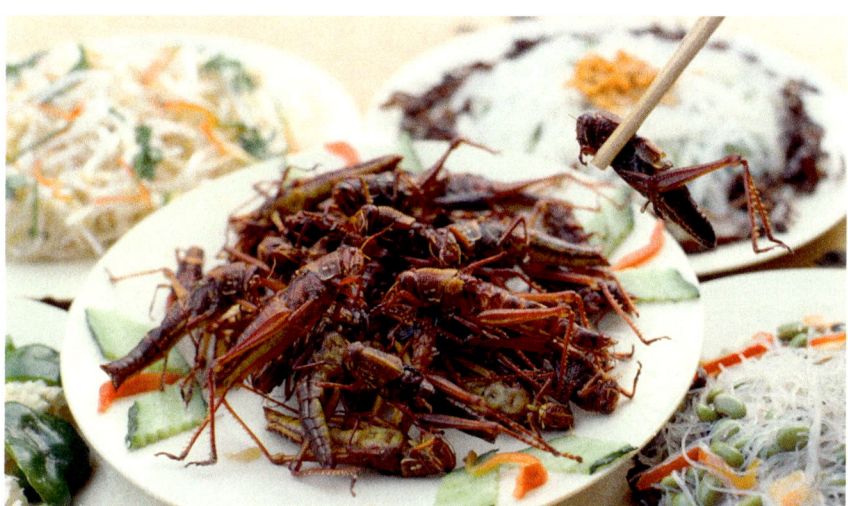

Heuschrecken als Nahrungsmittel – je nach Kulturkreis Appetit anregend oder Ekel auslösend

Beispiele:

Für einen gläubigen Inder ist die Vorstellung, eine heilige Kuh zu essen, absolut abstoßend. Auf einer deutschen Speisenkarte würden dagegen gebratene Heuschrecken Ekel auslösen.

Das Schnuffeltuch eines Babys mag, gerade wenn es schon länger benutzt ist, für Erwachsene nur Ekel auslösen und bedeutet doch für das Kind den Inbegriff des Wohlfühlens.

Obwohl Ekel individuell erlebt wird und die Ekel auslösenden Situationen völlig verschieden sein können, gibt es – über die Ländergrenzen hinweg – Gemeinsamkeiten.

Grundsätzlich lässt sich eine Unterscheidung in das moralisch (Überdrussekel, Verhalten wie Lüge, Verrat, Untreue, Ausnützen von Anderen ...) und in das physisch Ekelhafte (Fäkalien, Fäulnis, Klebriges, Halbflüssiges, Insekten oder Kriechtiere, fremdartige Speisen, ungewollte Nähe oder Zeichen körperlicher Wucherungen ...) treffen.

Diese „Ekelauslöser" stehen symbolhaft für den Übergang von Leben zu Tod, Auflösung und Verwesung, nicht mit der Vorstellung eines „normalen" Lebens zu vereinbarende Situationen/Handlungen, nicht mehr verwertbare Abfallprodukte lebender Existenzen usw.

5.1.2 Dem Ekel begegnen

Tim ist sich nicht ganz sicher, ob Frau Uhlemaier und die Kollegin seine Ekelgefühle nicht mitbekommen haben. Wahrscheinlich hat er ganz spontan das Gesicht verzogen oder sogar durch irgendwelche Bemerkungen seinen Ekel ausgedrückt. Jetzt, wo alles vorbei ist, schämt er sich deswegen. Warum konnte er sich nur nicht beherrschen?

> Ekel ist ein genetisch angelegter Schutzmechanismus, der mich vor Gefahren warnen will. Das ist seine tiefste Bedeutung.

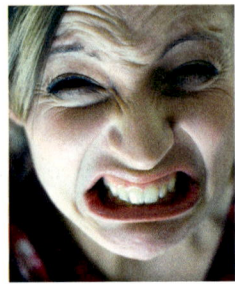

Als angeborener Reiz löst Ekel bei allen Menschen zunächst typische Ekelreaktionen aus: Zusammenziehen der Gaumen und Rachenmuskulatur, erhöhte Speichelproduktion, Würge- und Brechreiz, erhöhte Kopfdurchblutung, Veränderung der Herzfrequenz, Hochziehen der Oberlippe, Rümpfen der Nase, Erhöhung der Grundfrequenz der Stimme.

Ein bewusster Umgang mit diesen natürlichen Reizreaktionen ist möglich, wenn man auf die Situation vorbereitet ist und/oder gelernt hat, sie zu bewältigen. Dies gilt nicht nur für Pflegekräfte, sondern auch für die Betroffenen selbst, die ebenso unter Ekelgefühlen leiden („Gewöhnung" an den Anblick einer offenen Wunde, an einen Anus praeter …).

Umgang mit Ekel
Band 2, C 4

1. Nehmen Sie sich und Ihre Gefühle ernst, sprechen Sie darüber.
2. Bereiten Sie sich auf für Sie schwierige Situationen vor. Informieren Sie sich über die Patienten/Bewohner und das, was Sie erwartet.
3. Sprechen Sie sich im Team ab: Ist die Bewertung dieser Ekel auslösenden Situation für alle gleich? Wechseln Sie sich ab, oder versorgen Sie den Patienten/Bewohner zu zweit (damit wird die Situation weniger bedrohlich und damit weniger Ekel auslösend).
4. Sorgen Sie für sich! Ein ausgeruhter und ausgeglichener Mensch kann mit Belastungssituationen besser umgehen.

Bezugswissenschaft Psychologie:

Die Psychologie ist eine empirische[1] Wissenschaft. Sie beschreibt und erklärt das Erleben und Verhalten von Menschen – unter Berücksichtigung ihrer jeweiligen Entwicklung – sowie dessen innere und äußere Bedingungen. Sie erklärt mentale (gedankliche) Prozesse und konkrete Verhaltensmechanismen, deren wechselseitige Beziehung und ihren Einfluss auf das Individuum und auch auf Gruppen.

---

1 empirisch = aus der Beobachtung erwachsen, dem Experiment entnommen.

5.2 Ich schäme mich so ...

Beispiel: Tim, immer noch auf der Sozialstation im Einsatz, lernt neben Edith Uhlemaier auch andere Klienten kennen. Herbert Dammertz, ein Lehrer aus seiner ehemaligen Schule, ist nach einem Schlaganfall auf Hilfe angewiesen. Aufgrund seiner Aphasie fällt es Herrn Dammertz schwer, sich auszudrücken, und oft findet er nicht die richtigen Worte. Wenn er dann sein Gesicht abwendet, mit traurigen Augen, spürt Tim, wie sehr sich Herr Dammertz schämt ...

5.2.1 Scham – was ist das?

Scham ist eine starke Emotion, die auf den Selbstwert bzw. das Selbstkonzept des Menschen Einfluss nimmt. Scham kann ein Synonym sein für Gefühle wie: ausgeliefert sein, Verlegenheit, sich genieren, Eindringen in die Intimsphäre, Nichterfüllen von Erwartungen usw.

Das Gefühl der Scham bedeutet, sich seiner selbst und seiner Werte bewusst zu werden.

In Abgrenzung zum anderen, in seiner Eigenart und Originalität, in seinen intimsten Bereichen empfindet sich jeder Mensch als **schutzwürdig** und **verletzbar.** Scham ist durchaus kein negatives Gefühl, sondern zeigt jedem seine besondere Empfindsamkeit oder Sensibilität. Sie kann den Pflegekräften helfen behutsam und einfühlsam zu pflegen.

Das Hauptaugenmerk im Pflegealltag bezieht sich vorwiegend auf die **intime Scham** (nicht gewollte Bloßstellung der Intimsphäre).

Die **soziale Scham** (Angst vor einer Geringschätzung durch andere zum Beispiel aufgrund des Berufs, der Wohn- oder Familienverhältnisse) stellt eine weitere wichtige Form dar.

Ähnlich wie Ekel erleben sowohl Pflegekräfte als auch Betroffene Scham. Der Umgang damit kann sich äußern in Angst, Wut, Regression, Abweisung, Selbstentfremdung, Isolation, Witze machen, Verharmlosung bis hin zu krankhaftem Verhalten und Handeln wie Vernachlässigung u. Ä.).

Keine Scham nach außen zeigen zu können, bedeutet nicht keine Scham zu erleben.

Beispiel: Pia merkt, dass es dem neunjährigen Malte sehr unangenehm ist, wenn sie ihn wäscht. Wenn der Intimbereich an der Reihe ist, bricht er meist das Gespräch ab, dreht den Kopf weg, wird rot und es dauert danach jedesmal Stunden, bis Malte wieder unbefangen auf Pia reagieren kann. Nach einem Unfall und beiden Händen im Gipsverband wird es jedoch noch Monate dauern, bis der Junge sich selbst waschen können wird.

Intimität wahren, Sexualität leben
Band 2, B 3.3
Band 3, B 4

5.2.2   Behutsam pflegen und gepflegt werden

Empathie ist die Bereitschaft und Fähigkeit, sich in die Einstellung anderer Menschen einzufühlen.

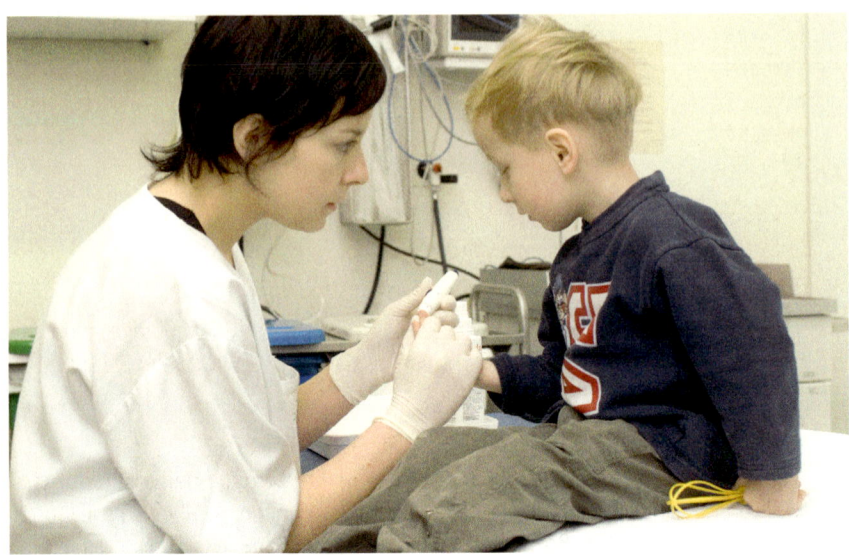

Empathisches Verhalten in einem „gesunden", professionellen Nähe-und-Distanz-Verhältnis lässt Sicherheit und einfühlsames Verstehen, Wertschätzung und ehrliches Miteinander spüren und hilft so, über Gefühle wie Ängste und Zweifel bei Bedarf zu sprechen.

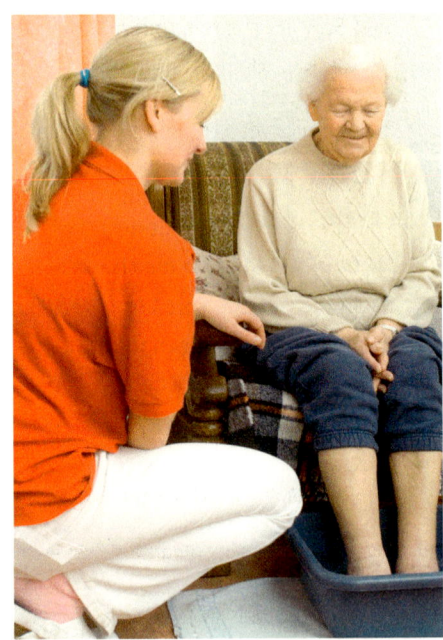

Mehr Empathie bedeutet weniger erlittene Scham. Um der Scham begegnen zu können, kommt es nicht primär darauf an, *was* ich am Patienten oder Bewohner tue, sondern vor allem, *wie* ich es tue.

Routiniertes Verhalten in der Pflege gibt Sicherheit – leider geht mit ihr jedoch manchmal die Sensibilität für bestimmte Situationen verloren. Durch eine individuelle, zielgerichtete und problemorientierte Planung und eine Ressourcen fördernde Durchführung der Pflegemaßnahmen können viele Situationen so gestaltet werden, dass sie weder für die Betroffenen noch für die Pflegenden beschämend sein müssen.

Schamgefühl
Band 2, B 3.3

?

1 Erklären Sie den Unterschied zwischen einer einfachen Reiz-Reaktion und der Reaktion bei einem Ekelreiz.

2 Ekel ist ein angeborener Reiz – warum ist er wichtig?

3 Nennen Sie mehrere Gefühle, mit denen Scham beschrieben werden kann. Welcher positive und wichtige Inhalt steht hinter dem Gefühl der Scham?

❚ 1 Das Gefühl des Ekels kann in Werbung und Politik ganz bewusst eingesetzt werden, um Menschen oder Gruppierungen für bestimmte Ziele zu gewinnen bzw. mit bestimmten Botschaften zu erreichen. Überlegen Sie, welche Werbung, welche aktuellen Tagesreportagen, welche Filme mit Themen wie Ekel und Scham arbeiten, und reflektieren Sie diese Vorgehensweise.

❚ 2 Oft können Kleinigkeiten für den Betroffenen entscheiden zwischen dem Empfinden des Ausgeliefertseins und des Geschütztseins (Patient wird auf dem Nachtstuhl im „Flügelhemd" zur Röntgenabteilung gefahren z. B.). Suchen Sie weitere Beispiele aus Ihrem Pflegealltag, Ihren Erfahrungen in der Schule oder in der Freizeit, die mit ein bisschen mehr Sensibilität für Sie entscheidend weniger beschämend gewesen wären.

❚ 3 Nicht immer sind wir gleich „empfänglich" für Ekelgefühle.

a) Wann reagieren Sie besonders stark auf Ekel auslösende Reize?

b) Notieren Sie sich einige Situationen oder Merkmale und tauschen Sie sich in der Klasse darüber aus.

Ringel, Dorothea: Ekel in der Pflege – eine gewaltige Emotion. Mabuse Verlag, Frankfurt 2003

Krey, Hiltrud: Ekel ist okay. Brigitte Kunz Verlag, Hannover 2003

I   nach Eckhart Tolle, deutsch-amerikanischer „Weisheitslehrer"

II   *Bene, Jürgen/Strittmatter, Regine/Willmann, Hildegard:* Was erhält Menschen gesund – Antonovskys Modell der Salutogenese – Diskussionsstand und Stellenwert. Bundeszentrale für gesundheitliche Aufklärung, Köln 2001, S. 28

III   ebd., S. 29

IV   ebd., S. 30

V   ebd., S. 29

VI   *Hornung, Rainer/Lächler, Judith:* Psychologisches und soziologisches Grundwissen für Krankenpflegeberufe. Psychologie Verlags Union, Weinheim 1999, S. 263 ff.

VII   *Lazarus, Richard S./Launier, R.:* Stressbezogene Transaktion zwischen Person und Umwelt. In Nitsch, J. (Hrsg.): Stress. Huber, Bern 1981, S. 213–259

VIII   nach: *Wirsing, Kurt:* Psychologisches Grundwissen für Altenpflegeberufe. Psychologie Verlags Union, Weinheim 2000

IX   *Schmidbauer, Wolfgang:* Der hilflose Helfer. Über die seelische Problematik der helfenden Berufe. Rowohlt, Reinbek 1977

X   *Freudenberger, H. J.:* Das Erschöpfungssyndrom von Mitarbeitern in alternativen Einrichtungen. In: *Petzold, H./Vormann, G. (Hrsg.):* Therapeutische Wohngemeinschaften, Erfahrungen – Modelle – Supervision. Carl Auer Lernsysteme, München 1980

XI   *Maslach, C./Pines, A.:* Characteristics of Staff Burnout in Mental Health Settings. In: Hospital and Community Psychiatry, 1978

XII   Burisch, Matthias: Das Burnout-Syndrom, Springer, Berlin 1989

XIII   zitiert nach: *Becker, Peter:* Der Beitrag Viktor Frankls zu einer Theorie der seelischen Gesundheit und der Psychotherapie. In: Existenz und Logos, Heft 2/2000, S. 74

XIV   *Grün, Anselm:* Jeder Tag ein Weg zum Glück. Herder, Freiburg 2005, S. 100

XV   nach: *Korte, H./Schäfer, B. (Hrsg.):* Einführung in die Hauptbegriffe der Soziologie. Leske + Budrich, Opladen 2002, S. 25 ff.

XVI   „Was ist Aufklärung?", Microsoft® Encarta® Enzyklopädie 2000. © 1993–1999, Microsoft Corporation

XVII   *Fried, Erich:* Freiheit. In: ders.: Gesammelte Werke. Verlag Klaus Wagenbach, Berlin 1993, Bd. 3, S. 113

XVIII   nach: Lay, Reinhard: Ethik in der Pflege. Schlütersche Verlagsgesellschaft, Hannover 2004, S. 30 ff.

XIX   ebd., S. 21

XX   ebd., S. 84; *Steppe, H.:* Krankenpflege im Wandel 1939–1989. In: Krankenpflege Heft1/1990, S. 11–14

XXI   Schröck, R.: Zum moralischen Handeln in der Pflege. In: Pflege, Band 8, Heft 4/1995, S. 319

XXII   ICN-Ethikkodex für Pflegende. Stellungnahme der Ethik-Kommission des Deutschen Berufsverbandes für Pflegende (DBfK) e. V.: Mangelnde Verteilungsgerechtigkeit erzwingt Pflegeverzicht. Eschborn, 2000

XXIII   *Lay, Reinhard:* Ethik in der Pflege. Schlütersche Verlagsgesellschaft, Hannover 2004, S. 165 ff.; *Stanjek, K.:* Altenpflege konkret. Sozialwissenschaften. Urban & Fischer, München 1998, S. 240 f.

XXIV   nach: *Sperl, Dieter:* Ethik der Pflege. Kohlhammer Verlag, Stuttgart 2002, S. 147 f.

XXV   nach: Duden, Das große Fremdwörterbuch, Mannheim, 2. Auflage 2000, S. 55

XXVI   nach: *Willig, Wolfgang:* Psychologie, Sozialmedizin, Rehabilitation. Lehrbuch für die Ausbildung in der Krankenpflege, Selbstverlag, Balingen 2001, S. 218

XXVII   *Höffe, Otfried:* Lexikon der Ethik. Verlag C.H. Beck, München 1997. Aus: *Arndt, Marianne:* Gewalt in der Pflege? Mit mir nicht. In: Die Schwester/der Pfleger 12/2000, S. 1039

XXVIII   nach: *Sauter, Dorothea/Richter, Dirk (Hrsg.):* Gewalt in der psychiatrischen Pflege. Verlag Hans Huber, Bern 1998, S. 12

XXIX   nach: *Anderl-Dowila, Brigitte u. a.:* Ethische Aspekte bei der Pflege fixierter psychisch erkrankter Menschen. In: Psych Pflege 11/2005, S. 101

XXX   ebd., S. 100,102

XXXI   *Ringel, Dorothea:* Ekel in der Pflege – eine gewaltige Emotion. Mabuse Verlag, Frankfurt 2003, S. 13

... steril, bis es zu Boden fiel ...

Gesundheit durch Hygienemaßnahmen schützen

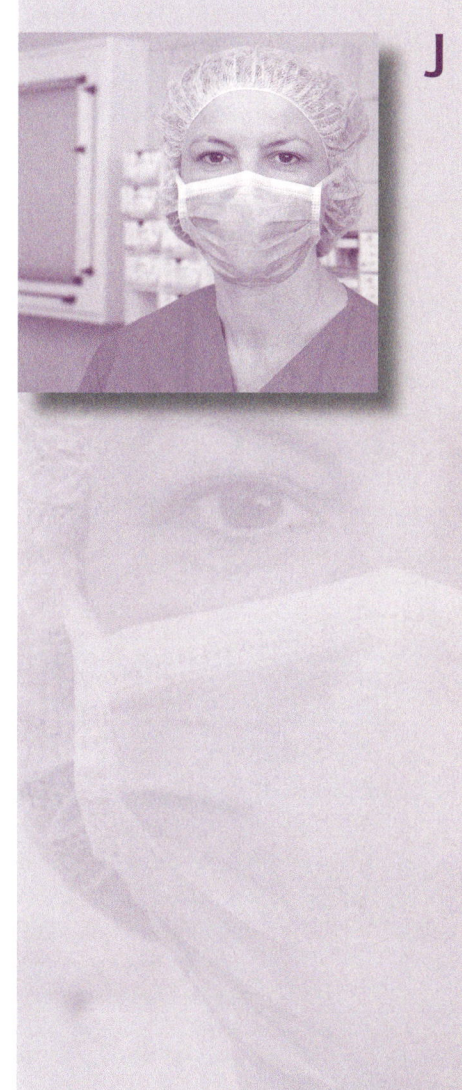

J

1   Bedeutung und rechtliche Vorgaben

1.1   Was ist Hygiene?

1.2   Rechtliche Vorgaben

1.3   Bedeutung von Hygiene
       in den unterschiedlichen Pflegeeinrichtungen

2   Verfahren in der Hygiene

2.1   Reinigung

2.2   Desinfektion

2.3   Sterilisation

3   Eigenschutz und Personalhygiene

3.1   Persönliche Hygiene

3.2   Schutzkleidung

3.3   Handschuhe

3.4   Sonstige Schutzmaßnahmen

3.5   Händehygiene

**4   Schutz der Patienten
       und Bewohner**

4.1   Aseptisches Arbeiten

4.2   Isolierung

4.3   Nosokomiale Infektionen

4.4   Multiresistente Erreger

Pia, Olga und Tim treffen sich an ihrem Schultag in der Cafeteria. Hier tauschen sich die drei Freunde jeweils über ihre Erfahrungen aus. Olga nimmt ganz erschöpft auf dem Stuhl Platz. „Das könnt ihr euch nicht vorstellen. In der letzten Woche habe ich so anstrengende Dienste gehabt im Pflegeheim, ich habe mich richtig gefreut, heute Schule zu haben. Alle Bewohnerinnen und Bewohner hatten Durchfall und mussten ständig erbrechen. Der Heimkoch hat nur noch Kamillentee und leichte Suppen gekocht. Die alten Leute konnten fast nichts bei sich behalten. Und wir mussten darauf achten, dass die Bewohner ausreichend getrunken haben. Und dann haben wir ständig befürchten müssen, dass noch mehr vom Personal ausfallen. Das ist wohl dieser gefürchtete Norovirus ...“

Pia und Tim haben aufmerksam zugehört. „Ihr wisst ja, dass ich gerade bei den Kindern arbeite. Und dort ist ein Kind mit Röteln eingeliefert worden. Und gleich

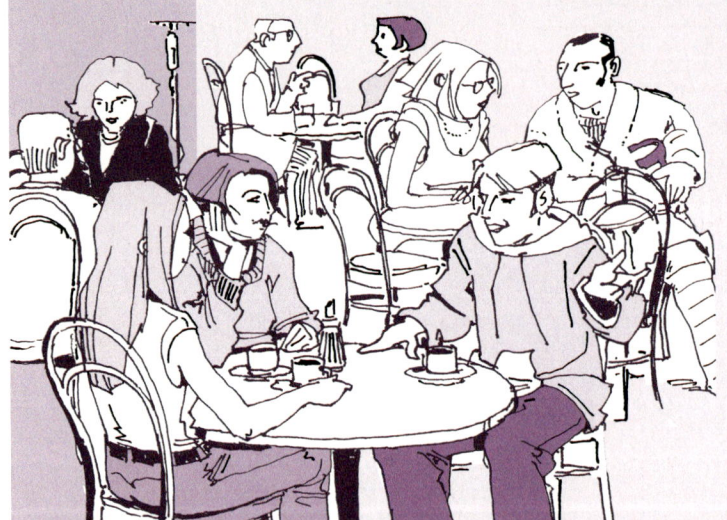

waren alle ganz aufgeregt und haben mich gefragt, ob ich hoffentlich geimpft sei. Ich habe dann meine Mutter gefragt und wir haben im Impfausweis nachgeschaut. Aber da ist alles in Ordnung.“

Tim schaut nachdenklich in die Runde. „Eigentlich ganz schön gefährlich unser Beruf. Bei mir auf der Inneren habe ich einen Mann gepflegt, der hatte eine chronische Leberentzündung. Der war früher Journalist und hat Reportagen in verschiedenen Ländern gemacht. Dabei hat er sich wohl angesteckt und jetzt ist er schwer erkrankt. Immer wenn wir zu ihm ins Zimmer wollen, müssen wir vorher komplett Schutzkleidung überziehen. Und ich kriege fast keine Luft unter diesem Mundschutz. Mal ganz zu schweigen von dem unangenehmen Gefühl, die ganze Zeit mit Handschuhen zu arbeiten. Habt ihr schon mal versucht, ein Bett zu machen und hattet dabei Handschuhe an?“

Die beiden Zuhörerinnen nicken zustimmend. „Hauptsache, wir stecken uns nicht an“, erwidert Pia. „Aber stellt euch mal vor, ihr werdet als Patient nur noch durch Handschuhe angefasst ...“

1   Wie gefährlich schätzen Sie den Pflegeberuf im Hinblick auf mögliche Ansteckungen ein? Diskutieren Sie im Team.

2   Welche Aspekte spielen bei der Pflege von Menschen mit ansteckenden Krankheiten wie im obigen Beispiel eine wichtige Rolle?

3   Wie sieht Ihre persönliche Strategie im Umgang mit ansteckenden Patienten aus?

4   Welche wichtigen Maßnahmen zur Verhinderung einer Ansteckung kennen Sie bereits?

1 Bedeutung und rechtliche Vorgaben

Tim arbeitet im Ambulanten Pflegedienst Lenz. Nach fünf Tagen kennt er die Patienten und kann einige Pflegeverrichtungen allein durchführen. Als er am Montag wieder zum Dienst kommt, ist sein Praxisanleiter krank und er wird einer anderen examinierten Pflegeperson, Helga Muder, zugeteilt.

Der erste Patient ist Oswald Sladkovic. Er leidet seit vielen Jahren an Diabetes mellitus und kann sich aufgrund seiner mangelnden Sehfähigkeit und der Gefühlsstörungen in den Fingern weder das Insulin selbst spritzen noch das Frühstück zubereiten. Routiniert injiziert Frau Muder das Insulin und plaudert mit Herrn Sladkovic beim Zubereiten des Frühstücks. Tim steht dabei und sieht staunend zu.

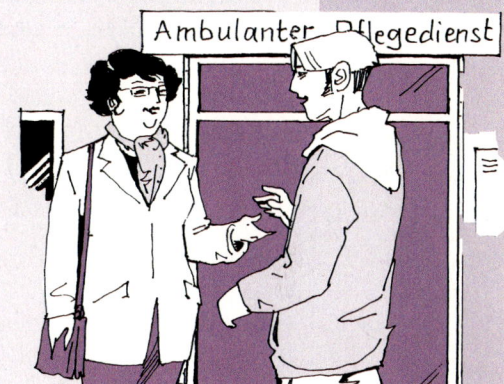

Nachdem die beiden sich von Herrn Sladkovic verabschiedet haben, kann Tim sich nicht mehr zurückhalten: „Das habe ich aber in der Schule ganz anders gelernt. Der Pen mit dem Insulin muss doch im Kühlschrank gelagert werden, die Kanüle gehört nach der Injektion in einen Spritzenabwurf entsorgt und darf nicht noch einmal benutzt werden. Außerdem haben Sie weder Ihre Hände vor der Injektion noch die Hautstelle desinfiziert! Und zur individuellen Pflege gehört doch wohl auch, dass ich den Patienten nach seinen Essenswünschen frage und ihm nicht einfach sein Brot mit irgendetwas belege."

1. Würden Sie sich ebenso wie Tim verhalten? Welche anderen Möglichkeiten gäbe es noch?
2. Welche Prioritäten könnten in der ambulanten Pflege anders sein als im Krankenhaus?
3. Haben Sie Ähnliches in der ambulanten Pflege oder in Altenheimen erlebt? Berichten Sie darüber.
4. Erzählen Sie von Ihrem Einsatz im ambulanten Pflegedienst. Was durften Sie dort selbstständig durchführen?

1.1 Was ist Hygiene?

Das Wort **Hygiene** stammt ursprünglich aus dem Griechischen und bedeutet „der Gesundheit zuträgliche Kunst". „Hygieia" heißt die griechische Göttin der Gesundheit, der Quellen und Flüsse. Heute wird in verschiedenen Disziplinen mit „Hygiene" Unterschiedliches bezeichnet. In unserem Kontext bedeutet Hygiene die Lehre von Gesundheit und Krankheitsverhütung.

Während sich die Medizin mit Krankheiten und deren Heilung beschäftigt, bezieht sich die Hygiene auf die Gesundheit und deren Erhaltung bzw. die Verhütung von Krankheit. Sie kann in vier Bereiche unterteilt werden:

- **Individualhygiene** befasst sich mit den persönlichen Körperpflegemaßnahmen des Individuums, z. B. Hautpflege, Bekleidung, aber auch Ernährung oder Umgang mit Drogen.
- **Umwelthygiene** untersucht die Einflüsse, die von der Umwelt auf den Menschen wirken. Dazu gehören sowohl natürliche Einflüsse wie das Klima als auch künstlich veränderte Einflüsse, wie z. B. Strahlung/Elektrosmog oder Luftverschmutzung. Dabei wird nicht nur der direkte Einfluss auf den Menschen untersucht, sondern auch der indirekte, der über Veränderungen in Boden, Wasser oder Nahrung auf den Menschen ausgeübt wird.
- **Arbeits- und Sozialhygiene** bezieht sich auf die Einflüsse, die der Einzelne aufgrund der Gesellschaft, in der er lebt, erfährt. Kriterien sind z. B. die Gesundheitserziehung, der Arbeitsplatz, statistische Erhebungen zu Demografie und Krankheitshäufigkeiten oder das Wohn- oder Freizeitverhalten.
- **Krankenhaushygiene** umfasst den Bereich der Verhütung und Bekämpfung von Infektionen und Kontaminationen. Dabei wird nicht nur das Krankenhaus berücksichtigt, sondern auch alle anderen Einrichtungen des Gesundheitswesens.

1.2 Rechtliche Vorgaben

Jede stationäre Einrichtung besitzt einen individuellen Hygieneplan, der auf den Abteilungen für alle Mitarbeiterinnen einsehbar sein sollte. Dieser Hygieneplan wird häufig von den Hygienebeauftragten und verschiedenen Mitarbeiterinnen der Einrichtung nach aktueller Gesetzgebung und individuellen Gegebenheiten des Hauses erstellt. Meist wird er von der Geschäftsführung, Pflegedienstleitung oder Heimleitung unterzeichnet und gilt als Verfahrensanweisung, an die sich alle Mitarbeiterinnen halten müssen.

Medizin-produktegesetz Band 4, A 1.4

Daneben müssen bzw. können verschiedene Gesetze, Richtlinien oder Empfehlungen wie das Medizinische Produktegesetz, die Heimmindestverordnung, empfehlende Richtlinien der WHO, des Robert-Koch-Institutes oder die Unfallverhütungsvorschriften der Berufsgenossenschaft berücksichtigt werden.

Was	Wann	Produkt	Konzentration	Einwirkzeit	Wie	Wer
Hände	mehrfach täglich	hautschonendes Wasch-präparat aus Spender	konzentriert		waschen mit Wasser	
	bei Verschmutzung der Hände	Händedesinfektions-präparat aus Spender	konzentriert		einreibende Desinfektion	
	vor und nach Behandlung	Händedesinfektions-präparat aus Spender	konzentriert		einreibende Desinfektion	
	mehrfach täglich	Hautpflegemittel aus Spender	konzentriert		pflegen	
Haut und Schleimhaut	vor Injektionen, Blutentnahmen, etc.	Hautdesinfektionsmittel aus Sprühflasche	konzentriert		Hautoberfläche einsprühen	
Flächen	bei Bedarf und jeden Abend	Wischdesinfektion	...%ig		Flächen gleich-mäßig benetzen	
	kleine, schwer erreichbare Flächen	Sprühdesinfektion: nur da, wo eine Scheuer-Wisch-Desinfektion nicht möglich ist!	konzentriert		Sprühdesinfektion, nicht nachwischen	
Instrumente in jedem Fall erst desinfizieren und dann reinigen	sofort nach Gebrauch	Präparat:	...%ig		desinfizieren und reinigen (Ultraschallbad)	

Beispiel eines Hygieneplans

1.2.1 Biologische Arbeitsstoffe

Biostoffe sind alle Mikroorganismen, Zellen, Parasiten und dergleichen, die beim Menschen Infektionen oder allergische bzw. toxische Reaktionen hervorrufen können. Sie werden in vier Risikogruppen unterteilt.

Die Berufsgenossenschaftliche Regel 250 (BGR 250) und die Technische Regel für biologische Arbeitsstoffe 250 (TRBA 250) regeln den Umgang mit diesen Stoffen zum Schutz der Mitarbeiter. Die Personen, die für die Arbeitssicherheit und die Hygiene in einer Einrichtung zuständig sind, setzen diese Regeln um.

Geregelt werden vier Bereiche:

♦ Erstellung von Betriebsanweisungen mit Festlegung der Schutzmaßnahmen

♦ Unterweisung der Beschäftigten über Gefahren und Schutzmaßnahmen

♦ Unterrichtung bei gefährdenden Betriebsstörungen oder Unfällen

♦ Veranlassen von arbeitsmedizinischen Vorsorgeuntersuchungen und eventuellen Schutzimpfungen

Immunisierung
Band 4, C 1.4

Schutzimpfung
Band 1, A 3.2.6

In Einrichtungen des Gesundheitswesens sollten nicht nur pflegende und ärztliche Mitarbeiter einbezogen werden, sondern z. B. auch Mitarbeiter der Haustechnik, die das Fäkalienbecken reparieren, oder die Reinigungspersonen, die Ausscheidungen entfernen.

Risikogruppen nach Regel 250 der Berufsgenossenschaft

Risikogruppe	Definition	Beispiel
1	Es ist unwahrscheinlich, dass sie Krankheiten auslösen.	Staphylokokken, Streptokokken
2	Können einfache Krankheiten beim Mitarbeiter auslösen, die man jedoch wirksam behandeln oder denen mit Impfungen vorgebeugt werden kann; eine Verbreitung in der Bevölkerung ist unwahrscheinlich.	Röteln, Windpocken, Meningokokken
3	Können schwere Krankheiten hervorrufen, die eine ernste Bedrohung darstellen können, eine wirksame Behandlung und Impfung ist möglich, eine Verbreitung in der Bevölkerung ist möglich.	Hepatitis C, HIV, Anthrax (Milzbrand), Tuberkulose
4	Schwere Krankheitsverläufe mit ernster Gefahr, fehlende Prophylaxe- und Behandlungsmöglichkeiten, Verbreitungsgefahr in der Bevölkerung ist groß.	Ebola-, Lassa- oder Marburgvirus

1.2.2 Gefahrgut

Zur Umwelthygiene gehört die Regelung des Umgangs mit allen Materialien, die als Gefahrgut oder Gefahrstoff gelten.

Gefahrgut sind Stoffe oder Materialien, von denen aufgrund ihrer Natur, ihrer Eigenschaften oder ihres Zustandes im Zusammenhang mit der Beförderung Gefahren für die öffentliche Sicherheit und Ordnung, insbesondere für die Allgemeinheit, für wichtige Gemeingüter, für Leben und Gesundheit von Menschen und Tieren ausgehen kann (§ 2 Abs. 1 GGBefG [Gefahrgutbeförderungsgesetz]).

Gefahrstoffe sind Stoffe und Materialien, die dem Anwender Schaden zufügen können.

Zu den Gefahrgütern im Krankenhaus zählen medizinische und technische Gase, große Mengen von Reinigungs- und Desinfektionsmitteln, ansteckungsgefährliche Stoffe und Abfälle sowie diagnostische Proben.

Zu Gefahrstoffen zählen fast alle Reinigungs- und Desinfektionsmittel.

Alle diagnostischen Proben gelten als potenziell infektiös und müssen, wenn sie in ein Labor außerhalb des eigenen Geländes gebracht werden, in speziell dafür vorgesehenen Verpackungen versandt werden. Hier sind wiederum verschiedene Sicherheitsvorschriften zu beachten:

Zeichen für Gefahrgut

♦ kein Austreten des Inhalts unter normalen Beförderungsbedingungen, z. B. Vibration, Temperaturwechsel, Feuchtigkeits- und Druckänderung

♦ Innengefäß beinhaltet maximal 500 ml bzw. 500 Gramm, ist flüssigkeits- und staubdicht

♦ zweite Verpackung ist aus absorbierendem Material

♦ Innengefäße dürfen sich nicht berühren

♦ bei flüssigen Proben Drucksicherheit von mindestens 0,95 bar

♦ Außenverpackung darf maximal vier Liter bzw. vier Kilo enthalten

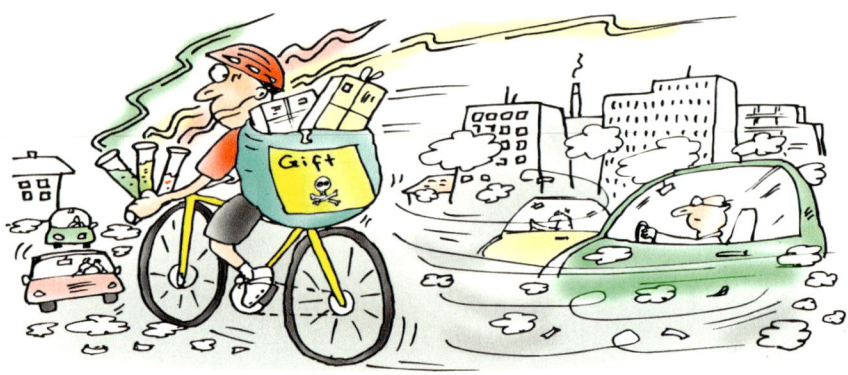

1.2.3 Umwelthygiene/Abfallbeseitigung

Für die Abfallbeseitigung in Pflegeeinrichtungen gelten ähnliche Regeln wie im normalen Haushalt. Im Rahmen des Umweltschutzes sollte auch hier der allgemeine, nicht infektiöse Abfall nach Wertstoffen getrennt gesammelt und entsorgt werden: Papier, Kunststoff, Glas, eventuell Biomüll (ist wegen Geruchsbelästigung oft nicht möglich) und Restmüll.

Definitiv infektiöser Abfall muss gesondert gesammelt, gekennzeichnet und entsorgt werden. Genauso wird die Entsorgung von gefährlichen Chemikalien, wie z. B. Chemotherapeutika, gehandhabt.

Entsorgung von Zytostatika Band 4, E 6.3.5

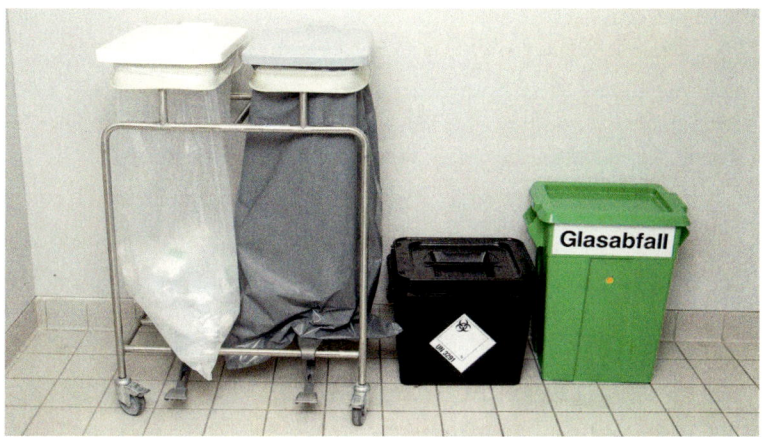

Müllentsorgung in Pflegeeinrichtungen

Kanülen und andere spitze Gegenstände

Besonderes Augenmerk muss auf benutzte Kanülen oder Skalpelle gerichtet werden, da diese mit potenziell infektiösem Material kontaminiert sind und eine Verletzungsgefahr darstellen. Nach Gebrauch sind diese sofort – ohne Zwischenlagerung und ohne Zurückstecken (Rekapping) in die Originalhüllen/-verpackungen – in durchstichsichere, flüssigkeitsdichte, bruchsichere, nach Verschluss nicht wieder zu öffnende Gefäße zu entsorgen. In einigen Bereichen (z. B. Infektionsstationen, Notfallambulanzen oder beim Umgang mit sich selbst gefährdenden Patienten) müssen „sichere Systeme" benutzt werden. Diese sind mit einem Mechanismus versehen, der die Spitze der Kanüle bzw. die Schnittfläche des Skalpells sofort nach Benutzung verschließt und die Verletzungsgefahr somit deutlich verringert.

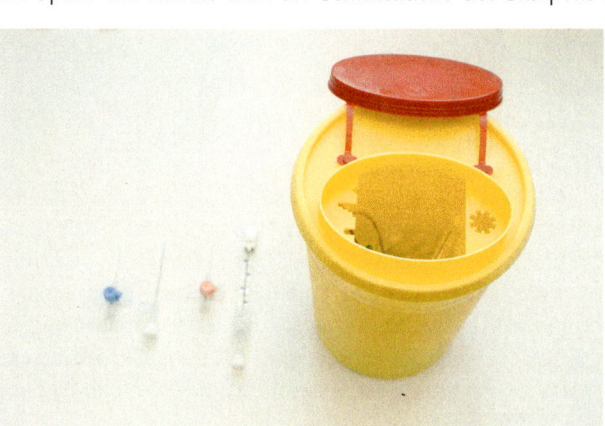

Spritzenabwurfbox und sichere Systeme

Wäsche

In Kliniken ist eine Vorsortierung der Wäsche meist nicht notwendig, da es sich fast ausschließlich um Baumwollprodukte handelt, die bei der gleichen Gradzahl mit meist desinfizierenden Waschmitteln gewaschen werden. In Heimen wird die Bewohnerkleidung von der Bettwäsche getrennt gesammelt und gewaschen. Auch hier muss infektiöse Wäsche in flüssigkeitsdichten Säcken/Behältern gesammelt und gekennzeichnet werden, damit sie besonders gereinigt wird.

1.2.4 Lebensmittelhygiene

Lebensmittel sind Stoffe, die dazu bestimmt sind, von Menschen verzehrt zu werden. Ausgenommen sind Stoffe, die zu anderen Zwecken als zur Ernährung oder zum Genuss verzehrt werden. Hiermit sind Lebensmittel deutlich von Arzneimitteln, Tabakerzeugnissen und Futtermitteln abgegrenzt.

In Pflegeeinrichtungen werden Patienten und Bewohner auch mit Produkten verpflegt, die in der hauseigenen Küche zubereitet werden. Daher unterliegen diese Institutionen den Regeln der Lebensmittelhygiene, deren Einhaltung von den zuständigen Behörden überwacht wird. Das Lebensmittel-, Bedarfsgegenstände- und Futtermittelgesetzbuch (LFGB) ist das „Dach" des Lebensmittelrechts. Es regelt den Umgang mit Lebensmitteln auf allen Produktions-, Verarbeitungs- und Vertriebsstufen. Damit schützt es die Verbraucher vor gesundheitlichen Schäden, wirtschaftlicher Übervorteilung und Täuschung.

wärmster Bereich:	*Backwaren, Käse, Margarine, Butter*	*Butter, Margarine*
mittlerer Bereich:	*Milchprodukte*	*Tuben, angebrochene Gläser*
kühlster Bereich:	*leicht verderbliche Waren wie Wurst, Fleisch, Fisch, Tellergerichte*	*Trinkmilch, Safttüten*
Gemüsefach:	*Obst, Salat, Gemüse*	

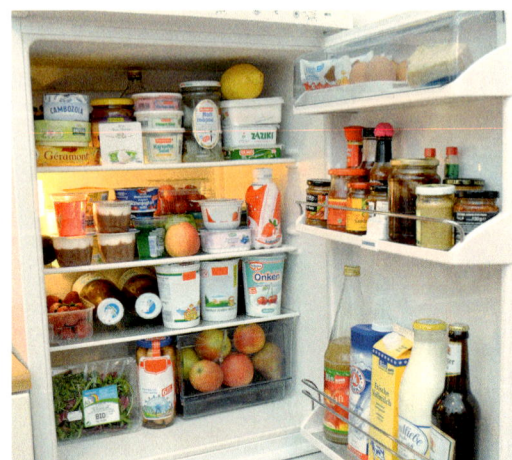

Lagerung von Lebensmitteln auf Station

Ernährung
Band 2,
J 2, 4

Lebensmittel sind ideale Nährböden für Mikroorganismen und können mit Rückständen und Schadstoffen belastet sein, die die Gesundheit gefährden. Zum Schutz der Verbraucher unterliegen deshalb Herstellung, Lagerung, Verarbeitung, Zubereitung und In-Verkehr-Bringen von Lebensmitteln strengen hygienischen Vorschriften. Deshalb müssen in Einrichtungen mit Gemeinschaftsverpflegung betriebseigene Kontrollen und Maßnahmen zur Erhaltung der Lebensmittelqualität und -hygiene beachtet werden.

Für Säuglings- und Kleinkindernahrung gelten sehr strenge Vorschriften hinsichtlich der Hygiene und in Bezug auf Rückstände, denn Kinder sind besonders anfällig für Lebensmittelinfektionen und -vergiftungen. Das gilt auch für Schwangere, für ältere und für abwehrgeschwächte Menschen. Gesundheitliche Risiken lassen sich jedoch durch den richtigen Umgang mit Lebensmitteln minimieren:

Hände, Arbeitsoberflächen und Gerätschaften regelmäßig reinigen und desinfizieren

Bei der Lebensmittelzubereitung können Mikroorganismen von Arbeitsmaterialien übertragen werden. Der beste Schutz ist Sauberkeit.

♦ Hände desinfizieren

♦ Hände bei Verunreinigung mit Wasser und Seife waschen, vor allem nach dem Besuch der Toilette oder Maßnahmen zur Körperpflege bei Patienten

♦ Küchenutensilien (Messer, Schneidebrett usw.) nach jedem Kontakt mit rohem Fleisch/Fisch/Geflügel sowie rohen pflanzlichen Produkten mit heißem Wasser und Reinigungsmittel reinigen, wenn möglich in der Spülmaschine

♦ Küchentücher regelmäßig wechseln (und auskochen) oder Einmal-Papiertücher verwenden

Waschen, Schälen – Keime und Fremdstoffe an Obst und Gemüse reduzieren

Rohes Obst und Gemüse kann mit Fremdstoffen (z. B. Pflanzenschutz-, Düngemitteln) belastet sein und auch mit Erregern, besonders wenn es bodennah wächst.

♦ Früchte, Salat und Gemüse mit Trinkwasser waschen; mehrmaliges Waschen ist besser als einmal mit viel Wasser

♦ Früchte und Gemüse wenn möglich mit einem sauberen Tuch trocken reiben, dies reduziert Schadstoffe auf der Oberfläche erheblich; Salate trockenschleudern

♦ Schälen kann Kontaminationen wirksam reduzieren

Erhitzen – Speisen gründlich durchgaren

Gründliches Erhitzen auf Kerntemperaturen von mindestens 70 °C für die Dauer von zehn Minuten tötet Erreger ab. Beim Garen oder Erhitzen in der Mikrowelle sollte sichergestellt sein, dass die Speisen gleichmäßig und ausreichend lange erhitzt werden. „Cold spots", also ungenügend erhitzte Stellen innerhalb der Speisen, werden vermieden, wenn während des Erhitzens das Fleisch gewendet oder die Suppe gerührt wird. Insbesondere bei Geflügel oder Hackfleischgerichten ist eine gleichmäßige Erhitzung erforderlich, damit mögliche Erreger (z. B. Salmonellen) wirkungsvoll abgetötet werden.

Pflegepersonal, das auch in der häuslichen Betreuung und Pflege tätig ist, muss gegebenenfalls weitere Hygieneregeln beim Einkaufen und Zubereiten von Lebensmitteln beachten. Dies betrifft auch die Lebensmittelauswahl, das Kühlen und das Trennen von Lebensmitteln bei der Lagerung, um Keimübertragung zu vermeiden.

Immungeschwächte Personen, Kleinkinder, Schwangere und alte Menschen sollten auf Speisen mit rohen Eiern, Rohmilch (Rohmilchkäse) und rohem Fleisch (Carpaccio, Mett, Tartar, Mettwurst, Teewurst) verzichten. Gepökeltes wie Rohschinken oder Salami kann verzehrt werden.

Zur Verhinderung einer **Keimentwicklung** auf bereits gegarten **Speisen** gilt generell: Können warme Speisen erst später an Patienten ausgegeben werden, ist eine weitere Warmhaltezeit bei mindestens 60 °C (z. B. im Konvektomaten, Warmhalteapparat) für maximal eine halbe Stunde vertretbar. Sind längere Wartezeiten zu überbrücken, werden fertig gegarte Speisen abgedeckt und gekühlt (max. 7 °C) aufbewahrt. Dies verhindert ein Ansteigen des Keimgehalts durch Keime aus der Umgebung, dient der Erhaltung des Vitamingehalts und der sensorischen Eigenschaften der Speisen. Beim Wiedererwärmen z. B. in der Mikrowelle muss nach Anweisung des Geräteherstellers verfahren werden. Kühlbedürftige Lebensmittel wie Joghurt, Pudding, Aufschnitt usw. werden sofort kühl gestellt und kurz vor dem Verzehr ausgegeben.

Im erweiterten Sinn sind auch die Lebensmittelzusatzstoffe wichtig für die Hygiene und werden daher kurz vorgestellt.

Zusatzstoffe und ihre Funktion

Klassenname[1]	Funktion	Beispiel
Farbstoffe	geben Lebensmitteln Farbe	Karotin in Käse oder Margarine
Konservierungsstoffe	schützen Lebensmittel vor Verderb durch Mikroorganismen	Sorbinsäure in kalorienreduzierter Konfitüre, Benzoesäure in Feinkostsalaten
Antioxidationsmittel	schützen Lebensmittel vor Verderb durch Sauerstoff	Ascorbinsäure (Vitamin C) in Fertiggerichten, alpha-Tocopherol (Vitamin E) in getrockneten Lebensmitteln
Emulgatoren	ermöglichen das Herstellen von Emulsionen	Lecithin und Monodiglyceride in Margarine oder Kochwürsten, z. B. Leberwurst
Säuerungsmittel, Säureregulatoren	regulieren den pH-Wert, unterstützen die mikrobiologische Stabilität und den Geschmack	Zitronensäure in Fertiggerichten, Milchsäure, Weinsäure in Fruchtbonbons

Bestandteile
der Nahrung
Band 2, J 3

Den Zusatzstoffen gleichgestellt sind die Süßungsmittel, die Vitamine A und D sowie einige Mineralstoffe und Spurenelemente. Nicht alle Zusatzstoffe müssen auf der Zutatenliste angegeben werden (z. B. Enzyme oder technische Hilfsstoffe, die zur Herstellung verwendet wurden, jedoch wieder entfernt werden).

---

1 Klassenname: gesetzlich festgelegte Bezeichnung, die die Funktion eines Stoffes beschreibt

Kennzeichnung von Lebensmitteln

Die Lebensmittelkennzeichnungs-Verordnung (LMKV) regelt die Kennzeichnung der Inhaltsstoffe von Lebensmitteln. Der Verbraucher kann Lebensmittel anhand der Zutatenliste vergleichen und daraus wichtige Informationen entnehmen. Dies ist vor allem notwendig für Verbraucher, die bestimmte Zutaten nicht vertragen oder nicht wünschen (z. B. Allergiker, Diabetiker). Folgende Angaben sind für Fertig-packungen einheitlich und europaweit vorgeschrieben:

Süßstoffe, Zuckeraus-tauschstoffe
Band 2, J 3.1.6

♦ Die Verkehrsbezeichnung gibt an, um welche Art von Lebensmittel es sich handelt, z. B. „Heringsfilet in Tomaten-Cocktail" (siehe Grafik Punkt 1).

♦ Im Verzeichnis der Zutaten müssen alle Zutaten (Inhalts- und Zusatzstoffe) in absteigender Reihenfolge ihrer Gewichtsanteile genannt werden (siehe Grafik Punkt 2). Wird eine die Qualität bestimmende Zutat hervorgehoben, so ist sie mit ihrem prozentualen Anteil in der Rezeptur anzugeben (z. B. 60 % Heringsfilet und 5 % Tomatenwürfel). Zusatzstoffe können in der europäischen Union auch mit einer dreistelligen Zahl, der E-Nummer bezeichnet werden, sie sind dann aber für den Verbraucher nicht direkt nachvollziehbar, sondern müssen in entsprechenden Listen nachgelesen werden (z. B. www.zusatzstoffe-online.de).

♦ Das Mindesthaltbarkeitsdatum gibt an, wie lange ein Lebensmittel seine charak-teristischen Eigenschaften bei ungeöffneter Packung behält (siehe Grafik Punkt 3). Sind dazu entsprechende Lagerbedingungen erforderlich, z. B. Kühlung, so ist dies anzugeben. Das Mindesthaltbarkeitsdatum ist also kein Verfallsdatum. Bei leicht verderblicher Ware, z. B. abgepackten Geflügelteilen, ist ein Verbrauchs-datum anzugeben.

Lebensmittel-unverträglich-keit
Band 3. J 2.2

♦ Mengenangabe (siehe Grafik Punkt 4) und Herstellerangabe (Punkt 5) müssen gut lesbar sein.

♦ Kann ein Lebensmittel Spuren von typischen Lebensmittelallergenen (glutenhal-tiges Getreide, Krebstiere, Eier, Fisch, Milch/Laktose, Schalenfrüchte, Erdnüsse, Soja, Sellerie, Senf, Sesam-samen, Schwefeldioxid und Sulfit) enthalten, muss dies deklariert werden (siehe Grafik Punkt 6).

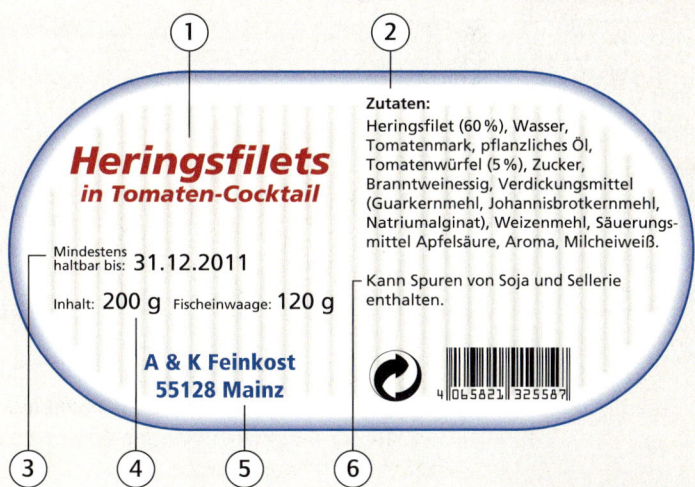

Für viele Lebens- und Genussmittel gibt es jedoch Ausnahmeregelungen bei der Kennzeichnung, sodass einer vollkommenen Aufklärung der Verbraucher Grenzen gesetzt sind.

1.2.5 Infektionsschutzgesetz

Das deutsche Infektionsschutzgesetz (IfSG) regelt seit 1. Januar 2001 die Verhütung und Bekämpfung von Infektionskrankheiten beim Menschen. Es regelt, welche Krankheiten bei Verdacht, Erkrankung und/oder Tod und welche labordiagnostischen Nachweise von Erregern meldepflichtig sind. Im Gesetz ist festgelegt, welche Angaben von den Meldepflichtigen (s. u.) gemacht werden und welche dieser Angaben vom Gesundheitsamt weitergeleitet werden. Mit diesem Gesetz soll übertragbaren Krankheiten beim Menschen vorgebeugt und die Weiterverbreitung verhindert werden.

Infektionen müssen erkannt werden. Meldepflichtige Krankheiten sind schon bei Verdacht z. B.:

◆ Hepatitis	◆ Syphillis	◆ Tollwut
◆ Gonorrhö	◆ Tuberkulose	◆ Gasbrand

Impfungen Band 4, C 1.4

Auch der Verdacht einer über das übliche Ausmaß einer Impfreaktion hinausgehenden gesundheitlichen Schädigung ist meldepflichtig.

Das IfSG unterscheidet in § 9 und § 10 zwischen namentlichen und nichtnamentlichen Meldungen. Die namentlichen Meldungen sind dem Gesundheitsamt unverzüglich (innerhalb von 24 Stunden) zu erstatten. Meldepflichtige Personen im Bereich des Gesundheits- und Krankheitswesens sind die behandelnden Ärzte und das Pflegepersonal. Darüber hinaus besteht auch für die Labormitarbeiter Meldepflicht, da hier häufig ansteckende Krankheiten diagnostiziert werden.

Bei Zuwiderhandlung gegen die Vorschriften können Geldstrafen und in schweren Fällen Freiheitsstrafen bis zu fünf Jahren verhängt werden.

Meldeformular
Meldepflichtige Krankheiten gemäß §§ 6, 8, 9 IfSG

Vertraulich

Gesundheitsamt
....
Straße und Hausnummer
....
PLZ   Ort

....
Telefon   (Fax)

Patient/in:

Name: .... Vorname: .... ○ Männlich Geburtsdatum: |__|__/|__|__/|__|__|__|__|
○ Weiblich Tag Monat Jahr

Hauptwohnsitz: .... |__|__|__|__| ....
Straße und Hausnummer   PLZ   Ort

Derzeitiger Aufenthaltsort,
falls abweichend: .... |__|__|__|__| ....
Straße und Hausnummer   PLZ   Ort

Meldende Person / Einrichtung:

....
Name der Einrichtung

....
Straße und Hausnummer

|__|__|__|__| ....
PLZ   Ort

....
Melder   Telefonnummer

Datum: |__|__/|__|__/|__|__|__|__|
Tag Monat Jahr

Meldepflichtige Krankheit *(Bitte entsprechend Verdacht, Erkrankung oder Tod ankreuzen)*

Erkrankung	Verdacht	Erkrankung	Tod	Bemerkungen
Botulismus	○	○	○	
Cholera	○	○	○	
Diphtherie	○	○	○	
Humane spongiforme Enzephalopathie	○	○	○	außer familiär-hereditärer Formen
Virus Hepatitis, akute (Virus unbekannt)	○	○	○	
Hepatitis A, akute	○	○	○	
Hepatitis B, akute	○	○	○	
Hepatitis C, akute	○	○	○	
Hepatitis D, akute	○	○	○	
Hepatitis E, akute	○	○	○	

Erkrankung	Verdacht	Erkrankung	Tod	Bemerkungen
Hämolytisch-urämisches Syndrom, enteropathisches (HUS)	○	○	○	
Hämorrhagisches Fieber, virusbedingt	○	○	○	
Masern	○	○	○	
Meningokokken-Meningitis/Sepsis	○	○	○	
Milzbrand	○	○	○	
Poliomyelitis	○	○	○	als Verdacht gilt jede schlaffe Lähmung, außer wenn traumatisch bedingt
Pest	○	○	○	
Typhus abdominalis	○	○	○	
Paratyphus	○	○	○	

	Verdacht	Erkrankung	Tod	Bemerkungen
Tollwut	○	○	○	auch die Verletzung durch ein tollwutkrankes, -verdächtiges oder -ansteckungsverdächtiges Tier sowie Berührung eines solchen Tieres oder Tierkörpers
Tuberkulose	●	○	○	Meldung auch bei fehlendem bakteriologischen Nachweis, wenn vollständige Antituberkulotika-Therapie indiziert ist
	○	○	●	nur, wenn entweder bei ≥ 2 Erkrankungen ein epidemiologischer Zusammenhang zu vermuten ist
Mikrobiell bedingte Lebensmittelvergiftung oder akute infektiöse Gastroenteritis				oder eine betroffene Person im Lebensmittelbereich tätig ist (§ 42 Abs. 1 IfSG) Erregername *(falls bekannt):*
Andere bedrohliche Krankheit	○	○	○	Erregername *(falls bekannt):*
Erkrankungshäufigkeiten	○	○	○	≥ 2 Erkrankungen, bei denen ein epidemiologischer Zusammenhang vermutet wird Erregername *(falls bekannt):*
Impfschaden	○	○	●	Zusätzliche Informationen werden über gesonderten Meldebogen, der beim Gesundheitsamt zu beziehen ist, erhoben

○ = bitte Feld ankreuzen, falls zutreffend   ● = diese Meldung ist laut §§ 6, 8, 9 IfSG nicht vorgesehen

Seite 1 eines Meldebogens des Paul-Ehrlich-Instituts (Bundesministerium für Gesundheit)

1.3 Bedeutung von Hygiene in den unterschiedlichen Pflegeeinrichtungen

Es gibt hygienische Richtlinien, die von professionell Pflegenden immer und in jeder Pflegeeinrichtung eingehalten werden sollten. Dazu gehören z. B. Maßnahmen des Eigenschutzes oder die Händedesinfektion, wenn Pflegemaßnahmen bei einem Patienten abgeschlossen wurden. Je nach Einrichtung und Klientel können einige Hygienevorgaben jedoch auch unterschiedlich gehandhabt werden.

Eigenschutz
Band 1, J 3

1.3.1 Krankenhaus

Im Krankenhaus müssen alle Hygienevorschriften sehr genau eingehalten werden, denn die meisten Patienten befinden sich in akuten Krankheitsphasen, die die körpereigene Abwehr schwächen. Hinzu kommt, dass gerade auf den chirurgischen Stationen viele Patienten offene Wunden haben, die eine Eintrittspforte für Krankheitserreger darstellen. Auch werden viele Patienten mit infektiösen Krankheiten oder Krankheitserregern im Krankenhaus behandelt. Man kann also von einem Ballungsgebiet für Krankheitserreger sprechen. Werden hier die hygienischen Vorgaben von den Pflegenden nicht beachtet, kommt es sehr schnell zur Keimverschleppung.

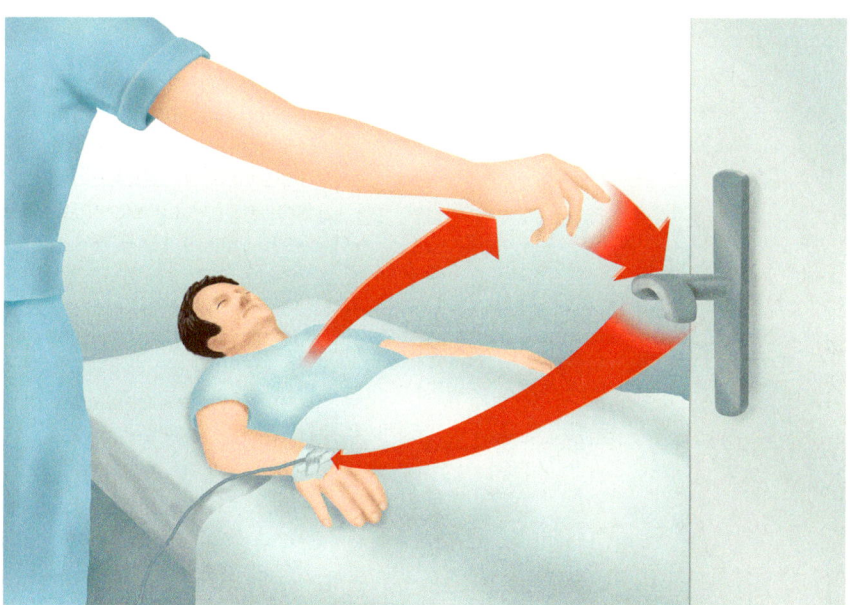

Mögliche Übertragungswege im Krankenhaus

Zu den wichtigsten Aufgaben gehört in diesem Zusammenhang die fachgerechte Umsetzung der im Hygieneplan beschriebenen Maßnahmen. Die Toleranz der Patienten gegenüber diesen Maßnahmen ist sehr hoch. Die meisten haben schon einmal etwas über „Krankenhauskeime" gehört und akzeptieren spätestens nach einer entsprechenden Erklärung die Maßnahmen. Außerdem wissen sie, dass der Krankenhausaufenthalt mit seinen eventuellen Unannehmlichkeiten nur vorübergehend ist.

Hygieneplan
Band 1, J 1.2

1.3.2 Altenpflegeheime

Auch in Altenheimen leben viele Menschen auf engem Raum zusammen, deren Abwehr durch unausgewogene Ernährung oder chronische Krankheiten geschwächt sein kann. Der Unterschied zu einem Krankenhaus ist, dass der Bewohner des Heimes dort wohnt, lebt und z. B. auch am hauswirtschaftlichen Beschäftigungsprogramm (gemeinsames Kochen) teilnimmt. Das heißt, dass die hygienischen Maßnahmen in den Alltag des Bewohners integriert werden, ohne dass sie diesen bei seiner Lebensführung allzu stark beeinflussen. Konkret bedeutet das, dass bei allen Handlungen, die den Körper des Bewohners betreffen – Körperpflege, Verbandwechsel, Injektionen – alle Hygienevorgaben wie auch im Krankenhaus zu beachten sind.

Pflegematerialien wie Verbandstoffe sind nicht in einer großen Anzahl vorrätig, sondern müssen bewohnerbezogen von dem Arzt verordnet werden. Bei manchen Ärzten müssen die Pflegenden klare Vorgaben machen, welche Materialien für ein hygienisches Arbeiten benötigt werden.

1.3.3 Häusliche Pflege

Anders als in Pflegeheimen lebt hier ein Bewohner allein bzw. mit wenigen anderen Menschen zusammen. Krankheitserregende Keime können also fast ausschließlich von außen eingeschleppt werden, z. B. durch die Pflegeperson.

Auch hier sind die üblichen Hygienevorschriften zu beachten. Dies ist nicht immer einfach, da sich die Vorgaben am häuslichen Bereich des Klienten orientieren. Im schlimmsten Fall findet man ein verschmutztes Badezimmer mit unsauberen Handtüchern und Waschlappen vor oder der Hund liegt mit im Bett des Klienten, bei dem ein Verbandwechsel mit ausschließlich unsterilen Materialien vorgenommen werden soll. Hier muss durch einfühlende Beratung viel Überzeugungsarbeit geleistet werden, damit ein hygienisches Arbeiten möglich wird. Zum Teil müssen Angehörige, der Hausarzt oder das Gericht eingeschaltet werden. Oftmals können Kompromisse geschlossen werden. Hier ist eine Dokumentation über die Aufklärung als Absicherung unerlässlich.

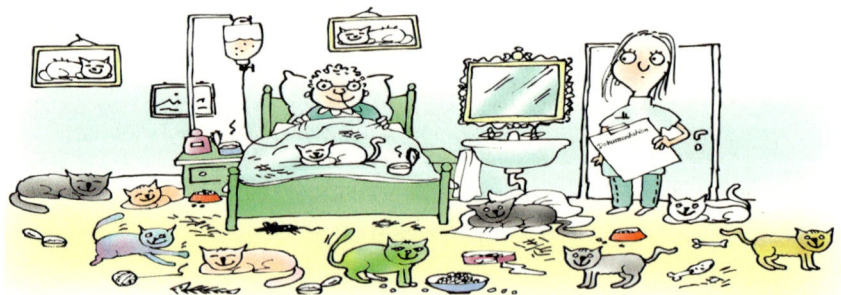

1.3.4 Behinderteneinrichtungen

Die hygienischen Vorgaben von Behinderteneinrichtungen ähneln denen von Pflegeheimen. Die Menschen mit einer Behinderung befinden sich in ihrem Wohnumfeld und sollten die allgemeinen Regeln des Zusammenlebens beachten. Je nach geistiger oder körperlicher Behinderung muss die Einhaltung dieser Regeln von den Betreuern überwacht und durchgeführt werden.

Behinderten-
einrichtungen
Band 5, G 2

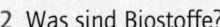

1 Nennen Sie mindestens vier Regelwerke/Vorschriften, die bei der Hygiene berücksichtigt werden müssen.

2 Was sind Biostoffe?

3 Definieren Sie die vier Risikogruppen von Biostoffen nach dem BGR 250 und nennen Sie jeweils mindestens zwei Erregerbeispiele.

4 Was ist bei der Entsorgung von Kanülen zu beachten?

5 Wovor schützt die Lebensmittelhygiene-Verordnung den Verbraucher?

6 Welche Personengruppen bedürfen eines besonderen Schutzes?

7 Welche persönlichen Hygienemaßnahmen müssen Sie vor der Zubereitung von Speisen für Patienten beachten?

8 Welchen Zweck hat das Infektionsschutzgesetz?

9 Was bedeutet „unverzügliche" Meldung bei dem Verdacht auf Infektionskrankheiten?

10 Welche Erkrankungen müssen gemeldet werden?

---

1 Recherchieren Sie in dem Hygieneplan Ihres nächsten Einsatzgebietes, was alles zum infektiösen Abfall zählt und in welchen Behältern er entsorgt wird.

2 Bei welchen Aufgaben in Ihrem Arbeitsbereich müssen Sie Maßnahmen der Lebensmittel-Hygieneverordnung beachten? Erstellen Sie eine Übersicht.

3 Prüfen Sie in der Gruppe die Zutatenlisten von mitgebrachten Lebensmitteln. Können Sie alle Zutaten verstehen?

4 Informieren Sie sich z. B. im Internet über die Bedeutung der E-Nummern unter: www.zusatzstoffe-online.de.

5 Diskutieren Sie in der Gruppe Pro und Kontra einer aussagekräftigen Lebensmittelkennzeichnung auf den Produkten. Nehmen Sie dabei auch die Sichtweise der Hersteller ein.

6 Recherchieren Sie an Ihrem aktuellen Ausbildungsort, wie dort eine Meldung an die zuständigen Behörden geregelt ist, wenn ein Patient/eine Bewohnerin an einer meldepflichtigen Krankheit leidet.

Bayerisches Staatsministerium für Arbeit und Sozialordnung, Familie, Frauen und Gesundheit: Lebensmittelinfektionen durch Bakterien, EHEC, Salmonellen, Eitererreger. Broschüre RB-Nr. 10/97/41

Biesalski, Hans Konrad: Ernährungsmedizin. Thieme, Stuttgart 1999

Kasper, Heinrich: Ernährungsmedizin und Diätetik. Urban & Fischer, München 2000

www.bundesrecht.juris.de
www.bmvbs.de – Stichwort: Gefahrgut
www.bgfe.de – Berufsgenossenschaft
www.zusatzstoffe-online.de
www.bll.de – Bund für Lebensmittelrecht und Lebensmittelkunde
www.verbraucherministerium.de
www.rki.de – Seite des Robert-Koch-Instituts

2 Verfahren in der Hygiene

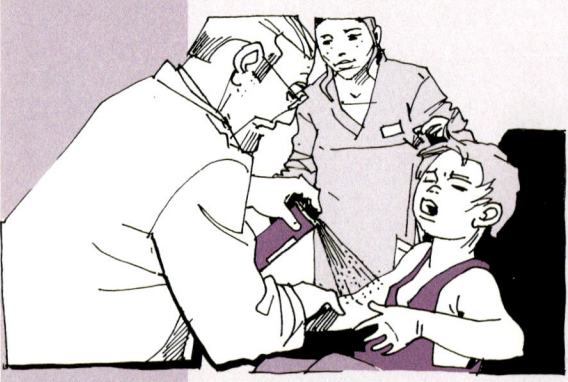

Pia assistiert dem Stationsarzt bei der Blutabnahme des 3-jährigen Marius. Der kleine Patient wurde mit unklarem Fieber auf die Station aufgenommen; nun soll eine Blutanalyse erste Hinweise auf die Ursache des Fiebers geben. Der Arzt tastet zunächst Marius' Unterarm ab. Als er eine geeignete Vene tastet, desinfiziert er die Hautstelle mit einem Alkoholspray. Marius schreit plötzlich, ist sehr unruhig und kaum zu bändigen. Bevor der Arzt die Kanüle in die Vene einführen kann, zieht das Kind seinen Arm nochmals zurück, der Arzt berührt mit seinen Handschuhen flüchtig die desinfizierte Einstichstelle. Es gelingt ihm schließlich, die Kanüle in die Vene einzustechen und das Blut abzunehmen.

Pia beobachtete das Vorgehen. Sie ist sehr irritiert, da sie von den anderen Pflegenden immer darauf hingewiesen wurde, nach einer Hautdesinfektion die Einwirkzeit des Desinfektionsmittels zu beachten und die desinfizierte Einstichstelle auf keinen Fall mehr zu berühren.

1 Überlegen Sie, warum Pia so irritiert ist.

2 Wie könnte man in einer solchen Situation vorgehen?

2.1 Reinigung

Die **Reinigung** dient der Entfernung unerwünschter Substanzen von Oberflächen oder aus Stoffen und führt dabei auch zu einer gewissen Keimreduktion.

Die **Keimreduktion** bei einer Reinigung liegt bei maximal 10^3 Kolonien bildender Einheiten (KBE).

Eine Reinigung wird durchgeführt, wenn eine Keimreduzierung im Sinne einer Desinfektion nicht erforderlich ist, z. B. bei der Fußbodenreinigung in öffentlichen Bereichen des Krankenhauses, der Altenpflege, Rehabilitationskliniken u. a. Darüber hinaus ist die Reinigung ein wichtiger Arbeitsschritt bei der Aufbereitung medizinischer Instrumente.

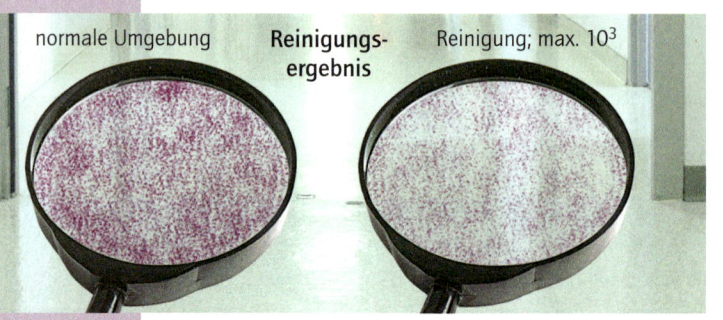

normale Umgebung   **Reinigungs-ergebnis**   Reinigung; max. 10^3

2.2 Desinfektion

Desinfektion heißt eigentlich „Ungezieferbekämpfung". Sie dient der Reduktion von Mikroorganismen (Bakterien, Pilze, Pilzsporen, Viren) an Oberflächen oder Gegenständen, sodass von diesen keine Infektionsgefahr mehr ausgehen kann. Die Keimreduktion bei einer Desinfektion liegt bei mindestens 10^5 Kolonien bildenden Einheiten (KBE).

Eine Desinfektion wird durchgeführt, wenn eine Übertragungsmöglichkeit durch pathogene (= krank machende) Erreger gegeben ist, eine Reinigung aber keine ausreichende Keimreduzierung bietet. Auch sie ist darüber hinaus ein wichtiger Arbeitsschritt bei der Aufbereitung medizinischer Instrumente.

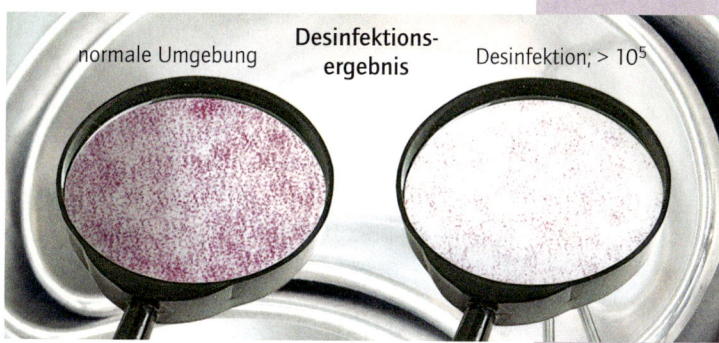
normale Umgebung — Desinfektionsergebnis — Desinfektion; > 10^5

Schlussdesinfektion: Nach der Gesundung, Verlegung oder dem Tod eines infektiösen Patienten werden alle Desinfektionsmaßnahmen durchgeführt, die das Zimmer für den nächsten Patienten von Erregern befreien.

laufende Desinfektion: Desinfektionsmaßnahmen werden regelmäßig durchgeführt und helfen während der pflegerischen und therapeutischen Tätigkeiten am Patienten eine Verbreitung von Krankheitserregern zu verhindern.

2.2.1 Desinfektionsmethoden

Für die Desinfektion von Materialien können in der Praxis verschiedene Verfahren Anwendung finden.

Physikalische Methode

Bei der **physikalischen Methode** geht es um die Einwirkung von Energie auf den Mikroorganismus, sodass er abstirbt.

Durch strömenden Dampf lassen sich Materialien, die möglichst nicht nass werden sollen, desinfizieren. Dieses Verfahren wird angewendet bei Matratzen, Decken und Kopfkissen.

Bei der Desinfektion mit Strahlen kommen UV-Strahlen bzw. Mikrowellen zum Einsatz: Im Klinikbereich spielt die Desinfektion mit Strahlen wegen des hohen Aufwands und der unsicheren Methode eine eher untergeordnete Rolle. UV-Strahlen werden beispielsweise zur Trinkwasser-Desinfektion und -Aufbereitung eingesetzt.

„cold spots"
Band 1, 1.2.4

Mikrowellen können zur Desinfektion von Lebensmitteln dienen. Wegen der möglichen Entstehung von Kälteinseln ist eine vollständige Abtötung von Mikroorganismen aber unsicher.

Chemo-thermische Methode

Bei der chemo-thermischen Desinfektion ist eine rein thermische (= den Erreger durch Einwirkung von Hitze unschädlich machen) Desinfektion nicht möglich, weil das Material, das desinfiziert werden soll, die hohen Temperaturen nicht verträgt (z. B. Anästhesiematerial, Schuhe im Operationssaal, flexible Endoskope). Deshalb wird die physikalische Methode mit einer chemischen Komponente kombiniert (z. B. die Kombination einer Temperatur von 55–75 °C mit einem Desinfektionsmittel auf Aldehydbasis).

Chemische Methode

Mit chemischen Mitteln desinfiziert man vor allem solche Materialien, die infolge ihrer Größe oder Beschaffenheit eine physikalische oder chemo-thermische Methode nicht erlauben. Dies gilt für Hände, Flächen, Haut, Schleimhäute, Ausscheidungen, Wasser und Wäsche.

Desinfektionswirkstoffe und ihre Anwendung[1]

Wirkstoff	Anwendung	Vorteil	Nachteil
Alkohol Ethylalkohol, n-Propanol, Isopropanol	Haut- und Händedesinfektion, Desinfektion kleiner Flächen	rasche mikrobizide (= abtötende) Wirkung auf Mikroorganismen, gute Hautverträglichkeit	leicht austrocknend, keine Wirksamkeit gegen Sporen
Aldehyde Formaldehyd, Glutaraldehyd, Glyoxal	Flächen- und Instrumentendesinfektion	breites mikrobizides Wirkungsspektrum, gut abbaubar, langsamer, aber zuverlässiger Wirkungseintritt	in hohen Dosen kanzerogen (= krebserregend), Anwendungslösung sensibilisierend und reizend (häufige Kontaktallergien), der Einsatz sollte auf das unbedingt Notwendige reduziert werden
oberflächenaktive Substanzen QAV = Quarternäre Ammoniumverbindungen, Biguanide, Octenidin, Chlorhexidin	Flächendesinfektionsmittel, auch als Bestandteil von Haut- und Händedesinfektionsmitteln	gute Haut- und Materialverträglichkeit	eingeschränktes Wirkungsspektrum (Eiweißfehler, Seifenfehler), eingeschränkter Abbau im Abwasser

Wirkstoff	Anwendung	Vorteil	Nachteil
Sauerstoff abspaltende Verbindungen/Oxidantien Peressigsäure, Ozon, Wasserstoffperoxid, Kaliumpermanganat	Peressigsäure: Flächen- und Instrumentendesinfektion, Ozon: Wasseraufbereitung, Wasserstoffperoxid und Kaliumpermanganat: Wundspülungen, Schleimhautdesinfektion im Mund- und Nasenbereich	breites Wirkspektrum; schneller Wirkungseintritt, umweltverträglich	Eiweißfehler, korrosiv, instabile Lösung, Ozon: toxisch
Phenole (früher Karbol) Methylphenol	Flächendesinfektion, auch als Bestandteil von Hautmitteln und Hautdesinfektionsmitteln	sehr gute Reinigungsleistung bei mit Eiweiß belasteten Instrumenten (geringer Eiweißfehler)	hohe Toxizität, irritative Wirkung (korrosiv, hautätzend), schwer abbaubar; der Einsatz sollte daher vermieden werden
Alkylamine	Flächen- und Instrumentendesinfektion	breites Wirkspektrum, geruchsneutral, gute Reinigungsleistung, keine Fixierung von Eiweißen, biologisch gut abbaubar	Wirkungslücke bei Polioviren, keine Materialverträglichkeit bei Silikonprodukten
Halogene Chlor, Jod und deren Verbindungen	Chlor: Trink- und Badewasser, Abwasser, Ausscheidungen, Wäschedesinfektion, Antiseptikum (Mund- und Gurgelwasser als Natriumhypochlorid); Jod: Händedesinfektion, Schleimhautdesinfektion	schneller Wirkungseintritt, breites mikrobizides Wirkungsspektrum	Chlor: bei hoher Eiweißbelastung tritt Chlorzehrung auf, Jod: Gefahr einer Allergie
Metalle Silber, Kupfer, Quecksilber	Wasserdesinfektion, Silber als Wundauflage und Beschichtung von Kathetern		

Auf der Website des Stadtgesundheitsamts Frankfurt am Main können Sie einen Hygieneplan herunterladen. Dort sind die Richtlinien für die klinischen Desinfektionsmaßnahmen aufgeführt. www.frankfurt.de/sis/Frankfurt

2.2.2 Zubereitung von Desinfektionsmitteln

Im Umgang mit Desinfektionsmitteln sind bestimmte Anforderungen zu erfüllen.

Bei der Zubereitung, beim Umgang mit Konzentraten (z.B. Kanisterwechsel) und zubereiteten Lösungen sind flüssigkeitsdichte und chemikalienbeständige Haushaltshandschuhe zu tragen. Bei der Zubereitung von Lösungen sollte zum Schutz der Augen vor Verspritzen eine Schutzbrille getragen werden (die modernen Dosiergeräte verringern diese Gefährdung erheblich).

Dosierhilfsmittel und Dosiertabellen sollten verwendet werden, um die Umwelt, die wirtschaftlichen Ressourcen und sich persönlich zu schützen. Die vorgegebene Einwirkzeit ist einzuhalten. Bei Anwendung des Desinfektionsmittels sollte die Indikation des Herstellers beachtet werden. Für das Ansetzen des Desinfektionsmittels sollte kaltes Wasser verwendet werden, es kann dadurch ein Wirkstoffverlust durch Verdunstung vermieden werden und es entstehen keine Schleimhautreizungen beim Personal. Zubereitete Lösungen werden abgedeckt, um eine Verdunstung und Geruchsbelästigung zu vermeiden. Datum und Uhrzeit des Desinfektionsmittelansatzes werden dokumentiert. Bei starker sichtbarer Verschmutzung sollte die Desinfektionsmittellösung, um ihre Wirksamkeit zu erhalten, neu angesetzt werden. Sonst wird die Desinfektionslösung nach 24 Stunden gewechselt bzw. neu angesetzt.

Anwendungsmöglichkeiten von Desinfektionsmitteln

Art der Desinfektion	Anwendungsbeispiel	Erläuterung
Flächendesinfektion (Scheuer-/ Wischdesinfektion)	zur Desinfektion von Oberflächen (z.B. Fußböden, Arbeitsflächen, Waschbecken, Armaturen, Toiletten, Türgriffen, Wänden)	Die Desinfektionslösung wird auf die Oberfläche aufgetragen und nicht trocken gewischt, da sich die hauptsächliche Wirkung während der Antrocknungsphase entfaltet. Die desinfizierte Fläche kann wieder benutzt werden, sobald sie sichtbar trocken ist. Verwendete Reinigungstücher sind nach jeder Anwendung aufzubereiten und trocken zu lagern, gegebenenfalls sollten Einwegtücher verwendet werden.
Instrumentendesinfektion (maschinelle Aufbereitung oder manuelle Aufbereitung = Tauchbadverfahren)	benutzte Instrumente, z.B. Pinzetten, Scheren, Klemmen; beim Patienten eingesetzte Pflegeinstrumente, z.B. Nagelschere	Desinfektion: maschinell oder mit Tauchverfahren. Vor Gebrauch der Maschine sollten die Waschmedien korrekt angeschlossen sein. Instrumente und Gegenstände werden in Korbeinsätze sortiert. – Programmende: Sichtkontrolle des Erfolgs – Instrumente/Gegenstände vollständig zerlegt bzw. halbgeöffnet und luftblasenfrei in die Desinfektionslösung legen – stark verschmutzte Instrumente anschließend reinigen – nach Desinfektion und Reinigung Instrumente unter fließendem Wasser nachspülen und wegen Korrosionsgefahr sofort trocknen

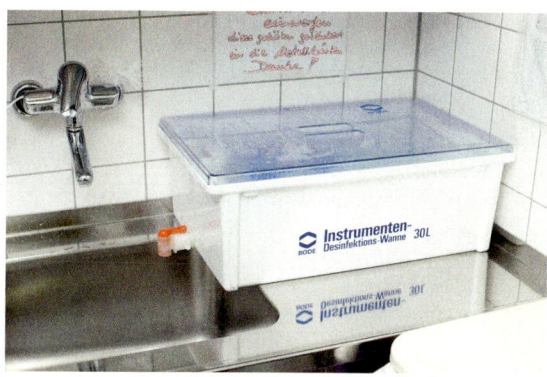

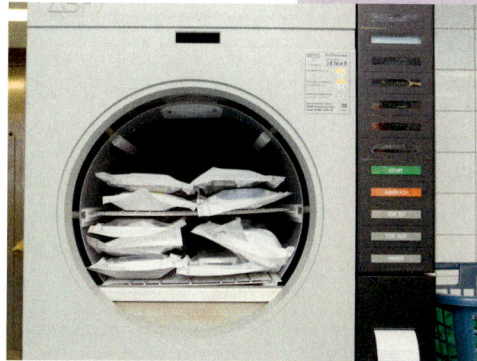

Instrumentenwanne und Desinfektionsmaschine

2.3   Sterilisation

Das Ziel der Sterilisation ist es, einen Gegenstand in einen Zustand zu bringen, der frei von lebensfähigen Mikroorganismen und deren Dauerformen (bakteriellen Sporen) ist.

Sterilisation bedeutet völlige Keimfreiheit durch Beseitigung und Vernichtung aller Mikroorganismen.

bakterielle
Sporen
Band 4, C 1.1

Die Keimzahlreduktion bei einer Sterilisation soll größer als 10^6 Kolonie bildende Einheiten (KBE) sein.

Eine Sterilisation wird durchgeführt, wenn z. B. Instrumente, die bei Operationen eingesetzt werden, aufgrund einer schon geringen Keimmenge zu Infektionen führen könnten.

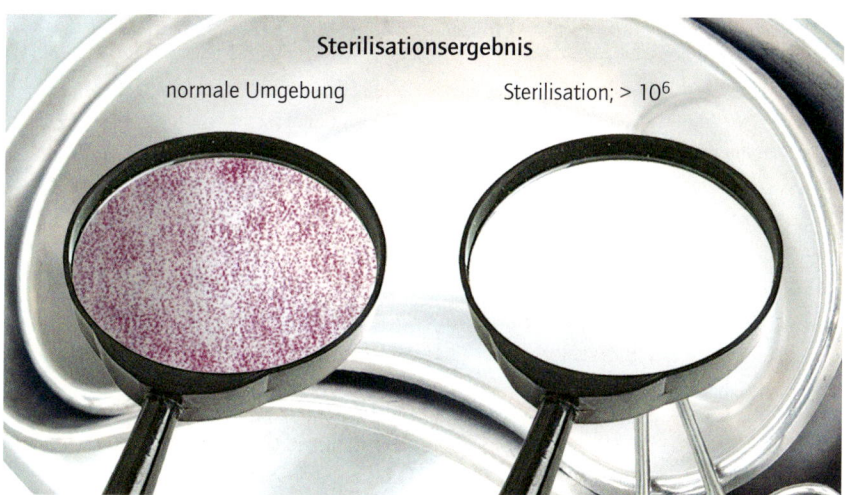

Sterilisationsergebnis

normale Umgebung   Sterilisation; $> 10^6$

2.3.1 Sterilisationsmethoden

Die Wahl der Sterilisationsmethode hängt von der Beschaffenheit des zu sterilisierenden Materials ab.

Dampfsterilisation bezeichnet die Sterilisation mit feuchter Hitze (Wasserdampf). Im Dampfsterilisator (= Autoklaven) wird mit gesättigtem, gespanntem Wasserdampf gearbeitet. Der Autoklav entfaltet seine Wirkung am Sterilisiergut durch die Energiefreisetzung bei der Kondensation. Diese Methode wird angewendet, um z. B. Gummi, Glas, Metall, Papier oder Textilien zu sterilisieren. In der Regel wird die Sterilisation von Instrumenten und Materialien in der Zentralsterilisation durchgeführt und gehört heute nicht mehr zu den pflegerischen Aufgaben.

Heißluftsterilisation bezeichnet die Sterilisation mit trockener Hitze. Sie wird angewendet, um z. B. Metalle, Glas, Porzellan oder wasserfreie Substanzen wie Öle, Fette und Pulver zu sterilisieren.

Bei der **chemisch-physikalischen Methode** wird mit mikrobiziden Gasen (z. B. Ethylenoxid und Formaldehyd) sterilisiert. Viele Gegenstände können nicht mit Hitze sterilisiert werden, weil sie nicht ausreichend thermostabil (= hitzebeständig) sind (z. B. Endoskope). Bei Arbeiten mit diesem Gas müssen unbedingt die Sicherheitsmaßnahmen eingehalten werden.

2.3.2 Qualitätskontrolle der Sterilisation

Die Sterilisation kann durch eine Reihe von Fehlern beeinträchtigt werden: Undichtigkeiten des Sterilisators führen zu einem Druckabfall, ungenaue Thermometer und Zeitschaltuhren geben falsche Werte an. Daher muss der Erfolg der Sterilisation kontrollierbar sein. Dies geschieht durch so genannte Thermoindikatoren. Dies sind Klebestreifen mit einer Beschichtung, die sich bei erfolgreicher Maßnahme braun verfärben. So kann in der Praxis geprüft werden, ob die Instrumente in der Verpackung sterilisiert wurden. Um sicherzugehen, dass die Instrumente tatsächlich keimfrei sind, muss die Verpackung auf Beschädigung und das Ablaufdatum der Sterilisationsgarantie geprüft werden.

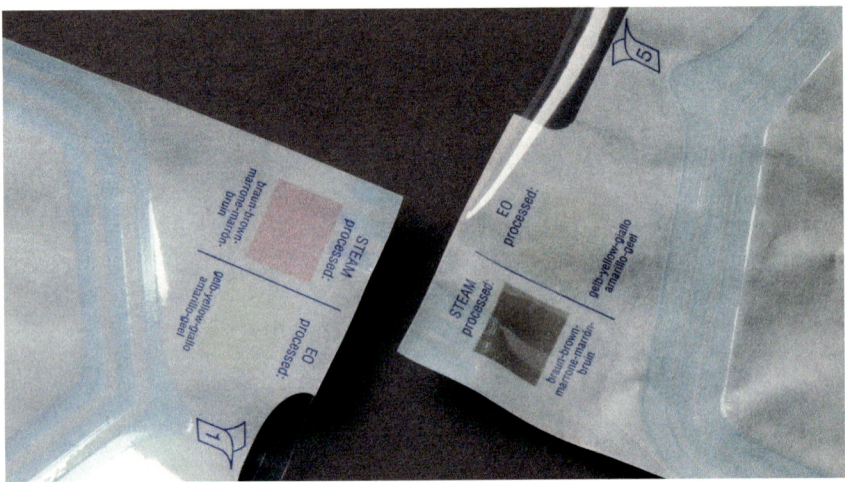

Thermoindikatoren

2.3.3 Umgang mit Sterilgut

Sterilgut sollte staub-, licht- und feuchtigkeitsgeschützt in ungezieferfreien Räumen gelagert werden. Die Lagerflächen sollten, um eine Beschädigung der Verpackung zu verhindern, glatt, unbeschädigt und desinfizierbar sein. Die Entnahme des Sterilgutes erfolgt nach dem „First-in-first-out"-Prinzip, das bedeutet, die älteren Lagerbestände sollten zuerst verbraucht werden. Die Sterilgutbestände sollten hinsichtlich Über- oder Fehllagerungen in regelmäßigen Abständen kontrolliert werden.

Vor dem Gebrauch von Sterilgut ist eine hygienische Händedesinfektion durchzuführen. Das Öffnen der Verpackung erfolgt erst unmittelbar vor dem Gebrauch. Feuchtes Sterilgut ist unsteril. Des Weiteren sind die Herstellerangaben zu überprüfen (Charge, Datum, Inhalt). Eine Kontamination durch Husten, Niesen oder Sprechen ohne Mundschutz ist zu vermeiden. Heruntergefallenes oder mit Händen oder Kleidung direkt berührtes Sterilgut ist als kontaminiert anzusehen und somit zu verwerfen oder neu aufzubereiten.

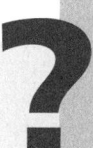

1 Wann sind welche Hygienemaßnahmen (Reinigung, Desinfektion, Sterilisation) notwendig?

2 Was ist bei der Zubereitung/Herstellung von Desinfektionsmitteln zu beachten?

3 Was ist bezüglich der Lagerung und der Handhabung des Sterilguts zu beachten?

1 Suchen Sie sich an Ihrem Ausbildungsort ein Desinfektionsmittel aus und versuchen Sie herauszufinden, ob Sie als Anwender des Mittels alle zur Anwendung notwendigen Informationen auf dem Etikett des Produktes erhalten.

2 Lassen Sie sich an Ihrem Ausbildungsort die Hygiene- und Desinfektionspläne zeigen. Kontrollieren Sie auf Zugänglichkeit, Verständlichkeit und Einhaltung.

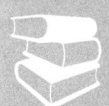

Sack, Andrea/Seewald, Dr. Margret/Zuschneid, Dr. Irina (Hrsg.): Hygiene-Schulung im Gesundheitswesen, Schulungspaket mit Farbfolien und Anleitungen. Behr's Verlag, Hamburg (Loseblattwerk)

Berufsgenossenschaft für Wohlfahrtspflege und Gesundheit (BGW), Zentrale in Hamburg 040/20207-0

www.bgw-online.de – Berufsgenossenschaft für Wohlfahrtspflege und Gesundheit

3 Eigenschutz und Personalhygiene

Tim absolviert zurzeit seinen Ausbildungseinsatz auf einer medizinischen Station des Klinikums Gutleben. Für morgen ist eine praktische Anleitung zusammen mit seiner Praxisanleiterin geplant. Aus Erfahrung und aus Gesprächen mit anderen Lernenden weiß Tim, dass seine Kollegin peinlich genau auf hygienisches Arbeiten achtet. Erst letzte Woche hatte sie eine Pflegeschülerin vor Beginn der Lernbegleitung gebeten, ihre Uhr und ihren Ring abzulegen.

Nun überlegt Tim, ob er korrekt gekleidet ist für die Anleitung. „Es ist doch merkwürdig. Wir Lernenden werden ständig auf diese hygienischen Vorschriften hingewiesen und unsere examinierten Kollegen und Kolleginnen halten sich selbst nicht daran. Das ist ungerecht", beschwert er sich Pia gegenüber.

„Stimmt, in der Schule lernen wir etwas ganz anderes, als wir dann in der Praxis zu sehen bekommen! Wir können ja die Praxisanleiterin mal um ihre Meinung bitten." Gute Idee – findet auch Tim. Er ist zuversichtlich, dass er den Tag morgen ohne Beanstandungen überstehen wird.

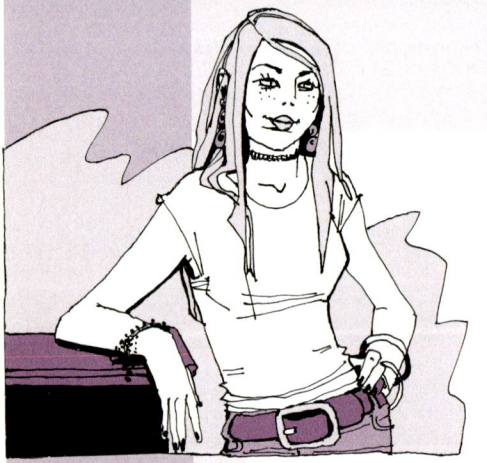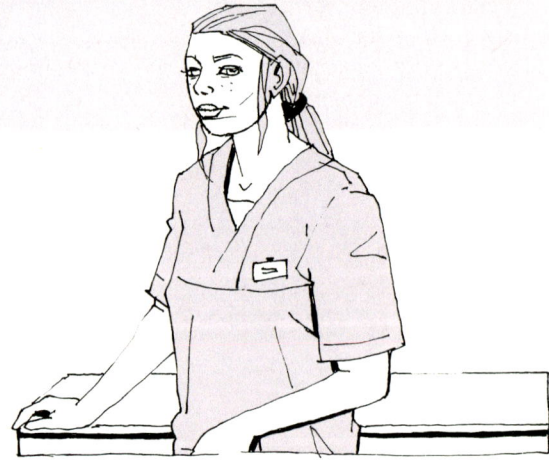

1 Warum macht sich Tim so viele Gedanken darüber, dass er der Anleitungssituation vielleicht nicht gerecht werden könnte?

2 Berichten Sie von offensichtlichen Verstößen gegen die hygienischen Vorschriften, die Sie in der Praxis beobachtet haben, ohne die Kolleginnen an den „Pranger" zu stellen. Wo könnten die Gründe für dieses Verhalten liegen?

3.1 Persönliche Hygiene

Arbeitsschutz
Band 1, A 3.2.6

Jede/-r Angestellte im Gesundheitswesen – insbesondere in Krankenhäusern – hat sich im Umgang mit Patienten so zu verhalten, dass für diese keine Hygienerisiken entstehen. Das bedeutet, dass alle Angestellten die verbindlich festgelegten Hygieneregeln einzuhalten haben. Um die Keimbesiedlung an der Haut, der Mundschleimhaut, den Haaren, der Kleidung und den Schuhen so gering wie möglich zu halten, sind eine Reihe persönlicher Maßnahmen notwendig.

536

Körper und Haut

Eine angemessene Körperpflege ist heutzutage selbstverständlich und sollte zur täglichen Routine gehören. Die individuellen Gewohnheiten sind jedoch verschieden. Für Pflegende sollten sie in jedem Fall den üblichen Regeln der Körperhygiene (Duschen/Baden, Mundhygiene) entsprechen. Dies hat im Rahmen des Selbstschutzes zusätzliche Bedeutung: Der enge Kontakt mit Patienten/Bewohnern der unterschiedlichen Abteilungen kann Spuren von Erregern auf der Haut, in den Haaren und auf der Schleimhaut des Mundes hinterlassen. Den meisten Pflegenden ist es daher ein nachvollziehbares Bedürfnis, auch nach dem Dienst zu duschen.

Fingernägel

Eine gründliche Pflege der kurz und rund geschnittenen Fingernägel sollte regelmäßig durchgeführt werden. Besonders unter den Nägeln können sich Schmutzpartikel und Mikroorganismen ansammeln. Bei langen Fingernägeln besteht Verletzungsgefahr für Pflegende und Patienten. Die Fingernägel sollten nicht lackiert sein. Das Tragen von künstlichen Fingernägeln ist nicht erlaubt. Der aufgetragene Kunstlack sieht nach mehrmaliger Benutzung von Desinfektionsmittel ungepflegt und unansehnlich aus; im brüchigen Nagellack können sich Keime und Verunreinigungen ansammeln.

Pflegende sollten auf eine ausreichende Handpflege achten, da nur intakte, gesunde Haut einen natürlichen Schutz vor Krankheitserregern bietet. Dies liegt in der Selbstverantwortung der Pflegenden.

Händehygiene
Band 1, J 3.5

Haare

Die Haare sollten nach Gewohnheit und bei Bedarf (ungepflegtes Erscheinungsbild) gewaschen werden. Sich hier anhaftende Keime stellen ein mögliches Infektionsrisiko dar. Lange Haare sollten am Kopf anliegend festgesteckt oder zusammengebunden werden. Bei allen Tätigkeiten der Pflege soll ein Patienten- oder Instrumentenkontakt mit den Haaren vermieden werden.

Kleidung

Unter **Berufskleidung** versteht man eine berufsspezifische Kleidung, die als Standes- oder Dienstkleidung getragen wird, z. B. Uniform. Sie ist keine Kleidung mit spezifischer Schutzfunktion.

Berufskleidung sollte weniger auf die Wirkung als Statussymbol, sondern vielmehr auf ihre Nützlichkeit hin überprüft werden. Sie sollte kochfest, desinfizierbar, feuchtigkeitsaufnehmend und -abgebend sein. Die ideale Zusammensetzung für Berufskleidung ist 30 % Kunstfasern und 70 % Baumwolle (= Mischgewebe).

Berufskleidung sollte sauber und ordentlich sein. Sie sollte gewechselt werden, sobald sie verschmutzt ist. Ansonsten sollte Berufskleidung im Gesundheitswesen nach Möglichkeit täglich gewechselt werden. Auf der Kleidung haftende Keime stellen ein mögliches Infektionsrisiko dar. Außerdem trägt es wesentlich zum Wohlbefinden der Pflegenden bei, frische Arbeitskleidung zu tragen. Wenn möglich, sollte Berufskleidung nicht mit nach Hause genommen werden; sie sollte stattdessen in die hauseigene Wäscherei gegeben werden können. So wird vermieden, dass die Privatwäsche der Pflegenden und ihrer Familien mit Krankenhauskeimen in

Berührung kommen oder dass umgekehrt Keime „von draußen" in die Einrichtung eingeschleppt werden.

Schuhe

Die Klinikschuhe sollten aus leicht zu reinigendem und desinfizierbarem Material bestehen. Auch hier können sich Keime anhaften. Die Schuhe sollten rutschfest sein und dem Fuß einen sicheren Halt geben. Hier sind die Unfallverhütungsvorschriften der Berufsgenossenschaft zu beachten.

Schmuck

Das Tragen von Schmuckstücken, Uhren und Eheringen an Händen und Unterarmen sollte vermieden werden. Unter dem Schmuck kann durch Einwirkung von Feuchtigkeit und Chemikalien die Entstehung von krankhaften Hautveränderungen begünstigt werden. In Tests wurden erhöhte Konzentrationen von Krankheitskeimen unter Ringen und Uhrbändern nachgewiesen. Es kann auch eine erhöhte Infektionsgefährdung und Verletzungsgefahr für den Patienten bestehen.

3.2   Schutzkleidung

> Unter **Schutzkleidung** versteht man eine persönliche Schutzausrüstung (PSA), die den Rumpf, die Arme und die Beine vor schädigenden Einwirkungen bei der Arbeit schützen soll.

multiresistente
Keime
Band 1, J 4.4

Zur Schutzkleidung gehören z. B. Kittel, Handschuhe, Mund- und Nasenschutz, Haarschutz, Spezialschuhe und Schutzbrille. Der Krankenhausträger muss bei Tätigkeiten mit erhöhter Infektionsgefährdung geeignete Schutzkleidung zur Verfügung stellen, z. B. bei der Pflege von Menschen mit multiresistenten Keimen.

Infektionswege
Band 4, C 1.2.2

Schutzkleidung muss getragen werden, wenn eine Gefahr der Keimverschleppung besteht. Sie muss täglich gewechselt werden. Besucher von Patienten, die in einem hohen Maße infektionsgefährdet sind oder eine Infektionsquelle darstellen, müssen ebenso mit Schutzkleidung ausgestattet werden. Das Tragen von Schutzkleidung schützt nicht nur das Personal, sondern auch die Patienten.

Isolation
Band 1, J 4.2

In der Regel sind diese Schutzkittel mit langen Ärmeln versehen, im Gegensatz zur normalen Berufskleidung, die aus hygienischen Gründen nur kurze Ärmel haben sollte.

In vielen Institutionen hat es sich durchgesetzt, während der Pflege Schürzen aus Plastik zu tragen, die nach jedem Patienten gewechselt und entsorgt werden. Sie schützen Pflegende vor dem Durchnässen, z. B. während einer Ganz- oder Teilwäsche. Sie werden ebenfalls bei Pflegehandlungen getragen, die ein Verschmutzungsrisiko darstellen, z. B. bei der präoperativen Darmreinigung.

3.3   Handschuhe

Viele pflegerische Tätigkeiten werden mit Handschuhen durchgeführt. Dabei kommen unsterile oder sterile Handschuhe zum Einsatz. Vor jeder Pflegemaßnahme wird entschieden, ob ein steriles Arbeiten, z. B. das Legen eines Blasendauerkatheters, sterile Handschuhe nötig macht.

Dünnwandige flüssigkeitsdichte Schutzhandschuhe werden meist aus Gründen des Infektionsschutzes getragen. Feste flüssigkeitsdichte Handschuhe werden zum Schutz vor Chemikalien verwendet.

Die Materialien sind sehr unterschiedlich. Im medizinischen Bereich werden hauptsächlich Handschuhe aus Kunststoff benutzt. Sie sollten in verschiedenen Größen zur Verfügung gestellt werden, denn nur, wenn ein Handschuh richtig sitzt, ist ein sicheres Arbeiten möglich. Handschuhe sollten mit gereinigten Händen erst unmittelbar vor der Benutzung aus der Verpackung genommen und bei möglicher Kontamination sofort gewechselt werden. Sie werden zwischen der Versorgung verschiedener Patienten gewechselt.

Bestimmung der Handschuhgröße[II]

Größen und Maße der Hand

Die Abmessungen der Hand werden bestimmt durch:

- Umfang der Hand – gemessen 2 cm oberhalb der Beuge zwischen Daumen und Zeigefinger,
- Länge der Hand (Abstand zwischen der Linie am Handgelenk und der Spitze des Mittelfingers).

Folgende Handgrößen sind festgelegt:

Handgröße	6	7	8	9	10	11
Handumfang (mm)	152	178	203	229	254	279
Handlänge (mm)	160	171	182	192	204	215

Halbe Größen können durch Interpolation zwischen den vollen Größen ermittelt werden.

Zu den sechs Handgrößen sind die dazugehörenden Handschuhgrößen festgelegt:

Handschuhgröße	passend für Handgröße	Mindestlänge
6	6	220 mm
7	7	230 mm
8	8	240 mm
9	9	250 mm
10	10	260 mm
11	11	270 mm

Handschuhgrößen für den medizinischen Einmalhandschuh siehe DIN EN 455 „Medizinische Handschuhe zum einmaligen Gebrauch".

Unsterile Handschuhe

Grundsätzlich sollten bei allen Tätigkeiten Handschuhe getragen werden, bei denen Pflegende mit Ausscheidungen der Patienten (Blut, Urin, Stuhl, Erbrochenes) in Berührung kommen. Darüber hinaus ist dies empfehlenswert im Sinne des Hautschutzes

- beim Umgang mit therapeutischen Cremes und Lösungen (z. B. cortisonhaltigen Cremes oder alkoholhaltigen Salben),
- bei Feucht- und Nassarbeiten,
- beim Umgang mit Lösungsmitteln oder Allergie auslösenden Stoffen (wie z. B. Desinfektionslösungen und Reinigungsmitteln).

Verbandwechsel
Band 4, H 5.4

Sterile Handschuhe

Katheterpflege
Band 4, E 2.2.6

Für verschiedene Pflege- und Arzttätigkeiten ist steriles Arbeiten Voraussetzung, z. B. bei einer Punktion oder beim Einführen von Venen- oder Blasenkathetern. Dies bedeutet auch, dass die Arbeiten mit sterilen Handschuhen durchgeführt werden müssen. In den meisten Fällen wird vorher ein „steriler Tisch" gedeckt, auf dem alle benötigten sterilen Materialien bereitliegen.

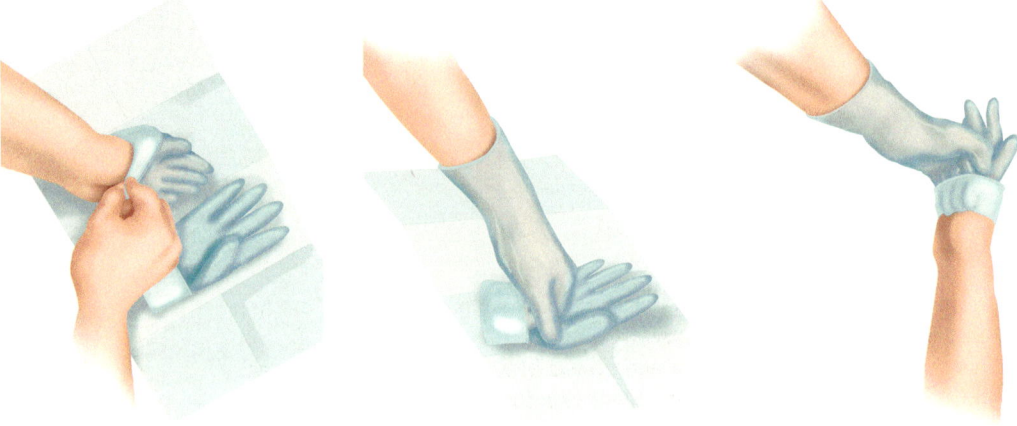

Sterile Handschuhe richtig anziehen

Auch die qualitativ besten Handschuhe können unsichtbare Defekte aufweisen. Daher sollten die Hände nach Kontamination mit infektiösen Materialien nach dem Ausziehen der Handschuhe unbedingt desinfiziert werden. So wird auch während des Arbeitens mit Handschuhen in bestimmten Fällen die Verwendung von Händedesinfektionsmittel nötig.

3.4 Sonstige Schutzmaßnahmen

In bestimmten Pflegesituationen – z. B. bei der Pflege von abwehrgeschwächten oder infektionsgefährdeten Patienten – wird es nötig, zusätzliche Schutzmaßnahmen für das Personal und den Patienten zu treffen. Im Folgenden werden die wichtigsten genannt.

Mund- und Nasenschutz (Gesichtsmasken)

Es gibt unterschiedliche Gesichtsmasken, ihre Verwendung ist abhängig vom Tätigkeits- und Nutzungsbereich.

zentrale
Venenkatheter
Band 4, E 2.2

Mund- und Nasenschutz sind obligatorisch im Operationsbereich. Darüber hinaus werden sie nötig bei Arbeiten, die unter möglichst sterilen Bedingungen auf Station durchgeführt werden, z. B. die Einlage eines zentralen Venenkatheters oder die Punktion einer Körperhöhle (Pleuraspalt- oder Aszitespunktion).

Vor und nach Benutzung der Maske sind die Hände zu desinfizieren. Die Gesichtsmaske sollte über Mund und Nase reichen und darf nicht vorübergehend heruntergezogen werden. Bei längerem Tragen (über zwei Stunden) oder einer möglichen Durchfeuchtung sollte der Mundschutz sofort gewechselt werden.

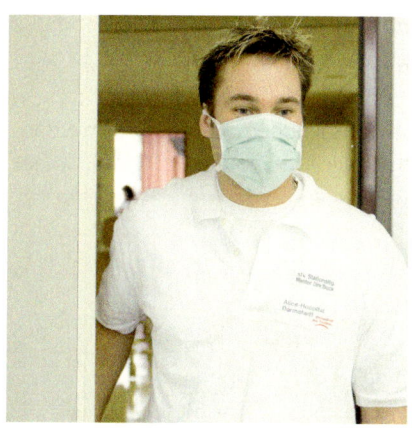

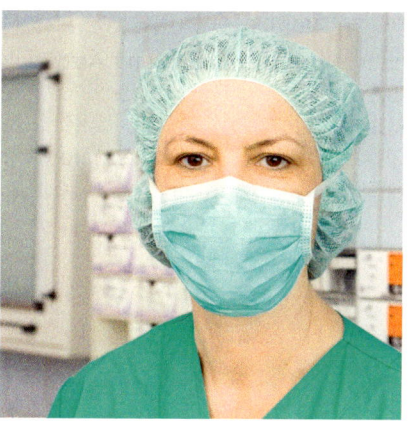

Mund- und Nasenschutz   *im OP mit Haube*

Haarschutz

Ein Haarschutz ist im Operationsbereich und anderen Abteilungen (z. B. Knochen-markstransplantation, Einheiten für Schwerverbrannte) verpflichtend. Es muss gewährleistet sein, dass die Kopfhaare ebenso wie bestehende Barthaare bedeckt werden. Mit dem Haubenschutz lassen sich die Kopfhaare bedecken. Der breitere Helmhaarschutz bedeckt auch den größten Teil der Wangen und somit bei Män-nern auch den Bart. Bei verschiedenen Tätigkeiten tragen auch Patienten einen Haubenschutz, z. B. während ihrer Operation.

Schutzbrille

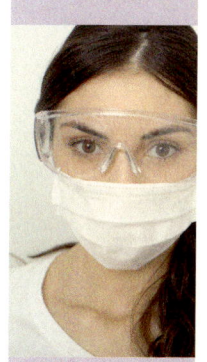

Eine Schutzbrille wird bei Tätigkeiten nötig, bei denen ein Verspritzen von poten-ziell infektiösen Stoffen vorkommen kann. Häufig ist dies bei der Erstversorgung von Unfallopfern in der Notaufnahme der Fall, aber auch z. B. bei der Eröffnung von Abszessen. Brillenträger sind durch die eigene Sehhilfe ausreichend geschützt.

3.5   Händehygiene

Die Hände der Pflegenden und des medizinischen oder labortechnischen Personals sind die häufigsten Überträger von Keimen und Infektionen. Täglich berühren sie unzählige Patienten, Gegenstände, Krankenakten und andere potenzielle Infekti-onsquellen. Daher ist im Sinne einer patientengerechten Versorgung unbedingt auf eine ausreichende Händehygiene zu achten.

In diesem Zusammenhang sind vor allem die nosokomialen Infektionen zu nen-nen. Nosokomiale Infekte sind solche, die sich ein Patient während des Kranken-hausaufenthaltes durch Keimverschleppung erwirbt. Die jährlichen Kosten des Gesundheitssystems zur Behandlung dieser erworbenen Infektionen sind enorm. Jeder Mitarbeiter im Gesundheitswesen ist daher angehalten, eine Verbreitung aktiv zu verhindern.

nosokomiale
Infektionen
Band 1, J 4.3

3.5.1   Hände als Keimträger

Die Körperoberfläche und die Hände sind naturgemäß mit Mikroorganismen besiedelt. Hierzu gehören z. B. Bakterien (Mikrokokken, Corynebakterien u. a.), die als apatogen (= nicht krankmachend) bezeichnet werden. Diese Keime leben relativ

Mikro-
organismen
Band 4, C 1.1

Mikro-
organismen
Band 4, C 1.1

konstant auf der Haut und vermehren sich dort. Sie helfen, das Eindringen schäd-
licher Mikroorganismen über die Haut zu verringern, da sie das leicht saure Milieu
(Haut: pH-Wert von 5,5–6,5) erhalten und unterstützen.

Darüber hinaus haften an den Händen des Klinikpersonals verschiedene Erreger,
die im Kontakt mit den Patienten aufgenommen und eventuell weitergegeben
werden. Durch einen angemessene Handhygiene und die regelmäßige hygienische
Händedesinfektion kann dies vermieden werden.

3.5.2   Händewaschen

Das Desinfizieren der Hände ist dem Waschen der Hände vorzuziehen. Nur bei
sichtbaren Verschmutzungen müssen die Hände vor der Desinfektion gewaschen
werden.

> Das Händewaschen allein bewirkt noch kein Abtöten von Krankheitserregern.
> Wenn die Hände stark kontaminiert sind, besteht im Gegenteil durch das
> Waschen die Gefahr, dass Krankheitserreger in der Umgebung des Wasch-
> beckens verteilt werden. Damit nicht erregerhaltiges Material in die Umge-
> bung verspritzt werden kann, dürfen die Hände erst **nach** der hygienischen
> Händedesinfektion gewaschen werden.

Die Voraussetzungen sind leicht erreichbare Waschplätze, die mit warmem und
kaltem Wasser, Direktspendern mit hautschonenden Waschmitteln, Händedesinfek-
tionsmitteln und geeigneten Pflegemitteln sowie Einmalhandtüchern ausgestattet
sind.

Falsches Waschverhalten kann zu Hautproblemen führen. Häufige Waschproze-
duren können die Hornschicht aufweichen. Das Händewaschen vor dem Einrei-
ben des Händedesinfektionsmittels in die dann noch feuchten Hände reduziert die
notwendige Bakterienflora auf der Haut. Mit dem richtigen Waschverhalten und
angemessener Hautpflege kann eine Schädigung vermieden und die gesunde Haut
unterstützt werden.

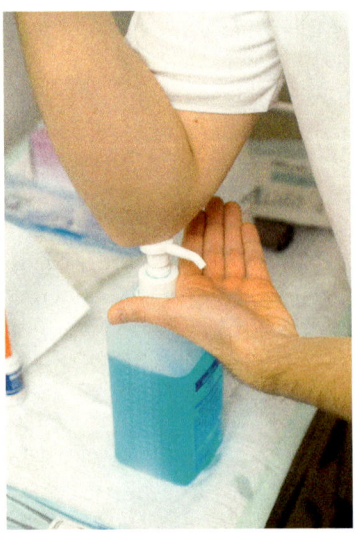
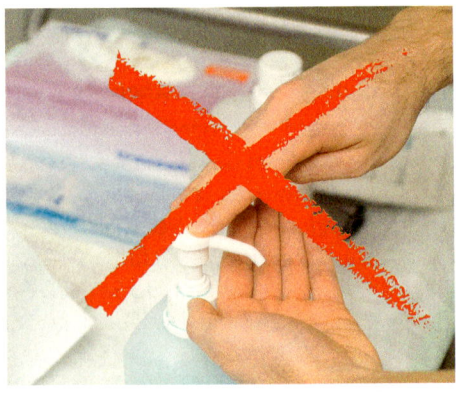

*Richtiges Betätigen von Desinfektions-
und Seifenspender*

Hautschonende Händereinigung

Zum hautschonenden Waschen gehört, dass man nicht bürstet, kein heißes Wasser verwendet und nur kurz, aber gründlich wäscht. Es sollen pH-verträgliche Waschlotionen verwendet und diese stets gut abgespült werden. Die Hände, besonders die Fingerzwischenräume, immer sehr gut abtrocknen. Möglichst weichen Einmalhandtüchern ist der Vorzug zu geben. Mehrmals täglich und nach jedem Waschen die Hände gut eincremen. Vor längeren Arbeitspausen und am Ende des Arbeitstages eine gehaltvolle Pflegecreme verwenden. Bei stark angegriffener Haut oder vor längerer Tätigkeit im Wasser, z. B. bei der Körperpflege der Patienten, eine Hautschutzsalbe oder kurzzeitig Handschuhe verwenden.

3.5.3 Hygienische Händedesinfektion

Die Hände sollten häufig desinfiziert werden, da so eine Keimverschleppung vermieden werden kann. Grundsätzlich sollten vor und nach jedem Patientenkontakt die Hände desinfiziert werden.

Besonders wichtig ist die hygienische Händedesinfektion:

♦ vor dem Betreten von Operationsabteilungen, Sterilisationsabteilungen und anderen Reinraumbereichen

♦ vor invasiven Maßnahmen, auch wenn dabei Handschuhe (steril oder nicht sterilisiert) getragen werden

♦ vor endoskopischen Eingriffen wie Angiografie oder Bronchoskopie

♦ vor Tätigkeiten mit Kontaminationsgefahr (z. B. Richten von Infusionen oder Injektionen)

♦ vor und nach jeglichem Wundkontakt

♦ vor und nach Kontakt mit Einstichstellen von Kathetern, Drainagen

♦ vor und nach jedem Verbandwechsel

♦ nach Kontakt mit potenziell kontaminierten Gegenständen, Flüssigkeiten oder Flächen (Urinsammelsysteme, Absauggeräte, Beatmungsgeräte, Beatmungsmasken, Trachealtuben, Drainagen, Schmutzwäsche, Abfälle)

Injektionen
Band 4, E 3

Infusionen
Band 4, E 4

Durchführung der hygienischen Händedesinfektion

Zur hygienischen Händedesinfektion ist ein Desinfektionsmittel der jeweils gültigen Liste der Deutschen Gesellschaft für Hygiene und Mikrobiologie auf der Wirkstoffbasis von Alkoholen zu verwenden. Um ein gutes Desinfektionsergebnis zu erzielen, wurde ein standardisiertes Verfahren zur hygienischen Händedesinfektion entwickelt (nach Durchführung aller Schritte wieder beim ersten Schritt beginnen, bis die angegebene Einwirkzeit von 30 Sekunden erreicht ist). Es ist darauf zu achten, dass die Hände während der Einreibzeit feucht bleiben. Studien haben gezeigt, dass bestimmte Handbereiche oft nicht ausreichend desinfiziert werden – es entstehen so genannte „Benetzungslücken". Besonderes Augenmerk ist daher auf die Nagelfalze sowie die Fingerzwischenräume zu richten.

Stark verschmutzte oder sichtbar kontaminierte Hände können mit einem in Desinfektionsmittel angefeuchteten Zellstoffpapier oder Wattebausch gesäubert werden. Die Kleidung oder Umgebung sollte hierbei nicht kontaminiert werden.

Im Zusammenhang mit der Benutzung von Desinfektionsmitteln treten bei Krankenhausangestellten immer wieder Allergien auf. Alkohol an sich hat keine Allergie auslösende Wirkung, jedoch sind den Desinfektionsmitteln Zusatzstoffe beigefügt, die als Ursache der Allergien in Frage kommen. Viele Pflegende klagen über sehr trockene Hände durch das häufige Desinfizieren. Ursache dafür sind häufig Anwendungsfehler, z. B. wird der Alkohol nicht ausreichend lange verrieben, sondern die Hände werden an der Luft getrocknet. So können die beigefügten rückfettenden Stoffe ihre Eigenschaften nicht entfalten. Achten Sie darauf, die Lösung ausreichend lange in den Händen zu verreiben, damit alle Hautstellen desinfiziert werden.

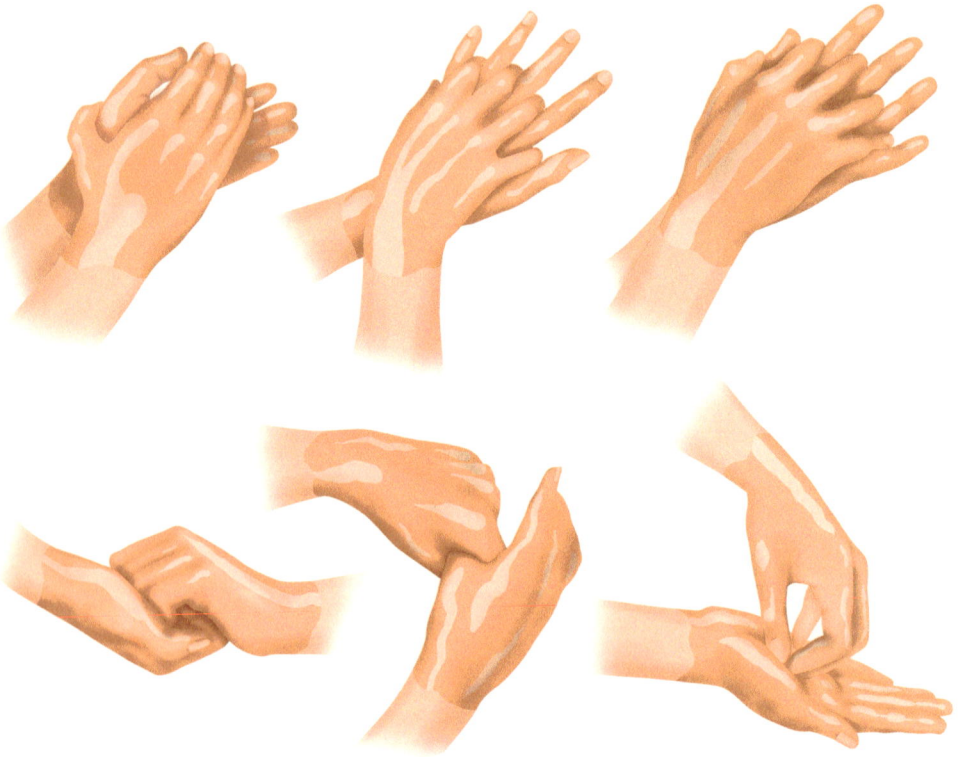

Hygienische Händedesinfektion (Euro-Norm 1500)

3.5.4   Chirurgische Händedesinfektion

Für ein steriles Arbeiten im Operationssaal oder bei ambulanten Eingriffen reicht eine hygienische Händedesinfektion nicht aus. Der chirurgischen Desinfektion geht eine Waschung der Hände und Unterarme mit Wasser (unter 40 °C) und einer milden Waschlotion voraus. Zur Reinigung der Fingernägel und der Nagelfalz wird eine weiche, (thermisch) desinfizierte Kunststoffbürste verwendet. Seifenspender und Wasserhahn werden ausschließlich mit den Unterarmen betätigt. Hände und Unterarme werden dann bis zum Ellenbogen mit nach oben gehaltenen Händen abgespült, sodass Wasser und Seife nach hinten abfließen und nicht erneut die Hände umspült werden. Auch das Abtrocknen geschieht von den Händen in Richtung Ellenbogen, wobei immer nur ein Wischvorgang erlaubt ist. Zum Abschluss

chirurgische
Händedesin-
fektion
Band 4, G 3.2.1

werden Hände und Unterarme nach dem gleichen Prinzip desinfiziert. Die Hände müssen nach dem Waschen und der anschließenden Händedesinfektion vollständig trocken sein, bevor die sterilen Handschuhe angereicht und angezogen werden können.

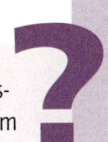

> Um neben der Sofortwirkung des Desinfektionsmittels eine länger anhaltende Wirkung (für ca. drei Stunden) zu erzielen, dürfen nach der Einreibung die Hände weder abgespült noch getrocknet werden.

1 Mit welchen persönlichen Hygienemaßnahmen können Sie das Infektionsrisiko für den Patienten und sich selbst vermindern? Begründen Sie, warum Sie diese Maßnahmen durchführen.

2 Warum dürfen im Dienst Uhren, Schmuck und Ringe an den Händen und Unterarmen nicht getragen werden?

3 Wann sollten Sie Schutzhandschuhe benutzen?

4 Wie und wann kann eine hautschonende Händereinigung durchgeführt werden?

5 Wann ist eine hygienische Händedesinfektion durchzuführen?

6 Wie kann eine hygienische Händedesinfektion hautverträglich und dennoch wirksam durchgeführt werden?

1 Ziehen Sie Handschuhe an und waschen Sie so den Unterarm einer Mitschülerin. Schildern Sie beide Ihre Eindrücke.

2 Tragen Sie zur Probe über mehrere Stunden einen Mundschutz. Wie fühlen Sie sich nach einiger Zeit unter der Maske? Notieren Sie Ihre Erfahrungen.

3 Beobachten Sie in Ihrem nächsten Einsatz, wann und wie häufig Sie Schutzhandschuhe benutzen.

4 Beobachten Sie in Ihrem nächsten Einsatz, wie häufig Sie sich die Hände waschen und die hygienische Händedesinfektion durchführen. Schätzen Sie Ihr eigenes Verhalten kritisch ein und erklären Sie, wo Ihre Händehygiene mangelhaft ist.

5 Beobachten Sie in Ihrem nächsten Einsatz auf Station, in welchen Situationen oder bei welchen Tätigkeiten eine hygienische Händedesinfektion erfolgt und/oder die Hände gewaschen werden. Erstellen Sie eine Liste zu den beiden Bereichen und notieren Sie Ihre Beobachtungen.

Klischies, Rainer/Kaiser, Ursula/Singbeil-Grischkat, Vera: Hygiene und medizinische Mikrobiologie. Schattauer Verlag, Stuttgart 2001

Robert Koch Institut (Hrsg.): Richtlinie für Krankenhaushygiene und Infektionsprävention. Empfehlung mit Hinterlegung von Evidenzkategorien. Urban & Fischer, München 2002

www.bgw-online.de

www.hvbg.de/d/pages – unter dieser Adresse sind berufsgenossenschaftliche Regeln für Sicherheit und Gesundheit bei der Arbeit (BGR) erhältlich

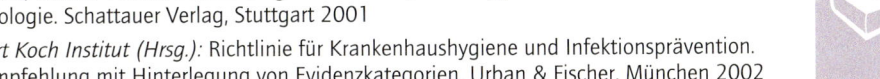

4 Schutz der Patienten und Bewohner

Pia arbeitet erst seit kurzer Zeit auf der Säuglingsstation. Die Arbeit mit den kleinen Patienten bereitet ihr viel Spaß, auch wenn sie es manchmal als belastend empfindet, die Säuglinge krank zu sehen.

Heute pflegt Pia zusammen mit einer erfahrenen Kollegin den neun Monate alten Marc. Marc hat sich eine Infektion mit Rotaviren zugezogen, wie Pia aus den Patientenunterlagen ersehen kann. Pia hat allerlei über die Rotaviren gehört. Eine Mitschülerin aus ihrem Kurs hatte sich während ihres Einsatzes auf der Säuglingsstation mit diesem Virus angesteckt und musste für eine Zeit zu Hause bleiben, weil sie von heftigen Durchfällen geplagt wurde. „Ich möchte mich auf keinen Fall mit diesem Virus anstecken!", äußert Pia dann auch gegenüber ihrer Kollegin.

Die Kollegin nickt. „Wenn Sie die hygienischen Vorschriften beachten, sollte das auch nicht passieren. Wir haben ja noch andere Säuglinge hier, die dürfen sich ebenfalls nicht anstecken. Daher ist das richtige hygienische Verhalten bei uns ganz besonders wichtig." Pia beschließt, sich umfassend über die Hygienevorschriften zu informieren.

1 Welche Personengruppen sind besonders stark gefährdet, an einer Infektion zu erkranken? Tragen Sie in der Klasse Ihre verschiedenen Erfahrungen zusammen.

2 Vielleicht war in Ihrer Familie schon einmal ein Mitglied an einem ansteckenden Virus erkrankt. Wie hat sich die Familie in dieser Situation verhalten? Berichten Sie und vergleichen Sie die Maßnahmen mit denen, die im Krankenhaus oder Pflegeheim nötig und möglich sind.

4.1 Aseptisches Arbeiten

Um Infektionen zu verhindern, müssen die grundlegenden Regeln und die damit verbundenen Maßnahmen der Asepsis und Antisepsis angewendet werden.

Unter **Antisepsis** versteht man alle Maßnahmen zur Bekämpfung vorhandener oder möglicher Infektionen.

Asepsis ist die Keimfreiheit von Wunden, Instrumenten, Verbandsstoffen u. Ä.

Zu den Prinzipien der aseptischen Arbeit gehören

- die Reinigung, Desinfektion und Sterilisation von Instrumenten und Flächen
- die Verwendung von Schutzkleidung
- die kontaminationsfreie Lagerung, Vorbereitung und Verwendung von Arbeitsmaterial
- das Arbeiten in keimarmen Räumen

Darüber hinaus gelten für die Verhütung einer Infektionsübertragung noch die folgenden Maßnahmen.

Desinfektion
Band 1, J 2.2
Sterilisation
Band 1, J 2.3

4.2 Isolierung

Eine Isolierung des als infektiös eingestuften Patienten von seiner Umwelt dient dem Schutz des Personals und der Besucher. Die Isolierung soll eine Übertragung von Erregern verhindern. Bei Bekanntwerden einer Infektionskrankheit sind die Mitglieder des Gesundheitswesens zur Behandlung und Therapie angehalten. Um eine großflächige Ansteckung zu verhindern, besteht eine Behandlungspflicht.

> Jede Isolierung ist für den Patienten eine psychische Belastung. Der Patient wird aufgrund der Isolierungsmaßnahme in seiner körperlichen Bewegung und bezogen auf seine zwischenmenschlichen Kontakte sehr stark eingeschränkt.

4.2.1 Standardisolierung

Patienten mit einer infektiösen Erkrankung, die durch direkten Kontakt über Ausscheidungsprodukte und kontaminierte Gegenstände übertragen werden kann, isoliert man auf Station in einem Einzelzimmer. Mögliche Krankheiten sind Hepatitis A oder B, Salmonellose, Scharlach, Masern, Windpocken.

Infektionskrankheiten
Band 4, C 2

Patienten mit dem gleichen Erreger können auch zusammen in einem Mehrbettzimmer untergebracht werden. In diesem Fall spricht man von einer Kohortisolierung (= gemeinsame Isolierung in einem Raum von Patienten mit identischem Erreger).

Bei der weniger strikten Standardisolierung darf der Betroffene je nach Erkrankung das Zimmer verlassen; die Tür muss geschlossen sein und Besuch muss sich vor Eintritt ins Zimmer beim Pflegepersonal melden (ein entsprechender Hinweis ist an der Zimmertür anzubringen). Pflegende – in Ausnahmefällen auch Besucher – benutzen Schutzkittel und Handschuhe beim direkten Patientenkontakt oder beim Umgang mit Ausscheidungen.

> Die Schutzkittel sind nach Verlassen des Zimmers mit der Innenseite nach außen an einen Ständer zu hängen. Dabei muss darauf geachtet werden, dass sie regelmäßig gewechselt werden. Es sollten sich nicht mehr als zwei Besucher auf einmal im Isolierzimmer aufhalten, weil dadurch eine fachgerechte Isolierung erschwert würde und es trotz der Maßnahmen zur Keimverschleppung kommen könnte.

Die hygienische Händedesinfektion wird vor und nach dem Patientenkontakt nach dem Abstreifen der Handschuhe durchgeführt. Der Abfall wird – je nach Erkrankung – in den normalen Hausmüll gegeben, alle infektiösen Abfälle gehören in einen Sonderabfallbehälter. Die Wäsche wird in farblich gekennzeichneten, gut verschlossenen Säcken in die Wäscherei gegeben. Wird der Patient aus dem Krankenhaus entlassen, werden für die Schlussdesinfektion (Wischdesinfektion) geeignete Desinfektionsmittel verwendet.

4.2.2 Strikte Isolierung

Patienten mit infektiöser Erkrankung, die durch direkten Kontakt, über Ausscheidungsprodukte oder aerogen (= durch die Luft) und kontaminierte Gegenstände übertragen werden kann, werden streng isoliert, d. h., sie dürfen das Zimmer nicht verlassen. Bevor Pflegende, Ärzte oder Besucher das Zimmer betreten, müssen sie sich einschleusen. Das bedeutet, sie müssen in einem separaten Vorraum die nötige Schutzkleidung (Haarhaube, Mundschutz, Schutzkittel, Handschuhe und eventuell Überschuhe) anlegen und vor Verlassen des Bereichs diese wieder dort ablegen.

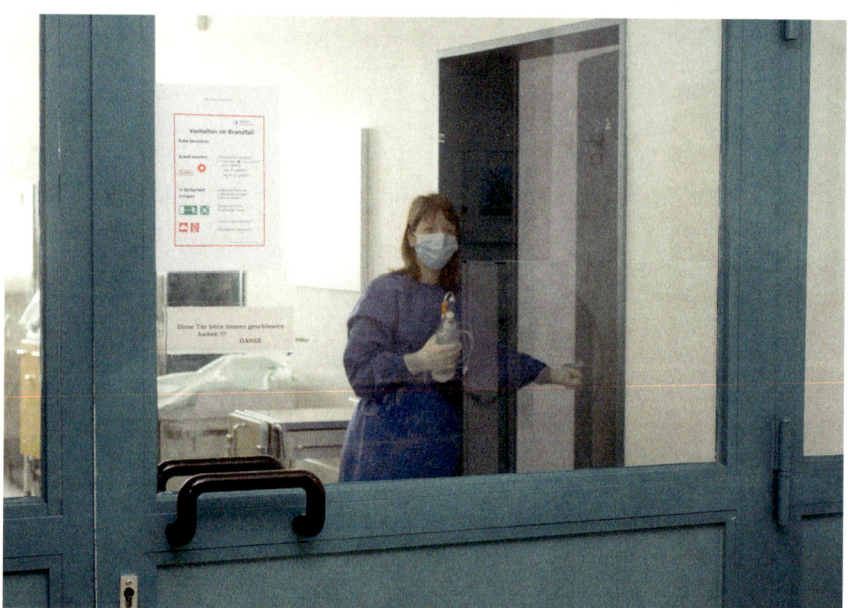

Schleuse eines Isolierzimmers

> **!** Schutzkittel sowie alle übrigen Materialien, die mit dem Patienten in Berührung gekommen sind, werden nach dem Verlassen des Zimmers sofort entsorgt.

Der Patient lebt für eine bestimmte Zeit ganz isoliert und benutzt ein zum Isolierzimmer gehörendes Badezimmer. Muss der Betroffene aus diagnostischen oder therapeutischen Gründen das Zimmer verlassen, trägt er einen Mund- und Nasenschutz. Erkrankungsbeispiele, die ein solches Vorgehen fordern, sind z. B. Cholera, Diphterie, hämorrhagisches Fieber, Milzbrand oder offene Lungentuberkulose.

Zu den im Vergleich zur Standardisolierung verschärften Maßnahmen gehört, dass der Besucherkreis minimiert wird und dass alle Gegenstände, mit denen der Patient Kontakt hatte, vor Verlassen des Zimmers desinfiziert werden müssen. Verwendete Pflegeutensilien bzw. angebrochene Materialschachteln verbleiben im Zimmer und werden nach Austritt des Patienten weggeworfen. Wo möglich sollte man auf Einwegmaterial zurückgreifen. Alle Abfälle werden in speziellen Behältern entsorgt.

Zur Schlussdesinfektion (Wischdesinfektion) sind die geeigneten Desinfektionsmittel zu verwenden. Eine Formalinverdampfung ist nur nach Anordnung erforderlich, z. B. bei einer offenen Lungentuberkulose.

4.2.3 Protektive Isolierung

Diese Form der Isolierung wird auch Umkehr- oder Schutzisolierung genannt. Geschützt wird in diesem Fall der Patient vor den pathogenen Krankheitserregern der Umwelt. Nötig wird diese Maßnahme bei Patienten, die unter einer Leukämie leiden, bei Transplantationspatienten, AIDS-Patienten und bei Brandverletzten. Diese Patienten verfügen aus unterschiedlichen Gründen über eine unzureichende Immunabwehr und sind hochgradig gefährdet, eine Infektion zu entwickeln. Sie werden in einem Einzelzimmer mit integrierter Nasszelle, in besonderen Fällen – z. B. Knochenmarkstransplantierte – in speziellen Sterilbetteinheiten ("Life island") untergebracht.

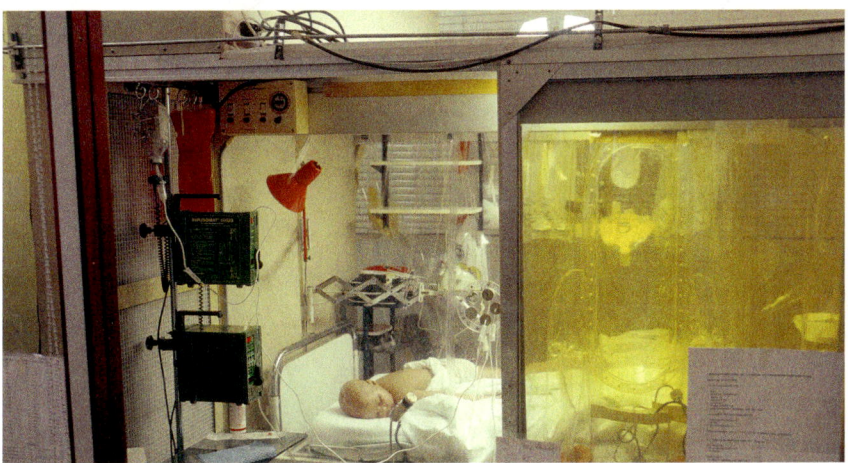

Life-island-Einheit

> **!** Wenn Schutzkittel mehrfach benutzt werden: Schutzkittel mit der Innenseite nach außen im Schleusenbereich aufhängen.

Die Speisen, die dieser Patient erhält, müssen gekocht, frische Lebensmittel (Wurst, Käse) müssen abgepackt sein, damit keine Erreger über das Essen eingeschleppt und über Magen und Darm aufgenommen werden können. Die Wäsche kann normal entsorgt werden. Ist der Patient aus dem Krankenhaus entlassen, wird das Zimmer wie üblich gereinigt. Im Übrigen wird wie bei der strikten Isolierung eines Patienten vorgegangen.

strikte Isolierung Band 1, J 4.2.2

4.3   Nosokomiale Infektionen

Der Begriff „nosokomial" stammt aus dem Griechischen und bedeutet übersetzt nichts anderes als „Krankenhaus". **Nosokomiale Infekte** sind somit Infektionen, die durch im Krankenhaus befindliche Mikroorganismen erworben wurden.

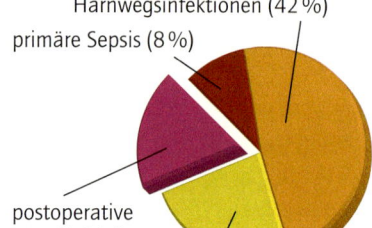

Harnwegsinfektionen (42 %)
primäre Sepsis (8 %)
postoperative Wundinfektionen (16 %)
Infektionen der unteren Atemwege (21 %)

Häufigkeit der nosokomialen Infekte

In der nationalen NIDEP-Studie aus dem Jahr 1994[1] wurden in unterschiedlichen Fachrichtungen (Innere Medizin, Chirurgie, Frauenheilkunde, Intensivstationen) 14 966 Patienten aus 72 Krankenhäusern auf das Vorhandensein von nosokomialen Infektionen hin untersucht.

Seit Januar 2001 sind Krankenhäuser nach dem neuen Infektionsschutzgesetz (IfSG) verpflichtet, nosokomiale Infektionen und das Auftreten von Krankheitserregern mit speziellen Resistenzen und Multiresistenzen in einer gesonderten Niederschrift aufzuzeichnen und zu bewerten. In der Fachsprache wird dies als „Surveillance" bezeichnet.

Nosokomiale Infektionen können über zwei Wege erworben werden:

IfSG
Band 1, J 1.2.5

♦ über eine exogene Infektion: Sie entsteht, wenn ein Patient direkt einen Erreger aus der Umwelt, durch Kontakt mit anderen Personen oder mit kontaminierten Gegenständen aufnimmt (z. B. Grippeviren).

♦ als endogene Infektion:

Multiresistenzen
Band 1, J 4.4

♦ Bei der primär endogenen Infektion stammt der Krankheitserreger aus der Flora des Patienten; sie kommt häufiger bei immungeschwächten Patienten vor. Bei der sekundär endogenen Infektion stammt der Krankheitserreger aus der Patientenumgebung, er ist Teil der Patientenflora und es kommt erst im Lauf der Behandlung zu einer Infektion (z. B. Darmbakterien gelangen in die Harnblase). In manchen Kliniken ist man dazu übergegangen, solche Infektionen zentral zu erfassen. Dies trägt zur Qualitätssicherung der jeweiligen Einrichtung bei.

Harnwegsinfekte

Harntrakt
Band 2, E 1

Bei 80 % der Patienten, die einen Blasendauerkatheter erhalten, entwickelt sich nach drei Tagen eine nachzuweisende Harnwegsentzündung; und dies, obwohl die Einlage des Katheters unter möglichst sterilen und fachgerechten Bedingungen durchgeführt wurde. In vielen Fällen muss der Infekt antibiotisch behandelt werden. Abgesehen von den Beschwerden, die der Patient entwickelt, stellt diese Infektion auch einen sehr hohen Kostenfaktor im Gesundheitswesen dar.

Infektionen der unteren Atemwege

Überwachung Urin
Band 4, A 2.7

Häufig erwerben Patienten im Krankenhaus Infekte der Atemwege, bei denen krankenhaustypische Erreger nachgewiesen werden können. Bei diesen Erkrankungen handelt es sich meist um Pneumonien (Lungenentzündungen), die über einen

1 NIDEP-Studie: Nosokomiale Infektion in Deutschland – Erfassung und Prävention

bestimmten Zeitraum antibiotisch therapiert werden müssen. Hinzu kommt, dass die Pneumonien nosokomiale Infekte sind, an denen Patienten noch immer häufig versterben.

Postoperative Wundinfektionen
Gerade auf chirurgischen Stationen, wo viele Patienten mit offenen Wunden behandelt werden müssen, kann eine Keimverschleppung fatale Folgen haben. Das fachgerechte hygienische Arbeiten bei der Versorgung der Wunden und beim Verbandwechsel ist unbedingte Voraussetzung für den Schutz des Patienten bzw. Bewohners vor Wundinfektionen.

Vermeidung von nosokomialen Infektionen

Einfache Maßnahmen in den Kliniken und Pflegeheimen können zur Vermeidung bzw. zur Minimierung von im Krankenhaus erworbenen Infektionen führen und sollten im Pflegebereich höchste Priorität haben. Zu den Maßnahmen zählen im Einzelnen:

- Beschäftigung von gut geschultem Hygienefachpersonal
- Erfassung von nosokomialen Infektionen (Surveillance)
- Einhalten der Hygienerichtlinien
- konsequente Händedesinfektion
- fachgerechte Durchführung der Pflegetätigkeiten
- Verhinderung der Ausbreitung von multiresistenten Erregern
- Desinfektions- und Sterilisationsmaßnahmen
- korrekte Instrumente- und Geräteaufbereitung

4.4 Multiresistente Erreger

Große Sorge bereitet den Krankenhäusern und Pflegeheimen das Vorkommen so genannter multiresistenter Keime. Bei diesen Erregern führt die antibiotische Behandlung nicht zum gewünschten Absterben der Keime. Im Lauf der Zeit haben die Keime eine Unempfindlichkeit gegen alle Antibiotika entwickelt und können nicht behandelt werden. Dies stellt für das Gesundheitswesen eine starke Belastung dar, da Fälle von Patienten mit einem resistenten Erreger in den letzten Jahren rasant zunehmen.

Zu den bekanntesten und wichtigsten multiresistenten Erregern zählt der MRSA-Keim (= **M**ethicillin/**O**xacillin-**R**esistenter **S**taphylococcus **A**ureus).

Zu den Risikofaktoren, einen solchen Keim zu erwerben, zählt:
- Antibiotikatherapie
- invasive Maßnahmen (z. B. operative Eingriffe)
- wiederholte oder lang andauernde Krankenhausaufenthalte
- akute oder chronische Hauterkrankungen wie Verbrennungen, Ulcus cruris und Ekzeme
- schwere Grunderkrankungen wie Diabetes mellitus, periphere Durchblutungsstörungen, Niereninsuffizienz

Die Übertragung erfolgt vorwiegend über die Hände und Sekrettröpfchen besiedelter Personen, kann aber auch über Hände des medizinischen und pflegerischen Personals oder über kontaminierte Gegenstände erfolgen.

Bei gesunden Menschen – die häufig den Keim tragen, ohne es zu wissen – richtet er in der Regel keinen Schaden an. Bei abwehrgeschwächten oder sehr alten Menschen kann der Keim aber nicht beherrschbare, da nicht behandelbare Infektionen hervorrufen und schwere Krankheitszustände verursachen.

Zu den wichtigsten Behandlungsprinzipien gehört das frühzeitige Erkennen von MRSA-Stämmen (Monitoring), die konsequente (Kohorten-)Isolierung MRSA-kolonisierter/-infizierter Patienten, die umfassende Information und Schulung des Personals, die strikte Einhaltung allgemeiner Hygienemaßnahmen (z. B. Händedesinfektion) sowie die Sanierung der MRSA-Besiedlung. Diese Sanierung geschieht nach einem genau festgelegten Schema, das festlegt, welche Körperstelle mit welchem Desinfektionsmittel über welchen Zeitraum behandelt werden muss.

Wunden
mit MRSA-
Besiedlung
Band 4, H 3.1.6

1 Welche Isolierungsarten kennen Sie?

2 Wie wird der Schutzkittel auf einer Infektionsstation bzw. vor einem Isolierzimmer aufgehängt?

3 Welche nosokomialen Infektionen treten am häufigsten auf?

4 Wie können nosokomiale Infektionen vermieden werden?

1 In der Pflege wird nach verschiedenen Systemen gearbeitet. Welches eignet sich Ihrer Meinung nach am besten zur Versorgung von isolierten Patienten? Leiten Sie eine Diskussion, in der Pro und Kontra zur Sprache kommen.

2 Welche Informationen benötigt ein Patient, der isoliert wird bzw. ist? Erstellen Sie für Patienten/Angehörige ein Informationsblatt zu den unterschiedlichen Isolierungsarten.

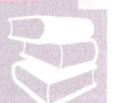

Geffers, Christine/Gastmeier, Petra/Rüden, Henning: Nosokomiale Infektionen. Gesundheitsberichterstattung des Bundes Heft 8. Robert-Koch-Institut, Berlin 2002

Rüden, Henning/Daschner, Franz/Schuhmacher, Martin: Nosokomiale Infektionen in Deutschland – Erfassung und Prävention (NIDEP-Studie).
Teil 1: Prävalenz nosokomialer Infektionen – Qualitätssicherung in der Krankenhaushygiene, Heft 56. Schriftenreihe des Bundesministeriums für Gesundheit, Bonn 1995
Teil 2: Studie zur Einführung eines Qualitätsmanagementprogramms, Heft 126. Schriftenreihe des Bundesministeriums für Gesundheit, Bonn 2000

www.rki.de – Seite des Robert-Koch-Instituts

I   Tabelle nach: Sack, Andrea/Seewald, Dr. Margret/Zuscheid, Dr. Irina (Hrsg.): *Hygiene-Schulung im Gesundheitswesen, Schulungspaket mit Farbfolien und Anleitungen.* Behr's Verlag, Hamburg, Ausführungen zu Folie 2.3 „Desinfektionsmethoden II"

II   nach: BGR 195 „Benutzung von Schutzhandschuhen". In: Hauptverband der gewerblichen Berufsgenossenschaften (HVBG): Berufsgenossenschaftliche Regeln für Sicherheit und Gesundheit bei der Arbeit (BGVR), Carl Heymanns Verlag Köln, aktualisierte Nachdruckfassung Oktober 2007. S. 9 f.

Anhang

Autorenverzeichnis 554
Glossar 555
Stichwortverzeichnis 562

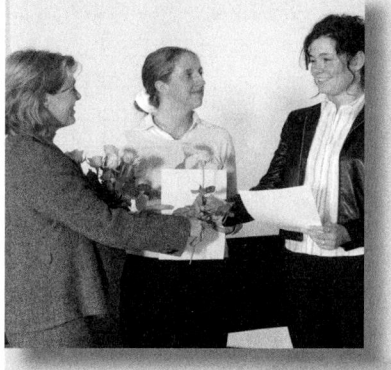

Autorenverzeichnis

Frank Arens, Dipl.-Pflegelehrer, Gesundheits- und Krankenpfleger, Oberstudienrat an der BBS Varel, u. a. Berufsfachschule Altenpflege und Fachschule Heilerziehungspflege

Gabriela Bergmann, Lehrerin für Pflegeberufe, Gesundheits- und Krankenpflegerin, Berufsfachschule für Krankenpflege der Bezirkskliniken Schwaben am Bezirkskrankenhaus Kaufbeuren, Modellschule für die integrierte Pflegeausbildung

Katja Boguth, Dipl.-Pflegewirtin, Gesundheits- und Kinderkrankenpflegerin, Gesundheits- und Krankenpflegerin, wissenschaftliche Mitarbeiterin im Institut für Gerontologische Forschung e. V. (IGF), Doktorandin der Pflegewissenschaft

Antje Braumann, Dipl.-Pflegepädagogin, Gesundheits- und Krankenpflegerin

Liselotte Cochu, Pflegelehrerin, Gesundheits- und Kinderkrankenpflegerin, Leiterin der Kinderkrankenpflegeschule am Klinikum Bremen-Mitte bis 2004

Dorothee Dolkemeyer, Dipl.-Psychologin, systemische Familientherapeutin und Psychotherapeutin, freiberufliche Seminar- und Unterrichtstätigkeit in Aus-, Fort- und Weiterbildung im Bereich Altenpflege und Physiotherapie, u. a. bei der Bremer Heimstiftung und dem ibs-Bremen

Dr. Elin Guski, Dipl.-Pädagogin, Leitung der Altenpflegeschule der Bremer Heimstiftung in Bremen bis 2004; Lehrbeauftragte an der Hochschule Bremen, Internationaler Studiengang für Pflegeleitung

Petra Hundt, Dipl.-Pflegepädagogin, Praxisbegleiterin für Basale Stimulation®

Bettina von Itzenplitz, Dipl.-Gesundheitspädagogin, Studienrätin in Salzgitter (Teamleitung Pflege); Trainerin für Kollegiale Beratung und Supervision, Referendarausbilder am Studienseminar Braunschweig; Mitwirkung bei der Umgestaltung der Pflegestudiengänge an der Universität Osnabrück

Roswitha Kaiser, Lehrerin für Pflegeberufe, Qualitätsbeauftragte, Altenpflegerin

Angelika Kaluza, Dipl.-Ökotrophologin, Ernährungsberaterin VDOe, freiberufliche Lehrkraft für Ernährung und Diätetik an der Krankenpflegeschule des Universitätsklinikums Mainz

Christa Krauss, Lehrerin für Pflegeberufe, Gesundheits- und Krankenpflegerin, Schulleiterin der Krankenpflegeschule Balingen des Zollernalb-Klinikums, Gutachterin der staatlichen Heimaufsicht in Baden-Württemberg

Ariane Marschke, Dipl.-Pflegewirtin (FH), Qualitätsmanagementbeauftragte für Einrichtungen im Gesundheitswesen (TÜV)

Silke Mathes, Dipl.-Pflegewirtin, Gesundheits- und Krankenpflegerin, Doktorandin der Pflegewissenschaft, freiberufliche Dozentin für Pflegeberufe

Michael Mayer, Gesundheits- und Krankenpfleger für Psychiatrie, Supervision, Bildungsreferent an der allgäu akademie am Bezirkskrankenhaus Kaufbeuren und freiberuflicher Supervisor (Führungskräfteentwicklung, berufliche Bildung, Aggressions- und Konflikthandhabung, Pflegediagnostik, Gruppenleitung)

Barbara Müller, Dipl.-Pflegewirtin, Promotionsstipendiatin ASFH Berlin, freiberufliche Dozentin/Lehrbeauftragte in Gesundheitseinrichtungen (Kommunikationstraining Pflege, Gesundheitspolitik)

Imke Müller, Dipl.-Berufspädagogin Fachrichtung Pflege, BBS III Stade, u. a. Berufsfachschule Altenpflege

Sandy Ott, Lehrerin für Pflegeberufe, Magisterpädagogin, Gesundheits- und Krankenpflegerin; Schulleiterin des Ausbildungszentrums für Gesundheits- und Pflegeberufe kreuznacher diakonie

Ulrike Rebscher, Dipl.-Pflegewirtin, Gesundheits- und Krankenpflegerin, innerbetriebliche Fortbildung im Alice-Hospital Darmstadt, in den Darmstädter Kinderkliniken Prinzessin Margaret, im Altenheim der Alice-Schwesternschaft

Heinrich Recken, Soziologe, Gesundheits- und Krankenpfleger, Bildungsinstitut im Gesundheitswesen Essen

Petra Scholz, Diplompädagogin Erwachsenenbildung, Gesundheits- und Krankenpflegerin, pädagogische Mitarbeiterin der Bremer Heimstiftung, Aus- und Fortbildung von Altenpflegekräften

Christine Seebohm, Systemische Beraterin, Qualitätsmanager TQM-Auditorin; Gesundheits- und Krankenpflegerin, Pflegemanagement, QM-Beraterin bundesweit in Einrichtungen der Behindertenhilfe

Dr. Peter Waltner, Soziologe, Theologe, selbstständiger Erwachsenenbildner und Kommunikationstrainer (betriebliche Kommunikation, Konfliktberatung/Coaching, interkulturelle Kommunikation)

Matthias Westerholt, Rechtsanwalt, Fachanwalt für Familienrecht in Bremen, Dozent an der Bremer Fachschule für Altenpflege und am Klinikum Bremen-Ost

Glossar

Abstract
kurze Inhaltsangabe eines Artikels oder Buches

AEDL *(engl.: activities of daily living)*
„Aktivitäten und existentielle Erfahrungen des Lebens" nach Monika Krohwinkel

aktivierende Pflege *(engl.: activating care)*
noch vorhandene Fähigkeiten erhalten und fördern sowie dem Pflegebedürftigen helfen, verloren gegangene Fähigkeiten wieder zu erlernen und nicht vorhandene zu entwickeln

Anleitungskonzept
schriftliche Unterlage über die systematische Organisation der Schüleranleitung (oder Einarbeitung eines neuen Mitarbeiters) auf einer Station; beschreibt Verantwortungen

Antisepsis *(engl.: antisepsis)*
alle Maßnahmen zur Bekämpfung vorhandener oder möglicher Infektionen

Asepsis *(engl.: asepsis)*
Keimfreiheit von Wunden, Instrumenten, Verbandsstoffen u. Ä.

Autobiografie *(engl.: autobiography)*
subjektive Selbstbeschreibung, in der eine Person während des Erzählens oder Schreibens ein Selbstbild von sich konstruiert; die Biografie zeigt nicht, was wirklich ist, sondern das, was von der Person als wirklich erfahren und erinnert wird

Autonomie *(engl.: autonomy)*
Selbstständigkeit, Unabhängigkeit, Willensfreiheit (Begriff aus der Philosophie)

Balintgruppen *(engl.: Balint group)*
Methode nach Michael Balint: Fallkonferenzen unter Leitung eines erfahrenen Psychotherapeuten, in denen die Teilnehmenden lernen, die unbewussten Prozesse in der Arbeit mit ihren Klienten besser wahrzunehmen

Bedürfnis *(engl.: need)*
das Erleben eines tatsächlichen oder empfundenen Mangels; mit dem Gefühl verbunden, diesen Mangel beseitigen zu wollen

Bereichspflege *(engl.: groupnursing)*
Zuordnung eines oder mehrerer Pflegekräfte zu einer bestimmten Anzahl von Patienten

Bereitschaftsdienst *(engl.: on call service)*
Verpflichtung, sich an einem vorgegebenen Ort aufzuhalten, um der Aufforderung zur Arbeit unverzüglich nachkommen zu können; der Arbeitnehmer unterliegt also einer Ortsbeschränkung und muss zum sofortigen Arbeitsbeginn fähig sein

Berufsethik
(engl.: ethical professional standards)
die Gesamtheit der Werte und Normen eines bestimmten Berufstandes; die persönlichen Wertsetzungen, die bei der Ausübung des Berufes beachtet werden sollten

Berufskodizes
(engl.: professional code of conducts)
(Einzahl: der Berufskodex) ethische Prinzipien, die sich der Berufsstand selbst auferlegt hat; sie sind Leitmotiv und Orientierungshilfe des beruflichen Handelns

Beziehungsprozess *(engl.: interaction process)*
bei Pflegehandlungen treten zwei Personen – der Pflegebedürftige und der Pflegende – in eine Interaktion (= Wechselbeziehung) und beeinflussen sich dadurch gegenseitig

Bezugspflege *(engl.: primary nursing)*
Pflegeorganisationssystem, in dem jeder Patient eine für ihn zuständige Pflegeperson hat

Brainstorming
Sammeln von spontanen Einfällen, um die beste Lösung eines Problems zu finden

Budgetierung *(engl.: budgeting)*
betriebswirtschaftliche Planung, um die zukünftigen Einnahmen und Ausgaben abzubilden; im Gesundheitssystem bedeutet die Budgetierung, dass die Ausgaben beschränkt werden

Burnout
Zustand körperlicher, geistiger und emotionaler Erschöpfung, der sich in einer Kombination typischer Symptome (z. B. chronische Müdigkeit, Konzentrationsschwäche, Schlafstörungen) als Reaktion auf (berufs-)spezifische Belastungen zeigt

Case-Mix-Index (CMI)
bezeichnet das durchschnittliche Kostengewicht pro Behandlungsfall; spiegelt die durchschnittliche Fall- bzw. Behandlungsschwere eines Krankenhauses oder einer Abteilung wider

Dependenzpflege
alle konkreten Handlungen, die verantwortungsvoll und bewusst von Angehörigen, Freunden oder Bekannten für ihre „zeitweise Abhängigen" oder voll Pflegebedürftigen übernommen werden

Desinfektion *(engl.: disinfection)*
(= „Ungezieferbekämpfung"); dient der Reduktion von Mikroorganismen (Bakterien, Pilze, Pilzsporen, Viren) an Oberflächen oder Gegenständen, sodass von diesen keine Infektionsgefahr mehr ausgehen kann; die Keimreduktion bei einer

Desinfektion liegt bei mindestens 105 Kolonien bildenden Einheiten (KBE)

Diagnosen *(engl.: diagnosis)*
kurze, präzise formulierte Aussagen, die nach einer genauen Datensammlung (Assessment) formuliert werden

Disease-Management-Programme (DMP)
(engl.: disease management)
systematische Behandlungsprogramme für chronisch kranke Menschen; das System einer kontinuierlichen ärztlichen Betreuung, Überwachung und medikamentösen Therapie stammt aus den USA (die deutsche Organisationsstruktur des Gesundwesens ist primär auf die Therapie aktueller Krankheitsbilder ausgerichtet)

DRG
Abkürzung für *diagnosis related group* (diagnosebezogene Fallpauschalen), ein international verwendetes Abrechnungssystem für Krankenhausleistungen

Empathie *(engl.: empathy)*
Bereitschaft und Fähigkeit, sich in das Erleben anderer Menschen einzufühlen

empirisches Wissen *(engl.: empirical knowledge)*
Wissen, das aus Erfahrung und Beobachtung entstanden ist, dem Experiment entnommen; findet sich wieder in Theorien und Modellen der Pflege

Ethik *(engl.: ethics)*
eine Disziplin der Philosophie; Wissenschaft vom moralischen Handeln: beschäftigt sich mit den Grundlagen menschlicher Werte und Normen, mit Fragen der Sittlichkeit und der allgemeinen Moral
Auch wenn Ethik (griech.) und Moral (lat.) eigentlich dasselbe bedeuten, steht im Sprachgebrauch Ethik eher für die theoretische Reflexion und den Wissenschaftsbereich, Moral eher für das praktische Handeln.

Europäische Union (EU)
(engl.: European Union)
ein aus inzwischen 27 (Stand Febr. 2008) europäischen Staaten bestehender vielseitiger Verbund, u. a. mit Freizügigkeit der Arbeitsplatzwahl in allen Mitgliedsländern, niedrigeren Handelsauflagen untereinander und einer gemeinsamen Währung (nicht alle)

Euthanasie *(engl.: euthanasia)*
die beabsichtigte Herbeiführung des Todes bei unheilbar Kranken durch Anwendung von Medikamenten

Fachkompetenz *(engl.: professional competence)*
die fachliche Qualifikation und das Vorhandensein berufsspezifischer Eigenschaften

Fallbesprechung *(engl.: case conference)*
Schnittpunkt der interdisziplinären Arbeit; dienen u. a. zur Optimierung (= Ermittlung der günstigsten Lösung für bestimmte Zielstellungen) multiprofessioneller Teamarbeit

Funktionspflege *(engl.: functional nursing)*
Unterteilung der pflegerischen Arbeitsschritte in einzelne Bereiche, die möglichst von der für diesen Schritt am besten qualifizierten Pflegekraft durchgeführt werden

ganzheitliche Pflege *(engl.: holistic nursing)*
professionell Pflegende, die den Menschen als bio-psycho-soziales Wesen sehen, als eine Einheit, die in ständigem Kontakt und Austausch steht mit anderen Einheiten wie Gesellschaft, Umwelt, Gesundheit; eine Einheit, die sich in Abgrenzung oder Anpassung ständig verändert

Gefahrgut *(engl.: hazardous materials)*
Stoffe oder Materialien, von denen aufgrund ihrer Natur, ihrer Eigenschaften oder ihres Zustands im Zusammenhang mit der Beförderung Gefahren für die öffentliche Sicherheit und Ordnung, insbesondere für die Allgemeinheit, für wichtige Gemeingüter, für Leben und Gesundheit von Menschen und Tieren ausgehen kann (§ 2 Abs. 1 GGBefG (Gefahrgutbeförderungsgesetz)

Gefahrstoffe *(engl.: dangerous goods)*
Stoffe und Materialien, die dem Anwender Schaden zufügen können (nach EU-Richtlinien in ihrem Gefährdungspotenzial eingestuft und durch Gefahrensymbole zu kennzeichnen)

generalistische Pflegeausbildung
(engl.: general nursing education)
(„Generalist" im Gegensatz zum „Spezialisten")
gemeinsame Ausbildung für die Gesundheits- und Krankenpflege für Patienten aller Altersgruppen und Klienten aller „Behinderungen" (in Abgrenzung zur integrativen Pflegeausbildung)

Gewalt *(engl.: violence)*
schädigende Einwirkung auf Andere, die in unterschiedlichen Erscheinungsformen auftritt
– physische Gewalt: zielgerichtete, direkte körperliche Schädigung einer Person
– psychische Gewalt: Deprivation, emotionale Vernachlässigung, verbale Gewalt usw.

Gleitzeit *(engl.: flexible working hours)*
– einfache Gleitzeit:
  Arbeitnehmer kann Beginn und das Ende der täglichen Arbeitszeit frei wählen
– qualifizierte Gleitzeit:
  Arbeitnehmer kann zusätzlich über die Dauer der täglichen Arbeitszeit frei entscheiden
meist wird die Gleitzeit um eine Kernarbeitszeit gelegt, zu der für alle Arbeitnehmer Anwesenheitspflicht herrscht

Grounded Theory

Forschungsstil der qualitativen Forschung; gründet sich auf der Auffassung, dass sich durch die Interaktion mit Mitmenschen menschliches Verhalten in einem kontinuierlichen Prozess des Verhandelns befindet; mit dieser Methode können Theorien entwickelt werden, die das menschliche Verhalten erklären sollen

Helfer-Syndrom *(engl.: helpers syndrome)*

eine zur Persönlichkeitsstruktur gewordene Unfähigkeit, eigene Gefühle und Bedürfnisse zu äußern, verbunden mit einer scheinbar omnipotenten, unangreifbaren Fassade

High-Care-Unit

Station für Patienten, die einer intensiven Pflege und intensivmedizinischer Behandlung bedürfen

Humanismus *(engl.: humanism)*

hier: der Mensch wird als Individuum betrachtet, das sein Leben frei gestalten kann, in der Orientierung an der Vernunft (ratio), am unantastbaren Wert der menschlichen Existenz (Würde) und in Solidarität mit allen Menschen

Hygiene *(engl.: hygiene)*

(griech.: der Gesundheit zuträgliche Kunst) Lehre von der Verhütung von Infektionskrankheiten und der diesbezüglichen Erhaltung und Festigung der Gesundheit (in der Alltagssprache auch Synonym für Sauberkeit)

Hypothese *(engl.: hypothesis)*

eine vorläufige Annahme über die zu erwartende Beziehung zwischen den Variablen einer Untersuchung; die vorläufige Erklärung eines Problems

integrative Pflegeausbildung

(engl.: integrative nursing education)
wird je nach Modellprojekt mit unterschiedlichen Inhalten gefüllt; als Abgrenzung zur generalistischen Pflegeausbildung (ein gemeinsamer Lehrgang für Gesundheits- und Krankenpflege für Patienten aller Altersgruppen und Klienten aller „Behinderungen"): in der integrativen Ausbildung absolvieren die drei Berufsgruppen sowohl gemeinsame als auch getrennte, berufsgruppenspezifische Unterrichtseinheiten, oft als eine zweijährige integrierende Phase mit anschließender einjähriger spezialisierender Phase

interdisziplinär *(engl.: interdisciplinary)*

mehrere Spezialgebiete (Disziplinen) umfassend/betreffend

interkonfessionell *(engl.: interdenominational)*

über den Bereich einer Konfession hinausgehend; hier: Pflegekräfte verschiedenen religiösen Bekenntnisses pflegen Patienten unterschiedlicher Konfessionen

Intermediate-Care-Unit

Station für Patienten mit erhöhtem, aber noch nicht intensivem (siehe: High-Care-Unit) Pflegebedarf, die beispielsweise vorübergehend an einem Monitor überwacht werden müssen, jedoch keiner intensivmedizinischen Behandlung bedürfen

Jobsharing

zwei Arbeitnehmern teilen sich einen Arbeitsplatz und erfüllen ein geplantes Arbeitspensum; oft haben dabei die Beteiligten die volle Verantwortung bezüglich der Aufteilung der Arbeit und der Anwesenheit am Arbeitsplatz

Kohärenzgefühl

entspricht der Grundeinstellung des Menschen zu seinem eigenen Leben und seiner Weltanschauung; gemeint ist die optimistische Einstellung, Lebensaufgaben aus eigener Kraft oder mithilfe sozialer Unterstützung zu meistern (siehe auch: Salutogenese)

Konfession *(engl.: denomination)*

eine öffentlich organisierte Bekenntnisgemeinschaft innerhalb einer Religion

Konzept *(engl.: concept)*

(lat. concipere: etwas erfassen, in sich aufnehmen); Begriff wird vor allem in der Pflege aufgrund von Übersetzungen aus dem angloamerikanischen Raum und fehlender Begriffsbestimmung unterschiedlich verwendet; hier: Vorstufe von Theorien oder Teiltheorien, z. B. die Konzepte Umwelt, Mensch, Gesundheit; Begriffe wie Schlaf oder Schmerz dagegen sind Pflegephänomene (siehe dort)

Krankenhaus *(engl.: hospital)*

Einrichtung, in der „durch ärztliche und pflegerische Hilfeleistung Krankheiten, Leiden oder Körperschäden festgestellt, geheilt oder gelindert werden sollen oder Geburtshilfe geleistet wird und in der die zu versorgenden Personen untergebracht und verpflegt werden können" (Krankenhausfinanzierungsgesetz KHG § 2)

Kultur *(engl.: culture)*

Inbegriff für all das, was der Mensch geschaffen hat; im Unterschied zur Natur

Kurativmaßnahmen *(engl.: curative treatment)*

Maßnahmen, die Krankheitszustände beenden oder deren Fortschreiten verhindern sollen; neben den präventiven (vorbeugenden) und den wiederherstellend-eingliedernden (rehabilitativen) Maßnahmen eine der drei Säulen der Medizin

Leitbild *(engl.: nursing concept / nursing model)*

schriftliche Formulierung einer Unternehmensphilosophie; Grundlage und Ausdruck der Unternehmenspolitik, die sich nachvollziehbar in der praktischen Umsetzung, also der alltäglichen Arbeit, wiederfindet

Low-Care-Unit
Station für Patienten mit geringem Pflegebedarf (keine Überwachung am Monitor notwendig, keine intensivmedizinische Betreuung)

Managed Care
Steuerungsmodell innerhalb des Gesundheitswesens, um Angebot, Nachfrage und Finanzierung der Leistungen kostendeckend miteinander zu verknüpfen; in einem nicht-regulierten, nach dem Solidaritätsprinzip geformten Gesundheitssystem könnten
- der Kranke auch überhöhte Leistungen ohne Rücksicht auf die Kosten einfordern (weil er sie nicht selbst bezahlt),
- Ärzte und Einrichtungen die für sie lukrativste Behandlung ausführen und
- der Versicherer ohne Rücksicht auf medizinische Notwendigkeiten und gesamtwirtschaftlichen Nutzen alles vergüten und sich die Kosten über erhöhte Beiträge von der Allgemeinheit wiederholen

Metaparadigma *(engl.: metaparadigm)*
übergeordnete Schlüsselbegriffe (Konzepte) einer Wissensdisziplin, die in den Theorien dieser Disziplin eingebunden sein müssen; in der Pflege sind vier Paradigmen anerkannt: Umwelt, Mensch, Pflege, Gesundheit/Krankheit

Methodenkompetenz
(engl.: methodical competence)
Kenntnisse, Fertigkeiten und Fähigkeiten, mit deren Hilfe man Aufgaben und Probleme bewältigen kann durch die Auswahl, Planung und Umsetzung sinnvoller Lösungsstrategien

Migrant *(engl.: migrant)*
Mensch, der nicht im jeweiligen Aufenthaltsland geboren wurden (in Abgrenzung zum Flüchtling: ein Migrant kann frei entscheiden, in welches Land er auswandern möchte)

Multimorbidität *(engl.: multimorbidity)*
das gleichzeitige Bestehen mehrerer Krankheiten bei einem Patienten; manchmal haben diese Krankheiten ihre Ursache alle in einer Hauptkrankheit, die z. B. andere Organe in Mitleidenschaft zieht, manchmal sind es Krankheiten, die unabhängig voneinander ausbrechen

multiprofessionell
(engl.: multi-professional)
viele Berufe (Professionen) umfassend/betreffend

multiresistente Keime
(engl.: multi-resistant germs)
sterben durch eine antibiotische Behandlung nicht wie gewünscht ab; im Lauf der Zeit haben die Keime eine Unempfindlichkeit auf alle Antibiotika entwickelt und können nicht behandelt werden, z. B. MRSA-Keim

NANDA
North American Nursing Diagnoses Association: wissenschaftliche Organisation, die sich mit der Formulierung, Entwicklung und Prüfung von Pflegediagnosen beschäftigt

nosokomiale Infekte
(engl.: nosocomial infection)
Infektionen, die durch im Krankenhaus befindliche Mikroorganismen erworben wurden in Unabhängigkeit von der eigentlichen Erkrankung

Palliativmedizin *(engl.: palliative care)*
lindernde, auf Symptome begrenzte Therapie

Paradigma *(engl.: paradigm)*
eine bestimmte Denkrichtung innerhalb einer Disziplin, um die Theoriebildung in dieser Disziplin voranzubringen; folgende Merkmale müssen erfüllt sein:
- Kommunikation und Austausch von Forschungsergebnissen unter den Angehörigen einer Disziplin
- Übereinstimmung in den philosophischen und theoretischen Annahmen
- Übereinstimmung von Untersuchungsmethoden, Lehre und Literatur

Pathogenese *(engl.: pathogenesis)*
Gesamtheit der an Entstehung und Entwicklung einer Krankheit beteiligten Faktoren

Pflegeanamnese *(engl.: nursing case history)*
Erhebung der pflegerischen Vorgeschichte, in der Regel durch ein Gespräch zwischen der Pflegekraft und der zu pflegenden Person und eine körperliche Untersuchung des Pflegebedürftigen; Ziel: Sammlung von für die Pflege wichtigen Informationen, im Idealfall durchzuführen in den ersten 4–12 Stunden nach der Aufnahme in die Einrichtung

pflegebedürftig *(engl.: in need of care)*
Personen, „die wegen einer körperlichen, geistigen oder seelischen Krankheit oder Behinderung für die gewöhnlichen und regelmäßig wiederkehrenden Verrichtungen im Ablauf des täglichen Lebens auf Dauer, voraussichtlich für mindestens sechs Monate, in erheblichem oder höherem Maße der Hilfe bedürfen" (SGB XI § 14 Absatz 1)

Pflegediagnosen *(engl.: nursing diagnosis)*
klinische Beurteilung der Reaktion eines Individuums, einer Familie oder einer Gemeinschaft auf aktuelle oder potenzielle Gesundheitsprobleme/ Lebensprozesse; auf der Basis der Pflegediagnosen werden die Pflegemaßnahmen ausgewählt, für die die Pflegefachkraft verantwortlich ist

Pflegeevaluation *(engl.: nursing evaluation)*
die sach- und fachgerechte Bewertung von Pflegehandlungen nach festgelegten Normen

Pflegeforschung
(engl.: nursing research)
dient der systematischen Wissensvermehrung
in der Pflegepraxis; beschäftigt sich mithilfe
von empirischen, analytischen, historischen
und philosophischen Forschungsmethoden mit
der pflegerische Praxis (auch den Bereichen
Berufspolitik, Ausbildung und Management),
den sie beeinflussenden Faktoren und den theoretischen Grundlagen der Pflege; das durch die
Pflegeforschung erarbeitete Wissen findet seine
Anwendung in der direkten Pflege, aber auch auf
organisatorischer, institutioneller und politischer
Ebene

Pflegeintervention
(engl.: nursing intervention)
jede Pflegehandlung, die eine Pflegekraft bei
einem Patienten ausführt

Pflegekammer
(engl.: Board of Nursing)
deren Einrichtung wird derzeit diskutiert, um den
Pflegenden eine andere Form der Beteiligung
an politischen Entscheidungsprozessen und der
eigenen Organisation zu ermöglichen als Alternative zu Gewerkschaften und Berufsverbänden;
überlegt wird auch, ob die Pflegekammer die
Qualifikation berufstätiger Pflegefachkräfte
überprüfen und bestätigen sollte

Pflegeklassifikation
(engl.: nursing classification)
Klassifikation (Einteilung, Einordnung) zur Beschreibung von patientenbezogenen Ergebnissen,
die aus Pflegehandlungen resultieren

Pflegekompetenz
(engl.: nursing competence skills)
Fähigkeit der Pflegekräfte (erworben durch eine
spezialisierte Aus- und Weiterbildung und/oder
Praxiserfahrung), mit Pflegebedürftigen zu in-
teragieren und gemeinsam mit ihnen die Pflege
durchzuführen

Pflegeorganisationssysteme
(engl.: organized nursing types)
Schaffung der Rahmenbedingungen, um zeitliche
und personelle Ressourcen optimal nutzen zu
können – auch, wenn wenig Personal anwesend
ist und viel Arbeit anfällt

Pflegephänomene
(engl.: nursing phenomena)
relevante Aspekte der Gesundheit, die für die
pflegerische Praxis bedeutsam sind (oft gleichbedeutend mit Pflegediagnosen)

Pflegeprozess
(engl.: nursing process)
methodisches oder systematisches Arbeiten; bei
der Pflege von pflegebedürftigen Menschen nach
einer bestimmten Planung vorgehen

Pflegequalität *(engl.: qualitiy of nursing care)*
die Einhaltung von standardisierten Dienstleistungen und deren Weiterentwicklung im
Verhältnis zu den Versprechungen gegenüber
den Patienten/Bewohnern und unter Berücksichtigung der Wirtschaftlichkeit

Pflegesystem *(engl.: nursing system)*
Arbeitsorganisationsform in der Pflege (Interaktion der Pflegekräfte mit den Patienten/Be-
wohnern; Umgebung, in der Pflege stattfindet)
mit dem Ziel planmäßiger, systematischer und
methodisch gestalteter Arbeitsabläufe (nicht
verwechseln mit Pflegeorganisationssystem)

Pflegevertrag *(engl.: nursing contract)*
wird zwischen Pflegebedürftigem und Pflegedienst mündlich (Krankenhaus) oder schriftlich
(ambulanter Pflegedienst) geschlossen; Art,
Inhalt und Umfang der Leistungen einschließlich
der dafür vereinbarten Vergütung für jede Leistung oder jeden Leistungskomplex sind gesondert zu beschreiben

Pflegewissenschaft *(engl.: nursing science)*
systematisiert bestehendes und entwickelt neues
Pflegewissen; Ziel: pflegerisches Handeln auf eine
begründbare theoretische Basis zu stellen und so
den eigentlichen Tätigkeitsbereich der Pflegeberufe definieren zu können; Wirkungsbereiche auf
– Mikroebene, z. B. Patient und Pflegekraft
– Mesoebene, z. B. Umgebungs- und Umweltfaktoren
– Makroebene, z. B. gesellschaftliche Faktoren

Prävention *(engl.: prevention)*
Gesundheitsschutz und -vorsorge für die Bevölkerung, wie z. B. Krebsvorsorgeuntersuchung,
Impfungen, Nichtrauchertraining und Fitnessprogramme. Im Bereich der Prävention geht es
vor allem um Erziehung, Aufklärung, Beratung,
Früherkennung, Umweltschutz und Hygiene.

Praxisanleiter/-in *(engl.: clinical mentor)*
Pflegefachkräfte, die in mindestens 200 Stunden
Zusatzqualifikation gelernt haben, wie sie am
effektivsten die neuen Pflegeschülerinnen an die
eigenständige Wahrnehmung ihrer beruflichen
Aufgaben heranführen können; gewährleisten
zudem die Verbindung mit der Schule (§ 2 Abs. 2
KrPflAPrV)

Primary nursing
Pflegeorganisationssystem, bei dem jeder Patient eine für ihn zuständige Pflegefachkraft hat
(Primary Nurse), die ihn von der Aufnahme bis
zur Entlassung begleitet (Marie Manthey)

Profession *(engl.: profession)*
Derzeit gibt es darüber, was einen Beruf/eine
Tätigkeit zur Profession macht, eine kontroverse
Diskussion mit mehreren Theoriemodellen (Attri-
butemodell, indikationstheoretische Modelle).

Projekt *(engl.: project)*
offene (Unterrichts-)Methode, die sich an den Interessen der Beteiligten orientiert und von ihnen Eigenverantwortlichkeit, Teamfähigkeit und Selbstorganisation fordert; am Abschluss eines Projekts wird das erarbeitete Ergebnis in Form von Informationsveranstaltungen, Präsentationen, Umfrageergebnissen, Theateraufführungen, Verschriftlichungen usw. veröffentlicht

qualitative Forschung
(engl.: qualitative research)
(Begriff aus den Sozialwissenschaften) Forschungsrichtung, bei der interpretative, sinnverstehende Methoden zum Einsatz kommen, z. B. Auswertung von offenen Interviews, Tagebüchern oder Feldprotokollen

Qualitätsmanagement
(engl.: quality management)
alle Tätigkeiten des Gesamtmanagements, die im Rahmen des QM-Systems die Qualitätspolitik, die Ziele und Verantwortung festlegen sowie diese durch Mittel wie Qualitätsplanung, Qualitätslenkung, Qualitätssicherung/QM-Darlegung und Qualitätsverbesserung verwirklichen (DIN EN ISO 8402); dauerhafte Strategie zur Sicherung des Geschäftserfolgs nach den Prinzipien Kunden-, Mitarbeiter- und Prozessorientierung

Qualitätsmanagementsystem
(engl.: qualitiy management system)
System für die Festlegung aller qualitätsrelevanten Maßnahmen einer Einrichtung (Qualitätspolitik, Qualitätsziele und Überprüfbarkeit der Zielerreichung) zum Zweck einer kontinuierlichen Förderung der Dienstleistungsqualität (DIN EN ISO 9000)

quantitative Forschung
(engl.: quantitative research)
Forschungsrichtung, bei der standardisierte Methoden zum Einsatz kommen, z. B. die Messung bestimmter Merkmale an einer möglichst großen Anzahl von Personen

Rehabilitation *(engl.: rehabilitation)*
Summe aller Maßnahmen, die zum Ziel haben, Behinderung (körperlich, geistig oder seelisch) zu beheben oder zu lindern; entsprechend unterscheidet man zwischen medizinischer, beruflicher und sozialer Rehabilitation

Rekapping
Zurückstecken von gebrauchten Kanülen in die Originalhüllen

Reliabilität *(engl.: reliability)*
Gütekriterium, das Aussagen über die Zuverlässigkeit eines wissenschaftlichen Versuchs/einer Studie macht; bezieht sich auf die angewendeten Forschungsmethoden und auf die eingesetzten Messinstrumente, d. h., bei Wiederholung unter gleichen Bedingungen würde das gleiche Ergebnis erzielt werden (weitere Gütekriterien: Validität, Objektivität)

Religion *(engl.: religion)*
von einer (meist größeren) Gemeinschaft angenommener bestimmter Glaube (und sein Bekenntnis), der das menschliche Verhalten, Handeln und Denken prägt und die Wertvorstellungen normativ beeinflusst

Resistenz *(engl.: resistance)*
Widerstandskraft einer biologischen Art gegen äußere Einflüsse, verändert sich gegenüber neuen „Gefahren" durch Mutation (spontane Veränderung im Erbgefüge) und Selektion (natürliche Auslese der jeweils stärksten Überlebenden einer Art), z. B. bakterielle Krankheitserreger mit einer Antibiotikum-Resistenz

Ressourcen *(engl.: resources/abilities)*
Fähigkeiten und Reserven eines Pflegebedürftigen oder Begebenheiten in seinem sozialen Umfeld, die wesentlich zu der Lösung des Problems beitragen können

Rückmeldung/Feedback *(engl.: feedback)*
Mitteilung an eine Person darüber, wie sie und ihr Verhalten von einer anderen Person wahrgenommen, verstanden und erlebt wird

Salutogenese *(engl.: salutogenesis)*
beschreibt gesundheitsfördernde Prozesse und Einstellungen (Aaron Antonowsky)
– Salus (lat.) = Unverletztheit, Heil, Glück
– Genese (griech.) = Entstehung

Schichtdienst *(engl.: shift work)*
Tätigkeit mit wechselnden Arbeitszeiten (z. B. Früh-, Spät-, Nachtschicht) oder zu konstant ungewöhnlicher Zeit (z. B. Dauernachtwache)

Schlüsselqualifikationen *(engl.: key skills)*
erwerbbare allgemeine Fähigkeiten, Einstellungen, Strategien und Wissenselemente, die bei der Lösung von Problemen und beim Erwerb von Kompetenzen in möglichst vielen Inhaltsbereichen von Nutzen sind, sodass eine Handlungsfähigkeit entsteht, die es ermöglicht, sowohl individuellen Bedürfnissen als auch gesellschaftlichen Anforderungen gerecht zu werden

Selbstkompetenz *(engl.: self-competence)*
(Personenkompetenz) Fähigkeiten und Einstellungen, in denen sich die individuelle Haltung zur Welt und insbesondere zur Arbeit ausdrückt

Selbstpflege *(engl.: self-care agency)*
das persönliche Für-sich-Sorgen, das ein Individuum jeden Tag leistet, um sein allgemeines Funktionieren und seine Entwicklung zu regulieren; dies sind erlernte, zielgerichtet und bewusst durchgeführte Handlungen, die dem Selbstpflegebedarf dieses Individuums entsprechen (Dorothea Orem)

Selbstpflegekompetenz
(engl.: self-care competence)
die Fähigkeit eines Menschen, sich an seiner
Selbstpflege zu beteiligen (Dorothea Orem)

Selbstpflegedefizit
(engl.: self-care deficit)
Missverhältnis zwischen Selbstpflegekompetenz
und Selbstpflegebedarf aufgrund bestehender
Selbstpflegeeinschränkungen (Dorothea Orem)

snoezelen
(niederländisches Kunstwort, sprich: snuzeln)
verbindet Entspannung (ruhiger, farblich angenehm gestalteter Raum) mit sanften sensorischen
Reizen (sehen, hören, riechen, berühren); soll
bei behinderten Menschen und Personen mit
Demenz die Sinne sanft stimulieren und aktivieren; Ziele u. a. Beruhigung, positive Gefühle und
Kontaktbereitschaft herstellen, emotionale Öff-
nung, Aggressionsabbau; noch keine gesicherte
Therapie

Solidarprinzip
in der deutschen Sozialversicherung: Leistungsan-
spruch richtet sich nach der Bedürftigkeit, nicht
nach der Höhe der eingezahlten Beiträge, die viel
Verdienenden bezahlen also sozusagen für die
wenig Verdienenden mit

Sozialkompetenz
(engl.: social competence)
Kenntnisse, Fertigkeiten und Fähigkeiten, die
dazu befähigen, in den Beziehungen zu Menschen situationsadäquat zu handeln, z. B. Kommunikationsfähigkeit, Kooperationsfähigkeit,
Konfliktfähigkeit, Einfühlungsvermögen, emotionale Intelligenz

Sterilisation
(engl.: sterilization)
hier: Erreichen völliger Keimfreiheit durch Beseitigung und Vernichtung aller Mikroorganismen

Stress *(engl.: stress)*
Druck, Belastung, Spannung, Kraft; Stressbewältigung: die Art und Weise, wie ein Mensch mit
erlebten Belastungen umgeht, die aus einem
Ungleichgewicht zwischen Anforderungen der
Umwelt und Reaktionsmöglichkeiten des Individuums resultieren

Supervision
(engl.: supervision)
(lat.: von oben sehen, „supra" = von oben,
„videre" = sehen)
reflektiert und bearbeitet werden berufliche Interaktionsprobleme mit dem Ziel der Erweiterung
professioneller Handlungsmuster sowie sozialer
und personeller Kompetenzen

Time-care-Modell *(engl.: Time-care-model)*
vollständig computergestütztes Modell, das keine
Schichten, sondern nur noch einzelne Stunden
kennt: Aus einem Stundenbaukasten stellt sich
jeder Arbeitnehmer seine Arbeitszeit nach Bedarf
zusammen; Berechnungszeitraum ist nicht automatisch ein Jahr, sondern die vom Unternehmen
benötigte Zeit oder Periode für eine Aufgabe
oder ein Projekt.

Übernahmeverschulden
strafrechtlicher Begriff: Haftung für die Übernahme einer Tätigkeit, für die man nicht ausreichend
ausgebildet ist oder die man sich nicht zutraut

Validierung *(engl.: validation)*
Gültigkeitsprüfung der Informationen

Validität *(engl.: validity)*
Gütekriterium, das Aussagen über die Zuverlässigkeit eines wissenschaftlichen Versuchs/einer
Studie macht; hauptsächlich bezogen auf das
eingesetzte Messinstrument – misst z. B. ein
Blutdruckmessgerät tatsächlich den Blutdruck
und nicht den Puls

Versorgungsstufen
Aus Kostengründen kann nicht jedes Krankenhaus alle Leistungen anbieten, Krankenhäuser
werden daher in verschiedene Versorgungsstufen
eingeteilt: Bestimmung des Versorgungsauftrags,
den der einzelne Krankenhausträger innerhalb
eines abgestuften Systems der Krankenhausversorgung zu erfüllen hat

Werte, Wertvorstellungen *(engl.: values)*
allgemeine Grundprinzipien des sozialen Handelns, Vorstellungen vom Wünschenswerten; die
in einer Gesellschaft bestehenden Wertorientierungen bestimmen kulturelle, religiöse, ethische
und soziale Leitbilder; begründen die Normen
und sind Gegenstand der Ethik

WHO
Weltgesundheitsorganisation (World Health
Organization): Sonderorganisation der Vereinten Nationen für das internationale öffentliche
Gesundheitswesen mit Sitz in Genf/Schweiz; fast
alle Mitgliedstaaten der UNO sind auch Mitglied
der WHO; Ziel: den Menschen aller Völker zum
bestmöglichen Gesundheitszustand zu verhelfen

Zwangsmaßnahmen
(engl.: compulsory treatment)
hier: jede Anwendung unmittelbaren Zwangs,
soweit er im Sinne von und nach den Regeln des
§ 19 der PsychKG durchgeführt wird; Zwangsmaßnahmen, die unter § 17 PsychKG „besondere
Sicherungsmaßnahmen" und „unterbringungsähnliche Maßnahmen" im Sinne des § 1906,
4 BGB aufgeführt werden

Stichwortverzeichnis

Abdellah, Faye *334, 336*
Abfälle, infektiöse *548*
Abfallbeseitigung *519*
Abfindung *77, 85*
Abschlussprüfung *17, 58, 59, 60, 89*
Abstract *390*
Abwehrschwäche *525*
AEDL *264, 344, 361, 363*
ältere Menschen *140, 141*
Agentur für Arbeit *241*
Aggression *492, 495, 497, 498, 502*
Agnes-Karll-Stiftung für Pflegeforschung *373*
Akademisierung *441*
Akinsanva *335*
Aktion T4 *217*
aktivierende Pflege *273, 274*
Aktivitäten des täglichen Lebens (ATL) *344*
Aktivitäten und existentielle Erfahrungen
   des Lebens (AEDL) *264, 344, 361, 363*
Allergien *544*
Alltagstheorien *338*
Altenhilfe *147*
Altenpflege *223, 224, 230, 245, 246*
Altenpflegeausbildung *233*
Altenpflegeberuf *221*
Altenpflegegesetz *51, 56, 233*
Altenpflegeheim *148*
Altenpfleger *225*
Altenstifte *222*
Altenwohnheime *148, 223*
Alter *145*
Altersvorsorge *239*
ambivalenzfähig *472*
Anamnese *260*
Anamnesebögen *264, 266*
Angehörige *185*
Anleitung *128, 129, 130, 131*
Anleitungskonzept *122*
Anonymisierung *287*
Anpassungsweiterbildung *439*
Antidiskriminierungsgesetz *66*
Antisepsis *546*
Antonovsky, Aaron *451, 452, 453*
Arbeitgeberverbände *66*
Arbeits- und Gesundheitsschutz *78*
Arbeitshygiene *516*
Arbeitslosengeld *85, 86, 241*
Arbeitslosengeld II *241*
Arbeitslosenversicherung *235, 236, 240*
Arbeitsorganisation *167*
Arbeitsplatz *414*
Arbeitsplatzgestaltung *66*
Arbeitsqualität *405*
Arbeitsschürze *538*
Arbeitsschutz *13, 78, 79, 80, 82*
Arbeitssicherheit *78, 80, 82*
Arbeitsstättenverordnung *80, 82*
Arbeitsteilung *309, 310*
Arbeitsunfähigkeit *73, 74*

Arbeitsunfall *240*
Arbeitsvertrag *65*
Arbeitsverweigerung *72*
Arbeitszeit *69*
Arbeitszeitkonten *71*
Arbeitszeitmodelle *110, 111*
Arbeitszufriedenheit *311, 313*
arithmetisches Mittel *382*
Arzneimittelgesetz *82*
Asepsis *546*
Assessments *264, 266, 278*
Atemwegsinfektion *550*
ATL *344*
audiovisuelle Medien *420*
Aufsichtspflicht *470*
Aufstiegsweiterbildung *441*
Aus- und Weiterbildung *442*
Ausbildungs- und Prüfungsverordnung *118*
Ausbildungsfinanzierung *14*
Ausbildungsnachweis *122*
Autoaggression *492*
autogenes Training *460*
Autoklav *534*
Autonomie *312*
Autorität *312*

BA *443*
Bachelor (BA) *334, 443*
Bachelor-Studiengänge *443*
Bachelor of Science in Nursing *444*
Balint, Michael (Balintgruppen) *193*
Bausteine *441*
BBiG *60*
Bedürfnismodelle *343*
Bedürfnispyramide *144*
Befristung *67*
Behandlungsteam *170*
behinderte Menschen *149*
Behinderteneinrichtung *526*
Benetzungslücken *543*
Benner, Patritzia *335*
Beobachtungsprotokoll *380*
Bereichspflege *311*
Bereitschaftsdienst *70*
Bericht *422*
Berufe *150*
Berufsaufgaben *332*
Berufsausbildungsgesetz *19, 87*
Berufsbilder *50, 64, 178*
Berufsbildungsgesetz (BBiG) *60*
Berufsethik *485*
Berufsfachschulen *58*
Berufsgenossenschaften *79, 82*
Berufskleidung *537*
Berufskodex *319*
Berufskrankheit *81, 82, 83, 240*
Berufsprofil *63*
berufsqualifizierende Abschlüsse *443*

Berufsrolle *485, 487*
Berufsunfähigkeit *240*
Berufsverbände *246*
Beschäftigungstherapeuten *225*
Betreutes Wohnen *157*
Betreuungskontinuität *313*
Betriebsübergang *86*
Betriebsarzt *78, 79, 80*
Betriebskosten *155*
Betriebsvereinbarungen *65, 71*
Beurteilung *133*
Bewältigungsstrategien *458, 459*
Beweislastumkehr *277*
Beziehungsaufbau *349*
Beziehungsprozess *259*
Bezugsperson *311, 313*
Bezugspflege *312*
BGW *79*
Bildungsurlaub *77*
Biografiearbeit *24, 25, 26*
Biostoffe *517*
Biostoffverordnung *81*
Blasenkatheter *550*
Bologna-Abkommen *442*
Brainstorming *427, 428, 429*
Brainstorming (Forschung) *384*
Brandschutz *80*
Buddhismus *36*
Budgetierung *154*
Bundesagentur für Arbeit *240*
Bundesgesundheitsministerium *241*
Bundespräsident *233*
Bundesstaat *231*
Bundestag *232*
Burnout-Syndrom *463, 466, 467, 486*
Böhm, Erwin *335*

Case-Mix-Index (CMI) *156*
change agents *256*
chemische Desinfektion *530*
Chemotherapeutika *519*
Cluster *429, 430*
Coping *450, 459*
Creditpoints *442*
Curricula *337*

Dampfdesinfektion *529*
Dampfsterilisation *534*
Datenerhebung *377, 388*
Datenschutz *285, 289*
Datenschutzbestimmungen (Forschung) *388*
Datenweitergabe *288*
Deeskalation *501*
Dehumanisierung *463*
Deklaration von Helsinki *477*
Demografie *229*
Demokratie *231*
Dependenzpflege *356*
Desinfektionsmethoden *529*
Desinfektionsmittelzubereitung *532*
Desinfektionsstoffe *530*

destruktive Beziehung *259*
Deutscher Pflegerat *63*
Diabetiker *523*
Diagnosis Related Groups (DRG) *156*
Diagramme *382*
Dienstkleidung *101, 102*
Dienstplanung *108, 109*
Diplom-Pflegepädagoge *333*
Diplom-Pflegewirt *333*
Diplom-Pflegewissenschaftler *333, 444*
direkte Kommunikation *312*
Disstress *458*
Dokumentation *184, 253, 257, 275, 276, 280,
    281, 282, 283, 284, 293, 304*
Dokumentationsmappe *281, 282, 283*
Dokumentationssystem *281, 282, 283*
Dosierhilfen *532*
DRG (Diagnosis Related Groups) *156, 244*
duales System *60, 89*
Dungan, Joyce *335*
Durchführungsnachweis *276, 284*
Durchführungsverantwortung *174*

ECTS *442, 443*
EDV (Pflegeforschung) *382*
EFNNMA *243*
Ehrenamt *186*
Eigenschutz *525*
Eigenverantwortlichkeit *310, 311*
Elektronische Datenverarbeitung *284*
elektronische Pflegedokumentation *305*
Elternzeit *74*
Empathie *495, 510*
empirisches Wissen *330*
Entgeltfortzahlung *72*
Entgeltfortzahlung (Ausbildung) *89*
Entscheidungsfindungsprozess *487*
Entspannungstechniken *460*
Entwicklungspsychologen *472*
Ergebnismodelle *343*
Ergebnisprotokoll *423*
Ergebnisqualität *401*
Ergotherapeut *179*
Erkrankung, infektiöse *547*
Erzählcafé *29*
erzählendes Interview (Biografiearbeit) *29*
Erziehungsgeld *75*
Eselsbrücken, *413*
Ethik *469, 470*
Ethikkodex für Pflegende *485*
Ethikkomitees *489*
ethische Grundprinzipien *476*
ethisches Wissen *331*
Ethnographie *375*
Europäische Union (EU) *234, 235, 241*
European Credit Transfer System *442, 443*
European Forum of National Nursing
    and Midwifery Association *243*
Eustress *458*
Euthanasie *218*
Evaluation *255, 256, 257, 271, 275, 278, 279,
    282, 297, 318, 326*

Evaluation eines Forschungsberichts *392*
Exekutive *231*
experimentelle Studien *387*
exzerpierendes Lesen *421*

Führungsstile *175*
fächerintegrativer Unterricht *58*
Fachbereiche *99*
Fachhochschule *333*
Fachweiterbildungen *440*
Fachzeitschriften *389*
Fallbesprechung *183*
Falleingeber *194*
Fallstudie *387*
Familienpfleger *225*
Feedback *132*
Fehlentscheidungen *489*
Fieberkurve *283*
Flächendesinfektion *532*
Fließbandarbeit *310*
Föderalismus *232*
Forschungsartikel *390*
Forschungsberichte *388*
Forschungsdaten *374, 375*
Forschungsdesign *387*
Forschungsergebnisse *371*
Forschungsinteresse *384*
Forschungsmethoden *372*
Forschungsprojekt *375*
Forschungsprozess *371*
Fortbildung *439*
Fragebogen *381*
Fragestellung *417*
Freiwilligenarbeit *186*
Freud, Sigmund *472*
Friedemann, Marie-Luise *335, 345*
FSJ (freiwilliges soziales Jahr) *187*
Funktionspflege *310*
Fürsorgeprinzip *484*

ganzheitlich-fördernde Prozesspflege *361*
Ganzheitlichkeit *316, 317, 321, 326*
Gassterilisation *534*
G-DRG-System *244*
Gedächtnis *412*
Gefahrgut *518*
Geheimnisverrat *285*
Gehirn *412*
Gemeinderat *232*
Gemeindeschwester *217*
Gemeinschaftsverpflegung *520*
Generationenvertrag *239*
geplante Veränderungsprozesse *256*
Gesetzentwurf *232*
Gesichtsmaske *540*
Gesundheit *450*
Gesundheitsämter *242*
Gesundheitsberufe *150*
Gesundheitsreform *154*
Gesundheitsstrukturgesetz (GSG) *152*
Gesundheitssystem *147*

Gesundheitswesen *147, 151, 241*
Gewaltenteilung *231*
Gewalt in der Pflege *324*
Gewaltprävention *502*
Gewerkschaften *66, 246*
Gleitzeit *72*
grenzüberschreitende Pflegeausbildung *443*
Grounded Theory *376*
Grundgesetz (GG) *231*
„grüne Damen" *187*

Händedesinfektion *535, 543*
Händedesinfektion, chirurgische *544*
Händehygiene *541*
Händereinigung *543*
häusliche Pflege *526*
Haarhygiene *537*
Haarschutz *541*
Handlungskompetenz *51*
handlungsorientierter Unterricht *51*
Handout *427*
Handschuhe *538*
Handschuhe, steril *540*
Handschuhe, unsteril *539*
Harnwegsinfekt *550*
Hauswirtschaft *182*
Heißluftsterilisation *534*
Heilberufe *150*
Heilerziehungspfleger *225*
Heimgesetz *157*
Heimleitung *107, 108*
Heimvertrag *158*
Helferbeziehung *462*
Helferpersönlichkeit *461, 462, 466*
Henderson, Virginia *334, 336, 344*
Hinduismus *36*
historische Pflegeforschung *376*
Hochschulrahmengesetz *443*
Holismus *321, 322*
Hospital *221*
Hospizhelfer *187*
HRG *443*
Hygiene *515*
Hygienefachpersonal *551*
Hygieneplan *516*
Hypothese *386*

ICN *485*
ICNP *295, 304, 305, 307*
Image *44*
indirekte Informationssammlung *262*
Individualhygiene *516*
individuelle Verantwortung *312*
Infektion, endogen *550*
Infektion, exogen *550*
Infektion, nosokomiale *541, 550*
Infektionsübertragung *547*
Infektionsschutzgesetz *81, 524*
Infektionsvermeidung *551*
informationelle Selbstbestimmung *285, 287, 288*

Informationssuche 420
Instrumentendesinfektion 532
Interaktion 333
Interaktionsmodelle 343
interkulturelle Pflege 230
Internetrecherche 419
Interventionen 301
Interventionsstudie 387
Interviewtechnik 375, 377
intuitives Wissen 330
Investitionskosten 155
Islam 34
Isolierung 547

Job-Pairing 72
Job-Sharing 72
Job-Splitting 72
Johnson, Dorothy 334
Juchli, Liliane 344
Judikative 231
Jugend- und Auszubildendenvertretung
   (JAV) 90
Jugendarbeitsschutzgesetz 75

Kündigung 66, 67, 72, 85, 86, 87, 90, 91
Kündigungsschutzgesetz 67, 85
Kanülen 519
Kant, Immanuel 475
Keime, multiresistente 551
Keimreduktion 528
Keimverschleppung 525
Kernarbeitszeit 111
KHG (Krankenhausfinanzierungsgesetz) 151,
   244
Kinder 139, 140, 521
Kinderkrankenpflege 245, 246
King, Imogene 334, 336
Klassenarbeit 418
Klausuren 417
klinischer Unterricht 21, 52
KMK 443
Kneipp-Therapie 460
Ko-Therapeuten 184
Kohärenzgefühl 452
Kohortenisolierung 547
Kollagen (Biografiearbeit) 30
kollegialer Austausch 289
Kommunikationsregeln 173
Kommunikationsstrukturen 172
Kommunizieren 364
Konfessionen 32
Konfuzianismus 40
Kongruenzfindung 349
konstruktive Beziehung 258
kontinuierliche Patientenbetreuung 311, 312
Kontinuität in der Pflege 312, 313
Kontrollstudie 387
Konzepte 338, 343
konzeptuelle Modelle 342
konzeptuelles Modell der Pflege 355
Koran 35

Krankengeld 74
Krankengymnasten 225
Krankenhaus 95
Krankenhausfinanzierungsgesetz 151, 244
Krankenhaushygiene 516
Krankenhausplanung 151
Krankenkassen 238, 288
Krankenpflege 245
Krankenpflegeschulen 59
Krankenversicherung 235, 236, 238
Krankheiten, meldepflichtige 524
Kreistag 232
Kriegskrankenpflege 217
Krohwinkel, Monika 335, 344, 361, 442
Kuhn, Alfred 335
Kultusministerkonferenz 443
Kurzzeitgedächtnis 412
Körperpflege 526, 537
Körpersprache 426

Längsschnittstudie 387
LA 344
Laienhelfer 186
Lamaismus 39
Lampenfieber 426
Landtag 232
Langzeitgedächtnis 412, 414
Lebensaktivitäten (LA) 344
Lebenslauf 24, 25, 28
Lebenslinien (Biografiearbeit) 30
Lebensmittelkennzeichnung 523
Lebensmittelhygiene 520
Lebensmittellagerung 521
Lebensmittelzubereitung 521
Lebensmittelzusatzstoffe 522
Lebensqualität 320
Legislative 231
Leininger, Madleine 335
Leistungsbewilligungsstelle 288
Leistungshoch 416
Leistungskurve 415
Leistungspunktesystem 442
Leitbilder 43, 123
Lernen 411
Lernfelder 51
lernfeldorientiert 51
Lernprozess 132
Lerntypen 413
Lernziele 129
Levine, Myra 334
Lieblingsplätze (Biografiearbeit) 30
Linienorganisation 105
Literaturrecherche 385
Logopäde 179, 225
Lohnwärter 222

MA 443
Maastrichter Vertrag 235
Magisterstudiengänge 443
Manthey, Marie 312
Maslow, Abraham 144, 341

Master of Public Health 444
Master of Science in Nursing 444
Masterstudiengänge 443
Median 382
Medizinisch-technische Assistent (MTA) 180
Medizinischer Dienst der Krankenversicherungen
  (MDK) 160
Medizinpädagoge 224
Medizinproduktegesetz 81
Mehrarbeitszeiten 66
Mehrfacherkrankungen 230
Meleis, Afaf 335, 342
Merkhilfen 413
Mikroorganismen 520
Mindesturlaubsanspruch 76
Mindmap 431, 432
Mitarbeitergespräch 176
Modelle 340, 343
Modularisierung 441, 443
Modus 382
Moral 470, 471
moralische Normen 473
MRSA 551
MTA 180
Multimorbidität 230
Mundschutz 540
Muslim 34
Mutterschutzgesetz 74

Nägelhygiene 537
Namensschilder 102
NANDA 269, 270, 295, 296, 297, 298, 299,
  300, 301, 302, 307, 326
narzisstische Kränkung 462
nationaler Ethikrat 478
Newmann, Betty 334
Newmann, Margaret 335
NIC 294, 295, 300, 301, 302, 303, 307
nichtmedizinische Versorgung 183
Nirwana 39
NOC 294, 295, 302, 303, 307
Non-Profit-Organisationen 309
Normen 32, 473
NS-Schwestern 217, 218
Nursing Intervention Classification (NIC) 294
Nursing Outcome Classification (NOC) 294

offene Altenhilfe 147
Operationalisierung 384
Ordens- und Schwesterngemeinschaften 50, 51
Orem, Dorothea 334, 354
Orlando, Ida Jane 334

Parlament 232
Paterson, Josephine 335
pathogene Keime 529
Pathogenese 451
Patient 138
Patientenklassifikationssystem 156
Patiententestament 323

Patientenverfügung 324
Pausen 69
Peplau, Hildegard 334
Personalkompetenz 89
Personenkompetenz 17
Perspektivenwechsel 472
persönliche Hygiene 536
persönliche Schutzausrüstung (PSA) 78, 80
persönliches Wissen 330
Pflegeanamnese 255, 261, 262, 263, 264, 281
Pflegeausbildung in Europa 445
Pflegebedürftigkeit 135, 136, 137, 149, 238,
  239
Pflegebericht 422
pflegebezogener Studiengang 221
Pflegediagnose 252, 253, 255, 269, 270, 279,
  280, 293, 294, 295, 296, 297, 298, 299,
  300, 302, 304, 305, 306, 307, 318, 319,
  326
Pflegedienstleitung 105, 106, 109, 113
Pflegedokumentation 288
Pflegeergebnisse 302, 303, 304
Pflegeethik 470, 480, 481, 483, 485, 487
Pflegeevaluation 278
Pflegeforschung 334, 371
Pflegeintervention 300, 304
Pflegekammern 247
Pflegekasse 238, 239, 245, 288
Pflegekompetenz 116
Pflegelehrer 221, 224
Pflegemanagement 333
Pflegemodell 257, 258, 259, 260, 268
Pflegeorganisationssysteme 309, 312
Pflegepädagogik 333
Pflegephänomene 248, 304
Pflegeplanungsprogramme 284
Pflegeprophylaxen 268
Pflegeprozess 221, 252, 254, 255, 256, 257,
  258, 259, 279, 280, 293, 294, 296, 302,
  308, 313, 318
Pflegeprozessmodell 255
Pflegequalität 396
Pflegequalitätssicherungsgesetz 160
pflegerelevante Probleme 266, 268
Pflegestandards 273
Pflegestudiengänge 441
Pflegestufen 149, 239, 245
Pflegesysteme 310
Pflegesysteme nach Orem 360
Pflegeteam 165, 170
Pflegetheorien 221, 248, 339, 343
Pflegeversicherung 135, 225, 236, 238, 245
Pflegeverständnis 260
Pflegeverständnis 485, 487
Pflegevertrag 160
Pflegevisite 281
Pflegewissenschaft 248, 333, 371
Pfründnerhäuser 222
Phänomene 337, 343, 375
Phänomenologie 375
Pharmazeutisch-technische Assistent (PTA) 181
Physiotherapeut 178, 225
Piaget, Jean 472

planned change *256*
postoperative Übergabe *290, 291*
Prüfungsängste *436*
Prüfungsstrategien *436*
Prüfungsvorbereitung *435*
Präsenzmitarbeiter *185*
Praktika *15*
Praktikumsphasen *124*
Prävention *450, 466, 501*
Praxisanleiter/-innen *21, 52, 94, 114–134*
Praxisaufträge *127*
Praxisbegleitung *127*
Pretest *381*
Primary Nursing *312, 313*
Printmedien *420*
Privatheit *142, 143*
Privatsphäre *100, 101, 113, 121, 143, 162, 261, 285*
Probezeit *67*
Probezeit (Ausbildung) *89*
Profession *61*
Professionalisierung *247, 442*
progressive Muskelrelaxion *460*
Projekt *433*
Projektphasen *434*
Protokoll *423*
Prozessdimensionen *347*
prozesshafte Pflege *256*
Prozessqualität *401*
Psychologen *182*
PTA *181*
PTCA-Kreis *255, 256*
Publikation *375*

QM-Konzeptionen *398*
QM-Maßnahmen *44*
QMS (Qualitätsmanagement-System) *400*
Qualitätsmanagement *44, 398*
Qualitätszirkel *403, 404*
Quellenangaben *424*
Querschnittsstudie *387*
Qui gong *460*

Recherche *420*
Rechtsstaat *231*
Referat *424*
Reflexion *131*
Rehabilitation *240*
Reinigung *528*
Reinkarnation *37*
Reiz-Reaktions-Schema *506*
Rekapping *519*
Reliabilität *375*
Religionen *476*
Rentenkasse *239*
Rentenversicherung *235, 236, 239*
Repräsentativität der Daten *374*
Resistenz *550*
Ressourcen *267, 268, 272, 275, 278, 375, 451, 461*
Riehl, Joan *335*

Riester–Rente *239*
Rizzo-Parse, Rosemarie *335*
Rogers, Martha *334, 336*
Rollenerwartungen *494*
Roper, Nancy *335, 344*
Roy, Callista *335*
Rufbereitschaft *70*
Ruhezeit *70*
RUMBA-Kriterien *272*

Salutogenese *451, 453, 467*
Schichtübergabe *290*
Schichtdienst *71, 108, 111, 112, 416*
Schlagworte *385*
Schlussdesinfektion *529*
Schmuck *538*
Schuhe *538*
schulische Ausbildung *50*
Schulleitbilder *48*
Schutzbrille *541*
Schutz der Sozialdaten *286*
Schutzkleidung *538, 547*
Schwangere *521*
Schweigepflicht *83, 84, 91, 92, 285, 289*
Schwesternschaften *51*
Seelsorge *181*
Sekundärtugenden *474, 475*
Selbstbestimmungsrecht *285*
Selbstkonzept *450*
Selbstpflege *138, 356, 450*
Selbstpflegemodell *354*
Selbstreflexion *461*
Seniorenheim *140*
SGB (Sozialgesetzbuch) *148, 149, 235*
Siechenheime *222*
situativer Selbstpflegebedarf *357*
Skalpell *519*
SOC *452*
Solidarprinzip *236*
Sondermüll *548*
Sozialdaten *287*
Sozialdienst *181*
sozialer Bereich *147*
soziale Scham *509*
soziales Netz *235*
soziales Netzwerk *185*
Sozialgeheimnis *286*
Sozialgesetzbuch (SGB) *148, 149, 235*
Sozialkompetenz *16, 89*
Sozialstaat *231, 235*
Sozialversicherungen *235, 236, 237*
Sporen *533*
Spritzenbox *519*
Spritzenstreik *221*
Stabsstellen *106*
Stammbäume (Biografiearbeit) *30*
Stammblatt *266, 283*
Standard für Pflegequalität *397*
Standardisolierung *547*
Station *97*
stationäre Altenhilfe *148*
Stationsleitung *176, 177*

Stationsteam *170*
statistische Methoden *381*
Sterilgut *535*
Sterilisation *533*
Sterilisationskontrolle *534*
Sterilisationsmethoden *534*
Stichprobe *374, 375*
Stichprobe (Forschung) *388*
Stichworte *385*
Störfaktoren *494*
Strahlendesinfektion *529*
Strahlenschutz *80*
Stressbewältigung *459, 460, 461*
Stressmodelle *456*
Stressprävention *459, 460*
Stressreaktionen *456*
Stresssituationen *455*
strikte Isolierung *548*
strukturierendes Verfahren *487*
Strukturqualität *401*
Studie *375*
Studienabschlüsse *444*
Studiengänge *333, 440, 441*
Studienstruktur *443*
Stuttgarter Modell *15*
Suchmaschinen *420*
Supervision *190*
Surveillance *550*
Synergie *166*
Systemtheorie *346*

Tagebuch (Biografiearbeit) *30*
Taoismus *40*
Tarifautonomie *246*
Tarifverträge *65, 71, 246*
Team *166*
Teilzeit- und Befristungsgesetz *67*
Teilzeitarbeit *110*
Textmarkieren *422*
Theologien *32*
Theorie-Praxis-Konflikt *114*
Theoriebildung *334, 337, 340*
Theorie der Selbstpflege *354*
Theorie des systemischen Gleichgewichts *345*
Theorien *338, 343*
therapeutischer Selbstpflegebedarf *358*
thermische Desinfektion *530*
Tierney, Alison *335*
Trägerschaft *158*
transkribieren *375*
Travelbee, Joyce *334*
Tröpfcheninfektion *552*

Übergabe *281, 290*
Übergangsgeld *83*
Ultrakurzzeitgedächtnis *412*
Umkehrisolation *549*
Umschüler/-innen *56*
Umwelthygiene *516*
UN *242, 243*
UNAIDS *243*
Unfallverhütung *78, 80, 516*
Unfallversicherung *79, 82, 83, 235, 236, 240*

United Nations (UN) *242, 243*
Urheberrecht *424*
Urlaubsanspruch *76*
Urlaubsdauer *66*

Validierung *263, 264*
Validität *375*
Variable (Forschung) *386*
ver.di *247*
Verantwortung *174*
Verbandwechsel *526*
Vereinte Nationen (UN) *242, 243*
Verfassung der Bundesrepublik
   Deutschland *231, 243*
Vergleichsstudie *387*
Verhältniszahlen *382*
Verlaufsprotokoll *423*
Verletztengeld *79, 83*
Versorgungsstufen *152*
Versorgungsvertrag *155*
vitale Funktionen *364*
Vortrag *426*

Wäsche *520*
Watson, Jane *335*
Wegeunfälle *83*
Weiterbildung *440, 441*
Weitergabe von Informationen *287*
Weltanschauung *32*
Weltgesundheitsorganisation *242*
Werte *32*
Wertewandel *474*
WHO *242, 243*
Widerstandsressourcen *453*
Wiedenbach, Ernestine *334*
Wiedergeburt *36*
Wittneben, Karin *335*
Witwen- und Waisenrente *83*
Wohnbiografien (Biografiearbeit) *30*
Workgroup of European Nurse Researchers *373*
World-Wide-Web (www) *420*
World Health Organization (WHO) *242, 243*
Wrubel, Judith *335*
Wundinfektion, postoperativ *551*

Yin und Yang *40*
Yoga *460*

Zderad, Loretta *335*
Zeitmanagement *415*
Zeitplanung *415*
Zen-Buddhismus *39*
Zeugnis *58, 72, 87, 89*
Zeugnisverweigerungsrecht *84*
Zimmer *100*
Zimmerpflege *311*
Zitate *424*
Zusatzqualifizierung *440*
Zusatzstoffe *522*
Zuschläge (Entgelt) *71, 73*
Zwangsmaßnahmen *498, 499, 500*

Bildquellen

A1PIX, Taufkirchen: 112.1 (AJP), 169.1 (SIP), 508.1 (KTP); akg images, Berlin: 33.1, 40.1, 63.1, 163.1, 203.1, 216.1, 255.1, 474.1; alamy Limited, UK-Abingdon: 205.1 (Popperfoto); argum, München: 405.1 (Thomas Einberger); Bergmann, Gabriela, Dietmannsried: 323.1, 496.1; Bildarchiv Preußischer Kulturbesitz, Berlin: 207.1; Bilderberg-Archiv der Fotografen, Hamburg: 549.1 (Wolfgang Kunz); Bilderbox, Breitbrunn: 505.1 (Erwin Wodicka); bridgemanart, Berlin: 38.1; Camici, Axel, Pogum: 411.1, 457.1; Christoph & Friends, Das Fotoarchiv, Essen: 213.1; Corbis, Düsseldorf: 61.1 (Hulton-Deutsch Collection), 474.2 (Jerry Tubby; Elizabeth Whiting & Associates); Dani, Laslo, Stuttgart: 4.1; DG Pflegewissenschaft, Duisburg: 370.1; face to face Bildagentur, Hamburg: 387.1; Gedenkstätte Pirna Sonnenstein, Pirna: 218.1; getty images, München: 417.1 (Photonica/ Manfred Rutz), 541.3 (STOCK4B); Globus Infografik, Hamburg: 44.1, 68.1, 151.1, 236.1, 383.1 (dpa Grafik), 444.1; Griese, Dietmar, Laatzen: 13 (alle), 22.1, 23.1,2, 50.1, 95.1, 114.1, 165.1, 189.1, 199.1, 228.1, 254.1, 302.1, 319.1, 329.1, 346.1, 396.1, 414.1, 419.1, 426.1, 435.1, 438.1, 449.1, 460.1, 469.1, 479.1, 486.1, 488.1, 514.1, 515.1, 536.1, 546.1; Guhl, Martin, CH-Duillier: 12.1, 27.1, 49.1, 51.1, 55 (alle), 67.1, 73.1, 75.1, 77.1, 80 (beide), 81 (alle), 82 (alle), 83 (alle), 85.1, 86.1, 96.1, 116.1, 117 (alle), 125 (alle), 126 (beide), 139.1, 153.1, 159 (alle), 167.1, 170.1, 175.2, 176 (beide), 190.1, 238.1, 245.1, 256.1, 259.1, 261.1, 273.1, 282.1, 293.1, 296.1, 299.1, 304 (alle), 312.1, 316.1, 338.1, 348.1, 358.1, 397 (alle), 416.1, 423.1, 424.1, 429.1, 436.1, 450.1, 455.1, 471.1, 484.1, 491.1, 499.1, 518.2, 526.1, 528.1; Hefele, Heinz, Darmstadt: 534.1; Hild, Claudia, Angelburg: alle weiteren Grafiken; Introfoto, Berlin: 8.1, 327.1, 390.1 (alle: Marcus Schmigelski); Juventa Verlag, Weinheim: (30.1) Kerkhoff, Barbara; Kohn, Klaus, Braunschweig: 5.1, 5.2, 6.1, 7.1, 8.2, 9.1, 10.1, 11.1, 17 (alle), 19.1, 2, 20 (alle), 25.1, 43.1, 58.1, 70.1, 90.1, 93.1, 100 (beide), 103.1, 121.1, 127.1, 129.1, 130.1, 135.1, 136.1, 141.1, 146.1, 155.1, 157 (beide), 160.1, 163.1, 164.1, 168.1, 175.1, 179 (beide), 180 (beide), 181.1, 195.1,198.1, 210 (beide), 221.1, 225 (alle), 230.1, 251.1, 253.1, 276.1, 281.1, 286.1, 306.1, 308.1, 318.1, 341.1, 350.1, 354.1, 364.1, 366.1, 376.1, 405.1, 408.1, 433.1, 447.1, 453.1, 463.1, 482 (alle), 493 (beide), 510 (beide), 513.1, 519 (beide), 528.2, 529.1, 533 (alle), 541 (beide), 542 (beide), 548.1; laif Agentur für Photos & Reportagen GmbH, Köln: 507 (Xinhua-Chine Nouvelle); Mauritius Images, Mittenwald: 201.1; Okapia, Frankfurt am Main: 37.1 (Harald Lange); picture alliance/dpa, Frankfurt am Main: 6.2, 182.1 (epd/Werner Krüper), 186.1 (epd/Werner Krüper), 197.1, 230.1 (Chromorange), 239.1 (Fotoreport, Tim Brakemeier), 244.1, 383.1; Procter & Gamble Service GmbH, Schwalbach am Taunus: 410.1; STOCK 4B, München: 35.1 (Jürgen Stein); Seebohm, Christine, Lache: 403.1; Ullstein Bild, Berlin: 215.1, 223.1, 315.1, 520.1 (Schöning); Vanselow, Holger, Stuttgart: 298.1, 525.1, 540.1, 545.1; Verein Geschichte der Pflege, CH-Riehen: 208.1; Verlag Hans Huber, CH-Bern: 328.1; VISUM Fotoagentur, Hamburg: 373.1 (Thomas Pflaum);

Hinweis: Für den Fall, dass berechtigte Ansprüche von Rechteinhabern unbeabsichtigt nicht berücksichtigt wurden, sichert der Verlag die Vergütung im Rahmen der üblichen Vereinbarungen zu.

Bei folgenden Einrichtungen bedanken wir uns besonders für die Unterstützung:

Alice-Hospital Darmstadt; ambet e.V. Braunschweig; AWO Wohn- und Pflegeheim Am Inselwall, Braunschweig; ev.-luth. Diakonissenkrankenhaus Marienstift, Braunschweig; Evangelische Stiftung Neuerkerode; Herzogin Elisabeth Hospital, Braunschweig; Medizinische Hochschule Hannover (MHH); Privat-Nerven-Klinik Dr. med. Kurt Fontheim, Liebenburg

Band 1, Kapitel	KrPflAPrV von 2003, Themenbereiche	AltPflAPrV von 2001, Lernfelder
A	**TB 10** **Berufliches Selbstverständnis entwickeln und lernen, berufliche Anforderungen zu bewältigen** den Pflegeberuf im Kontext der Gesundheitsfachberufe positionieren	**LF 4.1** **Berufliches Selbstverständnis entwickeln** **LF 1.1** **Theoretische Grundlagen in das pflegerische Handeln einbeziehen** Biografiearbeit
B	**TB 7** **Pflegehandeln an rechtlichen Rahmenbestimmungen sowie wirtschaftlichen und ökologischen Prinzipien ausrichten**	**LF 3.1** **Institutionelle und rechtliche Rahmenbedingungen beim altenpflegerischen Handeln berücksichtigen**
C	**TB 12** **In Gruppen und Teams zusammenarbeiten**	**LF 1.5** **Bei der medizinischen Diagnostik und Therapie mitwirken** Zusammenarbeit mit Ärztinnen und Ärzten, Interdisziplinäre Zusammenarbeit, Mitwirkung im therapeutischen Team **LF 4.1** **Berufliches Selbstverständnis entwickeln** Teamarbeit und Zusammenarbeit mit anderen Berufsgruppen
D 1	**TB 11** **Auf die Entwicklung des Pflegeberufs im gesellschaftlichen Kontext Einfluss nehmen**	**LF 4.1** **Berufliches Selbstverständnis entwickeln** Geschichte der Pflegeberufe
D 2	**TB 11** **Auf die Entwicklung des Pflegeberufs im gesellschaftlichen Kontext Einfluss nehmen**	**LF 2.1** **Lebenswelten und soziale Netze alter Menschen beim altenpflegerischen Handeln berücksichtigen** Demografische Entwicklungen **LF 3.1** **Institutionelle und rechtliche Rahmenbedingungen beim altenpflegerischen Handeln berücksichtigen** Systeme der sozialen Sicherung
E	**TB 1** **Pflegesituationen bei Menschen aller Altersgruppen erkennen, erfassen und bewerten** Pflegehandeln nach dem Pflegeprozess gestalten **TB 2** **Pflegemaßnahmen auswählen, durchführen und bewerten**	**LF 1.2** **Pflege alter Menschen planen, durchführen, dokumentieren und evaluieren** Pflegeprozess, Pflegediagnostik, Planung, Durchführung und Evaluation der Pflege, Grenzen der Pflegeplanung, Pflege-dokumentation, EDV
F	**Themenbereich 6** **Pflegehandeln an pflegewissenschaftlichen Erkenntnissen ausrichten** **TB 7** **Pflegehandeln an Qualitätskriterien ausrichten**	**LF 1.1** **Theoretische Grundlagen in das altenpflegerische Handeln einbeziehen** Konzepte, Modelle und Theorien der Pflege; Handlungsrelevanz von Konzepten und Modellen der Pflege; Pflegeforschung und Umsetzung von Forschungsergebnissen
G	**TB 11** **Auf die Entwicklung des Pflegeberufs im gesellschaftlichen Kontext Einfluss nehmen** die eigene Ausbildung kritisch betrachten sowie Eigeninitiative und Verantwortung für das eigene Lernen übernehmen	**LF 4.2** **Lernen lernen**
H	**TB 10** **Berufliches Selbstverständnis entwickeln und lernen, berufliche Anforderungen zu bewältigen** sich kritisch mit dem Beruf auseinander setzen; zur eigenen Gesundheitsvorsorge beitragen; mit Krisen- und Konflikt-situationen konstruktiv umgehen **TB 5** **Pflegehandeln personenbezogen ausrichten** im Pflegehandeln insbesondere das Selbstbestimmungsrecht und die individuelle Situation der zu pflegenden Personen berück-sichtigen in das Pflegehandeln das soziale Umfeld von zu pflegenden Personen einbeziehen sowie ethische Grundfragen beachten	**LF 1.1** **Theoretische Grundlagen in das altenpflegerische Handeln einbeziehen** Gesundheitsförderung und Prävention Pflegerelevante Grundlagen der Ethik **LF 4.3** **Mit Krisen und schwierigen sozialen Situationen umgehen**
J	**TB 8** **Bei der medizinischen Diagnostik und Therapie mitwirken** die für die jeweiligen medizinischen Maßnahmen erforderlichen Vor- und Nachbereitungen treffen	**LF 1.3** **Alte Menschen personen- und situationsbezogen pflegen** Pflegerelevante Grundlagen – Hygiene